心血管病护理学
（第二版）

汪小华　惠　杰　沈振亚　主编

苏州大学出版社

图书在版编目(CIP)数据

心血管病护理学/汪小华,惠杰,沈振亚主编.—2版.—苏州:苏州大学出版社,2013.3(2018.7重印)
ISBN 978-7-5672-0437-9

Ⅰ.①心… Ⅱ.①汪… ②惠… ③沈… Ⅲ.①心脏血管疾病—护理 Ⅳ.①R473.5

中国版本图书馆 CIP 数据核字(2013)第 046629 号

心血管病护理学(第二版)

汪小华　惠　杰　沈振亚　主编

责任编辑　廖桂芝

苏州大学出版社出版发行
(地址:苏州市十梓街1号　邮编:215006)
虎彩印艺股份有限公司印装
(地址:东莞市虎门镇北栅陈村工业区　邮编:523898)

开本 787 mm×1 092 mm　1/16　印张 32　字数 795 千
2013 年 3 月第 1 版　2018 年 7 月第 2 次印刷
ISBN 978-7-5672-0437-9　定价:72.00 元

苏州大学版图书若有印装错误,本社负责调换
苏州大学出版社营销部　电话:0512-67481020
苏州大学出版社网址　http://www.sudapress.com

《心血管病护理学》(第二版)编委会

主　编　汪小华　惠　杰　沈振亚
副主编　杨俊华　缪丽燕　赵　欣
编　者　(以姓氏笔画为序)

王志松	仇静波	叶文学	朱晔涵
华　菲	邬　青	刘　丹	许　义
杨小芳	杨俊华	吴　茵	余云生
汪小华	沈振亚	张　吉	陈　琦
陈一欢	庞建红	赵　欣	胡小武
胡化刚	胡雁秋	钮美娥	侯云英
顾丽亚	顾国浩	倪　红	倪志红
高美雯	郭　亮	黄杏梅	黄浩岳
黄惠芳	韩燕霞	惠　杰	缪丽燕
鞠　阳			

序

《心血管病护理学》(第一版)于 2004 年首次印刷,时隔已近十年。这十年是心血管疾病发展最快的十年,为了反映最新的研究成果和临床技能,《心血管病护理学》的编者对本书作了更新再版。新版《心血管病护理学》保持了它原有的实用性,值得庆贺。

心血管系统结构复杂,疾病种类繁多,各种新的临床技能和方法层出不穷,护理方法也各有千秋。本书的编写是作者对各种相关知识进行再创作的过程,代表了作者的观点和意图,但心血管病的发展实在太快,各种循证研究不断问世,各种指南不断更新,在编写过程中难免会出现偏差,因此希望读者带着批评和审视的态度去阅读,吸取其中合理的部分,指出不足或不妥之处,以便再版时改进。

新版《心血管病护理学》保留了本书原有的风格,增添了新的内容,适于心血管病专业护理的教学或参考用书。

蒋文平
2013.1.4. 苏州

前 言

《心血管病护理学》(第一版)的出版至今已近10年,由于心血管疾病目前仍是我国乃至世界的常见病、多发病,加上社会知识的快速更新,心血管专科病人对临床专科护理的要求不断增多,以及临床新型诊疗技术的不断涌现,原版书籍亟须更新。

新版《心血管病护理学》具有以下特点：

1. 为保证本书的连续性,全书的总体构架仍保持了第一版的四个基本篇章不变。

2. 新版承袭了第一版的特有理念,以心血管专科护理人员必须掌握的临床实用内容为重点,凸显其全面性、实用性及新颖性。另外,编者对原版的个别内容及编排顺序作了调整,例如：第六章增加"动脉粥样硬化与炎症"一节；原来的"心绞痛"和"心肌梗死"两节改为"急性冠脉综合征""慢性冠脉病",以便区分各型临床冠心病病人的治疗和护理；将高发的冠状动脉硬化性心脏病作为第二篇的第一个疾病开始介绍,紧随其后的是高血压病。

3. 强化并细化心血管疾病护理的内容,并将护理部分由原来先提出1个护理问题或诊断,然后针对其提出护理措施,改为先提出所有的护理问题或诊断,再按病情监测、休息与活动指导、饮食护理、用药护理、对症护理及心理护理几个方面提出相应的护理措施。这样一方面避免了同一护理措施在不同护理问题中重复出现,另一方面使教师好教、学生好学、护士好用及病人好理解,从而增加了本书的实用性。

4. 原版"临床介入诊疗技术"一章的内容根据不同技术的适应证调整至相关章节,如射频消融术调整至本书第八章,同时增加一些新型的临床诊疗技术,包括心脏冠脉内超声技术、肾动脉内消融术、经皮主动脉换瓣术、经导管二尖瓣装置环形术、左心室辅助装置等。

原版的编写倾注了我们大量的心血,使本书深受心血管专科护理人员的青睐。本届编委会成员秉承了原版在学术上的严谨作风,不辞辛劳,按期完成了第二版的编写任务,在此对各位编委深表感谢。

本书在编写过程中承蒙心血管病学专家蒋文平教授的指导,王美德等前辈的关心,以及苏州大学附属第一医院心血管内、外科医生及护士的合作与支持,在此表示诚挚和衷心的感谢。

本书适于全日制护理专业本科及成教学生使用,更为心血管科护士提供了一本具有一定价值的参考书。

由于编者水平有限,书中不妥之处,敬请读者及各位同仁不吝赐教、批评指正,不胜感激。

汪小华

2013年1月

目录 CONTENTS

第一篇 心血管基础知识

第一章 心脏及大血管的解剖、生理和病理解剖 (3)
- 第一节 心脏大血管的解剖 (3)
- 第二节 心血管生理 (7)
- 第三节 心脏大血管的病理解剖 (48)

第二章 心脏与大血管的影像检查 (60)
- 第一节 检查技术 (60)
- 第二节 影像观察与分析 (62)
- 第三节 心脏超声检查 (77)

第三章 心血管药理 (98)
- 第一节 抗高血压药物 (98)
- 第二节 抗心力衰竭药物 (102)
- 第三节 抗心肌缺血药物 (109)
- 第四节 抗心律失常药物 (112)
- 第五节 抗动脉粥样硬化药物 (117)
- 第六节 老年人心血管系统的改变与心血管药物的应用 (120)
- 第七节 心血管药物的药代动力学 (123)

第四章 心血管检验 (125)
- 第一节 血脂分析 (125)
- 第二节 急性冠状动脉综合征的生化标志物 (129)
- 第三节 其他心血管疾病标志物 (136)

第二篇　心血管常见疾病护理

第五章　心血管疾病的临床表现及其护理 (141)

第六章　冠状动脉粥样硬化性心脏病及其护理 (145)
第一节　动脉粥样硬化 (145)
第二节　急性冠状动脉综合征 (148)
第三节　慢性冠脉病 (163)
第四节　冠状动脉粥样硬化性心脏病的护理 (171)

第七章　高血压及其护理 (179)
第一节　原发性高血压 (179)
第二节　原发性高血压的护理 (185)
第三节　继发性高血压 (187)

第八章　心律失常及其护理 (191)
第一节　概述 (191)
第二节　窦性心律失常 (193)
第三节　房性心律失常 (196)
第四节　房室交界性心律失常 (200)
第五节　室性心律失常 (203)
第六节　传导阻滞 (206)
第七节　心律失常的护理 (210)

第九章　先天性心血管疾病及其护理 (227)
第一节　常见的先天性心血管疾病 (227)
第二节　先天性心脏病的护理 (238)

第十章　心脏瓣膜病 (247)
第一节　二尖瓣狭窄 (247)
第二节　二尖瓣关闭不全 (250)
第三节　主动脉瓣狭窄 (253)
第四节　主动脉瓣关闭不全 (256)
第五节　多瓣膜病 (258)
第六节　心脏瓣膜病的护理 (259)

第十一章　感染性心内膜炎及其护理 (269)
第一节　感染性心内膜炎 (269)

第二节 感染性心内膜炎的护理 (275)

第十二章 心肌疾病及其护理 (277)

第一节 原发性心肌病 (277)
第二节 特异性心肌病 (281)
第三节 心肌病的护理 (283)
第四节 心肌炎 (285)
第五节 心肌炎的护理 (286)

第十三章 心包疾病及其护理 (291)

第一节 心包炎 (291)
第二节 心包疾病的护理 (296)

第十四章 心力衰竭及其护理 (301)

第一节 慢性心力衰竭 (304)
第二节 慢性心力衰竭的护理 (310)
第三节 急性心力衰竭 (313)

第十五章 胸部大血管疾病及其护理 (326)

第一节 胸主动脉瘤 (326)
第二节 马方综合征 (329)
第三节 主动脉夹层的护理 (330)

第三篇 常见心脏外科治疗及其围手术期护理

第十六章 体外循环 (335)

第一节 概 述 (335)
第二节 体外循环围手术期的护理 (338)
第三节 体外循环术后常见并发症及其护理 (351)

第十七章 先天性心脏病外科治疗及其围手术期护理 (361)

第一节 手术适应证及禁忌证 (361)
第二节 手术过程 (362)
第三节 护理要点 (365)

第十八章 心脏瓣膜置换术及其围手术期护理 (367)

第一节 心脏瓣膜置换术 (367)
第二节 护理要点 (370)

第十九章 冠状动脉旁路移植术及其围手术期护理 (373)

第一节 冠状动脉旁路移植术 (373)
第二节 围手术期护理要点 (379)

第二十章 主动脉夹层术及其围手术期护理 (381)

第一节 主动脉夹层手术 (381)
第二节 围手术期护理要点 (384)

第二十一章 心脏移植及其围手术期护理 (386)

第一节 移植的基础研究 (387)
第二节 心脏移植的临床应用 (389)
第三节 护理要点 (393)

第四篇 心血管疾病常见诊疗技术及其护理

第二十二章 心电图 (399)

第一节 临床心电学基本知识 (399)
第二节 心电图的测量及正常数值 (402)
第三节 心房、心室的扩大与肥厚 (406)
第四节 心肌缺血与ST-T改变 (410)
第五节 心肌梗死 (413)
第六节 心律失常 (415)
第七节 电解质紊乱、药物影响及其他 (416)
第八节 心电图的分析方法和步骤 (423)

第二十三章 其他心电学检查 (425)

第一节 动态心电图检查 (425)
第二节 运动心电图试验及其护理 (427)
第三节 经食管心房调搏术及其护理 (429)
第四节 心率变异性分析 (430)
第五节 QT离散度 (432)
第六节 心电信息管理网络及技术 (433)
第七节 心血管、呼吸功能监护 (434)

第二十四章 心血管科介入与非介入性诊疗技术及其护理配合 (439)

第一节 心脏介入诊疗技术及其护理 (439)
第二节 血流动力学监测 (448)

第三节　倾斜试验 …………………………………………………………………… (450)

第二十五章　其他诊疗技术及其护理 …………………………………………………… (453)
　　第一节　气管插管、气管切开及其护理配合 …………………………………………… (453)
　　第二节　机械通气及其护理 …………………………………………………………… (463)
　　第三节　血液酸碱及血气分析 ………………………………………………………… (469)
　　第四节　胸腔闭式引流术及其护理 …………………………………………………… (473)
　　第五节　输液泵及微量泵的临床应用及护理 ………………………………………… (476)
　　第六节　颈内静脉及锁骨下静脉穿刺术 ……………………………………………… (480)

附录一　心血管疾病检验标志物的正常参考值范围 …………………………………… (483)

附录二　常见食物营养成分表 …………………………………………………………… (484)

中英文索引 ………………………………………………………………………………… (487)

主要参考文献 ……………………………………………………………………………… (494)

第一篇　心血管基础知识

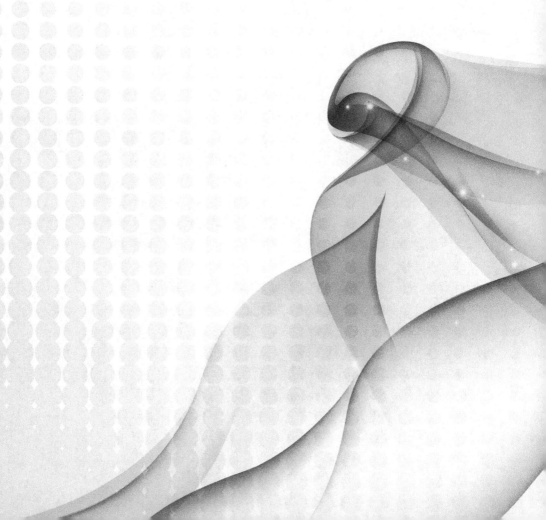

第一章

心脏及大血管的解剖、生理和病理解剖

第一节 心脏大血管的解剖

一、心包、心脏

【心包】

心包是包裹在心脏和大血管根部外侧的一个纤维浆膜囊,分为壁、脏两层。壁层的外层为坚韧的纤维层,内层为菲薄、光滑的浆膜层,可以分泌浆液。壁层心包与脏层心包之间的间隙称为心包腔,腔内仅含 20 mL 左右的浆液,其功能是润滑心脏、减少搏动时的摩擦。心包上方在大血管根部折返,基底部附着于膈肌的中央部分。

心包因有坚韧的纤维层,心包腔又小,当发生心包炎时,可导致腔内出血或渗液,压迫心脏,引起心包填塞。在心包炎后期,心包因纤维化增厚、挛缩、粘连,心包腔隙消失,从而限制了心脏的舒张。

心包后方有两处间隙:一处为心包横窦,位于主动脉及肺动脉的后方,心包炎时,因脓液的集聚,纤维素在此沉积,因而此处心包增厚也较为严重;另一处为心包斜窦,位于左心房后面与肺静脉之间(图 1-1-1)。

心脏是一个中空的纤维肌性器官,形似倒置的圆锥体,分为左右两半,担负着机体内大、小循

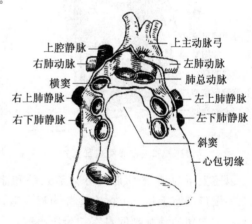

图 1-1-1 后侧心包纵切面

环的工作。每一半又分成暂时储运血液的心房和较厚肌肉的心室。心房与心室之间及心室与大动脉之间均有单向瓣膜,使血液单向流动。左、右心房位于心脏的后上方;左、右心室位于心脏的左下方。心房、心室之间有一环形纤维环,称房室环。环的外表面有一凹陷的小沟,冠状动脉就在此沟内行走,故又称冠状沟。左、右心房之间亦有一浅凹陷,称房间沟;左、右心室之间,在室间隔的前、后方心脏表面亦有浅沟,叫室间沟。

【右心房】

右心房壁薄,表面光滑,右心耳短小,呈三角形,基底部宽大,心耳内有许多不规则隆起的梳状肌,其上缘与上腔静脉交界处有窦房结,为心脏起搏点所在。上、下腔静脉分别开口于右心房窦部的上方和下方。上腔静脉口无瓣膜,下腔静脉口常有一凹面向上的半月形静脉瓣。

另有一处开口在下腔静脉口前上方,为冠状窦,是冠状静脉血回心的入口。在上、下腔静脉口的连线中点有一指压形窝槽,为房间隔的卵圆窝,是房间隔缺损的好发部位。窝底菲薄,若不完全闭合,仍有镰状裂隙,则为卵圆孔未闭。卵圆窝的前上方是房间隔的主动脉隆起部,其背面正相当于主动脉窦,在切开房间隔或从心导管穿刺房间隔时,如操作不慎可误入主动脉窦(图1-1-2)。

房耳交界处稍隆起称为界嵴。右心房左下方为房室孔,血液经此进右心室。房室孔处的三尖瓣在心室收缩时关闭,使房室分隔开。

【右心室】

右心室的入口为一圆桶袖状的三尖瓣,分为3个三角形瓣叶,前瓣最大,隔瓣次之,后瓣最小。瓣下有多条细韧腱索附着于乳头肌上,前瓣与起源于右心室外侧壁的前乳头肌相连,后瓣的乳头肌较短小,隔瓣附着在室间隔圆锥乳头肌处,部分直接连于室间隔上。隔瓣的部位与房室结及传导束关系密切,其附近的室间隔又是室间隔缺损好发的部位。因此,修补缺损时,常把补片的一部分固定于隔瓣根部,以免损伤传导束。当三尖瓣向右室开放时,血流进入右室;心室收缩时,乳头肌收缩拉紧腱索,将瓣口关闭,血液即不能逆流回右心房(图1-1-3)。

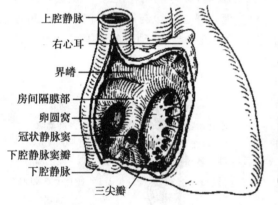

图1-1-2 右心房内部结构

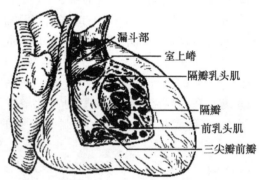

图1-1-3 右心室内部结构

以室上嵴为界,右室腔可分为流入部和流出部。室上嵴是流出部后壁下界隆起的肌束。从三尖瓣口到室上嵴下方的右室腔为流入道,腔内的心肌形成许多互相交错的肉柱小梁。从室上嵴上方到肺动脉瓣的右室腔为流出道,下宽上窄,又称漏斗部,长约1.5 cm,其前壁由右室前壁上部、后壁由室间隔上部组成,内壁较光滑。漏斗部后壁与主动脉前壁融合,构成主、肺动脉隔。因此,在法洛四联症手术中,对此部位的肥大肌束,不可切除过多,以免损伤主动脉壁及其瓣膜。

在右室腔内,室间隔一般划分为4个部分:① 漏斗部室间隔。② 膜部室间隔,位于室上嵴下方,靠近隔瓣前部,为较薄纤维性的小区域,是缺损好发的部位。膜部缺损的后下角有传导束通过,修补缺损时,缝线必须避开传导束。缺损上缘与主动脉相邻,修补时又要避免损伤主动脉瓣。③ 后部室间隔,即在心室舒张时显露的隔瓣所覆盖的部位,房室通道型室间隔缺损多位于此。④ 肌部室间隔,即靠前下方肌肉较为丰富的室间隔,在此部位,缺损较为少见。

右心室出口是由3个半月瓣组成的肺动脉瓣。心室收缩时,压力增大,将肺动脉瓣打开,排血出心,进入肺动脉;而心室舒张时,压力下降,肺动脉内血液进入瓣窦,推瓣关闭。

【左心房】

左心房位于心脏的后上方,呈长方形,左、右各有上、下肺静脉从其后方进入左心房,将经过肺氧合的血液引回左心。左心房的左前上部为左心耳,心耳内有小梁。左心房内壁光滑,出口为左房室孔,即二尖瓣孔,其位于左房下部,与左心耳基底部颇近,可容两指通过。

通常到达左心房的手术路径有以下5个:

1. 左心耳　常用于二尖瓣闭式扩张分离术或心内探查。注意勿损伤左心耳内面,因损伤后难以止血,且易伤及左冠状动脉。

2. 左壁(外壁)　左侧开胸,平行于左房室沟距左冠状动脉约1cm处切开,前端自左心耳,后端达斜韧带。

3. 房间沟　右侧开胸或正中开胸,在右肺静脉前方沿房间沟行纵切口。

4. 房间隔　先切开右房,从房间隔后缘切开房间隔,通过房间隔切口进入左心房。当右房较大时可以用此切口。

5. 左心房上壁　自升主动脉切口显露二尖瓣较困难。

【左心室】

左心室略呈狭长形,肌壁为整个心脏肌壁的最厚部分,左心房与左心室之间的房室孔由二尖瓣形成入口。二尖瓣亦是一个圆桶袖状瓣,形似僧帽,也称为"僧帽瓣",由两个瓣叶组成,位于前内方者为前瓣(亦称大瓣),后外方者为后瓣(亦称小瓣)。大瓣紧接主动脉瓣。二尖瓣口的后内方有传导系统,前外方及外侧为房室沟,内有冠状血管的回旋支(图1-1-4)。在行二尖瓣瓣膜置换术时,应多留些瓣体,如果在此瓣环处缝针过深,在前内部位易损伤主动脉瓣,在后内部位易损伤传导束,在分离室壁部位时则易损伤冠状血管。

两个瓣叶相交连部位的前外端为前外交界,后内端为后内交界。两个瓣叶的前半部和前外交界部的腱索均附着于前乳头肌,后半部和后内交界部的腱索均附着于后乳头肌(图1-1-5),风湿性心脏病病人的乳头肌及腱索可发生粘连、融合、缩短而形成瓣下狭窄。

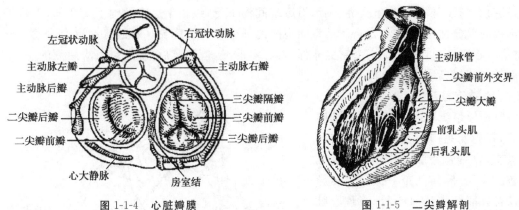

图1-1-4　心脏瓣膜　　　　图1-1-5　二尖瓣解剖

左心室出口为主动脉瓣,由3个半月形瓣叶组成,即无冠瓣(后瓣)、右冠瓣(右瓣)和左冠瓣(左瓣)。每瓣和主动脉壁间形成小袋形扩大部,称为主动脉窦或冠状动脉窦。右窦和左窦的上缘各有一冠状动脉开口,血液由此进入冠状动脉,营养心肌,唯独后窦无冠状动脉开口,故亦称无冠状窦。有冠瓣与无冠瓣交界部的直下方为室间隔的膜部。无冠瓣及左冠瓣根部的主动脉环纤维与二尖瓣前瓣(大瓣)根部相延续。

二、冠状动脉

冠状动脉分为左、右2支,分别起始于主动脉左右冠窦(图1-1-6)。

1. **左冠状动脉** 自左主动脉窦发出,经肺动脉和左心耳之间走向前外方,主干长约1 cm(管径4~5 mm),随即分为2支:① 左前降支:沿前室间沟下行到心尖,再转向心脏膈面,止于后室间隔下1/3部与右冠状动脉的后降支吻合,沿途发出分支(如对角支)供给前室间沟两侧的左右心室前壁及室间隔的前2/3部。若前降支发生阻塞,可造成心前壁(主要是左心室前壁和室间隔前部)的心肌缺血或梗死。② 左旋支:沿左冠状沟左行,经心左缘转向膈面,一般终止于近心左缘的左室后壁,沿途分支(如钝缘支)供给左心房、左心室前壁心底部、左心室侧缘及左心室后壁近侧缘部。若左旋支有阻塞,可造成左心室后外侧壁的心肌梗死。

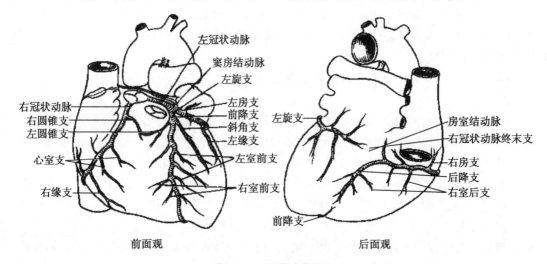

图1-1-6 冠状动脉解剖

2. **右冠状动脉** 始于右主动脉冠状窦,经肺动脉与右心耳之间,沿冠状沟向右行,经心脏右缘,转向心脏膈面,走至房室交界区后,沿后室间沟下行,终止于后室间沟下2/3部,走行于冠状沟内的部分称为右旋支,走行于后室间沟内的部分称为后降支。右冠状动脉沿途发出分支,供给右心房,左心房后部,右心室漏斗部,右心室前壁、侧壁及后壁,后室间沟两侧的左、右心室后壁,室间隔后1/3区。

三、心脏传导系统

心脏传导系统是由特殊的心肌细胞组成的,其功能是产生自动节律兴奋和传导兴奋,以维持心脏节律性搏动。其组成包括窦房结、结间束、房室结、传导束以及普肯耶纤维(图1-1-7),管理心脏的节律性跳动。

窦房结为蹄铁形,位于上腔静脉口与右心房连接处的外膜下脂肪间。

房室结为豆形,位于右心房、冠状窦口和房室环之间。窦房结与房室结间有

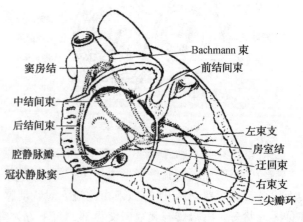

图1-1-7 心脏传导系统

前、中及后结间束相连;前结间束从窦房结前缘发出,沿上腔静脉口,经房间隔至房室结顶部;中结间束从窦房结发出经上腔静脉后壁,在房间隔中部下行,经过卵圆窝前方与前结间束会合而进入房室结的上部;后结间束自窦房结后缘发出,向下行走于右房界嵴内,绕过下腔静脉瓣根部,经过冠状窦口的上缘,进入房室结的右下缘。

房室结向下有一条传导组织,向前下走行称房室束(亦称希氏束),向上到右纤维三角,并在室间隔膜部三尖瓣附着处后缘下降到室间隔肌部的上缘。心室间隔缺损修补时,应避免房室束受损。房室束在圆锥乳头肌部位,即主动脉瓣的右冠瓣和无冠瓣向下方分出左束支,走行于室间隔左侧心内膜下。右束支为房室束的直接延续,到右室前乳头肌的基部。左、右束支经反复分支,最后形成互相交织的网状结构,即普肯耶纤维。

窦房结是心脏的起搏点。心脏的激动由窦房结发出,经心房肌传至房室结,再通过房室束及束支传至左、右心室。传导途中如有障碍,就会出现传导阻滞。

(余云生 沈振亚)

第二节 心血管生理

循环系统是一个相对封闭的管道系统,包括心血管系统及淋巴系统,后者起辅助循环的作用。心脏、血管及存在于血管腔内的血液共同组成心血管系统。心脏是血液循环中推动血液在血管内不断流动的动力器官,它为血液循环提供势能和动能;血管是血液循环过程中的流通管道,起着输送、分配血液,并提供机体进行物质交换和气体交换场所的作用。

一、血液循环的主要功能

1. 物质运输　循环系统的主要功能是物质运输。血液在心血管系统中按一定方向流动,周而复始,完成体内的物质运输,如氧气、营养物质、激素及代谢产物等。

2. 维持内环境的稳定　血液循环可平衡不同器官细胞外液的多种理化指标,如pH、电解质浓度、渗透压、温度等;还可通过运输生物活性物质及血液到肾脏而排泄代谢产物,对内环境的稳定起调节作用。

3. 调节体温　机体产热器官如肝脏、肌肉等产生的热量通过血液循环被携至其他器官和组织,起到热量转移和平衡的作用;同时还可将热量带至体表散热;在寒冷的环境中,可通过浅表血管收缩减少皮肤血流量,从而起到减少散热、保存热量的作用。

4. 内分泌功能　心血管可分泌多种生物活性物质,如心钠肽、脑钠肽及抗心律失常肽以及血管分泌的内皮素、一氧化氮等,这些物质对全身多个器官功能有调节作用。

二、心肌细胞的分类

1. 按心肌细胞是否具有收缩和起搏功能分类　可分为两类:一类是普通心肌细胞,包括心房肌和心室肌细胞,亦称工作细胞,它们具有收缩功能,但无自律性;另一类是特殊分化了的、具有自律性的心肌细胞(简称自律细胞),它们构成了心脏的特殊传导系统,包括窦房结、房室结、所有传导束(结间束、房间束、房室束、左右束支)和普肯耶纤维系统。正常情况下,窦房结细胞的自动节律性放电频率最高,在其他自律性细胞自发放电前,窦房结细胞的电活动已扩布到这些细胞,并引起其激动。故窦房结是正常心脏搏动的起搏点。

2. 按心肌细胞的电生理特性(动作电位去极化的特征)分类　可将心肌细胞分为快反应

细胞和慢反应细胞;如按细胞是否具有自律性,又可将快反应细胞分为快反应自律细胞和快反应非自律细胞。产生快反应动作电位的细胞称快反应细胞,而产生慢反应动作电位的细胞则为慢反应细胞。快反应细胞动作电位(fast response action potential)的特点是:0 期去极化是由快钠内向电流所形成,去极速度快,兴奋传导速度也快,产生部位如心房肌、心室肌以及心房心室传导组织等,这些部位心肌细胞的静息电位约为−90 mV,当细胞膜去极化到−70 mV(阈电位)时,可激活钠通道引发 0 期去极化。另外,此类细胞的平台期较明显,整个动作电位持续时间较长。而慢反应细胞动作电位(slow response action potential)的特点是 0 期去极化由慢钙内流所形成,动作电位上升支缓慢,平台不明显,且静息电位数值较小,一般小于−70 mV,主要见于窦房结和房室结等处的细胞。心房肌和心室肌工作细胞属于快反应非自律细胞,普肯耶纤维属于快反应自律细胞,窦房结 P 细胞和房室结细胞属于慢反应自律细胞,但在整体及组织水平,房室交界区的自律性不表现出来。

三、心肌细胞的生物电活动

心房和心室不停歇地进行有顺序的、协调的收缩与舒张的交替活动,是心脏实现泵血功能、推动血液循环的必要条件,而心肌细胞膜的兴奋过程则是触发收缩反应的始动因素。心肌细胞膜两侧存在电位差,即跨膜电位(transmembrane potential)(图 1-2-1),心肌细胞的生物电活动就是跨膜电位的现象,它与心肌细胞的兴奋活动有着极其密切的关系。

【工作细胞的静息电位】

静息状态下,心室肌细胞膜内外 K^+ 存在浓度差[膜内外浓度比为(35~40):1,表 1-2-1],且细胞膜对 K^+ 具有一定的通透性,因此 K^+ 在这种强大的浓度势能的作用下,通过内向整流钾(I_{k1})通道向细胞外扩散,最终达到平衡,形成 K^+ 平衡电位。由于钠背景电流(静息时,心肌细胞膜对 Na^+ 也有一定的通透性,导致少量 Na^+ 内流)的存在,故静息电位一般为 −90~−80 mV。

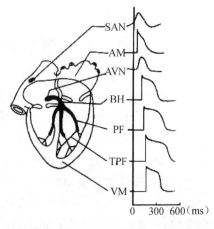

SAN:窦房结 AM:心房肌 AVN:房室结 BH:希氏束 PF:普肯耶纤维 TPF:普肯耶纤维末梢 VM:心室肌

图 1-2-1 心脏各部位心肌细胞的跨膜电位

心室肌上丰富的 I_{k1} 通道属于非门控通道(始终处于开放状态,不存在关闭和失活),不受膜电位或激动剂控制,但其开放程度受膜电位影响。当 K^+ 平衡电位为 −90~−40 mV 时,K^+ 外流,但细胞内阴离子不能随 K^+ 一起外流,故促使膜电位复极化到静息水平;但当膜电位去极化到 −40 mV 以上,细胞内的 K^+ 并不能按电-化学梯度所提供的势能经 I_{k1} 成正比地外流,反而出现 I_{k1} 通道对 K^+ 通透性降低,K^+ 外流减少。当膜电位去极化到 −20 mV 以上或更高时,通过 I_{k1} 通道的 K^+ 几乎为零。I_{k1} 通道对 K^+ 通透性因膜的去极化而降低的现象称为内向整流。这种与膜电位有关的内向整流特性与 Mg^{2+} 和多聚胺移入 I_{k1} 有关。此外,生电性钠泵对 Na^+ 和 K^+ 的不对等转运(转出 3 个 Na^+,转入 2 个 K^+)也影响静息电位,可使细胞内的负电位有所增加。

表 1-2-1　心肌细胞内外几种主要离子的浓度及其平衡电位

离子	浓度/(mmol/L)		平衡电位
	细胞内	细胞外	
Na^+	10	145	+67
K^+	150	4	-94
Ca^{2+}	10^{-4}	1.8	+130
Cl^-	20	120	-47

【工作细胞的动作电位】

心室肌细胞的动作电位明显不同于神经细胞和骨骼肌细胞,主要特征是去极化速率快,动作电位幅度大,复极化时间长且过程复杂,动作电位的升支与降支不对称。心室肌细胞兴奋时,跨膜电位在静息电位的基础上发生一系列的变化,称为动作电位(action potential),通常由去极(depolarization)期、复极(repolarization)期和恢复期三个主要阶段组成。各种心肌细胞的动作电位基本类似,但又有差别,心室肌细胞的动作电位比较复杂,持续时间长,通常又将去极期用 0 期表示,复极期用 1、2、3、4 期表示(图 1-2-2)。

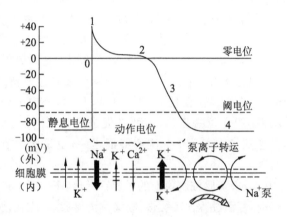

图 1-2-2　心肌细胞的跨膜电位与离子活动示意图

1. 0 期(phase 0)　亦称动作电位去极化时相(亦称去极相)。心室肌细胞 0 期去极化的离子基础与骨骼肌及神经细胞相似,由快钠通道(I_{Na}通道)开放,Na^+内流形成。I_{Na}通道的开放及关闭速度都很快,它有备用(静息)、激活和失活三种状态。备用状态下,通道关闭,受到刺激即可打开;失活状态时,通道不仅关闭,而且受到刺激也不能开放,细胞的兴奋性暂时丧失,此为心肌细胞不应期的电生理学基础;失活的快钠通道再度开启具有电压依赖性和时间依赖性的特点,只有当动作电位复极化到-60 mV 左右,并经历一定时间(1~10 ms)后,此通道才能恢复到备用状态,从而具有重新开启的能力。激活状态即是开放状态。

心室肌细胞在适宜的外来刺激(窦房结的兴奋性冲动)作用下,细胞膜开始兴奋,先有少量的 I_{Na} 开放,导致膜电位轻度去极化。当这种去极化达到阈电位水平时(心室肌细胞约为-70 mV),钠通道被快速激活而开启,Na^+迅速内流而形成动作电位的 0 期。钠通道的激活是一个再生性过程即正反馈,即钠内流引起去极化,去极化又引起钠内流,不断循环再生,并很快趋近钠平衡电位。故去极相膜负电位由静息时的-80~-90 mV 迅速上升至+30 mV,形成动作电位的升支,此期持续时间仅为 1 ms;变化幅度大,约 120 mV;最大变化速率(V_{max})可达 200 V/s。膜内电位超出零电位(0~+30 mV 的部分)的数值称为超射,其数值相当于 Na^+ 的平衡电位的数值。0 期构成动作电位的上升支,是心肌细胞兴奋的表现,它可以引起相邻安静部位的心肌细胞膜去极化并产生动作电位,形成兴奋的传导。

心室肌细胞上的 I_K 通道在动作电位 0 期去极至-40 mV 时激活,复极至-50 mV 才失活,故称延迟整流钾流。快 I_{Na} 通道可被河豚毒(TTX)选择性阻断,但其敏感性远远低于骨骼肌细胞及神经细胞。临床上没有将 TTX 作为抗心律失常药,主要是因为它对钠通道的阻滞作用很强,毒性大,安全范围小,钠通道被强力阻滞后,容易诱发心脏停搏;另外,骨骼肌细胞及神经细胞易先被 TTX 阻滞而危及生命。具有钠通道阻滞作用的利多卡因则为临床上常用的Ⅰ类抗心律失常药。

当心室肌细胞去极化到顶峰后,I_{Na} 失活关闭,立即进入复极状态。但此过程比较缓慢,历时 200～300 ms,包括动作电位的 1 期、2 期和 3 期。

2. 1 期(phase 1) 为复极初期,亦称快速复极初期,历时 10 ms。此期膜内电位快速而短暂地下降,膜内电位由 +30 mV 迅速下降到 0 mV 左右。心肌细胞 0 期除极和 1 期复极这两个时期的膜电位的变化速度都很快,记录图上表现为尖峰状,故常把这两部分合称为峰电位。在此期,I_{Na} 已失活,而瞬时外向电流(I_{to})被激活,I_{to} 主要离子成分为 K^+,故 K^+ 外流,使膜电位迅速复极到 0 mV 左右。换言之,由 K^+ 负载的 I_{to} 是引起心室肌细胞 1 期复极化的主要外向电流。

3. 2 期(phase 2) 亦称缓慢复极期。这时跨膜电位基本上停滞在 0 mV 左右,细胞膜两侧呈等电位状态,持续 100～150 ms,主要是缓慢持续的内向电流和外向电流处于暂时的相对平衡。内向电流主要是 L 型钙电流(I_{CaL}),外向电流主要是 I_{K1} 和延迟整流钾电流(I_K),前者促使细胞膜电位去极化,后两者促进复极化。由于记录图形比较平坦,故复极 2 期又称平台期,是心肌细胞的动作电位的特征之一,也是区别于神经细胞和骨骼肌细胞的动作电位特征之一。

I_{CaL} 是心室肌细胞膜上的主要钙通道,主要对 Ca^{2+} 通透,也允许少量 Na^+ 通过。I_{CaL} 的激活、失活和再复活过程比较缓慢,故又称慢通道,它在动作电位的 0 期激活,平台期初达最大,持续时间达数百毫秒。它可被 Mn^{2+} 和双氢吡啶类药物阻断,后者即为Ⅳ类抗心律失常药。

随后内向离子流逐渐减弱,外向离子流逐渐增强,总的结果是出现一种随着时间推移而逐渐增强的微弱净外向电流,导致膜内电位缓慢复极化。故在平台期早期,离子流形成的外向电流主要起抗衡 I_{CaL} 为主的内向离子流作用,而在平台期晚期,则成为导致复极化的主要离子流,使心室肌细胞进入复极 3 期。

4. 3 期(phase 3) 亦称快速复极末期。平台期之后,膜的复极逐渐加速,膜内电位又迅速下降,直至恢复到静息电位的水平,即从 0 mV 左右迅速下降到 −90 mV,此期历时 100～150 ms,是复极的主要部分。3 期的出现主要是由慢钙内向电流逐渐停止而钾外向电流逐渐增加形成的。I_{K1} 通道是 3 期 K^+ 外流的主要通道,约在膜内电位复极至 −50 mV 时失活。K^+ 的内流激活了 I_{K1} 通道,外向的 I_{K1} 增大,同时随着膜内电位的变负而增大,使复极加速,这种再生性循环使 3 期复极化越来越快,直至恢复到静息电位的水平。

5. 4 期(phase 4) 动作电位 4 期又称静息期,是指复极完毕,膜电位达到静息电位水平后的时期。心室肌细胞 4 期膜电位虽已恢复并稳定于静息电位水平,但此期膜内外的离子通过离子泵(钠-钾泵和钙泵)及离子交换体(如钠-钾交换体、钠-钙交换体)的跨膜主动转运增强,将动作电位时期流入膜内的 Na^+ 移出,膜外的 K^+ 移入,将胞质内增多的 Ca^{2+} 移出细胞和(或)移入肌质网,使细胞质内的离子水平恢复到原先的高钾、低钠和低钙状态,为下一个动作电位的发生做好准备。此外,有些通道的性状在 3 期还没有完全恢复,需要通过静息期才能完全恢复到备用状态。如心动过速时,I_{CaL} 通道需要在静息期完成复活过程。

心房肌细胞的静息电位约为 −80 mV,可能受 Na^+ 内流的影响。其动作电位略短于心室肌细胞,0 期去极化时开放的通道及离子流与心室肌细胞没有明显区别,而复极化过程与心室肌略有差异,即动作电位复极化较快,没有明显的平台期(如图1-2-1所示),整个动作电位的持续时间为150~200 ms,与心房肌细胞膜的瞬时外向钾电流I_{to}较发达,而对K^+的通透性较大有关。

【自律细胞的跨膜电位】

自律细胞与工作细胞跨膜电位的最大区别在于4期,工作细胞4期的膜电位是基本稳定的,而自律细胞在动作电位复极末(达到最大复极电位)时,4期的膜电位并不稳定,而是立即开始自动除极,当去极化达阈电位水平时,即暴发一次新的动作电位。这种自动去极化的过程具有随时间而递增的特点,它是产生自律性的基础。

1. 窦房结P细胞　窦房结位于右心房及上腔静脉的交界处,其中P细胞为窦房结内的自律细胞,有100多个,其放电频率为60~100次/分,其跨膜电位明显异于心室肌细胞。

(1) 自动去极化过程:窦房结P细胞在复极3期达到最大复极电位后立即开始自动去极化,且自动去极化速率也最快(约0.1 V/s),故其是心脏各种细胞中自律性最高的细胞,成为心脏的最高起搏点。

窦房结P细胞在动作电位4期自动去极化,其离子机制主要是外向电流减弱和内向电流增强两个方面。与4期自动去极化有关的主要离子电流有:① I_k电流:即延迟整流钾电流,它在0期去极化时就已开放,以后K^+外流逐渐增强,为窦房结P细胞3期复极的主要原因,但I_k通道在复极化接近最大复极电位时失活而关闭,K^+外流逐渐减少,故其衰减而使内向电流相对增强的作用较大。由此可见,I_k通道的失活关闭所造成的K^+外流进行性衰减是窦房结P细胞4期自动去极化最重要的离子基础。② I_f电流:是一种进行性增强的内向离子流,主要是Na^+内流,I_f通道的最大激活电位为-100 mV,而正常情况下,窦房结P细胞的最大复极电位为-60~-50 mV,故此电位水平的I_f通道激活十分缓慢,电流强度较小,因此I_f电流在窦房结P细胞4期自动去极化过程中所起作用有限。I_f可被铯阻断。③ I_{CaT}离子流:窦房结P细胞存在I_{CaT}和I_{CaL}两种电流,后者主要形成P细胞的0期去极化。I_{CaT}通道激活电位约为-50 mV,I_{CaT}通道开放后形成一个短暂而微弱的内向Ca^{2+}流。目前认为,I_{CaT}离子流参与P细胞的起搏活动。一般的钙拮抗剂对此通道无阻断作用。

(2) 去极化过程:当自动去极化达阈电位水平(约-40 mV)时,0期去极化即开始,I_{CaL}通道激活导致Ca^{2+}内流。而窦房结P细胞缺乏I_{k1}通道,而I_{CaL}属于慢通道,故其0期去极缓慢(仅为10 V/s),持续时间长,传导速度亦较慢。这种0期去极化过程由慢钙通道介导的动作电位称慢反应动作电位,窦房结P细胞属于慢反应细胞。与心室肌细胞相比,窦房结P细胞的最大复极电位、阈电位水平和0期去极化的幅度与速率均较小。

(3) 复极化过程:动作电位复极化后没有平台期,0期去极化后即过渡至3期,而无明显的1期和2期,这是因为窦房结P细胞上很少表达I_{to}通道和缺乏I_{k1}通道,复极化过程主要依赖I_K通道来完成。

窦房结细胞的动作电位及其自动去极化的离子机制见图1-2-3。

2. 普肯耶细胞　普肯耶细胞的动作电位的0、1、2、3期的形态和离子流基础与工作细胞类似,但有以下特点:① 所有快反应细胞中,普肯耶细胞的0期去极化速度最快,可达400~800 V/s,传导速度亦最快。② 动作电位时程最长,达500 ms,可能与平台期的慢钙内流有关。③ 4期没有稳定的静息电位,复极至最大复极化电位(亦称最大舒张电位)后即开始自动去极化,约为-90 mV,是K^+的平衡电位。④ 去极化至阈电位即爆发动作电位。其自动去极化的机制可能与下列离子流有关：是 I_k（外向电流）和 I_f（内向电流）相互作用的结果，但以 I_f 为主，故 I_f 又称为起搏电流。河豚毒对其无阻断作用，但低浓度的铯可以完全阻断 I_f 通道。而心肌工作细胞的 I_f 通道密度极低且激活电位负值太大（约为 -120 mV），因此在生理状况下不能起到起搏作用。

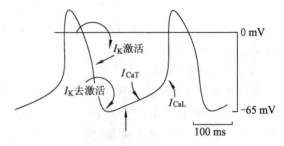

图 1-2-3 窦房结 P 细胞舒张期去极化发生原理示意图

【跨膜离子电流】

跨膜离子电流是指由多种离子通过细胞膜上的特异性或非特异性离子通道以及经离子交换转运而形成的跨膜离子运动，是心肌细胞跨膜电位形成的基础。参与心肌细胞生物电现象的跨膜离子流目前有如下几种：

1. 快钠内向电流（I_{Na}） 细胞外钠离子通过快钠通道迅速内流，使膜电位迅速上升，形成快反应动作电位的去极化，形成动作电位的上升支，即 0 期去极。

2. 慢钙内向电流（I_{CaL}） 细胞外 Ca^{2+} 和小部分 Na^+ 通过慢通道内流，形成慢反应细胞的 0 期去极。在快反应细胞，该内向电流使膜内电位保持在较正水平，从而形成和维持 2 期平台。

3. 起搏电流（I_f） 心脏的快反应自律细胞（如普肯耶细胞）中，此电流从最大舒张期电位开始，随着时间的推移，K^+ 外流逐渐减弱，但这时钠背景内向电流维持在稳定状态，于是膜内电位缓慢变正，形成舒张期自动去除化，因此，它也是快反应细胞自律性产生的基础，而在慢反应细胞 4 期自动去极化过程中的作用较弱。

4. 平台钾外向电流（I_K） 包括快成分（I_{Kr}）和慢成分（I_{Ks}），其中以 I_{Kr} 最为重要，I_{Ks} 因内流极慢而在动作电位的复极过程中无显著作用。K^+ 通过这些通道外流和慢钙内向电流相平衡，使跨膜电位在较长的时间内保持在接近零电位水平，形成平台期。当慢钙通道关闭以后，I_{Kr} 也在膜内电位复极到 -50 mV 时失活，此时进入复极 3 期。此外，窦房结 P 细胞的 I_{Kr} 失活，使钾的外流减少，而内向背景电流占优势，结果该细胞自动去极化，是自动节律形成的基础。

5. 快钾外向电流（I_{K1}） 亦称晚期外向电流，只是在工作细胞及普肯耶细胞复极后期增大，使膜内电位快速下降而变负，形成 3 期。

6. T 型钙流（I_{CaT}） 参与窦房结 P 细胞的起搏活动。

7. 瞬时外向电流（I_{to}） I_{to} 是引起心室肌细胞 1 期复极化的主要外向电流，它由 K^+ 负载。

四、心肌细胞的生理特性

心肌组织具有自律性、兴奋性、传导性和收缩性四种生理特性。自律性、兴奋性、传导性是以肌膜的生物电为基础，故又称电生理特性。心肌的收缩性是指心肌能够在肌膜动作电位的触发下，以胞浆内收缩蛋白的功能活动为基础，产生收缩反应的特性，是一种机械特性。

【自律性】

自律性（autorhythmicity）是指心肌细胞能够在没有外来刺激的条件下，自动地发生节律性兴奋的特性。正常情况下，心肌细胞的自律性活动较规则。衡量自律性高低的指标是单位时间内细胞能够自动发生节律性兴奋的次数。心脏组织中，自律性最高的组织是窦房结，能自动产生 100 次/分左右的兴奋，房室交界和房室束为 40~50 次/分，而普肯耶纤维自律性最低，约为 25 次/分。正常的心房肌和心室肌无自律性。

1. 心脏起搏点 心脏特殊传导系统中各部分的心肌细胞均具自律性，但自律性的高低存在很大差异。去除神经、体液因素影响后，窦房结 P 细胞发放的频率最高，因而成为心脏主导起搏点。但机体一般受心脏迷走神经的影响较大，其自律性表现为 70 次/分。窦房结为正常心脏兴奋的发源地，称为正常心脏起搏点(normal pacemaker)。由此产生的心脏兴奋节律称为窦性心律(sinus rhythm)。由窦房结外的心肌细胞控制的心脏兴奋节律，称异位节律(ectopic rhythm)。

正常情况下，由窦房结发出的节律性兴奋依次激动心房肌、房室交界、心室内传导系统和心室肌，引起整个心脏的节律性兴奋和收缩。而心脏其他部位的自律组织仅起兴奋传导作用，而不表现其自律性，故称为潜在起搏点。窦房结对潜在起搏点的控制作用通过以下两种机制来实现：一是抢先占领(capture)，是指窦房结的自律性高于其他潜在起搏点，所以在潜在起搏点 4 期自动去极尚未达到其阈电位水平之前，它们已经受到窦房结发出的兴奋的激动作用而产生了动作电位，其自身的节律性就不可能产生。二是超速驱动压抑(overdrive suppression)，自律细胞在受到高于其自身固有频率的节律性刺激时发生的节律性兴奋，称为超速驱动。超速驱动停止时，该自律细胞自身固有的自律活动不能立即恢复，需经一段时间后才能表现出来，此现象即为超速驱动压抑。超速驱动压抑的时间长短与超速驱动的频率和自律细胞的固有频率有关，二者差距越大，受压抑的时间就越长。临床上常见的窦性停搏出现后，往往需要间隔较长时间才出现房室交界性或室性自主心律(逸搏)。发生超速驱动压抑的原因可能与钠-钾泵的过度活动有关。由于钠-钾泵在转运时，移出的 Na^+ 和移入的 K^+ 数量不对等而产生外向电流，导致细胞超极化。当超速抑制突然停止，钠-钾泵的活动仍处于增强状态，致使膜电位仍呈超极化状态，此种状况可对抗自律细胞舒张期去极化的内向电流，故细胞的去极化不易达到阈电位，出现自律性的暂时受抑。当超速驱动压抑停止一段时间后，钠-钾泵活动逐渐恢复正常，潜在起搏点的自律性就得以表现。这一事实提示，在心脏人工起搏的情况下，若需暂时中断起搏器的工作，则应在此之前逐渐减慢驱动频率，防止发生心搏停止。

2. 自律性的形成及决定因素

(1) 心肌细胞自律性是以自律细胞膜的舒张期自动去极化为基础的。自律细胞在复极化达最大舒张电位后，便自动地、逐渐地去极，称为舒张期自动去极化。当缓慢的自动去极达阈电位水平时，即触发快速去极化而形成动作电位。

(2) 自律性的决定因素：自律性的高低取决于自律细胞从最大舒张电位通过自动去极化到达阈电位的速度，故它受 4 期自动去极化速率的影响，同时也受最大舒张电位、阈电位之间差距的影响(图 1-2-4)。舒张期自动去极化的速度快，和(或)最大舒张电位、阈电位之间的差距小，则从最大舒张电位至阈电位产生兴奋的时间就短，自动兴奋的频率就快，自律性就高；反之亦然。对于快反应自律细胞而言，其根本也是取决于内向钠流和外向钾流的速率；慢反应自律细胞则主要取决于外向钾流的速率。

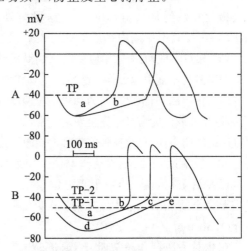

A：舒张去极化速率由 a 减小到 b 时，自律性降低；B：最大复极电位水平由 a 达到 d，或阈电位由 TP-1 升到 TP-2 时，自律性均降低；TP：阈电位

图 1-2-4 **影响自律性的因素**(Hoffman BF, Cranefield PF. Electrophysiology of the heart, 1960)

交感神经兴奋或儿茶酚胺可使快反应自律细胞外向钾流失活加速，I_f 通道失活而加速 Na^+ 内流，从而使舒张期自动去极加速，自律性增高；另外，可使普肯耶细胞的阈电位下移，自律性增高。迷走神经兴奋或乙酰胆碱可通过改变膜通道蛋白构型，使 K^+ 外流增多，最大舒张电位增大，舒张期自动去极化达到阈电位所需的时间延长，降低 I_{CaL} 通道和 I_f 通道的活性，从而使自律性降低，心率减慢。

【兴奋性】

心肌细胞对适宜刺激发生兴奋（动作电位）的特性即心肌细胞的兴奋性（excitability），通常以心肌细胞膜完全去极化产生动作电位作为标志。它决定心搏能否发生。

1. 兴奋性的周期性变化 心肌细胞发生兴奋后，跨膜电位发生了一系列有规律的变化，引起快、慢反应动作电位 0 期去极化的 I_{Na} 通道和 I_{CaL} 通道由关闭状态经历激活、失活和复活的变化过程，心肌细胞的兴奋性也随之产生周期性改变，对重复刺激表现出不同的反应能力或特性，这对心肌兴奋的产生和传导、收缩反应都将产生重要影响。现以心室肌为例，阐述一次兴奋过程中兴奋性的周期性变化（图 1-2-5）。兴奋性依次为有效不应期、相对不应期、超常期。

（1）有效不应期：正常心室肌细胞受到兴奋刺激，从动作电位 0 期开始到 3 期复极化至 $-55\,mV$ 这段时期内，膜的兴奋性完全丧失，无论再受多强的刺激，肌膜不会发生任何程度的去极化，此期称绝对不应期（absolute refractory period,ARP）。膜内电位从 $-55\,mV$ 复极至 $-60\,mV$ 的短

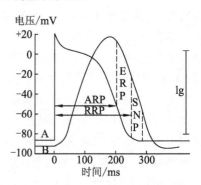

A：动作电位 B：机械收缩 ARP：绝对不应期 RRP：相对不应期 ERP：有效不应期 SNP：超常期

图 1-2-5 心室肌动作电位期间兴奋性的变化

时间内，非常强大的刺激可使部分肌膜去极化，称局部性兴奋，但不能形成动作电位。习惯上将去极化开始到复极至 $-60\,mV$ 这段时期统称为有效不应期（effective refractory period,ERP）。在有效不应期内钠通道处于失活状态，因而不能产生动作电位。

（2）相对不应期：有效不应期结束到复极化基本完成（膜内电位达 $-80\,mV$）的这段时期，给予一个阈刺激将不能引起细胞兴奋而产生动作电位；但给予一个阈上刺激可使膜去极化而产生动作电位或可传导的兴奋，此期间为相对不应期（relative refractory period,RRP）。此时的肌膜 I_{Na} 已逐渐复活，但其开放的能力尚未完全恢复正常，故阈刺激激活的 I_{Na} 通道数量仍不足以产生使膜去极化至阈电位的内向电流，只有更强的刺激才能激活足够数量的 I_{Na} 通道来点燃膜的兴奋。

（3）超常期：心肌细胞动作电位 3 期继续复极，膜内电位由 $-80\,mV$ 恢复到 $-90\,mV$，I_{Na} 通道已复活至初始状态，由于膜电位较完全复极时更接近阈电位，引起兴奋所需的阈刺激强度可小于完全复极后兴奋所需的阈强度（阈下刺激），故此期的兴奋性高于正常，称为超常期（supernormal period,SNP）。

在相对不应期和超常期，I_{Na} 通道尚未完全复活，膜内电位水平小于静息电位水平，若此时接受一个刺激，所产生的动作电位 0 期去极化的速率和幅度均较正常低，兴奋传导慢于正常，不应期也短，易于发生传导阻滞和兴奋折返。

2. 决定和影响兴奋性的因素 衡量心肌兴奋性的高低可用刺激阈值为指标，阈值高则兴奋性低；反之则兴奋性高。所谓阈刺激是指刚能使细胞膜静息电位去极化至阈电位的刺激强度，其大小取决于静息电位与阈电位的水平。

(1) 静息电位：如果阈电位水平不变，而静息电位的负值增大，则它与阈电位之间的差距就加大，引起兴奋所需的刺激强度增大，兴奋性就降低；反之亦然。但当静息电位显著减小时，可由于部分 I_{Na} 通道失活使阈电位上移，兴奋性反而降低。当细胞外钾离子浓度轻度升高时，由于膜电位轻度去极化，使膜电位与阈电位水平靠近，细胞兴奋性增高；而当钾离子浓度明显增高时，则膜电位显著减小，部分钠通道失活，因而兴奋性反而降低。

(2) 阈电位水平：如静息电位不变，而阈电位上移，则两者间的差距增大，引起兴奋所需的刺激强度增加，兴奋性降低；反之亦然。

(3) 引起0期去极化的离子通道性状：引起快、慢反应动作电位0期去极化的 I_{Na} 通道和 I_{CaL} 通道都有关闭、激活和失活三种功能状态，呈电压依赖性和时间依赖性。在快反应动作电位，当膜电位处于静息电位水平时，I_{Na} 通道处于关闭状态，但可被激活。当膜发生去极化达阈电位水平时，大量 I_{Na} 通道激活开放，并发生再生性循环，随后迅速出现失活关闭。失活的 I_{Na} 通道不能立刻再次激活，必须等膜电位复极化到 $-60\ mV$ 或更低时 I_{Na} 通道才开始复活，且复活需要一个过程。只有当膜电位恢复到静息电位水平时，I_{Na} 通道才全部恢复到关闭状态。故快反应细胞的兴奋性周期变化主要取决于 I_{Na} 通道当时的功能状态。而慢反应细胞的兴奋性则取决于 I_{CaL} 通道的功能状态，但 I_{CaL} 通道的激活、失活和复活速率均较慢，其有效不应期较长，可持续到完全复极之后。

(4) 心肌兴奋性的高低除了与离子通道本身的状态相关外，还受电解质浓度、pH等多种因素的影响。

钾离子：细胞外 K^+ 浓度升高时，细胞膜内外的 K^+ 浓度差减小，K^+ 外流所需的浓度势能减小，故静息时经 I_{K1} 通道流出的 K^+ 减少，细胞易去极化。另外，I_{K1} 通道与动作电位复极有关，细胞外高钾时，I_{K1} 通道对 K^+ 的通透性增高，复极化加快而使动作电位时程缩短。细胞外轻度高钾时，心肌细胞的静息电位轻度减小，和阈电位之间的距离减小，兴奋性增高；细胞外重度高钾时，静息电位明显变小，当静息电位低于 $-40\ mV$ 时，快钠通道全部失活，故快反应细胞0期去极化失能而导致心脏停搏。而当心肌细胞外低钾时，膜内外 K^+ 浓度差增大，但因此时 I_{K1} 通道的通透性降低，K^+ 外流减少，兴奋性增高，终末复极化部分延长。

钙离子：细胞外高钙时，Ca^{2+} 对快钠通道的屏障作用加强，使阈电位水平上移，静息电位与阈电位间的距离加大，故心肌兴奋性降低；平台期 Ca^{2+} 内流增加使平台抬高和时程缩短，有效不应期缩短。细胞外轻中度低钙时，阈电位水平下移，静息电位与阈电位间的距离缩小，心肌兴奋性增高；而细胞外重度低钙时，静息膜电位水平快钠通道已部分失活，心肌的兴奋性反而降低；平台期及动作电位时程和有效不应期延长。

3. 兴奋性的周期性变化与收缩活动的关系　较之于神经细胞和骨骼肌细胞，心肌细胞有较长的有效不应期，故心肌不发生强直收缩，而始终进行收缩与舒张的交替活动，从而保证心脏的泵血。

正常情况下，窦房结发出的每一次兴奋传到心房与心室时，后者的前一次兴奋的有效不应期均已结束，因此具有不断被兴奋的能力，故整个心脏就能按照窦房结的节律进行搏动。但如果在心室的有效不应期后、下一次窦房结兴奋到达前，心室接受一次外来刺激，则可提前产生一次兴奋（期前兴奋），进而出现心室肌收缩（期前收缩）。当紧接期前兴奋后的一次窦房结兴奋传到心室时，如果正好落在期前兴奋的有效不应期内，则此次正常下传的兴奋不能引起心室肌兴奋和收缩，须等下一次窦房结兴奋传入时才能引起心室肌兴奋和收缩。这样，在一次期前收缩之后有一段较长的心室舒张期，称代偿性间歇，然后再恢复窦性节律。

细胞外液 pH：pH 降低可抑制 I_{Na}，使阈电位水平上移，细胞的兴奋性降低；细胞内液 pH 降低可抑制 I_{K1} 通道，使膜电位去极化，部分快钠通道失活和开放概率降低，从而快反应细胞兴奋性降低。

【传导性】

传导性（conductivity）是指兴奋（动作电位）能沿心肌细胞膜不断传导，向外扩布的特性。由于心肌在功能上是一个合胞体，心肌细胞膜的任何部位产生的兴奋不仅可以传播至整个细胞膜，还可以通过闰盘传递到另一个心肌细胞，从而引起整个心脏的兴奋和收缩。动作电位沿细胞膜传播的速度可以作为衡量心肌传导性的标志。

1. 心脏兴奋的传导　心肌细胞间兴奋的传播是以心肌细胞间的缝隙连接为基础的。心肌细胞闰盘上有较多的缝隙构成细胞间的低电阻通道，兴奋以局部电流的形式通过通道直接传导至相邻的细胞，从而实现心肌细胞的同步性活动。

兴奋在心脏内的传播是通过特殊传导系统而有序进行的。正常情况下，窦房结发生的兴奋通过心房肌传播到整个左、右心房，尤其是沿着心房肌组成的"优势传导通路"迅速传至房室交界区，经房室束、左右束支传至普肯耶纤维网，引起心室肌兴奋，再直接通过心室肌将兴奋由心内膜向心外膜扩布。

不同心肌细胞因其形态和功能不同，兴奋在心脏各部位的传导速度也不同。一般来说，普肯耶纤维传导速度最快，可达 4 m/s 左右，如此快的传导速度是为了保证整个心室的同步收缩。房室交界区最慢，为 0.02 m/s，且房室交界是兴奋由心房传至心室的唯一通道，因此兴奋从心房传至心室需有一个时间延搁即房-室延搁，后者是为了保证房室的顺序收缩及足够的时间让血液充盈心室，从而保证心室的射血功能。但房室交界区也因此成为传导阻滞的好发部位，房室传导阻滞在临床上极为常见。

2. 影响传导性的因素　心肌的传导性与心肌细胞结构特点和电生理特性有关。

（1）结构因素：影响心肌传导性的结构因素主要是细胞的直径和闰盘的数量。心肌细胞外的电阻很小，因而对心肌传导性的影响很小。而细胞内的电阻与细胞直径关系密切。直径粗大的心肌细胞（如普肯耶细胞）内电阻较小，传导速度较快；而房室结区细胞直径很小，故传导速度很慢。闰盘是分布于心肌细胞间的缝隙连接，普肯耶细胞的闰盘密度较大，故传导速度较快。某些病理情况下，如心肌缺血时，细胞间缝隙连接可关闭，兴奋传导速度亦明显减慢。

（2）电生理特点：

① 心肌动作电位 0 期最大去极化的速度和幅度：使已兴奋部位的动作电位去极化所形成的局部电流对未兴奋部位的细胞膜构成阈上刺激，从而邻近未兴奋的膜发生去极化。最大去极化速度越快，动作电位幅度越高，则与相邻静息膜电位间的电位差越大，产生的局部电流越大，影响的范围就大，达到阈电位的时间短，兴奋传导速度就快；反之，兴奋传导速度则慢。快反应细胞动作电位最大去极化的速度与幅度明显大于慢反应细胞，故动作电位的传导速度明显快于慢反应细胞。

0 期最大去极化的速度和幅度受膜电位影响。快反应细胞 0 期去极化依赖钠通道的开放速度和数量，而后者为电压依赖的，即受刺激时的膜电位水平影响。以 0 期最大去极化速度为纵坐标，膜电位为横坐标，可得到"S"型的膜反应曲线（图 1-2-6）。由此曲线可见，兴奋前的静息电位绝对值越小，

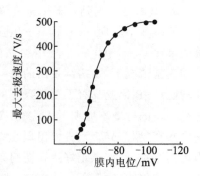

图 1-2-6　心肌膜反应曲线

动作电位的去极化速度越慢；反之则越快。当静息膜电位在-90 mV甚至更低时，0期最大去极化速度达400～500 V/s，与钠通道的大量开放及钠再生性循环有关。若减小膜内负电位，则0期最大去极化速度显著下降，当膜电位降至-55 mV时，则0期最大去极化速度几乎为零，与钠通道的失活关闭有关。

② 邻近未兴奋部位膜的兴奋性：如未兴奋部位的心肌细胞静息电位距阈电位的距离较大，则兴奋性降低，反之兴奋性较高；如果未兴奋部位的心肌细胞静息电位发生较大程度的去极化，则钠通道失活，该部位的心肌兴奋性丧失，发生传导阻滞。

③ 电解质及自主神经对心肌传导性的影响：细胞外高钾使静息电位去极化，从而使快钠通道部分或全部失活，发生传导速度减慢或传导阻滞；细胞外低钾时，由于静息电位对K^+的通透性降低，外流减少，也降低传导性。心肌缺血时，离子泵活性减低，K^+大量外流，静息电位发生明显去极化，快钠通道失活而使快反应细胞0期去极化速度和幅度降低，传导性减慢甚至传导阻滞。

自主神经可改变心肌细胞的传导性。交感神经兴奋可加快房室交界区的传导速度，而迷走神经的作用则相反，主要与I_{CaL}通道的开放和Ca^{2+}内流有关。

【收缩性】

心肌细胞的结构和骨骼肌相似，但互相靠闰盘连接起来。当动作电位沿心肌细胞传导时，电的变化可沿着横管系统传向细胞深处，通过肌浆网释放钙离子，引起心肌细胞的收缩。心肌的收缩有下列特点：

1. "全或无"式收缩　骨骼肌的收缩强度可因单个肌细胞收缩强度的改变而改变，也可因参与收缩活动的心肌细胞的多少而改变。由于心肌存在缝隙连接，兴奋可在心肌细胞间迅速传播，使整个心房或心室几乎同时收缩而成为一个功能合胞体。心房与心室之间存在的纤维环和结缔组织将两者隔开，故心脏有两个合胞体即心房合胞体和心室合胞体。

2. 不发生完全强直收缩　当骨骼肌细胞刺激频率较高时，后一次刺激引起的肌肉收缩发生在前一次刺激引起的肌肉收缩的基础之上，可发生完全强直收缩。但在心肌细胞，由于心肌兴奋后有效不应期特别长，相当于整个心肌细胞的收缩期和舒张早期，因此心肌不可能在收缩期内再接受刺激产生收缩，心肌细胞在一次收缩期后必定跟着一次舒张期，这样心脏能交替地射血和充盈，以维持心脏泵血功能。

3. 对细胞外液Ca^{2+}的依赖性　心肌细胞的质膜如与骨骼肌类似的T管，但其肌浆网不如骨骼肌发达，贮Ca^{2+}量少，且T管与肌浆网间形成二联管而非三联管，故收缩过程中高度依赖于Ca^{2+}的内流。细胞外Ca^{2+}内流使胞质内的Ca^{2+}浓度升高，更可触发肌浆网释放大量的Ca^{2+}，最终使胞浆内的Ca^{2+}浓度升高而发动收缩反应。在一定范围内增加细胞外Ca^{2+}浓度，可使心肌收缩增强，临床上进行心肺复苏遇心肌收缩无力时，可适量应用钙剂，以增加心肌收缩力。当细胞外Ca^{2+}浓度很低或者无Ca^{2+}时，虽然心肌细胞能产生动作电位，却不能引起收缩，此现象称为兴奋-收缩脱耦联。

五、心动周期及心输出量

心血管系统是一个密闭的管道系统，心脏是泵血的肌性动力器官，而运输血液的管道系统就是血管系统。心脏的作用方式如水泵，不同的是水泵无储水装置，射水呈连续性；而心脏有心房、心室作为储血装置，射血是间断的。心脏舒张时，容积增大，内压降低，静脉血回流到心脏；心脏收缩时，内压增大，容积缩小，将血液射入主动脉内。心脏搏出的血液通过血管输送到全身的各个组织器官，以提供人体组织器官需要的营养物质和氧气。同时，产生的代谢产物也经过血管运输至肺、肾等器官排出体外。

【心动周期】

心脏一次收缩与舒张,构成一个机械活动周期,称为心动周期(cardiac cycle)。心房和心室的机械活动都可分为收缩期和舒张期。由于心室在心脏泵血活动中起主要作用,故心动周期通常是指心室的心动周期。

心动周期的长短与心率的快慢有关。以正常成人的平均心率为75次/分计算,每个心动周期持续0.8s。图1-2-7所示的一个心动周期中,两个心房先收缩,持续0.1s,继而心房舒张,持续0.7s。心房收缩时,心室处于舒张期,心房进入舒张期后,心室立即进入收缩期,后者持续0.3s,随后心室进入舒张期,历时0.5s。心室舒张期的前0.4s期间,心房也处于舒张期,这个时期称全心舒张期。一个心动周期中,心房和心室的活动按一定的次序和时程先后进行,左右心房和左右心室的活动各自同步进行,心房和心室的收缩期都短于舒张期。由于心室收缩时间比舒张时间短,如心率增加,则心脏舒张时间的缩短比收缩时间缩短更为显著。

一个心动周期中,随着心房和心室肌肉有次序地收缩与舒张,心腔内的容积与压力也随之有规律地变化,瓣膜也就有规律地启闭,使血液向一个方向流动。现以左心室为例说明心室射血和充盈的过程,如图1-2-8所示。

1. **房缩期** 心房收缩(atrial systole)前,心脏正处于全心舒张期,房室内压力都较低,由于静脉血不断回流入心房,使心房内压高于心室内压,房室瓣处于开启状态,血液随压力梯度由心房进入心室。而此时心室内的压力远低于主动脉内压,故半月瓣是关闭的。心房开始收缩时,房内容积缩小,压力增加,将腔内的血液挤入心室,使心室内的血液充盈进一步增加。尽管大静脉与心房间无瓣膜,但由于其间的环形肌收缩,可阻止血液反流入大静脉。此期历时0.1s,随后心房舒张。由心房收缩推动进入心室的血液通常只占心室总充盈量的25%左右。

2. **心室等容收缩期** 心房舒张不久,心室

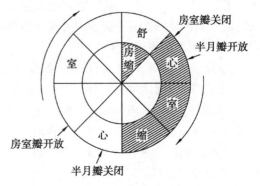

图1-2-7 心动周期中房室活动顺序和时间的关系

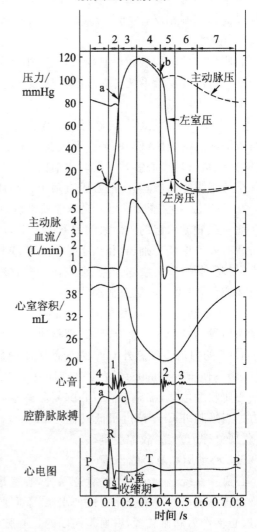

图1-2-8 心动周期中各时相中左心室内压力、容积和瓣膜启闭状态等变化

开始收缩,心室内压迅速增高,当超过房内压时,心室内的血液推动房室瓣使其关闭,故血液不会倒流入心房;而此时室内压尚低于主动脉内压,半月瓣仍处于关闭状态,心室暂时成为一个密闭腔,心室内的血容量不变,心室容积及肌纤维初长度也不变,而心室肌张力或心室内压力发生急剧变化,从房室瓣关闭到主动脉瓣开启前的这段时期称等容收缩期(isovolumic contraction phase),此期历时 0.05 s。在主动脉压升高或心肌收缩力减弱时,此期将延长。

3. 心室快速射血期　心室肌继续收缩,室内压继续上升,达峰值,当心室内压力超过主动脉内压力时,半月瓣开启,血液被快速射入主动脉内,此期心室射出的血液量约占总射血量的 2/3,故称为快速射血期(rapid ejection phase)。此时心室容积明显缩小,历时 0.1 s。

4. 心室减慢射血期　射血后期,心室收缩强度减弱,射血速度明显减慢,心室容积的变化缓慢,而动脉内的血液流至外周的相对增多,此期历时 0.15 s。此期内的室内压和主动脉血压峰值逐渐降低,使心室内的部分血液继续流入主动脉,随后心室开始舒张。

5. 心室等容舒张期　射血后,心室开始舒张。心室舒张不久,室内压开始下降,当低于主动脉内压时,主动脉内的血液推动半月瓣关闭,而此时房内压尚低于室内压,房室瓣仍处于关闭状态,心室又成为一个密闭腔。从半月瓣关闭至房室瓣开放前,由于心室肌的舒张,室内压快速下降,而心室容积不变,故称为等容舒张期(isovolumic relaxation phase),此期历时 0.06~0.08 s。

6. 心室快速充盈期　房室瓣开启初期,由于心室肌很快舒张,室内压明显降低,甚至是负压,心房和心室间形成很大的压力差,故心室对心房和大静脉内血液可产生"抽吸"作用,血液快速流入心室,故称快速充盈期(rapid filling phase),此期历时 0.11 s。此期内进入心室的血液量约占心室总充盈量的 2/3。

7. 心室减慢充盈期　随着心室血液的不断充盈,心室内压逐渐增加,房室内压力梯度减小,故血液流入心室的速度减慢。心室减慢舒张的这段时期称为减慢充盈期(reduced filling phase),此期历时0.22 s。至下一次房缩期开始又进入下一个心动周期。

如上所述,心室肌的收缩与舒张是造成室内压变化,并导致心房与心室间以及心室和主动脉间产生压力梯度的根本原因,而压力梯度则是推动血液在心房和心室以及主动脉之间流动的主要动力,由于心脏的结构特点和启闭活动,使血液只能沿一个方向流动。由于左心室肌肉丰富,在整个心动周期中,左心室腔内的压力变化最大,快速射血期的室内压最高。

右心室的泵血过程与左心室大致相同,但由于肺动脉压约为主动脉压的 1/6,故心动周期中右心室内压的变化幅度要比左心室内压的变化小得多。

【心音的产生】

心动周期中,心肌收缩、瓣膜启闭、血液流速改变形成的涡流和血液撞击心室和大动脉壁引起的振动可传递到胸壁,用听诊器便可在胸部特定的部位听到相应的声音,即为心音(heart sound)。若用传感器将这些机械振动转换成电信号记录下来,便可得到心音图。心音常发生在心动周期的一些特定时期,其音调和持续时间也有相应的特征。正常人一个心动周期中可产生 4 个心音,但通常的听诊方法只能听到第一和第二心音,正常的儿童和某些青年人可听到第三心音。

1. 第一心音　该心音的产生是由房室瓣突然关闭引起心室内血液和室壁的振动,以及大血管壁和血液涡流所引起的振动而产生,故它发生在心室收缩期,在心尖搏动处听诊最清楚,标志着心室收缩的开始。其特点是音调较低,持续时间较长。

2. 第二心音　该心音的产生主要与动脉瓣突然关闭,血流冲击大动脉根部引起血液、管壁及心室壁的振动有关,故它发生在心室舒张期,主动脉瓣和肺动脉瓣听诊区最清楚,标志着心室舒张期的开始。其特点是音调较高,持续时间较短。

3. 第三和第四心音　第三心音产生于快速充盈期末,是一种低音调和低振幅的振动,由室壁和乳头肌突然伸展和充盈血流突然减速引起的振动所致。第四心音与心房收缩有关。

【心脏泵血功能的评定】

心脏的主要功能是泵血,通常用单位时间内心脏的射血量和心脏的做功量来评定泵功能。

(一)搏出量和射血分数、心输出量和心指数

1. 搏出量和射血分数　每搏输出量(简称搏出量,stroke volume)和射血分数(ejection fraction,EF)可反映心脏泵血的效率。输出量是指一次心跳中,一侧心室射出的血液量。正常成人安静状态下,左心室舒张末期(end-diastolic volume)容积约 125 mL,收缩末期容积(end-systolic volume)约 55 mL,两者之差即为搏出量,一般为 60~80 mL。搏出量占左心室舒张末期的百分比为射血分数,正常成人的 EF 值为 55%~65%。正常情况下,搏出量与心室舒张末期容积相适应,即当心室舒张末期容积增加时,搏出量也相应增加,射血分数保持不变。心功能减退伴心室异常扩大的病人,其搏出量可能基本维持正常,但与增大的心室舒张末期容积不相适应,EF 值已明显下降。故与搏出量相比,EF 值更能准确地反映心脏泵血功能,更有助于发现病人心脏泵血功能异常。

2. 每分输出量与心指数　每分钟一侧心室射出的血液量称为每分输出量,通常的心输出量(cardiac output)是指每分输出量,即搏出量与心率的乘积。左右心室的心输出量基本相等。静息状态下成年男子平均心率为 75 次/分,搏出量约 70 mL,心输出量约为 5000 mL/min;女性的心输出量比同体重男性低约 10%。运动可增加心输出量,运动员剧烈运动时的心输出量可较静息时增加 6 倍。体位由卧位转为坐位时,其心输出量可减少 5%~20%;由卧位或坐位转为直立位时,其心输出量可减少达 20%~30%。另外,体温及气候因素也会影响心输出量,如气温较热及潮湿的环境可使心输出量增加 2~4 倍;其他如忧虑可使心输出量增加 67% 左右,饱餐后可增加 25% 左右,洗热水澡后增加 50%~100%;而睡眠后心输出量可减少 25%,麻醉状态下也可使心输出量降低至 2.5L/min。

不同身材的个体测量心功能时,若仅用心输出量作为判断指标进行比较是不全面的,身材矮小与高大的人具有不同的耗氧量与能量代谢水平,心输出量也不同。在安静状态下,机体的心输出量与基础代谢率一样,不与体重成正比,而与体表面积成正比。通常将空腹、静息状态下每平方米体表面积的心输出量称为静息心指数(cardiac index),可作为评定不同个体心功能的指标。静息心指数随年龄增长而逐渐下降。运动时心指数随运动强度的增大而成比例增高,妊娠、情绪激动和进食时,心指数亦有不同程度的增高。

(二)心脏做功量

除了上述评价心脏泵血功能的指标外,心脏做功量可较全面地评价心脏泵血功能。心脏做的功分外功与内功。外功是指由心室收缩而产生和维持一定压力并推动血液流动(心输出量)所做的机械功;内功是指用于完成离子跨膜主动转运、产生兴奋-收缩、产生和维持心壁张力、克服心肌组织内部的黏滞阻力等所耗的能量。实际上,心脏内功所耗的能量远大于外功。心脏所耗的外功占其总耗能的百分比称为心脏的效率(cardiac efficiency)。

正常心脏的最大效率为 20%~25%。不同生理状态下,心脏效率并不相同。心肌的耗氧量主要取决于心肌收缩时产生的张力和张力持续的时间。动脉血压升高时,为射出相同的血

量,心室必须加强收缩,故收缩期室壁张力增高,心肌耗氧量增加,使心脏效率降低。实验表明,若将动脉血压降至原先的一半,而搏出量增加一倍,或使动脉血压升高一倍,而搏出量减至原先的一半,这两种情况下,心脏完成一次心搏所做的机械外功都与原先未发生变化时基本相同,但后一种情况下,心肌耗氧量明显大于前者,说明动脉血压升高可降低心脏的效率。充血性心力衰竭时,病人外周血管收缩,心室射血阻力增大,收缩期心壁张力增高;此外,由于 EF 降低,心室舒张末期容积增大,舒张期室壁张力增加,耗氧量也增加,心脏效率亦降低,故应进行扩血管降压治疗。

1. 每搏功 简称搏功,又称压力-容积功,为心肌收缩所释放的机械能,后者除表现为将一定容积的血液提升到一定压力水平而增加血液的势能外,还包括将一定容积的血液以较快的流速向前流动而增加的动能。

$$搏功 = 搏出量 \times 心动周期中室内压增量(射血压) + 血液动能$$

人在安静状态下,血流动能在左心室每搏功的总量中所占比例非常小,约 1%,可忽略不计。心肌收缩射血所释放的机械能主要用于维持血压和射血量。式中的射血压为射血时左心室内压与心室舒张末压之差,而射血时左心室内压通常用平均动脉压来代替,左心室舒张末期压用左心房平均压代替。故左心室搏功可用下式计算:

$$左心室搏功 = 搏出量 \times (平均动脉压 - 左心房平均压)$$

上式中,搏出量的单位为 L;力的单位换算为 N,故乘以 9.807,水银柱上升的高度单位为 m,故乘以 1/1 000;水银的密度为 13.6 g/cm^3。

$$左心室搏功 = 搏出量 \times 13.6(kg/L) \times 9.807(N/kg) \times 水银上升高度(mm) \times 1/1\,000$$

若按搏出量为 70 mL,平均动脉压为 92 mmHg,平均心房压为 6 mmHg,血液密度为 1.055,则搏功为 0.803 J。

2. 每分功 指心室每分钟收缩射血所做的功,它等于搏功与心率的乘积。当动脉血压升高时,为克服加大的射血阻力,心肌必须增加其收缩强度才能使搏出量保持不变,故做功量增加。由此可见,与单纯的心输出量相比,用心脏做功量来评定心脏泵血功能将更为全面,尤其在动脉血压高低不同的个体之间,或在同一个体动脉血压变化前后,用心脏做功量来比较心脏泵血功能更显其优势。

正常情况下,左、右心室的心输出量基本相等,但肺动脉平均压仅为主动脉平均压的 1/6,故右心室做功量约为左心室的 1/6。

【影响心输出量的因素】

如前所述,心输出量等于心率与搏出量的乘积,故凡影响心率与搏出量的因素均能影响心输出量。而搏出量的多少主要与心脏前负荷(静脉回心血量)、后负荷(射血遇到的外周阻力,一般为动脉血压)和心肌收缩力有关。

1. 心室的前负荷 心室舒张末期的血液充盈量决定了心室肌的初长度。由于测量室内容积比测量压力复杂,而心室舒张末期容积与压力具有良好的相关性,故常用心室舒张末期压力来反映前负荷。另外,正常人心室舒张末期心房内压力与心室内压力几乎相等,而心房内测定更为方便,故可用心室舒张末期心房内压来反映前负荷。

与骨骼肌相比,心肌初长度对心肌收缩力的影响更大。但心肌的初长度与收缩功能之间的关系具有特殊性。

(1) 心室舒张功能曲线(ventricular function curve):是指心室舒张末期压力与射血心室

的搏出量或搏功之间的关系曲线。此曲线(图1-2-9)大致可分为三段:① 心室舒张末期压在5~15 mmHg范围内为曲线的上升支,说明随着心室舒张末期压的增大,心室的搏功也增大。通常状态下,左心室舒张末期压仅为5~6 mmHg,而左心室最适前负荷为12~15 mmHg,说明心室存在较大的初长度贮备。② 心室舒张末期压在15~20 mmHg范围内,曲线趋于平坦,说明前负荷在其上限范围变动时,对搏功和心室泵血功能的影响不大。③ 心室舒张末期压高于20 mmHg时,曲线平坦或甚至轻度下倾,但并不出现明显的降支,说明心室前负荷即使超过

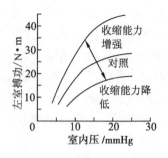

图1-2-9 心室功能曲线

20 mmHg,搏功仍不改变或轻度减小。只有发生严重病理变化的心室,心功能曲线才出现降支。

(2) 异长自身调节及其生理学意义:从心室功能曲线来看,在增加前负荷(初长度)时,心肌收缩力加强,搏出量增多,搏功增大,这种通过改变心肌初长度而引起心肌收缩力改变的调节称为异长自身调节。异长调节的主要作用是对搏出量的微小变化进行精细调节,使心室射血量与静脉回心血量之间保持平衡,从而使心室舒张末期容积和压力维持在正常范围内。如在体位改变或动脉压突然上升时,或左、右心室搏出量不平衡等状况下,心室的充盈量发生微小的变化。在此情况下,机体可即刻通过异长自身调节来改变搏出量,使搏出量与回心血量之间重新达到平衡状态。但在心室充盈量变化较大或持续时间较长,如肌肉活动时的循环功能改变,仅靠异长自身调节,心脏的泵血不能满足机体的需要,需要通过调节心肌收缩力来进一步加强心脏的泵血功能。

2. 心室后负荷 心室收缩时需克服大动脉血压的阻力,才能将血液射入动脉,故大动脉血压是心室收缩射血的后负荷。在心肌初长度、收缩能力和心率都不变的情况下,如果大动脉血压升高,等容收缩期室内压峰值增加和时间延长,射血期缩短,射血期心室肌缩短的程度和速度都减小,射血速度减慢,搏出量减少;反之,大动脉血压降低则利于心室射血。

动脉血压在影响搏出量的同时,还继发性地引起其他心脏调节活动。当动脉压突然增高而搏出量暂时减少时,射血后心室内的剩余血量将增多,若舒张期静脉回心血量不变或无明显减少,则心室舒张末期容积增大,可通过异长调节来加强心肌收缩力,使搏出量回升,从而使心室舒张末期容积逐渐恢复至原先水平。尽管此时动脉血压仍处于高水平,但心搏量将不再减少。在完整机体内,还有更多的调节机制参与,包括等长调节、神经和体液调节等。

由此可见,心室后负荷的改变可直接影响搏出量,但机体可通过异长调节和等长调节来使心肌初长度和收缩能力发生改变,以适应后负荷的改变。但当动脉血压持续增高时,心室肌会长期加强其收缩活动,心脏做功量增加而心脏效率降低,久而久之将出现心室肥厚,最终导致泵血功能减退。

3. 心肌收缩力 心肌不依赖于前、后负荷而能改变其收缩的强度和速度的内在特性称为心肌收缩力。前负荷和后负荷是影响心脏泵血的外在因素,而心肌收缩力是决定心脏泵血功能的重要因素,并受神经和体液调节。在完整的心室,心肌收缩力增强可使心室功能曲线向左上方移位(图1-2-9),表明在相同的前负荷条件下,每搏功增加,心脏泵血功能增加。这种通过改变心肌收缩力的心脏泵血功能调节称为等长调节。

心肌收缩力受多种因素影响。凡影响心肌细胞兴奋-收缩耦联过程中各个环节的因素都可影响其收缩力,而活化的横桥数目与肌球蛋白头部ATP酶的活性是影响心肌收缩能力的

主要环节。活化的横桥在全部横桥中所占比例的多少取决于兴奋时胞质内的 Ca^{2+} 浓度和（或）肌钙蛋白对 Ca^{2+} 的亲和力。儿茶酚胺在激动心肌细胞的 β 肾上腺素能受体后，通过 cAMP 转导途径，激活细胞膜上的 L 型钙通道，增加 Ca^{2+} 内流，再通过钙触发钙释放机制促进胞浆内 Ca^{2+} 浓度升高，从而使心肌收缩力增强。甲状腺激素可提高肌球蛋白 ATP 酶的活性，故也能增强心肌收缩力。

4. 心室舒张功能　心室舒张功能与心脏疾病的发病率和病死率密切相关。影响心室舒张功能的主要因素包括心室肌松弛、心室充盈、心室肌顺应性、左心室功能、左右心室间的相互作用以及心包限制和心率等，故临床上按病情严重程度将舒张功能异常分为舒张异常、舒张期功能障碍和舒张期心力衰竭，可通过超声心动图、核素心血池显像和介入性检查来评价心室舒张功能。

5. 心率　健康成人安静状态下，心率为 60～100 次/分，平均 75 次/分，它可随年龄、性别和不同生理状态而呈动态变化。新生儿心率较快，随着年龄的增长，心率逐渐减慢。成年女性稍快于男性。经常从事体力劳动或体育运动的人，或同一个体在安静或睡眠时心率较慢。

在一定范围内（40～160 次/分），心率的增加可使心输出量增加。但当心率＞160～180 次/分时，由于心室舒张期缩短，心舒期充盈量减少，搏出量可明显减少，心输出量也开始下降。但如果心率＜40 次/分，心输出量也会减少，这是由于心室舒张期过长，心室充盈早已接近最大限度，再延长心室舒张期，也不能相应增加充盈量及搏出量，可见适宜的心率也是维持正常心输出量的因素。

心率的变化也可影响心肌收缩力。心率增快或刺激频率增高引起心肌收缩力增强的现象称为阶梯现象，其机制可能与心率增快时细胞内 Ca^{2+} 的浓度增高有关。

在整体情况下，心率受神经和体液因素的调节，交感神经活动增强时心率增快，迷走神经活动增强时心率减慢。血浆中儿茶酚胺和甲状腺素水平增多时心率加快。此外，心率还受体温的影响，如体温每升高 1 ℃，心率可增加 12～18 次/分。

【心脏泵血功能的储备】

健康成人安静状态下心输出量约为 5 L/min；剧烈运动时，心输出量达 25～30 L/min，为安静时的 5～6 倍，说明心脏泵血功能有相当大的储备量。心脏泵血功能储备可用其每分钟射出的最大血量，即心脏的最大输出量来表示。训练有素的运动员，其心脏泵血功能储备远较一般人高，可达 35 L/min 以上，为安静时心输出量的 7 倍。有些心脏病病人，其静息时心输出量与健康人无明显差异，尚能满足该状态下机体代谢的需要；但当活动增强时，心输出量不能相应增加，心脏的最大输出量明显低于正常人，表明其心脏泵血功能储备降低。实际上，心脏病人在安静状态时有相当部分的储备量已被动用，剩余的储备量不足以满足代谢活动增强的需要。

1. 搏出量储备　搏出量为心室舒张末期与收缩末期容积之差，故搏出量储备又可分为收缩期储备和舒张期储备。前者是通过增强心肌收缩力和提高射血分数来实现的，后者则是通过增加舒张末期容积而达到的。静息时舒张末期容积约 125 mL，由于心室腔不能过分扩大，最多能达到 140 mL，故舒张期储备仅 15 mL 左右；而当心肌最大程度缩短时，心室收缩末期容积减少到 15～20 mL，故收缩期储备可达 35～40 mL，故收缩期储备要比舒张期储备大。

2. 心率储备　如果搏出量不变，心率在一定范围内加快达 160～180 次/分，心输出量可增加至静息时的 2～2.5 倍；但若心率高于 180 次/分，心输出量反而减少。

心力衰竭病人的心肌收缩力减弱,搏出量减少,射血后心室内的剩余血量增多,心室舒张末期容积增大,说明收缩期储备和舒张期储备均已下降,故病人常出现心率代偿性加快,以保证心输出量,即病人在静息状态下已动用心率储备。当病人心率增加到120~140次/分时,心输出量就开始下降,表明此时心率储备已不足以代偿搏出量储备的降低,故心力衰竭病人的心力储备显著低于正常人。

进行剧烈体力活动时,体内交感-肾上腺髓质系统的活动增强,机体主要通过动用心率储备和收缩期储备来使心输出量增加。训练有素的运动员的心肌纤维增粗,收缩能力增强,故收缩期储备增加;同时,由于心肌收缩能力增强,心室收缩和舒张的速度都明显加快,故心率储备也增加。这种状态下,能使心输出量随心率加快而增多的最高心率可达200~220次/分,心输出量增加至正常时的7倍。

六、血管生理

心血管系统是一个密闭的管道系统,整个血管系统遍布全身,形成完整的网状结构。心脏搏出的血液通过血管输送到全身的各个组织器官,以提供人体组织器官所需的营养物质和氧气。同时,产生的代谢产物也经过血管运输至肺、肾等器官排出体外。血管系统任一分支或层次的病变,都会对人体健康造成很大危害,且病变的血管越粗,发生猝死的可能性就越大。各种血管由于其管壁组织结构、分布部位及功能不同,在血液循环中所起的作用也不同。

【各类血管的结构和功能特点】

根据在血管系统中的部位及其生理功能的不同,可将血管分为以下几类(表1-2-2)。

1. 大动脉(aorta) 又称弹性贮器血管(windkessel vessel),包括主动脉、肺动脉及其发出的最大分支,由于其管壁内富含多层弹性膜和大量弹性纤维,平滑肌较少,顺应性好,可储存一定量的血液,故称弹性贮器血管。左心室射血时,主动脉压升高,一方面推动动脉内的血液向前流动,另一方面使主动脉扩张,容积增大。左心室射出的血液在射血期仅少部分通过小动脉射入外周,另一部分则储存在被扩张的大动脉内。当主动脉瓣关闭后,被扩张的大动脉管壁依其弹性回缩,把在射血期内容纳的那部分血液继续推向外周,这样心脏间断的射血变成血管系统中连续的血流,并能减小每个心动周期中血压的波动幅度。

2. 中动脉 又称分配血管(distribution vessel),是指位于弹性贮器血管与小动脉间的动脉管道,管径为1~10 mm,含有丰富的平滑肌,其功能是将血液输送至各器官组织。

3. 小动脉和微动脉 二者合称为毛细血管前阻力血管(pre-capillary resistance vessel)。小动脉管径细,含丰富的平滑肌。小动脉的舒缩能显著地调节器官和组织的血流量,也是血流阻力的主要来源,可维持一定的动脉血压。

4. 毛细血管前括约肌 在真毛细血管的起始部有平滑肌环绕,称之为毛细血管前括约肌(pre-capillary sphincter)。其舒缩功能可控制毛细血管的启闭,故可决定某时间内毛细血管的开放和关闭。

5. 毛细血管(capillary) 又称交换血管(exchange vessel),其管壁结构简单,由内皮细胞、基膜和薄层结缔组织构成,通透性高,总面积大,网内血流缓慢,是体内物质交换的重要场所。它广泛分布在各器官、组织和细胞之间,分支很多,互相连通,吻合成网。

6. 微静脉 又称毛细血管后阻力血管(post-capillary resistance vessel),其管径小,对血流也产生一定的阻力。其舒缩活动可影响毛细血管前阻力和后阻力的比值,从而改变毛细血管血压以及体液在血管内和组织间隙的分配,间接地调节循环血量。

7. **大静脉** 又称容量血管(capacitance vessel),体内数量较多,管径较粗,管壁薄,顺应性较好。安静状态下,容纳机体循环血量的60%~70%,故静脉在血管系统中起着血液储存库的作用。静脉管壁中膜较薄,外膜相对较厚,内、外弹性膜不发达,故内、中、外膜三层结构区别不明显。由于其管壁薄,弹性小,管腔不规则,故静脉管壁常塌陷。静脉内膜含有向管腔突出的静脉瓣,可防止血液逆流。

8. **短路血管(shunt vessel)** 是吻合微动脉和微静脉的通道,其管壁结构类似微动脉。在人体某些部分的皮肤和皮下组织,特别是手指、足趾、耳廓等处分布较多。短路血管可使小动脉内的血液不经过毛细血管而直接流入小静脉,这种情况下血液虽不能进行物质交换,但在体温调节中具有重要作用。

表 1-2-2 各类血管的结构特点

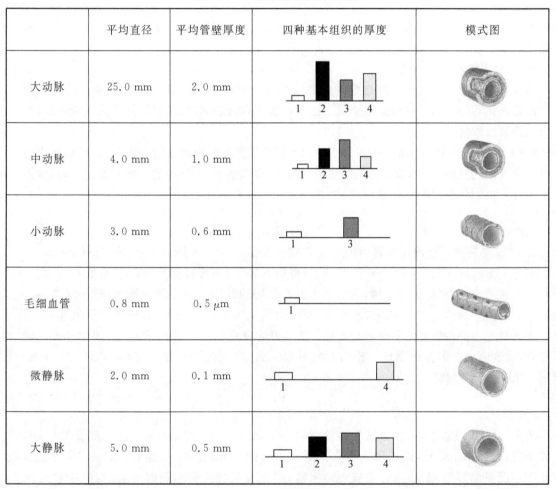

注:1为内膜组织;2为弹性组织;3为平滑肌;4为纤维组织。

【血管内皮细胞及平滑肌细胞的内分泌功能】

血管内膜层具有生物活性。所有血管内膜均覆有内皮细胞(ECs),它内衬于血管壁中,在血液与血管壁细胞及薄壁组织之间起隔绝作用。内皮细胞还能合成和释放多种血管活性物质,调控血压、血流量、免疫功能、血栓与止血等生理过程。例如,ECs能产生重要的扩血管物质,如一氧化氮(NO)、前列环素(PGI_2)和内皮超极化因子(EDHF)以及缩血管物质如内皮素、血管紧张素Ⅱ、血栓素 A_2 和前列腺素 H_2 等。当机体所处环境发生较大变化或受到机械刺激时,内皮细胞就会合成并释放这些血管活性物质,调节血管紧张度。此外,内皮细胞还可以通过变形或收缩,改变细胞间缝隙的大小,从而维持血管壁的渗透性和物质转运(如营养物质的摄取、生物活性分子的移动),调节内皮下基质的成分,参与白细胞的黏附和外渗,中和血管壁的炎症反应等。

心血管系统存在着独立的肾素-血管紧张素系统,它调节局部组织血管的紧张性和血流量。血管平滑肌细胞还可表达组织因子,参与凝血过程。

【血流量、血流阻力和血压】

血流动力学指血液在心血管系统中流动的力学,主要研究血流量、血流阻力、血压以及它们之间的相互关系。由于血管是具有弹性和可扩张性的管道系统,血液中又含有血细胞和胶体物质等多种成分的非理想液体,因而血流动力学除具有一般流体力学的共同点外,还有它自身的特点。

(一)血流量和血流速度

血流量是指单位时间内流过血管某一横截面的血量,单位为 mL/min。血液中的一个质点在血管内移动的线速度称为血流速度。血液在血管内流动,其血流速度与血流量成正比,与血管的横截面成反比。

1. 泊肃叶定律(Poiseuille law) Poiseuille 研究了液体在管道系统内流动的规律,指出单位时间内液体的流量(Q)与管道两端的压力差(ΔP)以及管道半径(r)的4次方成正比,与管道的长度(L)和液体的黏滞性(η)成反比,公式如下:

$$Q=\frac{\pi \Delta P r^4}{8\eta L}$$

2. 层流与湍流 血液在血管内的流动方式有层流(laminar flow)和湍流(turbulence)两种。层流是指液体各质点流动方向都一致,与血管长轴平行,而各质点的流动速度不一,血管轴心的流速最快,越靠近管壁越慢,从而形成由无数同轴的圆柱面构成的流体,每一层液体的所有质点的流速相同。如图 1-2-10A 所示,图中的箭头方向示血流方向,长度表示流速,在血管的纵剖面上各箭头的连线形成一抛物线。泊肃叶定律适用于层流状况。当血流加速到一定程度后,血管内血液中各个质点的流动方向不再一致,就易发生湍流(图 1-2-10B),Reynolds 提出一个经验公式,即

$$Re=\frac{\rho VD}{\eta}$$

式中,ρ 为血液密度,V 为血液在血管内的平均速度,D 为管道直径,η 为血液黏滞度,Re 为雷诺数。$Re>2000$ 时,就可发生湍流。由上式可知,血流速度快、血管口径大、血液黏滞度低等情况下易发生湍流,血管内膜表面粗糙,或受到某种阻碍而急剧转向时,则在该处出现湍流并产生杂音。正常情况下,发生湍流的部位多在心室与主动脉,其余血管都为层流。但在病理情况下,如血管狭窄的局部血流加快,其下游可出现湍流,并可在相应的体表处听到杂音。

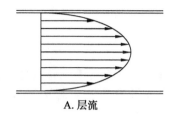 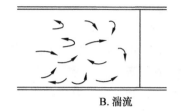

A. 层流　　　　　　　　　　　　　B. 湍流

图 1-2-10　层流与湍流

(二) 血流阻力

血液在血管内流动时所遇到的阻力称为血流阻力。由于血液流动时因摩擦而消耗能量，并转变为热能，故血液在血管内流动时压力逐渐减小。在湍流情况下，血液中各个质点不断变换血流方向，故能量消耗较层流时多，血流阻力也较大。层流状态下，血流量与血管两端的压力差成正比，与血流阻力(R)成反比。计算公式如下：

$$Q = \frac{\Delta P}{R}$$

比较上式与泊肃叶定律的方程式，可推算出血流阻力的计算公式为：

$$R = \frac{8\eta L}{\pi r^4}$$

这一公式表示，血流阻力与血管的长度和血液的黏滞度成正比，而与血管半径的 4 次方成反比。由于血管长度和血液黏滞度变化较小，因此血流阻力主要由血管半径决定。故器官血流量主要取决于该器官的阻力血管直径。直径增大时，血流阻力降低，血流量增多；反之血流量减少。机体调节各器官之间的血流分配就是通过控制各器官阻力血管口径而实现的。

血液黏滞度是决定血流阻力的另一个因素。全血的黏滞度是水的 4～5 倍。血液黏滞度的高低取决于以下几个因素：① 红细胞比容(hematocrit)：它与血液黏滞度的变化呈正相关，是影响血液黏滞度的最重要因素。② 血流切率：指层流情况下，相邻两层血液流速之差和液层厚度的比值。如图 1-2-10A 所示，切率即为图中抛物线的斜率。当血液在血管内以层流方式流动时，红细胞有向中轴移动的趋势，此现象称为轴流。当切率较高时，轴流现象更为明显，红细胞集中在中轴，其长轴与血管纵轴平行，此时红细胞移动时发生的旋转以及相互作用间的撞击机会都很少，故血液黏滞度较低。切率较低时，红细胞向中轴集中的趋势被红细胞相互间的碰撞所对抗，血液黏滞度则较高。当血流缓慢时，红细胞有发生聚集的趋势，故血液黏滞度较高。③ 温度：温度升高，血黏度降低。人体体表温度比深部温度低，故血液流经体表时黏滞度会增高。如将手浸在冷水中，局部血液的黏滞度可增加 2 倍。④ 血管直径：血液在较粗的血管内流动时，血管直径对血液黏滞度不发生影响。但当血液在直径小于 0.2～0.3 mm 的微动脉内流动时，只要切变速率足够高，则在一定范围内，血液黏滞度会随着血管口径变细而降低，从而大大降低血液在小血管中流动时的阻力，这一现象对小血管内的血液流动有很大意义。

【动脉血压与脉搏】

血压(blood pressure)是指流动着的血液对单位面积血管壁的侧压力，习惯以 mmHg 为单位，1 mmHg＝0.133 kPa。不同血管的血压不同，一般所说的血压是指动脉血压。静脉压和心房压较低，常用 cmH_2O 表示，1 cmH_2O＝0.098 kPa。

(一) 动脉血压

1. 动脉血压的形成

(1) 循环系统内血液的充盈:循环系统中有足够的血液充盈是动脉血压形成的前提。其充盈程度可用平均充盈压来表示,充盈压的高低取决于血量与循环系统容积之间的相对关系。如血量增多(如大量输血或输液)或循环系统容积变小,则平均充盈压增高;反之,若血量减少(如大量出血)或循环系统容积变大(如过敏性休克),则平均充盈压下降。实验显示,给动物建立室颤模型,这时心脏射血停止,血流亦停止,循环系统中各部位测得的压力都是相同的,此时的压力值即为平均充盈压。据估计,人的平均充盈压约为 7 mmHg。

(2) 心脏射血:心室收缩为其射血提供能量。心室收缩向主动脉内射血是形成血压的必要条件。心室泵血前,动脉内充盈着具有一定压力的血液,它与外周阻力共同形成心室泵血的阻力。心室收缩期释放的能量既包括血液的动能,也包括大动脉扩张储存的弹性势能;心室舒张期,被扩张的大动脉发生弹性回缩,将储存的势能转化为推动血液持续流动的能量。由于心室射血是间断的,心动周期中的动脉血压也发生周期性波动。另外,血液从大动脉向外周血管流动的过程中不断消耗能量,故动脉血压不断下降。机体安静时,体循环中毛细血管前阻力血管处血压下降的幅度最大。

(3) 循环系统的外周阻力:小动脉与微动脉对血流有较大的阻力,是形成循环系统外周阻力的主要部分。由于外周阻力的存在,心室搏出的血液仅 1/3 在收缩期流至外周血管,其余的血液暂时蓄积在主动脉和大动脉里,使大动脉扩张,并使动脉血压升高。

(4) 主动脉与大动脉的弹性贮器作用:该作用表现为,在心室收缩期大动脉被扩张,多容纳一些血液,故动脉血压在收缩期不致升得过高;心室舒张期,被扩张的大动脉发生弹性回缩,将在射血期多容纳的血液继续向外周推动,这样既可使间断射血变成动脉持续的血流,又能使舒张期的动脉血压不致降得过低。正是大动脉的弹性贮器作用使动脉血压在一个心动周期中的波动幅度变得较小,见图 1-2-11。

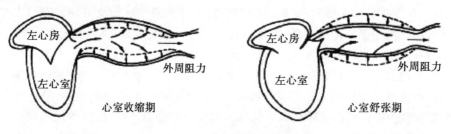

图 1-2-11 主动脉的弹性贮器示意图

2. 动脉血压的正常值　心室收缩时,主动脉血压升高,收缩中期达最高值,此高值即为收缩压(systolic pressure)。心室舒张时,主动脉压下降,在心舒末期达最低值即舒张压(diastolic pressure)。收缩压与舒张压之差为脉压(pulse pressure)。在一个心动周期中,每一瞬间动脉血压的平均值称为平均动脉压(mean arterial pressure),它为舒张压与 1/3 脉压之和。我国健康成年人在安静状态下的收缩压为 100~120 mmHg,舒张压为 60~80 mmHg,脉压为 30~40 mmHg。动脉血压存在着个体、年龄和性别差异,随着年龄的增长,血压呈逐渐上升趋势。1999 年 WHO 制定的诊断标准为:血压≥140/90 mmHg 为高血压;血压＜90/50 mmHg 为低血压,血压＜130/85 mmHg 为正常血压,理想血压＜120/80 mmHg。

3. 影响动脉血压的因素　凡影响动脉血压形成的各种因素都能影响动脉血压。心输出量与外周阻力是影响动脉血压的两个主要因素。凡能增加心输出量及外周阻力的各种因素均可使动脉血压上升；凡能减少输出量及外周阻力的各种因素均可使动脉血压降低。

(1) 心搏出量：每搏输出量增加，心室收缩期射入主动脉的血量增多，动脉管壁所承受的张力增大，收缩压增高。由于收缩压增高，血流速度加快，大动脉内增加的血量大部分可在心舒期流向外周，至心舒期末，大动脉内存留的血量与搏出量增加之前相比，增加并不是很多，故脉压增加。反之，每搏输出量减少，则脉压减小。

(2) 外周阻力：外周阻力增加可使心舒期血液流向外周的速度减慢，心舒末期大动脉内存留的血量增多，舒张压明显升高；在此基础上收缩压也相应增高，但由于动脉血压升高又可使血流加速，心缩期仍有较多的血液流向外周，收缩期动脉内的血量增加不多，故收缩压增加的幅度比舒张压小，脉压减小，平均动脉压升高。反之，外周阻力降低，舒张压降低的幅度比收缩压大，脉压增大，平均动脉压降低，故舒张压的高低能反映外周阻力的大小。

(3) 心率：心率增快，心舒期明显缩短，流向外周的血液就减少，故心舒末期主动脉内存留的血液就增多，舒张压升高。舒张末期主动脉内存留的增多血量使收缩期动脉内的血量增多，故收缩压也相应升高，但由于血压升高使血流加速，在心缩期亦有较多血液流向外周，故收缩压升高没有舒张压升高显著，脉压相应减小。相反，心率减慢时，舒张压降低比收缩压降低幅度大，故脉压增大。

(4) 主动脉与大动脉的弹性贮器作用：此作用使动脉血压的波动幅度明显减小。老年人由于动脉管壁硬化，管壁弹性纤维减少，胶原纤维增多，管壁顺应性降低，对血管的缓冲作用减少，使收缩压增高，舒张压降低，脉压增大，故大动脉的弹性贮器作用减弱，故脉压增大。

(5) 循环血量和血管系统容积的比例：体循环的平均充盈压的产生与维持需要循环血量与血管系统容积相适应。正常机体内，循环血量与血管容积是相适应的。如病人存在循环血量急剧减少（如急性出血）或血管容积大大增加（过敏性休克），则可影响充盈压而影响回心血量，使心输出量下降，血压降低。但如果循环血量不变，血管容积增大，也可使动脉血压降低。

(二) 动脉脉搏

动脉血压在心动周期中的周期性波动使动脉血管发生搏动，此搏动即为动脉脉搏。动脉脉搏波沿管壁向外周血管传播，其传播速度远较血流速度快。管壁的可扩张性愈大，脉搏波的传播速度就愈慢。由于主动脉的可扩张性最大，故脉搏波在主动脉的传播速度最慢。老年人的主动脉管壁的可扩张性减小，脉搏波传播速度增快。由于小动脉和微动脉对血流的阻力较大，故在微动脉以下的脉搏波动明显减弱，至毛细血管处，脉搏已基本消失。

【静脉血压与静脉回心血量】

作为血液回心的通道以及容量血管，静脉具有容量大、易扩张及能收缩的特点，故可起血液储存库的作用。另外，静脉的收缩和扩张可有效调节回心血量和心输出量，从而使循环功能适应不同生理状态下的需要。

(一) 静脉血压

体循环的血液由左心室射出，经动脉、毛细血管不断克服阻力通过微动脉和毛细血管，到达微静脉时，血压已降至 15～20 mmHg；血液流入下腔静脉时，压力降至 3～4 mmHg，进入右心房时血压接近零。因此，静脉血压与右心房压之差是静脉中血液回流入心脏的驱动力。通常称右心房和胸腔内大静脉压为中心静脉压(central venous pressure, CVP)，压力一般为 4～

12 cmH$_2$O；而各器官静脉的血压为外周静脉压（peripheral venous pressure）。CVP的高低取决于心脏射血能力与静脉回心血量之间的关系。如果心脏射血能力强，能及时将回流入心脏的血液射入动脉，则CVP较低；反之，心脏射血能力弱时，CVP就升高。另一方面，如果静脉血液回流速度加快，CVP就升高。CVP增高时，静脉血液回流将减慢，较多的血液滞留在外周静脉内，故外周静脉压也随之升高。由于CVP能反映回心血量、心脏的射血能力和右心功能与血容量的关系，故临床常通过监测CVP的动态变化来监测血容量。当血压低且CVP低于正常，伴周围血管收缩的表现时，提示有效血容量不足，静脉血液回流不足，可以补充血容量。每输入200 mL液体后，应检测CVP 1次，以决定是否需要继续输入液体。补足血容量后，CVP则上升。如果动脉血压低而CVP高于正常，或CVP虽不高，但稍补充血容量后即升高，而动脉压仍未改善，则提示心功能不佳，有心脏射血障碍、静脉淤血或循环血量过多等情况。

（二）重力对静脉压的影响

重力对静脉压有较大的影响。由于地球重力场的影响，血管内血液本身的重力作用于血管壁而产生静水压。人体各部位血管静脉压的高低取决于人的体位。平卧位时，身体各部位的位置大都与心脏处于同一水平面，故静水压也大致相同。当由平卧位转为直立时，足部静脉内的血压比平卧位时高，增高的部分相当于从足到心脏这一段血柱所产生的静水压，约90 mmHg；而心脏水平以上部分血管内的压力则比卧位时低。重力形成的静水压的高低对静脉的影响远大于动脉，主要原因为静脉管壁薄，充盈程度受到跨壁压的影响较大。另外，一定的跨壁压是保持静脉充盈的必要条件。跨壁压是指血液对管壁的压力和血管外组织对管壁的压力之差。当跨壁压增大时，静脉充盈扩张，容积增大。相反，当跨壁压减小到一定程度时，血管就不能保持充盈状态而塌陷。人在直立时，其心脏水平以下的静脉比卧位时多容纳500 mL血液，导致静脉回流减少，继而引起心输出量减少，但机体可通过神经和体液调节，使阻力血管收缩，心率加快，血压很快就恢复正常。

（三）静脉血流

1. 静脉对血流的阻力　单位时间内经静脉回流入心脏的血量与心输出量相等。血液从微静脉回流至右心房，压力仅降低约15 mmHg，故静脉阻力很小，与它的功能相应。微静脉为毛细血管后阻力血管，其舒缩活动可影响毛细血管压及体液在血管和组织间隙的分布，并间接调节循环血量。

静脉跨壁压除可改变静脉扩张状态外，还可改变静脉对血流的阻力。大静脉处于扩张状态时，其血流阻力很小；反之血流阻力大。另外，血管周围组织对静脉的压迫也可增加静脉对血流的阻力。

2. 静脉回心血量及其影响因素

（1）体循环平均充盈压：是反映循环系统充盈程度的指标。充盈程度越大，静脉回心血量就越多。当血量增加或容量血管收缩时，体循环平均充盈压就增高，静脉回心血量亦相应增多；反之则减少。

（2）心肌收缩力：是推动血液循环的动力，它与回心血量成正比关系。心肌收缩力强时，射血时心室排空较完全，因而心舒期心室内压较低，因此对心房和静脉内血液的抽吸力较大，回心血量就较多；反之，回心血量则少。右心衰竭时，右心室射血能力减弱，心舒期右心室内压较高，回心血量明显减少，导致血液淤积在右心房和静脉内，病人可出现颈静脉怒张、下肢水肿、肝颈回流征阳性等；左心衰竭时，病人可出现肺淤血和肺水肿。

（3）体位改变：人体从平卧位转为直立位时，身体低垂部位的静脉可因跨壁压增大而充盈扩张，容量增大，故回心血量减少。静脉的这一特征在人类特别值得注意。因为当人体处于直立位时，人体内大多数容量血管都处于心脏水平以下，如果站立不动，由于低垂部位的静脉扩张，可比卧位时多容纳 500 mL 左右的血液，而它们主要来自胸腔内的血管，故造成体内血液的重分布。

（4）呼吸运动：通常情况下，胸膜腔内压力低于大气压，胸腔内大静脉的跨壁压较大，经常处于充盈扩张状态。吸气时，胸腔容积加大，胸膜腔负压值进一步增大，使胸腔内的大静脉和右心房更加扩张，压力进一步降低，故利于外周静脉的血液回流至右心房；由于回心血量增大，心输出量也相应增加。呼气时，胸膜腔负压值减小，外周静脉回流至右心房的血液也减少。呼吸运动对静脉回流起着呼吸泵的作用。

（5）骨骼肌的挤压作用：人体处于直立位时，下肢肌肉收缩可对肌肉内和肌肉间的静脉产生挤压作用而使血液回流速度加快；肌肉舒张时，挤压作用减小，故肌间静脉内压力降低，有利于血液从毛细血管流入静脉而使静脉充盈；当肌肉再次收缩时，可将较多血液挤向心脏。同时，静脉内的瓣膜使血液只能向心脏方向流动而不能倒流。故骨骼肌与静脉瓣对血液回流起着泵的作用，称肌肉泵。当下肢肌肉进行节律性舒缩活动时，肌肉泵的作用就能很好地发挥。例如跑步时，双下肢肌肉泵每分钟能挤出数升的血液。肌肉泵的这种作用对于立位时降低下肢静脉压和减少血液在下肢静脉内的潴留具有十分重要的意义。但如果肌肉只维持在紧张性收缩状态，而不做节律性运动，则静脉受到持续性压迫，静脉回流血量反而减少。

【微循环】

（一）微循环的组成

微循环（microcirculation）是指微动脉与微静脉之间的血液循环。一个典型微循环由微动脉、后微动脉、毛细血管前括约肌、真毛细血管、通血毛细血管（直捷通路）、动静脉吻合支或微静脉组成。人体手指甲周皮肤的微循环结构比较简单，微动-静脉之间仅有袢状的毛细血管相连，而骨骼肌和肠系膜的微循环结构则复杂得多。

微循环是心血管系统与组织直接接触的部分，亦是物质交换与气体交换的主要部位，遍布全身各组织器官。同时，微循环还控制流经组织的血量，影响动脉压和静脉血液回流量，并通过组织液的生成与回流来影响全身或局部体液的分布。

微动脉（arteriole）的管壁厚度与其内径的比值较大，当管壁外层的环行肌收缩或舒张时，可使管腔内径缩小或扩大，起着控制微循环血流量的"总闸门"的作用。后微动脉（metarteriole）发出的毛细血管的入口处周围有稀疏的平滑肌围绕，称毛细血管前括约肌，该血管的舒缩主要由局部代谢产物来调控，从而对所属部位毛细血管网的血流量起控制作用，故具有"分闸门"的作用。微动脉、后微动脉、毛细血管前括约肌三者都是微循环的前阻力血管。毛细血管为仅有单层内皮细胞组成的管道，外包以一薄层基膜，内皮细胞连接处有微小缝隙，成为沟通毛细血管内外的孔道。由于内皮细胞间有微细裂隙，通透性大，加上局部血流缓慢，故成为机体物质交换的主要场所。人体约有 400 亿根毛细血管，假设毛细血管的平均半径为 3 μm，平均长度为 750 μm，则每根毛细血管的表面积约为 14 000 μm^2。由于微静脉起始段也有物质交换功能，估计每根毛细血管的有效交换面积为 22 000 μm^2，因此，估计全身毛细血管总的有效面积可达 1 000 m^2。微静脉在功能上是毛细血管的后阻力血管，其舒缩活动可影响毛细血管血压，从而影响毛细血管处的液体交换和静脉回心血量。最细的微静脉有交换功能。在肠系膜微循环中常见一种与后微动脉直接相通的较长的毛细血管，称为通血毛细血管；皮肤血管中还有动-静脉吻合支，它们为微循环提供了一个不经真毛细血管网的快捷通路，可使一部分血液由动脉直接流入静脉后返回心脏。

（二）微循环的血流动力学

微循环的血流一般为层流。其血流量与微动脉和微静脉间的血压差成正比，与微循环内的总血流阻力成反比。而微动脉处的阻力在总血流阻力中所占比例较大，故微动脉的阻力对控制微循环的血流量起主要作用。

一般情况下，某一器官在一定时间内的血流量是稳定的。但同一时间内不同微血管中或同一血管中不同时间内的血流速度均有较大差异，这与后微动脉和毛细血管前括约肌不断发生交替性舒缩活动有关，后者可控制毛细血管的开放和关闭。当其收缩时，毛细血管关闭，毛细血管周围组织代谢产物积聚（如乳酸、CO_2、腺苷、组胺、K^+等），氧分压降低；积聚的代谢产物尤其是低氧状态可以导致局部的后微动脉和毛细血管前括约肌舒张，于是毛细血管开放，局部代谢产物被血流清除。随后，后微动脉和毛细血管前括约肌又收缩，毛细血管关闭，如此周而复始。安静状态下，骨骼肌组织同一时间内只有20%～35%的毛细血管开放。组织代谢增强时，较多的毛细血管开放，使血液和组织、细胞之间发生交换的面积增大，交换距离缩短，以满足组织代谢的需要。因此，微循环的血流量和组织代谢活动水平是相适应的。

（三）血液和组织液间的物质交换方式

组织、细胞与血液间的物质交换是以组织液作为中介进行的。组织液充盈于组织、细胞的空隙（组织间隙）。组织、细胞通过细胞膜与组织液发生物质交换，而组织液与血液之间则通过毛细血管壁进行物质交换。

1. 扩散　它是毛细血管处物质交换最主要的方式。毛细血管壁由单层内皮细胞构成，管壁上另有许多微小孔隙，故毛细血管内外液体中的水溶性物质分子如 Na^+、Cl^-、葡萄糖等，只要其直径小于毛细血管管壁孔隙，即能进行扩散。当血液流经毛细血管时，血液内的分子可以扩散入组织液，组织液内的分子也可以扩散入血液。某物质在管壁两侧的浓度差是该物质进行扩散的驱动力，即从浓度高的一侧向浓度低的一侧发生净移动。脂溶性物质如 O_2 和 CO_2 等可直接通过内皮细胞进行扩散，单位时间内的扩散率极高。

2. 胞饮　当溶质分子直径大于毛细血管管壁裂隙时，如血浆蛋白等，在毛细血管内皮细胞侧可以被内皮细胞膜包围并吞入细胞内形成吞饮囊泡，被运送至细胞的另一侧，并被排至细胞外。

3. 滤过和重吸收　毛细血管壁两侧的静水压与胶体渗透压的差异可使液体发生滤过与重吸收，它们在组织液的生成中起重要作用。水分与溶质由毛细血管向组织的跨壁移动称滤过，而向相反方向的移动则称为重吸收。当毛细血管壁两侧的静水压不等时，水分子就会通过毛细血管壁由压力高的一侧向压力低的一侧移动，直径小于毛细血管壁孔隙的溶质分子也随水分子一起滤过。当毛细血管两侧胶体渗透压不等时，水分子可由胶体渗透压低的一侧向高的一侧移动，原因是血浆蛋白质等胶体物质较难以通过毛细血管壁孔隙，故血浆胶体渗透压可以限制血浆的水分子向毛细血管外移动。血液与组织液之间通过滤过和重吸收方式进行的物质交换虽然只占总的物质交换的一小部分，但在组织液生成中起重要作用。

一些器官含有特殊的毛细血管孔隙以适应其功能需要，如脑组织中的毛细血管内皮细胞间的连接很紧密，只允许小分子如水、O_2、CO_2通过；肝组织毛细血管内皮细胞间的裂隙很大，血浆中几乎所有可溶性物质包括血浆蛋白都可从血液进入肝组织；胃肠道毛细血管壁的孔隙介于肝脏与肌肉之间；肾小球毛细血管壁有直径70～90 nm的小孔，称为窗孔，小分子物质与小分子量蛋白质可自由通过。

【组织液的生成】

血浆中的液体经毛细血管滤过至组织间隙，即形成组织液，它是细胞赖以生存的内环境。组织液绝大多数呈胶冻状，组织液中的凝胶基质是胶原纤维和透明质酸细丝，不能自由流动，不受重力作用而流至身体的低垂部位，但凝胶中的水及溶解于水的各种溶质分子的扩散运动并不受凝胶的阻碍，仍可与血液和细胞内液进行物质交换。邻近毛细血管的小部分组织液呈溶胶状态，可自由流动。由于毛细血管壁的通透性具有选择性，组织液中各种离子成分与血浆中相同，但蛋白质浓度明显低于血浆。

（一）组织液的生成

生理状态下，组织液由毛细血管的动脉端不断产生；同时，一部分组织液又经毛细血管的静脉端返回毛细血管中，另一部分则经淋巴管回流入血液循环。因此，正常组织液的量处于动态平衡状态。这种动态平衡取决于四个因素的共同作用，即毛细血管血压、组织液胶体渗透压组织液静水压和血浆胶体渗透压，前两者是促使液体由毛细血管内向外滤过的力量，后两者则是促使液体由毛细血管外向内重吸收的力量（图 1-2-12）。滤过的力量与重吸收的力量之差为有效滤过压（effective filtration pressure，EFP），可用下列公式表示：

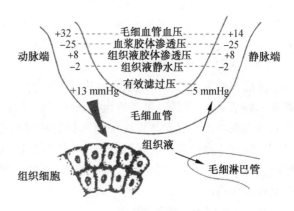

图 1-2-12　组织液生成与回流示意图

EFP＝（毛细血管血压＋组织液胶体渗透压）－（组织液静水压＋血浆胶体渗透压）

如 EFP 的值为正，则液体滤过毛细血管；如为负，则发生重吸收。单位时间内通过毛细血管壁滤过的液体量等于 EFP 与滤过系数的乘积。滤过系数的大小取决于毛细血管壁对液体的通透性和滤过面积。不同组织的毛细血管滤过系数不同，脑及肌肉的滤过系数很小，而肝和肾脏毛细血管的滤过系数很大。一般来说，毛细血管动脉端有 0.5%～2% 的血浆进入组织间隙，而滤过的液体 85%～90% 在毛细血管静脉端被重吸收，其余 10%～15% 进入毛细淋巴管，形成淋巴液。

（二）影响组织液生成的因素

一般情况下，组织液不断生成和被重吸收，从而使血液与组织液保持动态平衡。如机体出现组织液生成过多或重吸收减少，组织间隙就有过多的潴留，形成组织水肿（edema）。若参与形成组织液生成的各种因素发生变化，如毛细血管血压增高或胶体渗透压降低，都会使组织出现水肿。淋巴回流受阻（如乳腺肿瘤根治术后）时，组织间隙内液体积聚也可导致组织水肿。另外，在某些病理状况下（如感染、烧伤等），如毛细血管壁通透性增高，部分血浆蛋白质也可进入组织间隙，使组织液胶体渗透压升高，故组织液生成增多，组织发生水肿。

【淋巴液的生成与回流】

淋巴系统是循环系统的一个组成部分，由淋巴管、淋巴结和脾脏等组成。它是组织液向血液回流的重要辅助系统。虽然淋巴回流的速度较慢,但在组织液生成和重吸收的平衡中起重要作用。毛细淋巴管以稍膨大的盲端的形式起始于组织间隙,并彼此吻合成网,逐渐汇合成大的淋巴管。全身的淋巴液经淋巴管收集,最后汇入右淋巴导管和胸导管而流入静脉。

(一)淋巴液的生成与回流

组织液进入淋巴管即成为淋巴液。毛细淋巴管壁通透性极高,大分子的蛋白质、脂类、细菌及癌细胞等均易进入。它的起始处内皮细胞边缘像瓦片般互相覆盖,形成向管腔内开启的单向活瓣,可阻止淋巴管的组织液反流入组织间隙。当组织液积聚在组织间隙时,可将内皮细胞边缘拉开,细胞间的缝隙变大,便于组织液(包括其中的大分子蛋白质)自由地进入毛细淋巴管。集合淋巴管壁有平滑肌,可以收缩;管中有瓣膜,以防止淋巴液倒流;平滑肌和瓣膜共同组成淋巴管泵,推动淋巴液流动。另外,淋巴管周围组织对淋巴管的压迫也能推动淋巴液流动,如肌肉收缩和外部组织对某部位的压迫等。正常成人在安静状态下,每小时约有120 mL淋巴液流入静脉,其中大部分经胸导管流入。每天生成的淋巴液总量有2~4 L,而每天由淋巴液带回到血液的蛋白质多达75~200 g,从而维持血浆蛋白的正常浓度。

(二)淋巴液的生理功能

淋巴液的主要功能是将组织液中的大部分蛋白质回收入血液,以维持机体正常血浆蛋白浓度。如果淋巴管阻塞,可导致组织液中蛋白质增加,胶体渗透压增高,诱发淋巴水肿。小肠绒毛的毛细淋巴管对营养物质特别是脂肪的吸收起重要的作用。经肠道吸收的脂肪80%~90%是经这一途径被输送入血液的。小肠的淋巴液由于含有丰富的脂肪,故呈乳糜状,称为乳糜液。另外,淋巴回流可将漏入组织液的红细胞、异物、细菌等带入淋巴液,经淋巴结中的巨噬细胞吞噬而得以清除。

七、心血管活动的调节

当机体内外环境发生变化时,心血管活动受到相应调节,从而使心输出量、动脉血压和器官血供等发生相应变化,以适应不同情况下的代谢水平和各器官对血流量的需要。心血管活动的调节包括神经调节、体液调节和自身调节。

【神经调节】

心肌和血管平滑肌都接受自主神经的支配,机体对心血管活动的神经调节是通过各种心血管反射来实现的。

(一)心脏、血管的神经支配

心肌和血管平滑肌均接受自主神经系统即交感神经和副交感神经的支配。

1. 心脏的神经支配　支配心脏的传出神经包括心交感神经(cardiac sympathetic nerve)和心迷走神经(cardiac vagus nerve)。

(1) 心交感神经及其作用:心交感神经的节前神经元在脊髓胸部的中间外侧柱,其轴突末梢释放乙酰胆碱(acetylcholine,Ach),作用于节后神经元膜上的 N_1 型胆碱能受体。心交感节后神经元胞体位于星状神经节和颈交感神经节,节后神经元的轴突组成心上、心中和心下神经及其神经丛,支配心脏各个部位。右侧心交感神经主要支配窦房结,兴奋时引起的效应为心率加快;左侧心交感神经主要支配房室交界和心室肌,兴奋时引起的主要效应为心肌收缩力增强。

心交感神经节后纤维释放去甲肾上腺素,后者主要与心肌细胞膜上的 β_1 受体结合,激活G蛋白-腺苷酸环化酶-cAMP途径,使细胞内cAMP增多,激活蛋白激酶,使离子通道蛋白磷酸化,从而激活心肌细胞膜上的钙通道。心交感神经兴奋可引起下列变化:① 心率增快,即正性变时作用(positive chronotropic action),主要是因为去甲肾上腺素能增加窦房结 P 细胞的 I_f 离子流激活加快,I_k 去极化衰减加速和 I_{CaL} 增加,这些离子流的变化使 4 期自动去极化速度增快。② 房室交界处传导加速,即正性变导作用(positive dromotropic action),主要使 0 期 Ca^{2+} 内流加速,动作电位 0 期上升速度和幅度增加,使房室交界处的传导加速。③ 增强心肌的收缩力,即正性变力作用(positive inotropic action),主要是平台期 Ca^{2+} 内流增多,激活肌浆网内 Ca^{2+} 释放增多,降低肌钙蛋白 C 与钙的亲和力,促进舒张期肌钙蛋白 C 与钙的解离,从而加速心肌舒张,有利于心室充盈。心交感神经引起的心率增快和心输出量增加可被 β 受体拮抗剂所阻断。

(2) 心迷走神经及其作用:支配心脏的副交感神经节前纤维在延髓的迷走神经背核和疑核下行进入心脏,与窦房结及房室交界处附近的心内神经节细胞发生突触联系,节后纤维支配窦房结、心房肌、房室交界、房室束及其分支,心室肌仅有少量分布。右侧心迷走神经对窦房结的控制明显,而左侧主要影响房室传导速度。迷走神经的节后纤维均以乙酰胆碱为递质。当迷走神经兴奋时,节后纤维末梢释放的乙酰胆碱与心肌细胞膜上 M 型胆碱能受体结合,激活 M 胆碱能受体,再激活 G 蛋白,后者可使心肌细胞 K^+ 外流增加而使心肌细胞处于超极化状态;另一方面可抑制腺苷酸环化酶的活性,使细胞内 cAMP 减少,钙通道关闭,细胞内 Ca^{2+} 降低。故心迷走神经兴奋引起的心脏变化为心率减慢(负性变时作用,negative chronotropic action)、房室交界的传导速度减慢(负性变导作用,negative dromotropic action)以及心房肌收缩力减弱(负性变力作用,negative inotropic action)。动物实验中,刺激迷走神经的直接作用是使心率减慢,但由此引起的心室充盈增多,又可间接使心肌收缩力增强。

神经、肌肉等组织维持一定程度的持续活动称为紧张。窦房结的自律性约为 100 次/分,但正常人安静时心率约为 70 次/分,说明安静时心迷走神经的作用占优势。如用 M 受体拮抗剂阿托品阻断心迷走神经的作用,心率可加快到 150 次/分。由此可见,心交感神经和迷走神经平时均存在紧张性,共同持续调节心脏活动。心脏紧张性活动的中枢在延髓心血管中枢。

2. 血管的神经支配 除真毛细血管外,全身血管的管壁均有平滑肌分布。血管平滑肌受自主神经支配,其中多数仅受交感缩血管神经纤维支配,而毛细血管前括约肌的神经纤维支配极少,其活动主要受局部组织代谢产物的影响。

(1) 交感缩血管神经(sympathetic vasoconstrictor fiber):交感缩血管神经的节前纤维发生于脊髓的胸 1 至腰 2~3 中间外侧柱内,末梢释放乙酰胆碱;节后神经元位于椎旁和椎前神经节内,神经纤维分布到各器官的血管平滑肌,释放的去甲肾上腺素与血管平滑肌上的 α 和 $β_2$ 肾上腺素能受体结合,如去甲肾上腺素与 α 受体结合,可使细胞膜对 Ca^{2+} 通透性增加,胞浆内 Ca^{2+} 升高,其结果是血管平滑肌收缩,血管口径变小。若与 $β_2$ 受体结合,则使血管平滑肌舒张。去甲肾上腺素与 α 受体结合的能力比与 $β_2$ 受体强,故交感缩血管神经兴奋时,主要引起血管收缩效应。各器官血管的交感缩血管神经的分布密度不匀,其中脑血管和冠状动脉最少,皮肤血管密度最大;动脉的交感缩血管神经的分布密度比同样大小的静脉大。

大多数血管只接受交感缩血管神经纤维单一支配。安静状态下,交感缩血管神经纤维持续发放低频率冲动,称为交感缩血管紧张,使血管保持一定程度的收缩状态。交感缩血管紧张增加时,血管进一步收缩。不同生理状态下,交感缩血管神经纤维的放电频率在每秒 1 次至 8~10 次的范围内变动,这一变动范围足以使血管口径变化很大,从而调节不同器官的血流阻力和血流量。当支配某一器官血管床的交感缩血管纤维兴奋时,可引起该器官血管床的血流阻力增高;同时,由于交感缩血管纤维在微动脉的分布多于微静脉,故器官毛细血管前、后阻力的比值增大,毛细血管血压降低,组织液生成减少而重吸收增多,使血容量增加;此外,交感缩血管纤维兴奋也能使该器官血管床的容量血管收缩,促进静脉回流。

(2) 交感舒血管神经纤维:体内一部分血管除接受缩血管神经纤维支配外,还接受舒血管神经纤维支配,后者包括交感舒血管神经纤维、副交感舒血管神经纤维、脊髓背根舒血管神经纤维和血管活性肠肽神经元。

① 交感舒血管神经纤维:只支配骨骼肌微动脉,末梢释放的递质为乙酰胆碱,后者与M胆碱能受体结合后发挥舒血管效应。这类神经纤维平时无紧张性活动,只有当机体处于情绪激动或准备做剧烈运动时才发放冲动,使骨骼肌的血管舒张,血流量增多,而其他部位因交感缩血管神经作用而处于收缩状态,从而使血流量重新分布,为肌肉活动做好充分的准备,故交感舒血管神经与机体运动及防御反应有关。

② 副交感舒血管神经纤维:体内少数组织和器官(如脑膜、唾液腺、外生殖器等)的微动脉除有交感缩血管神经支配外,还接受副交感舒血管神经支配,其末梢释放的递质为乙酰胆碱,后者与M胆碱能受体结合后发挥舒血管效应,但该神经只对所支配的器官的局部血流起调节作用,对循环系统的总外周阻力影响很小。

③ 支配血管的其他神经纤维:皮肤受损时,感觉冲动不仅经脊髓背根传入纤维向中枢传导,还可沿其传入纤维在外周末梢的分支到达受刺激部位邻近的微动脉,使微动脉舒张,局部皮肤出现红晕。这种仅通过轴突外周部位完成的反射,称轴突反射;而经脊髓背根传入纤维在外周末梢处发出的支配微动脉的神经纤维,称脊髓背根舒血管神经纤维。某些支配血管的神经纤维含血管活性肠肽,并与乙酰胆碱共存,如支配汗腺的交感神经元和颌下腺的副交感神经元,其末梢不仅释放乙酰胆碱引起腺体分泌,还释放血管活性肠肽引起血管舒张,使局部血流增加。

(二) 心血管中枢

生理学上将与控制心血管活动有关的神经元集中的部位,称为心血管中枢。心血管中枢广泛分布于中枢神经系统的各个水平,其中延髓是调控心血管活动的最基本中枢。心血管中枢不仅接受来自躯体和内脏各种感受器的传入信息,还接受来自高位中枢的调控信息。各级心血管中枢之间均有密切的神经纤维联系和相互作用,控制心血管活动的神经元之间、控制不同部位的神经元之间通过复杂的整合,调节心血管活动,使心血管活动与机体的其他功能活动相适应。

1. 脊髓心血管神经元 脊髓胸腰段灰质中间外侧柱中有支配心脏和血管的交感神经节前纤维,可将中枢神经系统调节心血管系统的信息传至效应器。脑干及脑干以下的中枢神经通过脊髓背外侧索和中间外侧神经元形成兴奋性突触,加强外周交感神经活动;还可通过腹外侧索、腹索及背索对中间外侧柱神经元产生抑制性影响,减弱外周交感神经活动。延髓及延髓以上的神经元还能通过调节脊髓骶段灰质的中间外侧柱的副交感神经元,来支配盆腔和生殖器官血管。但脊髓的神经元不能对心血管活动进行精细的整合。如高位脊髓横断后,断面以下的脊髓与高位中枢失去联系,发生脊髓休克,血压下降到很低水平;在脊休克恢复之后,血压虽可恢复到一定水平,但波动大,体位改变时可有头晕。

2. 延髓心血管中枢 延髓心血管中枢的神经元包括心交感神经元、心迷走神经元和交感缩血管神经元,它们平时都有紧张性活动,故心血管正常的紧张性活动起源于延髓。机体在安静状态下,延髓神经元的紧张性活动表现为心迷走神经纤维和心交感神经纤维持续的低频放电活动。

(1) 延髓腹外侧区:可分为延髓头端腹外侧区(rostral ventrolateral medulla, RVLM)和延髓尾端腹外侧区(caudal ventrolateral medulla, CVLM)。前者兴奋时交感神经活动增强,血压升高;后者兴奋时抑制交感神经活动,血管舒张,血压下降。

RVLM 是产生和维持心交感神经和交感缩血管神经纤维紧张性活动的关键部位。RVLM 下行纤维直接投射到脊髓中间外侧柱,控制该部位的交感神经节前神经元的活动。RVLM 与其他调控心血管活动的核团和脑区有密切联系。下丘脑室旁核是调控和整合心血管活动的重要核团,其下行纤维直达 RVLM 而调控心血管活动。RVLM 还接受 CVLM 的纤维联系,CVLM 兴奋时,可抑制 RVLM 处心血管神经元的活动。RVLM 可整合孤束核等核团接替的来自压力感受器、化学感受器、肺感受器和内脏及躯体传入神经的信息,也可整合来自下丘脑和中脑防御反应区的信息。RVLM 处心血管神经元活动受多种神经递质和调质的影响,对来自外周的信息和其他部位心血管神经元的传入信息进行复杂的整合,最终通过其下行通路控制脊髓中间外侧柱的交感神经,引起心血管活动的变化。

(2) 迷走神经背核和疑核:心迷走神经节前神经元的胞体主要位于延髓的迷走神经背核和疑核,并与其他心血管神经元和核团形成密切联系。压力感受器的传入冲动经孤束核接替后,兴奋心迷走神经;化学感觉器的传入冲动和迷走神经中无髓鞘传入纤维的传入冲动也可兴奋迷走神经。这些传入冲动尤其是压力感受器的传入冲动在心迷走神经的紧张性形成中起重要作用。

心交感中枢与心迷走中枢的紧张性活动存在交互抑制。安静状态下,心迷走中枢紧张性较高;精神紧张或运动状态下,心交感中枢的紧张性较高。另外,它们还随呼吸运动而变化,吸气时心迷走中枢紧张性降低、心交感中枢紧张性升高,心率加快;呼气时则相反。

(3) 孤束核:孤束核位于延髓背侧,是各种传入纤维的接替站,接受来自下丘脑、小脑和脑干内核团的纤维投射。孤束核发出的纤维投射到延髓腹外侧区、迷走神经背核和疑核等核团,故它是重要的心血管活动整合中枢。孤束核神经元兴奋时,迷走神经活动加强,而交感神经活动受到抑制。

3. 延髓以上的心血管中枢　延髓以上中枢部位对低位心血管中枢具有调控和整合作用。脑干、大脑和小脑中都存在与心血管活动有关的神经元,它们更为高级地调节着心血管活动,特别是表现在对心血管活动和机体其他功能之间复杂的整合。如下丘脑在体温调节、摄食、水平衡以及发怒和恐惧等情绪反应的整合中起着重要的作用,这些反应中都包含有心血管活动的变化。大脑边缘系统的某些部位如颞叶、额叶的眶面等,都能影响下丘脑和脑干其他部位心血管神经元的活动,使心血管活动与机体各种行为改变和情绪变化相协调。大脑新皮层的运动区兴奋时,除引起相应的骨骼肌收缩外,还能引起分布至该骨骼肌的血管舒张。

(三) 心血管反射

当机体处于不同生理状态如运动、睡眠、变换体位或机体内、外环境发生变化时,可引起各种心血管反射,使心输出量和各器官的血管舒缩状态发生相应的改变,动脉血压也可发生变化。心血管反射完成的时间一般很短,其生理意义在于使循环功能适应机体所处的状态或环境的变化,以满足生命活动的需要。

1. **动脉压力感受器反射** 压力感受器分布于动脉、静脉、心房和心室壁的传入神经末梢,血管或心腔被动扩张时,压力感受器传入冲动增多。体内最重要的感受器为动脉压力感受器,包括颈动脉窦(carotid sinus)和主动脉弓(aortic arch)压力感受器,分别位于颈总动脉分叉处的血管壁及主动脉弓和右锁骨下动脉根部,它们实际上是机械感受器或血管壁牵张感受器,其适宜刺激是血液对动脉壁的机械牵张,而非血压本身。

(1) 传入神经与中枢联系:颈动脉窦压力感受器的传入神经纤维组成颈动脉窦神经,加入舌咽神经后进入延髓,和孤束核的神经元发生突触联系。主动脉弓压力感受器的传入神经纤维进入迷走神经干内,然后进入延髓,到达孤束核。两者通过延髓内的神经通路而兴奋延髓头端腹外侧部使血管运动神经元抑制,可通过延髓内的其他核团和脑干其他部位的核团发生联系,其效应是交感神经的紧张性活动减弱。还可与迷走神经背核和疑核发生联系,使迷走神经紧张性增强。由于窦神经和主动脉神经参与的这种压力感受器反射的效应能缓冲动脉血压的波动,故称这两个神经为缓冲神经(buffer nerves)。

(2) 反射效应:压力感受器反射是典型的负反馈调节,有双向调节作用,且对动脉血压降低时的缓冲作用更为重要。当心输出量、血压等发生突然改变时,对血压进行快速调节。血压在一定的范围(50~180 mmHg)内,压力感受器的传入冲动频率与动脉血压、动脉管壁的扩张程度成正比。当窦内压低于 50 mmHg 时,压力感受器无传入冲动;而当压力高于 180 mmHg 时,压力感受器的冲动已近峰值而不再增加。

相反,压力感受性反射对缓慢发生的血压变化不敏感,且压力感受器反射可发生"重调定",即动脉血压缓慢、持续升高,引起反射的调定点上移。此时压力感受器在高于正常血压水平仍能对血压变化进行调节,故动脉血压可维持在较高水平。

动脉压力感受器经常受到一定的刺激,即交感神经经常受到一定的抑制。人在异常情况下,如急性出血,或由于体位变化,心脏水平以上的组织器官血供减少,颈动脉窦内压力降低,此时由于降压反射减弱,心迷走神经活动减弱,而心交感神经和缩血管神经中枢活动增强,可避免血压过低。降压反射时,心率减慢明显,外周血管的舒张反应以骨骼肌血管最为明显,肾血管最不明显。

2. **心肺感受器引起的心血管反射** 在肺循环、左右心房及大静脉交界处等部位的内膜下,感受性神经末梢特别丰富,可感受机械刺激及化学性质的变化。心肺感受器的传入神经纤维行走于迷走神经干内,主要接受两类适宜刺激:一类是对血管壁的机械牵张,由于这些感受器位于循环系统低压力处,故称之为低压力感受器,正常情况下,心房壁的牵张主要由血容量增多引起,故亦称容量感受器;另一类适宜刺激是化学物质如前列腺素、缓激肽等。

大多数心肺感受器兴奋引起的效应是使交感紧张性降低,心迷走紧张性增强,导致心率减慢,血压下降,肾血流量增加,尿量及尿钠增加;在人类,还可使骨骼肌交感缩血管纤维活动减弱,骨骼肌血管扩张,血流量增多。心肺感受器的传入冲动还可抑制肾素-血管加压素的释放而参与机体的体液调节。正常情况下,心肺感受器不断发放冲动,对心血管中枢产生抑制作用。

3. **动脉化学感受器升压反射** 动脉化学感受器指颈动脉体(carotid body)和主动脉体(aortic body),分别是颈动脉窦和主动脉弓旁的小体,其感受细胞对动脉血的化学性质很敏感,故称为化学感受器。两种化学感觉器的传入纤维走行分别与颈动脉窦和主动脉弓相同。当 PaO_2 下降,$PaCO_2$ 或 $[H^+]$ 升高时,传入神经发放冲动,主要调节呼吸运动,使呼吸加深加快;缺氧也可强烈刺激交感中枢使动脉血压上升,同时还刺激迷走神经使心率减慢,心输出量减少,冠状动脉舒张,骨骼肌和内脏血管收缩。由于外周血管阻力增大的作用超过心输出量减少的作用,故血压升高。

动脉化学感受器升高反射的生理意义不是调节血压,而是在缺氧、窒息或脑部血液循环不足而危及生命时增加外周阻力,使血量重新分配,以保证重要脏器的血供。

4. 其他

(1) 眼-心反射及高尔兹反射:用手指压迫眼球,反射性地引起心率减慢,甚至心跳骤停的现象,称为眼-心反射。而用手敲击或挤压腹部出现的相应症状被称为高尔兹反射(Goltz reflex)。临床上可用压迫眼球的方法中止室上性心动过速。

(2) 脑缺血反应:当脑血流量明显减少时,心血管中枢的神经元可对脑缺血发生直接的反应,引起交感缩血管紧张性显著加强,外周血管强烈收缩,血压明显升高,这种反应称脑缺血反应(brain ischemia response)。其机制可能是由于脑血流明显减少,脑内酸性代谢产物增多,直接刺激脑内的心血管神经元所致,主要在紧急情况下起一定的调节作用。

(四) 运动、体位变化时的心血管活动

1. 运动时的心血管活动　机体准备运动时,由于条件信号的作用,心率已开始增快,心输出量增加,血压增高,血流量重新分配。运动开始后,肌肉本体感受器传入冲动增加,肌肉组织的化学物质增多,也可使化学感受器兴奋,传入冲动增多。在中枢,这些冲动使降压反射的阈值升高,心血管交感神经冲动增多,心迷走神经冲动减少,心搏出量增多,而胃肠及肾脏等内脏血管阻力增大,容量血管收缩,静脉紧张性升高;同时,肌肉的节律性收缩及呼吸运动也促进静脉回流,结果可使血压升高。活动肌肉的血管扩张,血流量大大增加。同时,运动时肌肉微动脉及毛细血管前括约肌的舒张使毛细血管开放增多,毛细血管压增加,组织液的生成与回流加速,有利于物质交换。较长时间及较高强度的运动还可扩张皮肤血管。由于心输出量增加,各器官血流量的重新分配,总外周阻力变化不大,故收缩压升高明显,而舒张压可无明显变化或轻度下降。运动停止后各指标的恢复取决于机体本身心脏的健康程度。

2. 体位变化时的心血管活动　人体从平卧位转为站立位时,血管内的血液因重力作用而影响血压。由于静脉壁薄,易扩张,直立位时容量加大,如果成年人足部静脉与心脏的垂直距离为100 cm,血液比重为1.05,则人体直立位时,足部静脉的静水压为77 mmHg,加上心脏射血所造成的压力差约为10 mmHg,故总计足部静脉管腔中的压力为87 mmHg。由于血管外存在一定的静水压,静脉内有瓣膜阻止血液的倒流,以及腿部肌肉的节律性收缩,这些因素均可降低足部静脉的静水压。但如果人体站立不动,则肌肉泵不能发挥作用,久之会使下肢静脉压逐渐升高,组织液生成增多,循环血量减少,而使心输出量减少,引起脑缺血,甚至昏厥。另外,由平卧变为站立时,机体心脏水平以上的血管中血液减少,心脏水平以下的血管中血液增多,但通过动脉压力感受器的代偿可使血压维持正常;还可通过容量感受器的传入冲动减少,使肾素-血管紧张素-醛固酮系统(RAAS)的活性增加,从而使循环血量维持正常。缺乏代偿机制或代偿功能不全的人在体位改变时可引起脑缺血甚至晕厥。

站立时,心脏水平以上的器官如脑组织等受到重力的影响与下肢血管正好相反。成人从颅顶至心脏水平的垂直距离约40 cm,故颅顶动脉压比心脏水平动脉压低约30 mmHg,颅内静脉压为负压,矢状窦内静脉压为-10 mmHg。由于颅腔是一个密闭的骨质腔,脑组织中的血管低压也传导至整个脑组织,使脑血管的跨壁压并不受影响,脑静脉并不塌陷。

心脏水平以下的动脉也会受到血液重力的影响，但由于动脉管壁厚，不易扩张，故对动脉血压的影响不大。

（五）心血管反射的中枢整合形式

机体对于某种特定的刺激，不同部位的交感神经和副交感神经的反应方式和程度不同，表现为一定的整合形式(integration pattern)的反应，使各器官之间的血流分配适应机体当时功能活动的需要。例如，当动物的安全受到威胁时，机体处于警觉和戒备状态，这时机体出现一系列复杂的行为和心血管反应，称为防御反应。如猫会出现瞳孔扩大、竖毛、耳廓平展、弓背、伸爪、呼吸加深、怒叫，最后搏斗或逃跑；伴随防御反应的心血管整合形式中，最有特征性的是骨骼肌血管舒张，心率加快，心输出量增加，内脏和皮肤血管收缩，血压轻度增高。人在情绪激动时也可发生反应整合形式。肌肉活动时心血管活动的整合形式与防御反应相似，但血管舒张仅发生于运动时的肌肉，不进行运动的肌肉血管发生收缩反应。睡眠时心脏和血管的活动恰与防御反应时的表现相反。

【体液调节】

心血管的活动除受神经调节外，还受体液调节(humoral regulation)，即血液和组织液中的某些化学物质对心血管活动的调节作用。体液调节按其作用范围分为全身性和局部性，或称之为远距离与近距离两类。全身性体液调节因素有肾上腺髓质激素和血管紧张素等，局部性体液调节因素主要有组织代谢产物、缓激肽和组胺。

（一）肾素-血管紧张素-醛固酮系统

肾素-血管紧张素-醛固酮系统(renin-angiotensin-aldosterone system，RAAS)是人体内重要的体液调节系统。它既存在于系统中，也存在于血管壁、中枢、肾脏和肾上腺等组织中，共同参与对靶器官的调节。正常情况下，它对心血管系统的正常发育、心血管功能稳态、电解质和体液稳定的维持，以及血压调节起重要作用。

1. RAAS的构成　传统观点认为，循环系统的肾素主要来自肾脏，它是由肾近球细胞合成和分泌的一种糖蛋白，经肾静脉进入血液循环，从而启动RAAS的链式反应。当各种原因引起肾血流不足、血钠浓度降低时，肾素分泌就增多。肾素进入血液和淋巴后能将血浆中的肝脏合成的血管紧张素原水解为血管紧张素Ⅰ(angiotensinⅠ，AngⅠ)。血管紧张素Ⅰ在肺循环经血管紧张素转换酶(angiotensin-converting enzyme，ACE)的作用下，转变成血管紧张素Ⅱ(angiotensinⅡ，AngⅡ)，后者又在血浆和组织中的氨基肽酶等作用下降解为血管紧张素Ⅲ(angiotensinⅢ，AngⅢ)。后者可在氨基肽酶等作用下生成血管紧张素的其他成员，包括无活性的小肽片段。

2. 血管紧张素家族主要成员的生物学作用　在众多的血管紧张素家族成员中，AngⅡ的作用最重要。在循环系统中，AngⅡ几乎都是通过激动AT_1受体而起作用的。主要作用有：①缩血管作用：收缩全身微动脉，从而增加外周阻力；收缩静脉，使回心血量增多，心输出量增加，结果使血压升高。②增加心肌收缩力：AngⅡ与受体结合后，可导致肌浆网释放钙离子，从而使心肌收缩力增强。③水钠潴留作用：刺激肾上腺皮质球状带释放醛固酮，后者可使肾远曲小管和集合管对Na^+的重吸收增加，起到保钠、保水的作用，使细胞外液增加，也使血压升高。还可引起或增强渴觉，导致饮水行为。AngⅢ可作用于AT_1受体，产生与AngⅡ相似的生物效应，但其缩血管作用仅为AngⅡ的10%～20%，而水钠潴留作用较强。

近年来，学者们还发现，在心肌、血管平滑肌、骨骼肌、脑、肾、性腺等多种器官组织中均有肾素及血管紧张素原的基因表达,还富含 ACE 和 AngⅡ 受体,它们通过旁分泌和(或)自分泌的方式直接调节心血管活动,这种局部的 RAAS 在心血管活动调节中起着更直接、更重要的生理与病理作用。

(1) 心脏的 RAAS 系统:对心脏进行机械牵张刺激导致心脏局部组织中 AngⅡ 迅速升高,RAAS 的活动对心脏的主要作用如下:① 正性肌力作用:心脏自身产生的 AngⅡ 以自分泌方式直接作用于心肌的 AT_1 受体,产生正性肌力作用;也可通过旁分泌作用促进心交感神经末梢释放儿茶酚胺,间接增加心肌收缩力。② 致心肌重构(cardiac remodeling)作用:心肌重构是指心脏在某些生理或病理(心肌梗死、高血压、扩张性心肌病等)状态下,心肌受到不同程度的损伤而引起的一系列神经、内分泌和基因表达的改变,其结果为从细胞、组织到整个心脏的形态、结构及功能的进行性和持续性改变,包括心脏形态异常、室壁增厚、间质纤维化和心肌细胞的肥厚和凋亡等,伴心功能的相应变化。这种变化起初是代偿性的,最终会进展为充血性心力衰竭。

(2) 血管壁的 RAAS 系统:① 调节血管张力和内皮功能:AngⅡ 一方面作用于血管平滑肌细胞上的 AT_1 受体使血管收缩,另一方面可激活内皮细胞的 NO-cGMP 途径,使 NO 的生物利用度增加,从而拮抗 AT_1 受体的作用,使血管扩张,这一作用在人类冠状动脉的微血管比大血管更为显著。② 血管重构:AngⅡ 是血管平滑肌生长因子,可促进血管平滑肌细胞和成纤维细胞增生,促进炎症因子的表达而加重血管局部的炎症反应等。

(二) 肾上腺素与去甲肾上腺素

肾上腺素(epinephrine)和去甲肾上腺素(norepinephrine)都属于儿茶酚胺,主要由肾上腺髓质分泌,交感神经节后纤维末梢释放一小部分去甲肾上腺素进入血循环。

肾上腺素和去甲肾上腺素对心血管系统的功能和作用相近,但不完全相同。两者是通过相应的受体而发挥作用的。在心脏,肾上腺素与 β_1 受体结合,产生正性变时和变力作用,使心输出量增加。在血管,肾上腺素的作用取决于血管平滑肌上的 α 和 β_2 受体的分布情况。在皮肤、肾脏、胃肠道等器官的血管平滑肌中主要有 α 受体,故肾上腺素使其血管收缩;骨骼肌和肝脏的血管上以 β_2 受体为主,小剂量的肾上腺素常以兴奋 β_2 受体为主,引起血管舒张;大剂量时,则 α 受体亦兴奋而使血管收缩。去甲肾上腺素主要激活 α 受体,也可与心肌的 β_1 受体结合,但与血管壁上的 β_2 受体结合能力较弱。

(三) 血管加压素

血管加压素(vasopressin)又称为抗利尿激素(antidiuretic hormone,ADH),是由下丘脑分泌、神经垂体贮存的一种肽类激素,它的释放受体液渗透压及血容量的调节。

1. 升血压作用　血管加压素对心血管系统的作用也是通过血管平滑肌的相应受体完成的。正常情况下血管加压素在血压的调节中不起重要作用,但当交感神经及 RAAS 等活动发生异常时,血管加压素参与对血压的调节。禁食、失血时血管加压素释放增多,以维持血压稳定。

2. 抗利尿作用　血压的长期调节主要通过肾脏调节细胞外液量,从而维持动脉血压的相对稳定。当体内细胞外液量减少时,血量减少,血压下降,但会引起血管加压素分泌增多,RAAS 活动增强,导致肾脏排水和排钠减少,血管收缩,从而使细胞外液量和血压恢复。而当细胞外液量增多时,则出现相反的过程,肾脏排水和排钠增加,将多余的液体排出体外,从而使细胞外液量和血压恢复到正常水平。

(四)血管内皮合成的血管活性物质

血管内皮可合成多种血管活性物质,其中重要的有舒血管物质如一氧化氮(NO)、前列环素(prostacyclin)和缩血管物质如内皮素(endothelin,ET)等。

1. 内皮舒张因子(endothelium-derived relaxing factor,EDRF) 许多机械和化学性刺激都可引起 NO 释放。血流对血管内皮的剪切力、P 物质和 5-羟色胺等,有些缩血管物质如去甲肾上腺素和 AngⅡ等可促进血管内皮细胞在 NO 合酶的作用下生成 NO,后者可使血管平滑肌细胞内 Ca^{2+} 浓度降低,导致血管扩张。前列环素(PGI_2)是血管内皮产生的一种舒血管物质,血管内的搏动性血流对内皮产生的切应力可使内皮细胞产生 PGI_2,导致血管扩张。

2. 内皮素(endothelin,ET) ET 是目前所知的最强烈而持久的缩血管物质,有促进细胞增殖和肥大的作用,并参与心血管细胞的凋亡。ET 受体有三种亚型,它在升压效应前常先出现一个短暂的降血压过程,有人解释,内皮素可也引起 EDRF 的释放。生理情况下,血管内血流对内皮产生的切应力可使内皮细胞合成和释放内皮素。

(五)利钠肽

1. 心房利钠肽(atrial natriuretic peptide,ANP) 又称心钠素(cardionatrin)、心房肽(atriopeptide),是心房肌细胞分泌的多肽类物质,心房容积增加可促使其分泌。ANP 主要作用于肾脏,可抑制钠的重吸收,增加尿量;还可抑制肾素分泌,使 AngⅡ的生成减少。ANP 有较强的舒血管作用,还可使搏出量减少,心率减慢,从而使心输出量减少。

2. 脑利钠肽(brain natriuretic peptide,BNP) 它的结构与 ANP 相似,是一种由 32 个氨基酸组成的多肽,主要由心室肌细胞合成。充血性心力衰竭时,病人心房肌的分泌颗粒中亦有少量 BNP,心肌缺血、坏死、损伤、心室壁张力及压力负荷过重等均可刺激 BNP 的合成与分泌。大量研究已证实,心衰时血浆 BNP 水平明显上升(10 倍以上)。因此,血浆 BNP 水平是左室收缩及舒张功能不全病人的筛选诊断、疗效评估及预后估测的一个很有价值的指标。

(六)其他

1. 阿片肽 体内阿片肽(opioid peptide)家族中,β-内啡肽(β-endorphin)是垂体释放的一种多肽,在应激等情况下,β-内啡肽与促肾上腺皮质激素一起被释放入血。β-内啡肽可作用于脑部与心血管活动有关的神经核团,使交感神经活动减弱,心迷走神经活动增强,从而使血压降低。休克时体内的 β-内啡肽水平明显增高,所以 β-内啡肽可能与休克的发病有关。

2. 激肽(kinin) 激肽有强大的局部舒血管作用,其中作用最强的是缓激肽。血浆及汗腺等细胞激动时,能释放一种蛋白水解酶,又称前激肽释放酶,它平时无活性,但可被凝血因子Ⅻ等激活,变成激肽释放酶,后者又可催化血浆中的激肽原释放出激肽。激肽具有强烈的舒血管作用,同时缓激肽是体内最强的致痛物质。

3. 组胺(histamine) 组胺对血管的作用类似激肽,具有强烈的舒血管作用。它存在于许多组织,特别是皮肤、肺、肠黏膜及血管壁的肥大细胞中,如这些组织有炎症及损伤,就可引起组胺的释放。

4. 前列腺素 前列腺素(prostaglandin,PG)是一组活性很强、种类繁多、功能各异的脂肪酸(花生四烯酸)的衍生物,存在于全身各种组织中。它可调节交感神经递质及其他激素的血管效应,还可调节血压及局部血流量。

【自身调节】

在没有外来神经和体液因素影响的情况下,各器官组织的血流量仍可通过局部血管的舒缩活动得到适当的调节,这种调节机制源自器官组织或血管的本身,故称自身调节(autoregulation)。

1. 肌源性自身调节　血管平滑肌经常保持一定程度的紧张性收缩,称为肌源性活动(myogenic activity)。血管平滑肌被牵张时,其肌源性活动增强。当供应某一器官的灌注压突然升高时,由于血管跨壁压增大,血管平滑肌受到牵张刺激增加,肌源性激动增强。这种现象在毛细血管前阻力血管特别明显,其结果是器官血流阻力增大,器官血流量不致因灌注压增高而增多,即器官的血流量保持相对稳定。当器官灌注压突然降低时,则发生相反的变化,血管的肌源性活动减弱,血管平滑肌舒张,器官的血流阻力减少,使器官血流量不致因灌注压降低而减少。这种肌源性自身调节现象在肾血管中最为明显,但皮肤血管一般无此现象。

2. 代谢性自身调节机制　器官血流量的调节主要由局部组织中代谢产物的浓度所决定。当局部代谢产物如腺苷、CO_2 等在组织中升高时,局部血管舒张。氧分压降低也能使局部血管舒张。当器官灌注压突然升高时,器官血流量暂时增多,但由于血流量增加,组织中的代谢产物被血液带走,导致血管收缩,血流阻力增大,从而使血流量恢复至原先的水平。当器官灌注压突然降低时,则发生相反的过程,从而使器官血流量仍保持相对稳定的水平。

八、动脉血压的长期调节

动脉血压的相对恒定依赖于神经-体液调节和自身调节,使心血管功能适应机体活动的改变。心脏活动调节主要通过改变心肌收缩力和心率,从而增加或减少心输出量,并改变血压;对血管活动的调节则主要依赖血管平滑肌舒缩状态的改变,使阻力血管和容量血管的口径发生改变,从而调节外周阻力和回心血量而改变血压。这些调节不仅使动脉血压维持相对稳定,而且能对各组织器官的血流量进行重新分配,从而保证在不同情况下各器官、组织对血流量的需要,以维持新陈代谢和机体各种功能活动的正常进行。

根据各种神经、体液因素对动脉血压调节的进程,可将动脉血压调节分为短期调节和长期调节。短期调节是指对短时间内发生的血压变化进行的即刻调节,主要由神经调节来实现,包括各种心血管反射。当血压发生较长时间(数小时、数天、数月甚至更长)内的变化时,则需要启动通过肾脏的调节功能改变细胞外液量(又称肾-体液控制系统)来实现的长期调节机制。当体内细胞外液量增多时,血量增多,血量和循环系统容量之间的相对关系发生改变,动脉血压升高。而当动脉血压升高时,直接促使肾脏增加排水排钠,将过多的液体排出体外,进而使血压恢复正常;反之亦然。

【体液平衡与血压稳态】

体液平衡与血压稳态是相互制约的。一方面,平均动脉压的高低与血容量和血管容积之间的相互关系有关,血容量增多,不仅可升高循环系统的平均充盈压,还可通过增加回心血量和心输出量而升高血压。而体液稳态的维持依赖于肾脏对体液的调节。液体摄入与排出量不等时,体液总量和血容量就会出现相应的变化,故而影响动脉血压。从长期来说,血压稳态的基础就是液体摄入与排出量间的平衡,使体液和血容量维持在正常水平。另一方面,血压改变又可影响血容量。血压对血容量的影响是肾脏的压力性利尿作用的结果,即在肾功能正常的情况下,动脉血压升高时,肾血流量增多和肾小球滤过率增高,排尿量增多,从而使血容量减少,于是动脉血压降低至接近正常。动脉血压升高时,还可通过相似机制使排钠量增加。肾脏排尿量和排钠量随着血压的波动而变化,只要血压的波动有所偏离,肾脏的体液调节机制就会持续发挥作用,直到血压恢复至正常水平。

【影响肾压力性利尿作用的调定点的因素】

肾压力性利尿作用的调定点是指肾动脉血压达到一定临界水平就可以发生排尿量增加的反应。这个临界水平如发生改变,则称为重调定。调定点受体内生理和病理性因素的影响,进而对动脉血压进行长期调节。

1. RAAS是调节肾-体液控制系统的最重要因素　在人体水、盐摄入量变化很大时,只要RAAS正常活动,肾脏的压力性利尿作用的调定点仍能维持在正常水平,故动脉血压不会随水、盐摄入量的变化而发生明显的波动。生理状态下,水、盐摄入量增加导致血容量增加和动脉血压升高,能使RAAS的活动被抑制,即肾素分泌减少,循环血中AngⅡ水平下降,醛固酮分泌减少,从而肾脏排尿和排钠量增加,在动脉血压没有明显升高的情况下就可使排水、排钠量明显增加,与摄入量达到平衡。如果肾脏功能异常,过量的水、盐摄入就可导致明显的血压升高。RAAS的保钠和保水作用机制包括肾内机制和肾外机制。肾内机制主要是AngⅡ增加肾小管对水和钠的重吸收,肾外机制主要是AngⅡ刺激肾上腺皮质分泌醛固酮,后者可增加肾远端小管对钠的重吸收。

2. 血管升压素通过调节水的重吸收而对动脉血压进行长期调节　血管升压素促进肾脏集合管对水的重吸收,故在调节细胞外液量时起很重要的作用。细胞外液量增多时,血管升压素释放减少,肾对水的重吸收减少,尿量增加,细胞外液量得以恢复;反之亦然。

3. 肾脏、心脏的内分泌功能对动脉血压的长期调节　肾脏实质性病变导致肾单位数量减少时,由于肾脏排水和排钠减少,在摄入水、盐较少时,血压仍可维持正常;但当水、盐摄入量增大时,体内可发生一系列的调节机制,使动脉血压升高。当一侧肾脏因缺血而血供减少时,该侧肾脏不仅排水和排钠减少,肾素分泌也增加,AngⅡ生成增多,后者又可使正常的肾单位对水和钠的排出量减少,水钠潴留,最后动脉血压升高。

血容量增加时,ANP代偿性升高,肾脏对钠和水的重吸收减少,排钠和排水增多,利于血容量恢复正常。

总之,机体是作为一个整体对各种刺激做出反应的。当机体摄入水、盐过多时,血容量的增加可使心肺感受器反射活动加强,肾交感神经活动减弱,同时RAAS活动抑制,血管升压素释放减少,ANP释放增加。这样一方面可通过减少心输出量和降低外周阻力来快速降压,另一方面可通过加强肾脏排钠和排水来降低血容量、维持血压的长期稳定。

九、器官循环

【冠状动脉循环】

1. 冠状动脉循环的解剖特点　冠状动脉中的左冠状动脉分为前降支和旋支,与右冠状动脉构成冠状动脉的三支主干。其走行方向有一定变异。左冠状动脉的血液主要供应左心室前壁、心尖部、室间隔前2/3,再经冠状窦流入右心房;右冠状动脉主要供应左室后部及右室,再由心前静脉流入右心房。供应心肌血液的每根冠脉通过其垂直分支穿行于心肌组织,并在心内膜下分布成网。

心内膜下层的血液供应来自垂直穿行于心肌的冠脉分支,因而极易受心肌收缩及冠脉内灌注压变化的影响导致心内膜下缺血缺氧。心肌的毛细血管网极为丰富,毛细血管数与心肌纤维数的比例几乎是1:1。冠状动脉同一分支的近端与远端之间或不同分支之间有侧支互相吻合,人体内的这种吻合支在心内膜下较多。正常冠状动脉间侧支较少,血流量很小,如冠状动脉突然闭塞,建立足够的侧支循环需数周时间,因此在冠状动脉的较大分支突然闭塞后,常可在短时间内危及病人的生命。如果冠脉状动阻塞是缓慢形成的,则侧支可于数周内扩张,其管径可达100～500 μm,血流量增加,从而建立有效的侧支循环,发挥代偿作用。

2. 冠状动脉的血流量　正常安静状态下,成人冠状动脉的血流为每100 g心室肌每分钟60～80 mL,总冠状动脉血流量为225 mL/min。在心动周期的不同时期,冠状动脉的血流量也不同。等容收缩期初,冠状动脉血流剧减,随着主动脉压的上升,血流量有所增加,至等容舒张早期,血流显著增加达高峰,之后又逐渐下降。因此,心室的血液供应主要在舒张期。此外,心脏不同部位的血液供应也不尽相同,左室比右室及心房多50%～100%,心内膜的血流量高于心外膜,约为4∶3。

冠状动脉血流经心脏后,其中65%～70%的氧被心肌细胞摄取,比骨骼肌的摄氧率高1倍左右。另外,心肌细胞耗氧量多,每100 g心肌耗氧量为8～10 mL/min,故动-静脉血氧差很大。当机体剧烈运动时,心肌耗氧量增加,心肌摄氧的潜力很小,主要依靠扩张冠状动脉来代偿,而不增加心肌供血。

冠状动脉内血流量的多少取决于主动脉与右房间的压力差以及血液通过冠状动脉的阻力。提高动脉血压可使心肌血流量增加。据估计,主动脉压增加1倍,可使冠状动脉血流量增加1倍。休克时,由于动脉血压下降,心肌发生缺血性损害,因而出现心动过速;又由于舒张期过短,冠状动量血流量更少。血流通过冠脉的阻力主要来自小动脉口径、血管外心肌收缩及血液黏滞性三个因素。冠心病病人由于血中甘油三酯或胆固醇含量较多,血黏滞性增高,血流缓慢;而小动脉口径的变化更是影响冠状动脉血流的重要因素,冠状动脉管径增加1倍,血流量可增加16倍。

3. 冠状动脉血流量的调节　与其他器官相似,冠脉血流量也受神经和体液因素的调节,但最主要的调节来自心肌自身的代谢水平。

（1）心肌活动的能量几乎完全来源于有氧代谢:心肌本身的代谢产物是调节冠状动脉血流量的主要物质。心肌明显缺氧时,冠状动脉血流量较平时增加5倍左右,可能由于组织缺氧时,心肌内ATP分解产生腺苷、H^+、乳酸、缓激肽等,其中腺苷所起的作用最重要,它具有强烈舒张小动脉的作用,但作用时间甚短;缓激肽是另一种扩张冠状动脉的代谢产物,其作用比腺苷强50～100倍。酸中毒、血PCO_2升高及轻度高血钾时,冠状动脉血流可略升高;甲状腺素虽可扩张冠状动脉,但同时也使心肌耗氧量增加。

（2）神经调节:冠脉受交感神经和迷走神经支配。研究表明,迷走神经的直接作用是扩张冠状动脉,但由于该神经兴奋时心率减慢,心肌代谢率降低,可抵消冠状动脉的扩张作用。交感神经兴奋的直接作用是使冠状动脉收缩,但由于心肌收缩加强,代谢物增加,引起冠状动脉继发性扩张,从而间接使冠状动脉血流量增加。乙酰胆碱可使冠状动脉扩张,血流量增加,而去甲肾上腺素的效应与交感神经兴奋引起的效应一致。

【肺循环】

肺循环是指血液由右心室射出,经肺动脉及其分支到达肺毛细血管,再经肺静脉回到左心房的循环过程。其功能是使血液流经肺毛细血管时与肺泡的气体进行交换,将含氧量低的静脉血转变为含氧量高的动脉血。肺循环与体循环有一定的吻合支,有部分支气管静脉的血液可经这些吻合支进入肺静脉,使主动脉血中掺入1%～2%的静脉血。

1. 肺循环的生理特点

（1）血流阻力小、血压低:肺动脉及其分支短而粗,管壁较薄,肺动脉仅为主动脉的1/3;

且肺循环的全部血管都位于胸腔内,血管压力较低,故肺循环的阻力明显小于体循环,但右心室的心输出量与左心室大致相同,故肺循环的压力也明显小于体循环。正常人右心室压力为 22/(0~1)mmHg,肺动脉的收缩压与右心室相同,但舒张压约为 8 mmHg,平均压约 13 mmHg;肺静脉压平均约 2 mmHg。当左心功能不全时,可引起肺淤血和肺水肿。

(2) 血容量变化大:肺部血容量约 450 mL,约占全身血量的 9%。由于肺组织与血管的顺应性较大,故肺部血容量变化范围较大。用力呼气时,肺部血容量可减少至 200 mL 左右,而在深吸气时可增加至 1 000 mL 左右,故肺循环有储血的作用。当机体失血时,肺循环可将部分血液转移至体循环,起代偿作用。呼吸周期也对血容量有影响。吸气时,胸内负压加大,从腔静脉回流到右心房的血量增多,右心室输出也增多,肺循环的血管扩张,血容量增大,但在几次心搏后,扩张的肺循环血管也被充盈,由肺循环回流入左心房的血量逐渐增多。呼气时则发生相反的变化。故动脉血压在吸气初下降,至吸气相中期达最低点,后半期逐渐回升,呼气相前半期继续上升,至呼气相中期达最高点,呼气相后半期又开始下降,周而复始。

(3) 毛细血管的有效滤过压为负值:肺循环的毛细血管压平均为 7 mmHg,血浆胶体渗透压平均为 25 mmHg;而肺部组织的静水压和组织液胶体渗透压都很低,故有效滤过压为负值。此负值有利于肺循环毛细血管处的液体重吸收;使肺组织间隙的液体量较少,利于肺泡壁与毛细血管壁紧密相贴而利于气体交换;有利于肺泡内的液体吸收,使肺泡保持干燥而利于肺通气。某些病理状态下如左心衰竭时,肺静脉压升高,肺循环毛细血管压也随之升高。当高于血浆胶体渗透压时,就可能有血浆从毛细血管中滤出,进入肺组织间隙和肺泡内,使肺泡内的液体积聚,从而形成肺水肿。

2. 肺循环血流量的调节　由于肺血管管径大、管壁薄、可扩张性大,故多数情况下,其口径变化是被动的,但也受神经、体液和局部组织化学因素的调节。

(1) 局部组织化学因素的影响:肺泡气的氧分压对肺循环血管舒缩活动有较大的影响。急性与慢性缺氧都能使肺血管收缩,血流阻力增大。其原因可能与肺泡气氧分压(而非血液氧张力)过低。当部分肺泡气体的氧分压降低时,这些肺泡周围的微动脉收缩,如伴 CO_2 分压增加时,血管收缩作用更加明显。肺泡气低氧引起局部缩血管反应有一定的生理意义,如某部位肺泡因通气不足而氧分压降低时,这些肺泡周围的血管收缩,血流量减少,使较多血液流经通气充足和肺泡氧分压较高的肺泡,保证合适的通气与血流比例。长期居住在高海拔地区的人,常可发生肺动脉高压,甚至右心室肥厚。

(2) 神经调节:肺循环血管受交感神经和迷走神经的双重支配,交感神经兴奋使肺血管收缩和血流阻力增大。但整体情况下,交感神经兴奋时体循环血管收缩,可将部分血液挤入肺循环,使肺循环内的血容量增加。迷走神经兴奋时的作用则相反。

【脑循环】

脑的血液供应来自颈内动脉和椎动脉,前者供应大脑半球前 2/3 和部分间脑;后者供应大脑半球后 1/3、间脑后部、小脑和脑干。脑静脉血先汇入硬脑膜静脉窦,再经颅内静脉注入腔静脉。

1. 脑循环的特点

(1) 血流量和耗氧量均大:正常成人安静状态下,每 100 g 脑组织的血流量为 50~60 mL/min,脑循环总血流量约为 750 mL/min,相当于心输出量的 15%,而脑组织的重量只占体重的 2% 左右。由于脑代谢水平高,耗氧量也很大。故脑组织对缺血和缺氧的耐受性较低。正常低温条件下，如果脑血流完全中断数秒钟，意识即丧失；中断5～6 min以上，将产生不可逆性损伤。

(2) 血流量变化小：脑位于颅骨组成的颅腔内。除脑组织外，颅腔内还有脑血管和脑脊液。由于颅腔容积固定，而脑组织和脑脊液均不可压缩，故脑血管的舒缩程度受到很大的限制。脑组织血供增加主要依靠提高脑循环的血流速度来实现。

2. 脑循环的调节　脑血流量也取决于动、静脉压差和血流阻力。正常情况下，颈内静脉压接近于右心房压，且变化不大；脑血流阻力的变化也很小，故影响脑血流量的主要因素是颈动脉压。

(1) 自身调节：正常情况下，脑循环的灌注压为80～100 mmHg。当平均动脉压在60～140 mmHg范围内变动时，脑血管可通过自身调节机制来保持脑血流量相对稳定。当平均动脉压低于60 mmHg时，脑血流量将明显减少，可引起脑功能障碍；当平均动脉压高于140 mmHg时，脑血流量明显增加，严重时可因脑毛细血管血压过高而引起脑水肿。

(2) 低氧和CO_2对脑血流的调节：整体情况下，CO_2分压增高和低氧可引起血管收缩。但由于化学感受器反射对脑血管的缩血管效应很小，故CO_2分压增高和低氧对直接舒血管效应非常明显，可能与NO介导有关。当过度通气使CO_2呼出过多时，由于脑血管收缩，脑血流量减少，可出现头晕等症状。

3. 血-脑脊液屏障和血-脑屏障　脑室与蛛网膜下隙中充满脑脊液。正常成人脑脊液总量约150 mL，每天生成800 mL，其中大部分由脑室脉络丛上皮细胞和室管膜细胞分泌而成。生成的脑脊液由侧脑室经第三脑室、导水管、第四脑室进入蛛网膜下隙，再由蛛网膜绒毛吸收入硬脑膜静脉窦的血液中，完成脑脊液循环。

脑脊液的主要功能是在脑、脊髓和颅腔、椎管之间起缓冲作用，有保护脑和脊髓的作用。当有头部外力冲击时，可因脑脊液的存在而大大减小脑部震荡和移位的程度。由于脑浸浴于脑脊液中，后者对脑有一定的浮力，使脑质量减轻到仅50g左右，从而减轻脑组织对颅底神经和血管的压迫。另外，脑脊液也是脑和脊髓神经组织与血液之间物质交换的媒介。由于脑组织无淋巴管，由毛细血管壁漏出的少量蛋白质可随脑脊液回流入血液。

脑脊液的成分与血浆不同，内含蛋白质甚微，葡萄糖、钾、钙及HCO_3^-含量也很低，但钠和镁的浓度则较高。一些大分子物质较难从血液进入脑脊液，可能与血-脑脊液屏障有关，后者的组织学基础是无孔的毛细血管壁以及脉络丛细胞中运输各种物质的特殊载体系统。

血液与脑组织间也存在某种屏障，可限制物质在血液和脑组织间的自由交换，称之为血-脑屏障。脂溶性物质如CO_2和O_2等很容易通过血-脑屏障。而水溶性物质的分子大小并不与其通透性有关，如血-脑屏障对葡萄糖和氨基酸的通透性较高，而对甘露醇和许多离子的通透性则很低，甚至不能通透，说明脑内毛细血管的物质交换存在较多的主动转运过程。血-脑屏障的组织学基础可能是毛细血管内皮细胞、内皮下基膜和星形胶质细胞的血管周足等。

临床上，由于脑脊液很易透过脑膜而进入脑组织，故将不易透过血-脑屏障的药物注入脑脊液，从而使药物快速到达脑组织而发挥作用。另外，在脑缺氧、损伤及肿瘤所在部位，毛细血管的通透性增高，平时不易通过血-脑脊液屏障的物质进入病变部位，导致脑脊液的理化性质、血清学和细胞学特性发生改变。因此，临床上可通过检查脑脊液标本，作为某些疾病的辅助诊断依据。

(汪小华)

第三节 心脏大血管的病理解剖

与心脏大血管有关的疾病包括心瓣膜病、先天性心脏病、冠状动脉性心脏病、大血管发育异常、心肌病、心肌炎、心包炎、心脏肿瘤等。现分述如下。

一、心瓣膜病

心瓣膜病（valvular vitium of the heart）是指心瓣膜受到各种致病因素损伤或先天性发育异常所造成的器质性病变，表现为瓣膜狭窄和（或）关闭不全，引起血流动力学异常改变，增加心脏的前后负荷，最后常导致心功能不全，引起全身血液循环障碍。心瓣膜病大多为风湿性心内膜炎、感染性心内膜炎的结局。主动脉粥样硬化和梅毒性主动脉炎亦可累及主动脉瓣，引起主动脉瓣膜病。主动脉瓣的病变也可由瓣膜钙化或先天性发育异常所致。瓣膜关闭不全和瓣膜口狭窄可单独发生，但通常两者同时存在。病变可累及一个瓣膜，或两个以上瓣膜同时或先后受累（联合瓣膜病）。

瓣膜关闭不全（valvular insufficiency）是指心脏瓣膜关闭时不能完全闭合，使一部分血液反流。瓣膜关闭不全是由于瓣膜增厚、变硬、卷曲、缩短，或由于瓣膜破裂和穿孔，亦可因腱索增粗、缩短和与瓣膜粘连而引起。瓣膜狭窄（valvular stenosis）是指瓣膜口在开放时不能充分张开，造成血流通过障碍。主要由于瓣膜在炎症修复过程中相邻瓣膜之间（近瓣联合处）互相粘连、瓣膜纤维性增厚、弹性减弱或丧失、瓣膜环硬化和缩窄等引起。

心瓣膜病早期，由于心肌代偿性肥大，收缩力增强，可克服瓣膜病带来的血流异常，一般不出现明显血液循环障碍的症状，此期称为代偿期。后来，瓣膜病逐渐加重，最后出现心功能不全，发生全身血液循环障碍，称为失代偿期。此时心脏发生肌原性扩张，心腔扩大，肉柱扁平，心尖变钝，心肌收缩力降低。

1. 二尖瓣狭窄（mitral stenosis） 大多由风湿性心内膜炎所致，少数可由感染性心内膜炎引起。正常成人二尖瓣口开大时，其面积大约 $5\ cm^2$，可通过两个手指。二尖瓣狭窄是风湿性心脏病最常见的瓣膜损害之一。主要的病理变化是炎症引起的二尖瓣瓣叶纤维化、钙化、粘连等。正常人舒张期房室间无瓣压差，当瓣口面积缩小时，在跨瓣压差的推动下，血液从左心房流入左心室，导致心室内静脉血增多，全身缺氧明显。左心房压升高引起肺静脉和肺毛细血管压被动性升高，病人出现胸闷、呼吸困难、不能平卧等症状。

瓣膜口狭窄程度轻者，瓣膜轻度增厚，形如隔膜；重者瓣膜极度增厚，瓣形如鱼口，瓣口面积可缩小到 $1\sim2\ cm^2$ 甚至 $0.5\ cm^2$，或仅能通过医用探针。

2. 二尖瓣关闭不全（mitral insufficiency） 主要由风湿性心内膜炎所致，其次可由亚急性感染性心内膜炎等引起。收缩期二尖瓣关闭依赖于二尖瓣结构（瓣叶、瓣环、腱索、乳头肌）与左心室结构和功能的完整，其中任何一部分异常都可以导致二尖瓣关闭不全。常见的原因是风湿性心脏病。风湿炎症导致瓣叶纤维化增厚和缩短，以致心室收缩时瓣膜不能紧密关闭，常伴有二尖瓣狭窄和主动脉瓣病变。另外，二尖瓣脱垂也多出现二尖瓣关闭不全的现象。急性二尖瓣关闭不全多因腱索断裂、瓣膜毁损或破裂、乳头肌坏死或断裂以及人工瓣膜替换术后开裂而引起，可见于感染性心内膜炎、急性心肌梗死、穿通性或闭合性胸外伤及自发性腱索断裂。

二尖瓣关闭不全时，在心脏收缩期，左心室一部分血液通过关闭不全的二尖瓣口反流到左心房内,加上肺静脉输入的血液,左心房血容量较正常增加,压力升高。久之,左心房代偿性肥大。在心脏舒张期,大量的血液涌入左心室,使左心室因收缩加强而发生代偿性肥大。以后,左心室和左心房均可发生代偿失调(左心衰竭),从而依次出现肺淤血、肺动脉高压、右心室和右心房代偿性肥大、右心衰竭及体循环淤血。二尖瓣关闭不全与二尖瓣狭窄相比,除瓣膜的变化不同外,还有左心室代偿性肥大和失代偿后出现的肌原性扩张。

3. 主动脉瓣关闭不全(aortic insufficiency) 主要由风湿性主动脉瓣膜炎造成,也可由感染性主动脉瓣膜炎以及主动脉粥样硬化和梅毒性主动脉炎等累及主动脉瓣膜引起。此外,梅毒性主动脉炎、类风湿性主动脉炎及Marfan综合征均可引起瓣膜环扩大而造成相对性主动脉瓣关闭不全。急性主动脉瓣关闭不全多见于感染性心内膜炎,主要的病理生理改变是:舒张期左心室内压力大大低于主动脉,使大量血液反流回左心室,导致左心室舒张期负荷加重。左心室舒张末期容积逐渐增大,随着病情的进展,反流量增多,左心室进一步扩张,心肌肥大,逐渐发生代偿性肥大。久之,发生失代偿性肌原性扩张,依次引起肺淤血、肺动脉高压、右心肥大、右心衰竭、体循环淤血。

4. 主动脉瓣狭窄(aortic stenosis) 主要由慢性风湿性主动脉瓣膜炎所致,单独存在较少,常与风湿性二尖瓣病变合并发生。少数由于先天性发育异常或动脉粥样硬化引起主动脉瓣钙化所致。当主动脉瓣口面积减少一半时,左心室收缩压明显增高,跨瓣压差显著。左室对慢性主动脉瓣狭窄的代偿表现是:通过进行性室壁向心性肥胖来平衡左心室收缩压升高,维持正常收缩期室壁应力和左心室排血量。左室肥厚使其顺应性降低,引起左心室舒张末压进行性升高。后期,左心室失代偿而出现肌原性扩张,左心室血量增加,继之出现左心房淤血。久之,左心房衰竭,引起肺循环、右心功能和体循环障碍。严重狭窄者,心输出量极度减少,血压降低,心脏特别是冠状动脉供血不足。晚期常出现左心衰竭,引起肺淤血。

二、冠状动脉性心脏病

冠状动脉性心脏病(coronary heart disease,CHD),简称冠心病,是指因狭窄性冠状动脉疾病引起的心肌缺氧(供血不足)所造成的缺血性心脏病。绝大多数冠心病由冠状动脉粥样硬化引起。

冠状动脉粥样硬化斑块多分布在近侧段,且在分支口处较重;早期,斑块分散,呈节段性分布,随着疾病的进展,相邻的斑块可互相融合。在横切面上,斑块多呈新月形,管腔呈不同程度的狭窄。有时可并发血栓形成,使管腔完全阻塞。根据斑块引起管腔狭窄的程度可将其分为4级:Ⅰ级,管腔狭窄程度在25%以下;Ⅱ级,管腔狭窄26%～50%;Ⅲ级,管腔狭窄51%～75%;Ⅳ级,管腔狭窄程度在76%以上。冠心病产生的原因:① 冠状动脉供血不足:主要为冠状动脉粥样硬化斑块、继发的复合性病变和冠状动脉痉挛引起的管腔狭窄,是冠心病的最常见原因。② 心肌耗氧量剧增:当冠状动脉出现不同程度的狭窄时,由于各种原因导致心肌负荷增加(如血压骤升、情绪激动、心动过速等),使冠状动脉供血相对不足,引发冠心病。

1. 心绞痛(angina pectoris,AP) 最常见的临床综合征,它是由于心肌耗氧量和供氧量暂时失去平衡而引起的。心绞痛既可因心肌耗氧量暂时增加超出了已狭窄的冠状动脉供氧能力而发生(劳力型心绞痛),亦可因冠状动脉痉挛导致心肌供氧不足而引起(自发型心绞痛)。表现为胸骨后部压榨性或紧缩性疼痛感,常放射至左肩和左臂。每次发作3～5 min,可数日一次,也可一日数次。可因休息或服用硝酸酯剂而缓解或消失。

临床上心绞痛分为以下3型:① 稳定型AP(stable angina pectoris)又称轻型心绞痛,一般不发作,可稳定数月,仅在重体力、脑力劳动或其他原因所致一过性心肌耗氧量增高时出现症状。② 不稳定型 AP(unstable angina pectoris)临床上颇不稳定,在负荷和休息时均可发作。发作强度和频度逐渐增加,病人大多至少有一支冠状动脉主干近侧端高度狭窄。③ 变异型 AP(variant angina pectoris)又称 Prinzmetal 心绞痛,常于休息或梦醒时因冠状动脉收缩性增加而引起。多无明显诱因,心电图与其他型 AP 相反,显示有关导联 ST 段抬高,主要是冠状动脉痉挛引起的。虽然 AP 程度重,持续时间或长或短,但很少导致心肌梗死。

2. 心肌梗死(myocardial infarction,MI) 指由于绝对性冠状动脉功能不全(coronary insufficiency),伴有冠状动脉供血区的持续性缺血而导致的较大范围的心肌坏死。绝大多数(95%)的心肌梗死局限于左心室一定范围,并大多累及心壁各层(透壁性梗死),少数病例仅累及心肌的心内膜下层(心内膜下梗死)。临床上多有剧烈而持久的胸骨后疼痛,休息及硝酸酯类药物不能完全缓解,伴白细胞增高、发热、血沉加快,血清心肌酶活性增高及进行性心电图变化,可并发心律失常、休克或心力衰竭。

(1) 心内膜下心肌梗死(subendocardial myocardial infarction):其特点是坏死主要累及心室壁内层 1/3 的心肌,并波及肉柱和乳头肌。常表现为多发性小灶状坏死,坏死灶大小为 0.5～1.5 cm^2。病灶分布常不限于某一支冠状动脉的供血范围,而是不规则地分布于左心室四周。最严重的病例,坏死灶扩大融合而成为累及整个心内膜下心肌的坏死,称为环状梗死(circumferential infarction)。病人通常存在 3 大支冠状动脉严重的狭窄性动脉粥样硬化,但绝大多数既无血栓性,亦无粥瘤性阻塞,说明严重、弥漫的冠状动脉病变是此型心肌梗死发生的前提。当病人由于某种原因(如休克、心动过速、不适当的体力活动)引起冠状动脉供血不足时,可造成各支冠状动脉最远端区域(心内膜下肌)缺氧,而三大支冠状动脉已陷于严重狭窄,侧支循环几乎不能改善心肌的供血,因而导致心肌坏死,而且是多发性小灶状坏死。

(2) 区域性心肌梗死(regional myocardial infarction):亦称透壁性心肌梗死(transmural myocardial infarction),为典型的心肌梗死类型。梗死区大小不一,直径多为数厘米,或更大些。大多位于左心室,且多累及心壁三层组织。

此型心肌梗死的部位与闭塞的冠状动脉供血区域一致。由于左冠状动脉比右冠状动脉病变更为常见,所以心肌梗死多发生在左心室。其中左心室前壁、心尖部及室间隔前 2/3,约占全部心肌梗死的 50%,该区正是左冠状动脉前降支的供血区;约 25% 的心肌梗死发生在左心室后壁、室间隔后 1/3 及右心室,此乃右冠状动脉供血区;此外,还见于左心室侧壁,相当于左冠状动脉回旋支供血区域。

冠状动脉的分布变异较大,据统计有以下 3 型:① 右优势型:右冠状动脉除发出后降支外,还分支供养右心室膈面及左心室一部分。② 均衡型:两心室的膈面各由本侧冠状动脉供血,互不越过两心房、两心室交界,并可有两支后降支。③ 左优势型:左冠状动脉分布于左心室膈面,发出后降支,有的还分支至右心室膈面的一部分。这种变异不但影响心肌梗死的分布,而且,当一支优势的冠状动脉阻塞时,另一支较弱的冠状动脉的吻合支往往不能满足阻塞支供血区心肌对氧的需要,而致该区发生坏死。

肉眼观,心肌梗死灶形状不规则。一般于梗死 6h 后肉眼才能辨认,梗死灶呈苍白色,8～9h 后呈黄色或土黄色,干燥,较硬,失去正常光泽。第 4 天在梗死灶周边出现明显充血、出血带。2～3 周后由于肉芽组织增生而呈红色。5 周后梗死灶逐渐被瘢痕组织取代,呈灰白色(陈旧性梗死灶)。镜下,心肌梗死最常表现为凝固性坏死,心肌细胞胞浆嗜伊红性增高,继而核消失。肌原纤维结构可保持较长时间，最终融合成均质红染物。梗死灶边缘可见充血带及中性粒细胞浸润，在该处，可见到心肌细胞肿胀，胞浆内出现颗粒状物及不规则横带。另一部分心肌细胞则出现空泡变性，继而肌原纤维及细胞核溶解消失，残留心肌细胞肉膜，仿佛一个空的扩张的肉膜管子。

（3）心肌梗死的并发症及后果：

① 心脏破裂：较少见，占心肌梗死所致死亡总数的 3%～13%。常发生在心肌梗死后 1～2 周内，主要由于梗死灶周围中性粒细胞和单核细胞释出的蛋白水解酶以及坏死的心肌自身溶酶体酶，使坏死的心肌溶解所致。好发部位有以下 3 处：左心室前壁下 1/3 处，心脏破裂后血液流入心包，引起心包填塞而致死；室间隔破裂，左心室血流入右心室，引起右心功能不全；左心室乳头肌断裂，引起急性二尖瓣关闭不全，导致急性左心衰竭。

② 室壁瘤（ventricular aneurysm）：占梗死病例 10%～38%。可发生在梗死早期或梗死灶已纤维化的愈合期。梗死心肌或瘢痕组织在心室内压力作用下局限性地向外膨隆而形成室壁瘤。室壁瘤可继发附壁血栓、心律不齐及心功能不全。

③ 附壁血栓形成（mural thrombosis）：多见于左心室。梗死区心内膜粗糙，室壁瘤处及心室纤维性颤动时出现涡流等为血栓形成提供了条件。血栓可发生机化或脱落，引起体循环动脉栓塞。

④ 心外膜炎：心肌梗死波及心外膜时，可出现无菌性纤维素性心外膜炎。

⑤ 心功能不全：是病人死亡的最常见原因，约占心肌梗死的 60%。梗死的心肌收缩力显著减弱以至丧失，可引起左心、右心或全心充血性心力衰竭。

⑥ 心源性休克：约占心肌梗死的 10%～20%。有人认为，当左心室梗死范围达 40% 时，心室收缩力极度减弱，心输出量显著减少，即可发生心源性休克，导致病人死亡。

⑦ 机化瘢痕形成：心肌梗死后，若病人仍然存活，则梗死灶被机化修复而成瘢痕。小梗死灶约需 2 周，大梗死灶需 4～6 周即可机化。

三、先天性心脏病

先天性心脏病（congenital heart disease）是指胚胎时期发生的心脏和大血管发育异常，又称先天性心脏畸形。常见类型如表 1-3-1 所示。此外，二腔心及三腔心、永存动脉干、双主动脉弓、二尖瓣及三尖瓣发育不全、左冠状动脉起源于肺动脉等均属少见。

表 1-3-1 先天性心血管发育畸形的常见类型

类型	疾病名称	占先天性心脏病的百分比
非发绀型	室间隔缺损 动脉导管开放 房间隔缺损	25%～30% 17%～20% 10%～15%
发绀型	法洛四联症 大血管移位	8%～15% 8%～10%
其他	主动脉缩窄 肺动脉狭窄 主动脉瓣狭窄	5%～7% 5%～7% 4%～5%

1. 非发绀型先天性心脏病

(1) 室间隔缺损：胚胎发育第6周，在左、右心室之间有一个肌性间隔（室间隔）自下而上生长。起初，其上缘与两个心内膜垫之间还留着一个两心室之间的联系（室间孔），至第8周关闭，同时发生心室间隔膜部。组成心室间隔的各种成分的生长缺陷和（或）不能融合均可导致室间隔缺损。最常见的室间隔缺损是高位膜部缺损（图1-3-1），极少数病例室间隔肌部出现小孔状缺损。室间隔缺损时因左心室压力通常高于右心室，可有自左向右的分流，一般无发绀。经过室间隔缺损的分流血液增加了右心室、肺循环、左心房和左心室的负荷，因而左、右心室均有肥大。缺损小于0.5 cm的轻型病例左向右分流量较小，临床无症状，不影响生长发育。缺损大的重型病例则分流量很大，肺循环的血流量可为体循环的3～5倍。随着病程的进展，肺循环血流量持续增加，并有相当高的压力冲向肺循环，致使肺小动脉发生痉挛，可产生动力型肺动脉高压。日久后肺小动脉发生病理变化，中层和内膜层增厚，更使肺循环阻力增加形成梗阻型肺动脉高压。此时左向右分流量显著减少，最后可出现双向分流或反向分流而出现发绀。当室间隔缺损出现肺动脉高压而形成右向左分流时，即称艾森曼格综合征。

(2) 动脉导管开放：动脉导管是胎儿期连接肺动脉和主动脉的一条短的动脉管道，在出生时，导管的直径约为主动脉直径的一半，以后逐渐闭锁。生理性闭锁时间一般在出生时或出生后半年左右，少数可迁延到一年后。动脉导管开放（patent ductus arteriosus）是指导管完全未闭或仅一部分未闭（图1-3-2）。由于动脉导管的存在，构成了主、肺动脉间的异常交通，血液自主动脉经动脉导管向肺动脉分流，分流量的大小与导管粗细、主、肺动脉压差有关。一般情况下，由于主动脉压力较肺动脉压高，故不论在收缩期或舒张期，血液均自主动脉向肺动脉分流，肺动脉接受来自右心室及主动脉两处的血液，故肺循环血流量增加，回流到左心房和左心室的血流量也增多，使左心室负荷加重，其排血量常达到正常时的2～4倍，因而可出现左心房扩大，左心室肥厚扩大。此种畸形可单独存在或与其他心脏畸形（房间隔缺损、室间隔缺损、肺动脉狭窄等）合并发生。单纯动脉导管开放时，由主动脉分流到肺动脉的血液量甚多。因为血液是从主动脉（动脉血）流入肺动脉，故患儿无发绀。手术结扎可治愈单纯动脉导管开放。

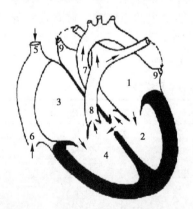

1. 左心房 2. 左心室 3. 右心房 4. 右心室
5. 上腔静脉 6. 下腔静脉 7. 主动脉 8. 肺动脉 9. 肺静脉

图1-3-1 室间隔缺损模式图

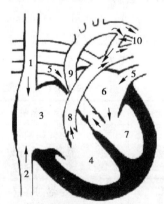

1. 上腔静脉 2. 下腔静脉 3. 右心房 4. 右心室 5. 肺静脉 6. 左心房 7. 左心室 8. 肺动脉 9. 主动脉 10. 动脉导管

图1-3-2 动脉导管未闭模式图

(3) 房间隔缺损：胚胎发育第5周，自原始总心房的左、右两部分之间长出第一隔膜（第一房间隔），从后上向下生长，使两个心房之间仍然开着的部分（称为第一房间孔）逐渐狭窄，并继续向下生长,与心室间隔的心内膜垫愈合而完全封闭。但在第一房间孔完全封闭之前,第一房间隔上部裂开,形成第二房间孔。

胚胎发育第6周,在第一房间隔的右侧长出第二个隔膜(第二房间隔),向前生长一段,正好把第二房间孔像侧幕一样盖住,但从右向左方向的血流仍可通过。第一和第二房间隔构成的通道即为卵圆孔。出生后肺张开,大量血液从肺静脉进入左心房,产生从左心房向右心房的压差,使第一房间隔上部向第二房间隔靠拢,其后通常与之愈合。约25%的幼儿及儿童解剖学上卵圆孔保持开放,但由于左心房压力高于右心房,因此从功能上看是封闭的。

① 第二房间隔缺损:为卵圆窝内的一个或多个缺口(亦称为卵圆窝缺损),最大者为整个卵圆窝缺损。其发生是由于第一房间隔上部正常形成第二房间孔的生理性裂缝发生在错误的位置或者太大时,不能被第二房间隔盖住,结果导致有缺陷的第二房间孔存留。因此,实际上并非第二房间隔缺损,而是第一房间隔中的第二房间孔缺损。

房间隔缺损形成后,由于左心房压力通常高于右心房,可有自左向右的分流,分流量的大小,一方面和缺损的大小及两侧心房的压力差有关,另一方面同两侧心室充盈阻力的大小有关(图1-3-3)。由于右心房不但接受由上、下腔静脉流入的血,同时亦接受由左心房流入的血,导致右心室舒张期负荷过重,因而右心房、右心室增大,肺循环血流量增多,而左心房、左心室、主动脉及整个体循环的血流量反而减少。肺循环充血的结果,使病人容易发生支气管肺炎等呼吸道感染;而体循环血流减少,则引起全身

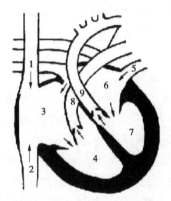

1. 上腔静脉 2. 下腔静脉 3. 右心房 4. 右心室 5. 肺静脉 6. 左心房 7. 左心室 8. 肺动脉 9. 主动脉

图 1-3-3 房间隔缺损模式图

组织供血不足,影响生长发育。当剧烈咳嗽、哭闹或患肺炎时,肺动脉压增高,右心房压力高于左心房,即可产生由右向左的分流而呈现暂时性发绀。如果缺损较大,产生大量左向右分流时,肺动脉压力长期增高,则可出现肺血管硬化,以致严重肺动脉高压,右心房压力高于左心房,则出现持久性发绀。

② 第一房间隔缺损:指孤立的第一房间孔及第一房间隔缺损,是心房间隔在房室瓣水平上的部分缺如。孤立的第一房间隔缺损是由于第一房间隔生长障碍所致,心内膜垫并不参与。然而,大多数病例往往并发房室管的心内膜垫愈合不全或不愈合,因此,二尖瓣、三尖瓣及室间隔完整者极为少见(可有部分性或完全性房室管并存)。

孤立性第一房间隔缺损时血液动力障碍与第二房间孔缺损相似,预后较好。若合并心内膜垫缺损,除在心房水平上出现左心向右心分流外,还可有二尖瓣和(或)三尖瓣关闭不全,以及在心室水平上的左心向右心分流。

2. 发绀型先天性心脏病

(1) 法洛四联症(tetralogy of Fallot):由 Fallot(1888年)首先描述。此种心脏畸形有4个特点:① 肺动脉流出道狭窄;② 室间隔膜部巨大缺损;③ 主动脉右移,骑跨于室间隔缺损上方;④ 右心室高度肥大及扩张(图1-3-4)。

本病主要畸形为室间隔缺损,均为大缺损,多为膜周部,左、右心室压力相等;肺动脉口狭窄可为瓣膜型,或瓣上、瓣下型以右室流出道漏斗部狭窄为最多;主动脉骑跨右心室所占比例

可自15%~95%不等;右室肥厚为血流动力学影响的继发改变,本病常可伴发其他畸形,如同时有房间隔缺损则称之为法洛五联症。由于室间隔大缺损(非限制性)左、右心室压力相等,相当于一个心室向体循环及肺循环排血,右室压力增高,但由于肺动脉狭窄,肺动脉压力不高甚至降低,右室血流大量经骑跨的主动脉进入体循环,使动脉血氧饱和度明显降低,出现青紫并继发红细胞增多症。

此外,由于主动脉骑跨在室间隔缺损的上方,同时接受左、右心室的大量血液,结果发生管腔扩张和管壁增厚。肺动脉越狭窄,右室注入主动脉的血液量亦越多,主动脉的扩张和肥厚也越明显,增大的主动脉与狭窄的肺动脉形成鲜明的对比。少数患儿可合并其他心脏畸形,如主动脉位于右侧等。

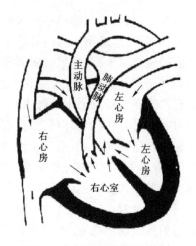

图 1-3-4 法洛四联症模式图

临床上,患儿有明显发绀。肺动脉狭窄的程度愈重,发绀愈明显。这是因为肺动脉重度狭窄时,一方面促使右心室的静脉血更多地分流进入主动脉,另一方面是右心室的血液难以注入肺循环进行气体交换之故。

患儿一般能存活多年,少数可到成年。支气管动脉常出现代偿性扩张,肺动脉与支气管动脉之间的侧支循环使主动脉的血液可通过侧支进入肺而得到代偿。极少数病例合并动脉导管开放,扩张的动脉导管成为重要的侧支循环。在婴儿期动脉导管关闭前,因其可增加肺循环血流量,发绀程度可较轻,随着动脉导管的关闭,漏斗部狭窄逐渐加重,发绀日益明显,并出现杵状指(趾),红细胞代偿性增多。

(2)大血管移位:此病若未合并其他畸形,则心房、心室内的结构与正常心脏相似,但两大动脉与心室之间的关系不协调,其主动脉起源于右心室,根部在右前方,位置偏高,与三尖瓣无纤维连接而有肌性圆椎。肺动脉起源于左心室,根部在左后方,位置偏低,与二尖瓣有纤维连接。

根据心房位置及心室襻的不同分为两个类型:一类是完全性大动脉有错位,即房、室关系协调,心房正位,心室右襻的大动脉错位,此型常见;另一类是完全性大动脉左错位而房室关系协调,心房反位,心室左襻的大动脉转位,此型少见。

完全性大血管转位时,由于主动脉连接右心室,肺动脉连接左心室,造成体循环和肺循环系统完全隔离,两个循环系统必须依赖于房间隔缺损、卵圆孔未闭、室间隔缺损或动脉导管未闭等心血管内交通分流存在,否则病人无法存活,而且必须是双向分流和两侧分流量相等,否则将造成一侧血液淤积,另一侧血流量减少。体循环动脉血氧饱和度的高低和缺氧程度主要决定于分流量大小、合并畸形、阻塞性病变等因素。一般分流量越大,有效循环的血流量越多,体循环动脉血氧饱和度就越高;缺氧越轻,存活的可能性越大。但另一方面,由于分流量越大,心脏的容量负荷通常也越重,可早期出现心力衰竭和肺血管梗阻性病变。当患儿合并肺动脉狭窄时,肺循环血流量得到适当限制,减轻了心脏负担,防止了肺动脉高压的产生。因此,只有那些伴较大体、肺循环分流和适当肺动脉狭窄的患儿才能活得较长。

3. 其他类型先天性心脏病 主动脉缩窄(coarctation of the aorta)为非发绀型先天性心脏病中较常见的一种类型。本病分为幼年型及成人型。

(1) 幼年型：为动脉导管前的主动脉峡部狭窄。狭窄常较重，主动脉血流量减少。本型常合并动脉导管开放畸形，肺动脉内一部分静脉血液可经开放的动脉导管注入降主动脉，病人下肢动脉血液含氧量低，因而出现严重青紫，而上肢动脉血的含氧量则正常。婴儿出生后，若动脉导管发生闭锁，则不能存活。

(2) 成人型：为动脉导管后的主动脉峡部狭窄。狭窄程度较轻，一般动脉导管已闭锁。由于狭窄位于动脉导管闭合口的远侧，所以，胸主动脉与腹主动脉之间存在较高的压差。日久即出现代偿性适应，表现为主动脉弓部的动脉分支（胸廓的动脉、乳房内动脉及其肋间支）均逐渐扩张，并与降主动脉的分支（肋间动脉、腹壁深动脉等）之间发生侧支循环，以保证下肢的血液供应。

四、心肌病

原因不明而又非继发于全身或其他器官系统疾病的心肌原发性损害称为原发性心肌病（primary cardiomyopathy）。它是非风湿性、非高血压性、非冠状动脉性心肌结构和功能的病理改变。其病理过程属于代谢性而非炎症性，在发病机制上与其他已知病因引起的心脏病无关。相反，若心肌病变与已知病因有关，或继发或伴发于某种全身性疾病时，则称为继发性心肌病（secondary cardiomyopathy）。1980年WHO将原发性心肌病分为以下3种类型。

1. 扩张型（充血性）心肌病（dilated congestive cardiomyopathy） 它是原因不明的各种心肌疾病的最后结局，以心腔高度扩张和明显的心搏出量降低（心力衰竭）为特征。大多数病例可查出抗心内膜的自身抗体，其发病学意义尚不清楚。

扩张型心肌病是原发性心肌病中最常见的类型，30～50岁最多见，男多于女，起病缓慢，可有无症状的心脏扩大很多年，或出现各种类型的心律失常，逐渐进展为心力衰竭。可先有左心衰竭，然后发生右心衰竭；亦可起病即为全心衰竭。乳房部隐痛或钝痛，典型心绞痛少见。由于心搏出量减少，因而会出现脑供血不足引起头晕或头痛，甚至晕厥。由于心脏内附壁血栓，可致肺、脑、肾、四肢动脉栓塞。室性期前收缩多见，房颤发生率为10%～30%，也可有各种程度不等的传导阻滞。心律失常可能是病人的唯一征象。可因心律失常或动脉栓塞而突然死亡。

肉眼观，该病的典型变化是两侧心室肥大，四个心腔扩张，心尖部变薄呈钝圆形（离心性肥大），状如牛心（图1-3-5）。重量比正常增加25%～50%（心重400～750 g），由于心腔扩张，左心室壁厚度多在正常范围内；右心室壁常轻度增厚。心内膜纤维化在儿童较为明显，常伴有心内膜纤维弹性组织增生。附壁血栓机化后可导致斑块状心内膜纤维化。由于左、右心室扩张，瓣环扩大，可导致二尖瓣及三尖瓣关闭不全。

镜下，心肌细胞通常显示肥大和不同程度的伸长及肌浆变性，失去收缩成分。肥大的心肌细胞由于整个细胞的伸长，其横径多在正常范围内，但其核大、浓染。心肌间质纤维化是此型心肌病最常见的变化，可见到血管周围和心肌细胞周围纤细的胶原纤维束，或致密的代替性纤维化灶。间质性纤维化通常以左心室心内膜、心肌为重。心内膜纤维化通常较轻，但附壁

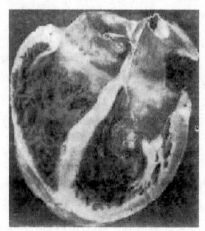

图1-3-5 扩张型心肌病

血栓处纤维化明显。此外,有些病例可见到淋巴细胞性间质性心肌炎,其特点是多发性淋巴细胞浸润灶伴有心肌细胞的变性和坏死。

2. 肥厚型心肌病(hypertrophic cardiomyopathy) 该病的特点是室间隔不匀称肥厚,心肌细胞异常肥大,排列方向紊乱以及收缩期二尖瓣向前移动等。肥厚的肌壁顺应性降低,致使心室充盈阻力增加。临床表现为不同程度的心室排空受阻而非充盈受限。根据左心室流出道有无梗阻现象可将其分为梗阻型和非梗阻型两型。右心室流出道或两心室流出道均受阻者少见。常导致猝死,亦可并发感染性心内膜炎。根据室壁肥厚的范围和程度不同,将本病分为3型:① 非对称性室间隔肥厚,占90%。② 对称性左心室肥厚,占5%。③ 特殊部位肥厚:心尖肥厚占3%,室间隔后部及侧部肥厚占1%,心室中部肥厚占1%。肥厚型心肌病的主要特点如下:

(1) 左室流出道梗阻:肥厚型心肌病病人肥厚的室间隔突入左室流出道,同时由于流体力学上的"射流效应(venturi effect)",左室流出道血流速度加快,二尖瓣前叶在心室收缩期向前移动,从而导致左室流出道狭窄,使左室腔与左室流出道间出现收缩期压力差,这是肥厚型心肌病最具特征性的改变。

(2) 左室收缩功能和舒张功能障碍:有学者发现,肥厚型心肌病症状严重者出现左室收缩功能异常,与室壁变薄及心腔扩大有关,常导致难治性心衰,预后较差。肥厚型心肌病对心功能的影响主要是舒张功能障碍,肥厚的心肌顺应性明显减低。

(3) 微血管和心肌缺血:心肌缺血和心绞痛是肥厚型心肌病的重要特征,但病理学上可无冠状动脉粥样硬化。

(4) 心律失常和猝死:有学者认为,肥厚型心肌病猝死大多数是由于室速所致。Holter监测中出现室速或曾有晕厥史是成年人猝死的先兆,但在儿童尚无可靠的预测指标。此外,心动过缓(包括房室传导阻滞)和室上性心动过速也可能起一定作用。

肉眼观,该病的典型病理变化是:两侧心室显著肥大,心脏重量增加,为正常平均心重的1~2倍(成年病人平均心重582 g,少数可达1 000 g)。绝大多数病例的室间隔厚度大于左室游离壁,肥厚可为局限性,可累及心基底部(主动脉瓣下)、室间隔中部或心尖区。收缩期二尖瓣向前移动与室间隔接触,可导致二尖瓣增厚和主动脉瓣下心内膜纤维化。在心力衰竭发生之前,左心室一般不扩张。

镜下,心肌细胞显著肥大,核大而浓染,核周有亮区包围,组织化学染色证明为糖原堆积,具有一定的诊断意义。心肌细胞排列紊乱较其他型心肌病为甚,而且常呈旋涡状或缠绕呈簇状排列,细胞内肌原纤维不呈平行排列,而是向各个方向、互相交错排列。常有间质纤维化灶形成,但以内膜纤维化,尤其是主动脉瓣下区的内膜纤维化最为突出。位于肥厚的室间隔内的冠状动脉分支管壁常有增厚现象。

3. 限制型心肌病(restrictive cardiomyopathy) 该病以心室充盈受限为特点。典型病变为心室内膜和内膜下心肌进行性纤维化,导致心室壁顺应性降低,心腔狭窄。因此,该病亦称为心内膜心肌纤维化(endomyocardial fibrosis)。

其发病机制至今仍不清楚,可能与多种因素有关,如病毒感染心内膜、营养不良、自身免疫等。近年研究认为,嗜酸性粒细胞与此类心肌病关系密切。嗜酸性粒细胞增多可能是部分心内膜心肌病的原因,在心脏病变出现前常有嗜酸性粒细胞增多,这种嗜酸性粒细胞具有空泡和脱颗粒的形态学异常,嗜酸性粒细胞颗粒溶解,氧化代谢增高,并释放出具有细胞毒性的蛋白,主要是阳离子蛋白,可损伤心肌细胞,并作用于肌浆膜和线粒体呼吸链中的酶成分,心内膜心肌损伤程度取决于嗜酸性粒细胞向心内膜心肌浸润的严重程度和持续时间。此外,这种脱颗粒中释放的阳离子蛋白还可影响凝血系统,易形成附壁血栓;也可损伤内皮细胞,抑制内皮细胞生长。嗜酸性粒细胞浸润心肌引起心肌炎,炎症的分布主要局限于内层,可用心肌内微循环的重新排列来解释。因此,相继进入坏死和血栓形成期,最终进入愈合期和纤维化期。此外,部分病因未明的病人表现为心室舒张期松弛障碍和充盈受限,病人的心内膜增厚或纤维化原因不明,也伴有嗜酸性粒细胞增多症。其中多数病人具有心肌纤维化,此即原发性(或特发性)限制型心肌病。有报道,本病有时呈家族性发病,可伴有骨骼肌疾病和房室传导阻滞。

肉眼观,右心室内膜纤维化,尤以心尖部为明显,内膜增厚 2~3 mm,灰白色,表面可有血栓形成。心尖部内膜纤维性增厚并向上蔓延,可将乳头肌、肉柱埋陷在内,腱索变粗、缩短,可导致三尖瓣关闭不全。左心室内膜纤维化主要在流入道或心尖部,表面亦可有血栓形成。当二尖瓣后瓣叶与左心室后壁粘连时,可引起二尖瓣关闭不全。

镜下,可见增厚的内膜主要为致密玻璃样变的胶原纤维,可有钙化。表面可见陈旧的附壁血栓。心内膜下心肌常见萎缩、变性。

五、心肌炎

心肌炎(myocarditis)是指由各种原因引起的心肌的局限性或弥漫性炎症。根据病因不同可分为 5 类:病毒性心肌炎、细菌性心肌炎、寄生虫性心肌炎、免疫反应性心肌炎、孤立性心肌炎。其中前两类最常见,现分述如下。

1. **病毒性心肌炎** 病毒性心肌炎的病理改变,文献已有不少报道,以往柯萨奇 B 病毒所致者为常见,目前资料则显示以腺病毒为多,占 55%~60%。发生心肌炎是遗传和免疫等因素所决定的,大多数病例并非由于病毒的直接损害,仅少数暴发型心肌炎可能为病毒对心肌细胞直接产生广泛性破坏。心肌炎的病程如持续进展,多由免疫系统破坏所致。Nakamura 等用大鼠接种病毒产生心肌炎的晚期病程中,体内已找不到病毒的 RNA 基因组,这时移植正常大鼠心脏后也发生了心肌炎,提示自体免疫为心肌炎持续存在的明证。在心肌炎的不同时期,机体在免疫系统的作用下产生不同的病理生理变化。主要组织相容性复合体(MHC)是使病毒抗原提呈至免疫系统的重要分子,Ⅰ类 MHC 在人类心肌细胞中有少量存在,与病毒抗原结合后使 $CD8^+$ T 细胞致敏,以后成为细胞毒 T 淋巴细胞的靶细胞。Ⅱ类 MHC 分子,连同处理过的抗原,刺激 $CD4^+$ 辅助 T 细胞。MHC 在正常胎儿和成人心肌细胞中并不存在,当有细胞损伤时,包括病毒感染,这些 MHC 抗原的表达增强,使心肌受病毒侵害后异常表达的细胞表面的抗原被免疫细胞所识别。

本病病变依病人年龄不同而有所不同。妊娠最初 3 个月的胎儿感染风疹病毒时,可引起心内膜下心肌的无反应性心肌细胞坏死。在妊娠后期,胎儿感染柯萨奇 B 病毒时则可引起全心肌炎,大多伴有心内膜纤维弹性组织增生。初生儿的病毒性心肌炎可见到心肌细胞坏死及粒细胞浸润。其后,代之以巨噬细胞、淋巴细胞、浆细胞浸润及肉芽组织形成。镜下,心肌间质内有弥漫性淋巴细胞及组织细胞浸润。在成人,病变多累及心房后壁、室间隔及心尖区,有时可累及传导系统,主要病变为坏死性心肌炎。晚期,可见到明显的心肌间质纤维化,伴有代偿性心肌肥大及心腔扩张(充血性心肌病)。

如心肌有广泛的炎性改变,心功能则明显减退,不能将回心血有效泵出,使舒张末期容量增多,心脏扩大。而心排量减少又会引起肾血流减少,导致钠水潴留,血容量增多,增加前负荷；交感神经系统兴奋使血管收缩以维持血压，但这样却增加了后负荷；心室的前、后负荷均增加，使心功能不全日益加重，心室舒张末容量增加，压力提高；左房压亦相应提高以充盈心室，并后继地使肺静脉淤血，引起肺水肿；长时间作用后右心压亦会增高，静脉回流入右心淤滞，引起肝脏肿大、皮下水肿。所以大多数心肌炎所致的收缩力减弱临床表现为慢性充血性心力衰竭。

2. 细菌性心肌炎(bacterial myocarditis) 可由细菌直接感染，或细菌产生的毒素对心肌的作用，或细菌产物所致的变态反应而引起。

(1) 心肌脓肿：常由化脓菌引起，如葡萄球菌、链球菌、肺炎双球菌、脑膜炎双球菌等。化脓菌来源于脓毒败血症时的转移性细菌菌落，或来自细菌性心内膜炎的化脓性血栓栓子。肉眼观，心脏表面及切面可见多发性黄色小脓肿，周围有充血带。镜下，脓肿内心肌细胞坏死、液化，脓腔内有大量脓细胞及数量不等的细菌集落，脓肿周围心肌有不同程度的变性、坏死，间质内有中性粒细胞及单核细胞浸润。

(2) 白喉性心肌炎：白喉杆菌可产生外毒素，一方面阻断心肌细胞核蛋白体的合成，另一方面阻断肉碱介导的长链脂肪酸转运入线粒体，导致心肌细胞脂肪变性和坏死。镜下，可见灶状心肌变性坏死，心肌细胞出现嗜酸性变、肌浆凝聚、脂肪变性及肌浆溶解。病灶内可见淋巴细胞、单核细胞及少数中性粒细胞浸润。病灶多见于右心室壁，恢复后形成细网状小瘢痕。有的病例出现弥漫性心肌坏死，可导致心源性猝死。

(3) 非特异性心肌炎：在上呼吸道链球菌感染及猩红热时，可并发急性非风湿性心肌炎。其发病机制尚未明了，可能由链球菌毒素引起。病变是间质性心肌炎。镜下，心肌间质结缔组织内及小血管周围有淋巴细胞、单核细胞浸润，心肌细胞有程度不等的变性、坏死。

六、心包炎

心脏外面有脏层和壁层两层心包膜，如它们发生炎性改变即为心包炎(pericarditis)，可使心脏受压而舒张受限。心包炎可由病原微生物经血道感染或其毒性代谢产物的作用而引起，心肌坏死亦可波及心外膜引起炎症反应；此外，心包炎亦可因外伤而发生。一般而言，心包炎并非独立性疾病，而大多是一种伴发病。

1. 急性心包炎(acute pericarditis) 大多为渗出性炎症，常形成心包积液(pericardial effusion)，其性质依引起心包炎的原因不同而有所不同。在一定程度上，根据渗出物的性质可对其基本疾病作出判断。

(1) 特发性心包炎：特发性心包炎为最常见的心包炎类型，其发病率约占所有心包炎的1/3。此型心包炎是一种纤维素性心包炎，依病变的严重程度可形成浆液纤维素性或纤维素性出血性渗出物。镜下，心外膜充血，可见淋巴细胞、浆细胞浸润。1/3病例可复发，导致缩窄性心包炎。

(2) 感染性心包炎：① 病毒性心包炎：其病变与特发性心包炎颇为相似，并常发生钙化，形成钙化性缩窄性心包炎。② 结核性心包炎：结核性心包炎多见于青年男性，约占所有心包炎的7%。此型心包炎多形成浆液性、出血性心包积液，慢性炎症使心包组织疏松，积液有时可达1L以上。有的病例可有多量纤维素渗出，心包表面充血、混浊，擦去纤维素，可见大小不等的结核结节。镜下，心外膜及心包壁层均可检出结核结节。心肌大多早期被累及。积液可全部或部分被吸收，心包两层互相粘连。自采用抗结核化疗以来，心包钙化已极少见到，而在过去则是典型的变化。③ 化脓性心包炎：大多见于败血症或脓毒血症。多为纤维素性化脓性炎症,常导致心包积脓,可波及心肌。肉眼可见整个心外膜表面被一层厚的纤维素性脓性渗出物覆盖。

(3) 胶原病性心包炎:① 风湿性心包炎:风湿热常侵犯心脏,而心外膜几乎总被累及,发生风湿性心包炎,但临床上仅约15%的病例被确诊。病理变化早期多表现为浆液纤维素性心包炎,晚期心包两层可瘢痕化。② 狼疮性心包炎:系统性红斑狼疮时,心包最常被累及,近50%的病例发生狼疮性心包炎,最常表现为纤维性心包炎,亦可为纤维素性或浆液纤维素性心包炎,后两者特别多见于伴有狼疮性肾炎和尿毒症的病人。此种心包炎可出现或不出现症状。镜下,可见心外膜结缔组织纤维素样坏死,伴有炎性细胞浸润和肉芽组织形成,偶见苏木素小体。此类病人常伴有狼疮性心内膜炎。

(4) 尿毒症性心包炎:此型心包炎为纤维素性炎症。肉眼观,急性期可见心包表面有很细的纤维素沉积,继而聚集成绒毛状。镜下,心包组织内可见稀疏的中性粒细胞及淋巴细胞浸润。约5天后,富含毛细血管的肉芽组织从心外膜及心包壁层长入纤维素性渗出物内。尿毒症若得到及时治疗,则心包炎可完全恢复,否则可形成瘢痕,心包两层膜互相黏着。

2. 慢性心包炎(chronic pericarditis)　指持续3个月以上的心包炎症,多由急性心包炎转变而来;慢性心包炎较严重的类型是缩窄性心包炎。

(1) 慢性非缩窄性心包炎:多由急性心包炎演变而来,主要表现为持续性心包积液,较少发生心包愈合。由于炎症及瘢痕形成过程破坏了心包的吸收能力,而且富含蛋白质的渗出液由于其渗透压升高而使积液产生增多。

(2) 慢性缩窄性心包炎:此型心包炎多见于男性,年龄21～40岁。可分为两个亚型:① 心包粘连:心包两层膜互相黏着,心包腔被瘢痕组织所闭塞,但无钙化现象。此型心包炎是抗结核治疗后的典型变化。② 钙化性心包炎:慢性缩窄性心包炎中,约半数病例发生钙化。钙盐沉积好发于冠状沟、室间沟、右心室和靠膈部位。瘢痕组织多发生玻璃样变(糖衣样外观),心肌被压萎缩。钙化的发生一般因心包积血引起,亦可由外伤或病毒性炎症演变而来。

(余云生　沈振亚)

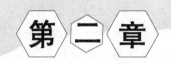

第二章 心脏与大血管的影像检查

在心脏和大血管疾病的检查中,影像学检查起着十分重要的作用,它不仅能显示心脏与大血管的外形、内部腔室和结构,还能显示功能状况,成为该类疾病必不可少的综合评价方法。心脏和大血管位于胸腔正中,构成纵隔,与两侧相邻充气的肺组织形成良好的自然对比。普通 X 线检查可显示心脏大血管的轮廓和搏动,是最基本的影像学检查方法。心血管造影(包括 DSA)可显示心脏大血管的腔、室内部结构,观察运动和血流情况。心脏超声、CT 和 MRI 可以从不同的角度评价心脏大血管内部结构、运动状态和血流情况。其中,超声的时间分辨率优于 CT 和 MRI,超声和 MRI 的对比分辨率优于 CT,CT 和 MRI 的空间分辨率高于超声。另外,MRI 还可直接显示心肌供血和功能状态。因此,影像检查方法很多,各有所长,在心血管疾病的检查和诊断中,必须结合临床资料进行分析,做出最佳选择,达到快、准、省的诊断和治疗目的。本章以介绍 X 线诊断为主。

第一节 检查技术

影像学检查技术和方法很多,各有其特点和应用范围。就目前我国的实际情况而言,心脏大血管的普通 X 线检查和心脏超声检查是最常用和首选的影像学检查方法,能够明确多数常见心脏和大血管疾病的诊断。CT、MRI 和核素显像可解决 X 线和超声检查不能解决的问题,并且还可以进行一些生理功能的研究。

一、X 线检查方法

胸透和 X 线摄片简单易行,是最基本和应首先采用的方法。

1. 透视 常采取站立后前位观察心脏和大血管的大小、形状、位置、搏动以及肺部血管的改变,然后以不同的方向观察心脏各房室和大血管的相应表现。透视的优点是可以从多个角度观察心脏和大血管的形状、位置和搏动,还可为摄片提供最佳的投照角度;缺点是影像清晰度较差,不能留下永久的图像记录。

2. 常规心脏摄片 要求摄片时靶片距离为 2 m,以减小心影的放大率,有利于心径线的测量和随访观察。

(1) 后前位:心脏大血管的正位。X 线束从被检者背部射入。

(2) 右前斜位:病人自后前位向左旋转 45°~60°,同时吞钡餐,使食管显影,以便于观察左心房有否增大,还可观察肺动脉段和右心室漏斗部。

(3) 左前斜位:病人自后前位向右旋转 60°,该位置可观察心脏各个房室的增大和主动脉弓的全貌。

（4）侧位：常取左侧位，主要观察左心房和左心室的增大。

二、造影检查

心血管造影是把造影剂快速注入心脏大血管腔内，借以显示心脏房室和血管内部结构的形态和血流动力学改变的一种方法。这种检查比较复杂，并具有一定的危险性，不作为常规检查项目。在需要选择使用时，术前必须做好充分准备，包括必要的安全抢救措施。病人有以下情况时不应进行这种检查：全身情况极度衰竭；严重肝、肾功能损害；对比剂过敏试验阳性或为过敏体质、有心导管检查的禁忌证，如急性或亚急性细菌性心内膜炎和心肌炎，心力衰竭和严重冠状动脉病变。

心血管造影检查根据造影目的不同，造影剂注入的方式和部位不同，现介绍几种造影方法。

1. 右心造影　经股静脉行右心插管，快速注射造影剂，显示右侧心腔和肺血管。用于检查右心及肺血管的异常及伴有发绀的先天性心脏病。

2. 左心室造影　经股动脉插管，导管尖至左心室，注射造影剂。适用于检查二尖瓣关闭不全、主动脉瓣狭窄、心室间隔缺损、永存房室共道及左心室病变。

3. 主动脉造影　经股动脉插管，导管尖置主动脉瓣上 3～5 cm 处，注射造影剂，能使升主动脉、主动脉弓和降主动脉上部显影。适用于显示主动脉本身的病变，主动脉瓣关闭不全、主动脉与肺动脉或主动脉与右心室的异常通路，如动脉导管未闭、主肺动脉间隔缺损、主动脉窦动脉破裂入右心等。

4. 冠状动脉造影　经股动脉插管至升主动脉，分别插入冠状动脉开口处，行选择性造影。主要用于冠状动脉粥样硬化性心脏病的检查，是冠状动脉搭桥术或血管成形术前必需的检查步骤。

三、CT 检查

心脏大血管的 CT 检查长期以来一直受到限制。随着 CT 技术的发展，CT 扫描速度大大提高，可克服心脏大血管搏动的影响，几乎适用于各种目的的心脏大血管检查。

1. 常规 CT 扫描　采用 10 mm 层厚、无间隔的连续扫描。主要用于检查心包病变、心脏肿瘤、主动脉夹层。

2. 心功能 CT 扫描　扫描速度可达 0.5 秒/层，层厚 0.5～1 mm，用特殊软件处理后，可用于观察心脏和血管壁、房室间隔及心瓣膜运动，计算心室容量、心搏出量及射血分数；评价心肌的血流灌注状态；评价冠状动脉钙化等。

3. 冠状 CT 血管造影　通过增强扫描，获得横轴位像的数据，经三维重建，形成冠状动脉的三维旋转图像。

四、MRI 检查

由于心脏大血管内有着流动的血液，在 MRI 扫描中流动血液与心脏大血管结构有着不同性质的信号，形成明显的对比，因此心脏大血管病变非常适合选择 MRI 作为检查和诊断手段。近年来，随着 MRI 硬件设备和软件功能的改进，目前已成为心脏大血管病变的首选检查技术之一。

心脏大血管的解剖结构较为复杂,常需 MRI 多轴位检查,主要有以下几种成像方位:横轴位、前斜位、冠状位、平行于室间隔的心脏长轴位、垂直于室间隔的心脏短轴位。

用于心脏大血管的 MRI 扫描序列亦较多,最常用的是自旋回波 SE 序列,T1 加权像显示解剖结构,T2 加权像用于心肌、心包病变、心脏肿瘤以及血栓检查。采用梯度回波技术的电影 MRI,重点用于心功能、血流的评价以及心脏瓣膜病与心内分流病变的动态观察。磁共振血管成像技术可用于显示心脏各房室、整个肺血管系统和胸主动脉形态。此外,相位编码速度标识技术、心肌组织标记技术、血流标记技术、心肌灌注 MRI 功能成像、磁共振波谱成像等技术可从各个角度对心血管功能进行评价。

(郭 亮)

第二节　影像观察与分析

一、正常心血管的 X 线表现

1. **心脏、大血管的正常投影**　心脏分为左、右心房和左、右心室四个心腔。右心偏前、左心偏后,心房位于心室的后方。两心室之间有室间沟,心房和心室的交界有房室沟。心表面有脏层和壁层心包膜覆盖,两层之间为一潜在腔隙,称为心包腔。在 X 线投影上,这些解剖结构及关系彼此重叠,不能显示其内部结构和分界,只能通过显示房室和大血管边缘轮廓来推断心房室的大小。因此,必须用不同的投照位置(图 2-2-1),才能使各个房室和大血管的边缘显示出来。现分述心脏、大血管在后前位、右前斜位、左前斜位和左侧位的投影如下:

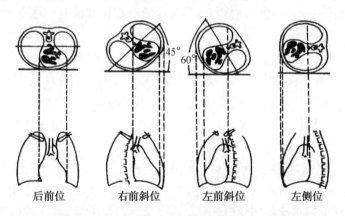

图 2-2-1　不同体位心、大血管结构投影示意图

(1) 后前位:正常心影一般是 2/3 位于胸骨中线左侧,1/3 位于右侧,心底部位于右后上方,心尖指向左下,形成斜的纵轴。心、大血管有左右两个边缘(图 2-2-2)。

心右缘分为两段:上段为升主动脉与上腔静脉的复合影,在幼年和青年主要为上腔静脉形成其边缘,并向上延伸至锁骨平面,升主动脉被上腔静脉遮盖;在老年,迂曲、延长的主动脉突出于上腔静脉边缘之外,呈弧形。心右缘下段为右心房所构成,弧度较大。心缘与膈顶相交成一锐角,称为心膈角,有时在心膈角内可见一向外下方倾斜的三角形影,为下腔静脉或肝静脉影,深吸气时明显。

心左缘分为三段:上段为主动脉球,由主动脉弓组成,呈弧形突出,在老年明显,儿童可以不明显;中段为肺动脉主干,称为心腰,又称肺动脉段,此段较平或稍突出,儿童肺动脉可较突出,不属于病理性扩张;下段由左心室构成,为一最大的弧,明显向左下延伸,形成心尖。左心室与肺动脉之间有长约1cm的一小段,由左心耳构成,正常时,不能与左心室区分。左心室与肺动脉段的搏动方向相反,两者的交点称为相反搏动点,是衡量左右心室增大的一个重要标志,须透视才能确定,该点上下两侧心缘呈"跷跷板"样运动。肥胖者左心膈角常有脂肪垫充填,为密度较低的软组织影。

降主动脉在一般曝光条件的胸片上不易显示,但老年则可沿脊柱向左侧弯曲而显影。肺动脉主干的分支在越出纵隔影以后,分别成为两肺门的主要组成部分。

(2) 右前斜位(第一斜位):右前斜位时,心脏位于胸骨与脊柱之间(图2-2-3)。心前缘,自上而下由主动脉弓及升主动脉、肺动脉、右心室漏斗部、右心室前壁和左心室下端构成。升主动脉前缘平直,弓部则在上方弯向后行。肺动脉段和漏斗部稍为隆起。心尖以上大部分为右心室构成。心前缘与胸壁之间有三角形透明区,尖向下,称为心前间隙或胸骨后区。心后缘上段为左心房,下段为右心房,两者无清楚分界。心后缘与脊柱之间较透明,称为心后间隙或心后区。食管在心后间隙通过,钡剂充盈时显影。

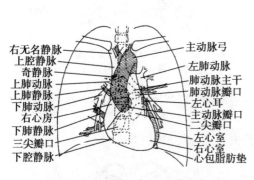

图 2-2-2 正常心脏、大血管影像
解剖示意图(后前位)

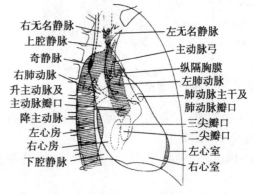

图 2-2-3 正常心脏、大血管影像
解剖示意图(右前斜位)

(3) 左前斜位(第二斜位):左前斜位,心脏、大血管影位于脊柱的右侧(图2-2-4)。人体旋转约60°角投照时,室间隔与中心X线近乎平行。因此,两个心室大致对称地分成左右两半,右前方一半为右心室,左后方一半为左心室。

心前缘上段为右心房,下段为右心室,右心房段主要由右心耳构成,房室分界不清。右心房影以上为升主动脉,两者相交成钝角。心后缘可分为上下两弧段:上弧段为左心房;下弧段较大,由左心室构成。在心后下缘与膈形成的心膈角内,可见下腔静脉进入心影内。正常时,心影膈面的宽度不等,膈位置低时,膈面短。在此斜位,还可显示胸主动脉和主动脉窗。主动脉窗内可见气管分叉、主支气管和肺动脉。左肺动脉跨越左主支气管,并向后延伸。左主支气管下方为左心房影。

(4) 左侧位:侧位上,可见心影从后上向前下倾斜。心前缘上段由右心室漏斗部与肺动脉主干构成,下段为右心室前壁。上段心缘呈一浅弧向上向后倾斜,再往上为升主动脉前壁。这些结构与前胸壁之间有一个三角形透亮区,称为胸骨后区。心后缘上中段由左心房构成,下段则由左心室构成。心后下缘、食管与膈之间的三角形间隙,下腔静脉常在此角内显影,为心后食管前间隙(图 2-2-5)。

2. 心脏、大血管的搏动　左心缘的搏动主要代表左心室的搏动。收缩期内收,舒张期逐渐向外扩张。搏动幅度的大小与左心室每次搏动的输出量有关,输出量小则幅度小,输出量大则幅度大。左心室以上,可见主动脉和肺动脉的搏动,方向与左心室的搏动相反。心右缘的搏动代表右心房的搏动。右心室增大时,其强而有力的心室搏动可以传导至心右缘。右心房以上,如果主要是升主动脉组成,则可见到主动脉搏动。

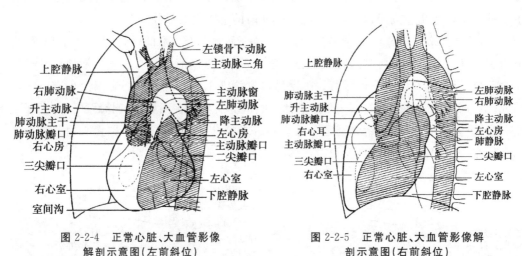

图 2-2-4　正常心脏、大血管影像解剖示意图(左前斜位)

图 2-2-5　正常心脏、大血管影像解剖示意图(右前斜位)

3. 影响心脏、大血管形态的生理因素　正常心脏、大血管的形状和大小主要受体型、年龄、呼吸和体位的影响。

(1)体型:正常心脏可分为横位心、斜位心和垂位心三种类型(图 2-2-6)。

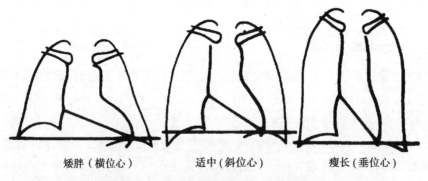

图 2-2-6　三种不同体型正常心脏的形态

横位心:体格矮胖,胸廓宽而短,膈位置高,心纵轴与水平面的夹角小于 45°,心脏与膈的接触面大,心胸比率常大于 0.5。主动脉球明显,心腰凹陷。

斜位心:体格适中(健壮型),胸廓形态介于其他两型之间,心呈斜位,心纵轴与水平面的夹角约 45°,心脏与膈的接触面适中,心胸比率约 0.5,心腰平直。此型最多见,绝大多数青壮年为斜位心。

垂位心：体格瘦长（无力型），胸廓狭长，膈位置低，心影较小而狭长，呈垂位，心纵轴与水平面的夹角大于45°，心脏与膈的接触面小，心胸比率小于0.5，肺动脉段较长、稍突。

（2）年龄：婴幼儿心脏接近球形，横径较大，左右两侧大致对称，主要是由于膈位置高和右心相对较大所致。随着年龄的增长，横膈位置下降，胸腔长度增加，为斜位心。据统计，3周以内婴儿心胸比率为0.55，7～12岁为0.5，与成人接近或相同，老年人的胸廓多较宽阔，膈位置高，趋向横位心。

（3）呼吸：平静呼吸时，心影形状和大小无明显改变。但在深吸气时，膈下降，心脏与膈面的接触面减小，心影伸长，趋向垂位心。深呼气时膈上升，呈横位心。

（4）体位：平卧时膈位置升高，心脏上移，呈横位心。由于体静脉回流增多，上腔静脉影增宽，心影增大。立位时，膈下降，心影伸长。这些改变，均与重力和膈的位置有关。

4. 正常心血管造影　心血管造影可显示心脏、大血管内腔的解剖结构，并可动态观察其功能情况。应分别观察腔静脉与右心房、右心室与肺动脉、肺静脉与左心房、左心室与主动脉和冠状动脉。

（1）腔静脉与右心房：上腔静脉位于上纵隔右侧，侧位则位于气管的前方，向下与右心房相连，二者无明显界线。下腔静脉短，穿过膈后即汇入右心房。右心房呈椭圆形，居脊柱右缘，其大小与形状在收缩期和舒张期有明显差别（图2-2-7）。

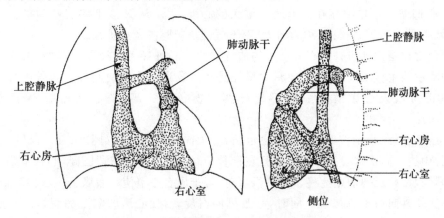

图2-2-7　正常腔静脉、右心房、右心室造影示意图

（2）右心室与肺动脉：右心室于前后位上呈圆锥状，下缘为流入道，左缘为室间隔面，右缘为三尖瓣口。顶端为流出道，呈锥状。侧位，右心室位于心影前下方，与右心房有部分重叠。肺动脉干与右心室流出道相续，向上行分为左、右肺动脉。valsalva窦呈袋状膨隆。侧位上，肺动脉干向后上斜行。

（3）肺静脉与左心房：两侧肺静脉分支于肺门汇合成上、下肺静脉两支，同左心房相连。左心房在前后位呈横置椭圆形，居中偏左，侧位呈纵置椭圆形，前下方与左心室相续（图2-2-8）。

（4）左心室及主动脉：左心室在前后位呈斜置椭圆形，侧位略呈三角形。流出道呈筒状，边缘光滑，其上端为主动脉瓣。主动脉瓣叶上方主动脉壁有三个袋状膨隆，为valsalva窦。侧位，可观察胸主动脉全程。自主动脉弓发出无名动脉、左颈总动脉和锁骨下动脉（图2-2-9）。

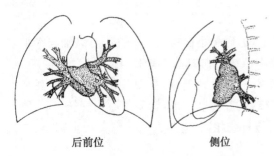

图 2-2-8　正常肺静脉、左心房造影示意图　　图 2-2-9　正常左心房、右心室、主动脉造影示意图

（5）冠状动脉：左冠状动脉起自左冠状窦外壁，分为前降支和回旋支，主要向左心供血。右冠状动脉起自右冠状窦侧壁，主干长，分为右圆锥支、心室支及右降支等。冠状动脉及分支在造影上走行自然，边缘光滑，逐渐变细。

二、基本病变的 X 线表现

心脏、大血管疾病普通 X 线检查，多不能直接显示病变本身，只能根据心脏轮廓的改变，推测某些房室和大血管的增大或变小、搏动增强或减弱以及肺循环的改变，判断心脏、大血管疾病。因此，在分析 X 线表现时，必须掌握各个房室和大血管的正常表现以及判断大小、形状等变化的标准。

1. 心脏及各房室增大　心脏增大是心脏病的重要征象，它包括心壁肥厚和心腔扩张，两者常并存。心壁肥厚可单独存在。但对于增大的心脏，很难从 X 线上将肥厚和扩张区别开来。因此，就 X 线表现而言，常统称为增大，而不区别是肥厚或者是扩张。

最大横径之比是一种粗略的心脏增大的估计方法。心脏最大横径取心影左、右缘最突出的一点与胸廓中线垂直距离之和，胸廓最大横径是在右膈顶平面取两侧胸廓肋骨内缘之间的最大距离。正常成人心影横径一般不超过胸廓横径的一半，即心胸比率等于或少于 0.5（图 2-2-10）。

（1）左心室增大：后前位时，左心室段延长，心尖向下向左延伸（图 2-2-11），显示在胃泡内，越出锁骨中线。而正常心尖居膈水平且在锁骨中线以内。左心室段圆隆，心腰下陷。由于左心室段延长致使相反搏动点上移。增大显著时，可推压右心室使心右缘下段右移和膨隆，也可推压左心房使其向后上方移位。同时，心脏可向右旋转，使心腰凹陷更加明显。左前斜位时，左心室段向后向下突出，与脊柱重叠，即使旋转 60°，仍不能分离，室间沟向前下移位。侧位时，食管和左心室段之间的正常三角形间隙可以消失，心后间隙变窄。

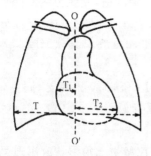
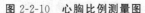

T_1、T_2：心横径，取心缘最突出部垂直于中线　　T：胸廓横径，于右膈顶取水平线达两侧胸廓内缘　OO'：胸部中线

图 2-2-10　心胸比例测量图

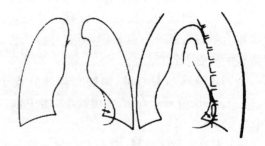

图 2-2-11　左心室增大

左心室增大的常见原因为高血压病、主动脉瓣关闭不全或狭窄、二尖瓣关闭不全及部分先天性心脏病如动脉导管未闭等。

左心室增大的X线表现如下：① 心尖向左下延伸；② 相反搏动点上移；③ 左心室段延长、圆隆并向左扩展；④ 左前斜位旋转60°时，左心室仍与脊柱重叠，室间沟向前下移位；⑤ 左侧位，心后间隙变窄甚至消失，心后下缘的食管前间隙消失。

（2）右心室增大：后前位可见心腰平直或隆起，肺动脉段延长，相反搏动点下移。心脏横径增大，主要向左扩展。心尖可由右心室构成，呈钝圆形，严重时可向上翘。右心室向右扩展，可将右心房推向右上方。增大显著时，心脏向左旋转，心腰更加突出，心室段可完全由右心室前壁组成，主动脉球则不明显（图2-2-12）。

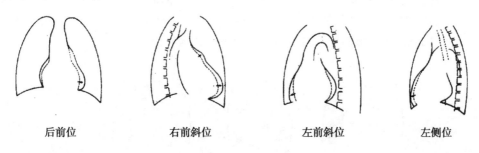

后前位　　右前斜位　　左前斜位　　左侧位

图 2-2-12　右心室增大

右前斜位时，右心室段前缘隆起，心前间隙变窄、闭塞，肺动脉段和漏斗部突出；左前斜位时，心脏膈面延长，心前缘下段向前隆起，心前间隙下部狭窄，左心室受压向左后移，室间沟向后上移位，心后缘可与脊柱重叠，最突出点的位置较高；侧位时，心前缘与前胸壁的接触面增大，漏斗部和肺动脉段突出。

右心室增大常见的原因为二尖瓣狭窄、慢性肺源性心脏病、肺动脉狭窄、肺动脉高压、法洛四联症等。右心室增大的表现有：右心室主要向前、向左、向后增大，心脏呈二尖瓣型；心腰膨隆和相反搏动点下移。右前斜位时，心前缘下段隆起，心前间隙变窄；左前斜位时，心脏膈面延长，室间沟向后上移位。

（3）左心房增大：后前位时，若左心房早期向后增大，则心脏轮廓无明显改变，但心底部出现圆形或椭圆形密度增高影，常偏右与右心房重叠，在过曝光片上，形成双心房影。若左心房继续增大，向右突出形成双弧影。左心房向左显著增大时，左心耳突出，在左心缘出现四弓。

右前斜位时，若左心房向后或向右后增大，食管中段受压后移形成压迹。轻度增大时，食管仅前壁受压；中度增大时，食管前后壁均有受压移位；显著增大时，食管明显后移。左前斜位时，若左心房向上显著增大，则左支气管受压抬高，甚至成水平位。

左心房增大的主要原因有二尖瓣病变、左心室衰竭和先天性心脏病，如动脉导管未闭、心室间隔缺损等。左心房增大的表现有：食管中段受压后移；心右缘出现增大的左心房，形成双弧和双重阴影；左心缘可见左心耳突出，即第三弓影；左支气管受压抬高（图2-2-13）。

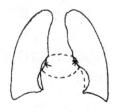 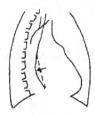 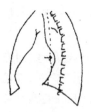 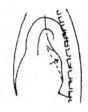

　　后前位　　　　　右前斜位　　　　左前斜位　　　　左侧位

图 2-2-13　左心房增大

　　(4) 右心房增大：后前位时，心右缘下段向右扩展、膨隆。显著增大时，弧度加长，最突出点的位置较高，常见上腔静脉增宽。右前斜位时，心后缘下段向后突出。左前斜位时，心前缘上段膨隆延长，超过心前缘长度的一半，右心房增大可首先发生在心耳部。右心房增大可见于右心衰竭、房间隔缺损、三尖瓣病变、心房黏液瘤等(图2-2-14)。

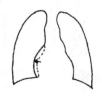 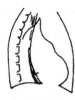 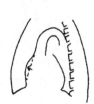

　　　后前位　　　　　　右前斜位　　　　　左前斜位

图 2-2-14　右心房增大

　　(5) 心脏普遍增大：前后位时，心影向两侧增大，心脏横径显著增宽。右前斜位和右侧位时，心前间隙和心后间隙狭窄，食管普遍受压后移。左前斜位时，支气管分叉角度增大，气道后移。心脏普遍增大的原因有心功能失代偿、衰竭、心肌炎、心肌病等。

　　2. 心脏形状的改变

　　(1) 二尖瓣型：后前位时，呈梨形，心腰膨隆，左心缘下段圆钝，右心缘下段较膨隆，主动脉球较小，常见于二尖瓣狭窄、慢性肺原性心脏病、肺动脉狭窄、心间隔缺损等。

　　(2) 主动脉型：后前位时，心腰凹陷，左心缘下段向左下延伸，主动脉球增大，常见于高血压病、主动脉瓣关闭不全或狭窄。

　　(3) 普遍增大型：心影均匀向两侧增大，以全心功能失代偿、衰竭和心肌炎最多见。心包积液时亦可见心影普遍增大，但病变不在心脏本身。

　　3. 主动脉形状及密度的改变

　　(1) 形状改变：后前位时，若主动脉扩张或延长，升主动脉外缘可越过心右缘上段，升主动脉与右心房的分界点下移，心脏更倾向于横位，降主动脉向左肺野膨出，主动脉球上移，可达到或超出锁骨水平。左前斜位时，升主动脉向前弯曲，弓部向上突起，降主动脉向后弯曲移位，主动脉球在食管的压迹加深和上移。右前斜位时，食管受降主动脉牵引而向背侧弯曲。

　　(2) 密度改变：主动脉密度增高有两个原因：一是管腔扩张，血容量增加，二是管壁增厚或钙化。这两个因素常同时存在。长期高血压情况下，主动脉弹力纤维和肌纤维均可肥厚，钙化可发生于主动脉的任何部分，多见于弓部，常呈线形或镰刀状。左前斜位和左侧位时，钙化的范围更容易显示。

　　4. 心脏、大血管搏动的改变　　当心脏或大血管需要克服阻力和负担过重而仍有代偿功能时,则心搏动增强,幅度增大,频率不变;心功能衰竭时,则搏动减弱,幅度减小,频率加快;心搏动完全消失,一般为心包积液的表现。

5. 肺循环的改变　肺循环由肺动脉、肺毛细血管和肺静脉组成。通过肺循环沟通左、右心腔。肺动脉和肺静脉是正常肺纹理的主要组成部分。

(1) 肺充血:肺充血是指肺动脉内血流量增多。后前位时表现为肺动脉段突出,两侧肺门影增大,边缘清楚,系肺动脉的扩张,透视下可见肺动脉段和两侧肺门血管搏动增强,即所谓"肺门舞蹈"(hilar dance)。肺充血早期,肺野内的肺动脉分支向外周伸展,成比例地增粗,表现为肺纹理增多,但边缘清楚、锐利。若长期肺充血,可促使肺小动脉痉挛、收缩,从而导致血管内膜增生,管腔变窄,最后引起肺动脉高压。肺充血常见于左向右分流的先天性心脏病,如房或室间隔缺损、动脉导管未闭等;亦见于循环血量增加,如甲状腺功能亢进和贫血等疾病。

(2) 肺淤血:肺淤血是指肺静脉回流受阻,血液淤滞于肺内。后前位时主要表现为肺静脉普遍扩张,呈模糊条纹状影,一般以中、下肺野显著,有时可呈网状或圆点状,肺野透明度显著减低,两肺门影增大,肺门血管边缘模糊,结构不清,在出现反射性血管痉挛时,下肺静脉收缩变细,上肺静脉扩张增粗。透视时,肺门影无搏动。肺淤血严重时,在肋膈角附近可见到与外侧胸壁垂直的间隔线(Kerley B 线),长 2~3 cm,宽约 1 mm,为肺静脉压升高引起渗出液存留在小叶间隔内所致。若长期肺静脉压升高,肺小动脉会发生痉挛、收缩和狭窄,久之,肺动脉压亦升高;右心室负担加重,引起肥厚和扩张。肺淤血的常见原因为二尖瓣狭窄、左心衰竭等。

(3) 肺血减少:指由于右心排血受阻引起的肺血流量减少。X 线表现为:肺门影缩小,右下肺动脉变细,肺纹理普遍细小、稀疏。肺野透明度增加。严重肺血减少时,可由支气管动脉建立侧支循环,在肺野内显示为很多细小、扭曲而紊乱的网状血管影。肺血减少主要见于肺动脉狭窄、三尖瓣狭窄和其他右心排血受阻的先天性心脏病。

(4) 肺水肿:是由于毛细血管内液体大量渗入肺间质和肺泡所致。主要原因为毛细血管压和血浆渗透压之间失去平衡,毛细血管通透性增加,液体就从毛细血管渗入肺组织。毛细血管压增高常见于肺静脉回流受阻。低血氧、贫血、低蛋白血症、菌血症的毒素和药物过敏反应,均可成为损害毛细血管壁的因素。肺水肿可分为间质性和肺泡性两种。

间质性肺水肿:多为慢性,是左心衰竭引起肺静脉和毛细血管高压所致,也是肺淤血进一步发展的结果。X 线主要表现为肺淤血改变,肺门模糊、增大,肺纹理模糊,中下肺野有网状影,肺野透明度减低。肋膈角区常见 Kerley B 线。还可有一种较少见的间隔线,即 Kerley A 线,表现为细长的线条影,多出现于肺野中央区,斜向肺门。常有少量胸腔积液。经过治疗,肺淤血和肺水肿可于短期内消退。

肺泡性肺水肿:常与间质性肺水肿并存。渗出液主要储集于肺泡内。急性期可有呼吸困难和有大量泡沫痰等症状。X 线表现为以肺门为中心的一侧或两侧肺野片状模糊影,以内、中带为多见。典型表现为肺野呈蝶翼状,见于尿毒症和心脏病伴左心衰竭的病人。

(5) 肺栓塞及肺梗死:大多由周围静脉血栓或右心附壁血栓脱落进入肺动脉引起。肺动脉主要分支栓塞时,可危及病人生命。临床表现为呼吸困难、心动过速、休克,甚至很快死亡。肺栓塞多涉及肺段动脉,可多发,好发于下肺。常见症状为胸痛、少量咯血和低热。X 线表现上,一般需要 2~4 d 才能形成出血性坏死实变,典型表现为肺野外围出现密度均匀增高的楔形或三角形影,长 3~5 cm,底边朝向胸膜,尖指向肺门。但多数表现不典型,可呈团块状或片状。大片梗死可形成肺段、叶实变。有时病变边缘模糊,似炎症反应,并常出现少量胸腔积液。

肺组织缺血性坏死后可继发感染形成空洞。患侧膈可升高,运动受限。病变机化后,残留索条状瘢痕影。一般病变吸收缓慢,平均需要3周左右。

(6) 肺循环高压:通常由肺血流量增加或肺循环阻力增高引起,可分为毛细血管前肺循环高压和毛细血管后肺循环高压。由肺充血、肺血流量增加引起者,称为高流量性肺动脉高压;由肺小血管和毛细血管痉挛、狭窄所致肺循环阻力增高而引起者,称为阻塞性肺动脉高压。这两类肺动脉高压均属于前者。肺静脉回流受阻而引起的肺静脉高压,属于后者。肺静脉高压后期,可继发肺动脉高压。

肺动脉高压:正常肺动脉主干收缩压为 2~4 kPa(15~30 mmHg),平均压在 2.7 kPa(20 mmHg)以下。收缩压超过 4 kPa(30 mmHg),平均压超过 2.7 kPa(20 mmHg)即为肺动脉高压。X线表现为:肺动脉段突出;肺门肺动脉及其大分支扩张,而肺野中、外带分支收缩变细,与肺动脉大分支之间有一突然分界,常称为肺门截断现象,见于阻塞性肺动脉高压;而高流量性肺动脉高压时,从肺门至肺野外带,肺动脉各级分支均有增粗,但保持大小比例;肺门肺动脉搏动增强;右心室增大。

肺静脉高压:指肺静脉压超过 1.3 kPa(10 mmHg)。一般超过 3.3 kPa(25 mmHg)时,则毛细血管内液体外渗而引起肺水肿。

6. 心血管造影的异常所见　观察心血管造影时,应注意心脏、大血管的内部结构和相互间的关系,包括心室流出道、心房与心室间隔和各瓣膜等。注意有无血管狭窄、缺损和瓣口狭窄。对于大血管,要观察其根部形态、管腔大小和分支情况。例如,主动脉瘤可见动脉梭形扩张,主动脉缩窄可见局限性狭窄。对冠状动脉,主要观察有无血管狭窄与闭塞以及受累分支和狭窄的范围与程度。

造影时还要分析心腔与大血管显影的顺序。因为心腔大血管结构异常时,可出现造影剂充盈顺序与时间上的异常:① 不应显影的解剖部位显影,例如主动脉造影时,肺动脉显影。② 提前显影,例如右心造影时,主动脉与肺动脉同期显影。③ 重复显影,例如某房、室或大血管显影后再次显影。这些表现提示两侧心房、心室间或主肺动脉间有异常沟通。④ 排空延迟,提示流出道有狭窄。例如,在肺动脉狭窄时右心室排空延迟,右心室显影时间延长。⑤ 反向充盈,提示瓣膜关闭不全。例如,左心室造影时左心房逆行充盈,说明二尖瓣有关闭不全,存在血液反流。

三、正常心脏、大血管的 CT、MRI 表现

1. 正常心脏、大血管的 CT 表现

(1) 动脉弓层面:气管前左方为主动脉弓,其右侧为上腔静脉,上腔静脉后方为弓形的奇静脉(图 2-2-15)。

(2) 气管分叉层面:左肺动脉位于升主动脉左后方,有时可见左、右肺动脉呈"人"字状。上腔静脉位于升主动脉右前方(图 2-2-16)。

(3) 主动脉根部层面:升主动脉根部位于中央,其后方为左心房,右侧为右心房,前方偏左为右心室圆锥部。降主动脉位于脊柱左侧(图 2-2-17)。

(4) 心室层面:右心室位于右前方,左心室位于左后方,右心房位于右心室的右后方。心包表现为心脏表面 1~2 mm 厚的弧形线状影,其下可见低密度的脂肪组织(图 2-2-18)。

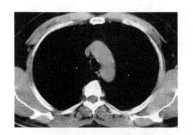

图 2-2-15　动脉弓层面

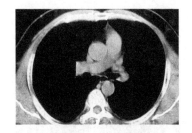

图 2-2-16　气管分叉层面

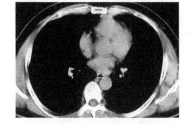

图 2-2-17　主动脉根部层面

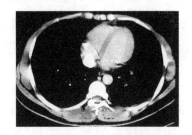

图 2-2-18　心室层面

2. 正常心脏、大血管的 MRI 表现　正常心脏、大血管 MRI 的横段解剖结构表现（图 2-2-19）与 CT 相同，但表现形式不同。心脏、大血管的 MRI 信号表现：在常规 SE 序列中，由于血液的流空效应，其内腔呈黑的无信号区，而心肌和血管壁呈灰的低信号，纵隔内脂肪组织呈高信号，形成明显对比。

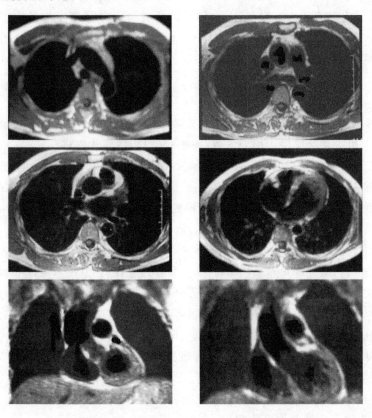

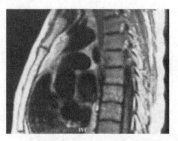 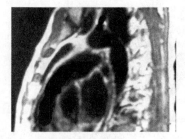

图 2-2-19 正常心脏、大血管的 MRI 横段解剖结构表现

四、心脏、大血管病变的基本 CT、MRI 表现

CT 在检查心脏、大血管病变时，除心包积液外，都需要作增强扫描。

1. 心脏异常

（1）心脏位置异常：包括心脏整体的位置异常和房室相对位置的异常。前者表现为心脏位置发生改变，但房室关系正常，如右位心。后者表现为：左、右心房位置关系颠倒，为心房反位；左、右心室位置关系颠倒，为心室反位。

（2）间隔异常：主要表现为位置、形态、连续性的异常。如肥厚性梗阻型心肌病时，室间隔呈非对称性增厚；室间隔缺损时，表现为室间隔的连续性中断；房间隔的连续性中断提示房间隔缺损。可根据其出现的部位来区分房间隔缺损的类型。

（3）瓣膜异常：主要表现为位置、形态、厚度等的异常。风湿性心脏病二尖瓣狭窄时，可见二尖瓣狭窄，瓣叶增厚变形；肺动脉瓣狭窄时，可见收缩期瓣膜呈圆顶样凸向肺动脉。

（4）心壁异常：主要表现为厚度、形态和信号的异常。心壁厚度增加见于肥厚性心肌病以及各种原因引起的心室负荷增加而未失代偿时；心脏厚度减小可见于扩张性心肌病。心肌梗死并发室壁瘤显示为局部心壁变薄、外突。心肌炎、心肌病、急性心肌梗死在 MRI 上可显示心肌壁信号增高。

2. 血管异常

（1）主动脉管壁异常：如夹层动脉瘤，在 CT 增强扫描时，可显示主动脉腔显影后假腔也相继显影。MRI 上可见动脉中层内出现假腔，内膜有破口，内膜片内移。

（2）动脉管腔异常：如真性动脉瘤，为主动脉管腔的局部异常扩大，直径超过 4 cm 或超过邻近主动脉管径的 1/3。CT 可显示主动脉的扩张及发生主动脉内膜的钙化，增强扫描还可显示主动脉瘤壁下低密度的附壁血栓；MRI 上，新鲜的血栓在 T1WI 上为较高信号，在 T2WI 上信号不变或有降低。陈旧血栓呈高、低分层状信号。

五、心脏、大血管疾病的影像学表现与诊断

1. 风湿性心脏病（rheumatic heart disease） 可分为急性/亚急性风湿性心肌炎及慢性风湿性瓣膜病两大类。前者是风湿热的主要组成部分；后者则是风湿性瓣膜炎的后遗损害，为常见心脏病之一。本病多发生于 20～40 岁，女性略多。各个瓣膜均可受损，但以二尖瓣为常见，其次为主动脉瓣及三尖瓣，而肺动脉瓣少见。

（1）二尖瓣狭窄（mitral stenosis）：主要病理改变为瓣环瘢痕收缩，瓣叶增厚融合，瓣膜表面粗糙硬化，有小赘生物以及腱索缩短和粘连。二尖瓣狭窄时，左心房的血液进入左心室受阻，左心房内压力升高，左心房扩张和肥厚，出现肺淤血现象。若长期二尖瓣狭窄，会使左心室内血流量减少，左心室及主动脉均可萎缩。

临床上,轻度二尖瓣狭窄病人的症状不明显或主要为劳累后心悸。重度狭窄者则可出现咯血、端坐呼吸、肝大、下肢水肿等表现。主要体征为:心尖区舒张期隆隆样杂音,肺动脉瓣区第二音亢进,心电图显示二尖瓣 P 波,常有房颤。

单纯二尖瓣狭窄的 X 线表现为(图 2-2-20):① 心脏增大呈二尖瓣型,左心缘出现四弧,左

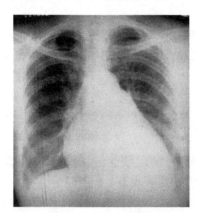
后前位:心脏呈梨形,左心缘出现四弧,
左心房和右心室增大

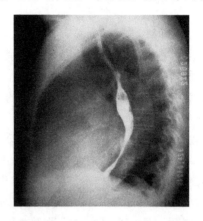
侧位:左心房增大,食管受压后移

图 2-2-20　二尖瓣狭窄的 X 线表现

心房、左心耳和右心室增大。② 主动脉球缩小,主要原因是左心室血液排出量减少,主动脉萎缩或心脏和大血管向左旋转时,主动脉弓折叠。③ 左心室缩小和右心室增大,使心尖位置左上移,心左缘下段较平直。④ 二尖瓣瓣膜钙化,系直接征象。⑤ 肺淤血和间质性水肿。上肺静脉扩张,下肺静脉变细。有时还可见肺野内出现直径 1～2 mm 大小的颗粒状影。二尖瓣狭窄病人只有在考虑手术或介入治疗,需明确病变程度时,才可进行造影检查。以左心房造影为宜。造影显示左心房腔扩大,心室舒张期二尖瓣呈圆顶状凸出,左心室腔呈部分充盈;造影剂通过狭窄的二尖瓣口呈窄带状影。

(2) 二尖瓣关闭不全:二尖瓣病变中,二尖瓣狭窄伴二尖瓣关闭不全约占一半,而单纯二尖瓣关闭不全少见。

二尖瓣关闭不全病人左心室收缩时,部分血液反流至左心房,使左心房血量增加而扩张。当左心房代偿功能不足时,则产生肺淤血。因为接受由肺循环回流的血液和由左心室反流的血液,左心房负担加重而肥厚,严重时可发生左心衰竭。

轻度二尖瓣关闭不全病人可无症状,中度以上则有乏力和心悸,劳动时有呼吸困难,也可有咯血等。听诊心尖区有收缩期吹风样杂音,且可传导至腋中线。

X 线表现:二尖瓣反流较轻、心代偿功能良好时,心脏大小和形状无明显改变,仅见左心房和左心室轻度增大。当二尖瓣反流在中度以上,心功能失代偿时,则左心房明显增大,左心室也增大,肺部出现肺淤血表现,右心室亦可增大,主动脉球正常或略小。透视下可见左心室收缩时左心房因瓣膜关闭不全而有强烈的搏动。左心室造影时可见造影剂逆流入左心房,根据造影剂进入左心房的多少和左心房腔的大小可以估计关闭不全的程度。

常规 CT 可用于观察瓣膜钙化、房室大小和左心房内血栓。MRI 快速成像和 MRI 电影适用于瓣膜病的诊断。

2. 慢性肺原性心脏病(chronic pulmonary heart disease)　由于长期肺实质和肺血管的原

发病变或严重的胸廓畸形所引起的心脏病。肺的原发疾病以慢性支气管炎为最常见。有肺动脉高压或右心功能不全等表现。一般认为,肺动脉高压的发生是由于肺部长期慢性病变产生缺氧引起的肺小动脉痉挛。长期血管痉挛,可产生内膜增生,管腔变窄;肺部长期慢性病变引起广泛纤维化及肺气肿,肺血管床逐渐闭塞,使肺循环阻力增加所致。肺动脉压力升高可使右心室肥厚和扩张或出现右心衰竭。

临床上有长期咳嗽、咳痰、哮喘和劳动时心悸、气喘等表现。体检有肺气肿和支气管炎体征,如轻度发绀,杵状指和干、湿性啰音,常有桶状胸,肺动脉区第二音亢进,心电图显示右心室肥厚和心肌劳损等改变。

X 线表现为肺动脉高压和肺部慢性病变的改变:肺动脉高压常出现于心形态改变之前,表现为肺动脉段突出,右下肺动脉管径大于 1.5 cm;右心室增大,心脏呈二尖瓣型。由于有肺气肿、横膈位置较低等因素,心胸比例多无明显改变,部分病例心脏比正常为小。左心室如增大则常为心力衰竭所致。右心房增大少见,常是由于右心室压力增高,右心房排血困难所致。肺部慢性病变有慢性支气管炎、广泛肺组织纤维化及肺气肿等表现。

3. 心包炎　心包膜脏层和壁层的炎性病变,以结核性、风湿性、化脓性及病毒性多见,其中尤以结核性最为常见。心包炎可分为干性和湿性两种。前者的心包病变以纤维蛋白渗出为主,使心脏表面粗糙而呈绒毛状,X 线表现无异常。后者则伴有积液。

(1) 心包积液的液体可为浆液性、浆液血性、血性、化脓性及乳糜性等。心包积液时,心包腔内压力升高,当达到一定程度时,可压迫心脏,使心房和腔静脉压力升高,以致静脉回流受阻。同时,心室舒张及血液充盈亦受阻,心脏收缩期排血量减少,因而出现心包填塞症状。

临床上有发热、疲乏、心前区疼痛和心包填塞等症状,如面色苍白、发绀、腹胀、水肿和端坐呼吸等。查体示心界向两侧扩大,心音遥远,颈静脉怒张,血压和脉压均降低。心电图示 T 波变低、平坦或倒置和低电压。

X 线表现:心包积液在 300 mL 以下者,心影大小和形状可无明显改变。中等量积液时,液体从心包腔下部分向心两侧扩展,后前位可见如下征象:① 心影向两侧普遍增大,心缘失去正常弧度,呈烧瓶状。若积液缓慢增多,则呈球形。② 体静脉血液回流受阻,致使上腔静脉增宽。③ 由于心包在心底部的附着处高于心与大血管的交界处,增大的心影可达心、大血管交界以上,故使主动脉影缩短。④ 心缘搏动减弱或消失,而主动脉搏动则表现正常。⑤ 右心室排血量减少,因而肺纹理减少。如合并左心衰竭,则有肺淤血现象(图 2-2-21)。

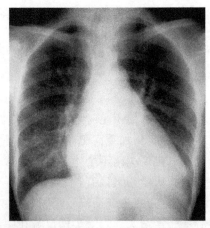

图 2-2-21　心包积液:心脏向两侧增大,左心缘弧度变直,主动脉影缩短

CT、MRI 表现:少量积液多见于左心室背侧和左心房左侧。中、大量积液时,心包腔呈不对称的液体密度环绕整个心脏。心包积液的 CT 值一般为 12~40 Hu。心包积液的 MRI 信号在 T1WI 上,根据蛋白质浓度不同,信号强度高低不等;在 T2WI 上均呈高信号。心包积液如吸收不彻底,可引起心包肥厚、粘连,并可逐渐发展成缩窄性心包炎。

(2) 缩窄性心包炎(constrictive pericarditis)主要特征为心包脏、壁两层发生粘连,并形成坚实的纤维结缔组织,明显限制心脏的收缩和舒张活动。大多是由于急性心包炎未能及时有效治疗发展而来。增厚的心包如同盔甲,包裹在心脏上,厚度可达1 cm以上,一般以心室面,包括膈面增厚、粘连为著,而心房和大血管根部较轻。

由于心脏受压,舒张受限,静脉回流到右心房被阻,引起静脉压升高、颈静脉与上腔静脉扩张、肝大、腹水和水肿等。左心室受压,舒张受限,在舒张期进入左心室的血量减少,导致左心房和肺静脉压升高。心排血量亦随之减少,造成脉压下降。当二尖瓣口部位被心包纤维瘢痕包绕时,可引起左心房增大、肺淤血。

临床症状主要为心悸、呼吸困难、颈静脉怒张、腹胀、肝脾肿大、腹水、面部和下肢水肿、血压偏低、脉压变小和静脉压升高。体征为心音减低,心界不大或稍增大。心电图示肢体导联QRS波群低电压,T波低平或倒置和双峰P波。

X线表现:① 心影大小正常或轻度增大,但心脏失去正常弧形。心包增厚粘连使两侧或一侧心缘变直,各弓影分界不清,心脏外形常呈三角形或近似三角形,亦可呈球形或其他形状,有时由于心房增大,心右缘呈一个大弧,而心左缘则平直。② 心搏动一般明显减弱或消失,但在心包增厚不显著的部位,心脏可局部膨大,搏动明显增强。③ 心包钙化是缩窄性心包炎的特征性表现。钙化可呈蛋壳状、带状、斑片状或结节状等,多分布于房室沟、右心房室的周围、右心室的胸骨面及膈面等处。一般钙化不易在后前位上显示,切线位用高千伏摄影最有效,可选择侧位或斜位投照。④ 由于静脉压升高,因而上腔静脉扩张。⑤ 胸膜增厚、粘连。

缩窄性心包炎无需心血管造影检查,在CT上可见心包钙化(图2-2-22)。

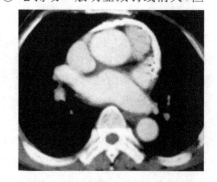

图2-2-22 缩窄性心包炎的CT增强扫描表现:心底升主动脉根部前方见弧形的心包钙化

4. 心肌病(cardiomyopathy) 侵犯心肌的病变统称为心肌病。病因有多种,可分为以下两大类:

(1) 原发性心肌病:病因不明,可分为三型,即扩张型、肥厚型和限制型(闭塞型)。扩张型最常见,病变主要侵犯心室,尤其是左心室,以心腔扩张为主;肥厚型病变主要累及室间隔肌部及乳头肌,肥厚的肌部间隔可向两侧心室突出,使心室流出道变窄;限制型主要为心内膜增厚和心内膜下肌纤维化,侵犯心室流入道和心尖,心室壁明显增厚,心腔填塞。

(2) 继发性心肌病:为已知病因或合并其他疾病的心肌损害,是全身性疾病的一部分,包括各种感染所致的心肌炎、中毒、营养缺乏、代谢障碍、内分泌性疾病、结缔组织病、神经肌肉性疾病等,同时累及心脏。

临床上常有心悸、气促、胸痛、眩晕、心律失常及心力衰竭等症状。超声心动图可显示左心室流出道有无狭窄以及室间隔和左心室后壁有无增厚,为原发性肥厚型心肌病的诊断提供可靠的征象。

X线表现:① 早期心脏大小和形状可以正常,以后心脏中度至高度增大,一般为双心室增大,但以左心室增大为主,呈主动脉型(图2-2-23)。② 心搏动普遍减弱。③ 肺血管纹理正常或增多。心力衰竭时,出现肺淤血及间质性肺水肿。④ 主动脉球部一般不增大,有时因心排血量减少而缩小。继发性心肌病病变好转后,心影恢复正常。MRI对肥厚型心肌病有诊断价值,可明确心肌肥厚的部位、范围及程度,对治疗计划的制订与预后的估计有较大帮助。MRI表现为左心室腔呈倒圆锥状狭窄,心室腔变形,轮廓不整。

5. 先天性心脏病（congenital heart disease） 按其血流动力学改变情况，可分为左向右分流、右向左分流和无分流三类。临床上一般将其分为有发绀和无发绀两大类。X 线检查是诊断先天性心脏病的一种重要方法，对于常见的先天性心脏病，通过普通 X 线检查，再紧密结合临床资料进行分析，可作出较为正确的诊断。但普通 X 线检查对于复杂畸形的诊断有一定的限度，还须进一步做心导管检查和心血管造影，才能了解心内解剖结构及血流动力学改变。

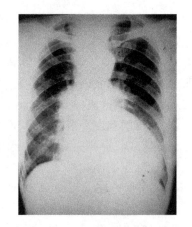

图 2-2-23 扩张型心肌病：左心室显著增大，心腰凹陷，主动脉球相对缩小，两肺间增大，肺淤血改变

（1）房间隔缺损（atrial septal defect）：它是成人最常见的先天性心脏病，女性多于男性。根据缺损的部位，可分为第一孔（原发孔）型、第二孔（继发孔）型和其他类型。第二孔型多见，缺损多在卵圆孔，大小为 1～4 cm。当有心房间隔缺损时，左心房的血液分流入右心房，因此右心房除接受体循环来的静脉血外，还接受左心房分流的动脉血，右心房、右心室及肺动脉内的血流量明显增加，引起右心房及右心室负担过重而增厚、扩张。久之可出现肺动脉高压和右心衰竭，右心房内压力可接近或超过左心房内压力，出现双向分流甚至由右向左的分流。第一孔型少见，缺损是由于心内膜垫发育障碍所引起，缺损位于房间隔下部，常伴有二尖瓣或三尖瓣裂缺，因而产生瓣膜关闭不全。

临床上常有劳累后心悸、气促等表现，易患呼吸道感染，无发绀。儿童症状不明显，多数在青年期才出现症状，心力衰竭常出现于 30 岁以后。体检在胸骨左缘第 2～3 肋间可听到收缩期吹风样杂音，无震颤，肺动脉瓣区第二音亢进、分裂。心电图显示右心室和右心房肥厚及右束支传导阻滞。

X 线表现：当缺损小、分流量少时，心脏大小和形状正常或改变不明显。缺损较大时即有以下改变（图 2-2-24）：① 心脏呈二尖瓣型，常有中度增大；② 右心房及右心室增大，尤以右心房显著增大为心房间隔缺损的主要特征性改变；③ 肺动脉段突出，搏动增强，肺门血管扩张，常有肺门舞蹈现象；④ 左心房一般不增大，第二孔型左心室和主动脉球变小，而第一孔型左心室增大；⑤ 肺充血后期可出现肺动脉高压。

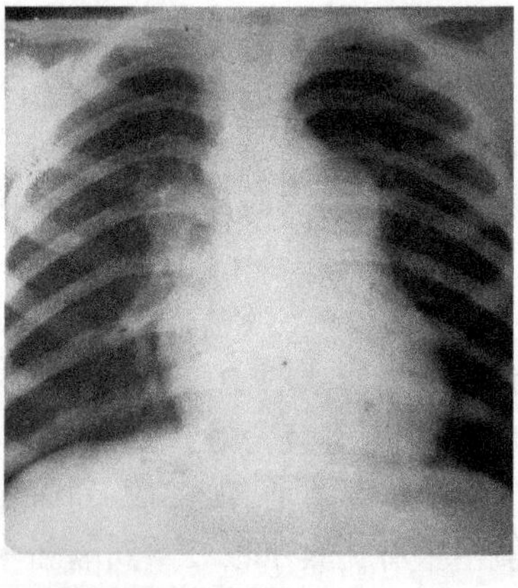

CT 表现：房间隔缺损的直接征象是增强扫描显示房间隔中断或缺损和房间隔有交通，还可见右心房、右心室增大，肺动脉扩张。

图 2-2-24 房间隔缺损：梨形心，肺动脉段突出，心尖圆钝

MRI 表现：长轴位能最好地显示房间隔、房室瓣和上部的肺静脉，可清楚地区分房间隔的类型，观察房、室间隔及房室瓣的关系。第二孔型房间隔缺损的特征为缺损边缘房间隔组织钝，缺损与房间隔缺损的诊断标准是两层以上的图像均显示房间隔中断征象。房间隔缺损只有在诊断困难、怀疑有心内膜垫缺损或并发其他畸形时才行心血管造影检查。

（2）法洛四联症：它是发绀型先天性心脏病中最常见的一种，占 50% 以上。四种畸形为

肺动脉狭窄、室间隔缺损、主动脉骑跨和右心室肥厚,其中以肺动脉狭窄及室间隔缺损为主要畸形。肺动脉狭窄以右心室漏斗部狭窄为常见,其次为漏斗部及瓣膜部均狭窄。漏斗部狭窄多为肌肉肥厚呈管状或环状狭窄。

室间隔缺损绝大多数在膜部,一般直径为1~2.5 cm。主动脉多数向前、向右方移位,骑跨于两心室之上,管径较粗大,为细小肺动脉的3~4倍。右心室肥厚继发于肺动脉狭窄。临床上,病人发育一般迟缓,发绀出现早,大多在1岁以内,有气促、喜蹲踞、杵状指(趾)和晕厥史等表现。于胸骨左缘第2~4肋间可闻到较响亮的收缩期杂音,且可扪及震颤。肺动脉第二音减弱或消失,心电图显示右心室肥厚。

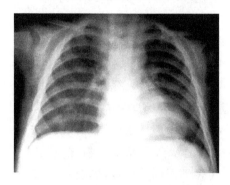

图2-2-25 法洛四联症:上纵隔增宽,心尖上翘,心腰凹陷,呈靴形,肺纹理纤细

四联症分为三型,X线表现如下:① 常见型(图2-2-25):肺动脉狭窄较重,室间隔缺损较大,发绀明显。X线表现:心脏一般无明显增大,心尖圆钝、上翘,心腰凹陷呈靴型;若有第三心室形成,则心腰平直或轻度隆起;右心室增大;右心房由于回心血流增多及右心室压力增高而有轻度到中度增大;肺门缩小,肺野血管纹理纤细;主动脉增宽,并向前、向右移位。

② 重型:肺动脉高度狭窄或闭锁,室间隔缺损较大,全部为右向左分流。出生后即出现发绀,与常见型相似,但更严重。心脏大多有中度以上增大。右心室增大显著。肺门显著缩小甚至无明显肺动脉主干影,肺内有支气管动脉侧支循环形成时,肺野可见网状阴影。有时可见左上腔静脉或右位主动脉弓。

③ 轻型(无发绀型):室间隔缺损较小、肺动脉狭窄较明显时,其X线表现与单纯肺动脉狭窄相似;室间隔缺损较大、肺动脉狭窄不明显时,X线表现则与室间隔缺损相似。

心血管造影可明确法洛四联症的畸形及其程度,为手术治疗提供重要参考资料。以选择性右心室造影为宜。造影可见在右心室及肺动脉充盈显影的同期或稍后有左心室及主动脉的提前显影,提示心室水平的右向左分流和主动脉骑跨。室间隔缺损于侧位上显示,居主动脉瓣下方,常较大,升主动脉扩张;漏斗部狭窄多较长,呈管状,肺动脉瓣狭窄在心室收缩期呈鱼口状突向肺动脉;肺动脉干及左右分支常有不同程度的缩小;右心室肥厚;右心房与腔静脉扩张。

(郭 亮)

第三节 心脏超声检查

一、超声心动图

超声心动图是心血管疾病诊断最重要的检查手段之一,该技术可通过无创检查手段实时动态显示心脏及大血管形态结构、血流情况及心功能状态等,为心血管疾病诊断提供心脏病理生理改变的形态学、血流动力学和功能学等方面的客观依据。

超声心动图是利用声波反射的原理及多普勒效应,在荧光屏上显示超声波通过心脏各层结构时的反射和血流信号,以观察心脏与大血管的形态结构、血流走向、空间关系、活动情况,了解房室收缩、舒张与瓣膜关闭、开放的活动规律以及血流动力学变化。

【心脏超声的分类及特点】

1. M型超声心动图 M型扫描的特点:换能器以固定的位置和方向对人体扫描,将代表扫描深度的时基信号加到显示器的垂直偏转板上。另在显示器的水平偏转板上加有一慢变化的时基扫描信号,使代表深度的垂直扫描线沿水平轴移动。由于探头固定,随着心脏有节律地收缩与舒张,心脏各层组织和探头间的距离便发生节律性改变,显示一条线(即一维空间)上的心脏各结构的活动曲线,此即M型超声心动图。

2. 切面超声心动图 切面超声心动图用灰度调制法显示回波信号,即将介质中由不同声阻所形成的界面反射,以光点形式排列在时基扫描线上,接收到的回波信号带有幅度与深度的信息。亮点的灰度(即灰阶)与回声波幅之间存在一定的函数关系。反射强,光点亮;反射弱,光点淡;如无反射,则扫描线上相应处为暗区。代表不同回波幅度的灰阶点,按其回波的空间位置,显示在与超声扫描线位置相对应的显示器扫描线上。切面超声的时基深度扫描线一般加在显示器的垂直方向上,并且声束必须进行重复扫查,与在显示器水平方向上的位移扫描相对应。当图像达到或超过每秒16帧图像时,则形成一幅实时的切面(即二维)超声图像。

3. 多普勒(Doppler)超声心动图 指利用超声反射的频移信号组成灰阶频谱和彩色图像,从而提供心血管系统的血流信息。

(1) 多普勒超声心动图产生的原理:当声源与接受器之间出现相对运动时,接收到的声波频率与声源发射的频率间有一定的差异,这种频率的改变称为频移(frequency shift)。此现象称为多普勒效应(Doppler effect)。

在人体心脏内,心壁、瓣膜及血液均可产生多普勒效应。心壁和瓣膜的反射回波虽然振幅很大,但频移较小。血液中的红细胞是很好的散射源,沿声束发射途径返回探头的散射被称为后散射,由于运动的红细胞的后散射作用,探头可接收回波而获得多普勒频移,且该频移较大。经过高通滤波器,可将心壁和瓣膜产生的低频移多普勒信号滤去,而保留血流高频移的多普勒信号,然后通过某些技术上的处理即产生多普勒血流信号。

(2) 多普勒血流显示方法:目前,多普勒显示主要有脉冲多普勒(PW)、连续多普勒(CW)以及彩色多普勒血流显像(CDFI)三种。脉冲多普勒(PW)血流检测具有距离选通功能,声波的发射和接收可由同一组晶片完成,这一类型的多普勒仪可以确定血流的部位、方向以及性质,但脉冲重复频率较低,测定高速血流时容易出现混叠(aliasing)现象。

连续多普勒血流检测无距离选通功能,声波的发射和接收分别由两组独立的晶片完成,它虽然不能准确判断血流的部位,但能测定高速血流的速度。

彩色多普勒血流显像通过记录每一点的血流多普勒信息,运用一些复杂技术处理将这些多普勒信号进行彩色编码并叠加在二维图像上。通常用红色表示血流方向朝向探头,蓝色表示血流方向背向探头,绿色表示湍流,色彩的明暗表示速度的快慢。

【超声心动图常用切面】

正常二维超声心动图的常用切面有以下四种：

1. 胸骨旁-左室长轴切面（图 2-3-1） 自前向后依次为右室前壁、右室腔、前室间隔、左室流出道和左室腔、二尖瓣前后叶及其腱索与乳头肌、左室后壁。于心底部分则为右室流出道、主动脉根部、主动脉瓣和左心房。室间隔膜部与主动脉前壁相连,二尖瓣前叶与主动脉后壁相连。

2. 大血管短轴切面（图 2-3-2） 主动脉根部横切面,三个主动脉瓣（半月瓣）于舒张期关闭,呈"Y"型,根部前方为右室流出道,左侧为肺动脉瓣及肺动脉主干纵切面,后方为左右心房,中间有房间隔,右房室交界处可见三尖瓣。

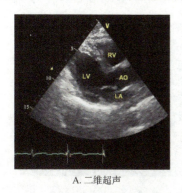 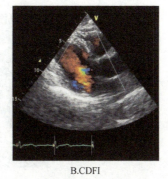 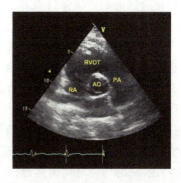

A. 二维超声　　　　　　　　　B.CDFI

图 2-3-1　胸骨旁-左室长轴切面超声心动图　　　图 2-3-2　大血管短轴切面超声心动图

3. 左心室短轴切面（图 2-3-3） 二尖瓣菲薄纤细,前后叶镜向运动;左心室呈圆形,室壁厚度均匀,可见规则协调的向心性收缩和舒张;乳头肌位于 3 点和 8 点的位置;右心室的一部分呈月牙形附着于左室右前侧。

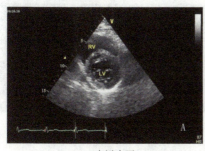 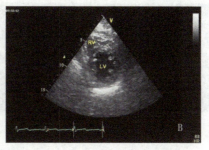

A. 二尖瓣水平　　　　　　　　B. 乳头肌水平

图 2-3-3　左心室短轴切面

4. 心尖四腔切面（图 2-3-4） 左心位于图像的右侧,右心位于图像的左侧,心尖部位于图像的顶端,心房位于图像的下方,房间隔与室间隔在图像的中央;二尖瓣位于左房室之间,三尖瓣位于右房室之间,二尖瓣附着点较三尖瓣高 0.5～1.0 cm。房间隔卵圆窝部回声弱,易出现假性回声失落,左房顶部可见肺静脉入口。左室腔形态似圆锥状,室壁运动协调;右室横径小于左室,右室近心尖部可见调节束。

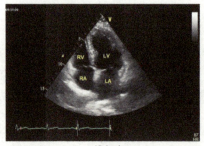
A. 二维超声

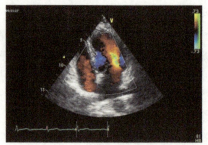
B. CDFI

图 2-3-4　心尖四腔切面

【常见疾病的超声图像特点】

1. 风心病二尖瓣狭窄

(1) M 型：① 二尖瓣前叶 M 双峰曲线转为城墙样曲线（图 2-3-5）。② 前后叶同向运动。

(2) 二维：① 二尖瓣回声增强、增粗，联合处粘连，前后叶同向。腱索增粗、缩短。② 舒张期前叶瓣体向左室流出道膨起，呈圆顶状凸起（Doming 症）。③ 舒张期瓣膜开放受限，开放面积缩小。④ 左房、右室增大。⑤ 左房内可有附壁血栓回声。

(3) 多普勒：① 二尖瓣口血流速度增快，频谱混叠现象。② 跨二尖瓣口的压力阶差增大。③ 彩色多普勒血流显像示瓣口流束明显缩窄，呈五彩镶嵌的较高流速（图 2-3-6）。

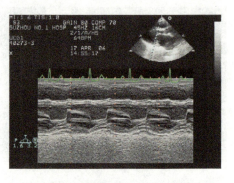

二尖瓣曲线回声增强、增粗，正常双峰曲线消失，前叶呈城墙样改变，后叶与前叶呈同向运动

图 2-3-5　风心病二尖病瓣狭窄（M 型超声）

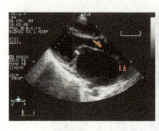
A

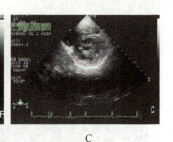
B　　　　C

A：左室长轴切面显示二尖瓣回声增强、增粗，瓣口开放受限（箭头），左房（LA）明显增大。B：CDFI 心尖四腔心切面显示舒张期通过二尖瓣口血流呈明亮色彩的狭窄血流束（箭头）。C：二尖瓣水平短轴切面显示舒张期瓣口开放面积明显减小。

图 2-3-6　风心病二尖瓣狭窄

2. 二尖瓣脱垂伴关闭不全（图 2-3-7）

(1) M 型：① 二尖瓣前叶 CD 段收缩中晚期或全收缩期有吊床样下垂。② 合并二尖瓣关闭不全时左室高流量改变。

(2) 二维：① 二尖瓣形态松软稍增粗、延长，运动活跃。② 二尖瓣前后叶收缩期接合异常。③ 收缩期前叶或后叶向左房脱出并超过瓣环连线。④ 合并二尖瓣关闭不全时，可有左房、左室增大等左室高流量改变。

(3) 多普勒：① 取样容积置于二尖瓣口的左房侧，可探及收缩期湍流频谱。② 彩色多普勒血流显像示:经收缩期二尖瓣口向左房反流以蓝色为主的五彩镶嵌的血流束。反流束多呈偏心性,前叶脱垂,反流束多沿后叶走向;而后叶脱垂者多沿前叶走向。

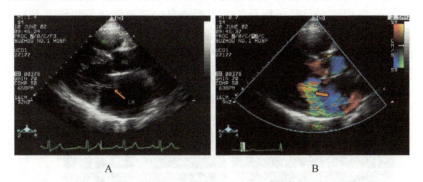

A:左室长轴切面显示二尖瓣前叶瓣体收缩期向左房脱入(箭头),超过瓣环连线。
B:CDFI显示收缩期二尖瓣反流(箭头),反流束沿二尖瓣后叶、左房后壁走向,呈偏心性。

图 2-3-7　二尖瓣脱垂伴关闭不全

3. 主动脉瓣狭窄(图 2-3-8)

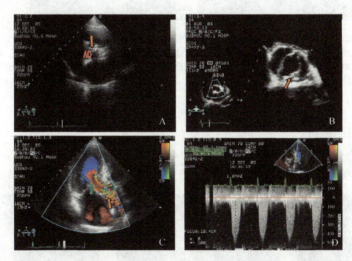

A:大血管长轴切面显示主动脉瓣回声增强、增粗,瓣膜交界处粘连(箭头),开放面积明显减小。B:大血管短轴显示主动脉瓣呈二叶式(箭头),开放面积减小。C:心尖左室长轴切面 CDFI 显示收缩期通过主动脉瓣口血流呈五彩高速血流束(箭头)。D:CW 测主动脉瓣口收缩期血流速度明显增快。

图 2-3-8　主动脉瓣狭窄

(1) 二维:① 主动脉瓣回声增强、增粗,有时有瓣叶钙化。② 瓣膜开放受限。③ 升主动脉有狭窄后扩张现象。④ 左室壁肥厚,左房、左室增大。⑤ 有时可见有畸形的半月瓣。

(2) 多普勒:① 取样容积置于主动脉瓣上时,测及收缩期血流速度明显加快,并出现混叠现象。② 彩色多普勒血流显像可见收缩期经主动脉瓣口呈喷泉状五彩镶嵌的高速射流。

4. 左房黏液瘤(图 2-3-9)

(1) M 型:① 舒张期在二尖瓣前叶曲线下方有云雾状或点线状异常回声出现,收缩期消失。② 二尖瓣前叶曲线形似二尖瓣狭窄,呈城墙样改变,但曲线纤细,回声不强,前后叶仍呈镜向运动。

(2) 二维：① 有一异常回声团往返于左房与二尖瓣口之间，舒张期进入二尖瓣口，收缩期又返回左房。② 肿瘤带蒂，一般附着于房间隔。③ 左心房增大。

(3) 多普勒：① 在瓣口可测及舒张期类似二尖瓣狭窄的流速增快及频谱混叠现象。② 彩色多普勒血流显像可见舒张期随瘤体脱入二尖瓣口，在瘤体与二尖瓣环之间为窄射流束。

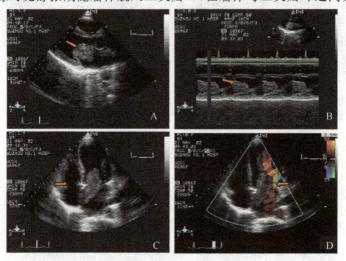

A：左室长轴切面显示左房内团块状回声（箭头），边缘不规则，表面不平呈分叶状，瘤体活动度大，舒张期随血流飘入二尖瓣口及左室内。B：M 型超声显示舒张期瘤体回声充填在二尖瓣口，二尖瓣前叶呈城墙样改变（箭头）。C：心尖四腔切面显示瘤体的蒂附着于房间隔卵圆孔附近的左房面（箭头），左房增大。D：由于舒张期瘤体堵在二尖瓣口，CDFI 显示左房血液只能通过瘤体与二尖瓣之间的狭窄通道进入左室，呈狭窄的五彩血流束（箭头）。

图 2-3-9　左房黏液瘤

5. 心包积液（图 2-3-10）

M 型及二维：① 心壁四周有液性暗区。② 心腔不大。③ 大量心包积液时，可见心脏摇摆征，室间隔与左室后壁呈同向运动。

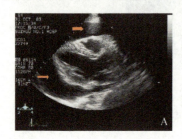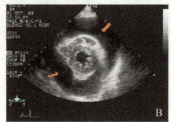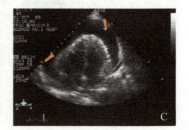

A、B、C 显示各切面心壁四周有液性暗区。

图 2-3-10　心包积液

6. 扩张型心肌病（图 2-3-11）

(1) M 型：① 主动脉搏动幅度较低，瓣膜开放后提前部分关闭；② 左右心房与心室均增大，以左侧为著。③ 二尖瓣前叶舒张期活动幅度降低，瓣口开放小，呈钻石样双峰图形及大心腔小瓣口的特点。④ 二尖瓣前叶曲线 E 峰与室间隔的距离（EPSS）大于 10 mm。

(2) 二维：① 心腔普遍增大。② 心壁弥漫性搏动减弱。③ 二尖瓣开放小，与扩大的左心室腔和左室流出道对比，呈大心腔小瓣口的特点。

(3) 多普勒：CDFI 往往可见二尖瓣、三尖瓣反流信号，以轻、中度为多，反流束多以中心性反流为主。

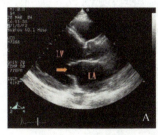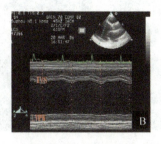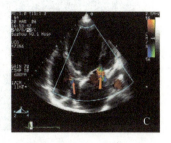

A：左室长轴切面显示左房(LA)、左室(LV)明显增大。B：M型超声示室间隔(IVS)、左室后壁(LVPW)活动幅度均明显减弱，左室舒张期及收缩期内径增大。C：心尖四腔心切面CDFI显示收缩期二尖瓣、三尖瓣反流(箭头)。

图 2-3-11　扩张型心肌病

7．肥厚型心肌病（图 2-3-12）

（1）M型：① 室间隔与左室后壁非对称性肥厚，IVS 与 LVPW 之比大于 1.5∶1。② 左室流出道狭窄＜20 mm。③ 二尖瓣装置靠拢室间隔，前叶收缩期前向运动（SAM现象）。④ 主动脉瓣收缩中期提前关闭后再部分开放伴瓣叶扑动。

二维：① 室间隔显著非对称性肥厚。② 收缩期二尖瓣前叶或腱索向室间隔凸起，左室流出道狭窄。③ 左室搏动增强，心腔小可出现收缩期心腔闭塞。

多普勒：① 彩色血流显像用于判定是否合并左室流出道梗阻，瓣膜是否存在反流。左室流出道梗阻时，在收缩期左室流出道内主动脉下出现五彩镶嵌的血流频谱。② 存在左室流出道梗阻时，连续多普勒可在左室流出道测及收缩期快速血流，并算出左室腔与左室流出道之间压力阶差。③ 二尖瓣舒张期血流频谱多呈 E 峰流速正常或减低，A 峰流速增高。

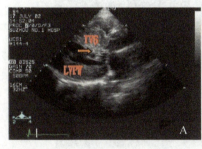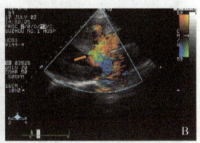

A：左室长轴切面显示前间隔明显增厚，导致左室流出道变窄，二尖瓣前叶收缩期呈穹顶样突向左室流出道（SAM现象）（箭头）。B：CDFI显示收缩期通过狭窄的左室流出道的五彩血流显像（箭头）。

图 2-3-12　肥厚型心肌病

8．房间隔缺损（图 2-3-13）

（1）M型及二维：① 右房、右室及右室流出道扩大，室间隔呈异常运动。② 房间隔回声中断，可分为原发孔型、继发孔型及静脉窦型。③ 声学造影示右房内负性显像和左房内正性显像。

多普勒：① 彩色多普勒血流显像可显示红色血流穿过房间隔缺损，从左房向右房分流，缺损大，分流束宽；缺损小，分流束窄。② 脉冲式多普勒取样容积置于房间隔缺损处，可记录到以舒张期为主，全心动周期的分流频谱。

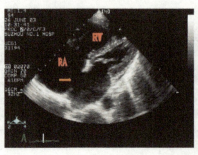
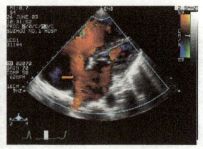

A：胸骨旁四腔心切面显示右房(RA)、右室(RV)明显增大,房间隔中部可见大段回声失落(箭头)。B：CDFI显示通过缺损处的左向右分流(箭头)。

图 2-3-13　房间隔缺损

9. 室间隔缺损(图 2-3-14)

(1) 二维：① 缺损部位室间隔连续中断,断端回声增强,粗糙。② 可伴有左室增大。③ 根据缺损的不同部位进行分型(漏斗部、膜周部和肌部)。

(2) 多普勒：① 彩色多普勒显示收缩期通过室间隔缺损处的五彩镶嵌、左向右分流的高速射流束。② CW 测定分流血流速度、跨隔压差,推断肺动脉收缩压,并可进行分流量的定量诊断(Qp/Qs)。

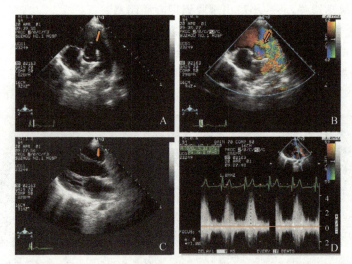

A：大血管短轴观显示室间隔嵴部上方(肺动脉瓣下)回声中断(箭头)。B：CDFI显示收缩期通过缺损处的左向右五彩血流束(箭头)。C：左室长轴观显示室间隔前端与主动脉根部间回声中断(箭头)。D：CW测收缩期通过缺损处的跨隔血流速度为 4.3 m/s。

图 2-3-14　室间隔缺损

10. 动脉导管未闭(图 2-3-15)

(1) 二维：① 肺动脉分叉及其后方的降主动脉之间可见未闭的导管交通。② 肺动脉及左右肺动脉扩张,搏动明显增强。③ 左房、左室扩大,左室壁运动幅度增强。

(2) 多普勒：① CDFI显示经动脉导管沿主肺动脉侧壁走向、呈五彩镶嵌的连续性分流束。② CW 可测及经动脉导管口的连续性正向分流频谱。③ 根据动脉导管分流压差或三尖瓣反流压差,可评估肺动脉压。

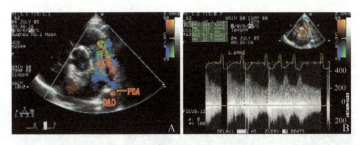

A:大血管短轴切面显示肺动脉(PA)内径增宽,CDFI显示肺动脉分叉处动脉导管口的左向右分流之五彩血束(箭头)。B:CW测动脉导管口的连续性左向右分流频谱。

图 2-3-15　动脉导管未闭

11. Fallot 四联症(图 2-3-16)

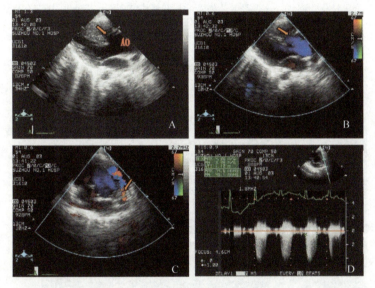

A:左室长轴切面显示主动脉(AO)明显增宽,主动脉前壁与室间隔连续中断(箭头),主动脉前壁骑跨在室间隔上方,骑跨率50%,右室壁增厚。B:CDFI显示收缩期通过缺损处的蓝色的右向左分流(箭头)。C:大血管短轴切面显示肺动脉口狭窄(箭头),CDFI显示收缩期通过肺动脉口的五彩狭窄的血流束。D:CW测肺动脉口收缩期血流速度明显增高达4.3 m/s。

图 2-3-16　法洛四联症

(1) M 型:① 主动脉增宽,主动脉骑跨在室间隔上方,主动脉前壁与室间隔的正常连续中断。② 室间隔膜周部大缺损。③ 右室增大、肥厚。

(2) 二维:① 主动脉增宽,骑跨于室间隔上,一般骑跨率不得超过80%。② 主动脉前壁与室间隔连续中断,有较大的室间隔缺损。③ 右心室肥厚与扩大。④ 右室流出道肥厚、狭窄。肺动脉口狭窄(包括右室流出道、肺动脉瓣、肺动脉干狭窄)。

(3) 多普勒:① 彩色多普勒血流显像:收缩期可见来自右室流出道的血流与来自左室流出道的血流同时进入升主动脉;室间隔缺损部可见时红时蓝的双向分流束;右室流出道可见起自狭窄处的五彩镶嵌的血流束射向肺动脉。② 连续多普勒可在狭窄的肺动脉口测及收缩期高束血流,并算出压力阶差。

12. 冠心病(心肌梗死)(图 2-3-17)

(1) 二维及多普勒:① 节段性室壁运动异常(运动减弱、不运动、矛盾运动、室壁瘤)伴不协调,正常心肌代偿性运动幅度增强。② 缺血或梗死心肌收缩期增厚率减低或不增厚。③ 后期病变区心肌回声增强伴室壁变薄。④ 心腔形态失常,梗死区不同程度的膨出,失去正常锥形。⑤ 左室功能减退(左室整体与节段性心功能低下)。⑥ 冠心病心肌梗死合并症的诊断:室壁瘤、室壁穿孔、乳头肌功能失调及断裂、附壁血栓。⑦ 超声心动图负荷试验,诊断心肌缺血和成活心肌的评价。

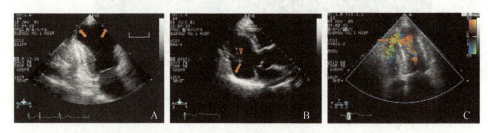

A:心尖左心二腔心切面显示左室前壁及心尖部变薄,局部稍向外膨出(箭头)。B:左室长轴切面显示左室后壁变薄,局部稍向后膨出(箭头)。C:心尖四腔心切面显示左室后间隔近心尖处,回声稀疏,变薄,似有回声中断,CDFI 显示收缩期该回声稀疏区可见有五彩高速血流束穿过间隔(箭头)。

图 2-3-17　冠心病(心肌梗死)

13. 主动脉夹层动脉瘤(图 2-3-18)

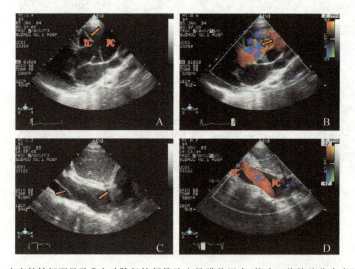

A:左室长轴切面显示升主动脉起始部管腔内见膜状回声(箭头),将管腔分为真腔(TC)与假腔(FC),动态显示膜状回声随着血管搏动而活动。B:CDFI 显示真腔内为鲜艳色彩的快速血流显像,通过膜上裂孔(箭头)进入假腔内为暗淡的低速血流显像。C:腹主动脉腔可见膜状回声(箭头)分隔管腔。D:CDFI 显示真腔内为鲜艳色彩的快速血流显像,假腔内为暗淡的低速血流信号。

图 2-3-18　主动脉夹层

(1) 二维:① 显示分离的主动脉内膜片活动回声,可分隔为真腔和假腔。② 可显示不同程度和不同部位主动脉夹层分离,以及向远处分支动脉(包括颈动脉、肾动脉、髂动脉等)的延伸。③ 主动脉内径增宽。④ 常伴有左室扩大。

(2) 多普勒:① 可显示真腔内的动脉血流信号和假腔中的低速血流信号。② 偶见主动脉内膜破裂口的血流信号。③ 累及主动脉瓣时,可出现主动脉瓣关闭不全。

【临床应用】

1. 心瓣膜病变　超声心动图是诊断心瓣膜病变最重要的检查方法,可直接观察瓣膜形态学改变和功能障碍,诊断瓣膜狭窄或瓣膜关闭不全,区别生理性与病理性反流。根据超声心动图表现可判断房室大小、室壁厚度、心功能状况等;也可通过多普勒超声对其所导致的血流动力学改变进行定量分析,包括瓣口面积、血流速度、反流程度和跨瓣压差等。这些对选择合适的治疗方案、手术方式及手术效果的评价具有重要临床意义。目前超声心动图诊断瓣膜病变具有X线检查及有创心导管检查无可比拟的优点。

2. 先天性心脏病　超声检查对多数先天性心脏病有确诊价值,对左向右分流性先天性心脏病检出率达90%~100%;并可判断缺损的部位及大小,尤其是多普勒技术,可显示缺损处分流血流,估计右室压力、肺动脉压,诊断迅速,特异性好,已部分替代创伤性检查。该技术也可用于术后随访,用于判断有无残余漏及心腔恢复状态;对复杂性先天性心脏病多能确定解剖结构、心脏位置异常及(或)大血管转位,必要时可行心导管检查及心血管造影。

3. 心肌病变　扩张型心肌病的超声心动图表现为心腔扩大,常以左室扩大为主,心肌收缩幅度普遍减低,常伴有房室瓣关闭不全,可提供形态学和功能改变的信息,但缺乏特异性临床诊断方法,一般需要排除其他心脏疾病再作出诊断。而超声心动图可排除心包积液、瓣膜病等,为本病提供诊断依据,但应注意与冠心病相鉴别。心脏超声对肥厚型心肌病有决定性的诊断价值,不仅可确定室壁的增厚部位和增厚程度,而且也可根据多普勒估测血流动力学的改变情况,并有助于治疗方案的选择及疗效的判断,其诊断价值优于心血管造影检查。

4. 心包积液　超声心动图对心包积液有肯定的诊断价值,诊断符合率达95%以上。50 mL心包积液时,超声检查即可发现。超声检查也可估测心包积液量。心包穿刺时,超声检查可有助于准确定位,选取穿刺点,提高成功率。另外,对于心脏扩大与心包积液的鉴别有重要的意义。但目前仅靠超声检查难以正确判断心包积液的病因和性质。

5. 冠心病　急性心肌缺血几乎立即出现室壁运动异常,早于心电图及酶学改变,是超声诊断急性心肌缺血及梗死的基础。超声心动图可显示心室壁各部位的实时动态图像,对于检出收缩期室壁运动异常(运动减弱、不运动及反常运动)伴运动不协调具有较高的敏感性和特异性,并能检出各种并发症,对确定诊断及治疗方案、判断预后均有价值。与其他影像学相比,超声心动图具有无痛苦、无损伤、经济方便等优点。心绞痛病人在静息状态下,超声心动图室壁运动可在正常范围,负荷超声心动图时可出现节段性室壁运动异常及局部心功能降低,多支血管病变者敏感度达90%以上,单支病变者约为75%。超声检测可根据节段室壁运动异常的部位、节段数与室壁运动异常程度判断受累冠脉支及受累心肌的范围与缺血程度,并测定局部与整体心功能。它较核素扫描、磁共振等检查简便、经济,并可重复检查以观察病情进展及治疗效果。

6. 心脏肿瘤　超声心动图可以直观显示心脏肿瘤的部位、大小、形态、数目、与心壁的关系及其活动规律,以及受累心脏腔室大小、功能状态、有无积液等,使心脏肿瘤的术前诊断正确率达95%以上,优于其他创伤性诊断包括X线心血管造影及核素检查,成为诊断心脏肿瘤的最佳方法。由于超声检查具有无痛苦、无损伤、经济方便等优点,可以反复检查,并可作为随访病情发展和治疗效果、监测有无复发的手段。超声图像不能作出细胞病理学诊断。

7. 心内血栓　运用超声心动图可检出回声较高或范围较大的心内血栓,术前左房血栓检出率约为50%,低回声的新鲜血栓及小血栓不易检出。经食管超声可显著提高左房血栓的检出率。

8. 心内赘生物 超声心动图可检出1~2mm以上的赘生物,经食管超声检查可提高赘生物的检出率。超声检查同时可用于诊断伴随的心脏病变、瓣膜损害程度、瓣膜反流程度、腔室大小及心功能状态等,对于诊断、治疗、预后的判断及随访病情发展均有重要意义。

9. 其他继发性心脏病变 高血压、糖尿病、甲亢、贫血、结缔组织病、放疗等均可引起心脏结构和功能的改变,超声心动图可显示受累心脏腔室大小、瓣膜反流、心室壁厚度及收缩活动,评价心脏收缩和舒张功能,对于治疗及预后的判断、随访病情发展均有重要意义。

10. 主动脉夹层 超声心动图可显示主动脉夹层管腔内撕裂的内膜片,区分真腔和假腔,用于评估主动脉夹层对瓣膜和心功能的影响,并可追踪观察内膜撕裂范围及程度,对其进行DeBakey分型(Ⅰ型:起始于升主动脉并延伸至降主动脉;Ⅱ型:起始并局限于升主动脉;Ⅲ型:起始于降主动脉并向远端延伸)。对急诊主动脉夹层病人的早期发现、明确诊断和及时处理有重要临床意义。

11. 心脏功能的测定 心肌缩舒的做功运动,不断地将血液从静脉系统回吸入心脏,再射向动脉系统,以满足机体代谢需要。各种心脏病变及血流动力学改变都会影响心脏功能。超声心动图是临床上应用最广的评价心脏功能的无创性检查技术,心脏功能测定包括心室收缩功能和舒张功能。

(1) 左心室收缩功能测定:主要根据心室大小及容积的变化进行测定,常用的方法有以下两种:

① M型超声计算容积的方法为Teichholz校正公式:

左室容量:$VOL(mL)=7/(2.4+D)\times D^3$

每搏输出量:$SV(mL)=LVEDV-LVESV$

心排出量:$CO(L/min)=SV(mL)\times HR/10^3$

射血分数:$EF=(LVEDV-LVESV)/LVEDV$

左室短轴缩短率:$\triangle D(\%)=(LVIDd-LVIDs)/LVIDd$

上述公式中,VOL为左室容量;D为舒张期或收缩期左室内经;SV为每搏输出量;LVEDV为舒张末期左室容积;LVESV为收缩末期左室容积;CO为心排出量;HR为心率;EF为射血分数;LVIDd为左室舒张末期内径;LVIPs为左室收缩末期内径。

② 二维容量测定法(Simpson's法):$V=\sum A\cdot \Delta h$(式中,V:容量;A:面积;h:高度),此法最可靠。

(2) 左室舒张功能测定:主要根据心室充盈指标和组织多普勒测定二尖瓣环运动速度来评价左室舒张功能。测定的内容主要包括:等容舒张期时间(IVRT);二尖瓣舒张期血流频谱E/A比值和E峰减速时间(DT);肺静脉血流频谱S/D比值和AR持续时间;二尖瓣环运动e'/a'以及二尖瓣血流E峰与二尖瓣环e'比值(E/e')等指标。

【护理配合】

1. 检查前的准备

(1) 物品准备:① 输液用品、输液架、氧疗装置,以便病人治疗及抢救时用。② 有些病人检查时不能平卧,需半卧位或坐位,应准备特殊的检查床。③ 必要时配置监护仪及除颤仪。

(2) 药品准备:为防止检查过程中病人出现意外情况,常需准备一些急救药物如利多卡因、阿托品、肾上腺素、西地兰、硝酸甘油等。

(3) 病人准备:① 做好必要的解释和安慰工作,让病人放松情绪,积极配合检查。② 确认病人的检查项目,并安排好检查次序,危重病人优先检查。③ 为了保持室内整洁,让病人换上一次性鞋套。④ 协助医生了解病人的一般情况,如姓名、年龄、性别、身高、体重等,并做好相关记录。

2. 检查中的配合

(1) 检查过程中密切观察病人的一般情况,必要时行心电、血压监护,氧气吸入,并准备静脉通道。

(2) 告知病人检查结果,将检查结果交给病人,并留一份存档。

(3) 婴幼儿检查中的护理配合:超声心动图检查过程中,需要婴幼儿保持安静,但多数患儿不能配合,故必须用一些辅助措施,如护士可配合患儿家属用一些语言、玩具、形体语言等转移患儿的注意力,驱散恐惧感,协助医生完成检查。如以上措施无效,可使用一些镇静剂,如10%水合氯醛,每千克体重0.5~1.0 mL,口服或灌肠;安定,每千克体重0.3~0.5 mg,肌注;等等。患儿入睡后再进行检查。

3. 卫生消毒

(1) 保证检查床的干净整洁,并做到一人一床单、被套等。

(2) 检查室每天进行紫外线空气消毒,定期进行细菌培养,保持地面、门窗、墙壁及周围环境的清洁。

(3) 保持空气干燥、通风、保温,使空调、除湿机等处于良好的工作状态。

(4) 定期对仪器、医疗器械进行消毒。

4. 仪器保养

(1) 定期做好超声仪器的保养工作,如除尘、清洁仪器通风口的过滤网,防止通风口阻塞。

(2) 做好仪器使用情况、仪器故障及维修的记录。

(3) 定期进行仪器安全性的检查。

二、经食管超声心动图

经食管超声心动图(TEE)检查是指将探头置于食管或胃底,从心脏后方向前扫查心脏,克服了经胸壁超声检查的局限性,不受肺气肿、肥胖、胸廓畸形等因素的影响,能获得满意的图像,为心脏超声诊断开辟了一个新窗口,使心脏疾病诊断的敏感性和特异性均有提高。多平面经食管超声心动图除有单平面和双平面经食管超声探测的优点外,能观察到360°方位的所有切面,能更为准确地显示心血管病变的全貌。

【适应证与临床应用】

对于各种心血管疾病经体表超声心动图检查图像不清晰、深部结构不易观察而诊断不能明确者,均可考虑行经食管超声心动图检查。

1. 主动脉病变　清楚显示主动脉内撕裂的内膜,鉴别单纯主动脉瘤和夹层动脉瘤;显示夹层动脉瘤病变波及的范围,从而确定其分型;探测夹层动脉瘤的入口,鉴别真腔与假腔;观察主动脉壁上有无粥样斑块;观察主动脉瘤内有无附壁血栓。

2. 房间隔病变　探测房间隔缺损的大小、部位和分型;鉴别房间隔缺损与卵圆孔开放;显示房间隔膨胀瘤及是否同时合并房间隔缺损;在考虑行房间隔缺损封堵术前,明确各部位房间隔残端的长度和硬度,能否使封堵伞附着,是否为封堵术的适应证。

3. 主动脉瓣和二尖瓣病变　显示瓣膜的形态结构,观察瓣膜厚度,有无钙化和赘生物;测量瓣膜狭窄时的开口大小和面积;测量瓣膜反流束的宽度、长度和面积,判断反流的程度;发现主动脉瓣二瓣化畸形,并了解其合并狭窄和关闭不全的程度;探测瓣膜脱垂并了解其合并关闭不全的程度。

4. 人工瓣膜 了解人工瓣膜的活动情况及有无血栓附着;探测人工瓣膜的反流程度及有无瓣周漏。

5. 左房附壁血栓(图2-3-19)和心脏肿瘤 确定心腔内占位性病变的部位、大小和数目;判断占位性病变的性质,鉴别黏液瘤、血栓与其他心脏肿瘤;检出左心房及左心耳内的附壁血栓,尤其是在房颤复律或射频消融术治疗前;确定肿瘤如黏液瘤的附着部位。

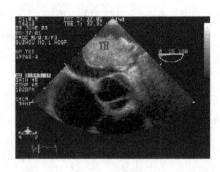

图2-3-19 TEE检查:显示左心房内可见大块的中等回声血栓影(TH)附着在左心耳周围

6. 右室流出道及肺动脉狭窄 确定右室流出道狭窄的性质如肌性和膜性狭窄,并判断其梗阻程度;显示肺动脉瓣及肺动脉干狭窄程度。

7. 术中监测 术前即刻诊断,发现新的病变;术中监测左心功能;评价手术效果,及时发现残余病变,必要时在关胸前再次手术,避免二次开胸;手术结束时指导心血管腔内排气,以免发生空气栓塞。

【禁忌证】

TEE的禁忌证包括:① 严重心律失常病人。② 严重心力衰竭病人。③ 体质极度虚弱病人。④ 持续高热不退病人。⑤ 食管静脉曲张、食管狭窄或炎症者。⑥ 剧烈胸痛、胸闷或剧烈咳嗽症状不能缓解者。⑦ 血压过高、过低者。⑧ 心肌梗死急性期病人。

【护理配合】

1. 检查前的准备

(1) 物品及药品准备:同"超声心动图"检查的护理配合。

(2) 病人准备:① 预约前先询问有无检查禁忌证,然后告知检查日期,嘱病人检查前12h内禁食,当日清晨可适当使用镇静剂。② 做好必要的解释和安慰工作,告知其检查过程中可能出现的不适,消除病人的紧张与担忧情绪,从而积极配合检查。③ 向病人家属说明术中可能发生的意外,征求家属的同意与合作,请家属在相关文件上签字。④ 病情严重者,临床医生尽可能陪同,以便出现异常情况时及时处理。⑤ 确认病人检查项目,并安排好检查次序,危重病人优先检查。⑥ 确认病人无义齿后,用2%地卡因喷雾病人咽部,并嘱病人咽下少许,使食管黏膜及咽黏膜表面麻醉。⑦ 为了保持室内整洁,让病人换上一次性鞋套。⑧ 协助医生了解病人的一般情况,如姓名、年龄、性别、身高、体重等,并做好相关记录。

2. 检查中的配合

(1) 检查时协助医生使病人取左侧卧位。

(2) 密切观察心电、血压监护仪,并监测病人呼吸,如有胸闷、气急、心悸等表现,应给予氧气吸入,必要时准备静脉通道。

(3) 观察病人有无麻醉药物过敏如头晕、皮疹、心悸或喉头黏膜过敏水肿等情况,有变化时及时处理。

(4) 嘱病人等待片刻,待检查结果出来后交给病人,并留一份存档。

3. 食管探头的消毒 在进行经食管超声检查后,需常规对食管探头进行消毒,先用清水冲洗干净,再以0.1%洗必泰浸泡30min以上备用。

三、血管内超声

冠状动脉造影（CAG）以往一直是诊断冠状动脉病变和指导冠状动脉介入治疗的金标准。但 CAG 常不能正确评价管腔狭窄程度（尤其是偏心性狭窄）和病变的长度，不能区分管腔重构的类型，所谓的"正常"参照段也常存在病变，也不易区分斑块病变的性质（不稳定斑块、钙化性斑块、偏心性等病变），冠脉介入治疗后 CAG 也不易发现斑块撕裂、夹层分离、支架扩张不全等现象和并发症。近年来，作为冠脉内显像新技术之一的血管内超声（IVUS），因其具有高分辨率，可直接显示血管腔及管壁的细微结构。目前临床上作为冠状动脉显影的一种补充手段，IVUS 为临床冠心病的诊断和研究提供其特有的信息，正逐渐替代 CAG 成为评价冠状动脉病变的新的金标准。

【基本原理】

IVUS 显像原理：IVUS 是将小型高频超声探头安装在导管顶端，通过血管内介入术将导管插入血管腔内，到达受检的血管段，超声导管顶端的探头发射超声脉冲波，并接收血管壁各层结构的反射或散射的回声，回声信号的强度取决于超声束传播途径中不同结构间的声阻差。声阻差越大，反射或散射的回声信号就越强。这些回声信号经过仪器处理，在显示屏上显示血管腔和血管壁各结构的实时影像。

超声导管显像传感器有相控阵型和机械旋转型两种类型。两种导管都可获得血管切面 360°的平面影像，此平面与导管尖端垂直。相控阵导管尖端有多晶体技术生产的 64 个传感器呈环形排列，通过"动态光圈"重建后再成像，近似于实时显像，并且能通过电子学方法控制超声束在不同的深度聚焦，图像层次清楚。机械旋转型导管其传感器可以旋转，在管腔内可以前进或后撤，不移动导管就可能检测血管，这类导管的外鞘系统与机械回撤装置相连，使用方便，可以标记所检测部位，测量被测病变的长度，为估计支架的长度提供依据，也可精确地提供被测血管段的纵向或三维影像。从总体上看，机械旋转型导管系统影像优于相控阵导管，机械旋转型导管的近场分辨率非常好，能提供清晰的支架小梁影像。但机械旋转型导管的远场分辨率较差，且有不均匀旋转伪像。

IVUS 是一种创伤性超声诊断技术。超声导管为一次性用品，其使用方法与一般心导管检查的方法相似。目前的 IVUS 导管直径为 0.9～3 mm，管体和尖端具有一定的柔顺性，并可通过导丝（0.36 mm）安全插入冠状动脉的远端血管。探头频率（20～40 MHz），轴向和侧向分辨率分别为 150 μm 和 300 μm，超声束厚度约为 200 μm。机械旋转型导管探头转速为 1 800 r/min。

【冠状动脉内 IVUS 临床应用】

1. 对冠状动脉粥样斑块性质的评价　正常冠状动脉壁 IVUS 显像呈典型的三层结构内层，为较强回声光环，由动脉内膜和内弹力层组成，是斑块形成部位；中层呈低回声暗区，为动脉中膜部分；外层为强回声带，由外膜、外弹力层及外膜周围组织构成。但有时血管壁三层结构显示并不清晰（图 2-3-20）。

IVUS 可显示血管壁粥样斑块的性质，根据斑块回声的特征，可将斑块分为软斑块型（脂质斑块）及硬斑块型（包括纤维性斑块、钙化性斑块）。软斑块（脂质斑块）回声较弱；纤维化斑块回声较强，与管壁外膜相似，其后可有声影，但衰减呈进行性；钙化性斑块回声最强，常呈带状，其后可出现多重反射，且超声能量衰减重，声影形成迅速（图 2-3-21）。

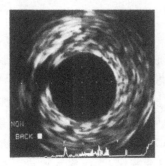
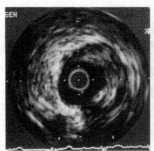
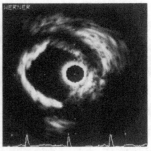

图 2-3-20　正常冠脉 IVUS 图像　　　　　图 2-3-21　稳定斑块

2. IVUS 对斑块稳定性的评价　稳定性斑块的特点为斑块纤维帽较厚,脂质池较小,钙化面积较大;而不稳定性斑块为薄的纤维帽;有较大的脂核等(图 2-3-22)。如不稳定性斑块破裂后由于脂质溢出,IVUS 可显示残存的纤维帽及纤维帽上的破口。

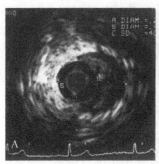
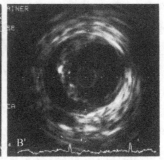

A 图为偏心性分布斑块,B 图有较薄的纤维帽,较大的脂质池。

图 2-3-22　不稳定性斑块

冠状动脉内血栓的 IVUS 表现为突向管腔内的闪烁状或颗粒状回声,强度较弱,常呈分叶状或菜花状,有一定的动度,需要与脂质性斑块相鉴别。

IVUS 可显示粥样斑块沿冠状动脉管腔分布情况,并将斑块分为向心性斑块和偏心性斑块两种类型。根据动脉短轴切面显示斑块最小径/斑块最大径,计算斑块的偏心指数(EI),EI<0.5 者为偏心性斑块。

3. IVUS 对血管重塑现象的评价　冠状动脉粥样硬化斑块形成时,当病变段血管呈代偿性扩张反应,表现为病变节段的血管面积明显大于近端正常节段的血管面积,为正性重塑或适应性重塑;当病变段血管外膜面积显著缩小,从而导致管腔面积减小,为动脉的负性重塑现象,对于冠状动脉的再狭窄形成具有重要作用。

【发现冠脉造影不能明确的病变】

由于冠脉粥样硬化多伴有血管的重构和扩张,很多病变在造影时看起来基本正常,因而所谓的"正常"参照段也常存在病变。这种无法确定严重程度的病变多为开口处病变及轻中度病变(造影显示狭窄在 40%~70%)。有研究发现,这些轻度至中度狭窄的斑块最容易发生破裂并引起急性症状。IVUS 可以评价此类病变,检出可能存在的不稳定斑块、偏心性斑块,以及血管的重塑现象,对病变的预后评价更有意义。下文以监测冠状动脉内介入性治疗为例进行介绍。

1. 经皮球囊冠状动脉成形术(PTCA)的监测

(1) 观察 PTCA 扩张后有无斑块的撕裂以及撕裂的范围,如不发生斑块撕裂,易发生管腔的弹性回缩,可出现较高的再狭窄率(高达60%),故斑块撕裂是PTCA成功的重要标志,但如果撕裂过大,形成较大的夹层,易导致急性管腔闭塞。

(2) 评价残余狭窄的程度和范围。在冠状动脉造影证实为PTCA成功的病例中,IVUS检查仍有较多的残余狭窄。因此,PTCA后即刻进行IVUS检查,如有明显的残余狭窄,应再次扩张。

(3) 鉴别急性管腔闭塞的原因,急性管腔闭塞是PTCA的重要并发症,其原因可能为管壁广泛夹层或管腔血栓形成,前者需要长时间球囊扩张或支架植入,后者需要冠状动脉内溶栓或血栓抽出。冠状动脉造影难以鉴别这两种情况,而应用IVUS可以作出明确的判断。

2. 血管内支架植入术(图2-3-23)的监测

(1) 选择适合的支架:IVUS可以精确测量血管狭窄程度、了解斑块的性质以及累及血管的长度,从而能更恰当地选择支架型号,以充分地覆盖病变累及的血管节段,减少支架内血栓形成的危险。

(2) 评价支架扩张程度:IVUS可以发现冠状动脉造影不能检测到的支架不完全扩张和贴壁不良,可明显减少支架内血栓的发生率,降低支架内再狭窄和再次手术的风险。选择高压球囊扩张冠状动脉内支架可减少支架不完全扩张和贴壁不良,获得较大的管腔内径。

(3) 评价支架内再狭窄:IVUS显示支架扩张不全、残留斑块负荷>65%或术后管腔面积<5 mm^{2}的病人存在高度再狭窄风险。充分扩张的支架发生再狭窄多是由内膜的过度增生所致,可以用球囊扩张或再次植入药物洗脱支架治疗。

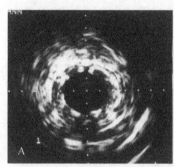
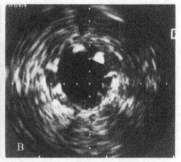

A图显示支架不完全扩张和贴壁不良;B图经高压球囊扩张后
支架内径增大和贴壁明显改善。

图 2-3-23 血管内支架植入术

3. 定向斑块旋切术和高频斑块旋磨术的监测

定向斑块旋切术适应证为偏心性狭窄且非钙化的斑块,术前需进行IVUS检查,测量狭窄部位最大管腔直径、斑块最厚部位,并确定斑块的旋切方向和深度,术后需应用IVUS评价残余狭窄程度,而冠状动脉造影常显著低估残余狭窄程度。高频斑块旋磨术适应证为向心性狭窄的钙化性斑块,尤其对钙化范围>120°的浅表钙化效果较好,IVUS可显示硬斑块旋磨术后的管腔呈规则的圆形,管腔直径与旋磨头直径相似。

【长期随访性研究】

由于IVUS具有高度敏感性和准确性,已应用于冠状动脉粥样硬化的机制研究。对于PTCA的长期随访,有助于阐明再狭窄的机制,为预防和治疗再狭窄提供依据。对于未进行PTCA的病例,可通过观察斑块的进展与消退,评估药物治疗等临床措施的疗效。对于心脏移植病人，可了解移植心脏冠状动脉病变的发生、发展和对功能的影响。

【禁忌证】

IVUS检查没有绝对的禁忌证。急性心肌梗死伴心源性休克、冠状动脉闭塞等病情不稳定时是IVUS检查的相对禁忌证。当血管造影提供的信息不足以解释临床症状和指导治疗手段的选择及评价治疗效果、提示预后时，需要IVUS检查来补充。但当血管造影已获得足够的诊断信息，而IVUS不大可能改变治疗方案的情况下，则不提倡进行IVUS检查。

【并发症】

1. 血管痉挛　IVUS检查时，最常见的并发症是血管痉挛，发生率高达2.9%。冠状动脉内注射硝酸甘油和肝素，可使冠状动脉痉挛的发生率明显降低。出现血管痉挛时，IVUS图像与内膜增厚或"斑块形成"的图像很相似，血管痉挛时斑块样回声可能是内膜的皱缩所致，因此在解释图像时要特别小心是否有痉挛存在。

2. 急性冠状动脉闭塞　它是IVUS检查的严重并发症，发生率约0.6%。

3. 冠状动脉夹层及血栓形成　IVUS检查过程中可发生夹层和血栓形成，尤其在球囊扩张或支架植入后进行时。其发生与血管壁受损有关。

4. 心肌缺血和心律失常　IVUS检查过程中出现血管痉挛、血管腔阻塞等，可引起心肌缺血样心电图改变，以及心绞痛、窦性心动过缓、窦性停搏，甚至室性心动过速、血压下降等临床表现，需冠状动脉内给予硝酸甘油和肝素，并及时退出超声导管。

【IVUS检查中的伪像和局限性】

（1）因机械传感器的旋转速度的非均一性，可造成图像失真，特别在弯曲的血管部位失真更明显，这种失真表现为同侧图像沿圆周方向拉伸，对侧血管壁图像相应被压缩。

（2）电压传感器声学共振造成的高振幅波会使近传感器侧的图像变得模糊。

（3）血管形状的变化，可造成图像拉伸。当超声探头不在管腔正中时，显示的血管壁都不是正常的圆形。

（4）有些传感器的导丝在传感器外，可出现导丝伪像。

（5）频率高的超声波穿透性差，对血管壁深处的组织显示不清，需要应用较低频率的超声导管。另外，冠状动脉造影能够同时显示冠状动脉系统病变的全貌，而IVUS只能对某一段病变血管进行精确测量，因此，IVUS不可能代替冠状动脉造影。

【护理配合】

冠状动脉内IVUS属冠状动脉内介入操作，护理配合要求基本同冠状动脉介入术。但冠状动脉内IVUS操作过程需要增加在冠状动脉内的操作时间，病人有可能出现冠状动脉痉挛、冠状动脉夹层、冠状动脉远端阻塞、冠状动脉内血栓形成，故需密切观察病人症状、神志、血压及心电变化，及时发现可能出现的并发症，并做好各种抢救设备、措施和人员的准备工作。

四、光学相干断层成像

【基本知识】

光学相干断层成像（OCT）是一种新的高分辨率断层成像技术，它以光反射延迟时间表示测量的组织距离和深度，光反射强度表示不同的组织结构，将光束扫描组织的反射光信号转换成电信号，经过计算机处理后显示为灰色图或伪彩色图的二维和三维图像。OCT的最大优势在于它的高分辨率，它是最高分辨率的血管内成像技术，目前最高分辨率可达4 μm，穿透力为2～3 mm。

OCT 的基本原理：OCT 成像技术是一种具有超高分辨率的成像技术，它利用近红外线及光学干涉原理对生物组织进行成像。与超声成像相似，OCT 通过测量反射回来的光波成像。光的传播速度是 3.0×10^8 m/s，大约是声速的 20 万倍。如果简单地直接利用不同深度组织反射回来的信号，其时差极小，现代计算机技术是无法分辨这样微小的时间差的，所以 OCT 利用光学干涉原理成像。简单地说，干涉成像的原理就是将光源发出的光线分成两束：一束发射到被测物体（如血管组织），称为信号臂；另一束发射到参照反光镜，称为参考臂。然后把从组织（信号臂）和反光镜（参考臂）反射回来的两束信号叠加。当信号臂和参考臂的长度一致时，就会发生干涉。光波顶点一致时信号增强（增强干涉），光波顶点方向相反时信号减弱（消减干涉）。形成干涉的条件是频率相同、相位差恒定。由于干涉只发生在信号臂和参考臂长度相同时，所以改变反光镜的位置，就改变了参考臂的长度，则可以得到不同深度的组织信号，这些光信号经过计算机处理便可得到组织断层图像。

【OCT 的临床应用】

（一）对冠状动脉粥样斑块性质的评价

正常动脉血管 OCT 图像可清楚显示血管的内膜、中膜、外膜三层结构：内膜薄，明亮且细密；中膜暗淡；外膜明亮略呈疏松。这三层结构均匀且各相同性，衰减小，光可以完全穿透（图 2-3-24）。

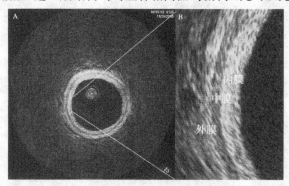

图 2-3-24 正常血管 OCT 图像

动脉粥样硬化斑块的 OCT 图像表现：

1. 脂质斑块　OCT 诊断脂质斑块有较高的敏感性和特异性。脂质斑块表现为边界不清晰的低信号区，纤维帽表现为均一的高信号区。OCT 的最小分辨率达 10 μm，可精确测量斑块纤维帽的厚度。另外，可以发现和量化粥样斑块中强反射的巨噬细胞成分。

2. 纤维性斑块　OCT 主要表现为均一的高信号区，纤维性斑块通常较为稳定（图 2-3-25）。

3. 混合型斑块　混合型斑块是由不均质成分混合而成的斑块，可包括脂质成分、纤维成分、钙化物、破裂斑块及血栓等，OCT 可见不同信号区域并存。

4. 钙化斑块　OCT 诊断钙化斑块也有较高的敏感性和特异性。钙化主要表现为边界清晰、均一的低信号带（图 2-3-26）。钙化可为局灶性或大片的钙化。钙化与脂质斑块在 OCT 图像上的区别是：脂质斑块纤维帽的高信号区与脂质核的低信号区的边界模糊不清，而钙化边界较为清晰。

5. 动脉夹层　OCT 对夹层诊断的敏感性较高，可以发现血管内的微小夹层，表现为较强的信号，血管壁间可见有血液通过的间隙。

6. **血栓** 红色血栓在 OCT 上为向动脉管腔内突出的单信号高位反向散射的投影;白色血栓为低位投影。

7. **冠脉血管瘤样扩张** OCT 可见管腔扩张,管壁不规则并有动脉粥样硬化的多种表现。

(二) 对急性冠脉综合征冠状动脉病变性质的观察

OCT 对发现薄纤维脂质斑块(TCFA)、斑块破裂、纤维帽侵蚀、冠状动脉内血栓等方面均优于 IVUS。TCFA 被认为是易损斑块中最重要的类型,其特征为:具有一个厚度小于 $65\mu m$ 的薄纤维帽、大脂质池和巨噬细胞浸润(图 2-3-27)。OCT 的分辨率可高达 $10\sim15\mu m$,可以精确确定纤维帽的厚度。OCT 可显示呈高亮度的线状结构的巨噬细胞在纤维帽内或沿血管内壁的集聚,该现象提示血管壁的炎症激活。OCT 可清楚显示斑块的破裂和损伤(图 2-3-28),以及冠状动脉自发夹层。OCT 对冠脉内血栓检出和鉴别红色血栓和白色血栓也具有高度敏感性和特异性(图 2-3-29)。OCT 也可显示冠状动脉痉挛的表现。

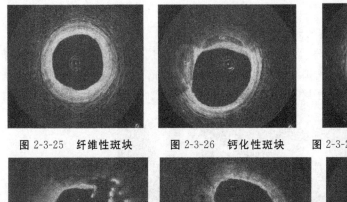

图 2-3-25 纤维性斑块   图 2-3-26 钙化性斑块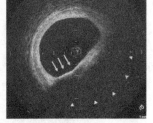

图 2-3-27 薄纤维脂质斑块(↑)

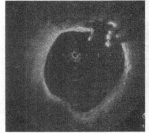

图 2-3-28 薄纤维帽破裂

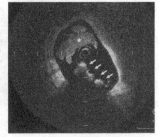

图 1-3-29 鉴别血栓性质:血管腔内可见红色血栓(↑)和白色血栓(☆)

(三) 对冠状动脉支架植入术及支架随访的评价

冠脉内支架植入术后可以通过 OCT 评价支架是否充分扩张及支架贴壁情况,尤其对植入支架后周围组织结构改变,如血栓、夹层及组织脱垂等方面,OCT 明显优于 IVUS。由于 OCT 具有高分辨率的优势,因而其在评价支架植入术后支架表面内膜覆盖情况、是否存在支架贴壁不良和内膜增生情况,也明显优于 IVUS。

【OCT 的缺点及局限】

(1) 由于近红外线很难穿过红细胞,OCT 成像时需要阻断血流或冲洗血管以排除血管中的血液,这使 OCT 的操作较为复杂,也增加了病人出现不良症状的可能性。

(2) OCT 穿透深度只有 1.5 mm 左右,扫描范围(直径)只有 7 mm,对于显示血管壁较深处的病变,效果不如 IVUS。

【禁忌证】
(1) 行冠状动脉成形术(PTCA)或冠状动脉旁路移植术的病人。
(2) 严重血流动力学不稳定或休克的病人。
(3) 诊断为冠状动脉痉挛的病人。
(4) 血管完全闭塞的病人。
(5) 凝血系统明显异常的病人。

【并发症】
(1) 动脉夹层、损伤或穿孔。
(2) 冠状动脉痉挛或血管急性闭塞。
(3) 不稳定性心绞痛或急性心肌梗死。
(4) 远端血管栓塞。
(5) 心室颤动。
(6) 造影剂引起的过敏反应。

【护理配合】
基本同冠状动脉内 IVUS 的护理要求。

(杨俊华)

第三章

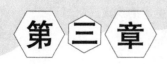

心血管药理

第一节 抗高血压药物

高血压是一种以动脉血压持续升高为特征的进行性心血管综合征。高血压病人使用降压药物治疗的目的是：通过降低血压，有效预防或延迟脑卒中、心肌梗死、心力衰竭、肾功能不全等心脑血管并发症的发生。目前临床常用降压药物包括钙拮抗剂（CCB）、血管紧张素转换酶抑制剂（ACEI）、血管紧张素受体阻滞剂（ARB）、利尿剂和β受体阻滞剂五类，以及由上述药物组成的固定配比复方制剂。此外，β受体阻滞剂或其他种类降压药有时亦可应用于某些高血压人群。

CCB、ACEI、ARB、利尿剂和β受体阻滞剂及低剂量固定复方制剂，均可作为降压治疗的初始用药或长期维持用药，但不能简单地理解为可以不加选择地随意使用以上药物，或认为以上五大类药物作为首选药物的机会均等。相反，应根据病人的危险因素、亚临床靶器官损害以及合并临床疾病情况，合理使用药物，优先选择某类降压药物，有时又可将这些临床情况称为强适应证。

【降压药物应用的基本原则】

降压治疗药物的应用应遵循四项原则，即小剂量开始，优先选择长效制剂，联合应用及个体化。

1. 小剂量 初始治疗时通常应采用较小的有效治疗剂量，并根据需要，逐步增加剂量。降压药物需要长期或终身使用，药物的安全性、病人的耐受性的重要性不亚于甚至更胜过药物的疗效。

2. 尽量应用长效制剂 尽可能使用具有持续 24 h 降压作用的长效药物，以有效控制夜间血压与晨峰血压，有效预防心脑血管并发症的发生。如使用中、短效制剂，则需每天 2～3 次用药，以达到平稳控制血压。

3. 联合用药 在低剂量单药治疗疗效不满意时，为了增加降压效果又不增加不良反应，可以采用两种或多种降压药物联合用药。事实上，2 级以上高血压为达到目标血压常需联合治疗。对血压≥160/100 mmHg 或中危以上病人，起始即可采用小剂量两种药联合治疗，或用小剂量固定复方制剂。

4. 个体化 根据病人具体情况、耐受性及个人意愿或长期承受能力，选择适合病人的降压药物。

【钙拮抗剂】

1. 分类　包括二氢吡啶类钙拮抗剂和非二氢吡啶类钙拮抗剂。前者如硝苯地平、尼群地平、拉西地平、氨氯地平和非洛地平等，后者主要包括维拉帕米和地尔硫卓两种药物。

2. 药理作用　阻滞钙通道，使进入细胞内的钙减少，导致小动脉平滑肌松弛，外周阻力降低，血压下降，对静脉血管影响较小。外周阻力下降的同时可激活压力感受器介导的交感神经，使交感神经兴奋。

3. 临床应用

(1) 硝苯地平及其缓释剂对各期高血压均有效，可单独作为抗高血压的一线药物，也可与其他降压药物联合使用。

(2) 维拉帕米、地尔硫卓可用于轻至中度高血压，适用于并发心绞痛、窦性心动过速及室上性心动过速的高血压病人。

(3) 尼莫地平可用于解除脑血管痉挛引起的蛛网膜下腔出血。

4. 适应证　二氢吡啶类钙拮抗剂的强适应证为：老年高血压、周围血管病、单纯收缩期高血压、稳定性心绞痛、颈动脉粥样硬化和冠状动脉粥样硬化。非二氢吡啶类钙拮抗剂的强适应证为：心绞痛、颈动脉粥样硬化和室上性心动过速。

5. 不良反应　二氢吡啶类钙拮抗剂常见的不良反应为：反射性交感神经激活所致的心跳加快、面部潮红、脚踝水肿、牙龈增生等；非二氢吡啶类钙拮抗剂常见的不良反应主要是抑制心脏收缩功能和传导功能，有时也会出现牙龈增生。

6. 禁忌证　二氢吡啶类钙拮抗剂没有绝对的禁忌证，但心动过速与心力衰竭病人应慎用。如必须使用，则应慎重选择特定制剂，如氨氯地平等长效药物。急性冠脉综合征病人一般不推荐使用短效硝苯地平。非二氢吡啶类钙拮抗剂禁用于二～三度房室传导阻滞、心力衰竭病人。

【血管紧张素转换酶抑制剂】

1. 分类

(1) 含巯基(SH)或硫基(SR)类：卡托普利、阿拉普利。

(2) 含羧基(—COOH)类：依那普利、雷米普利、培哚普利。

(3) 含次磷酸基(—POO)类：福辛普利。

2. 药理作用　ACEI能使血管舒张，有效地降低血压，对心功能不全及缺血性心脏病也有良好的效果，机制如下：

(1) 用药初期作用机制：抑制机体RAAS，直接作用于血管、肾脏，并进一步影响交感神经系统及醛固酮的分泌而发挥间接作用。

(2) 长期降压机制：抑制局部RAAS，使局部血管紧张素Ⅱ生成减少。

(3) 减少缓激肽的降解，而增加的缓激肽能发挥强有力的扩血管效应。

3. 临床应用　可用于原发性及肾性高血压，中、重度高血压。与利尿剂合用可加强降压效应，减少不良反应。ACEI作用的特点：

(1) 适用于各型高血压，在降压的同时不伴有反射性的心率加快。

(2) 长期应用不易引起电解质紊乱和脂质代谢障碍。

(3) 可防止和逆转高血压病人血管壁的增厚和心肌细胞增生肥大，发挥直接或间接的心脏保护作用。

(4) 能改善高血压病人的生活质量,降低病死率。

4. 适应证　ACEI 的强适应证为:伴有心力衰竭、左室肥厚、左室功能不全、颈动脉粥样硬化、非糖尿病肾病、糖尿病肾病、蛋白尿/微量白蛋白尿和代谢综合征的高血压,以及心肌梗死后高血压。

5. 不良反应　常见的不良反应为持续性干咳,多见于用药初期,症状较轻者可坚持服药,不能耐受者可改用 ARB 类。其他不良反应有低血压、皮疹,偶见血管神经性水肿及味觉障碍。长期应用有可能导致血钾升高,应定期监测血钾和血肌酐水平。

6. 禁忌证　双侧肾动脉狭窄、高钾血症者及妊娠妇女禁用。

【血管紧张素受体阻滞剂】

1. 药理作用　有选择性地阻断 AT_1 受体,抑制 AngⅡ收缩血管和促使醛固酮分泌的效应,降低血压,逆转左心室肥厚。与 ACEI 相比,其作用选择性更强,不影响缓激肽的降解,对 AngⅡ的阻断作用更完全。

2. 临床应用　耐受 ACEI 者,也可使用 ARB 降压,但原则上 ARB 的应用应为不能耐受或不适应 ACEI 者,对原发性和高肾素型高血压疗效尤佳。

3. 适应证　ARB 的强适应证为伴糖尿病肾病、蛋白尿/微量白蛋白尿、心力衰竭、左室肥厚、心房颤动的预防、应用 ACEI 易引起咳嗽和代谢综合征的高血压病人。

4. 不良反应　不良反应少见,偶有腹泻,长期应用可使血钾升高,应注意监测血钾及肌酐水平的变化。

5. 禁忌证　同 ACEI 的禁忌证。

【利尿剂】

1. 分类　按利尿剂的效能和作用部位不同分为以下三类:

(1) 高效利尿剂:袢利尿剂,主要作用于髓袢升支粗段,如呋塞米、布美他尼等。

(2) 中效利尿剂:噻嗪类利尿剂,主要作用于近曲小管近端,如氢氯噻嗪和吲达帕胺等。

(3) 低效利尿剂:保钾利尿剂与醛固酮受体拮抗剂,主要作用于远曲小管和集合管,如螺内酯、氨苯蝶啶等。

2. 药理作用

(1) 用药初期及短期应用高效利尿剂的降压机制:排钠利尿,造成体内钠和水的负平衡,使细胞外液和血容量减少而降压。

(2) 长期用药的降压机制:① 因排钠使血管壁细胞内钠含量减少,故经 Na^+-Ca^{2+} 交换机制使细胞内 Ca^{2+} 量减少,因而血管平滑肌舒张。② 细胞内 Ca^{2+} 的减少使血管平滑肌对收缩血管物质(如去甲肾上腺素)的反应性降低。③ 诱导动脉壁产生扩血管物质。

3. 临床应用

(1) 高效利尿剂排钠作用较强,不降低肾血流量,但副作用大,仅短期用于高血压危象及伴有慢性肾功能不全的高血压病人。

(2) 中效利尿剂是治疗高血压的一线药,可单独应用治疗轻度高血压,也可与其他降压药合用以治疗中、重度高血压。

(3) 低效利尿剂中的保钾利尿剂可与噻嗪类利尿剂合用以减少低血钾症的发生。

4. 适应证　袢利尿剂的强适应证为高血压伴肾功能不全和心力衰竭;噻嗪类利尿剂的强适应证为心力衰竭、老年高血压、高龄老年高血压和单纯收缩期高血压;醛固酮类拮抗剂的强适应证为心力衰竭和心肌梗死后高血压。

5. 不良反应　不良反应的发生与剂量密切相关,故通常采用小剂量。噻嗪类利尿剂可引起低血钾,长期应用者应定期监测血钾,并适量补钾。螺内酯长期应用有可能导致男性乳房发育等不良反应。

6. 禁忌证　痛风病人禁用噻嗪类利尿剂,而高尿酸血症及明显肾功能不全者慎用,后者如需使用利尿剂,应使用袢利尿剂如呋塞米等。

【β受体阻滞剂】

1. 分类　根据药物对受体的选择性可将β受体阻滞剂分为:

(1) 非选择性β受体阻滞剂:普萘洛尔、吲哚洛尔、噻吗洛尔等。

(2) 选择性β受体阻滞剂:美托洛尔、阿替洛尔、醋丁洛尔等。

(3) α、β受体阻断剂:拉贝洛尔等。

2. 药理作用　β受体阻滞剂具有良好的抗高血压作用,代表药物为普萘洛尔,其作用机制如下:

(1) 减少心排血量:阻断心脏 $β_1$ 受体,抑制心肌收缩性并减慢心率,使心排血量减少,血压下降。

(2) 抑制肾素分泌:肾交感神经通过 $β_1$ 受体促使肾小球旁细胞分泌释放肾素,普萘洛尔能抑制 $β_1$ 受体,降低血压。

(3) 降低外周交感神经活性:阻断某些支配血管的去甲肾上腺素能神经突触前膜的 $β_2$ 受体,抑制其正反馈而减少去甲肾上腺素的释放。

(4) 中枢降压作用。

3. 临床应用　对各型原发性高血压及肾性高血压均有良好效果。对心功能亢进型高血压合并冠心病、脑血管疾病或心律失常的高血压病均适用。不引起直立性低血压,较少出现头痛及心悸。

4. 适应证　β受体阻滞剂的强适应证为高血压合并心绞痛、快速性心律失常、稳定性充血性心力衰竭、心肌梗死后高血压。

5. 不良反应　常见的不良反应有疲乏、肢体冷感、激动不安、胃肠不适等,还可能影响糖、脂代谢。长期应用者如突然停药,可发生反跳现象,即原有的症状加重或出现新的表现,较常见的为血压反跳性升高,伴头痛、焦虑等,称之为撤药综合征。

6. 禁忌证　高度心脏传导阻滞、哮喘病人禁用。慢性阻塞型肺病、运动员、周围血管病或糖耐量异常者慎用;必要时也可慎重选用高选择性β受体阻滞剂。

【降压药的联合应用】

1. 联合用药的意义　联合应用降压药物已成为降压治疗的基本方法。许多高血压病人为了达到目标血压水平需要应用两种以上降压药物。

2. 联合用药的适应证　2级高血压和(或)伴有多种危险因素、靶器官损害或临床疾患的高危人群,往往初始治疗即需要联合应用两种小剂量降压药物;如仍不能达到目标水平,可在原药基础上加量或联用三种甚至四种以上降压药物。

3. 联合用药的方法　两种药联合时,降压作用机制应具有互补性,因此,具有相加的降压作用,并可互相抵消或减轻不良反应。例如,在应用 ACEI 或 ARB 的基础上加用小剂量噻嗪类利尿剂,降压效果可以达到甚至超过将原有的 ACEI 或 ARB 剂量翻倍的降压幅度。同样的,加用 CCB 也有相似效果。

(1) ACEI 或 ARB 加噻嗪类利尿剂:利尿剂的不良反应是激活 RAAS,可造成一些不利于降压的负面作用。而与 ACEI 或 ARB 联用则抵消此不利影响。此外,ACEI 和 ARB 由于可使血钾水平略有上升,从而能防止噻嗪类利尿剂长期应用所致的低血钾等不良反应。ARB 或 ACEI 加噻嗪类利尿剂联合治疗有协同作用,有利于改善降压效果。

(2) CCB 加 ACEI 或 ARB:前者具有直接扩张动脉的作用,后者通过阻断 RAAS,既扩张动脉,又扩张静脉,故两药有协同降压作用。CCB 所产生踝部水肿的副作用可被 ACEI 或 ARB 消除。小剂量长效 CCB 加 ARB 初始联合治疗高血压病人,可明显提高血压控制率。此外,ACEI 或 ARB 也可部分阻断 CCB 所致的反射性交感神经张力增加和心率加快的不良反应。

(3) CCB 加噻嗪类利尿剂:二氢吡啶类钙拮抗剂(D-CCB)加噻嗪类利尿剂治疗,可降低高血压病人脑卒中发生风险。

(4) D-CCB 加 β 受体阻滞剂:前者具有扩张血管和轻度增加心率的作用,β 受体阻滞剂具有缩血管及减慢心率的作用。两药联用可使不良反应减轻。

我国临床主要推荐应用的优化联合治疗方案是:D-CCB＋ARB;D-CCB＋ACEI;ARB＋噻嗪类利尿剂;ACEI＋噻嗪类利尿剂;D-CCB＋噻嗪类利尿剂;D-CCB＋β 受体阻滞剂。

次要推荐使用的可接受联合治疗方案是:利尿剂＋β 受体阻滞剂;D-CCB＋保钾利尿剂;噻嗪类利尿剂＋保钾利尿剂。

不常规推荐的但必要时可慎用的联合治疗方案是：ACEI＋β 受体阻滞剂;ARB＋β 受体阻滞剂;ACEI＋ARB;中枢作用药＋β 受体阻滞剂。

多种药物的合用:① 三药联合的方案:在上述各种两药联合方式中加上另一种降压药物便构成三药联合方案,其中"D-CCB＋ACEI(或 ARB)＋噻嗪类利尿剂"组成的联合方案最为常用。② 四药联合的方案:主要适用于难治性高血压病人,可以在上述三药联合基础上加用第四种药物如 β 受体阻滞剂、螺内酯、可乐定等。

4. 固定配比复方制剂　常用的一组高血压联合治疗药物,通常由不同作用机制的两种小剂量降压药组成,也称为单片固定复方制剂。与分别处方的降压联合治疗相比,其优点是使用方便,可改善治疗的依从性,是联合治疗的新趋势。对 2 级或 3 级高血压以及某些高危病人,可作为初始治疗的药物选择之一。应用时注意每种药物的禁忌证或可能的副作用。

(缪丽燕)

第二节　抗心力衰竭药物

心力衰竭(简称心衰)是一种复杂的临床症候群,为各种心脏病的严重阶段。心衰是由于任何原因的初始心肌损伤(如心肌梗死、心肌病、血流动力学负荷过重、炎症等),引起心肌结构和功能的变化,最后导致心室泵血和(或)充盈功能低下的综合征。治疗心衰的关键就是阻断神经内分泌的过度激活,阻断心肌重构。心衰的常规治疗包括联合使用 3 大类药物,即利尿剂、ACEI(或 ARB)或 β 受体阻滞剂。为进一步改善症状、控制心率等,地高辛应是第 4 个联用的药物。醛固酮受体拮抗剂则可应用于重度心衰病人。

【利尿剂】

利尿剂是唯一能充分控制心衰病人液体潴留的药物,是标准治疗中必不可少的组成部分。合理使用利尿剂是其他治疗心衰药物取得成功的关键因素之一。如利尿剂用量不足造成液体潴留,会降低机体对 ACEI 的反应,增加使用 β 受体阻滞剂的风险。另一方面,不恰当的大剂量使用利尿剂则会导致血容量不足,增加 ACEI 或血管扩张剂发生低血压的危险,以及 ACEI 和 ARB 出现肾功能不全的风险。

1. 药理作用　利尿剂通过抑制肾小管特定部位钠或氯的重吸收,遏制心衰时的钠潴留,减少静脉回流和降低前负荷,从而减轻肺淤血,提高运动耐量。

2. 临床应用

(1) 应用利尿剂后即使心衰症状得到控制,临床状态稳定,亦不能将利尿剂作为单一治疗药物。利尿剂一般应与 ACEI 和 β 受体阻滞剂联合应用。

(2) 利尿剂缓解症状最为迅速,数小时或数天内即见效,而 ACEI、β 受体阻滞剂则需数周或数月,故利尿剂必须最早应用。

3. 适应证　心衰病人有液体潴留的证据或原先有过液体潴留,均应给予利尿剂,且应在出现水钠潴留的早期应用。

4. 不良反应

(1) 电解质丢失:利尿剂可引起低钾血症、低镁血症而诱发心律失常,当 RAAS 高度激活时尤易发生。联合使用 ACEI 或保钾利尿剂特别是醛固酮受体拮抗剂螺内酯,常能预防钾盐、镁盐的丢失。小剂量螺内酯(25 mg/d)、ACEI 与袢利尿剂合用是安全的。

出现低钠血症时应注意区别缺钠性低钠血症和稀释性低钠血症,二者治疗原则不同。前者发生于大量利尿后,属容量减少性低钠血症,病人可有体位性低血压,尿少而尿比重高,治疗应予补充钠盐。后者又称难治性水肿,见于心衰进行性恶化者,此时钠、水有潴留,而水潴留多于钠潴留,故称高容量性低钠血症,病人尿量少而尿比重低,治疗时应严格限制入水量,并按利尿剂抵抗处理。

(2) 神经内分泌的激活:利尿剂的使用可激活内源性神经内分泌系统,特别是 RAAS。长期激活会促进疾病的发展,除非病人同时接受神经内分泌抑制剂的治疗。因而,利尿剂应与 ACEI 以及 β 受体阻滞剂联合应用。

(3) 低血压和氮质血症:过量应用利尿剂可降低血压,损伤肾功能,但低血压和氮质血症也可能是心衰恶化的表现。在后一种情况下如减少利尿剂用量反而可使病情加重。心衰病人如无液体潴留,低血压和氮质血症可能与容量减少有关,应减少利尿剂用量;如果病人有持续性液体潴留,则低血压和氮质血症有可能是心衰恶化和外周有效灌注量降低的反映,应继续维持所用的利尿剂,并短期使用能增加终末器官灌注的药物,如多巴胺。

5. 使用方法　常用的利尿剂有袢利尿剂和噻嗪类两种。袢利尿剂增加尿钠排泄可达钠滤过负荷的 20%～25%,且能加强游离水的清除。相反,作用于远曲肾小管的噻嗪类增加尿钠排泄的分数仅为钠滤过负荷的 5%～10%,并减少游离水的清除,且在肾功能中度损害(肌酐清除率<30 mL/min)时就失效。因此,袢利尿剂如呋塞米或托拉塞米是多数心衰病人的首选药物,特别适用于有明显液体潴留或伴有肾功能受损的病人。呋塞米的剂量与效应呈线性关系,故剂量不受限制。噻嗪类仅适用于有轻度液体潴留、伴有高血压而肾功能正常的心衰病人。100 mg/d 氢氯噻嗪已达最大效应(剂量-效应曲线已达平台期),再增加剂量亦无效。

6. 利尿剂抵抗

(1) 对利尿剂的治疗反应取决于药物浓度和进入尿液的时间过程。轻度心衰病人即使小剂量利尿剂也反应良好,因为利尿剂从肠道吸收速度快,到达肾小管的速度也快。随着心衰的进展,因肠管水肿或小肠的低灌注,药物吸收延迟,且肾血流和肾功能减低,药物转运受到损害。因而当心衰进展和恶化时常须加大利尿剂剂量,最终则再大的剂量也无反应,即出现利尿剂抵抗。此时,可用以下方法克服:① 静脉应用利尿剂,如呋塞米静脉注射 40 mg,继以持续静脉滴注(10~40 mg/h)。② 两种或两种以上利尿剂联合使用。③ 应用增加肾血流的药物,如短期应用小剂量的多巴胺 100~250μg/min。

(2) 非甾体类抗炎剂吲哚美辛能抑制多数利尿剂的利钠作用,特别是袢利尿剂,并促进利尿剂的致氮质血症倾向,应避免使用。

【血管紧张素转换酶抑制剂】

ACEI 是能降低心衰病人病死率的第一类药物,一直是公认的治疗心衰的基石和首选药物。

1. 药理作用

(1) 抑制 RAAS:ACEI 能竞争性地阻断 AngⅠ转化为 AngⅡ,从而降低循环和组织的 AngⅡ水平,还能阻断血管紧张素的降解,使其水平增加,进一步起到扩张血管及抗增生作用。组织 RAAS 在心肌重构中起关键作用,当心衰处于相对稳定状态时,心脏组织 RAAS 仍处于持续激活状态;心肌血管紧张素活性增加,血管紧张素原 mRNA 水平上升,AngⅡ受体密度增加。

(2) 作用于激肽酶Ⅱ,抑制缓激肽的降解,提高缓激肽水平,通过缓激肽-前列腺素-NO 通路而发挥有益作用。ACEI 促进缓激肽的作用与抑制 AngⅡ产生的作用同样重要。ACEI 对心肌重构和生存率的有益影响,在使用 AngⅡ受体阻滞剂的动物实验中未能见到,且在联合使用激肽抑制剂时,ACEI 的有利作用即被取消。在临床上长期使用 ACEI 时,尽管循环中 AngⅡ水平不能持续降低,但 ACEI 仍能发挥长期效益。

2. 适应证 所有慢性收缩性心衰病人都必须使用 ACEI,而且需要终身使用,除非有禁忌证或不能耐受。

3. 不良反应 ACEI 有两方面的不良反应:① 与 AngⅡ抑制有关的不良反应:低血压、肾功能恶化、钾潴留。② 与缓激肽积聚有关的不良反应:咳嗽和血管性水肿。

(1) 低血压:很常见,在治疗开始几天或增加剂量时易发生。预防方法:① 调整或停用其他有降压作用的药物,如硝酸酯类、CCB 和其他扩血管药物。② 如无液体潴留,考虑利尿剂减量或暂时停用。严重低钠血症病人(血钠<130 mmol/L),可酌情增加食盐摄入。③ 减小 ACEI 的剂量。首剂给药如果出现症状性低血压,重复给予同样剂量时不一定也会出现症状。

(2) 肾功能恶化:肾脏灌注减少时,肾小球滤过率明显依赖于 AngⅡ介导的出球小动脉收缩,特别是重度心衰 NYHA Ⅳ级、低钠血症者,易发生肾功能恶化。心衰病人肾功能受损发生率高(29%~63%),且病死率亦比一般病人增加 1.5~2.3 倍,因而起始治疗后 1~2 周内应监测肾功能和血钾,以后须定期复查。处理:① ACEI 治疗初期肌酐或血钾可有一定程度的增高,如果肌酐增高<30%,为预期反应,不需特殊处理,但应加强监测;如果肌酐增高 30%~50%,为异常反应,ACEI 应减量或停用,待肌酐正常后再用。大多数病人停药后肌酐水平趋于稳定或降低到治疗前水平。② 停用某些肾毒性药物如非甾体类抗炎药。钾盐和保钾利尿

剂也应停用。③ 肾功能异常病人以选择经肝、肾双通道排泄的 ACEI 为好。

(3) 高血钾：ACEI 可阻止 RAAS 而减少钾的丢失，因而可能发生高钾血症；肾功能恶化、补钾、使用保钾利尿剂，以及并发糖尿病时尤易发生高钾血症，严重者可引起心脏传导阻滞。处理：① 应用 ACEI 不应同时加用钾盐，或保钾利尿剂。② 联用醛固酮受体拮抗剂时 ACEI 应减量，并立即使用袢利尿剂。③ 用药后 1 周应复查血钾，并定期监测，如血钾 >5.5 mmol/L，应停用 ACEI。

(4) 咳嗽：ACEI 引起的咳嗽特点为干咳，见于治疗开始的几个月内，要注意排除其他原因尤其是肺部淤血所致的咳嗽。如停药后咳嗽消失，而再用时干咳重现，则高度提示 ACEI 是引起咳嗽的原因。咳嗽不严重可以耐受者，应鼓励继续用 ACEI。如持续咳嗽，影响正常生活，可考虑停用，并改用 ARB。

(5) 血管性水肿：该不良反应较为罕见（<1%），但可出现声带甚至喉头水肿等严重状况，危险性较大，应予注意。多见于首次用药或治疗最初 24h 内。疑为严重血管性水肿的病人，应终身避免应用所有的 ACEI。

4. 禁忌证

(1) 对 ACEI 曾有致命性不良反应的病人，如曾有血管性水肿导致的喉头水肿、无尿性肾功能衰竭或妊娠妇女，绝对禁用。

(2) 以下情况下慎用：① 双侧肾动脉狭窄。② 血肌酐显著升高 >265.2 μmol/L(3 mg/dL)。③ 高钾血症（>5.5 mmol/L）。④ 有症状性低血压（收缩压<90 mmHg）。这些病人应先接受其他抗心衰药物治疗，待上述指标改善后再决定是否应用 ACEI。⑤ 左室流出道梗阻的病人，如主动脉瓣狭窄、肥厚梗阻型心肌病。

5. 使用方法

(1) 起始剂量和递增方法：ACEI 应用的基本原则是从很小剂量开始，逐渐递增，直至达到目标剂量，一般每隔 1~2 周剂量倍增一次。剂量调整的快慢取决于每个病人的临床症状。有低血压史、糖尿病、氮质血症，以及服用保钾利尿剂者，递增速度宜慢。ACEI 的耐受性约 90%。

(2) 维持应用：一旦调整到合适剂量应终身维持使用，以减少死亡或住院的危险性。突然撤除 ACEI 有可能导致临床状况恶化，应予避免。

(3) 目前或以往有液体潴留的病人，ACEI 必须与利尿剂合用，且起始治疗前需注意利尿剂已维持在最合适剂量；无液体潴留的病人可单独应用。

(4) ACEI 一般与 β 受体阻滞剂合用，因二者有协同作用。

【β 受体阻滞剂】

β 受体阻滞剂是一种很强的负性肌力药，以往一直被禁用于心衰的治疗。临床试验亦表明，该药治疗初期对心功能有明显抑制作用，LVEF 降低；但长期治疗（>3 个月）则可改善心功能，LVEF 增加；治疗 4~12 个月，能降低心室肌重构和容量、改善心室形状，提示心肌重构延缓或逆转。这种急性药理作用和长期疗效截然不同的效应被认为是 β 受体阻滞剂具有改善内源性心肌功能的"生物学效应"。

1. 药理作用　心力衰竭时肾上腺素能受体通路的持续和过度的激活对心脏有害。心衰时，人体内去甲肾上腺素的浓度足以导致心肌细胞损伤，且慢性肾上腺素能系统的激活介导心肌重构，而 $β_1$ 受体信号转导的致病性明显大于 $β_2$、$α_1$ 受体，以上是应用 β 受体阻滞剂治疗慢性心衰的基础。

2. 临床应用

(1) 应尽早开始应用β受体阻滞剂,不要等到其他疗法无效时才用,因病人可能在延迟用药期间死亡,而β受体阻滞如能早期应用,可延缓疾病的进展。

(2) 症状改善常在治疗 2~3 个月后才出现,即使症状不改善,亦能防止疾病的进展。

(3) 一般应在利尿剂和 ACEI 的基础上加用β受体阻滞剂。

3. 适应证 所有慢性收缩性心衰,均必须应用β受体阻滞剂,且须终身使用,除非有禁忌证或不能耐受。

4. 不良反应

(1) 低血压:β受体阻滞剂尤易发生,一般出现于首剂或加量的 24~48 h 内,通常无症状,重复用药后常可自动消失。首先考虑停用硝酸酯类制剂、CCB 或其他不必要的血管扩张剂。也可将 ACEI 减量,但一般不减利尿剂剂量。如低血压伴有低灌注的症状,则应将β受体阻滞剂减量或停用,并重新评定病人的临床情况。

(2) 液体潴留和心衰恶化:① 起始治疗前应确认病人已达到干体重状态。如有液体潴留,常在β受体阻滞剂起始治疗 3~5 d 体重增加,如不处理,1~2 周后常致心衰恶化。故应告知病人每日称体重,如在 3 d 内体重增加超过 2 kg,应立即加大利尿剂用量。② 如在用药期间心衰有轻或中度加重,首先应加大利尿剂和 ACEI 用量,以达到临床稳定。③ 如病情恶化,β受体阻滞剂宜暂时减量或停用。应避免突然撤药,以防引起反跳和病情显著恶化。减量过程应缓慢,每 2~4 天减量一次,2 周内减完。病情稳定后,以防再加量或继用β受体阻滞剂,否则将增加病死率。④ 必要时可短期静脉应用正性肌力药。磷酸二酯酶抑制剂较β受体激动剂更合适,因后者的作用可被β受体阻滞剂所拮抗。

(3) 心动过缓和房室传导阻滞:此不良反应的发生和β受体阻滞剂的剂量有关,低剂量不易发生,但在增量过程中危险性逐渐增加。如心率低于 55 次/分,或伴有眩晕等症状,或出现二度、三度房室传导阻滞,应减量。此外,还应注意药物相互作用的可能性,停用其他可引起心动过缓的药物。

(4) 无力:多数可在数周内自动缓解,若症状严重,则须减量。如无力伴有外周低灌注,则须停用β受体阻滞剂,稍后再重新应用,或换用其他类型的β受体阻滞剂。

5. 禁忌证

(1) 支气管痉挛性疾病、心动过缓(心率<60 次/分)、二度及以上房室传导阻滞(除非已安装起搏器)病人,均不能应用。

(2) 因心衰伴明显液体潴留而须大量利尿者,暂时不能应用,应先利尿,达到干体重后再开始应用。

6. 应用方法

(1) 目标剂量的确定:β受体阻滞剂治疗心衰的剂量并非按病人的治疗反应来确定,而是要达到事先设定的目标剂量。目前认为,在临床治疗过程中应尽量达到临床试验推荐的目标剂量。但由于个体差异很大,因此β受体阻滞剂的治疗宜个体化。心率是国际公认的β受体有效阻滞的指标,因而,剂量滴定应以心率为准:清晨静息心率 55~60 次/分,不低于 55 次/分,即为达到目标剂量或最大耐受量之征。一般勿超过临床试验所用的最大剂量。

(2) 起始和维持:① 起始治疗前和治疗期间病人体重须恒定(干体重),无明显的液体潴留,利尿剂已维持在最合适剂量。如病人有体液不足,易于产生低血压;如有液体潴留,则会增加心衰恶化的危险。② 必须从极低剂量开始,如琥珀酸美托洛尔 12.5~25 mg,每日 1 次;酒石酸美托洛尔平片 6.25 mg,每日 3 次;比索洛尔 1.25 mg,每日 1 次;或卡维地洛尔 3.125 mg,每日 2 次。如病人能耐受前一剂量,每隔 2~4 周将剂量加倍;如前一较低剂量出现不良反应,可延迟加量直至不良反应消失。起始治疗时 β 受体阻滞剂可引起液体潴留,须每日测体重,一旦出现体重增加即应加大利尿剂用量,直至恢复治疗前体重,再继续加量。若如此谨慎地用药,则即便 β 受体阻滞剂的应用早期出现某些不良反应,一般也不需停药,且可耐受长期使用,并达到目标剂量。

(3) 与 ACEI 联合使用的注意事项:① 病人在应用 β 受体阻滞剂前,ACEI 并不需要用至高剂量。应用低或中等剂量 ACEI 加 β 受体阻滞剂的病人较之增加 ACEI 剂量者,对改善症状和降低死亡的危险性更为有益。② ACEI 与 β 受体阻滞剂的应用顺序:ACEI 与 β 受体阻滞剂的先后顺序并不重要,关键是联合使用,才能发挥最大的益处。因而,在应用低或中等剂量 ACEI 的基础上,及早加用 β 受体阻滞剂,既易于使临床症状稳定,又能早期发挥 β 受体阻滞剂降低猝死的作用和两药的协同作用。两药合用以后,还可以根据临床情况的变化,分别调整各自的剂量。

【地高辛】

地高辛能改善症状和心功能,提高生活质量和运动耐量;不论窦性心律或房颤、缺血或非缺血性心肌病、合并或不合并使用 ACEI,病人均能从地高辛治疗中获益。

1. 药理作用

(1) 洋地黄对心衰的治疗归因于正性肌力作用,即洋地黄通过抑制衰竭心肌细胞膜 Na^+/K^+-ATP 酶活性,使细胞内 Na^+ 水平升高,促进 Na^+-Ca^{2+} 交换,提高细胞内 Ca^{2+} 水平,从而发挥正性肌力作用。

(2) 洋地黄的有益作用可能与非心肌组织 Na^+/K^+-ATP 酶的抑制有部分相关。副交感传入神经的 Na^+/K^+-ATP 酶受抑制,提高了位于左室、左房与右房入口处、主动脉弓和颈动脉窦的压力感受器的敏感性,抑制性传入冲动的数量增加,进而使中枢神经系统下达的交感兴奋性减弱。此外,肾脏的 Na^+/K^+-ATP 酶受抑制,可减少肾小管对钠的重吸收,增加钠向远曲小管的转移,导致肾脏分泌的肾素减少。

2. 临床应用

(1) 适用于已应用 ACEI(或 ARB)、β 受体阻滞剂和利尿剂治疗而仍持续有症状的慢性收缩性心衰病人。重症病人可将地高辛与 ACEI(或 ARB)、β 受体阻滞剂和利尿剂同时应用。

(2) 先将醛固酮受体拮抗剂加用于 ACEI、β 受体阻滞剂和利尿剂的治疗上,仍不能改善症状时,再加用地高辛。

(3) 如病人正在使用地高辛,则不必停用,但必须立即加用神经内分泌抑制剂 ACEI 和 β 受体阻滞剂治疗。

(4) 地高辛适用于心衰伴有快速心室率的房颤病人,但加用 β 受体阻滞剂对控制运动时的心室率效果更佳。

(5) 由于地高辛并不能降低心衰病人的病死率,故不主张早期应用。

(6) 急性心衰并非地高辛的应用指征,除非合并有快速心室率的房颤。急性心衰应使用其他合适的治疗措施(常为静脉给药),地高辛仅可作为长期治疗措施的开始阶段而发挥部分作用。

3. **不良反应** 主要见于大剂量使用时。自从改用维持量疗法后,不良反应已大大减少。主要不良反应包括:① 心律失常(早搏、折返性心律失常和传导阻滞)。② 胃肠道症状(厌食、恶心和呕吐)。③ 神经精神症状(视觉异常、定向力障碍、昏睡及精神错乱)。这些不良反应常出现在血清地高辛浓度>2.0 ng/mL时,但也可见于地高辛水平较低时。无中毒者和中毒者血清地高辛浓度间有明显重叠现象,特别在低血钾、低血镁、甲状腺功能低下时。

4. **禁忌证**

(1) 伴窦房传导阻滞、三度或三度房室传导阻滞的病人,应禁忌使用地高辛,除非已安装永久性心脏起搏器。

(2) 急性心肌梗死后病人,特别是有进行性心肌缺血者,应慎用或不用地高辛。

(3) 与能抑制窦房结或房室结功能的药物(如胺碘酮、β受体阻滞剂)合用时必须谨慎。奎尼丁、维拉帕米、胺碘酮、克拉霉素、红霉素等与地高辛合用时,可使地高辛血药浓度增加,增加地高辛中毒的发生率,须十分谨慎,此时地高辛宜减量。

5. **使用方法**

(1) 目前多采用维持量疗法(0.125~0.25 mg/d),即自开始便使用固定的剂量,并继续维持;对于70岁以上或肾功能受损者,地高辛宜用小剂量(0.125 mg),每日1次或隔日1次。如为了控制房颤的心室率,可采用较大剂量(0.375~0.50 mg/d),但这一剂量不适用于心衰伴窦性心率病人。

(2) 地高辛血清浓度与疗效无关,根据目前有限的资料,建议血清地高辛的浓度范围为0.5~1.0 ng/mL。

6. **中毒救治**

(1) 停用强心苷及排钾利尿剂。

(2) 对快速性心律失常者,可静滴钾盐,轻者可口服。应注意监测血钾浓度,若血钾过高应及时停止补钾。

(3) 发生室速、室颤时可用利多卡因;对于室性早搏、室性心动过速、阵发性房性心动过速伴传导阻滞者可用苯妥英钠。

(4) 危及生命的中毒者,静脉注射地高辛抗体Fab片段。

【醛固酮受体拮抗剂】

醛固酮有独立于AngⅡ和相加于AngⅡ的对心肌重构的不良作用。

1. **药理作用** 心衰时心室内醛固酮生成及活化增加,且与心衰严重程度成正比。虽然短期使用ACEI或ARB均可降低体循环中醛固酮的水平,但长期应用时,体循环醛固酮水平却不能保持稳定,并持续降低,即出现醛固酮逃逸现象。因此,如能在ACEI的基础上加用醛固酮受体拮抗剂,进一步抑制醛固酮的有害作用,可望有更大的益处。依普利酮(Eplerenone)是新型的醛固酮受体拮抗剂,但国内尚未引进。目前国内应用较多的是螺内酯。

2. **不良反应** 螺内酯可出现男性乳房增生症,为可逆性,停药后消失。

3. **禁忌证** 高钾血症和肾功能异常者应禁用,有发生这两种状况的潜在危险的病人应慎用。

4. **应用方法**

(1) 螺内酯起始剂量10 mg/d,最大剂量20 mg/d,有时也可隔日给予。

(2) 一旦开始应用醛固酮受体拮抗剂,应立即加用袢利尿剂,停用钾盐,ACEI 减量。

(3) ARB 对缓激肽的代谢无影响,故一般不引起咳嗽,但也不能通过提高血清缓激肽浓度发挥可能的有利作用。

【血管紧张素受体阻滞剂】

1. 药理作用

(1) ARB 在理论上可阻断所有经 ACE 途径或非 ACE(如糜酶)途径生成的 AngⅡ 与 AT_1(AngⅡ 的 Ⅰ 型受体)结合,从而阻断或改善因 AT_1 过度兴奋导致的诸多不良作用,如血管收缩、水钠潴留、组织增生、胶原沉积、促进细胞坏死和凋亡等,而这些都是在心衰发生发展中起作用的因素。

(2) ARB 还可能通过加强 AngⅡ 与 AT_2(AngⅡ 的 Ⅱ 型受体)结合来发挥有益的效应。

2. 适应证　不能耐受 ACEI 所致的干咳的心衰病人。

3. 不良反应　与 ACEI 相似,如可能引起低血压、肾功能不全和高血钾等;在开始应用 ARB 及改变剂量的 1~2 周内,应监测血压(包括体位性血压)、肾功能和血钾。

4. 禁忌证　同 ACEI。

5. 使用方法　小剂量起用,在病人耐受的基础上逐步将剂量增至推荐剂量或可耐受的最大剂量。

【神经内分泌抑制剂的联合应用】

1. ACEI 和 β 受体阻滞剂的合用　二者有协同作用,可进一步降低心衰病人的病死率,这是心衰治疗的经典常规,应尽早合用。

2. ACEI 与醛固酮受体拮抗剂合用　ACEI 加醛固酮受体拮抗剂可进一步降低心衰病人的病死率。

3. ACEI 加用 ARB　ARB 是否能与 ACEI 合用以治疗心衰,目前仍有争论。急性心肌梗死后并发心衰的病人,不宜联合使用这两类药物。

4. ACEI、ARB 与醛固酮受体拮抗剂三药合用　ACEI、ARB 和醛固酮受体拮抗剂合用的安全性的相关证据尚不足,且肯定会进一步增加肾功能异常和高钾血症的危险,故不推荐使用。

由于 RAAS 抑制剂不能三药合用,因而 ACEI 只能与 ARB 或醛固酮受体拮抗剂合用,必须二者取其一。ACEI 与醛固酮受体拮抗剂合用优于 ACEI 与 ARB 合用。

5. ACEI、ARB 与 β 受体阻滞剂三药合用　不论是 ARB 与 β 受体阻滞剂合用,或 ARB、ACEI 与 β 受体阻滞剂合用,目前并无证据表明对心衰或心肌梗死后病人不利。

(缪丽燕)

第三节　抗心肌缺血药物

抗心肌缺血药物主要分三类,即硝酸酯类及亚硝酸酯类、钙拮抗剂和 β 受体阻滞剂。

【硝酸酯类及亚硝酸酯类】

常用的有硝酸甘油、硝酸异山梨酯、单硝酸异山梨酯。

1. 药理作用

(1) 降低心肌氧耗量：该药可扩张静脉血管，减少回心血量，使心脏前负荷和室壁张力下降；还可扩张外周阻力小动脉，使动脉血压和心脏后负荷下降。两者均可降低心肌氧耗量。

(2) 扩张冠状动脉和侧支循环血管，使冠状动脉血流重新分布，增加缺血区域尤其是心内膜下的血液供应。在临床常用剂量范围内，不引起微动脉扩张，可避免冠状动脉窃血现象的发生。

(3) 降低肺血管床的压力和肺毛细血管楔压，增加左心衰竭病人的每搏输出量和心输出量，改善心功能。

(4) 抗血小板聚集、抗血栓、抗增殖，改善冠状动脉内皮功能和主动脉顺应性，降低主动脉收缩压等，亦可在硝酸酯的抗缺血和改善心功能等作用中发挥协同效应。

2. 临床应用

(1) 冠心病：对各种类型的心绞痛均有效，用药后能终止发作，也能预防复发，包括急性冠脉综合征、慢性稳定性心绞痛、无症状性心肌缺血和经皮冠状动脉成形术（PCI）的围手术期。

(2) 心力衰竭：可用于治疗急性和慢性心力衰竭。

(3) 高血压危象和围手术期的高血压。

3. 不良反应

(1) 头痛：头痛是硝酸酯类药物最常见的不良反应，呈剂量和时间依赖性。如将初始剂量减半，可明显减小头痛的发生率，大部分病人服药1～2周后头痛自行消失，阿司匹林亦可使头痛有效缓解。头痛的消失并不意味着抗心肌缺血效应的减弱或缺失。

(2) 面部潮红，心率加快。

(3) 低血压，可伴随头晕、恶心等。

(4) 舌下含服硝酸甘油可引起口臭。

(5) 少见皮疹；长期大剂量使用可罕见高铁血红蛋白血症。

4. 禁忌证　对硝酸酯过敏、急性下壁伴右室心肌梗死、收缩压＜90 mmHg的严重低血压、肥厚梗阻型心肌病、重度主动脉瓣和二尖瓣狭窄、心包填塞或缩窄性心包炎、限制性心肌病、已使用磷酸二酯酶抑制剂（如西地那非等）、颅内压增高者禁用。循环低灌注状态、心室率＜50次/分，或＞110次/分、青光眼、肺心病合并动脉低氧血症、重度贫血者慎用。

5. 耐药性

(1) 硝酸酯类的耐药性是指连续使用硝酸酯后，血流动力学和抗缺血效应的迅速减弱乃至消失的现象。

(2) 硝酸酯类一旦发生耐药不仅影响临床疗效，而且可能加剧内皮功能损害，对预后产生不利影响，因此，长期使用硝酸酯时必须采用非耐药方法。

(3) 硝酸酯类的耐药现象呈剂量和时间依赖，且短时间内易于恢复。克服耐药性常采用如下给药方法：① 小剂量、间断静脉滴注硝酸甘油及硝酸异山梨酯，保证每天8～12 h的无药期。② 每天使用12 h硝酸甘油透皮贴剂后及时撤除。③ 偏心方法口服硝酸酯，保证8～12 h的无硝酸酯浓度期或低硝酸酯浓度期。

(4) 研究表明，巯基供体类药物、β受体阻滞剂、他汀类药物、ACEI或ARB以及肼苯哒嗪等药物可能对预防硝酸酯的耐药性有益，且它们大多是提示冠心病和心力衰竭预后的重要药物，因此提倡合用。

（5）在无硝酸酯覆盖的时段可加用β受体阻滞剂、CCB等预防心绞痛和血管反跳效应，心绞痛一旦发作，可临时舌下含服硝酸甘油等予以缓解。

【β受体阻滞剂】

常用的有阿替洛尔、美托洛尔和比索洛尔等。

1. 药理作用

（1）通过降低心肌收缩力、心率和血压，使心肌耗氧量减少；同时延长心脏舒张期而增加冠状动脉及其侧支的血供和灌注，从而减少和缓解日常活动或运动状态的心肌缺血发作，提高生活质量。

（2）可缩小梗死范围，减少致命性心律失常，降低包括心脏性猝死在内的急性期病死率和各种心血管事件的发生率。

（3）长期使用可改善病人的远期预后，提高生存率，即有益于冠心病的二级预防。

2. 临床应用　β受体阻滞剂可用于治疗各种类型的冠心病，包括稳定性劳力性心绞痛、不稳定性心绞痛、有（或无）症状的陈旧性心肌梗死（MI）、ST段抬高的MI和非ST段抬高的MI。

3. 禁忌证　有心力衰竭的临床表现、伴低心排出量低下状态如末梢循环灌注不良、伴心源性休克较高风险（包括年龄＞70岁、基础收缩压＜110 mmHg、心率＞110次/分等）以及二度及以上房室传导阻滞的病人。

【钙拮抗剂】

常用的有硝苯地平、维拉帕米及地尔硫卓等。

1. 药理作用　阻断心肌及血管平滑肌细胞膜上的Ca^{2+}通道，抑制细胞外Ca^{2+}内流，使细胞内Ca^{2+}浓度降低引起心血管功能的改变。

（1）血管：主要扩张动脉平滑肌，使外周血管阻力下降，降低血压，对静脉平滑肌几乎无作用。不同部位的血管对CCB的敏感性不同，如冠状动脉和脑动脉平滑肌比其他血管更为敏感。

（2）心肌：减弱心肌收缩力，减慢收缩速度和降低心肌耗氧。

（3）窦房结自律性下降，房室结的传导变慢，心室率减慢，降低耗氧量，其中以维拉帕米对心脏的作用最强，其次为地尔硫卓，硝苯地平最弱，后者甚至由于其具有强大的扩血管作用，可反射性地引起交感神经兴奋，使心率加快。

2. 作用机制

（1）扩张外周血管，使心排血阻力下降，减少心脏的后负荷，心肌耗氧量减少。

（2）扩张冠状动脉，开放侧支循环，增加冠脉血流，使心肌氧的供需恢复平衡。

（3）对心肌钙的拮抗作用，使心肌收缩力减弱，心率减慢，降低心脏做功，耗氧量减少。

（4）钙是肾上腺素能神经末梢释放儿茶酚胺递质的重要因素，CCB阻断钙进入末梢，抑制递质释放，拮抗心肌缺血时交感神经活性增高，心血管功能增强和心肌耗氧减少。

（5）可改善缺血时红细胞畸形、血液黏度增加的不利作用。

3. 临床应用

（1）对冠状动脉痉挛及变异性心绞痛最为有效，也可用于稳定性及不稳定性心绞痛，但硝苯地平对不稳定性心绞痛有一定的局限性。

（2）促进急性心肌梗死侧支循环的建立，缩小梗死面积。

（3）β受体阻滞剂与硝苯地平合用较为合理,但与维拉帕米合用时应注意对心脏的过度抑制而引起的血压下降。

4. 不良反应　一般表现为头痛、面部潮红、眩晕、消化道症状、乏力、水肿;严重的不良反应有低血压、心动过缓,甚至室性停搏等。

【抗心肌缺血药物的合理应用和注意事项】

（1）尽管目前有多种有效的抗心肌缺血药物,但硝酸甘油舌下含服仍是治疗心绞痛发作的主要药物,一般首次治疗从 0.3 mg 开始,以后根据病情及疗效增减用量,一旦确定最小有效剂量后即按此剂量应用,如病人对药物反应发生改变,应随时调整剂量。硝苯地平舌下含服对变异性心绞痛更为合适。

（2）预防心绞痛的发作,应根据药物作用时间和病人活动的规律来确定给药时间,一般在饭后休息完毕准备活动前 5 min 舌下含服较为适宜。

（3）当上述治疗效果不佳时,可选用β受体阻滞剂和CCB,但心功能不全或哮喘病人应慎用或禁用β受体阻滞剂。近年认为治疗剂量的CCB如地尔硫卓是一种比较安全有效的防治心绞痛药物,硝苯地平可继发交感神经兴奋和可能存在"盗流"作用,维拉帕米对心脏有较强的抑制作用。

（4）如单一药物疗效不佳可联合用药,硝酸甘油加用β受体阻滞剂或CCB,可提高疗效,又可拮抗彼此的不良反应。

（5）如两药合用尚不能控制病情,可根据药物抗心绞痛的原理进行三药联用。

（6）不管是稳定性或不稳定性心绞痛,病人对上述药物治疗无效时,则须考虑冠状动脉侧支成形术、冠状动脉再植或激光治疗等外科治疗方法或物理疗法。

（缪丽燕）

第四节　抗心律失常药物

抗心律失常药物现在广泛使用的是改良的 Vaughan Wilams 分类,根据药物不同的电生理作用分为以下四类:Ⅰ类药:钠通道阻滞药,根据阻滞钠通道的程度不同可分为ⅠA、ⅠB和ⅠC。ⅠA类:适度阻钠,对V_{max}中度抑制,可减慢传导,延长复极,代表药有奎尼丁、普鲁卡因胺。ⅠB类:轻度阻钠,对V_{max}轻度抑制,传导略减慢或不变,加速复极,代表药有利多卡因、苯妥英钠。ⅠC类:重度阻钠,对V_{max}高度抑制,明显减慢传导,对复极影响小,代表药有氟卡尼、普罗帕酮。Ⅱ类药:β受体阻滞剂,代表药有普萘洛尔、美托洛尔。Ⅲ类药:选择性延长复极的药物,代表药为胺碘酮、索他洛尔。Ⅳ类药:CCB,代表药有维拉帕米、地尔硫卓。

【Ⅰ类药——钠通道阻滞药】

阻滞快钠通道,降低0相上升速率(V_{max}),减慢心肌传导,有效地终止钠通道依赖的折返。此类药物与钠通道的结合/解离动力学有很大差别,结合/解离时间常数<1 s者为ⅠB类药物;≥12 s为ⅠC类药物;介于二者之间为ⅠA类药物。Ⅰ类药物与开放和失活状态的离子通道亲和力大,因此具有使用依赖性。对病态心肌、重症心功能障碍和缺血心肌特别敏感,应用要谨慎,尤其是ⅠC类药物,易诱发致命性心律失常,如心室颤动、无休止室性心动过速。

(一) ⅠA类药

1. 药理作用

(1) 血药浓度较低时,对窦房结、心房及房室结的作用以抗胆碱能作用为主,治疗浓度则以膜效应为主。

(2) 降低心房自律性作用较心室强。

(3) 可降低房室旁路前向及逆向传导速度。

(4) 延长动作电位时程(APD)及有效不应期(ERP)。

(5) 延长 P-R 间期、QRS 及 Q-T 间期,并与血药浓度呈正相关。

(6) 此外,还有轻度负性肌力及阻断受体使血管扩张的作用。

2. 临床应用

(1) 为广谱抗心律失常药,可治疗各种快速型心律失常,包括心房颤动和心房扑动。

(2) 转复和预防室上性心动过速、室性心动过速。

(3) 治疗频发性室上性早搏和室性早搏。

3. 不良反应

(1) 胃肠道:恶心、呕吐、腹痛、腹泻及食欲不振。

(2) 神经系统:金鸡纳反应,表现为耳鸣、视觉障碍、听力丧失、晕厥、谵妄等。

(3) 过敏反应:血管神经性水肿、血小板减少等。

(4) 心血管系统:低血压、心力衰竭、室内传导阻滞、心室复极明显延长。

(5) 奎尼丁昏厥:多在用药最初数天内出现,心电图显示为尖端扭转型室速,并可发展为室颤或心脏停搏等。一旦出现,可静脉滴注异丙肾上腺素或注射阿托品使心率>110次/分,静脉补钾及补镁,使复极趋于一致。如用药无效可电复律治疗。

4. 禁忌证 过敏者、孕妇及哺乳期妇女、洋地黄中毒、心源性休克、严重肝肾功能损害、起搏或传导功能异常、低血钾。

5. 相互作用

(1) 与药酶诱导剂(如苯巴比妥或苯妥英钠)合用时血药浓度下降;与地高辛合用时应减少地高辛用量;与普萘洛尔、维拉帕米、西咪替丁合用时应减少主药剂量。

(2) 普鲁卡因胺与奎尼丁相比有以下特点:抗心律失常作用弱;阻断 M 受体作用弱;无 α 受体阻断作用;主要用于室性心律失常的治疗,其治疗急性心肌梗死时的心律失常效果不亚于利多卡因;静脉注射可抢救利多卡因治疗无效而不能电复律的室速,以及奎尼丁有效但需静脉用药者;久用可致红斑狼疮综合征。

(二) ⅠB类药

1. 药理作用

(1) 正常治疗浓度为 1～5 mg/L,对窦性心率无影响。

(2) 不影响心房传导速度及 ERP。

(3) 抑制房室结传导速度及延长 ERP 作用轻。

(4) 抑制缺血心肌 0 相除极速度及幅度较正常心肌明显。

(5) 缩短普肯耶纤维 APD 及 ERP,相对延长 ERP。

(6) 减低普肯耶纤维自律性,提高室颤阈值。

(7) 治疗剂量无抑制心肌收缩及扩张血管作用,不改变体表心电图。

2. 临床应用 对各种室性心律失常疗效显著,如危急病例抢救、急性心梗引起的室性早搏、室性心动过速、室颤及由器质性心脏病引起的室性心动过速等。

3. 不良反应 中枢神经系统不良反应有头昏、倦怠、言语不清、感觉异常等;眼球震颤往往是利多卡因毒性的早期信号;另有传导阻滞、窦性心动过缓、心肌收缩力减弱等不良反应;过敏反应可致皮疹、水肿及呼吸停止。

4. 禁忌证 二度或三度房室传导阻滞、双束支传导阻滞、严重窦房结功能障碍及严重肝功能障碍者应慎用。

(三) I C 类药

1. 药理作用

(1) 主要延长房室结、希-普系统传导速度及 ERP,其次为对心房及房室旁路前向、逆向传导的作用。

(2) 对窦房结影响较小。

(3) 有轻度阻滞 β 受体及慢钙通道的作用。

(4) 使心电图 P 波、P-R 及 QRS 间期延长。

(5) 轻至中度负性肌力作用。

2. 临床应用 主要用于治疗室性心律失常,其次为室上性心律失常,还可用于预激综合征伴心动过速或心房颤动者。

3. 不良反应 胃肠道反应有恶心、呕吐、味觉改变、头痛、眩晕,一般不予停药;还可致心律失常,如传导阻滞、窦房结功能障碍等,可加重心衰。

4. 禁忌证 心源性休克、严重房室传导阻滞、双束支传导阻滞、窦房结功能障碍者,有心衰及低血压者应慎用或禁用。

5. 相互作用 华法林可使病人血药浓度升高;与其他心律失常药合用可加重心脏不良反应;与降压药合用可增强降压效果;可增加血中地高辛浓度。

【Ⅱ类药——β受体阻滞剂】

β受体阻滞剂可阻滞 β 肾上腺素能受体,降低交感神经活性,减轻由 β 受体介导的心律失常。此类药能降低 I_{CaL}、起搏电流(I_f),从而减慢窦律,抑制自律性,也能减慢房室结的传导。对病态窦房结综合征或房室传导阻滞者作用特别明显。长期口服对病态心肌细胞的复极时间可能有所缩短,能降低缺血心肌的复极离散度,并能提高致颤阈值,由此降低冠心病的猝死发生率。

1. 药理作用 主要通过降低或阻断交感神经对心肌的作用而发挥作用。

(1) 降低房室结、心室普肯耶纤维自律性。

(2) 减慢房室结、普肯耶纤维传导。

(3) 明显延长房室结 ERP。

2. 临床应用

(1) 用于因儿茶酚胺引发的室上性及室性心律失常。

(2) 预防先天性 Q-T 延长综合征的扭转型室速。

(3) 对心房颤动伴心率快且使应用洋地黄制剂无效者,可加用此药。

(4) 甲亢所致室性心动过速。

(5) 对运动、二尖瓣脱垂或肥厚性心肌病伴室性早搏者疗效较差。

3. 不良反应 可致窦性心动过缓、房室传导阻滞、低血压、心力衰竭等;长期使用对脂肪、糖代谢有影响,应慎用于高脂血症及糖尿病病人。

4. 禁忌证 病窦综合征、房室传导阻滞、支气管哮喘或慢性肺部疾病病人禁用。

【Ⅲ类药——选择性延长复极的药物】

此类为钾通道阻滞剂,能延长心肌细胞动作电位时程,延长复极时间,延长有效不应期,有效地终止各种微折返,因此能有效地防颤、抗颤。此类药物以阻滞 I_K 为主,偶可增加 I_{NaS},也可使动作电位时间延长。

1. 药理作用

(1) 降低窦房结及普肯耶纤维自律性,此与阻滞 Na^+、K^+ 通道及拮抗 β 受体有关。

(2) 减慢房室结及普肯耶纤维的传导速度,这与阻滞 Na^+、K^+ 通道有关。

(3) 长期口服可显著延长心房和普肯耶纤维的 APD 及 ERP,这与阻断 K^+ 通道有关。

(4) 扩张冠状动脉,降低外周阻力。

(5) 降低心肌张力和心肌耗氧量,保护缺血心肌等作用。

2. 作用机制 胺碘酮为广谱抗心律失常药,基本作用机制如下:① 阻滞 K^+ 通道,明显抑制心肌复极过程,延长 APD 及 ERP。② 阻滞 Na^+ 通道、Ca^{2+} 通道。③ 阻断 T_3、T_4 与其受体结合;④ 阻断 α 及 β 受体。

3. 临床应用 口服适用于治疗及防止各种快速型心律失常发作,尤其是预激综合征合并的各种心律失常。静脉注射可用于终止阵发性室上性心动过速尤以合并预激综合征者。可降低快速房颤或房扑的心室率,也可用于经利多卡因治疗无效的室性心律失常。

4. 不良反应 与剂量大小及用药时间长短有关。一般可引起心动过缓,且用阿托品不能提高心率,剂量大时偶有引起尖端扭转型室性心动过速、室颤。长期使用易产生以下不良反应:① 恶心、呕吐、厌食、便秘等胃肠道反应;② 眼角膜微粒沉淀,引起震颤,皮肤对光敏感,面部色素沉淀(用小剂量可避免色素沉着);③ 肺间质纤维化,一旦发现立即停药,并用肾上腺皮质激素治疗;④ 甲状腺功能紊乱。

5. 禁忌证 房室传导阻滞、Q-T 间期延长综合征、窦房结功能低下者慎用;甲状腺疾患、碘过敏者禁用。

6. 相互作用 使地高辛、奎尼丁、普鲁卡因胺血药浓度升高,并加重不良反应;增加其他抗心律失常药对心脏的不良反应;与钙拮抗剂及 β 受体阻滞剂合用可增加包括窦房结、房室结和心肌收缩力的抑制作用;单胺氧化酶抑制剂可使本品代谢减慢。

【Ⅳ类药——钙拮抗剂】

钙拮抗剂主要阻滞心肌细胞 I_{CaL}。I_{CaL} 介导的兴奋收缩偶联,可减慢窦房结和房室结的传导,对早后除极和晚后除极电位及 I_{CaL} 参与的心律失常有治疗作用。

1. 药理作用

(1) 阻滞钙内流,抑制慢反应细胞,如窦房结及房室结,使其 4 相自动除极速率减慢,降低自律性。

(2) 抑制动作电位 0 相上升速率和峰电位,减慢房室结的传导。

(3) 延长慢反应细胞动作电位的不应期。

(4) 抗 α 受体及扩张冠脉和外周血管的作用。

2. 临床应用

(1) 静脉注射治疗房室结折返所致的阵发性室上性心动过速。

(2) 减慢心房颤动和心房扑动者的心室率。

(3) 对房性心动过速也有良效。

(4) 还可用于抗缺血复灌性心律失常。

3．不良反应　静脉注射时可出现降压作用，如注射太快可出现心动过缓，诱发心力衰竭。

4．禁忌证　病窦综合征、二度和三度房室传导阻滞、心力衰竭及心源性休克者禁用；老年人尤其心肾功能不全者应慎用或减量使用。

5．相互作用　与地高辛合用时，要减少地高辛的用量。

【抗心律失常药物的促心律失常作用】

抗心律失常药物可以促使心律失常发生的现象久已认识。促心律失常是指用药后诱发既往未曾发生过的心律失常，或者使原有的心律失常恶化。所用药物的剂量或血浆药物浓度低于中毒水平，从而区别于药物中毒或过量导致的各种心律失常。确定促心律失常作用前须除外自身心律失常的恶化，以便确定停药或是加药。促心律失常不仅表现为快速心率，也可有缓慢型心律失常，部位除心室外，心房、房室结及窦房结水平均可发生。

【抗心律失常药物间的相互作用】

抗心律失常药物间的相互作用（表 3-4-1）分为药效学及药代动力学两方面，所以可能药效相加而增强药物效用，也可能是相互抵消，甚至导致相反的结果，促进心律失常的发生。

表 3-4-1　抗心律失常药物常见的药物相互作用

药物	相互作用药物	作用机制	后果	预防
奎尼丁	胺碘酮	延长 Q-T，协同作用	扭转型室速	监测 Q-T、血钾
	西咪替丁	抑制奎尼丁氧化代谢	提高奎尼丁浓度，出现中毒现象	监测奎尼丁浓度
	地高辛	减少地高辛的清除	地高辛中毒	监测地高辛浓度
	地尔硫䓬	增加抑制窦房结	明显心动过缓	监测心率
	排钾利尿剂	低血钾，延长 Q-T	扭转型室速	监测 Q-T 和血钾
	肝酶诱导剂（巴比妥、利福平等）	增加肝脏对奎尼丁的代谢	降低奎尼丁浓度	监测奎尼丁浓度，调整剂量
	华法林	肝脏与奎尼丁相互作用	增加出血趋势	监测凝血酶原时间
利多卡因	维拉帕米	负性肌力作用，协同	低血压	避免静脉用药
	西咪替丁	降低肝代谢	提高利多卡因浓度	减小利多卡因剂量
	β受体阻滞剂	减少肝血流	提高利多卡因浓度	减小利多卡因剂量
	美西律	肝酶诱导剂	增加肝代谢，降低血浆美西律浓度	增加美西律剂量
	地高辛	减少地高辛清除	提高地高辛浓度	减小地高辛剂量
	胺碘酮	延长 Q-T	扭转型室速	避免合用，避免低血钾
	β受体阻滞剂	共同抑制房室结	心动过缓，传导阻滞	慎用，必要时装起搏器
	奎尼丁	抑制肝酶	提高奎尼丁浓度	监测奎尼丁浓度
	华法林	不详	增加对华法林敏感	调整华法林剂量
	排钾利尿剂	低血钾＋延长 Q-T 作用	扭转型室速，低血钾	改用保钾利尿剂

（缪丽燕）

第五节 抗动脉粥样硬化药物

抗动脉粥样硬化药物主要有调脂药、抗氧化药、多烯脂肪酸类及保护动脉内皮类等。

【调脂药】

凡能使低密度脂蛋白(LDL)、极低密度脂蛋白(VLDL)、总胆固醇(TC)、三酰甘油(TG)、载脂蛋白 B(ApoB)降低,或使高密度脂蛋白(HDL)、载脂蛋白 A(apoA)升高的药物都有抗动脉粥样硬化的作用。临床上供选用的调脂药可分为他汀类、贝特类、烟酸类、树脂类和胆固醇吸收抑制剂。

(一)他汀类

HMG-CoA 还原酶是肝细胞合成胆固醇过程中的限速酶,抑制此酶则内源性胆固醇生成减少。此类药物主要有洛伐他汀、辛伐他汀、普伐他汀、氟伐他汀、阿托伐他汀和瑞舒伐他汀等。

1. 药理作用

(1) 他汀类药物具有竞争性抑制细胞内胆固醇合成早期过程中限速酶的活性,继而上调细胞表面 LDL 受体,加速血浆 LDL 的分解代谢。此外,还可抑制 VLDL 的合成。因此,他汀类药物能显著降低 TC、LDL-C 和 apoB,也降低 TG 水平和轻度升高 HDL-C。

(2) 他汀类还可能具有抗炎、保护血管内皮功能等作用,这些作用可能与冠心病事件减少有关。

(3) 他汀类药物降低 TC 和 LDL-C 的作用虽与药物剂量有相关性,但不呈直线相关关系。当他汀类药物的剂量增大 1 倍时,其降低 TC 的幅度仅增加 5%,降低 LDL-C 的幅度增加 7%。

2. 临床应用

(1) 原发性高胆固醇血症、杂合子家族性高胆固醇血症、Ⅲ型高脂蛋白血症以及糖尿病性和肾性高脂血症均首选他汀类。

(2) 对纯合子家族性高胆固醇血症,无降低 LDL 功效,但可使 VLDL 下降。

3. 不良反应

(1) 大多数人对他汀类药物的耐受性良好,副作用通常较轻且短暂,包括头痛、失眠、抑郁,以及消化不良、腹泻、腹痛、恶心等消化道症状。有 0.5%~2.0% 的病例发生肝脏转移酶如丙氨酸氨基转移酶(ALT)和天冬氨酸氨基转移酶(AST)升高,且呈剂量依赖性。由他汀类药物引起并进展成肝功能衰竭的情况罕见。减少他汀类药物剂量常可使升高的转氨酶回落;当再次增加剂量或选用另一种他汀类药物后,转氨酶常不一定再次升高。

(2) 可引起肌病,包括肌痛、肌炎和横纹肌溶解。肌痛表现为肌肉疼痛或无力,不伴肌酸激酶(CK)升高。肌炎有肌痛症状,并伴 CK 升高。横纹肌溶解是指有肌肉症状,伴 CK 显著升高超过正常上限的 10 倍和肌酐升高,常有褐色尿和肌红蛋白尿,这是他汀类药物最危险的不良反应,严重者可以引起死亡。

4. 禁忌证 禁用于胆汁淤积和活动性肝病病人。

5. 相互作用

（1）单用标准剂量的他汀类药物治疗,很少发生肌炎,但当大剂量使用或与其他药物合用时,包括环孢霉素、贝特类、大环内酯类抗生素、某些抗真菌药和烟酸类,肌炎的发生率增加。

（2）多数他汀类药物由肝脏细胞色素(cytochrome,CYP450)进行代谢,因此,同其他与CYP药物代谢系统有关的药物合用时会发生不利的药物相互作用。

（3）联合使用他汀类和贝特类有可能会增加发生肌病的危险,必须合用时要采取谨慎、合理的方法。

（二）贝特类

贝特类又称苯氧芳酸类药物,此类药物主要有非诺贝特和吉非贝齐。

1. 药理作用　通过激活过氧化物酶增生体活化受体 α（PPARα）,刺激脂蛋白酯酶（LPL）、apoAⅠ和apoAⅡ基因的表达,以及抑制apoCⅢ基因的表达,增强LPL的脂解活性,有利于去除血液循环中富含TG的脂蛋白,降低血浆TG和提高HDL-C水平,促进胆固醇的逆向转运,并使LDL亚型由小而密颗粒向大而疏松颗粒转变。

2. 临床应用　用于高甘油三酯血症或以TG升高为主的混合型高脂血症和低高密度脂蛋白血症。

3. 不良反应　常见不良反应为消化不良、胆石症等,也可引起肝脏血清酶升高和肌病。

4. 禁忌证　禁用于严重肾病和严重肝病。

（三）烟酸类

烟酸属B族维生素,当用量超过作为维生素作用的剂量时,可有明显的降脂作用。

1. 药理作用　可能与抑制脂肪组织的脂解和减少肝脏中VLDL的合成和分泌有关。已知烟酸可增加apoAⅠ和apoAⅡ的合成。

2. 临床应用　适用于高甘油三酯血症、低高密度脂蛋白血症或以TG升高为主的混合型高脂血症。

3. 不良反应　常见不良反应有颜面潮红、高血糖、高尿酸(或痛风)、上消化道不适等。

4. 禁忌证　绝对禁忌证为慢性肝病和严重痛风;相对禁忌证为溃疡病、肝毒性和高尿酸血症。

（四）胆酸螯合剂

常用的胆酸螯合剂有考来烯胺和考来替泊。

1. 药理作用

（1）主要为碱性阴离子交换树脂,在肠道内能与胆酸呈不可逆结合,因而阻碍胆酸的肠肝循环,促进胆酸随大便排出体外,阻断胆汁酸中胆固醇的重吸收。

（2）通过反馈机制刺激肝细胞膜表面的LDL受体,加速血液中LDL的清除,结果使血清LDL-C水平降低。

2. 不良反应　常见的不良反应有胃肠不适、便秘,影响某些药物的吸收。

3. 禁忌证　绝对禁忌证为异常β脂蛋白血症和TG＞4.52 mmol/L(400 mg/dL);相对禁忌证为TG＞2.26 mmol/L(200 mg/dL)。

（五）胆固醇吸收抑制剂

目前临床应用的胆固醇吸收抑制剂为依折麦布。

1. 药理作用

(1) 作用于小肠细胞的刷状缘,有效地抑制胆固醇和植物固醇的吸收。

(2) 由于减少胆固醇向肝脏的释放,促进肝脏 LDL 受体的合成,又加速 LDL 的代谢。

2. 不良反应　常见的不良反应为头痛和恶心,极少数病人有 CK 和 ALT、AST 和 CK 等指标异常升高。

3. 相互作用

(1) 考来烯胺可使此药的曲线下面积增大 55%,故二者不宜同时服用,必须合用时须在服考来烯胺前 2 h 或后 4 h 服此药。

(2) 环孢素可增高此药的血药浓度。

【抗氧化剂】

1. 药理作用

(1) 通过掺入到脂蛋白颗粒中影响脂蛋白代谢,从而产生调脂作用。

(2) 抗氧化作用。

2. 临床应用　用于高胆固醇血症尤其是纯合子型家族性高胆固醇血症。

3. 不良反应　常见不良反应为恶心、腹泻、消化不良等;亦可引起嗜酸性粒细胞增多、血浆尿酸浓度增高;最严重的不良反应是引起 QT 间期延长,但极为少见。

4. 禁忌证　室性心律失常或 QT 间期延长者禁用。

【多烯脂肪酸类】

多烯脂肪酸类也称为多不饱和脂肪酸(polyunstaturatedfatlyacids,PUFAs),根据第一个不饱和键的位置不同,分为 n-6 和 n-3 两大类。人摄取长链 PUFAs 后,易结合到血浆磷脂、血细胞、血管壁及其他组织中,改变体内脂肪酸代谢,可使血浆 TG、VLDL 明显下降,TC 和 LDL 也会下降,HDL 有所升高,并能抑制血细胞聚集,血液黏度下降。红细胞可变性增加,出血时间略有延长。目前国内外已有鱼油或纯不饱和脂肪酸制品(如 EPA、DHA 制品),主要用于治疗高脂血症;可与贝特类合用治疗严重高脂血症,也可与他汀类药物合用治疗混合型高脂血症。不良反应不常见,如恶心、腹胀、便秘,少数病例出现转氨酶或 CK 轻度升高,偶见出血倾向。与他汀类药物或其他降脂药合用时,无不良的药物相互作用。

【保护动脉内皮药】

硫酸多糖是一类含有硫酸基的多糖,可从动物脏器或藻类中提取。部分合成的硫酸多糖如肝素、硫酸类肝素、硫酸软骨素 A、硫酸葡聚糖等具有大量阴性电荷,结合在血管内皮表面,能防止白细胞、血小板以及有害因子的黏附,具有保护血管内皮的作用,对血管平滑肌细胞的增生也有抑制作用。

【调节血脂药物的联合应用】

为了提高血脂达标率,同时降低不良反应的发生率,不同类别调脂药的联合应用是一条合理的途径。由于他汀类药物作用肯定、不良反应少、可降低总病死率以及有降脂作用外的多效性作用,联合降脂方案多由他汀类药物与另一种降脂药组成。

1. 他汀类与依折麦布联合使用　二者联合使用并不增加他汀类药物的不良反应。因此,依折麦布与低剂量他汀联合治疗使降脂疗效大大提高,达到高剂量他汀类药物的效果,但无大剂量他汀类药物发生不良反应的风险。因此,在大剂量使用他汀类药物仍不能达标时,加用依折麦布也不失为当前的最佳选择。依折麦布的不良反应小,联合使用他汀类药物和依折麦布治疗的病人耐受性好。联合治疗不增加肝脏毒性、肌病和横纹肌溶解的发生。

2. 他汀类与贝特类药物联合使用　此种联合治疗适用于混合型高脂血症病人,目的为使TC、LDL-C和TG的水平明显降低,HDL-C的水平明显升高。此种联合用药适用于有致动脉粥样硬化血脂异常的治疗,尤其在糖尿病和代谢综合征时伴有的血脂异常。联合治疗可明显改善血脂谱。由于他汀类和贝特类药物均有潜在损伤肝功能的可能,并有发生肌炎和肌病的危险,合用时发生不良反应的机会增多,他汀类和贝特类药物联合用药的安全性应高度重视。因此,开始合用时宜使用小剂量,采取早晨服用贝特类药物,晚上服用他汀类药物,避免血药浓度的显著升高。密切监测ALT、AST和CK,如无不良反应,可逐步增加剂量。治疗期间继续注意肌肉症状,监测ALT、AST和CK。对于老年、女性、肝肾疾病、甲状腺功能减退的病人,慎用他汀类和贝特类联合治疗,并尽量避免与大环内酯类抗生素、抗真菌药物、环孢素、HIV蛋白酶抑制剂、地尔硫䓬、胺碘酮等药物合用。贝特类药中,吉非贝齐与他汀类合用发生肌病的危险性相对较大,但其他贝特类如非诺贝特与他汀类合用时,发生肌病的危险性较小。

3. 他汀类与烟酸类药物联合应用　在常规他汀类药物治疗的基础上,加用小剂量烟酸是一种合理的联合治疗方法。研究结果表明,联合治疗可显著升高HDL-C,而不发生严重的不良反应。目前的研究并未发现他汀类药物和烟酸缓释剂联用增加发生肌病和肝脏毒性的发生,但由于烟酸增加他汀类药物的生物利用度,可能有增加发生肌病的危险,同样需要监测ALT、AST和CK,指导病人注意肌病症状,一旦发现征兆,及时就诊。联合治疗较单用他汀类治疗有升高血糖的危险,但缓释制剂使这一问题大为减轻,糖尿病也并非是这种合用的禁忌证。在联合使用他汀类和烟酸时,应加强血糖的监测。

4. 他汀类与胆酸螯合剂联合应用　两药合用有协同降低血清LDL-C水平的作用。他汀类与胆酸螯合剂联用可增加各自的降脂作用,延缓动脉粥样硬化的发生和发展进程,减少冠心病事件的发生。他汀类与胆酸螯合剂合用并不增加其各自的不良反应,且可因减少用药剂量而降低发生不良反应的风险。由于胆酸螯合剂具体服用的一些不便,此种联合方案仅用于其他治疗无效或不能耐受者。

5. 他汀类与n-3脂肪酸联合应用　他汀类药物与鱼油制剂n-3脂肪酸合用可用于治疗混合型高脂血症。他汀类药物同n-3脂肪酸制剂合用是临床治疗混合型高脂血症有效而安全的选择。他汀类药物与鱼油制剂联合应用并不会增加各自的不良反应。由于服用较大剂量的n-3多不饱和脂肪酸有增加出血的危险,并且对糖尿病和肥胖病人因增加热卡的摄入而不利于长期应用。

(缪丽燕)

第六节　老年人心血管系统的改变与心血管药物的应用

随着经济及保健事业的发展,社会老龄化已日益显著,1995年统计,上海市60岁以上的人口已占全国的1/6。年老则多病,据估计,老年人用药的耗费约占总人口耗费的1/3,老年人心血管结构与功能的变化,使其在应用心血管药物时不仅要考虑老年人药代动力学及药效等方面的差异,还应考虑精神因素等影响药物的"顺应性",另外每个人的衰老过程也有很大差别,因此老年人使用本类药物时更应注意"个体化"原则。

【老年人心血管系统结构与功能的变化】

1. 结构形态　心脏常随年龄的增大而逐渐肥大,心肌细胞内出现脂褐质,结缔组织及胶原纤维增加,左心室壁增厚,冠状动脉的内膜及肌层可发生进行性增生、钙化,胶质细胞增多,小血管、毛细血管的数目常相对减少,而且变得曲折、有结节。传导系统的改变主要在窦房结。年轻人的 P 细胞占窦房结区的 50%,老年人逐渐减少,75 岁以上可能少于 10%,使心脏自主节律性降低,即使无心力衰竭或明显的心脏病变,仍会产生所谓的"孤立性房颤"。希氏束及左右束支可能有"束"的丧失及细纤维的增加,因而老年人房室传导系统异常的发生率较高。

2. 心功能　安静时老年人心率较青年人稍慢,但仍在正常范围内,负荷后心率增加少,恢复也较慢。应激时老年人血浆中儿茶酚胺浓度并不比年轻人低,但心率对其的敏感性则随年龄增加而降低。动物实验证明,心脏收缩成分的最大缩短速度随年龄增加而降低,等长收缩及舒张时间均延长,心肌收缩力减退。一般而言,老年人处于安静状态时,心功能仍在正常范围内,但对应激反应能力有明显的下降,过强的活动、发热、缺氧、儿茶酚胺均易引起心功能不全和冠状动脉供血不足。

3. 血管　主动脉及末梢血管的硬度随年龄的增加而增加,伸展性降低,缓冲能力降低,因此老年人常有收缩压的上升,脉压增大。另一方面,末梢部分的阻力血管也随着年老或长期血压增高而使血管壁/腔的比值上升,不但使总外周阻力上升,而且对外界刺激的反应也有改变。

4. 电生理　随着年龄的增高,心电图可有 P-R、QRS 及 Q-T 延长,QRS 振幅的降低及电轴左偏。研究显示,老年心脏的电生理改变主要是复极 2 时相及 APD 的改变,特别是与 Ca^{2+} 有关的慢通道电流方面的改变。

【年老对心血管药物的药代动力学影响】

年老对药物的吸收、分布、蛋白结合、代谢、排泄过程都能产生影响。一般而言,由于年老而产生的药物吸收方面的改变不显著,只在某些情况下才影响药物的疗效。在药物代谢方面,老年人可能由于肝脏酶水平的降低或肝血流的减少,而呈现显著改变。老年人的药物与血浆蛋白的结合力有所降低,而引起较高的血药浓度。肾功能总是随着年老过程而降低,同时常使药物的血浓度增高,半衰期延长。

【年老对心脑血管的药效动力学影响】

年老时药物效应的改变不仅与药代动力学有很大关系,还应考虑年老对药效的影响,即效应器官(心血管系统)对药物的反应性随年龄而改变。

1. 效应器官本身以及各器官之间相互关系和内环境稳定的改变　随着年龄的增加,左心室壁变厚使舒张早期的充盈速度降低,左心室顺应性降低;心重量及左心室体积的增加,这也导致心室舒张功能不全,舒张期延长;随着血液黏稠度的增加,主动脉顺应性的降低及总外周阻力的增加,导致心排血量的降低;心储备能力的下降,引起老年人充血性心力衰竭的发病率增加;即使无缺血或其他病变,对各种刺激,如缺氧、高碳酸、儿茶酚胺等的反应明显下降。

2. 效应器官细胞上受体的敏感性　敏感性(包括受体数目、结合亲和力)的改变或受体被激活后的生化反应的改变,包括在此种反应中有重要影响的酶系统活力的改变均会影响药效动力学。

(1) 老年人心脏 β 肾上腺素受体的反应性降低,因此对 β 受体激动剂及 β 受体阻滞剂的反应性降低,老年人对异丙肾上腺素的增加心率的作用不敏感。

(2) 老年人的压力感受器的敏感性降低,同时对血压突然下降引起的心跳加速及反射性的血管收缩的反应降低,这就使老年人较年轻人更易引起直立性低血压,所以老年人用降压药时要特别小心。

(3) 年老时 RAAS 的活性较年轻人低下,理论上讲老年人对 ACEI 类药物的反应将降低,但实际上尚不明显。

(4) 年老可引发心电图、电生理改变。如前所述,老年人用地高辛、胺碘酮、维拉帕米、卡普地尔、β 受体阻滞剂等易引起心率变慢的药物时,可使不明显的或临界性的房室结功能不全或病态窦房结综合征发作,故用药时应仔细监测。

【老年人用药时药物不良反应及相互作用】

老年人由于机体调节机制、维持内环境稳态等功能的下降,用药时较年轻人易发生不良反应,有时甚至引起严重反应。虽然年老本身是否构成独立的危险因素尚有争论,但老年人用药后副作用产生增多,必然与老年人常同时罹患较多的疾病、同时应用较多的药物以及老年时药代动力学和药效动力学改变、顺应性降低以及器官储备能力或体内调节机制不足有关。

老年人用心血管药物尤易引发不良反应,有时青年人根本不会发生的不良反应而在老年人却常会发生,如强心苷可致行为障碍、腹痛、疲劳、心律失常,久用可致厌食、失重,有时会诱发精神错乱;β 受体阻滞剂还可诱发抑郁、直立性低血压、排尿困难;某些利尿剂也可诱发直立性低血压、便秘及排尿困难等。

药物相互作用不仅会使不良反应增多,同样重要的是,合并用药有时可严重影响药物的治疗效果,应特别注意:

(1) 如果此种相互作用的强度很大,则会引起较严重的后果。

(2) 剂量反应曲线的坡度很陡。

(3) 相互作用的药物安全范围很窄,这些药物包括口服抗凝血药、强心苷、抗心律失常药、抗高血压药、抗惊厥药、降血糖药、细胞毒类药、抗癌药、中枢抑制剂,嗜酒者因乙醇会与很多药物相互作用,应予以注意。

为减少老年人用药时药物间的相互作用,应遵守下列原则:

(1) 用药尽量简单,除非必要,尽可能避免同时用多种药物,特别要注意镇痛药、抗微生物药、抗酸药、强心苷、抗关节炎药、中枢抑制剂、抗凝血药、利尿剂、抗高血压药、甾体化合物等与其他药物并用时,可能产生副作用。

(2) 应了解病人现在及过去的服药史。

(3) 了解所用药物的临床药理学知识及可能产生的相互作用的机制,在同类药物中选择使用适当的药物。

(4) 尽可能少地更换药物的品种、剂量,某些安全范围很窄的药物,最好能监测血药浓度的变化。

(5) 注意老年病人对医嘱的依从性,除减少合并用药外,应简化治疗程序,减少用药次数,用大字注明药物名称、用法、用量等。

(缪丽燕)

第七节 心血管药物的药代动力学

【药代动力学概念】

药代动力学（简称药动学）作为药理学的一门分支学科，是以数学模型描述药物在机体内吸收、分布、代谢和排泄的动态过程，通常用药动学参数和公式表示体内药量或血药浓度随时间变化的规律。掌握药动学的基本原则和一些主要计算公式，明确药动学参数的意义和相互换算关系，可用以计算在实施各种给药方案后不同时间体内留存的药量或血药浓度，有助于对血药浓度的动态变化做出推断。

对大多数药物而言，药动学因素是引起不同个体或同一个体在不同生理病理情况下效应差异的主要原因，药动学主要分以下几个过程：

1. 药物的吸收　病人除静脉给药外，处方给药量与血液中的药量常常不是等同的。其中，药物制剂的生物利用度是一个最重要的影响因素。影响生物利用度的因素除制剂本身的原因外，机体的首关效应非常重要。所谓首关效应是指药物吸收进入血液循环前，迅速遭到肝脏的消除的过程。凡肝脏摄取率高的药物常可能有明显的首关效应。由于这种消除作用，导致硝酸甘油口服无效，利多卡因也是如此。故首关效应成为病人间药代动力学差异的主要来源。另外，疾病或其他药物也可以改变药物从胃肠道吸收的速度和程度。如在门脉高压时，由于肝血流量降低与淤血，普萘洛尔的首关效应有所减少，可产生较高的血药浓度；又如甲基多巴、考来烯胺可与洋地黄毒苷、噻嗪类利尿剂结合，因而阻碍吸收。对于长期应用的药物，吸收速率不及吸收程度影响大。如果吸收程度减少，则血药浓度降低，从而影响治疗效果。

2. 药物的分布　药物与血浆蛋白结合率可影响药物的分布；疾病及其他药物也可改变药物的体内分布。例如，充血性心力衰竭可改变利多卡因、奎尼丁、普鲁卡因胺的分布，产生较高的血药浓度；苯妥英钠、氯贝丁脂、呋塞米等都是血浆蛋白结合率高的药物，当与其他药物合用时，它们可对结合部位产生竞争，结合力强的可以将结合力弱的药物置换出来，使其血浆游离型药物浓度增加，药理活性增加，但增加的程度受药物分布容积的影响。又如：口服抗凝血药物华法林的血浆蛋白结合率为99%，分布容积仅0.1L/kg，只要有1%~2%被置换出来，血浆游离华法林的浓度几乎可增加1~2倍，则会引起严重出血；但苯妥英钠的血浆蛋白结合率为90%，其分布容积高达0.5~0.8L/kg，虽然有部分从血浆蛋白结合部位被置换出来，但很快分布到其他组织，因此，血浆中游离浓度不会发生很大的变化，药效也不会明显增加。

3. 药物的消除　消除是造成病人间血药浓度差异的一个主要原因，尤以药物代谢速度差异的影响为甚。患肝病和肾病者对许多药物的消除速度减慢，从而导致血药浓度的增加。因此，应通过血药浓度的监测，调整肝病和肾病者用药的剂量。肾功能不佳的病人在使用主要由肾排泄的药物如地高辛时，应测肌酐清除率，分级调整剂量；至于剂量的精确调整，也是通过测定血药浓度和获得药动学参数再进一步调整。此外，药物的相互作用可影响药物的消除，如维拉帕米和西咪替丁合用，后者对前者的消除速度有较大影响，可导致前者浓度增加；地尔硫卓和维拉帕米均可抑制普萘洛尔在体内的氧化代谢，使普萘洛尔的肝清除率下降，血药浓度增高；奎尼丁与氢氯噻嗪合用，由于氢氯噻嗪可碱化尿液，使奎尼丁大部分不解离，而呈脂溶性的分子状态，易被肾小管重吸收，致使奎尼丁的血浓度增加，可能引起心脏的毒性作用，病人可换用不使尿液碱化的利尿剂如呋塞米。

【治疗药物监测】

1. 监测目的　采用各种灵敏的血药浓度测试技术,研究病人血浆或血清中的药物浓度,探讨其与疗效以及不良反应的关系,从而调整用药剂量,使给药剂量个体化,以提高药物的疗效和减少不良反应。

2. 药物监测的适用范围

(1) 安全范围窄的药物,例如强心苷及许多抗心律失常药。

(2) 生物利用度差异大的药物,虽已按一般剂量给药,但症状未控制,如地高辛、胍乙啶、尼莫地平等。

(3) 长时期用药过程中监测用药顺应性,防止药物蓄积引起的严重不良反应。

(4) 出现异乎寻常的效应时或合并用药可能发生相互作用时。

(5) 药物具有活性代谢产物需同时监测,如普鲁卡因胺、肼屈嗪等。

(6) 患有心、肝、肾疾病,药物消除减慢时。

(7) 研究与遗传因素相关的代谢速度较慢的药物,如普萘洛尔羟化代谢等情况。

【药代动力学基本参数】

1. 速率常数　描述速度过程的重要动力学参数。速率常数的大小可以定量比较药物转运速度的快慢,速率常数越大,过程进行越快。速率常数以时间的倒数为单位。

2. 生物半衰期($T_{1/2}$)　指某一药物在体内的量或血药浓度通过各种途径消除一半所需要的时间。生物半衰期是衡量一种药物从体内消除速度的指标。一般来说,代谢快、排泄快的药物其生物半衰期短;反之,则长。

3. 表观分布容积(Vd)　指在药物充分均匀分布的前提下,按测得的血浆药物浓度计算时所需的体液总容积,用Vd表示,单位为L或L/kg体重。此值无直接的生理意义,只表示该药的特性。一般水溶性或极性大的药物,不易进入细胞内或脂肪组织内,血药浓度较高,表观分布容积较小。对某一具体药来说,表观分布容积是确定的值。

4. 体内总清除率　指单位时间内从体内消除的药物表观分布容积数。总清除率＝肝清除率＋肾清除率。清除率只表示从血液或血浆中清除药物的速率或效率,并不表示被清除的药物量。

(缪丽燕)

第四章 心血管检验

第一节 血脂分析

冠心病是一种多因素所致的慢性进展性疾病,血脂异常是冠心病最重要的危险因素之一。因此,血脂分析对冠心病的预防、发病估计、疗效观察具有重要意义。血脂分析包括血清脂质和脂蛋白的检测分析。

一、标本采集与处理

1. 采血前准备 ① 空腹:除总胆固醇(TC)外,一般至少空腹12 h后采血。② 禁酒:24 h内不饮酒,因为其影响三酰甘油(TG)的检测。③ 2周内保持原饮食习惯,近期体重稳定,无急性病、外伤、手术等意外情况。④ 妊娠后期各项血脂增高。一般在产后或终止哺乳后3个月查血脂才能反映其基本水平。⑤ 注意药物影响:如降血脂药、避孕药、噻嗪类利尿剂、免疫抑制剂、降糖药、胰岛素、激素制剂等,在检测前应根据药物特性停止用药数天或数周,否则应记录用药情况。⑥ 季节性变动:病人最好在每年同一季节检查,以利于比较。⑦ 采血前24 h不做剧烈运动。

2. 采血方法 采静脉血3 mL,不抗凝,用金黄色盖子的真空管采集。

二、血脂检测

【血清脂质检测】

血清脂质包括胆固醇、三酰甘油、磷脂(phospholipid)和游离脂肪酸(free fatty acid,FFA)。前两项是临床上常用的检测指标。血清脂质检测除了可作为脂质代谢紊乱及有关疾病的诊断指标外,还可协助诊断原发性胆汁性肝硬化、肾病综合征、肝硬化及吸收不良综合征等。

(一)总胆固醇的测定

胆固醇(cholesterol,CHO)是脂质的组成成分之一。胆固醇中70%为胆固醇酯(cholesterol esterase,CE),30%为游离胆固醇(free cholesterol,FC),总称为总胆固醇(total cholesterol,TC)。TC检测的适应证有:① 早期识别动脉粥样硬化的危险性。② 使用降脂药物治疗后的监测。

1. 参考值 根据TC的高低及其引起心、脑血管疾病的危险性分为合适水平、边缘水平和升高(或减低)即危险水平。① 合适水平:TC＜5.20 mmol/L;② 边缘水平:5.23～5.69 mmol/L;③ 升高:TC＞5.72 mmol/L。

2. 临床意义 血清TC水平受年龄、家族、性别、遗传、饮食、精神等多种因素的影响,且男性高于女性，体力劳动者低于脑力劳动者，故很难制定统一的参考值。作为诊断指标，TC既不特异，也不灵敏，只能作为某些疾病特别是动脉粥样硬化的危险因素之一。因此，TC常作为动脉粥样硬化的预防、发病估计、疗效观察的参考指标。

（1）TC增高常见于：① 动脉粥样硬化所致的心、脑血管疾病。② 各种高脂蛋白血症、阻塞性黄疸、甲状腺功能减退症、类脂性肾病、肾病综合征、糖尿病等。③ 长期吸烟、饮酒、精神紧张和血液浓缩等。④ 应用某些药物，如环孢素、糖皮质激素、阿司匹林、口服避孕药、β肾上腺素受体阻滞剂等。

（2）TC减低常见于：① 甲状腺功能亢进症。② 严重的肝脏疾病，如肝硬化和急性肝坏死。③ 贫血、营养不良和恶性肿瘤等。④ 应用某些药物，如雌激素、甲状腺激素、钙拮抗剂等。

2. 三酰甘油的测定

三酰甘油（triglyceride，TG）是甘油和3个脂肪酸形成的酯，又称为中性脂肪（neutral fat）。TG是机体恒定的供能来源，主要存在于β脂蛋白和乳糜颗粒中，直接参与CHO和CE的合成。TG也是动脉粥样硬化的危险因素之一。TG检测的适应证有：① 早期识别动脉粥样硬化的危险性和高脂血症的分类。② 对低脂饮食和药物治疗效果的监测。

1. 参考值　0.56～1.70 mmol/L。

2. 临床意义　血清TG受生活习惯、饮食和年龄等的影响，在个体内及个体间的波动较大。由于TG的半衰期短（5～15 min），进食高脂、高糖和高热饮食后，外源性TG可明显增高，且以乳糜微粒的形式存在。由于乳糜微粒的分子较大，能使光线散射而使血浆浑浊，甚至呈乳糜样，称为饮食性脂血。因此，必须在空腹12～16h后静脉采集标本，以排除或减少饮食的影响。

（1）TG增高见于：① 冠心病。② 原发性高脂血症、动脉粥样硬化症、肥胖症、糖尿病、痛风、甲状旁腺功能减退症、肾病综合征、高脂饮食和阻塞性黄疸等。

（2）TG减低见于：① 低β脂蛋白血症和无β脂蛋白血症。② 严重的肝脏疾病、吸收不良、甲状腺功能亢进症、肾上腺皮质功能减退症等。

【血清脂蛋白检测】

脂蛋白（lipoprotein）是血脂在血液中存在、转运及代谢的形式，利用超高速离心法和电泳法可将其分为不同的类型。超高速离心法根据密度不同将脂蛋白分为乳糜微粒（chylomicron，CM）、极低密度脂蛋白（very low density lipoprotein，VLDL）、低密度脂蛋白（low density lipoprotein，LDL）、高密度脂蛋白（high density lipoprotein，HDL）和VLDL的代谢产物中间密度脂蛋白（intermediate density lipoprotein，IDL）。脂蛋白（a）[LP（a）]是脂蛋白的一大类，其脂质成分与LDL相似。

（一）乳糜微粒的测定

乳糜微粒（CM）是最大的脂蛋白，其脂质含量高达98%，蛋白质含量少于2%，其主要功能是运输外源性TG。由于CM在血液中代谢快，半衰期短，食物消化需要4～6h，故正常空腹12h后血清中不应有CM。

1. 参考值　阴性。

2. 临床意义　血清CM极易受饮食中TG的影响，出现乳糜样血液。如果血液中脂蛋白酯酶（lipoprotein lipase，LPL）缺乏或活性减低，血清CM不能及时廓清，会使血清变浑浊。常见于Ⅰ型和Ⅴ型高脂蛋白血症(hyperlipoproteinemia)。

（二）高密度脂蛋白的测定

高密度脂蛋白(HDL)是血清中颗粒密度最大的一组脂蛋白,其中蛋白质和脂质各占50%。HDL 水平增高有利于外周组织清除 CHO,从而防止动脉粥样硬化的发生,故 HDL 被认为是抗动脉粥样硬化因子。一般检测 HDL 胆固醇(HDL-C)的含量来反映 HDL 水平。HDL 检测的适应证:① 早期识别动脉粥样硬化的危险性(非致动脉粥样硬化胆固醇成分检测)。② 使用降脂药物治疗后疗效的监测(在使用降脂药物治疗的过程中应避免 HDL 降低)。

1. 参考值　① 1.03～2.07 mmol/L 为参考值范围；合适水平：＞1.04 mmol/L；减低：≤0.91 mmol/L。② 电泳法；30%～40%。

2. 临床意义

(1) HDL 增高：HDL 增高对预防动脉粥样硬化、冠心病的发生有重要作用。HDL 与 TG 呈负相关,与冠心病的发病也呈负相关,且 HDL_2 亚型与 HDL 的比值对冠心病有更高的诊断价值。HDL 水平低的个体发生冠心病的危险性大,HDL 水平高的个体患冠心病的危险性小,故 HDL 可用于评价发生冠心病的危险性。另外,绝经前女性 HDL 水平较高,其冠心病患病率较男性和绝经后女性为低。HDL 增高还可见于慢性肝炎、原发性胆汁性肝硬化等。

(2) HDL 减低：HDL 减低常见于动脉粥样硬化、急性感染、糖尿病、肾病综合征,以及使用雄激素、β 受体阻滞剂和孕酮等药物后。

（三）低密度脂蛋白测定

低密度脂蛋白(LDL)是富含 CHO 的脂蛋白,是动脉粥样硬化的危险性因素之一。LDL 经过化学修饰后,其中的 apoB-100 变性,通过清道夫受体(scavenger receptor)被吞噬细胞摄取,形成泡沫细胞并停留在血管壁内,导致大量 CHO 沉积,促使动脉壁形成动脉粥样硬化斑块(atheromatous plaque),故 LDL 为致动脉粥样硬化的因子。临床上以 LDL 胆固醇(LDL-C)的含量来反映 LDL 水平。LDL 检测的适应证:① 早期识别动脉粥样硬化的危险性；② 使用降脂药物治疗过程的监测。

1. 参考值　合适水平：≤3.12 mmol/L；边缘水平：3.15～3.16 mmol/L；升高：＞3.64 mmol/L。

2. 临床意义

(1) LDL 增高：① 判断发生冠心病的危险性：LDL 是动脉粥样硬化的危险因子,LDL 水平增高与冠心病的发病呈正相关。② 其他：遗传性高脂蛋白血症、甲状腺功能减退症、肾病综合征、阻塞性黄疸、肥胖症病人以及应用雄激素、β 受体阻滞剂、糖皮质激素等药物时 LDL 也增高。

(2) LDL 减低：LDL 减低常见于无 β 脂蛋白血症、甲状腺功能亢进症、吸收不良、肝硬化,以及低脂饮食和运动等。

（四）脂蛋白(a)测定

脂蛋白(a)[LP(a)]的结构与 LDL 相似,可以携带大量的 CHO 结合于血管壁上,有促进动脉粥样硬化的作用。同时,LP(a)与纤溶酶原有同源性,可以与纤溶酶原竞争结合纤维蛋白位点,从而抑制纤维蛋白水解,促进血栓形成。因此,LP(a)是动脉粥样硬化和血栓形成的重要独立危险因子。检测 LP(a)对早期识别动脉粥样硬化的危险性,特别是在 LDL-C 浓度升高的情况下具有重要价值。

1. 参考值　0～300 mg/L。

2. 临床意义 血清 LP(a) 水平的个体差异性较大,LP(a) 水平高低主要由遗传因素决定,基本不受性别、饮食和环境的影响。

LP(a) 增高主要见于:① LP(a) 作为动脉粥样硬化的独立危险因子,与动脉粥样硬化、冠心病、心肌梗死冠状动脉搭桥术后或经皮腔内冠状动脉形成术(PTCA)后再狭窄或中风的发生有密切关系。LP(a)>300 mg/L 者冠心病发病率较 LP(a)<300 mg/L 者高 3 倍;LP(a)>497 mL/L 者的中风危险性增加至 4.6 倍。故可将 LP(a) 含量作为动脉粥样硬化的单项预报因子,或确定为是否存在冠心病的多项预报因子之一。② LP(a) 增高还可见于 1 型糖尿病、肾脏疾病、炎症、手术或创伤后以及血液透析后等。

【血清载脂蛋白检测】

脂蛋白中的蛋白部分称为载脂蛋白(apolipoprotein,apo)。apo 一般分为 apoA、apoB、apoC、apoE 和 apo(a),每类中又分有若干亚型。载脂蛋白检测的适应证:① 早期识别冠心病危险性,特别是对具有早期动脉粥样硬化改变家族史的人群中,发病危险性的评价更有意义。② 使用降脂药物治疗过程的监测。

(一)载脂蛋白 AⅠ测定

载脂蛋白 A(apoA)是 HDL 的主要结构蛋白,apoAⅠ和 apoAⅡ约占蛋白质的 90%,apoAⅠ与 apoAⅡ之比为 3:1。apoAⅠ可催化磷脂酰胆碱-胆固醇酰基转移酶(lecithin cholesterol acyltransferase,LCAT),将组织内多余的 CE 转运至肝脏处理。因此,apoA 具有清除组织脂质和抗动脉粥样硬化的作用。虽然,apoA 有Ⅰ、Ⅱ、Ⅲ三种亚型,但 apoAⅠ的意义最明确,且其在组织中的浓度最高。因此,apoAⅠ为临床常用的检测指标。

1. 参考值 男性:(1.42 ± 0.17) g/L;女性:(1.45 ± 0.14) g/L。

2. 临床意义

(1) apoAⅠ增高:apoAⅠ可以直接反映 HDL 水平。因此,apoAⅠ与 HDL 一样可以预测和评价冠心病的危险性,但 apoAⅠ较 HDL 更精确,更能反映脂蛋白状态。apoAⅠ水平与冠心病的发病率呈负相关,因此 apoAⅠ是诊断冠心病的一种较灵敏的指标。

(2) apoAⅠ减低:apoAⅠ减低见于:① 家族性 apoAⅠ缺乏症、家族性 α 脂蛋白缺乏症(Tangier 病)、家族性 LCAT 缺乏症和家族性低 HDL 血症等。② 急性心肌梗死、糖尿病、慢性肝病、肾病综合征和脑血管疾病等。

(二)载脂蛋白 B 测定

载脂蛋白 B(apoB)是 LDL 中含量最多的蛋白质,90% 以上的 apoB 存在于 LDL 中。apoB 具有调节肝脏内外细胞表面 LDL 受体与血浆 LDL 之间平衡的作用,对肝脏合成 VLDL 有调节作用。apoB 的作用成分是 apoB-100,还有其降解产物 apoB-48、apoB-75、apoB-41 和 apoB-36 等。正常人空腹所检测的 apoB 为 apoB-100 等。

1. 参考值 男性:(1.01 ± 0.21) g/L;女性:(1.07 ± 0.23) g/L。

2. 临床意义

(1) apoB 增高:① apoB 可直接反映 LDL 水平,因此,其增高与动脉粥样硬化、冠心病的发病率呈正相关,也是冠心病的危险因素,可用于评价冠心病的危险性和降脂治疗的效果等,且其在预测冠心病的危险性方面优于 LDL 和 CHO。② 高 β-载脂蛋白血症、糖尿病、甲状腺功能减退症、肾病综合征和肾衰竭等疾病的 apoB 也增高。

(2) apoB 减低:apoB 减低见于低 β-脂蛋白血症、apoB 缺乏症、恶性肿瘤、甲状腺功能亢进症、营养不良等。

（三）载脂蛋白 AⅠ/B 比值测定

apoAⅠ、apoB 分别为 HDL、LDL 的主要成分，由于病理情况下的 CHO 含量可发生变化，因而 HDL 和 LDL 的检测不能代替 apoAⅠ和 apoB。因此，可采用 apoAⅠ/apoB 比值代替 HDL/LDL 比值作为判断动脉粥样硬化的指标。

1. 参考值　1～2。

2. 临床意义　apoAⅠ/apoB 比值随着年龄的增长而降低。apoAⅠ/apoB 减低见于动脉粥样硬化、冠心病、糖尿病、高脂血症、肥胖症等。apoAⅠ/apoB<1 对诊断冠心病的危险性较血清 TC、TG、HDL、LDL 更有价值，其灵敏度为 87%，特异度为 80%。

三、引起动脉粥样硬化的脂蛋白

血清脂蛋白代谢异常通常是指血中 TC 或 TG 升高，或者是各种脂蛋白水平异常增高。但血清脂蛋白代谢异常除了脂蛋白的量改变外，脂蛋白的质也会发生改变。目前引起人们关注的与动脉粥样硬化有关的脂蛋白有以下几种。

1. 脂蛋白残粒　富含 TC 的 CM 和 VLDL 经 LPL 水解生成脂蛋白残粒（CM 残粒与 IDL），并转变成富含胆固醇酯和 apoE 的颗粒沉积于血管壁。Ⅲ型高脂血症出现异常脂蛋白残粒即 β-VLDL，因为肝脏的残粒（apoE）受体结合率降低，apoE2/2 和 apoE 缺失等使血中滞留的脂蛋白转变成异常脂蛋白 β-VLDL，经清道夫受体介导进入巨噬细胞引起动脉粥样硬化的作用增强。

2. 变性 LDL　LDL 的蛋白组分经化学修饰，使其正常的立体构象发生改变，生物学活性也有相应的变化，这种经化学修饰的 LDL 称为变性 LDL 或修饰 LDL(modified LDL)，目前发现的变性 LDL 包括 AcLDL、OxLDL 和 GlyLDL。其中 AcLDL 是 LDL 中的 apoB-100 赖氨酸残基被乙酰化后产生的修饰 LDL，可激活巨噬细胞，并经清道夫受体介导，使巨噬细胞摄取乙酰 LDL 而转变成泡沫细胞，促进 AS 形成。

3. B 型 LDL　大量的临床和病理研究表明，血中 LDL-c 升高，LDL 被氧化是动脉粥样硬化发生的前提条件，但有部分冠心病病人血清 LDL-c 在正常范围，如果再分析其 LDL 亚组分，健康人和 CHD 病人可能有差别，由于 LDL 亚组分不同和特性差异，其氧化易感性和被巨噬细胞摄取的量也不同，与 CHD 的发生、发展呈高度相关性。LDL 一般分为 A 型和 B 型亚组分，其中 B 型是小而密的 LDL，是动脉粥样硬化发生的高危险因素。流行病学调查发现，含 B 型 LDL 为主的个体较一般 LDL 者发生心肌梗死的危险性高 3 倍，对大批人群随访发现 LDL 亚组分不同，CHD 的发病率也不同。小而密 LDL(small dense LDL, sd-LDL)与遗传有关。

（黄惠芳）

第二节　急性冠状动脉综合征的生化标志物

急性冠状动脉综合征(acute coronary syndrome, ACS)简称急性冠脉综合征，是由于急性冠状动脉缺血引起的临床综合征。临床病理变化包括动脉粥样斑块脱落、血小板聚集、血栓形成、心肌缺血、心肌坏死等。临床一般根据症状、心电图并结合血液心肌损伤标志物来诊断与鉴别诊断。目前，临床辅助诊断 ACS 的血清生化标志物大致可分为 3 类：第一类是主要反映心脏组织损伤的标志物;第二类是了解心脏功能的标志物;第三类是作为心血管炎症疾病的标志物。

一、心脏损伤标志物

近年来,反映心肌损伤的检测指标越来越多,20世纪50年代发现的心肌酶谱是诊断ACS的主要血清酶学指标,如天门冬氨酸转氨酶(AST)、肌酸激酶(CK)、肌酸激酶同工酶(CK-MB)、α-羟丁酸脱氢酶(α-HBD)、乳酸脱氢酶(LD)及同工酶,而且将肌酸激酶同工酶作为心肌损伤的金指标。随着医学科学的发展,人们逐渐认识到大部分血清酶学指标特异性很差,除CK-MB外都建议不再使用,而心肌肌钙蛋白(cTnI)以其优异的灵敏度和特异性正逐步取代CK-MB,成为判断心肌损伤、坏死的新标志物。肌红蛋白(Myo)的发现,被认为是AMI的早期标志物之一。近5年来还陆续发现了一些其他心肌标志物,其中缺血修饰白蛋白、糖原磷酸化酶同工酶BB在心肌缺血损伤早期即可释放入血,成为AMI新的早期标志物。

【心肌酶谱】

（一）天门冬氨酸转氨酶

天门冬氨酸转氨酶(AST),又称谷草转氨酶(GOT),广泛分布于人体组织。肝脏、骨骼肌、肾脏、心肌内含量丰富,红细胞内AST含量约为血清的10倍,轻度溶血会使测定结果升高。AST由两条多肽链构成,分子量约为100kD。

1. 标本准备　采静脉血3 mL,不抗凝,用金黄色盖子的真空管采集,避免溶血。饮食无影响,严重脂浊、黄疸可影响测定。

2. 参考值　速率法(37℃):10～40U/L。

3. 临床意义　AST在AMI发生后6～12h升高,24～48h达峰值,其值可达参考值上限的4～10倍,其含量与心肌坏死的程度成正比,4～5 d后恢复。由于AST不具备组织特异性,血清单纯AST升高不能诊断心肌损伤。AST诊断AMI敏感度为77.7%,特异度仅为53.3%。

（二）肌酸激酶测定

肌酸激酶(creatine kinase,CK)也称肌酸磷酸激酶(creatine phosphatase kinase,CPK),主要存在于胞质和线粒体中,以骨骼肌、心肌含量最多,其次是脑组织和平滑肌。肝脏、胰腺和红细胞中的CK含量极少。

1. 标本准备　采静脉血3 mL,不抗凝,用金黄色盖子的真空管采集。血清室温下放置不超过4 h。

2. 参考值　① 酶偶联法(37℃):男性38～174U/L,女性26～140U/L。② 酶偶联法(30℃):男性15～105U/L,女性10～80U/L。③ 肌酸显色法:男性15～165U/L,女性3～135U/L。④ 连续监测法:男性37～174U/L,女性26～140U/L。

3. 临床意义　CK水平受性别、年龄、种族、生理状态的影响:① 男性肌肉容量大,CK活性高于女性。② 新生儿出生时由于骨骼肌损伤和暂时性缺氧,可使CK升高。③ 黑种人CK约为白种人的1.5倍。④ 运动后可导致CK明显增高,且运动越剧烈、时间越长,则CK升高越明显。

（1）CK增高:① AMI:AMI时CK水平在发病3～8h即明显增高,其峰值出现在发病后10～36 h,3～4 d恢复正常。如果在AMI病程中CK再次升高,提示心肌再次梗死。因此,CK为早期诊断AMI的灵敏指标之一,但诊断时应注意CK的时效性。发病8h内CK不增高,不可轻易排除 AMI,应继续动态观察;发病 24h 的 CK 检测价值最大,此时的 CK 应达峰值,如果 CK 小于参考值的上限,可排除 AMI。但应排除 CK 基础值极低的病人和心肌梗死范围小及心内膜下心肌梗死等情况,此时即使心肌梗死,CK 也可正常。② 心肌炎和肌肉疾病:心肌炎时 CK 明显升高。各种肌肉疾病,如多发性肌炎、横纹肌溶解症、进行性肌营养不良、重症肌无力时 CK 明显增高。③ 溶栓治疗:AMI 溶栓治疗后出现再灌注,导致 CK 活性增高,使峰值时间提前。因此,CK 水平有助于判断溶栓后的再灌注情况,但由于 CK 检测具有中度灵敏度,所以不能早期判断再灌注。如果发病后 4h 内 CK 即达峰值,提示冠状动脉的再通能力达 40%～60%。④ 手术:心脏手术或非心脏手术后均可导致 CK 增高,其增高的程度与肌肉损伤的程度、手术范围、手术时间有密切关系。转复心律、心导管术以及冠状动脉成形术等均可引起 CK 增高。

(2) CK 减低:长期卧床、甲状腺功能亢进症、激素治疗等情况下 CK 均减低。

(三) 肌酸激酶同工酶测定

CK 是由 2 个亚单位组成的二聚体,形成 3 个不同的亚型:① CK-MM(CK_3),主要存在于骨骼肌和心肌中,CK-MM 可分为 $CK-MM_1$、$CK-MM_2$ 和 $CK-MM_3$ 三种亚型。$CK-MM_3$ 是 CK-MM 在肌细胞中的主要存在形式。② CK-MB(CK_2),主要存在于心肌中。③ CK-BB(CK_1) 主要存在于脑、前列腺、肺、肠等组织中。正常人血清中以 CK-MM 为主,CK-MB 较少,CK-BB 含量极微。检测 CK 的不同亚型对鉴别 CK 增高的原因有重要价值。

1. 标本准备　同 CK。
2. 参考值　CK-MB:0～16U/L;CK-MB/CK<5%。
3. 临床意义

(1) CK-MB 增高:① AMI:CK-MB 对 AMI 早期诊断的灵敏度明显高于总 CK,其阳性检出率达 100%,且具有高度的特异性。其灵敏度为 17%～62%,特异度为 92%～100%。CK-MB 一般在发病后 3～8h 增高,9～30h 达高峰,48～72h 恢复至正常水平。与 CK 比较,其高峰出现早,消失较快,对诊断发病较长时间的 AMI 有困难,但对心肌再梗死的诊断有重要价值。另外,CK-MB 高峰时间与预后有一定关系,CK-MB 高峰出现早者较出现晚者预后好。② 其他心肌损伤:心绞痛、心包炎、慢性房颤及安装起搏器者 CK-MB 也可增高。③ 肌肉疾病及手术:骨骼肌疾病时 CK-MB 也增高,但 CK-MB/CK 常小于 6%,以此可与心肌损伤鉴别。

(2) CK-MM 增高:① AMI:CK-MM 亚型对诊断早期 AMI 较为灵敏。$CK-MM_3/CK-MM_1$ 一般为 0.15～0.35。如果其比值大于 0.5,即可诊断为 AMI。② 其他:骨骼肌疾病、重症肌无力、肌萎缩、进行性肌营养不良、多发性肌炎等疾病 CK-MM 均明显增高。手术、创伤、惊厥和癫痫发作等也可使 CK-MM 增高。

(四) 乳酸脱氢酶测定

乳酸脱氢酶(lactate dehydrogenase,LD)是一种糖酵解酶,广泛存在于机体的各种组织中,其中以心肌、骨骼肌和肾脏含量最丰富,其次为肝脏、脾脏、胰腺、肺脏和肿瘤组织,红细胞中 LD 含量也极为丰富。由于 LD 是一种大分子物质,在血浆中释放和清除速度都很慢,表现为升高慢,下降速度也慢,持续时间长,所以具有较高的灵敏度,特别是在 AMI 后期有重要诊断意义。但由于 LD 几乎存在于人体各种组织中,所以 LD 特异性较差。

1. 标本准备　采静脉血 3mL,不抗凝,植入金黄色盖子的真空管,避免溶血。
2. 参考值　连续检测法:104～245U/L;速率法:95～200U/L。

3. 临床意义 乳酸脱氢酶测定的临床意义见表 4-2-1。

表 4-2-1 乳酸脱氢酶测定的临床意义

疾病	临床意义
心脏疾病	AMI 时 LD 活性增高较 CK、CK-MB 增高晚（8～18 h 开始增高），24～72 h 达到峰值,持续 6～10 d。病程中 LD 持续增高或再次增高,提示梗死面积扩大或再次出现梗死
肝脏疾病	急性病毒性肝炎、肝硬化、阻塞性黄疸,以及心力衰竭和心包炎时的肝淤血、慢性活动性肝炎等 LD 显著增高
恶性肿瘤	恶性淋巴瘤、肺癌、结肠癌、乳腺癌、胃癌、宫颈癌等 LD 均明显增高
其他	贫血、肺梗死、骨骼肌损伤、进行性肌营养不良、休克、肾病等情况下 LD 均明显增高

（五）乳酸脱氢酶同工酶测定

LD 是由 H 亚基（心型）和 M 亚基（肌型）组成的四聚体,根据亚基组合不同形成 5 种同工酶,即 $LD_1(H_4)$、$LD_2(H_3M)$、$LD_3(H_2M_2)$、$LD_4(HM_3)$ 和 $LD_5(M_4)$。其中 LD_1、LD_2 主要来自心肌,LD_3 主要来自肺、脾组织,LD_4、LD_5 主要来自肝脏,其次为骨骼肌。由于 LD 同工酶的组织分布特点,其检测具有定位病变组织的作用,且其意义较 LD 更大。

1. 标本准备 同 LD。

2. 参考值 ① LD_1:(32.7±4.60)%。② LD_2:(45.10±3.53)%。③ LD_3:(18.50±2.96)%。④ LD_4:(2.90±0.89)%。⑤ LD_5:(0.85±0.55)%。⑥ LD_1/LD_2:<0.7。

3. 临床意义

（1）AMI:AMI 发病后 12～24h 有 50% 的病人、48h 有 80% 的病人 LD_1、LD_2 明显增高,且 LD_1 增高更明显,LD_1/LD_2>1.0。当 AMI 病人 LD_1/LD_2 增高,且伴有 LD_5 增高,其预后较仅有 LD_1/LD_2 增高为差,且 LD_5 增高提示心力衰竭伴有肝淤血或肝衰竭。

（2）肝脏疾病:肝脏实质性损伤,如病毒性肝炎、肝硬化、原发性肝癌时,LD_5 升高,且 LD_5>LD_4,而胆管梗阻但未累及肝细胞时,LD_4>LD_5。恶性肿瘤肝转移时 LD_4、LD_5 均增高。

（3）肿瘤:由于恶性肿瘤细胞坏死引起 LD 增高,且肿瘤生长速度与 LD 增高程度有一定关系。大多数恶性肿瘤病人以 $LD_{3\sim5}$ 增高为主,且其阳性率 LD_5>LD_4>LD_3。生殖细胞恶性肿瘤和肾脏肿瘤则以 LD_1、LD_2 增高为主。白血病病人以 LD_3、LD_4 增高为主。

（4）其他:骨骼肌疾病血清 LD_5>LD_4;肌萎缩早期 LD_5 升高,晚期 LD_1、LD_2 也可增高;肺部疾病 LD_3 可增高;恶性贫血 LD 极度增高,且 LD_1>LD_2。

（六）α-羟丁酸脱氢酶测定

α-羟丁酸脱氢酶（α-HBD）也普遍存在于人体的多种组织中,以心肌最多,肝肾次之。α-HBD 并不是独立的酶,而是与 α-羟丁酸有高度亲和力的 LD 的一部分,可能是与 LD_1 和 LD_2 相同的物质。

1. 标本准备 采静脉血 3 mL,不抗凝,植入金黄色盖子的真空管,避免溶血。

2. 参考值 酶速率法:60～180U/L。

3. 临床意义

（1）AMI:AMI 发病后 12～24h,α-HBD 活性开始升高,2～3 d 达峰值,比正常活性可升高 3～5 倍,14 d 左右恢复至正常水平。AMI 发病时 α-HBD 与 LD 同时升高,α-HBD/LD>0.8。

（2）肝病:肝病时 α-HBD 活性也升高,但 α-HBD/LD 常小于 0.6。

（3）其他：活动性心肌炎、急性病毒性心肌炎、溶血性贫血等因 LD_1 升高，α-HBD 也增高。

【心肌蛋白检测】

（一）心肌肌钙蛋白 T 测定

肌钙蛋白（cardiac troponin，cTn）是肌肉收缩的调节蛋白。心肌肌钙蛋白 T（cardiactroponin T，cTnT）有快骨骼肌型、慢骨骼肌型和心肌型。绝大多数 cTnT 以复合物的形式存在于细肌丝上，而 6%～8% 的 cTnT 以游离的形式存在心肌细胞胞质中。当心肌细胞损伤时，cTnT 便释放到血清中。因此，cTnT 浓度变化对诊断心肌缺血损伤的严重程度有重要价值。

1. 标本准备　采静脉血 3 mL，不抗凝，植入金黄色盖子的真空管。避免溶血，尽快测定。

2. 参考值　单克隆抗体标记免疫法：0.02～0.13 $\mu g/L$ 为正常参考值，＞0.2 $\mu g/L$ 为临界值，＞0.5 $\mu g/L$ 可以诊断 AMI。

3. 临床意义　由于 cTn 与骨骼肌中异质体具有不同的氨基酸顺序，由不同的基因所编码，具有独特的抗原性，其特异性更优于 CK-MB。由于 cTn 分子量较小，心肌损伤后游离的 cTn 从心肌细胞胞质内释放入血，使血清中 cTn 浓度迅速增高，其升高的倍数往往会超过 CK 或 CK-MB 的变化。cTn 升高时间与 CK-MB 相似，但其释放所持续的时间较长，因而可保持 cTn 较长时间的高水平状态。故 cTn 既有 CK-MB 升高时间早又有 LD_1 诊断时间长的优点。

（1）诊断 AMI：cTnT 是诊断 AMI 的确定性标志物。AMI 发病后 3～6 h 的 cTnT 即升高，10～24 h 达峰值，其峰值可为参考值的 30～40 倍，恢复正常需要 10～15 d。其诊断 AMI 的灵敏度为 50%～59%，特异度为 74%～96%，故其特异性明显优于 CK-MB 和 LD。对非 Q 波型亚急性心肌梗死或 CK-MB 无法诊断的病人更有价值。

（2）判断微小心肌损伤：不稳定性心绞痛（unstable angina pectoris，UAP）常发生微小心肌损伤（minor myocardial damage，MMD），这种损伤只有通过检测 cTnT 才能确诊。因此，cTnT 的变化对诊断 MMD 和判断 UAP 预后有重要价值。

（3）预测血液透析病人的心血管事件：肾衰竭病人反复血液透析可引起血流动力学和血脂异常，因此所致的心肌缺血性损伤是导致病人死亡的主要原因之一，及时检测血清 cTnT 浓度变化，可预测其心血管事件的发生。cTnT 升高提示预后不良或发生猝死的可能性增大。

（4）其他：① cTnT 可作为判断 AMI 后溶栓治疗是否出现冠状动脉再灌注以及评价围手术期和 PTCA 术后心肌受损程度的较好指标。② 钝性心肌外伤、心肌挫伤、甲状腺功能减退症病人的心肌损伤、药物损伤、严重脓毒血症所致的左心衰时 cTnT 也可升高。

（二）心肌肌钙蛋白 I 测定

心肌肌钙蛋白 I（cardiac troponin I，cTnI）可抑制肌动蛋白中的 ATP 酶活性，使肌肉松弛，防止肌纤维收缩。cTnI 以复合物和游离的形式存在于心肌细胞胞质中，当心肌损伤时，cTnI 即可释放入血液中，血清 cTnI 浓度变化可以反映心肌细胞损伤的程度。

1. 标本准备　采静脉血 2 mL，不抗凝，植入金黄色盖子的真空管。避免溶血，尽快测定。

2. 参考值　单克隆抗体标记免疫法：正常值＜0.2 $\mu g/L$，＞1.5 $\mu g/L$ 为临界值。

3. 临床意义

（1）诊断 AMI：cTnI 对 AMI 的诊断价值与 cTnT 无显著性差异。与 cTnT 比较，cTnI 具有较低的初始灵敏度和较高的特异性。AMI 发病后 3～6 h，cTnI 即升高，14～20 h 达到峰值，5～7 d 恢复正常。其诊断 AMI 的灵敏度为 6%～44%，特异度为 93%～99%。

（2）判断 MMD：UAP 病人血清 cTnI 也可升高，提示心肌有小范围梗死。

(3) 其他：急性心肌炎病人 cTnI 水平增高,其阳性率达 88%,但多为低水平增高。

(三) 肌红蛋白测定

肌红蛋白(myoglobin,Mb)是一种存在于骨骼肌和心肌中的含氧结合蛋白,正常人血清 Mb 含量较少,当心肌或骨骼肌损伤时,血液中的 Mb 水平升高,对诊断 AMI 和骨骼肌损害有一定价值。肌红蛋白检测的适应证:① 早期诊断 AMI 和再梗死。② 监测 AMI 后溶栓治疗的效果。③ 评估骨骼肌疾病的病程。④ 监测肌红蛋白清除率,以评估复合性创伤或横纹肌溶解并发肾衰竭的危险。⑤ 监测运动医学的运动训练量。

1. 标本准备　采静脉血 2 mL,不抗凝,植入金黄色盖子的真空管。避免溶血,尽快测定。

2. 参考值　① 定性:阴性。② 定量:ELISA 法:50~85 μg/L;RIA 法:6~85 μg/L,>75 μg/L 为临界值。

3. 临床意义

(1) 诊断 AMI:由于 Mb 分子量小,心肌细胞损伤后即可从受损的心肌细胞中释放,故在 AMI 发病后 30 min~2 h 即可升高,5~12 h 达到高峰,18~30 h 恢复正常,所以 Mb 可作为早期诊断 AMI 的指标,明显优于 CK-MB 和 LD。Mb 诊断 AMI 的灵敏度为 50%~59%,特异度为 77%~95%。另外,也可用 Mb 与碳酸酐酶同工酶Ⅲ(CAⅢ)的比值诊断 AMI。Mb/CAⅢ于 AMI 发病后 2h 增高,其灵敏度和特异性高于 CK 或 CK-MB,也是早期心肌损伤的指标之一。

(2) 判断 AMI 病情:Mb 主要由肾脏排泄,AMI 病人血清中增高的 Mb 可很快从肾脏清除,一般发病后 18~30 h 时血清 Mb 即可恢复正常。如果此时 Mb 持续增高或反复波动,提示心肌梗死持续存在,或再次发生梗死以及梗死范围扩大等。

(3) 其他:① 骨骼肌损伤:急性肌肉损伤、肌病。② 休克。③ 急性或慢性肾衰竭。

【心肌缺血标志物】

(一) 缺血修饰白蛋白测定

人血清白蛋白是一种循环蛋白,其氨基末端序列为人类所特有,是某些过渡金属如铜、钴和镍离子的主要结合位点。组织缺血时,释放的产物将导致人血清白蛋白氨基末端结构改变,与金属的结合能力降低。这部分发生改变的血清白蛋白就称为缺血修饰白蛋白(ischemia modified albumin,IMA)。

1. 标本准备　采静脉血 2 mL,不抗凝,植入金黄色盖子的真空管。

2. 参考值　白蛋白结合钴(albumin Cobalt binding,ACB)试验间接测定法:>64.7U/mL。

3. 临床意义

(1) 诊断急性心肌缺血的早期生化标志物:IMA 与传统的心肌坏死指标不同,在心肌缺血发作后 5~10 min 血中浓度即可升高,而不需发生心肌细胞的不可逆损伤,能够辅助临床医生早期明确缺血的诊断,早期干预治疗,改善病人的预后和降低病死率。

(2) 辅助 ACS 的排除诊断和危险分层:鉴于 IMA 对急性心肌缺血诊断的高阴性预测值,FDA 于 2003 年批准其用于 ACS 的排除诊断,以降低对非心肌缺血性病人的收治率和心血管病高危个体的漏诊率,节省医疗资源。

(3) 预测肌钙蛋白检测结果:Christenson 等研究了 ACS 病人在临床症状和体征出现 4h 之内的 IMA 水平,以预测 6~24 h 以后 cTnT 结果阳性或阴性的能力。实验结果提示,ACS 病人到达急诊科时,测定 IMA 的 ACB 实验有望成为 6~24 h 以后 cTnT 结果阳性或阴性结果的早期预测指标。

(4) 判断心肌缺血的严重程度：IMA 不仅可早期诊断 ACS，而且可作为判断心肌缺血严重程度的指标。Quiles 等观察了 34 例接受选择性单支血管 PCI 治疗的稳定性心绞痛病人在 PCI 前后 IMA 水平的变化，并对其相关因素进行了分析。结果显示，球囊扩张前后 IMA 水平明显升高，且 IMA 水平与扩张压力及扩张时间之间均呈显著相关。这些结果提示，IMA 是反映心肌缺血程度的指标。IMA 在血液中浓度升高就提示发生了组织缺血。已有研究提示：IMA 不仅是心肌缺血事件发生的标志物，而且还可指示缺血的严重程度。

(5) 其他：感染、中风、终末期肾病、一些肿瘤性疾病和遗传缺陷致白蛋白 N 末端氨基酸缺失等也可引起 IMA 升高。

(二) 糖原磷酸化酶同工酶 BB 测定

糖原磷酸化酶 (GP) 是糖原分解反应的关键酶，为肌肉收缩提供能量。在人类组织中含有三种不同的 GP 同工酶，即 GPBB (心肌-脑型)、GPMM (肌型)、GPLL (肝型)。生理条件下，GPBB 在心肌细胞内以 GPBB-糖原复合物的形式与肌浆网紧密结合。当心肌缺血、缺氧时，线粒体内氧化磷酸化受阻，动员糖原分解，释放出游离型 GPBB，可溶性 GPBB 二聚体可随细胞膜通透性的增加而快速释放入血。

1. 标本准备　采静脉血 2 mL，不抗凝，植入金黄色盖子的真空管。

2. 参考值　ELISA 法：1.05～6.5 μg/L。

3. 临床意义

(1) GPBB 是一种急性心肌缺血的生化指标，在心肌缺血损伤 2～3 h 即可释放入血，是 ACS 病人 4 h 内最敏感的生化指标。

(2) GPBB 除能排除或确诊 ACS 外，还能区分不稳定性心绞痛与稳定性心绞痛，其诊断效果优于 Mb、CK-MB。

(3) GPBB 也是检测冠状动脉分流移植术围手术期心肌损伤的敏感指标，也可作为非侵入性评估溶栓治疗有效性的有用标志物。

(4) 除心肌组织外，脑组织亦含 GPBB，因此在脑外伤及血脑屏障破坏时，GPBB 也升高。

(三) 其他标志物

作为心肌缺血损伤早期标志，P 选择素、白细胞介素、肿瘤坏死因子 α、血栓前体蛋白、淀粉样蛋白 A、肌球蛋白轻链、α 肌球蛋白灵敏度都很好，支持其作为早期标志物使用，但检测方法标准化、正常参考值确定和特异度较差等问题尚待进一步研究解决。

【AMI 标志物应用中的几个问题】

为了提高诊断效率，在发病后短时间内迅速做出诊断，应强调以下几个问题。

1. 缩短测定周期 (turnaround time, TAT)　TAT 的定义为从采集血样标本到报告结果的时间。研究结果表明，从起病到正确干预的时间与心肌坏死面积、并发症、生存率直接相关。缩短心肌标志物报告时间将有助于尽早开始有效治疗、减少心脏病人的住院时间和医疗费用。有 Q 波的梗死病人早期使用溶栓疗法降低了病死率，增加了冠状动脉再通率。对最终排除 ACS 的病人，早期的实验室报告将降低全部住院费用。IFCC 建议 TAT 控制在 1 h 内。

影响 TAT 的因素包括标本转送时间、分析前必要的标本预处理的时间、分析时间以及送交结果到开单科室的时间。

2. 标志物的选择　目前将心肌损伤标志物分为：① 早期标志物：AMI 发生后 6 h 内血中浓度即相对增加。② 确诊标志物：AMI 发生后 6～12 h 血中浓度增加，对心肌损伤有高的敏感性和特异性,在发作后数天仍异常。每个病人从疼痛发作到急诊室就诊的时间都不一样,所以上述两种标志物都需要检测,这样才能保证检测出早到或迟到的病人。

为确保心肌损伤诊断的可靠性,要求:① 发病24 h内,cTn检测结果至少有1次超过决定值(第99百分位值)。② CK-MB质量法检测结果至少2次超过决定值(第99百分位值)。③ 总CK检测结果超过检测范围上限2倍以上。

3. 心脏标志物的检测频度　心脏标志物的敏感性往往和发作后的检测时间密切相关,和峰值浓度、梗死面积有关,这些都有赖于合理的检测频度。

(1) 排除AMI的抽血频率:每个医院的采血频度都不一样,对于想尽快排除AMI的病人,在缺少决定性心电图依据时,推荐以下的抽样频率检测生化标志物,以确定有无AMI:入院时即刻,入院后4 h、8 h、12 h和第2天清晨各测1次。

(2) 对已有能确诊AMI的心电图改变者的抽血频度:有50%的AMI病人在送急诊室时已有急性心肌损伤的心电图依据,即心电图示2个或2个以上连续导联ST升高大于0.1 mV。对这些病人应考虑应用溶栓疗法或PTCA等应急治疗措施,没有必要为明确诊断再做过多的生化标志物检测。生化标志物的检测频率可减少(如1日2次,早8:00和晚8:00),以进一步证实诊断、估计梗死范围以及确定有无再梗死。能很快恢复到正常值的标志物如Mb和CK-MB更能有效地确定有无再梗死。

(顾国浩)

第三节　其他心血管疾病标志物

一、心脏功能标记物

大量临床研究表明,A型利钠肽(ANP)和B型利钠肽(BNP)是目前了解心脏功能的主要生化标志物,正得到临床的广泛重视。它们主要由心房和心室分泌,主要的生理功能是促进排钠利尿,降低血压,减轻心脏前负荷,并可抑制某些神经-内分泌系统。刺激ANP和BNP释放的主要因素是心肌张力的增加。心衰时由于合成增加,ANP和BNP明显异常,而且其增加的程度和心衰的严重度成正比,与射血分数成反比,并随治疗有效而下降。目前认为在心衰中BNP作用强于ANP。

【B型利钠肽的测定】

BNP是由心肌细胞合成、具有生物学活性的天然激素,主要在心室表达,同时也存在于脑组织中,是心力衰竭的诊断、鉴别诊断及预后评估的指标。

1. 标本准备　采静脉血3 mL,不抗凝,植入金黄色盖子的真空管。

2. 参考值　免疫发光分析法或ELISA法:判断值为BNP>22 pmol/L(100 pg/L)。非充血性心力衰竭(CHF)病人BNP平均水平111 pg/L,心功能Ⅰ级病人BNP平均水平244 pg/L,心功能Ⅱ级病人BNP平均水平389 pg/L,心功能Ⅲ级病人BNP平均水平640 pg/L,心功能Ⅳ级病人BNP平均水平817 pg/L,总的急性充血性心衰BNP平均水平675 pg/L。

3. 临床意义

(1) 心室张力增加、心脏超负荷时,可促进BNP分泌,BNP在机体中起排钠、利尿、扩血管的生理作用。

(2) BNP 是一个较可靠的充血性心力衰竭的诊断指标,其升高程度和 CHF 严重程度相一致,现学术界主张怀疑心衰者首选检查 BNP,阳性者再做超声和其他进一步检查。

(3) BNP 有很高的阴性预测价值,BNP 正常可排除心衰的存在。

(4) 对于呼吸困难的病人,BNP 是一个将来发生 CHF 的较强的预示因子,能有效鉴别慢性阻塞性呼吸困难和心源性呼吸困难。

二、心血管炎症疾病的标志物

冠心病的病理基础是动脉粥样硬化(AS),AS 不仅表现为机体脂质代谢紊乱,炎性反应也在 AS 的发生、发展中起着重要的作用。炎性反应对斑块形成与脱落过程的病理、生理变化起着关键作用。

【C 反应蛋白的测定】

C 反应蛋白(CRP)是指能和肺炎链球菌的荚膜 C 多糖结合而发生沉淀反应的急性时相反应物质,主要由肝脏合成。在感染和组织损伤时 CRP 血浆浓度急剧升高,在机体的天然免疫过程中发挥着重要的保护作用。CRP 传统检测方法是用于评价活动性炎性疾病,因灵敏度较低而逐渐被检测灵敏度较高的超敏 C 反应蛋白(hs-CRP)所替代。

1. 标本准备　采静脉血 2 mL,不抗凝,用金黄色盖子的真空管。

2. 参考值　hs-CRP(免疫散射比浊法):0~3 mg/L。

3. 临床意义

(1) CRP 是一种急性时相反应蛋白,在急性创伤和感染时,CRP 水平升高,是一项敏感的反映机体炎症状态的指标。

(2) CRP 可诱导单核细胞表达组织因子,激活凝血系统和补体系统,导致机体凝血、纤溶机制失衡,增加发生心血管事件的危险,所以 CRP 可作为健康者发生 CHD 的预测指标,对 CHD 预后判断也有重要意义。

(3) hs-CRP 是冠心病的独立危险因子,其水平的高低主要取决于冠脉粥样硬化病灶是否稳定,与冠心病的严重程度关系不大。

(4) hs-CRP 在糖尿病、高血压、风湿病、脑血管疾病、消化系统疾病中也会升高。

【血清基质金属蛋白酶-9 测定】

ACS 不稳定斑块中含有大量活化的炎症细胞,其分泌的基质金属蛋白酶-9(MMP-9)可通过降解细胞外基质,降解易损斑块的纤维帽,使纤维帽变薄,斑块破裂,MMP-9 释放入血,故在 ACS 早期即可检测到血中 MMP-9 明显升高。

1. 标本准备　采静脉血 3 mL,不抗凝,用金黄色盖子的真空管。

2. 参考值　ELISA 法:30~50 ng/mL。

3. 临床意义

(1) MMP-9 水平增高与冠状动脉病变程度密切相关,可作为判断动脉粥样斑块不稳定性及冠状动脉病变程度的血清学指标,有助于 ACS 的诊断、预测及治疗疗效评估。

(2) MMP-9 主要由中性粒细胞和巨噬细胞合成与分泌,所有活化的巨噬细胞均可表达 MMP-9,所以 MMP-9 是反应炎症的直接指标。

(3) MMP-9 在癌症的侵袭、生长、转移等生物学行为中起着至关重要的作用,可导致癌细胞增殖及扩散。

(顾国浩)

第二篇　心血管常见疾病护理

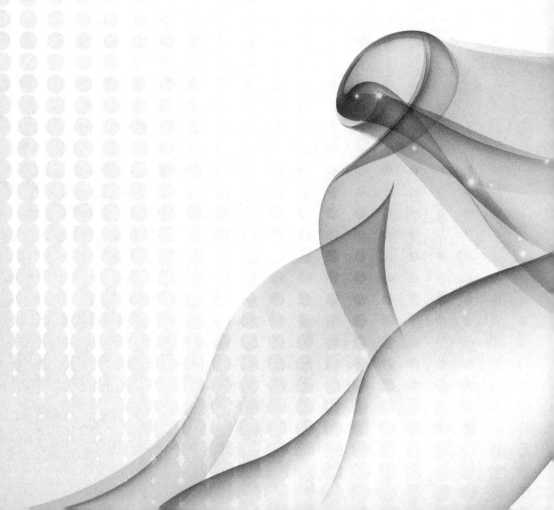

第五章 心血管疾病的临床表现及其护理

循环系统常见症状包括心源性呼吸困难、心源性水肿、胸痛、心源性晕厥、乏力及心悸。心源性晕厥及心悸的护理详见第八章,胸痛的护理详见第六章,乏力的护理详见第十四章。本章着重讨论心源性呼吸困难和心源性水肿及其护理。

一、心源性呼吸困难

心源性呼吸困难是指由于各种心血管疾病导致病人呼吸时感到空气不足、费力,并伴有呼吸频率、深度和节律异常。最常见于左心衰竭,也可见于心包积液、右心衰竭等。左心衰时的呼吸困难主要是由于肺淤血或肺水肿影响气体弥散功能所致,也与肺循环压力和肺泡内张力增高,反射性兴奋呼吸中枢有关,其呼吸困难的特点为活动时或仰卧位时发生或加重,休息或坐位时缓解或减轻。

【临床表现】

1. 劳力性呼吸困难 由于体力活动增加,循环血量增多,左房压力增高,使肺淤血加重。开始多发生于较重体力活动时,休息后缓解。随着病情的加重,轻微体力活动如步行、上楼、吃饭、穿衣等时即可出现症状。

2. 夜间阵发性呼吸困难 也称为心源性哮喘,是左心衰竭的典型表现。典型发作多在夜间,即病人入睡后,由于突然胸闷而憋醒,被迫坐起。轻者数分钟至数十分钟后症状逐渐缓解,重者常伴咳嗽、气喘、咳白色泡沫痰及肺部哮鸣音等。其发生机制与平卧位时血液重新分布使肺血流量增加,横膈抬高而影响肺活量,夜间迷走神经兴奋导致支气管痉挛等有关。

3. 端坐呼吸 病人因平卧位时呼吸困难加重而被迫采取高枕卧位、半卧位或坐位,以减少回心血量及降低横膈,增大肺活量来缓解呼吸困难症状。

【护理评估】

1. 病史 ① 起病急缓:评估呼吸困难发生的急缓、发作特点、发生时间及严重程度,何种方法减轻或缓解,是否伴咳嗽、乏力、咳痰等症状。如有痰液,则应评估痰液的性状及量。② 诱因:是否存在感染、体力活动增加或情绪波动等诱因。③ 是否影响睡眠及日常生活,是否存在精神紧张、焦虑和恐惧等心理反应。

2. 身体评估 评估生命体征,注意有无交替脉、低血压;观察呼吸频率、节律、深度,是否有端坐呼吸、张口呼吸;皮肤黏膜有无发绀;肺部呼吸音是否正常、有无湿啰音或哮鸣音,啰音的分布是否随体位而发生改变;心脏有无扩大、心率、心音的变化及奔马律等情况。

3. 相关检查 评价动脉血氧饱和度和血气分析结果,判断病人缺氧严重程度及酸碱平衡情况。胸部X线对肺淤血、肺水肿、肺部炎症、心包积液等有辅助诊断价值。

【护理诊断】

1. 气体交换受损 与肺淤血、肺水肿或伴肺部感染有关。

2. 活动无耐力　与呼吸困难所致能量消耗增加和机体缺氧有关。

【护理措施】

1. 气体交换受损

（1）休息：劳力性呼吸困难的病人应减少活动量，以不引起症状为度；夜间阵发性呼吸困难者，应加强夜间巡视，帮助抬高床头；呼吸困难明显者应卧床休息；端坐呼吸的病人须加强生活护理，协助大小便。保持病房安静、整洁，适当开窗通风，每次 15～30 min，注意不要让风直接吹向病人。病人应衣着宽大，盖被松软，以减轻憋闷感。

（2）体位：半卧位和端坐位可使横膈下移，增加肺活量，双腿下垂可减少回心血量，有利于改善呼吸困难。故应根据呼吸困难的程度采取适当的体位。轻度症状病人可适当抬高床头；严重病人应取端坐位，放置床上小桌，让病人依桌休息，必要时双腿下垂。注意病人体位的舒适与安全，必要时略抬高膝部，避免下滑。骨突受压处垫以软垫，必要时加床栏防止意外坠床。

（3）氧疗：有低氧血症的病人，应给予中等浓度（2～4 L/min）的鼻导管或面罩给氧，必要时采用无创正压通气。

（4）输液护理：控制输注液体的总量及输液速度，24 h 内不超过 1 500 mL 为宜，滴速在 20～30 滴/分，以免加重心脏负担，诱发急性肺水肿。

（5）心理护理：呼吸困难症状常显著影响病人的睡眠等日常生活，病人常出现焦虑、痛苦及烦躁情绪，应与家属一起给予病人精神支持，消除其不良情绪，以减少交感神经兴奋，减轻呼吸困难。

（6）病情监测：密切监测呼吸困难的程度、体征及实验室检查指标。经常关心与询问病人的主观感受，观察呼吸频率和深度、发绀等情况，并结合血氧饱和度、血气分析等结果，综合判断病人缺氧严重程度。若病情加重或血氧饱和度降低于 93％以下应报告医生。

2. 活动无耐力

（1）评估活动耐力，制订活动计划：了解病人原来的活动型态如活动类型、强度、持续时间和耐受情况。再与病人及家属一起确定活动方式、活动量和持续时间，循序渐进地增加活动量，可遵循"卧床休息→床上活动→床边活动→病房内活动→病室外活动→上下楼梯"的活动顺序。根据病人身体状况和活动时、活动后的反应，调整活动的持续时间及活动频度。当病人活动耐力有所增加时，应给予鼓励，以增强病人的信心。

（2）监测活动时的反应：若病人活动中出现明显呼吸困难、心前区不适、头晕、面色苍白等症状，应停止活动，就地休息。若症状不缓解，应及时报告医生进行处理。

（3）协助和指导病人生活自理：病人卧床休息期间应加强生活护理，必要时进行床上肢体的主动和被动活动，以保持肌力，预防深静脉血栓形成。在活动耐力允许的范围内，鼓励病人尽可能生活自理，并教育家属予以理解和支持，以防"照顾过剩"。护士尽可能提供病人方便生活自理的措施，如安放床上小桌让病人自己就餐，抬高床头使病人容易坐起，教会病人使用床栏杆、病房里的扶手等。将病人经常使用的物品放在容易取放处，教会病人保存体力、减少氧耗的技巧，如缓慢匀速活动，坐着进行刷牙、洗脸、洗衣等。

【护理评价】

（1）病人呼吸困难减轻或消失，夜间能平卧，发绀消失，肺部无啰音，血氧饱和度和血气分析恢复正常。

（2）病人能够主诉活动耐力增加，活动时无明显不适，且心率及血压正常。病人能描述活动时节省体力的方法。

二、心源性水肿

心源性水肿是指液体在组织间隙过多积聚,最常见的病因是右心衰竭。其发病机制主要有:体循环静脉淤血致毛细血管静脉压升高,液体向组织间隙渗出增多而回吸收减少;右心衰致静脉血液回流减少,有效循环血容量不足,肾血流量减少,继发醛固酮增多引起水钠潴留;另外,心源性水肿与淤血性肝硬化导致蛋白质和血浆胶体渗透压下降、胃肠道淤血所致食欲下降及消化吸收功能不良,继发低蛋白血症有关。该类水肿的特点是身体最低垂的部位首先水肿,如卧床病人的背骶部、会阴及阴囊部,非卧床病人的足踝部、胫前,呈对称性分布;指压水肿部位有凹陷,称压陷性水肿。重者局部可有水泡,甚至出现胸水和腹水。病人体重异常增加(>2 kg/3 d)。因水肿液积聚使组织间隙扩大,毛细血管受压,致水肿区组织营养不良、抵抗力下降、感觉迟钝,皮肤易发生溃破、压疮及感染。

【护理评估】

1. 病史 ① 根据水肿出现的部位、程度、加重的时间,水肿与饮食、体位及活动的关系,以及饮水量、摄盐量和尿量来评估导致水肿的原因。② 目前治疗情况,如用药名称、剂量、时间、方法及其疗效等;目前的休息情况;水肿是否引起焦虑与恐惧情绪等。

2. 身体评估 检查水肿的部位、范围、程度,是否有指压性凹陷,水肿部位皮肤是否完好;观察生命体征、体重、颈静脉充盈程度及胸腹水征等。

3. 相关检查 有无电解质紊乱及低蛋白血症等。

【护理诊断】

1. 体液过多 与水钠潴留和低蛋白血症有关。

2. 有皮肤完整性受损的危险 与水肿所致的组织细胞营养不良、局部组织长时间受压有关。

【护理措施】

1. 体液过多

(1) 休息与体位:轻度水肿者应限制活动,重度者应卧床休息,伴胸水和腹水者应半卧位。其机制是休息利于增加肾血流量,提高肾小球滤过率,促进水钠排出,减轻水肿。

(2) 维持液体平衡:给予低盐、易消化饮食,血清蛋白低者应高蛋白饮食,少食多餐。说明钠盐与水肿的关系,告诉病人限制钠盐及加强营养的重要性,每天盐摄入量应控制在 5 g 以下,限制含钠和盐多的食物(详见本书附录二),水肿严重者钠盐控制更应严格。根据病情适当限制液体摄入量,采取"量出为入"的办法,即:进液量=前一天尿量+500 mL。

(3) 用药护理:应用利尿剂的护理参见"慢性心力衰竭"的护理。

(4) 病情监测:体重的增减是判定病人水肿消长的敏感指标,使用利尿剂的前后称量体重还可以了解病人对利尿剂的反应。应每日监测体重,穿相同重量的衣服、在同一时间、用同一体重计称量,最好于早晨起床排尿后比较适宜。监测下肢水肿的程度、部位。有腹水者每天测腹围。严格记录 24 h 出入量,若尿量<30 mL/h 或尿量<400 mL/d,应报告医生。还应关注病人的主诉,如有无恶心、腹部不适,注意颈静脉的充盈程度、肝脏大小、水肿消退情况等,以判断病情进展情况及疗效。

2. 有皮肤完整性受损的危险

(1) 保护皮肤:保持床单位用物柔软、干燥、平整。病人衣着宽松、柔软舒适。严重水肿者使用气垫床,膝部及踝部等骨突处垫以软枕。男性病人伴阴囊水肿时加用阴囊托。为了防止压疮,避免皮肤感染,促进水肿消退,应做好"三防五勤":防擦伤、烫伤、冻伤;勤翻身、勤擦洗、勤按摩、勤整理、勤更换。

(2) 观察皮肤情况:严密观察水肿部位、受压处及肛周皮肤有无发红、水疱及破溃情况。

【护理评价】

(1) 病人能叙述并执行低盐饮食计划,水肿减轻或消失。

(2) 皮肤完整,不发生压疮。

三、胸痛

各种类型的心绞痛、急性心肌梗死、肥厚性梗阻型心肌病、急性主动脉夹层、急性心包炎及心血管神经官能症等均可引起胸痛。胸痛的护理见相关章节。

四、心源性晕厥

心源性晕厥是由心排血量骤减、中断或严重低血压而引起脑供血骤然减少或停止而出现的短暂意识丧失,常伴有肢体张力丧失而不能维持一定的体位。近乎晕厥指一过性黑蒙,但不伴意识丧失。心脏供血中断 3 s 以上可发生近乎晕厥,5 s 以上可出现晕厥,>10 s 可出现抽搐即阿-斯综合征。发生心源性晕厥的常见疾病包括严重心律失常如病态窦房结综合征、高度房室传导阻滞、室性心动过速等,器质性心脏病如严重主动脉狭窄、急性心肌梗死、急性主动脉夹层、心包填塞等。晕厥先兆常不明显。反复发作的晕厥是病情严重和危险的征兆,应及时治疗原发病。心源性晕厥的护理详见相关章节。

五、心悸

心悸是一种自觉心脏明显跳动的不适感。常见的原因有心率过快如快速性心律失常,搏出量增多性疾病如二尖瓣关闭不全及甲亢等。健康人剧烈运动、精神紧张、过量吸烟和饮酒等,以及应用某些药物如肾上腺素、阿托品等均可出现心悸。心悸一般无危险性,少数心律失常者可发生猝死,应做好护理评估。

(汪小华)

第六章

冠状动脉粥样硬化性心脏病及其护理

冠状动脉粥样硬化性心脏病(coronary atherosclerotic heart disease)指冠状动脉粥样硬化使血管腔阻塞,从而导致心肌缺血缺氧而引起的心脏病,它和冠状动脉功能性改变(痉挛)一起,统称冠状动脉性心脏病(coronary heart disease),简称冠心病,亦称缺血性心脏病(ischemic heart disease),是动脉粥样硬化导致器官病变的最常见类型,也是严重危害人民健康的常见病。本病多发生在40岁以后,在欧美国家本病极为常见,我国不如欧美多见,占心脏病死亡数的10%~20%。但近年该病有增多的趋势,已经成为常见病和多发病,严重危害我国人民的身体健康,每年新发心肌梗死至少50万人,现患心肌梗死至少200万人。

【分型】

根据冠状动脉病变的部位、范围、血管阻塞程度和心肌供血不足的发展速度、范围和程度的不同,1979年WHO将冠心病分为五种临床类型:隐匿型、心绞痛型、心肌梗死型、心力衰竭和心律失常型、猝死。

近年来,临床医学趋向于将本病分为急性冠脉综合征(acute coronary syndrome,ACS)和慢性冠脉病(chronic coronary artery disease,CAD)两大类,前者包括不稳定性心绞痛(UA)、非ST段抬高性心肌梗死、ST段抬高性心肌梗死。后者包括稳定性心绞痛、冠脉正常的心绞痛(心脏X综合征)、无症状性心肌缺血和缺血性心力衰竭(缺血性心肌病)。

第一节 动脉粥样硬化

人类对动脉粥样硬化(AS)的研究已超过百年,许多关于AS发病机制的假说被先后提出,包括损伤反应学说、脂质浸润学说、血栓形成学说、平滑肌细胞单克隆学说、氧化应激学说、剪切应力学说等,但都不能完全解释所有AS的发病基础。近来,多数学者支持"慢性炎症反应学说",该学说也被大量研究逐渐证实。早在1856年德国病理学家Virchow就提出AS是动脉内膜炎症的观点,Jonasson于1986年发现在人体动脉粥样硬化斑块处聚集着大量T淋巴细胞,而基因敲除的动脉粥样硬化动物模型实验证实了初始及被动免疫启动调节着AS的产生与发展,因此免疫调节成为干预AS的一种手段。近年来随着相关研究的大量涌现,进一步证实了AS的病理变化存在炎症的基本特征,即变质、渗出和增生等。在AS病变的发生发展过程中,从脂质条纹到纤维斑块和粥样斑块,以及易损斑块的形成、破裂和血栓形成,始终都有各种炎症细胞和大量炎症介质的参与。因而,AS是一种炎症性疾病,在AS发生的过程中,促炎与抗炎之间的失衡是一个核心机制。

【病因】

AS的病因虽然尚未完全确定,但目前认为该病是多种因素作用所致,即多种因素作用于不同环节所致,这些因素即为危险因素。

1. 血脂异常　脂质代谢异常是动脉粥样硬化最重要的危险因素,亦是白色斑块形成的物质基础。总胆固醇(TC)、甘油三酯(TG)、低密度脂蛋白(LDL)或极低密度脂蛋白(VLDL)及载脂蛋白B(apoB)的升高,高密度脂蛋白(HDL)及载脂蛋白A(apoA)的降低都被认为是危险因素,尤其是TC和LDL的升高最受关注。此外,脂蛋白(a)[Lp(a)]的增高是独立危险因素。

2. 高血压　收缩压与舒张压增高均与冠心病的发生密切相关。60%~70%的冠心病病人同时患有高血压,而高血压病人患本病较血压正常者高3~4倍。可能与高压血流导致血管内膜损伤有关。

3. 吸烟　吸烟能使心血管疾病病死率增加50%,且与每日吸烟的支数呈正比。女性吸烟病人更易患本病。中国女性虽然吸烟比例较少,但应重视被动吸烟的问题。心血管死亡的风险与吸烟量直接相关,还与血栓形成、斑块不稳定及心律失常相关。资料显示,戒烟能降低发生心血管事件的风险。

4. 糖尿病和糖耐量异常　糖尿病病人中不仅本病的发病率和病死率增高数倍,且病变进展快。伴糖耐量异常者亦十分常见。

5. 年龄与性别　本病男性多于女性,多数在40岁以上发病,女性在更年期以后发病率有所增加。年龄与性别属于不可改变的先天因素。

6. 次要危险因子　① 肥胖。② 缺少体力活动或从事脑力劳动者。③ 西方饮食习惯,即常食用较高热量、含较多动物性脂肪和胆固醇、高糖和高盐食物的人群。④ 遗传因素。⑤ 性情急躁、好胜心强、不善于劳逸结合的A型性格人群。

近年提出的代谢综合征即肥胖、血脂异常、高血压、糖尿病及糖耐量异常同时存在是本病重要的危险因素。

【动脉粥样硬化的病理生理】

正常动脉壁由内膜、中膜和外膜三层构成。内膜由单层内皮细胞、结缔组织和有孔的内弹力板组成,在内皮细胞和弹力板之间(也称内皮下层),除结缔组织外,尚有平滑肌细胞和基质(包括酸性蛋白多糖、可溶性蛋白、脂质、葡萄糖和电解质等)。儿童时期血管内平滑肌细胞极其少见,但随着年龄的增长,内膜平滑肌细胞及基质成分逐渐积聚。在肌弹力型动脉中,中膜几乎全由斜行的平滑肌细胞构成,并有数量不等的胶原、弹力纤维和糖蛋白等环绕平滑肌细胞,其形态一般不随年龄变化而改变。外膜包含纤维母细胞,此外尚有胶原糖蛋白,并夹杂平滑肌细胞。外膜与中膜间还分隔着一层不连续的外弹力板,动脉壁的血供来自于外膜表面的滋养血管。

动脉壁动态平衡主要依赖正常血管壁各类细胞的功能。正常情况下,血管内皮细胞与平滑肌间的密切协调及相互作用在血管内稳态中起重要作用,生理状态下内皮细胞主要通过以下功能对血管壁起保护作用:抗血栓、分泌血管活性物质、维持光滑的血管内皮、调节细胞因子和生长因子的生成、阻止低密度脂蛋白(LDL)向内皮渗透等。内皮损伤及功能不良是动脉粥样硬化的始动因子,一些动脉粥样硬化危险因子(如吸烟、高血脂、高血压、肥胖、糖尿病、感染或炎症等)与内皮细胞功能紊乱有明显的相关性。血管内皮细胞功能紊乱多发生于血流形成涡流以及低剪切力的血管分叉处，循环中的单核细胞及血浆脂蛋白就会进入血管壁，其中 LDL 是内皮和平滑肌损伤的主要原因，发生功能紊乱的内皮细胞就通过表达趋化蛋白和黏附分子来促进单核细胞的迁移和血管平滑肌细胞的增殖，整合在一起就形成动脉粥样硬化斑块。

【炎症细胞和介质】

正常血管壁内膜较薄，无白细胞，内皮细胞和中层平滑肌细胞通常也不表达高水平的与炎症反应有关的黏附分子和细胞因子。动脉粥样硬化的各个阶段的炎症反应均由来自单核-巨噬细胞和 T 细胞等炎症细胞的介导，炎症细胞不但生成细胞因子和生长因子，还产生大量水解酶，刺激基质降解，产生的组织因子促进血栓形成。总之，炎症反应是动脉粥样硬化发生、进展的共同通道。

参与 AS 炎症反应过程的炎症细胞有单核细胞、巨噬细胞、T 细胞、B 细胞、肥大细胞、中性粒细胞和树突状细胞等，而树突状细胞是目前体内发现的功能最强大的专职抗原呈递细胞，被认为在 AS 的免疫应答诱导和调节中发挥关键作用。血小板是连接炎症反应和血栓形成的关键成分，在 ACS 发生时存在血小板激活现象，现在也把血小板作为炎症细胞。

参与动脉粥样硬化的炎性免疫反应的介质主要来源于上述炎症细胞，以及血管壁内皮和平滑肌细胞，包括细胞因子、黏附分子、神经肽、基质金属蛋白酶和各种趋化因子等。C 反应蛋白为炎症标记物，被认为是 AS 发生发展中极具敏感性的检测指标。

【动脉粥样硬化炎症反应】

1. 斑块形成　内皮通透性的改变和白细胞的黏附代表着炎症应答的第一时相，动脉斑块发生的过程通过以下程序进行：① 低密度脂蛋白（LDL）在内膜积累并被修饰。② 氧化应激等诱导局部细胞因子的加工。③ 细胞因子诱导细胞黏附分子和趋化因子的高表达，单核细胞黏附并迁移进入内膜。④ 修饰单核细胞，表达清道夫受体，并通过清道夫受体介导摄取脂蛋白，形成泡沫细胞。⑤ 内皮中的平滑肌细胞同时也吞噬脂质，与泡沫细胞共同形成脂质，也可以促进细胞外基质在不断发展的动脉粥样硬化斑块中积聚。通过这种方式，脂纹可以演变成纤维脂肪病变，出现钙化和纤维化。

2. 斑块进展　易损斑块的组织形态学特点包括：较大的脂质核心（>40%）、炎症细胞浸润、薄的纤维帽（平滑肌细胞及胶原的丢失）、外膜及内膜的血管再生和斑块内出血等。炎症反应在易损斑块的进展中起着至关重要的作用。炎症细胞具有显著的活性，通过黏附分子、单核细胞趋化蛋白、肿瘤坏死因子等炎症因子激活、炎症细胞进入 AS 斑块，加速 AS 的病理进程。纤维帽含有大量的血管平滑肌细胞（VSMC），VSMC 是合成胶原的主要细胞，因此 VSMC 积聚可使斑块趋于稳定。而炎症使 T 细胞聚集，通过减少 VSMC 或抑制 VSMC 合成胶原而增加斑块的不稳定性。基质降解增加或基质合成减少二者失衡也导致易损斑块的破裂，通过巨噬细胞在斑块中表达基质金属蛋白酶（MMPs），可以降解基质，平滑肌细胞表达基质金属蛋白酶抑制剂（TIMPs）可以限制 MMPs 降解基质的作用。巨噬细胞被认为是起决定作用的基质降解细胞，巨噬细胞的积聚是斑块易于破裂和形成血栓的预测因子。

3. 斑块破裂　斑块破裂以及血栓形成是动脉粥样硬化进展的最终结果。而引发斑块破裂的主要原因是机械外力的激发作用和斑块本身的不稳定性。破裂好发于纤维帽的最薄弱部位如肩部（通常最薄且大量泡沫细胞浸润），炎症在斑块破裂中起决定作用，易损斑块富含巨噬细胞，分泌 MMPs 降解细胞外基质，而富含的组织因子是继发血栓形成的重要调节因子。

4. 继发血栓形成　血小板是连接炎症反应和血栓形成的关键成分，斑块破裂使脂质核心内的成分暴露在血液循环中,导致活化的血小板黏附、激活和聚集,随后形成血栓。血栓的组成、形态、大小都取决于血栓发生的部位和局部血流速度,可形成两种类型的血栓:富含血小板的白色血栓,在高应切力和血流较快的部位形成,只部分阻塞血管,对溶栓效果反应差;以纤维素及红细胞为主的红色血栓则发生在血流极度缓慢或停止之后,其形成过程与血管外凝血过程相同。

AS作为一个复杂的多因素的进展过程,炎症反应在AS病变发生、发展和转归过程中部分病理过程及机制已得到初步证实,炎症学说已得到广泛认同,但仍需要以后更多的研究来加以证实。

(赵 欣)

第二节 急性冠状动脉综合征

急性冠状动脉综合征(ACS)是指临床症状表现与急性心肌缺血相符的一种综合征,它包括心电图上ST段抬高的心肌梗死(ST-segment elevation myocardial infarction,STEMI)、非ST段抬高的心肌梗死(non ST-segment elevation myocardial infarction,NSTEMI)和不稳定性心绞痛(unstable angina,UA)。其中,STEMI大多是由于冠状动脉的急性完全性阻塞所致,而NSTEMI和UA则是由于病变血管严重但非完全性阻塞导致,NSTEMI与UA形成的病理机制和临床表现类似,区别是心肌缺血的程度不同,NSTEMI所导致的心肌缺血情况较重,血液中可检测到心肌损伤的标志物,即肌钙蛋白T(cardiac troponin T,cTnT)、肌钙蛋白I(cardiac troponin I,cTnI)或肌酸磷酸激酶-MB(MB isoenzyme of creatine phosphokinase,CK-MB)。但ACS有着共同的病理生理基础,目前认为AS斑块的破裂是ACS的始动因素,而病变血管阻塞是AS斑块破裂后一系列瀑布反应后的最终结果。

ACS这一概念的提出,其临床意义在于将冠心病的所有急性临床类型作为一个整体来处理,治疗的重点是尽快恢复和改善病变血管的有效血流灌注,挽救缺血和濒死的心肌,同时对ACS的始动因素——不稳定性斑块进行干预,使其趋于稳定甚至消退,这是近年来冠心病治疗对策的重大进展。以溶栓和经皮冠状动脉介入治疗(percutaneous coronary intervention,PCI)为主的紧急冠状血运重建术是STEMI主要的治疗手段。

对于STEMI、NSTEMI和UA,首要的处理是进行危险度分层,然后选择相应强度的抗血小板和抗凝血酶治疗,再根据病人的基础情况和治疗反应进行二次危险度分层,高危病人可进一步选择以PCI或冠状动脉旁路移植成形术(CABG)为主要手段的冠状血运重建术。

本节主要讨论AMI和UA,考虑到NSTEMI和UA的密切关系,AMI中部分NSTEMI的内容将在UA中讨论。

一、急性心肌梗死

急性心肌梗死(AMI)是指急性的心肌缺血性死亡,其直接病因通常是在冠状动脉粥样硬化的基础上继发血栓形成,阻塞相应冠状动脉导致其供血的急剧减少或中断,持续严重的缺血如超出相应心肌的耐受阈值,心肌的凋亡和坏死等不可逆过程则会发生。

AMI所导致的死亡中有1/2发生在症状出现后1 h内,原因为恶性致命性室性心律失常,大多为室颤,及时有效的电击除颤可迅速终止绝大多数的室颤。在冠脉造影的表现上,稳定性斑块比不稳定性斑块更容易表现为管腔狭窄。既往人们认为大于70%的冠脉狭窄才是有意义的，现在认为一个在生物学特性上不稳定的斑块，即使不导致有意义的狭窄，也远比一个稳定、有意义的狭窄病变危险，这样的病变一般不引起劳累性心绞痛的发作，但常常容易溃破导致AMI的发生。

AMI后，尽快恢复阻塞冠脉的血流可拯救心肌，并能降低病人的病死率，获益的程度取决于阻塞血管的血流是否能恢复到接近正常血流，同时与自觉症状出现和溶栓开始的时间呈负相关。

【病因和发病机制】

基本病因是冠状动脉粥样硬化(偶为冠状动脉痉挛栓塞、炎症、先天性畸形、外伤、冠状动脉口阻塞所致)。在此基础上，一旦血供进一步急剧减少或中断20～30 min，使心肌严重而持久地急性缺血达1 h小时以上，即可发生心肌梗死。

1. 不稳定性斑块　不稳定的粥样斑块破裂致管腔内血栓形成或血管持续痉挛，使冠状动脉完全闭塞。动脉粥样斑可根据其狭窄程度及是否易破裂而分类，不稳定性斑块通常是富含脂质池的薄纤维帽斑块。内皮损伤、湍急血流、高血压及高脂血症都可引起斑块破裂。另外，炎症细胞的浸润，尤其是巨噬细胞可分泌多种降解酶，使纤维帽变薄、斑块易于破裂。斑块破裂后暴露的胶原及脂质引起血小板聚集及血栓形成，可导致管腔部分或完全闭塞。

2. 稳定性斑块　常因斑块逐渐增大而致心绞痛，最后逐渐进展而引起心肌梗死。但长时间心肌缺血，常有丰富的侧支保护。因此，闭塞亦可不发生AMI。但在下列基础上易于发生：① 休克、脱水、出血、外科手术或严重心律失常，致心排血量骤降，冠状动脉灌流量锐减。② 重体力活动、情绪过分激动或血压剧升，致左心室负荷明显加重。儿茶酚胺分泌增多，心肌需氧、需血量猛增，冠状动脉供血明显不足，亦可引起AMI。

心肌梗死往往在饱餐特别是进食多量脂肪后、晨6时至12时或用力大便时发生，这与餐后血脂增高，血液黏稠度增高，血小板黏附性增强，局部血流缓慢，血小板易于集聚而致血栓形成；上午冠状动脉张力高，机体应激反应性增强，易使冠状动脉痉挛；用力大便时心脏负荷增加等有关。

【病理和病理生理】

动脉粥样硬化在本质上是动脉血管壁对一系列危险因素所致损害的慢性炎症反应过程，AMI主要是由冠状动脉粥样硬化斑块的突然破溃所引发的继发血栓形成而阻塞血管所致。容易破溃的斑块处常常有大量的炎性细胞聚集，因此，AMI可以认为是这一慢性炎症过程的急性加剧，导致AMI发生的事件加重了动脉的炎症过程，和/或对已经被炎症软化的冠状动脉粥样硬化斑块增加了机械力量，从而导致了斑块的破裂。斑块破裂后，暴露内膜下胶原组织，连同斑块中的脂质、纤维碎片等物质，可以导致血小板的聚集和激活，启动内源性凝血过程而形成血栓，病变血管内皮细胞常伴有内皮功能障碍，表现为PGI_2、t-PA、EDRF分泌的减少，这些变化也促进了血小板的聚集、激活和血栓形成，同时在炎性因子刺激下，容易引起病变血管的收缩和痉挛。总之，血栓阻塞管腔连同硬化斑块，和(或)动力性(痉挛收缩)的狭窄，导致冠脉血流量的显著减少或中断，打破了氧的供需平衡，如果这一过程严重而持续，即可导致相应的心肌死亡。

加剧粥样硬化斑块不稳定的因素有：特异或非特异性的感染，如肺炎支原体感染。剧烈的体力活动和情绪激动常是AMI的诱因，这些应激情况可过分激活交感神经系统，导致释放到循环中的儿茶酚胺增多,引起心肌收缩增强、心肌耗氧增加;交感神经兴奋亦可引起对血管的切应力的增加和血压升高。同时,儿茶酚胺可引起血小板聚集,作用于易感的硬化斑块,可导致其破裂和诱发血栓形成。同样,手术、肺栓塞、中风、低氧、低血糖、过敏反应、黄蜂叮螫、失血易诱发 AMI 可能也部分与交感神经的激活引起儿茶酚胺的释放增加,或加剧局部斑块的炎症反应导致斑块的不稳定有关。观察发现 AMI 多发生于上午 6:00~12:00 之间,这被称为"morning danger"现象,可能也与这期间交感神经相对兴奋有关。

冠脉血流终止后,相应的心肌收缩功能受损在数秒之内即可发生,这一过程从心内膜向心外膜方向延伸,如果赶在心肌细胞死亡之前恢复血流,受损的心肌收缩功能可能会延迟一段时间才能恢复,这称为心肌顿抑(myocardial stunning)。冠脉完全阻塞前短暂数次的心肌缺血可增加阻塞后心肌存活的几率,这称为缺血预适应。冠脉完全阻塞后,至少在 15~20 min 内,不可逆的心肌损伤即可发生,最大的不可逆心肌损伤发生在冠脉阻塞后 4~6 h 内,但大多数的损伤发生在 2~3 h 以内,因此在阻塞后 4~6 h 内恢复冠脉血流可拯救受损心肌,但如果冠脉血流在阻塞后 1~2 h 内恢复正常,可拯救的受损心肌的数量将呈指数增加,这也是对 STEMI 病人尽最大可能及早进行再灌注治疗的理论基础。

AMI 后主要出现左心室舒张和收缩功能障碍的一些血流动力学变化,其严重程度和持续时间取决于梗死的部位、程度和范围。心脏收缩力减弱、顺应性减低、心肌收缩不协调,左心室压力曲线最大上升速度(dp/dt)减小,左心室舒张末期压力增高、舒张和收缩末期容量增多。射血分数减低,心搏量和心排血量下降,心率增快或有心律失常,血压下降,静脉血氧含量降低。心肌重构(梗死及非梗死节段左室大小、形态和厚度发生了改变)、梗死扩展(梗死区范围的增加)及出现心脏扩大可致心力衰竭(先左心衰竭,然后全心衰竭),可发生心源性休克。右心室梗死在心肌梗死病人中少见,其主要病理生理改变是右心衰竭的血流动力学变化,即右心房压力增高,高于左心室舒张末期压,心排血量降低,血压下降。

【临床表现】

1. 先兆　大约有 60% 的 AMI 病人有先兆,在发病前数日至数周有乏力,胸部不适,活动时心悸、气急、烦躁、心绞痛等前驱症状,其中以新发生心绞痛(初发型心绞痛)或原有的心绞痛加重(恶化型心绞痛)最为突出。心绞痛发作较以往频繁、性质较剧、持续较久、硝酸甘油疗效差、诱发因素不明显。疼痛时伴有恶心、呕吐、大汗和心动过速,或伴有心功能不全、严重心律失常、血压大幅度波动等,同时心电图示 ST 段一过性明显抬高(变异性心绞痛)或压低,T 波倒置或增高("假性正常化"),应警惕近期内发生心肌梗死的可能。一旦发现先兆,应及时住院处理,以免发生心肌梗死。与有先兆的 AMI 病人相比,无先兆病人预后较差,这可能是由于缺乏缺血预适应的保护作用所致。

2. 症状

(1) 疼痛:疼痛是最先出现的症状,多发生于清晨,疼痛部位和性质与心绞痛相同,但多无明显诱因,且常发生于安静时,程度较重,持续时间较长,可达数小时或数天,休息和含用硝酸甘油片多不能缓解。病人常有烦躁不安、出汗、恐惧,或有濒死感。少数病人可无疼痛,一开始即表现为休克或急性心力衰竭。疼痛位于上腹部时,常被误认为胃穿孔、急性胰腺炎等急腹症;疼痛放射至下颌、颈部、背部上方时,常被误认为骨关节痛。在某些病人,特别是老年病人及患糖尿病者可无胸痛。

(2) 全身症状:有发热、心动过速、白细胞增高和红细胞沉降率增快等,由坏死物质吸收所引起。一般在疼痛发生后 24~48 h 出现,程度与梗死范围常呈正相关,体温一般在 38 ℃ 左右,很少超过 39 ℃,持续约 1 周。

(3) 胃肠道症状:疼痛剧烈时常伴有频繁的恶心、呕吐和上腹胀痛,与迷走神经受坏死心肌刺激和心排出量降低致组织灌注不足等有关。肠胀气亦不少见。重症者可发生呃逆。

(4) 心律失常:见于 75%~95% 的病人,多发生在起病 1~2 周内,而以 24 h 内最多见,可伴乏力、头晕、昏厥等症状。各种心律失常中以室性心律失常最多,尤其是室性早搏,如室性早搏频发(每分钟 5 次以上),成对出现或呈短阵室性心动过速,多源性或落在前一心搏的易损期时,以前认为常是心室颤动先兆。房室传导阻滞和束支传导阻滞也较多见,严重者房室传导阻滞可为完全性。室上性心律失常则较少见,多发生在心力衰竭者。前壁心肌梗死如发生房室传导阻滞,则表明梗死范围广泛,情况严重。

(5) 低血压和休克:疼痛期血压下降常见,未必是休克。如疼痛缓解而收缩压仍低于 90 mmHg,有烦躁不安、面色苍白、皮肤湿冷、脉细而快、大汗淋漓、尿量减少(每小时<20 mL)、神志迟钝,甚至昏厥者则为休克表现。休克多在起病后数小时至 1 周内发生,见于约 20% 的病人,主要是心源性,为心肌广泛坏死(40% 以上)使心排血量急剧下降所致,神经反射引起的周围血管扩张属次要,有些病人尚有血容量不足的因素参与。

(6) 心力衰竭:主要是急性左心室衰竭,可在起病最初几天内发生,或在疼痛、休克好转阶段出现,为梗死后心脏舒缩力显著减弱或不协调所致,发生率为 32%~48%。出现呼吸困难、咳嗽、发绀、烦躁等症状,严重者可发生肺水肿,随后可发生颈静脉怒张、肝大、水肿等右心衰竭表现。右心室心肌梗死者可一开始即出现右心衰竭表现,伴血压下降。

3. 体征

(1) 心脏体征:心脏浊音界可轻度至中度增大;心率多增快,少数也可减慢;心尖区第一心音减弱;可出现第四心音(心房性)奔马律,少数有第三心音(心室性)奔马律;10%~20% 病人在起病第 2~3 天出现心包摩擦音,为反应性纤维素性心包炎所致;心尖区可出现粗糙的收缩期杂音或伴收缩中晚期喀喇音,为二尖瓣乳头肌功能失调或断裂所致;可有各种心律失常。

(2) 血压:除极早期血压可增高外,几乎所有病人都有血压降低。起病前有高血压病者,血压可降至正常;起病前无高血压病者,血压可降至正常以下,且可能不再恢复到起病前的水平。

(3) 可有与心律失常、休克或心力衰竭有关的其他体征。AMI 病人常因剧烈胸痛而不自觉将握紧的拳头按在胸骨上,这称为 Levine 征。疼痛可引起内脏神经的反应,如出汗。严重者常呈焦虑面容,脸色灰白。AMI 时,肺底部常可闻及啰音,Killip 分级用来描述 AMI 时心衰和肺充血情况:Ⅰ级,肺部无啰音或心脏听诊无第三心音;Ⅱ级,肺部有轻到中度的啰音,但累及不到 1/2 的肺野,有或无舒张期奔马律;Ⅲ级,肺部啰音超过 1/2 肺野,可闻及舒张期奔马律;Ⅳ级,心源性休克。

【实验室和其他检查】

1. 心电图 AMI 时典型的 ECG 变化有其特征性和动态性变化,目前 ECG 对 AMI 的诊断标准为:胸痛存在的情况下,如果 ECG 伴有下列任何一条表现,即可诊断为 AMI。

(1) 至少在以下两个导联出现病理性 Q 波(时限≥30 ms,振幅≥0.2 mV):① Ⅱ、Ⅲ 或 aVF 导联。② $V_{1\sim6}$ 导联。③ Ⅰ 和 aVL 导联。

(2) 新出现的 ST 抬高或压低(≥0.10 mV,ST 段从两个连续导联的 J 点后 0.02 s 算起)。

(3) 恰当临床条件下出现的完全性左束支传导阻滞。

需要注意的是,ECG 对 AMI 的诊断敏感性不高。一项大样本的、经酶学证实为 AMI 的研究显示,大约有 20% 的病人不符合上述标准。但 ST 抬高≥0.10 mV 对 AMI 的阳性预测值较高,可达 90% 以上。

既往认为,AMI 可以根据 ECG 上是否出现病理性 Q 波,将其分为透壁性心肌梗死和非透壁性心肌梗死。事实并不尽然,尸检显示病理性 Q 波可以出现在非透壁性心肌梗死中,而透壁性心肌梗死在 ECG 上也可以不出现 Q 波,这种根据心电图表现来判断病理改变的做法容易误导医生,因此描述性的心肌梗死心电图称为 Q 波心梗(Q wave myocardial infarction,QwMI)和非 Q 波心梗(non-Q wave myocardial infarction,NQMI)更为客观,无论 QwMI 还是 NQMI,驱使其发生的病理因素相同,即不稳定斑块破裂后继发形成的血栓阻塞冠脉血管连同血管的收缩,导致灌注血流的减少。至于 NQMI 未形成 Q 波的原因,目前认为是由于梗塞血管的早期自发性再通以及未持续性的收缩。

AMI 的心电图定位具体参见心电图章节。

目前证据显示,下壁心肌梗死时如有胸前导联 ST 段的压低则病死率要较不伴胸前导联 ST 段压低者为高,ST 段的压低最大幅度见于 $V_{4\sim6}$ 导联,多提示冠脉 3 支血管病变,且有着较低的左室射血分数。

心向量图有 QRS 环的改变、ST 向量的出现和 T 环的变化,用心向量图诊断心肌梗死可能较心电图更为敏感,但并不更具特异性,需结合临床资料综合考虑。

2. 心肌血液标志物　心肌坏死伴随着心肌细胞中一些大分子物质释放到血液中,如一些酶类、肌红蛋白以及心肌收缩蛋白,它们可作为 AMI 时的诊断标志物。CK 和 CK-MB 在临床上已成为 AMI 时的检测常规,联合 CK 和 CK-MB 检查对 AMI 有着较高的特异性和敏感性,检测心脏标志物可以对心肌梗死的面积、再灌注效果作出大致的评判。更重要的是,近年出现的新标志物如 cTnI 和 cTnT 可以评价预后情况,cTnI、cTnT 属于肌小节复合体的部分结构,其中心脏 cTnI 中有 31 个氨基酸在骨骼肌 cTnI 中并不存在,针对心脏 cTnI 这一独有蛋白抗原簇设计的抗体对心肌损伤的检测极为特异。由于正常人心脏 cTnI 的血浆浓度接近于 0,因而敏感性也很高。肌红蛋白在心肌坏死的早期即被释放到血液中,但因骨骼肌中亦含有肌红蛋白,因此肌红蛋白作为 AMI 的早期诊断指标,敏感性虽高,但特异性差,早期阴性结果有助于排除 AMI 的诊断。

尽管 cTnI 和 cTnT 对心肌损害的敏感性和特异性均较高,但对 AMI 的诊断还是要密切结合 ECG、临床症状和其他心脏标志物。已有研究表明,在终末期心力衰竭、非缺血性心肌病等情况下亦可检出 cTnI 和 cTnT 的升高。目前认为,在既往的 UA 中,CK-MB 正常的病人,若能检出 cTnI 和 cTnT 的升高,即认为是发生了 AMI,属于 NSTEMI 的范畴,cTnI 和 cTnT 的升高是由于微小心肌损害(minor myocardial demage)或微梗死(microinfarction)所致,区分这类病人的意义是其预后比 cTnI 和 cTnT 不升高者要差。AMI 后再灌注治疗可以使 CK-MB 的达峰时间提前,NQMI 的 MB-CK 活性达峰时间在 12～15 h,而 QwMI 在再灌注治疗后,达峰时间平均在 28 h。在 AMI 症状出现 3 h 左右,cTnI 和 cTnT 浓度达血液中背景浓度的上限。在 12～16 h 可达到可靠的诊断敏感性(对 AMI 的检出率＞90%),达峰时间在 24～36 h,升高程度可持续 10～12 d。各心脏标志物在体内的出现、达峰和持续时间见表 6-2-1。

表 6-2-1 各心脏标志物在体内的出现、达峰和持续时间

标志物	AMI 后血液中开始升高的时间/h	平均达峰时间（未行再灌注治疗时）	恢复正常的时间
肌红蛋白	1～4	6～7 h	24 h
cTnI	3～12	24 h	5～10 d
cTnT	3～12	12 h～2 d	5～14 d
MB-CK	3～12	24 h	2～3 d
LDH	10	24～48 h	10～14 d

最近也有一些其他的心脏标志物陆续出现,如心脏脂肪酸结合蛋白(heart fatty acid binding proteins,hFABP)、肌凝蛋白轻链(myosin light chain,MLC)、肌凝蛋白重链(myosin heavy chain,MHC)、糖原磷酸化酶同工酶 BB(glyogen phosphorylase isoenzyme BB,GPBB)。这些标志物有的更利于早期诊断 AMI,如 hFABP、GPBB;有的在血液中有着更长的时间窗如 MLC、MHC,但这些新型的标志物在临床应用中经验积累不多,故多不推荐常规使用。

3. 影像学检查 超声心动图对于 ECG 表现不典型的病例具有重要的辅助诊断意义,在怀疑 ACS 的病人,若能发现室壁节段性运动障碍,高度提示该诊断,尤其是在透壁性心梗或 QwMI 的病人,在 NQMI 的病人检出略少但亦很常见;还可以评价心功能,从而对预后作出大致的判断;明确主动脉夹层的诊断,而主动脉夹层是 AMI 溶栓治疗的绝对禁忌证;可以发现 AMI 时的一些机械并发症,如室间隔穿孔、二尖瓣乳头肌断裂等,并可以对异常血流作半定量的计算,以及根据伯努利方程和反流血流速度计算心腔的压力。

AMI 时胸片并无特异性表现,胸片可以提示动脉粥样硬化的表现,有助于揭示病因,胸片在胸痛的鉴别中有重要意义。它可以及时提示气胸、肺梗死伴胸腔积液、主动脉夹层、骨折等疾患;有助于提示心脏增大是由于 AMI 抑或瓣膜性疾病所致。虽然胸片可以显示肺水肿迹象,但有些严重的心力衰竭在胸片上并无肺水肿的表现。

CT 可以提供心腔大小、室壁厚度等信息,还可以准确地检测室壁瘤和心腔内的血栓。近年来出现的电子束 CT(electric beam CT,EBCT),成像时间更短,可以大大消除室壁运动对成像过程的影响,提高成像的质量。

磁共振显像(MRI)在评价心肌梗死的面积和存活的心肌以及心肌缺血的范围方面有很大的价值,MRI 可以较早地识别心肌梗死,区分缺血、梗死抑或正常心肌,判断梗死心肌和非梗死心肌的血流灌注情况,检测室壁的厚度和心腔的大小,观察室壁运动情况,发现心肌的肥大、水肿或纤维化。但检查时病人的转运和成像时间较长是限制其应用的主要瓶颈。

由于病人转运和成像时间的限制,仅在某些特殊的病例中如病史、ECG 变化、心脏标志物结果不能取得或不可靠时,才有核素显像检查的指征。$^{99}Tc^m$焦磷酸盐可以以热区显像的形式显示心肌梗死区域。此外,核素显像还可以评价冠脉的侧支循环状况、计算梗死面积、评价梗死区对心室功能的影响以及作预后的判断。

【诊断和鉴别诊断】

根据典型的临床表现、特征性的心电图及实验室检查,诊断本病并不困难。对老年病人,突然发生严重心律失常、休克、心力衰竭而原因未明,或突然发生较重而持续较久的胸闷或胸痛者,都应考虑本病的可能。宜先按 AMI 来处理,并短期内进行心电图和血清心肌标记物测

定等的动态观察以确定诊断。鉴别诊断要考虑以下疾病。

1. 心绞痛　与心绞痛相比，AMI 的胸痛更剧烈，持续时间更长，达数小时或 1～2 d，且不易为硝酸甘油所缓解。

2. 急性心包炎　尤其是急性非特异性心包炎，可有较剧烈而持久的心前区疼痛。但心包炎的疼痛与发热同时出现，呼吸和咳嗽时加重，早期即有心包摩擦音，且疼痛在心包腔出现渗液时消失；全身症状一般不如 AMI 严重；心电图除 aVR 导联外，其余导联均有 ST 段弓背向下的抬高，T 波倒置，无异常 Q 波出现。

3. 急性肺动脉栓塞　可发生胸痛、咯血、呼吸困难和休克。但有右心负荷急剧增加的表现如发绀、肺动脉瓣区第二心音亢进、颈静脉充盈、肝大、下肢水肿等。心电图示 I 导联 S 波加深，III 导联 Q 波显著，胸导联过渡区左移，右胸导联 T 波倒置等改变，可资鉴别。

4. 急腹症　急性胰腺炎、消化性溃疡穿孔、急性胆囊炎、胆石症等，均有上腹部疼痛，可能伴休克。仔细询问病史，做体格检查、心电图检查和血清心肌酶测定可协助鉴别。

5. 主动脉夹层分离　胸痛一开始即达高峰，常放射到背、肋、腹、腰和下肢，两上肢的血压和脉搏可有明显差别，当有下肢暂时性瘫痪、偏瘫和主动脉瓣关闭不全等表现可资鉴别。二维超声心动图检查有助于诊断。

【并发症】

1. 乳头肌功能失调或断裂（dysfunction rupture of papillary muscle）　发生率可高达 50%。二尖瓣乳头肌因缺血、坏死等使收缩功能发生障碍，造成不同程度的二尖瓣脱垂且关闭不全，心尖区出现收缩中晚期咯喇音和吹风样收缩期杂音，第一心音可不减弱或增强，可引起心力衰竭。轻症者可以恢复，其杂音可消失。断裂多发在二尖瓣后乳头肌，见于下壁心肌梗死，心力衰竭明显，可迅速发生肺水肿并在数日内死亡。

2. 心脏破裂（rupture of the heart）　少见，常在起病 1 周内出现，多为心室游离壁破裂，造成心包积血引起急性心包填塞而猝死。偶为心室间隔破裂造成穿孔，在左胸骨左缘第 3～4 肋间出现响亮的收缩期杂音，常伴有震颤，可引起心力衰竭和休克而在数日内死亡。心脏破裂也可为亚急性，病人能存活数月。

3. 栓塞（embolism）　发生率 1%～6%，见于起病后 1～2 周，如为左心室附壁血栓脱落所致，则引起脑、肾、脾或四肢等动脉栓塞。由下肢静脉血栓形成部分脱落所致，则产生肺动脉栓塞。

4. 心室膨胀瘤（cardiac aneurysm）　又称室壁瘤，主要见于左心室，发生率 5%～20%。体格检查可见左侧心界扩大，心脏搏动较广泛，可有收缩期杂音。膨胀瘤内发生附壁血栓时，心音减弱。心电图 ST 段持续抬高。X 线透视、记波摄影、超声心动图、放射性核素心脏血池显像以及左心室造影可见局部心缘突出，搏动减弱或有反常搏动。

5. 心肌梗死后综合征（postinfarction syndrome）　发生率约 10%。于心肌梗死后数周至数月内出现，可反复发生，表现为心包炎、胸膜炎或肺炎，有发热、胸痛等症状，可能为机体对坏死物质的过敏反应。

【治疗】

及早发现，及早住院，并加强住院前的就地处理。治疗原则是保护和维持心脏功能，挽救濒死的心肌，防止梗死扩大，缩小心肌缺血范围，及时处理严重心律失常、泵衰竭和各种并发症，防止猝死，使病人不但能度过急性期，且康复后还能保持尽可能多的有功能的心肌。

(一)院前处理

心肌梗死导致的死亡有 1/2 发生在发病 1 h 以内,国外的经验强调院前的处理,包括能够迅速和急救中心取得联系,急救装配设施应包括除颤仪以及其他心肺复苏的设备、经电话传输的 ECG 系统。同时,对于估计运送到医院的时间超过 90 min 的病人,可实施溶栓治疗。对于急救人员和 AMI 高危的病人应加强教育,包括阿司匹林和硝酸酯类药物的立刻应用、如何和急救中心取得联系、附近能够提供 24 h 急救服务医院的位置等。所有措施都应朝着尽快缩短"door to needle"(即从症状的开始到诊断明确开始治疗的时间)的目标努力,以便病人得到尽快、有效的医疗救助。

(二)入院后处理

迅速询问病史,判断是否为冠状动脉缺血引起的不适,测血压,立刻进行 ECG 检查,开放静脉通道,持续心电监护以观察缺血状况和发现恶性致命性室性心律失常,吸氧,抽血检测心脏标志物。如果 ECG 提示至少 2 个相邻导联出现 ST 段的抬高≥1 mm 或新出现的束支阻滞,应立刻给予阿司匹林(300 mg)嚼服、波立维(600 mg)、β受体阻滞剂(如无禁忌证)和抗凝血酶制剂,在 30 min 准备开始静脉溶栓治疗。如果"door to needle"的时间超过 30 min,病死率将增加,且射血分数发展为≤40%的可能性将增加。如果行直接 PTCA 治疗,"door to needle"的时间应控制在 2 h 以内。

1. 监护和一般治疗 包括休息、吸氧及活动的指导,具体见本章的护理部分。

2. 解除疼痛 AMI 时剧烈胸痛时病人交感神经过度兴奋,产生心动过速、血压升高和心肌收缩功能增强,从而增加心肌耗氧量,并易诱发快速室性心律失常,应迅速给予有效镇痛剂,如吗啡 3 mg 静脉注射,必要时每 5 min 重复 1 次,总量不超过 15 mg。其副作用有恶心、呕吐、低血压和呼吸抑制。

3. 心肌再灌注 心肌再灌注疗法可极有效地解除疼痛。起病 3~6 h 内,使闭塞的冠状动脉再通,心肌得到再灌注,濒临坏死的心肌可能得以存活,或使坏死范围缩小,预后改善,是一种非常积极有效的治疗措施。

(1) 溶栓疗法:在发病 3h 内行溶栓治疗,梗死相关血管的开通率增高,病死率明显降低,其临床疗效与直接 PCI 相当。先检查血常规、血小板、出凝血时间和血型,配血备用。以纤溶酶激活剂激活血栓中纤维蛋白溶酶原,使其转变为纤维蛋白溶酶而溶解冠状动脉内的血栓。常用溶栓药物有:① 非特异性纤溶酶原激活剂:常用的有链激酶和尿激酶。链激酶 150 万 U,60 min 内静脉滴注。尿激酶 150 万 U 溶于 100 mL 生理盐水,30 min 内静脉滴入。溶栓结束后配合肝素皮下注射 7 500~10 000 U,每 12 h 1 次;或低分子量肝素皮下注射,每日 2 次。② 特异性纤溶酶原激活剂:最常用的为人重组组织型纤溶酶原激活剂(t-PA)阿替普酶。阿替普酶有 2 种给药方案:全量 90 min 加速给药法,首先静脉推注 15 mg,随后 0.75 mg/kg 在 30 min 内持续静脉滴注(最大剂量不超过 50 mg),继之 0.5 mg/kg 于 60 min 持续静脉滴注(最大剂量不超过 35 mg);半量给药法,50 mg 溶于 50 mL 专用溶剂,首先静脉推注 8 mg,其余 42 mg 于 90 min 内滴完。其半衰期短,需要同时使用肝素。

(2) 溶栓的适应证和禁忌证。

适应证:2 个或 2 个以上相邻导联 ST 段抬高(胸导联≥0.2 mV,肢体导联≥0.1 mV),或提示 AMI 病史伴左束支传导阻滞(影响 ST 段分析),起病时间<12 h,年龄<75 岁(ACC/AHA 指南列为Ⅰ类适应证)。对前壁心肌梗死、低血压(SBP<100 mmHg)或心率增快

(>100次/分)的病人治疗意义更大。

绝对禁忌证:① 急性内出血(不包括月经)。② 可疑夹层动脉瘤。③ 近期头部外伤或已知有颅内新生物。④ 已知有出血性脑血管意外史。⑤ 在2周内有大手术或外伤。

相对禁忌证:① 至少两次测定结果血压>180/110 mmHg。② 慢性、严重高血压史,伴或不伴有药物治疗。③ 活动性消化性溃疡。④ 脑血管意外史。⑤ 已知病人有出血性体质或正在应用抗凝剂。⑥ 长时间的或造成创伤的肺复苏。⑦ 糖尿病性出血性视网膜病或其他出血性眼部疾病。⑧ 妊娠。⑨ 先前用过链激酶或APSAC(这个禁忌证对在6～9个月内曾用过链激酶等治疗的病人在再次使用各种含链激酶制剂时特别重要,但与应用t-PA或尿激酶无关)。

(3) 再通标准:

① 冠状动脉造影:它是判断溶栓治疗后血管开通的金标准。溶栓开始后90 min,梗死相关动脉的血流灌注为心梗后血流分级(thrombolysis in myocardial infarction,TIMI)为2～3级时,判断为开通。分级标准:0级表示无再灌或闭塞远端无血流;1级表示造影剂部分通过闭塞部位,但远端不显影;2级表示造影剂完全充盈冠状动脉远端,但造影剂进入后清除的速度较完全正常的冠状动脉要慢;3级表示再灌注,造影剂能在冠状动脉内完全迅速充盈及清除。

② 临床评价再通的标准:溶栓开始后2 h内胸痛明显减轻或消失;溶栓开始后2 h内心电图ST段在抬高最明显的导联迅速下降≥50%;溶栓开始后2～3 h出现再灌注心律失常,如下壁梗死新出现的窦性心动过缓或房室传导阻滞等;酶峰前移,即CK-MB峰值提前至14 h内或总的CK提前至16 h以内。

(4) 溶栓疗法的不足之处:① 适应证范围窄,溶栓疗法虽简便有效,由于有诸多的适应证限制,仅有1/3的病人适合溶栓疗法。② 梗塞相关动脉(IRA)开通率低,无论哪一种药物,仅50%左右的IRA开通的前向血流达TIMI 3级。③ 再闭塞率和复发缺血事件高,50%开通者中约有1/3在随访过程中再闭塞。④ 病死率较高,可发生脑出血等并发症。

4. 介入治疗 直接PCI(冠脉介入治疗)。

(1) 有关定义:① 直接PTCA:指AMI不溶栓单纯行球囊扩张。② 直接支架:不接受溶栓的病人在球囊扩张后常规植入支架或不经预扩张而直接植入支架。③ 直接PCI:对不溶栓的病人行PCI,包括球囊扩张与支架。

(2) 直接PCI的应用与评价:

① 直接PTCA与溶栓治疗:与溶栓治疗相比,PCI能迅速有效恢复梗死心肌的再灌注,适用于90%以上的病人。其中90%以上的病人有望达到TIMI 3级血流。自1983年Hantzlen首次报道对AMI进行直接PTCA以来,直接PTCA得到了广泛研究。多数试验显示,直接PTCA的疗效优于溶栓治疗。与溶栓治疗相比,直接PTCA时急诊冠脉造影有助于早期明确冠状动脉的解剖与病变情况,从而有利于采取个体化治疗和更为积极的治疗方法。

② 直接支架的应用与评价:早期因认为支架植入后容易产生支架内血栓而尽量避免植入支架。随着支架释放技术的提高(如高压扩张技术)和抗血小板治疗(如GPⅡb/Ⅲa抑制剂)的进步,支架内亚急性血栓的发生率已经降至1%以下。AMI时既可直接植入支架(primary or direct stenting),又可在直接PTCA的并发夹层或急性闭塞补救性植入(bailout stenting)支架。部分研究表明,直接支架可能优于直接PTCA,即便是在高危病变病人,直接支架仍然可行,其即刻成功率为94%～100%,病死率低于直接PTCA(0～9%)。与直接PTCA相比,

直接支架安全有效，并可以减少住院期间心肌缺血和急性闭塞的发生率；提高无事件生存率，后者主要来源于靶血管再次血运重建（TVR），再狭窄和血管闭塞发生率的降低，而病死率和再梗死无明显变化。有个别研究显示，植入支架可能会降低 TIMI 血流水平，并有增加病死率的趋势。基于现有资料，直接 PCI 时是否应该常规植入支架尚有争议。尽管支架得到广泛开展，直接 PTCA 仍然是目前公认的 AMI 最佳治疗选项之一。

（3）症状发作和就诊时间与直接 PCI 的关系：① 直接 PTCA——时间就是心肌，时间就是生命。② 直接 PTCA 的时间建议：在症状发作 12 h 内或虽超过 12 h 但症状持续存在的典型 AMI 病人，发病时间在 36 h 以内或休克发生在 18 h 以内合并心源性休克的 AMI 病人。

5. 心律失常的处理

（1）室性早搏：不需常规使用抗心律失常药物，而是纠正心肌缺血、电解质紊乱和代谢性异常，窦速时伴随的室早可用 β 受体阻滞剂。

（2）加速性心室自主节律：室率 60～125 次/分，发生率可高达 20%，亦可由再灌注所致。仅在引起明显血流动力学指标异常或反复心绞痛发作时，可考虑用阿托品或心房起搏以增加窦性心律，只有在确定会引起较严重的室性心动过速时，才考虑用抗心律失常药物，如利多卡因或普鲁卡因胺。

（3）室性心动过速：快速多形性室速处理同室颤；对心率＞150 次/分和（或）血压呈下降趋势亦可考虑拳击心前区或电复律；若心室律＜150 次/分，血流动力学指标影响不大，可考虑先用乙胺碘呋酮。应纠正电解质紊乱及酸碱失衡，维持血钾 4.5 mmol/L 以上，镁不低于 1 mmol/L。

（4）发生室颤时，尽快采用非同步直流电除颤。

（5）房室传导阻滞和室内阻滞：

① 一度房室传导阻滞：一般不需特殊治疗。

② 二度房室传导阻滞：莫氏Ⅰ型或文氏型，多见于下壁心肌梗死，房室结缺血引起，心率超过 50 次/分，一般不需治疗。若心率＜50 次/分或病人有症状，应立即注射阿托品（0.3～0.6 mg）。莫氏Ⅱ型几乎都是前壁心肌梗死的并发症，可能进展为Ⅲ度房室传导阻滞，应考虑起搏治疗。

③ 三度房室传导阻滞：下壁心肌梗死所致的三度房室传导阻滞通常由于房室结内或结上损伤引起，逸搏节律通常较稳定，且大部分可恢复，可用阿托品静脉注射，0.3～0.6 毫克/次，每 3～10 min 1 次（总量＜2 mg），阿托品无效可考虑起搏治疗。但对心率低于 40～50 次/分及前壁心梗合并三度房室传导阻滞者都应考虑起搏治疗。

④ 室内传导阻滞：室内传导阻滞常见于前壁心梗，病死率较高。

（6）室上性心律失常：① 窦性心动过速：纠正原因，无禁忌证时，可用 β 受体阻滞剂。② 阵发性室上性心动过速：若无低血压（收缩压＜100 mmHg），可使用腺苷或乙胺碘呋酮，无明显左心功能不全可注射维拉帕米或美托洛尔，有心衰和低血压的病人用直流电复律或心房起搏。③ 心房扑动和心房颤动：影响血流动力学指标时，首选电复律。若无禁忌证，药物可选用 β 受体阻滞剂、钙拮抗剂。为防止房颤的复发，可首选乙胺碘呋酮。

6. 控制休克　根据休克纯属心源性，抑或尚有周围血管舒缩障碍或血容量不足等因素存在，可分别处理。

（1）补充血容量：估计有血容量不足、中心静脉压和肺楔压低者，用低分子右旋糖酐或

5%～10%葡萄糖液静脉滴注,输液后如中心静脉压上升>1.77 kPa(18 cmH$_2$O),肺楔压>20～2.4 kPa(15～18 mmHg),则应停止。右心室梗死时,中心静脉压的升高则未必是补充血容量的禁忌。

(2) 应用升压药:补充血容量后血压仍不升,而肺楔压和心排出量正常时,提示周围血管张力不足,可在5%葡萄糖液100 mL中加入多巴胺10～30 mg,间羟胺10～30 mg或去甲肾上腺素0.5～1 mg静脉滴注。前者与后两者可以合用。亦可选用多巴酚丁胺,20～25 mg溶于5%葡萄糖溶液中,以2.5～10 μg/(kg·min)滴注。

(3) 应用血管扩张剂:经上述处理血压仍不升,而肺楔压增高,心排血量低或周围血管显著收缩以致四肢厥冷并有发绀时,在5%葡萄糖液100 mL中加入硝普钠5～10 mg,硝酸甘油1 mg或酚妥拉明10～20 mg静脉滴注。

(4) 其他:治疗休克的其他措施包括纠正酸中毒、避免脑缺血、保护肾功能,必要时应用糖皮质激素和强心苷等。

上述治疗无效时,用主动脉内气囊反搏术进行辅助循环,然后作选择性冠状动脉造影,随即施行坏死心肌切除和主动脉冠状动脉旁路移植手术,可挽救一些病人的生命。

7. 治疗心力衰竭　主要是治疗急性左心衰竭,以应用吗啡(或杜冷丁)和利尿剂为主,亦可选用血管扩张剂减轻左心室的后负荷,或用多巴酚丁胺 10 μg/(kg·min)静脉滴注等治疗。洋地黄类药物因可能引起室性心律失常宜慎用。由于最早期出现的心力衰竭主要是坏死心肌间质充血、水肿引起顺应性下降所致,而左心室舒张末期容量尚不增大,因此在梗死发生后24 h内应尽量避免使用洋地黄类。有右心室梗死的病人应慎用利尿剂。

8. 其他治疗　下列疗法有助于挽救濒死心肌,防止梗死扩大,缩小缺血范围,加快愈合的作用,但有些疗法尚未完全成熟或疗效尚有争论,可根据病人具体情况考虑选用。

(1) β受体阻滞剂和ACEI制剂:起病的早期即应用普萘洛尔、美托洛尔或阿替洛尔等β受体阻滞剂,尤其是前壁心肌梗死伴有交感神经功能亢进者,可防止梗死范围的扩大,改善急、慢性期的预后,但应注意其对心脏收缩功能的抑制。ACEI制剂中的卡托普利有助于改善恢复期心肌的重构,降低心力衰竭的发生率,从而降低病死率。

(2) 抗血小板治疗:口服阿司匹林每日160～325 mg,长期服用。

(3) 抗凝疗法:目前多用在溶解血栓疗法之后,单独应用者少。在梗死范围较广、复发性梗死或有梗死先兆且有高血凝状态者可考虑应用。有出血、出血倾向或出血既往史、严重肝肾功能不全、活动性消化性溃疡、血压过高、新近手术而创口未愈者禁用。先用肝素,维持凝血时间在正常的两倍左右(试管法20～30 min),同时口服抗凝剂。

(4) 促进心肌代谢药物:维生素C(3～4 g)、辅酶A(50～100 U)、肌苷酸钠(200～600 mg)、细胞色素C(30 mg)、维生素B$_6$(50～100 mg)等加入5%～10%葡萄糖液500 mL中,缓慢静脉滴注,1次/天,2周为一疗程。辅酶Q 150～300 mg/d分次口服。1,6-二磷酸果糖10 g,稀释后静脉滴注,2次/天,疗程1周。

(5) 极化液疗法:氯化钾1.5 g、普通胰岛素8 U加入10%葡萄糖液500 mL中,静脉滴注,1～2次/天,7～14 d为一疗程。可促进心肌摄取和代谢葡萄糖,使钾离子进入细胞内,恢复细胞膜的极化状态,以利心脏的正常收缩,减少心律失常的发生,并促使心电图抬高的ST段回到等电线。

9. 恢复期的处理　住院1～2周后,如病情稳定,体力增强,可考虑出院。近年主张出院前做运动负荷心电图、核素和(或)超声检查。如显示心肌缺血或心功能较差,宜行冠状动脉造影检查进一步处理。心室晚电位检查有助于预测发生严重室性心律失常的可能性。近年又提倡 AMI 恢复后,进行康复治疗,逐步做适当的体育锻炼,有利于体力的增强和工作能力的提高。经 2～4 个月的体力活动锻炼后,酌情恢复部分工作或减轻工作,以后部分病人可恢复全天工作,但应避免过重体力劳动或精神过度紧张。

10. 并发症的处理　并发栓塞时,用溶解血栓和(或)抗凝疗法。心室膨胀瘤如影响心功能或引起严重心律失常,宜手术切除,或同时做主动脉冠状动脉旁路移植手术。心脏破裂和乳头肌功能严重失调都可考虑手术治疗,但手术死亡率高。心肌梗死后综合征可用糖皮质激素或阿司匹林、消炎痛等治疗。

11. 右心室心肌梗死的处理　治疗措施与左心室梗死略有不同。右心室心肌梗死引起右心衰竭伴低血压,而无左心衰竭的表现时,宜扩张血容量。在 24 h 内可静脉滴注输液 1 L,直到低血压得到纠正。如此时低血压未能纠正,可用强心剂,不宜用利尿剂。伴有房室传导阻滞者可予以临时起搏。

二、不稳定性心绞痛和非 ST 段抬高心肌梗死

ACS 中的 UA 包括以前一系列老的心绞痛称谓,如梗死前心绞痛(preinfarction angina)、急性冠状动脉功能不全(acute coronary insufficiency)、中间冠状动脉综合征(intermediate coronary syndrome)。UA 应至少具有如下一个临床特点:① 静息时发生的心绞痛,持续时间明显延长,20 min 以上不能缓解。② 新发生的心绞痛,程度达加拿大心脏学会心绞痛分级至少Ⅲ级。③ 最近加重的心绞痛,程度至少增加 1 级,达加拿大心脏学会心绞痛分级至少Ⅲ级。

ACS 的发病机制十分复杂,其病理学机制尚未完全清楚。目前认为,ACS 最主要的原因是易损斑块,它是指那些不稳定性和有血栓形成倾向的斑块。ACS 是由于斑块破裂和糜烂并发血栓形成、血管痉挛及微血管栓塞等多因素作用所导致的急性或亚急性心肌供氧减少。

【临床表现】

1. 临床表现　① 静息性心绞痛:心绞痛发作在休息时,并且持续时间通常在 20 min 以上。② 初发心绞痛:1 个月内新发心绞痛,可表现为自发性发作与劳力性发作并存,疼痛分级在Ⅲ级以上。③ 恶化劳力型心绞痛:既往有心绞痛病史,近 1 个月内心绞痛恶化加重,发作次数频繁、时间延长或痛阈降低(心绞痛分级至少增加 1 级,或至少达到Ⅲ级)。

变异性心绞痛也是 UA 的一种,通常是自发性。其特点是一过性 ST 段抬高,多数自行缓解,一般不演变为心肌梗死,但少数可演变成心肌梗死。动脉硬化斑块导致局部内皮功能紊乱和冠状动脉痉挛是其发病原因,硝酸甘油和钙拮抗剂可以使心绞痛症状得到缓解。

NSTEMI 的临床症状与 UA 相似,但是比 UA 更严重,持续时间更长。UA 可发展为 NSTEMI 或 ST 段抬高的心肌梗死。

2. 体征　大部分 UA/NSTEMI 可无明显体征。高危病人心肌缺血引起的心功能不全可有新出现的肺部啰音或原有啰音增加,出现第三心音(S_3)、心动过缓或心动过速,以及新出现二尖瓣关闭不全等体征。

3. 心电图表现　静息心电图是诊断 UA/NSTEMI 的最重要方法,并且可提供预后方面的信息。ST-T 动态变化是 UA/NSTEMI 最可靠的心电图表现,UA 时静息心电图可出现 2 个或更多的相邻导联 ST 段下移≥0.1 mV。静息状态下,症状发作时记录到一过性 ST 段改变,症状缓解后 ST 段缺血改变改善,或者发作时倒置 T 波呈伪性改善(假性正常化),发作后

恢复原倒置状态更具有诊断价值,提示急性心肌缺血,并高度提示可能是严重冠状动脉疾病。发作时心电图显示胸前导联对称的 T 波深倒置并呈动态改变,多提示左前降支严重狭窄。心肌缺血发作时偶有一过性束支阻滞。持续性 ST 段抬高是心肌梗死心电图的特征性改变。变异性心绞痛 ST 段常呈一过性抬高。心电图正常并不能排除 ACS 的可能性。胸痛明显发作时心电图完全正常,应该考虑到非心源性胸痛。NSTEMI 的心电图 ST 段压低和 T 波倒置比 UA 更明显和持久,并有一系列的演变过程,如 T 波倒置逐渐加深,再逐渐变浅,部分还会出现异常 Q 波。两者的鉴别除了根据心电图外,还要根据胸痛症状以及是否检测到血中心肌损伤标记物。高达 25% 的 NSTEMI 可演变为 Q 波心肌梗死,其余 75% 则为非 Q 波心肌梗死。反复胸痛的病人,需进行连续多导联心电图监测,才能发现 ST 段变化及无症状的心肌缺血。

4. 心肌损伤标记物　心肌损伤标记物可以帮助诊断 NSTEMI,并且提供有价值的预后信息。心肌损伤标记物水平与预后密切相关。肌酸激酶同工酶(CK-MB)迄今一直是评估 ACS 的主要血清心肌损伤标记物。尽管 cTnT 和 cTnI 诊断心肌损伤有很高的特异性,但是在作出 NSTEMI 诊断时,还应结合临床症状、体征以及心电图变化。如果症状发作后 6 h 内肌钙蛋白测定结果为阴性,应当在症状发作后 8～12 h 再测定肌钙蛋白。

肌红蛋白既存在于心肌中,同时也存在于骨骼肌中。由于它的分子量较小,因而它从损伤心肌中释放的速度快于 CK-MB 或肌钙蛋白,在心肌坏死后 2 h 即可从血液中检出。但是肌红蛋白诊断心肌梗死的价值受到其增高持续时间短(<24 h)和缺乏心脏特异性的限制。因此,胸痛发作 4～8 h 内只有肌红蛋白增高而心电图不具有诊断性时,不能诊断为 AMI,需要有心脏特异的标记物如 CK-MB、cTnT 或 cTnI 的支持。但是由于其敏感性高,所以症状发作后 4～8 h 测定肌红蛋白阴性结果有助于排除心肌梗死。

【危险性分层】

根据病史、典型的心绞痛症状、典型的缺血性心电图改变(新发或一过性 ST 段压低≥0.1mV,或 T 波倒置≥0.2 mV)以及心肌损伤标记物(cTnT、cTnI 或 CK-MB)测定,可以作出 UA/NSTEMI 诊断。诊断不明确的不典型的病人而病情稳定者,可以在出院前做负荷心电图或负荷超声心动图、核素心肌灌注显像、冠状动脉造影等检查。冠状动脉造影仍是诊断冠心病的金指标,可以直接显示冠状动脉狭窄程度,对决定治疗策略有重要意义。

根据 UA 的严重程度不同,临床将其分为低危组、中危组及高危组。

低危组是指新发生的或原有劳力性心绞痛恶化加重,达 CCS Ⅲ 或 Ⅳ 级,发作时 ST 段下移≤1 mm,持续时间<20 min,胸痛间期心电图正常或无变化。

中危组是指就诊前 1 个月(48 h 内未发作)发作 1 次或数次,静息心绞痛及梗死后心绞痛,持续时间<20 min,心电图示 T 波倒置>0.2 mV,或有病理性 Q 波。

高危组是指就诊前 48 h 内反复发作,静息心绞痛伴一过性 ST 段改变(>0.5 mV),新出现束支传导阻滞或持续性室速,持续时间>20 min。

也可用 TIMI 危险度积分法,常用于 UA/NSTEMI 死亡和心肌缺血事件发生的危险度等级评价:① 年龄≥65 岁。② 至少 3 个提示冠状动脉病变的危险因素。③ 冠状动脉狭窄≥50%。④ 心电图有 ST 段改变。⑤ 24 h 内至少有 2 次心绞痛。⑥ 7 d 内服用阿司匹林。⑦ 血清心肌酶升高。计分为 0～1 时,其死亡或心肌缺血事件的发生率为 4.7%;计分为 2、3、4、5、6～7 时,发生率分别为 8.3%、13.2%、19.9%、26.2%、40.9%。危险度计分值也与疗效成显著的相关性。

从 UA/NSTEMI 病人最初检查中所获取的常规临床资料,可参照以上危险度计分的方法建立一个简单的系统,以预测病人是否可能发生死亡和心肌缺血事件发生的危险度等级。利用危险度计分,有利于对病人预后及疗效进行评估,也可作为选择治疗方法的依据,如是否要更多的抗凝治疗,是否需要选择早期介入治疗等。

【治疗】

(一) 一般治疗

UA 急性期卧床休息 1~3 d,吸氧、持续心电监护。对于低危病人,留院观察期间如未再发生心绞痛,心电图也无缺血改变,无左心衰竭的临床证据,未发现 CK-MB 升高,肌钙蛋白正常,可留院观察 24~48 h 后出院。对于中危或高危病人,特别是 cTnT 或 cTnI 升高者,住院时间相对延长,内科治疗也应强化。

(二) 抗缺血治疗

硝酸酯类仍是控制 UA/NSTEMI 心肌缺血的重要药物,硝酸酯能降低心肌需氧,同时增加心肌供氧,对缓解心肌缺血有帮助。心绞痛发作时,可舌下含服硝酸甘油,每次 0.5 mg,必要时每隔 5 min 一次,可以连用 3 次,或使用硝酸甘油喷雾剂。使用硝酸甘油后症状无缓解且无低血压的病人,可静脉滴注硝酸甘油。应用硝酸酯类药物后症状不缓解或是充分抗缺血治疗后症状复发,且无低血压及其他不能耐受的情况时,一般可静脉注射吗啡 3 mg,必要时每 5~15 min 重复使用 1 次,以减轻症状,保证病人舒适。

β 受体阻滞剂通过负性肌力和负性频率作用,降低心肌耗氧量和增加冠状动脉灌注时间,因而有抗缺血作用。因此,没有禁忌证时应当早期开始使用,高危及进行性静息性疼痛的病人,先静脉使用,然后改为口服。中低危病人可以口服 β 受体阻滞剂。应当优先选择无内源性拟交感活性的 β 受体阻滞剂。使用 β 受体阻滞剂的禁忌证为:一度房室传导阻滞(AVB)、任何形式的二度或三度房室传导阻滞而无起搏器保护、严重的心动过缓(<50 次/分)、低血压(收缩压<90 mmHg)、有哮喘病史或严重慢性心力衰竭。慢性阻塞性肺病(COPD)应当非常小心地使用 $β_1$ 受体阻滞剂。以下给药方案可供选择:缓慢静脉推注 5 mg 美托洛尔(1~2min 内),每 5 min 给药 1 次,共 3 次。最后一次静脉注射后开始口服治疗,美托洛尔 25~50 mg,每 6~8 h 一次,共 48 h,之后维持量用 25~100 mg,每日 2 次,有条件者应使用缓释片。使用 β 受体阻滞剂治疗期间,应经常监测心律、心率、血压及心电图,并且听诊肺部有无啰音和支气管痉挛。使用 β 受体阻滞剂的目标心率为 50~60 次/分。

已经使用足量硝酸酯和 β 受体阻滞剂的病人,或不能耐受硝酸酯和 β 受体阻滞剂的病人,或变异性心绞痛的病人,可以使用钙拮抗剂控制进行性缺血或复发性缺血。ACS 在没有联合使用 β 受体阻滞剂时,应避免使用快速释放的短效二氢吡啶类,因其可增加不良事件的发生。肺水肿或严重左心室功能不全者,应避免使用维拉帕米和地尔硫卓。慢性左心功能不全病人可以耐受氨氯地平和非洛地平。不能使用 β 受体阻滞剂的病人,可选择能减慢心率的钙拮抗剂维拉帕米和地尔硫卓。

ACEI 可以降低 AMI、糖尿病伴左室功能不全及高危冠心病病人的病死率,因此这类病人及虽然使用了 β 受体阻滞剂和硝酸酯仍不能控制缺血症状的高血压病人,应当使用 ACEI 类药物。

主动脉内球囊反搏可以降低左心室的后负荷和增加左心室心肌舒张期灌注,因而可能对顽固性严重缺血有效。

(三) 抗血小板与抗凝治疗

一旦确诊为 UA/NSTEMI,应当迅速开始抗血小板治疗。首选阿司匹林,一旦出现胸痛症状,应立即给药并持续用药。阿司匹林过敏或因胃肠道疾病不能耐受阿司匹林的病人,应当使用氯吡格雷。在不准备行早期 PCI 的住院病人,入院时除了使用阿司匹林外,应联合使用氯吡格雷 9~12 个月。准备行 PCI 的住院病人,植入裸金属支架者,除阿司匹林外还应该使用氯吡格雷 1 个月以上,植入药物支架者除使用阿司匹林外应该使用氯吡格雷 12 个月。准备行择期 CABG 手术,并且正在使用氯吡格雷的病人,若病情允许,应当停药 5~7 d。除了使用阿司匹林或氯吡格雷进行抗血小板治疗外,还应当使用普通肝素或低分子肝素抗凝。准备行 PCI 的病人,除使用阿司匹林和普通肝素外,还可以使用血小板膜糖蛋白 GPⅡb/Ⅲa 受体拮抗剂,也可以在开始 PCI 前使用 GpDMTa 受体拮抗剂。

在诊断 UA/NSTEMI 时,如果既往没有用过阿司匹林,可以嚼服首剂阿司匹林 0.3 g,或口服水溶性制剂,以后 75~150 mg/d。每位 UA/NSTEMT 病人均应使用阿司匹林,除非有禁忌证。

氯吡格雷是二磷酸腺苷(ADP)受体拮抗剂,它们对血小板的抑制是不可逆的,因而对不能耐受阿司匹林者,氯吡格雷可替代治疗。此外,CURE(clopidogrel in unstable angina to prevent recurrent events)试验证明,阿司匹林联合使用氯吡格雷,心血管死亡、心肌梗死或卒中的发生率明显低于单用阿司匹林,因此准备行 PCI 的病人应常规使用氯吡格雷。

血小板 GPⅡb/Ⅲa 受体拮抗剂有阿昔单抗、依替巴肽和替罗非班。阿司匹林、氯吡格雷和 GPⅡb/Ⅲa 受体拮抗剂联合应用是目前最强的抗血小板措施。准备行 PCI 的 ACS 病人,或不准备行 PCI 但有高危特征的 ACS 病人,建议使用 GPⅡb/Ⅲa 受体拮抗剂。

在 UA/NSTEMI 中早期使用肝素,可以降低病人 AMI 和心肌缺血的发生率,联合使用阿司匹林获益更大。不主张在 UA/NSTEMl 时使用溶栓疗法。

(四) 他汀类药物在 ACS 中的应用

目前已有较多的证据显示,在 ACS 早期给予他汀类药物,可以改善预后,降低终点事件,这可能与他汀类药物的抗炎症及稳定斑块作用有关。因此,ACS 病人应在 24h 内检查血脂,在出院前尽早给予较大剂量他汀类药物。

(五) UA/NASTEMI 的冠状动脉血管重建治疗

对于非 ST 段抬高的 ACS 病人进行血管重建的目的是治疗反复发作的心肌缺血以防进展为心肌梗死或猝死。造影所示的病变程度和特征将决定有无血管重建的指征和血管重建的首选方式。UA/NSTEMI 病人和具有下列高危因素之一者,可早期行有创治疗:① 尽管已采取强化抗缺血治疗,但是仍有静息或低活动量的复发性心绞痛/心肌缺血。② cTnT 或 cTnI 明显升高。③ 新出现的 ST 段下移。④ 复发性心绞痛/心肌缺血伴有与缺血有关的心力衰竭症状、舒张期奔马律、肺水肿、肺部啰音增多或恶化的二尖瓣关闭不全。⑤ 血流动力学不稳定。

1. 冠状动脉造影术 能否实施 PCI 的前提是冠状动脉造影,对血流动力学极不稳定的病人(肺水肿、低血压、致命性恶性心律失常)推荐在主动脉内球囊反搏支持下进行冠状动脉造影,并限制冠状动脉内多次注入造影剂,也不进行左室造影,以免血流动力学状态恶化,其左室功能可由超声心动图评价。就冠状动脉造影而言,一般无绝对禁忌证。

通常 UA/NSTEMI 病人有下列情况时应尽早行冠状动脉造影检查:① 持续或反复发作

的缺血症状。② 自发的 ST 段动态演变(压低>0.1 mV 或短暂抬高)。③ 前壁导联 $V_2 \sim V_4$ 深的 ST 段压低,提示后壁透壁性缺血。④ 血流动力学不稳定。⑤ 严重室性心律失常。

2. PCI　支架植入有助于在病变处通过机械力量稳定已破裂的斑块,对于非 ST 段抬高 ACS 特别是高危 ACS 病人,选择早期 PCI 辅以充分的抗缺血及抗血小板药物和强化降脂治疗,比选择保守治疗有更良好的临床疗效。

3. CABG　CABG 能够改善症状和心脏功能,特别是对于左主干和多支冠状动脉病变以及冠心病合并左心功能不全的病人均能明显延长生存时间。

(赵　欣)

第三节　慢性冠脉病

心绞痛(angina pectoris)是由于短暂性心肌缺血引起的,以胸痛为主要特征的临床综合征,是冠心病的最常见表现。当体力或精神应激时,冠状动脉血流不能满足心肌代谢的需要,导致心肌缺血,而引起心绞痛发作,休息或含服硝酸甘油可缓解。稳定性心绞痛是慢性冠脉病的重要类型,指心绞痛发作的程度、频度、性质及诱发因素在数周内无显著变化的病人。本节重点介绍稳定性心绞痛。

一、稳定性心绞痛
【发病机制】

给心脏予以机械性刺激并不引起疼痛,但心肌缺血缺氧则引起疼痛。当冠状动脉的供血与心肌的需血之间发生矛盾,冠状动脉血流量不能满足心肌代谢的需要时,可引起心肌急剧的、暂时的缺血缺氧,即产生心绞痛。

心肌氧耗的多少由心肌张力、心肌收缩强度和心率所决定,故常以"心率×收缩压"作为估计心肌氧耗的指标。在多数情况下,劳累诱发的心绞痛常在同一"心率×收缩压"的水平上发生。心肌能量的产生要求大量的氧供。心肌细胞摄取血液氧含量的 65%~75%,而身体其他组织则仅摄取 10%~25%。因此,心肌平时对血液中氧的摄取已接近于最大量,氧供如需再增加时已难从血液中摄取更多的氧,只能依靠增加冠状动脉的血流量来提供。正常情况下,冠状循环有很大的储备力量,其血流量可随身体的生理情况而有显著的变化。剧烈体力活动时,冠状动脉适当地扩张,血流量可增加到休息时的 6~7 倍。缺氧时,冠状动脉也扩张,能使血流量增加 4~5 倍。动脉粥样硬化而致冠状动脉狭窄或部分分支闭塞时,其扩张性减弱,血流量减少,且对心肌的供血量相对地比较固定。心肌的血液供应如减低到尚能应付心脏平时的需要,则休息时可无症状。一旦心脏负荷突然增加,如劳累、激动、左心衰竭等,使心肌张力增加(心腔容积增加、心室舒张末期压力增高)、心肌收缩力增加(收缩压增高、心室压力曲线最大压力随时间变化率增加)和心率增快等而致心肌氧耗量增加时,心肌对血液的需求增加;或当冠状动脉发生痉挛(吸烟过度或神经体液调节障碍如肾上腺素能神经兴奋、TXA_2 或内皮素增多)时,冠状动脉血流量进一步减少;或斑块破裂,引起血小板聚积致血栓(不稳定性心绞痛);或在突然发生循环血流量减少(如休克、极度心动过速等)的情况下,冠状动脉血流量突降。心肌血液供求之间矛盾加深,心肌血液供给不足,遂引起心绞痛。严重贫血的病人,在心肌供血量虽未减少的情况下,可因血液携氧量不足而引起心绞痛。

产生疼痛感觉的直接因素,可能是在缺血缺氧的情况下,心肌内积聚过多的代谢产物,如乳酸、丙酮酸、磷酸等酸性物质,或类似激肽的多肽类物质,刺激心脏内自主神经的传入纤维末梢,经第 1～5 胸交感神经节和相应的脊髓段,传至大脑,产生疼痛感觉。这种痛觉反映在与自主神经进入水平相同脊髓段的脊神经所分布的皮肤区域,即胸骨后及两臂的前内侧与小指,尤其是在左侧,而多不在心脏部位。有人认为,在缺血区内富有神经供应的冠状血管的异常牵拉或收缩,可以直接产生疼痛冲动。

【病理解剖和病理生理】

病理解剖检查显示,心绞痛的病人,至少有一支冠状动脉的主支管腔显著狭窄达横切面的 75% 以上。有侧支循环形成者,则有关的冠状动脉要有更严重的阻塞才会发生心绞痛。另一方面,冠状动脉造影发现 5%～10% 的心绞痛病人,其冠状动脉的主要分支无明显病变,提示这些病人的心肌血供和氧供不足可能是冠状动脉痉挛、冠状循环的小动脉病变、血红蛋白和氧的离解异常、交感神经过度活动、儿茶酚胺分泌过多或心肌代谢异常等所致。

病人在心绞痛发作之前,常有血压增高、心率增快、肺动脉压和肺毛细血管压增高的变化,反映了心脏和肺的顺应性减低。发作时可有左心室收缩力和收缩速度降低、射血速度减慢、左心室收缩压下降、心搏量和心排血量降低、左心室舒张末期压和血容量增加等左心室收缩和舒张功能障碍的病理生理变化。左心室壁可出现收缩不协调或部分心室壁有收缩减弱的现象。

【分级】

心绞痛严重度的分级参照加拿大心血管学会(CCS)心绞痛严重度分级。

1. Ⅰ级 一般体力活动不引起心绞痛,例如行走和上楼,但紧张、快速或持续用力可引起心绞痛的发作。

2. Ⅱ级 日常体力活动稍受限制,快步行走或上楼、登高、饭后行走或上楼、寒冷或风中行走、情绪激动可发作心绞痛,或仅在睡醒后数小时内发作。在正常情况下以一般速度平地步行 200 m 以上或登一层以上的楼梯受限。

3. Ⅲ级 日常体力活动明显受限,在正常情况下以一般速度平地步行 100～200 m 或登一层楼梯就可发作心绞痛。

4. Ⅳ级 轻微活动或休息时即可出现心绞痛症状。

【临床表现】

1. 症状 心绞痛以发作性胸痛为主要临床表现,疼痛的特点如下:

(1) 部位:典型的心绞痛部位是在胸骨后或左前胸,范围常不局限,可以放射到颈部、咽部、颌部、上腹部、肩背部、左臂及左手指侧,也可以放射至其他部位,心绞痛还可以发生在胸部以外如上腹部、咽部、颈部等。每次心绞痛发作部位往往是相似的。

(2) 性质:胸痛常呈紧缩感、绞榨感、压迫感、烧灼感、胸憋、胸闷或有窒息感、沉重感,有的病人只诉胸部不适,主观感觉个体差异较大,但一般不会是针刺样疼痛,有的表现为乏力、气短。发作时,病人往往不自觉地停止原来的活动,直至症状缓解。

(3) 诱因:慢性稳定性心绞痛的发作与劳力或情绪激动有关,如走快路、爬坡时诱发,停下休息即可缓解,多发生在劳力当时而不是之后。舌下含服硝酸甘油可在 2～5 min 内迅速缓解症状。

(4) 持续时间:疼痛呈阵发性发作,持续数分钟,一般不会超过 10 min,也不会转瞬即逝或持续数小时。

2. 体征 平时一般无异常体征。心绞痛发作时可有心率增快、血压升高、焦虑、出汗,有时可闻及第四心音、第三心音或奔马律,或出现心尖部收缩期杂音,第二心音逆分裂,偶闻双肺底啰音。体检尚能发现其他相关情况,如可发现高血压、脂质代谢障碍所致的黄色瘤等危险因素,颈动脉杂音或周围血管病变有助于动脉粥样硬化的诊断,注意肥胖(体重指数及腰围),以助了解有无代谢综合征。

【实验室和其他检查】

1. 心脏 X 线检查 胸部 X 线检查对稳定性心绞痛并无诊断性意义,一般情况都是正常的,但有助于了解心肺疾病的情况,如有无充血性心力衰竭、心脏瓣膜病、心包疾病等。

2. 心电图检查 心电图检查是发现心肌缺血、诊断心绞痛最常用的检查方法。

(1) 静息时心电图:约半数病人在正常范围,也可能有陈旧性心肌梗死的改变或非特异性 ST 段和 T 波异常,有时出现房室或束支传导阻滞或室性、房性过早搏动等心律失常。

(2) 心绞痛发作时心电图:绝大多数病人可出现暂时性心肌缺血引起的 ST 段移位。心内膜下心肌容易缺血,故常见 ST 段压低 0.1 mV 以上,发作缓解后恢复。有时出现 T 波倒置,平时有 T 波持续倒置的病人,发作时可变为直立(所谓"假性正常化")。T 波改变虽然对心肌缺血的特征性不如 ST 段,但如与平时心电图有明显差别,也有助于诊断。

(3) 心电图负荷试验:最常用的是运动负荷试验。运动可增加心脏负担以激发心肌缺血,运动方式主要为分级平板或蹬车,其运动强度可逐步分期升级,以前者较为常用,让受检查者迎着转动的平板就地踏步。可运动至病人发生心绞痛或显著疲劳、气短等症状为终止目标,称为极量运动。目前国内常用的是以达到按年龄预计可达到最高心率的 85%～90% 为目标,称为次极量运动。运动中示波监视和记录心电图,运动后即刻,2、4、6、8 min 重复记录。应尽量在运动前、中、后间断测血压。心电图改变主要以 ST 段水平型或下斜型压低 0.1 mV(从 J 点起)持续 0.08 s 作为阳性标准。需终止运动负荷试验的情况:① 出现明显症状如胸痛、乏力、气短;症状伴有意义的 ST 段变化。② ST 段明显压低＞2 mm 为终止运动相对指征;≥4 mm 为终止运动绝对指征。③ ST 段抬高≥1 mm。④ 出现有意义的心律失常;收缩压持续降低 10 mmHg 或血压明显升高(收缩压＞250 mmHg 或舒张压＞115 mmHg)。⑤ 已达目标心率者。

运动负荷试验的适应证包括:① 有心绞痛症状怀疑冠心病,可进行运动,静息心电图无明显异常的病人,为诊断目的。② 确定稳定性冠心病的病人心绞痛症状明显改变者。③ 确诊的稳定性冠心病病人用于危险分层。

运动负荷试验的禁忌证包括:急性心肌梗死早期、未经治疗的稳定的急性冠状动脉综合征、未控制的严重心律失常或高度房室传导阻滞、未控制的心力衰竭、急性肺动脉栓塞或肺梗死、主动脉夹层、已知左冠状动脉主干狭窄、重度主动脉瓣狭窄、肥厚性梗阻型心肌病、严重高血压、活动性心肌炎、心包炎、电解质异常等。

(4) 心电图连续监测:常用方法是让病人佩带慢速转动的磁带盒,连续记录 24 h 心电图(动态心电图),然后在荧光屏上快速播放并选段记录,可从中发现心电图 ST-T 改变和各种心律失常,出现时间可与病人的活动和症状相对照。心电图显示 ST-T 改变而当发作时并无心绞痛时称为无症状性心肌缺血。

3. 放射性核素检查

(1) Tl-心肌显像或兼做负荷试验:Tl 随冠状血流很快被正常心肌摄取。静息时 Tl 显像所示灌注缺损,主要见于心肌梗死后疤痕部位和冠状动脉供血不足部位的心肌,明显的灌注缺损仅见于运动后缺血区周围心肌的血流增多时。不能运动的病人可做双嘧达莫试验,静脉注射双嘧达莫使正常或较正常的冠状动脉扩张,引起"冠状动脉窃血",产生局部心肌缺血,可取得与运动试验相同的效果。近年还用腺苷和多巴酚丁胺做负荷试验。变异性心绞痛发作时心肌急性缺血区常显示特别明显的灌注缺损。近年也用 Tc-MIBI 作心肌显像取得良好效果。

(2) 放射性核素心腔造影:静脉内注射焦磷酸亚锡被细胞吸附后,再注射 $^{99}Tc^m$ 即可使红细胞被标记上放射性核素,得到心腔内血池显影。可测定左心室射血分数及显示室壁局部运动障碍。

4. 多层 CT 或电子束 CT　多层 CT 或电子束 CT 平扫可检出冠状动脉钙化并进行积分。人群研究显示,钙化与冠状动脉病变的高危人群相联系,但钙化程度与冠状动脉狭窄程度却并不相关,故不推荐将钙化积分常规用于心绞痛病人的诊断评价。冠脉 CT 为显示冠状动脉病变及形态的无创检查方法,有较高阴性预测价值。若冠脉 CT 未见狭窄病变,一般可不进行有创检查。但其对病变狭窄程度的判断仍有一定限度,特别是当钙化存在时,会显著影响狭窄程度的判断,而钙化在冠心病病人中相当普遍,因此,仅能作为参考。

5. 冠状动脉造影　用特制的心导管经桡动脉或股动脉送到主动脉根部,分别插入左、右冠状动脉口,注入少量造影剂。这种选择性冠状动脉造影可使左、右冠状动脉及其主要分支得到清楚的显影。以多个体位进行电影摄影或快速连续摄片,可发现各支动脉狭窄性病变的部位并估计其程度。一般认为,管腔直径缩小至 70%～75% 以上会严重影响血供,50%～70% 者也有一定意义。常先做左心室造影以分析左室舒缩功能。

冠状动脉造影的主要指征为:① 严重稳定性心绞痛(CCS 分级 3 级或以上者),特别是药物治疗不能很好缓解症状者。② 无创方法评价为高危的病人,不论心绞痛严重程度如何。③ 心脏停搏存活者。④ 病人有严重的室性心律失常。⑤ 血管重建(PCI,CABG)的病人有早期中等或严重的心绞痛复发。⑥ 伴有慢性心力衰竭或左室射血分数(LVEF)明显减低的心绞痛病人。⑦ 无创评价属中、高危的心绞痛病人需考虑大的非心脏手术时,尤其是血管手术时(如主动脉瘤修复、颈动脉内膜剥脱术、股动脉搭桥等)。

6. 其他检查　血管内超声检查可较为精确地了解冠状动脉腔径、血管腔内及血管壁粥样硬化病变情况,指导介入治疗操作并评价介入治疗效果,但不是一线的检查方法,只在特殊的临床情况及为科研目的而进行。

【诊断和鉴别诊断】

(一) 心绞痛的诊断

根据典型的发作特点和体征,含服硝酸甘油后缓解,结合年龄和存在冠心病易患因素,除外其他原因所致的心绞痛,一般即可确立诊断。发作时心电图检查可见以 R 波为主的导联中,ST 段压低,T 波平坦或倒置(变异性心绞痛者则有关导联 ST 段抬高),发作过后数分钟内逐渐恢复。心电图无改变的病人可考虑做心电图负荷试验。发作不典型者,诊断要根据观察硝酸甘油的疗效及发作时心电图的改变;如仍不能确诊,可多次复查心电图或做心电图负荷试验,或 24 h 动态心电图连续监测,如心电图出现阳性变化或负荷试验诱发心绞痛时亦可确诊。诊断有困难者可考虑行放射性核素检查和选择性冠状动脉造影。

(二) 心绞痛的鉴别诊断

1. 非心脏性疾病

(1) 消化系统:① 食管疾病(反流性食管炎):常呈烧心感,与体位改变和进食有关,饱餐后、平卧位易发生,可进行相关检查,如食管 pH 测定等。食管裂孔疝症状类似反流性食管炎。② 食管动力性疾病:包括食管痉挛、食管下段括约肌压力增加或其他动力性疾病,可伴吞咽障碍,常发生在进餐时或进餐后。③ 胆道疾病:包括胆石症、胆囊炎、胆管炎引起的疼痛常在右上腹部,但也可在上腹部、胸部,可伴消化道症状,腹部 B 超等检查有助于诊断。④ 溃疡病、胰腺病:有相应消化系统症状。

(2) 胸壁疾病:如肋骨炎、肋软骨炎、纤维织炎、肋骨骨折、胸锁骨关节炎等,局部常有肿胀和压痛;颈胸肌神经根病变,如颈、胸椎病等,与颈、脊椎动作有关。

(3) 肺部疾病:如肺栓塞、肺动脉高压,常伴气短、头晕、右心负荷增加,可做相应检查;肺部其他疾病如肺炎、气胸、胸膜炎、睡眠呼吸暂停综合征等。

(4) 精神性疾病:如过度换气、焦虑症、抑郁症等。

(5) 其他:心肌需氧量增加如高温、甲状腺功能亢进、拟交感毒性药物可卡因的应用、高血压、重度贫血(Hb<70g/L)等。

2. 非冠心病的心脏性疾病　可以诱发胸痛的有心包炎、严重未控制的高血压、主动脉瓣狭窄、肥厚型心肌病、扩张型心肌病、快速性室性或室上性心律失常、主动脉夹层等,均有相应的临床表现及体征。

3. 冠状动脉造影无明显病变的胸痛　需考虑冠状动脉痉挛、心脏 X 综合征或非心源性胸痛。

【危险分层】

稳定性心绞痛的危险分层可根据临床评估、对负荷试验的反应、左心室功能及冠状动脉造影显示的病变情况综合判断。

1. 临床评估　根据病史、症状、体格检查、心电图及实验室检查可为预后提供重要信息;典型的心绞痛是主要的预后因子,与冠状动脉病变的程度相关。有外周血管疾病、心力衰竭者预后不良,易增加发生心血管事件的危险性。心电图有陈旧性心肌梗死、完全性 LBBB、左室肥厚、中重度房室传导阻滞、心房颤动、分支阻滞者,发生心血管事件的危险性也增高。

2. 负荷试验　运动心电图检查时,在运动早期出现阳性(ST 段压低>1 mm)预示高危病人;而运动试验能坚持进行是低危病人。超声负荷试验有很好的阴性预测价值,每年死亡或心肌梗死发生率<0.5%。而静息时室壁运动异常、运动引发更严重的异常则是高危病人。核素检查也是主要的无创危险分层手段,运动时心肌灌注正常则预后良好,每年心脏性猝死、心肌梗死的发生率<1%,与正常人群相似;相反,运动灌注异常常有严重的冠心病,预示高危病人,每年病死率>3%,应该做冠状动脉造影及血管重建治疗。

3. 左室功能危险分层　左室功能是长期生存率的预测因子,LVEF<35%的病人每年病死率>3%。男性稳定性心绞痛及有三支血管病变,心功能正常者 5 年存活率约 93%;心功能减退者则仅为 58%。因此,心功能可以作为稳定性心绞痛病人危险分层的评估指标。

4. 冠状动脉造影　冠状动脉造影是重要的预后预测指标,最简单、最广泛应用的分类方法为单支、双支、三支病变或左主干病变。CASS 注册登记资料显示,正常冠状动脉 12 年的存活率为 91%,单支病变为 74%,双支病变为 59%,三支病变为 50%,左主干病变预后不良。左前降支近端病变也能降低存活率,但血管重建可以降低病死率。

【治疗】

治疗原则是改善冠状动脉的供血和减少心肌的耗氧,同时治疗动脉粥样硬化。

（一）药物治疗

慢性稳定性心绞痛药物治疗的主要目的是：预防心肌梗死和猝死，改善生存；减轻症状和缺血发作，改善生活质量。在选择治疗药物时，应首先考虑预防心肌梗死和死亡。此外，应积极处理危险因素。

1. 改善预后的药物

（1）阿司匹林：通过抑制环氧化酶和血栓烷（TXA_2）的合成达到抗血小板聚集的作用，所有病人只要没有用药禁忌证都应该服用。随机对照研究证实了慢性稳定性心绞痛病人服用阿司匹林可降低心肌梗死、脑卒中或心血管性死亡的风险。阿司匹林的最佳剂量范围为75～150 mg/d。其主要不良反应为胃肠道出血或对阿司匹林过敏。不能耐受阿司匹林的病人，可改用氯吡格雷作为替代治疗。

（2）氯吡格雷：通过选择性和不可逆地抑制血小板 ADP 受体而阻断 ADP 依赖激活的 GPⅡb/Ⅲa 复合物，有效地减少 ADP 介导的血小板激活和聚集。主要用于支架植入以后及阿司匹林有禁忌证的病人。该药起效快，顿服 300 mg 后 2 h 即可达到有效血药浓度。常用维持剂量为 75 mg/d，1 次口服。

（3）β受体阻滞剂：可阻断拟交感胺类对心率和心肌收缩受体的刺激作用，减慢心率、降低血压，减低心肌收缩力和氧耗量，从而缓解心绞痛的发作。此外，还减低运动时血流动力的反应，使在同一运动量水平上心肌氧耗量减少；使不缺血的心肌区小动脉（阻力血管）缩小，从而使更多的血液通过极度扩张的侧支循环（输送血管）流入缺血区。常用的制剂是美托洛尔缓释片、美托洛尔、比索洛尔、普萘洛尔、阿替洛尔等。β受体阻滞剂的使用剂量应个体化，从较小剂量开始，逐级增加剂量，以能缓解症状、心率不低于 50 次/分为宜。

（4）调脂治疗：从总胆固醇（TC）<4.68 mmol/L 开始，TC 水平与发生冠心病事件呈连续的分级关系，最重要的危险因素是低密度脂蛋白（LDL-c）。多个随机双盲的一级或二级预防临床试验表明，他汀类药物能有效降低 TC 和 LDL-c，并因此降低心血管事件发生率。他汀类药物治疗还有延缓斑块进展，使斑块稳定和抗炎等有益作用。冠心病病人的 LDL-c 目标值应<2.60 mmol/L。极高危病人治疗目标为 LDL-c<2.07 mmol/L 也是合理的。为达到更好的降脂效果，在他汀类治疗基础上，可加用胆固醇吸收抑制剂依扎麦布 10 mg/d。高甘油三酯血症或低高密度脂蛋白血症的高危病人可考虑联合服用降低 LDL-c 的药物和一种贝特类药物（非诺贝特）或烟酸。高危或中度高危者接受降 LDL-c 药物治疗时，治疗的强度应足以使 LDL-c 水平至少降低 30%～40%。在应用他汀类药物时，应严密监测转氨酶及肌酸激酶等生化指标，及时发现药物可能引起的肝脏损害和肌病。采用强化降脂治疗时，更应注意监测药物的安全性。临床常用的他汀类药物包括洛伐他汀、辛伐他汀、阿托伐他汀、普伐他汀、氟伐他汀、舒瑞伐他汀等。

（5）血管紧张素转换酶抑制剂（ACEI）：在稳定性心绞痛病人中，合并糖尿病、心力衰竭或左心室收缩功能不全的高危病人应该使用 ACEI。所有冠心病均能从 ACEI 治疗中获益，但低危病人获益可能较小。临床常用的 ACEI 包括卡托普利、培哚普利、雷米普利、贝那普利、福辛普利等。

2. 减轻症状、改善缺血的药物　目前减轻症状及改善缺血的主要药物包括三类：β受体阻滞剂、硝酸酯类药物和钙拮抗剂。

（1）β受体阻滞剂：β受体阻滞剂能抑制心脏β肾上腺素能受体，从而减慢心率、减弱心肌收缩力、降低血压，以减少心肌耗氧量，从而减少心绞痛发作和增加运动耐量。用药后要求静息心率降至55~60次/分,严重心绞痛病人如无心动过缓症状,可降至50次/分。只要无禁忌证,β受体阻滞剂应作为稳定性心绞痛的初始治疗药物。β受体阻滞剂能降低心肌梗死后稳定性心绞痛病人的病死率和再梗死的风险。目前可用于治疗心绞痛的β受体阻滞剂有很多种,当给予足够剂量时,均能有效预防心绞痛发作。临床更倾向于使用选择性$β_1$受体阻滞剂,如美托洛尔、阿替洛尔及比索洛尔。同时具有α和β受体阻滞的药物,在慢性稳定性心绞痛的治疗中也有效。有严重心动过缓和高度房室传导阻滞、窦房结功能紊乱、有明显的支气管痉挛或支气管哮喘的病人禁用β受体阻滞剂。外周血管疾病及严重抑郁是应用β受体阻滞剂的相对禁忌证。慢性肺心病病人可小心使用高选择性$β_1$受体阻滞剂。没有固定狭窄的冠状动脉痉挛造成的缺血,不宜使用β受体阻滞剂。

(2)硝酸酯类:硝酸酯类药为内皮依赖性血管扩张剂,能减少心肌耗氧和改善心肌灌注,从而改善心绞痛的症状。硝酸酯类药会反射性增加交感神经张力使心率加快。因此常联合负性心率药物如β受体阻滞剂或非二氢吡啶类钙拮抗剂治疗慢性稳定性心绞痛。

舌下含服或喷雾用硝酸甘油仅作为心绞痛发作时缓解症状用药,也可在运动前数分钟使用,以减少或避免心绞痛发作。长效硝酸酯制剂用于减低心绞痛发作的频率和程度,并可能增加运动耐量。长效硝酸酯类不适宜用于心绞痛急性发作的治疗,而适宜用于慢性长期治疗。每天用药时应注意给予足够的无药间期,以减少耐药性的发生。如劳力型心绞痛病人日间服药,夜间停药,皮肤敷贴片(白天敷贴,晚上除去)。硝酸酯类药物的不良反应包括头痛、面色潮红、心率反射性加快和低血压,以上不良反应以给予短效硝酸甘油更明显。第1次含用硝酸甘油时,应注意可能发生体位性低血压。

(3)钙拮抗剂:钙拮抗剂通过改善冠状动脉血流和减少心肌耗氧量来缓解心绞痛,对变异性心绞痛或以冠状动脉痉挛为主的心绞痛,钙拮抗剂是一线药物。地尔硫䓬和维拉帕米能减慢房室传导速率,常用于伴有心房颤动或心房扑动的心绞痛病人,不应用于已有严重心动过缓、高度房室传导阻滞和病态窦房结综合征的病人。长效钙拮抗剂能减少心绞痛的发作。外周水肿、便秘、心悸、面部潮红是钙拮抗剂常见的副作用,低血压也时有发生,其他不良反应还包括头痛、头晕、虚弱无力等。

稳定性心绞痛合并心力衰竭必须应用长效钙拮抗剂时,可选择氨氯地平或非洛地平。β受体阻滞剂和长效钙拮抗剂联合用药比单用一种药物更有效。此外,两药联用时,β受体阻滞剂还可减轻二氢吡啶类钙拮抗剂引起的反射性心动过速。非二氢吡啶类钙拮抗剂地尔硫䓬或维拉帕米可作为对β受体阻滞剂有禁忌证的病人的替代治疗。但非二氢吡啶类钙拮抗剂和β受体阻滞剂的联合用药能使传导阻滞和心肌收缩力的减弱更明显,要特别警惕。老年人、已有心动过缓或左室功能不良的病人应避免合用。

(4)其他治疗药物:代谢性药物曲美他嗪通过调节心肌能源底物,抑制脂肪酸氧化,优化心肌能量代谢,从而改善心肌缺血及左心功能,缓解心绞痛;它可与β受体阻滞剂等抗心肌缺血药物联用。尼可地尔是一种钾通道开放剂,与硝酸酯类制剂具有相似药理特性,对稳定性心绞痛治疗可能有效。

(二)非药物治疗

1. 血管重建治疗 具有下列特征的病人进行血运重建可以改善预后:左主干病变直径狭窄≥50%;前降支近段狭窄≥70%;伴左心室功能减低的2支或3支病变;大面积心肌缺血(心肌核素等检测方法证实缺血面积大于左心室面积的10%)。而非前降支近段的单支病变,且缺血面积小于左心室面积10%者,则对预后改善无助。

具有下列特征的病人进行血运重建可以改善症状:任何血管狭窄≥70%伴心绞痛,且优化药物治疗无效者;有呼吸困难或慢性心力衰竭(CHF),且缺血面积大于左心室的10%,或存活心肌的供血由狭窄≥70%的病变血管提供者。而优化药物治疗下无明显限制性缺血症状者则对改善症状无助。

慢性稳定性心绞痛的血管重建治疗主要包括PCI和CABG等。对于慢性稳定性心绞痛病人,PCI和CABG是常用的治疗方法。CABG治疗方法详见本书第十九章。近年PCI广泛应用于临床,由于其创伤小、恢复快、危险性相对较低,易于被医生和病人所接受。PCI的方法包括单纯球囊扩张、冠状动脉支架术、冠状动脉旋磨术、冠状动脉定向旋切术等。随着经验的积累、器械的进步,特别是支架极为普遍的应用和辅助用药的发展,这一治疗技术的应用范围得到了极大的拓展。

近年来,冠心病的药物治疗也获较大发展,对于稳定性心绞痛并且冠状动脉解剖适合行PCI病人的成功率提高,手术相关的死亡风险为0.3%~1.0%。对于低危的稳定性心绞痛病人,包括强化降脂治疗在内的药物治疗在减少缺血事件方面与PCI一样有效。对于相对高危险病人及多支血管病变的稳定性心绞痛病人,PCI缓解症状更为显著,生存率获益尚不明确。冠脉内支架安置术在有条件的医院被广泛应用,取得比较理想的效果,应用药物洗脱支架显示出更持续的优于金属裸支架的治疗效果,减少再狭窄发生风险以及包括靶血管重建在内的主要不良心脏事件的风险。

(三)危险因素的处理

包括恰当的健康教育、戒烟、适当运动,控制三高即高血压、高血糖、高血脂等危险因素,具体见本章第四节。

二、无症状冠心病

无症状冠心病的诊断是依据有心肌梗死的病史、血管重建病史和(或)心电图缺血的证据、冠状动脉造影异常或负荷试验异常而无相应症状者。对无症状冠心病病人使用无创方法进行诊断与危险分层的建议同稳定性心绞痛。对无创检查提示心肌缺血达到高危标准者,如运动平板评分达到高危、负荷试验显示大面积心肌灌注缺损、心率不快时超声心动图出现广泛室壁运动障碍等应考虑行冠状动脉造影。对确定的无症状冠心病病人应使用药物治疗预防心肌梗死或死亡,并控制相关危险因素,其治疗建议同稳定性心绞痛。对稳定性心绞痛病人血管重建改善预后的建议也可适用于无症状冠心病病人。

三、心脏X综合征

心脏X综合征是慢性冠脉病的一个特殊类型,又称微血管性心绞痛,病人表现为劳力诱发心绞痛,有客观缺血证据或运动负荷试验阳性,但选择性冠状动脉造影正常,且可除外冠状动脉痉挛。心脏X综合征的治疗对策主要是缓解症状。硝酸酯类药物对半数左右病人有效,可使用长效硝酸酯类药物作为初始治疗。如果症状持续,可联合使用长效钙拮抗剂或β受体阻滞剂。ACEI和他汀类药物有助于改善基础内皮功能障碍,应考虑使用。

(赵 欣)

第四节 冠状动脉粥样硬化性心脏病的护理

【主要护理诊断/问题】

1. 疼痛 胸痛 与心肌缺血、缺氧和坏死有关。
2. 活动无耐力 与心脏泵血能力下降有关。
3. 有便秘的危险 与进食少、活动少、排便方式改变及焦虑有关。
4. 潜在的并发症 心律失常。

【其他相关护理诊断】

1. 自理缺陷 与医源性限制有关。
2. 焦虑 与担心疾病预后有关。
3. 恐惧 与剧烈疼痛伴濒死感有关。
4. 睡眠型态紊乱 与疼痛、担心疾病预后有关。
5. 潜在的并发症 心力衰竭、心源性休克、心跳骤停。
6. 无效性生活型态 与梗死心肌不能参与射血,导致活动无耐力及性知识缺乏有关。

【护理措施】

1. 病情观察

(1) 观察心绞痛病人疼痛的部位、性质、程度、持续时间,给予心电监护,描记疼痛发作时的心电图,严密监测心率、心律、血压变化,观察病人的面色是否苍白、皮肤有无出汗等,以防ACS发生。监测病人活动过程中的胸痛发生情况,一旦出现异常情况,立即停止活动。ACS病人入住CCU病房,尽早给予心电及血压监护,持续监测病人心电图变化,及时发现心率、心律及血压的变化。监测人员必须极其负责,既不放过任何有意义的变化,又保证病人安静休息。除颤仪处于备用状态,同时准备好起搏器、气管插管等抢救物品及抢救药物。

(2) 定时抽血以监测心肌坏死标记物的情况。

2. 再灌注治疗的护理

(1) PCI治疗按介入护理常规加以护理,具体见本章附录。

(2) 溶栓治疗的护理:

① 治疗前:应询问病人有无脑血管病病史、活动性出血和出血倾向、严重而未控制的高血压、近期大手术或外伤史等溶栓禁忌证。查血常规、出凝血时间和血型。根据医嘱准确迅速配制并输注溶栓药物。

② 治疗后:应监测溶栓是否成功的间接指标如胸痛改善、ST段回降、再灌注性心律失常及心肌酶的变化情况。同时密切监测溶栓后的不良反应,一旦出现,应立即向医生汇报并紧急处理:出血,包括皮肤黏膜出血、血尿、便血、咯血、颅内出血等;过敏反应,表现为皮疹、发热等;低血压(收缩压<90 mmHg)。

3. 休息与活动

(1) 心绞痛发作时应立即停止正在进行的活动。不稳定性心绞痛者应卧床休息1~3 d。稳定性心绞痛一般无需卧床休息。缓解期应调整日常生活与工作量,保持适度的体力活动,有利于冠脉侧支循环的建立,但以不致发生心绞痛为度。避免竞赛活动、屏气用力动作及长时间工作。对于规律性发作的劳力性心绞痛,可预防用药,如在排便、外出就餐等活动前含服硝酸甘油。AMI急性期卧床休息12 h,有利于减少心肌耗氧量,缩小梗死范围。如有并发症,则延长卧床时间。

(2) 活动指导:活动可促进侧支循环的形成,防止深静脉血栓形成,预防便秘,提高活动耐力。目前主张尽早活动。

① 评估病人病情、并发症及年龄等情况。若病人胸痛不明显、生命体征稳定,可进行康复训练。经有效的再灌注治疗后可酌情提早活动,尤其是55岁以下的早发冠心病病人。

② 向病人解释活动的重要性,说明活动耐力的恢复是一个循序渐进的过程,既不能操之过急,过早或过度活动,也不能因担心病情而不敢活动。根据病情确定病人活动处方,并按此处方进行活动。

③ 个体化运动方案:若无并发症,12～24 h内鼓励病人床上行肢体活动,24 h后允许坐床边椅。在此期间,协助病人洗漱、进餐,鼓励其自理部分日常活动如梳头、自行进餐,以增加自我价值感。再逐步过渡到床边活动,病人若无低血压,第3天可在病房内行走,4～5 d逐步增加活动,5～7 d可在病室外走廊散步、辅助如厕、医疗体操、洗澡、试着上下一层楼梯等,直至每天3次步行,每次100～150 m。

④ 活动时的监测:任何活动以不引起任何不适为前提。开始活动时,医护人员应严密监测病人的主诉、脉搏及血压,心率增加10～20次/分为正常反应。运动时心率增加<10次/分提示运动量不足,可加大运动量,进入高一阶段的训练。若运动时心率增加>20次/分,收缩压降低>15 mmHg,出现心律失常,或心电图ST段下降≥0.1 mV或抬高≥0.2 mV,则应退至前一个运动水平。

出现下列情况时,应减缓运动进程或停止运动:胸痛、气喘、心悸、头晕、恶心等;心肌梗死3周内活动时,心率增加>20次/分,血压变化>20 mmHg;心肌梗死6周内活动时,心率变化>30次/分,血压变化>30 mmHg。

4. 饮食护理 指导慢性冠脉病病人摄取低热量、低脂肪、低胆固醇、适量蛋白质、富含维生素的清淡易消化食物,少量多餐,避免暴饮暴食。多食粗纤维如糙米、芹菜等或富含可溶性纤维的食物如红薯等,以保持大便通畅;避免刺激性食物如咖啡、可乐,并戒烟、戒酒。ACS病人起病后4～12 h内给予流质饮食,余同慢性冠脉病病人的饮食护理。

5. 对症护理

(1) 嘱心绞痛病人休息或含硝酸甘油后即可缓解。疼痛时可给予强效镇痛剂如吗啡。定时给予硝酸甘油或消心痛,尽快增加冠脉血流,缓解疼痛。及时询问病人疼痛的变化情况。

(2) 间断或持续给氧,氧流量2～5 L/min,因吸氧可以改善心肌缺氧,缩小梗死面积,减轻或缓解疼痛。

(3) 排便护理在AMI中非常重要。无论是急性期还是恢复期的病人均会因便秘而诱发心律失常、心绞痛、心源性休克、心力衰竭,甚至发生猝死。

① 合理调整饮食,给予一定的水分,增加富含纤维素食物如蔬菜、红薯、香蕉等的摄入,无糖尿病的病人可食用蜂蜜(20 mL/d)等,促进排便。② 加强腹部按摩。③ 允许病人使用床边坐便器,排便时提供隐蔽环境。④ 避免排便时过度屏气,防止因腹内压急剧升高,反射性心率及冠状动脉血流量变化而发生意外。可常规或必要时使用缓泻剂,以防排便用力后病情加重。一旦出现排便困难,应立即给予开塞露、灌肠或低压灌肠。如常规使用开塞露无效,可采用下

述灌肠法:病人取左侧卧位,将开塞露吸入注射器,后者连接细肛管,润滑后插入肛门,深度为15 cm左右,使肛管末端到达粪便处,然后边推注边撤退肛管,使开塞露和粪便充分混合,软化粪便,同时使肠腔内压力增加,刺激直肠壁产生明显排便反射,使粪便顺利排出。此法效果显著。⑤ 排便前可预防性口服消心痛,排便时,医护人员应在床旁守护,严密观察 ECG 的改变,防止发生意外。

6. 用药护理

(1) 遵医嘱舌下含化硝酸甘油 0.3~0.6 mg,使之迅速为唾液所溶解而吸收,药物未溶解者可嘱病人轻轻嚼碎后继续含化。服药后 3~5 min 不缓解者,可重复用药。对于心绞痛频繁发作或服用硝酸甘油效果差的病人,可遵医嘱静脉点滴硝酸甘油,但应控制滴速,以免造成低血压,并嘱病人和家属不可擅自调节滴速。密切监测血压变化,维持收缩压在 100 mmHg 以上。

硝酸酯类制剂的不良反应有头昏、头胀痛、头部跳动感、面红、心悸等症状,应向病人说明。偶有血压下降,因此第一次用药时,病人宜平卧片刻,必要时吸氧。

(2) 使用吗啡等镇痛剂时应密切观察呼吸情况。

7. 心理护理

(1) 疼痛发作期应设专人陪护,允许病人表达其内心感受,及时给予心理支持,如告知病人心脏监护病房有经验丰富的医护人员和先进的治疗方法、监护设备,最终会转危为安的。

(2) 向病人简要讲解疾病过程及配合治疗的重要性,说明不良情绪对疾病可能产生的影响。通过暗示、说服等方法,让病人学会放松,转移注意力,消除恐惧心理,使其自觉控制焦虑、恐惧等不良情绪。

(3) 医护人员应以一种快节奏但有条不紊的方式进行工作,以取得病人的信任,增加病人渡过难关的信心。抢救危重病人时应注意保护周围病人,并将监护仪的报警声尽量调低,以免增加病人心理负担。

(4) 烦躁不安者可遵医嘱予地西泮镇静治疗。

【健康教育】

随着监护水平的提高和治疗手段的改进,心肌梗死病人的急性期病死率已大大下降,度过了危险期的病人面临着如何延长远期存活时间的问题,远期存活除与年龄、性别、急性期病情、心肌梗死的部位和面积等因素有关外,还与病人病后的生活方式有关。故心肌梗死的健康教育除参见心绞痛的护理外,还应注意以下方面。

1. 进一步重视生活方式的调整

(1) 严格控制饱和脂肪(占总热量的 7% 以下)和胆固醇(<200 mg/d)的摄入。指导病人避免食用下列食品:① 脂肪、黄油、猪油等脂类物质。② 蛋黄、鱼卵、奶油及动物内脏。③ 煮熟后制成罐头的食品如果酱、果冻、加糖果汁等。

(2) 戒烟:讲解吸烟对健康特别是心血管方面的危害,并告知戒烟方法、戒烟过程等方面的知识,然后根据病人的具体情况制订戒烟计划,包括戒烟方法、戒烟时间、防止重新吸烟的措施,并争取家属一起监督执行该计划。提醒病人避免被动吸烟。

2. 康复指导　康复运动的益处在于:① 提高心血管功能。② 增加冠脉血流量。③ 减少冠心病致动脉粥样硬化的危险因素。④ 提高心理健康水平和生活质量。

建议稳定性心绞痛病人每日运动 30 min,每周运动不少于 5 d。ACS 病人宜采取运动中使病人达到其最大心率的 60%～65% 的低强度长期性的锻炼项目,开始阶段可采取步行,以后慢跑、太极拳、骑自行车、游泳等,每周运动 3～4 d。运动前应进行热身活动。参与家务对病人亦有益。心肌梗死无并发症的病人 6～8 周后可恢复性生活,但应适度。如出现心率和呼吸增快持续 20～30 min,或有胸痛症状,应节制性生活。2～4 个月的康复运动锻炼后,可酌情恢复工作,但不宜再从事重体力劳动、高空作业及其他精神紧张的工作。教会病人放松技术,提高自我效能,减轻焦虑、抑郁等负性情绪反应。

3. 用药指导　定期复查、坚持服药。告知药物不良反应。教会病人或家属测量脉搏。定期门诊随诊。

4. 照顾者指导　心肌梗死是心源性猝死的高危因素,故应教会照顾者心肺复苏的技术。

(汪小华)

附:经皮冠状动脉介入治疗

经皮冠状动脉介入治疗(percutaneoustrans luminal coronary intervention,PCI)是指采用经皮穿刺技术送入球囊导管或其他相关器械,解除冠状动脉狭窄或梗阻,重建冠状动脉血流的技术。主要包括经皮冠状动脉腔内成形术(PTCA)、支架植入术、定向性斑块旋切(DCA)、斑块旋磨术等。这里重点介绍 PCI 的基本技术——支架植入术。

【适应证】

1. 稳定性劳力型心绞痛

(1) 药物治疗后仍有症状,并有缺血证据,狭窄≥50%,单支或多支病变病人。

(2) 症状虽不严重或无明显症状,但负荷试验显示广泛心肌缺血,病变治疗成功把握性大,手术风险低。

(3) PCI 后再狭窄病变。

(4) 左主干病变不宜行冠状动脉旁路移植术(CABG)者。

(5) CABG 术后移植血管局限性狭窄,近远端吻合口病变或自身血管新发生的病变导致心绞痛或有客观缺血证据者。

(6) 有外科手术禁忌证或要经历大的非心脏手术的冠心病病人。

2. 无 ST 段抬高的急性冠状动脉综合征　对高危以及经充分药物治疗后不能稳定的病人提倡早期介入治疗。

3. 急性 ST 段抬高心肌梗死(AMI)

(1) 直接 PCI:① ST 段抬高或新出现左束支传导阻滞的 AMI,发病在 12 h 内,能在就诊后 90 min 内由有经验的术者开始球囊扩张者。② ST 段抬高或新出现左束支传导阻滞的 AMI,发病 36 h 内发生心源性休克,可在休克发生 18 h 内由有经验的术者行 PCI 者。③ AMI 发病 12 h 内有严重心力衰竭和(或)肺水肿的病人。④ AMI 发病 12～24 h 伴有严重心力衰竭、血流动力学或心电不稳定或有持续心肌缺血症状者。⑤适合再灌注治疗,但有溶栓禁忌证的 AMI 病人。

(2) 溶栓后补救性 PCI:① 溶栓后仍有明显胸痛,或合并严重心力衰竭、肺水肿或心电不稳定者。② 溶栓后仍有或新发生心源性休克或血流动力学不稳定者。

(3) 急性期后的 PCI:① 有自发或诱发心肌缺血或再梗死征象者。② 心源性休克或持续血流动力学不稳定者。③ 左室射血分数<40%、左心衰竭、严重室性心律失常病人。④ 急性

期曾有过心力衰竭者。⑤ 对溶栓治疗后的病人,均可考虑冠状动脉造影对闭塞的梗死相关动脉或严重狭窄病变行 PCI(若无缺血证据,建议在数天或数周后进行)。

【相对禁忌证】

(1) 病变狭窄程度<50%,且无明确客观缺血证据。

(2) 左主干狭窄伴多支病变。

(3) 过于弥漫的狭窄病变。

(4) 在无血流动力学改变的 AMI 急性期不应对非梗死相关动脉行 PCI;AMI 发病已超过 12 h,无心肌缺血症状,且心电图及血流动力学稳定者不应行 PCI。

【操作方法】

1. 术前准备

(1) 术前继续口服原有抗心绞痛药物。

(2) 抗血小板制剂:术前 3d 开始口服阿司匹林 100～300 mg/d,对未服用过阿司匹林而须急诊 PCI 者应于治疗前立即给予 300 mg 水溶性制剂口服。对计划行支架植入术者还应口服氯吡格雷或噻氯匹定。氯吡格雷应于 6 h 前服用负荷剂量 300 mg(急诊 PCI 可于术前立即服用),此后每日 75 mg;噻氯匹定由于起效慢,应于术前 72 h 开始给予 250 mg,2 次/日,2 周后改为 250 mg,1 次/日。噻氯匹定的严重不良反应为粒细胞减少症,必须定期复查血象。ACS 的介入治疗(包括急性 ST 段抬高性心肌梗死)还可合用血小板 GPⅡb/Ⅲa 受体拮抗药。

(3) 对合并慢性肾功能不全的病人应于术前 2～3 h 开始持续静脉滴注生理盐水或 5% 葡萄糖 100 mL/h,直至术后 10h 或出现充足尿量。对给予充足血容量后仍尿少或合并左心功能不全的病人可给予适量呋塞米静脉注射。

(4) 病人术前应备皮、行碘过敏试验、病人入导管室前可酌情给予镇静剂。

(5) 医生应全面了解病人临床情况,向病人和(或)家属解释操作的大致过程及须与医师配合的事项,并签署知情同意书。

2. 器材的选择

(1) 引导导管:常用 Juakins 型引导导管。左冠状动脉介入治疗时,为了增强导管支撑力,还可选用 Amplatz、XB、EBU 等类型导管。右冠状动脉呈钩形向上时,为增强导管支撑力,可选用 Amplatz 型引导导管,但操作须十分谨慎,因较易发生血管开口部及近端夹层。经桡动脉穿刺途径者,还可选用一些特殊类型引导导管。

(2) 导引钢丝:按尖端的软硬程度,可分为柔软钢丝、中等硬度钢丝和标准硬度钢丝三种类型。一般非闭塞性病变或急性血栓性病变可首选柔软钢丝,对慢性闭塞性病变可试用中等硬度钢丝或标准硬度钢丝。若不成功,对有经验的术者可使用专门用于慢性闭塞性病变的尖端变锐的硬钢丝,以利于通过病变。此外,还有带亲水涂层的钢丝,适于严重不规则狭窄及部分慢性完全闭塞病变;加强支持钢丝适用于严重迂曲的血管狭窄病变。在使用时,导引钢丝尖端应根据血管走向、血管直径及病变特点弯成适当角度,以利于进入血管并通过病变。

(3) 球囊导管:直径 1.5～4.0 mm,长度 20 mm 者最常用,也有短球囊和长球囊,可根据病变长度进行选择。球囊由于材料不同,其特性不同,可分为顺应性球囊、半顺应性球囊和低顺应性球囊。这些球囊在一定压力下达到指定的直径,以后对进一步增加压力引起的直径增加程度不一,术者必须对所使用的球囊特性有精确的了解。

(4) 支架:多由医用不锈钢制成,按支架释放方式,可分为自膨胀型支架和球囊扩张型支架,后者按支架的基本设计又可分为管状裂隙支架、环状支架和缠绕形支架。球囊膨胀型支架最为常用,一般在血管开口部和血管近端病变选用径向支撑力好的管状支架,远端血管病变或病变处极度弯曲的常选用柔顺性好的环状支架,附近有大分支的病变选用有较大侧孔的支架。近年来,药物洗脱支架的应用使支架内再狭窄发生率明显降低。对糖尿病病人、小血管及长病变时选用药物洗脱支架意义更大。

(5) 其余器材及设备同冠状动脉造影如穿刺针、尖刀片1个、7F～8F动脉鞘管、10～20 mL针筒、冠状动脉造影管(Judkins)、多极三通管、测压连接管、猪尾巴导管、必要时备临时起搏电极、6F动脉鞘管。无菌敷料包内有手术衣2件、小洞巾1块、心导管特制大单1条、不锈钢中盆1只、小碗2只、小药杯2只、蚊式钳2把、大小纱布数块。

3. 基本操作方法

(1) 血管入路:常选用经桡动脉(以右侧桡动脉常用)穿刺途径,也可选用经股动脉穿刺途径进入。对个别病人股动脉和桡动脉途径均不能进入者,可考虑经肱动脉穿刺途径进入。在相应动脉穿刺插入鞘管后,经鞘管注入肝素7 500～10 000 U(或根据体重调整用量100 U/kg),使ACT维持在≥300s,手术每延长1h,补充肝素2 500～3 000 U。

(2) 球囊扩张的基本操作要点:

① 将适宜的引导导管送入病变所在的冠状动脉开口,在X线透视下调整引导导管,使之与血管近端呈良好同轴状态又不引起压力嵌顿。选择能充分暴露病变、血管影无重叠的体位进行基础冠状动脉造影。

② X线透视下经引导导管送入导引钢丝,跨过狭窄病变,送至冠状动脉远端。在推送导引钢丝过程中,动作应轻柔,边旋转引导钢丝边推送,不应有阻力。对完全闭塞病变,当导引钢丝跨过阻塞段后应造影确认其在血管真腔,再继续操作。

③ 沿导引钢丝送入球囊导管,对不准备进行支架植入的病变,可选择球囊与血管直径之比为(1～1.1):1的球囊导管,球囊送至狭窄病变部位后即可开始加压扩张。压力应在X线透视下逐渐增加,至球囊上病变的压迹消失,一般6～10个大气压(取决于球囊特性、所选用球囊与血管直径的比例及病变特征)。对拟植入支架的病变,可用小一号(或用直径2.5 mm)的球囊进行预扩张,以减少由于球囊扩张所致的动脉夹层的发生。

(3) 冠状动脉内支架植入术的基本操作要点:支架一般在球囊预扩张之后沿引导钢丝送入。在较局限、非完全闭塞、近端血管无严重迂曲、无显著钙化的病变,也可不经球囊预扩张,直接植入支架。支架直径的选择一般与血管直径之比为(1～1.1):1(血管直径的估计应在注入硝酸甘油之后进行)。经造影确定支架准确定位于病变部位之后,加压扩张,直至在X线透视下见支架球囊充分扩张,一般扩张压力为11～13个大气压。压力的大小应根据病变特征、所选支架直径与血管直径之比等综合决定。对加压至16个大气压仍不能使支架满意扩张者,可使用短的非顺应性球囊高压扩张,以免造成近、远端血管撕裂、夹层。对植入药物洗脱支架者应注意支架须覆盖全部病变,后扩张的球囊不能超过支架近远端边缘,以免出现边缘再狭窄。支架植入后应多体位投照,观察支架是否满意扩张,病变或夹层是否被支架充分覆盖,病变处残余狭窄情况等。

【并发症及预防和处理】

1. 冠状动脉痉挛 冠状动脉内注射硝酸甘油每次100～300 μg,必要时可重复应用,也可冠状动脉内注射维拉帕米,每次0.1～0.2 mg,总量1.0～1.5 mg。

2. 冠状动脉夹层　轻度内膜撕裂通常不影响手术结果。严重的夹层,如造影剂在管腔外滞留成"帽状"、螺旋状夹层、管腔内充盈缺损、血流减慢或完全闭塞者,应紧急植入支架。

3. 冠状动脉急性闭塞　可由于冠状动脉痉挛、血栓形成、动脉夹层或上述三个因素间的组合所引起。在术中发现冠状动脉急性闭塞应立即在冠状动脉内注射硝酸甘油,以缓解冠状动脉痉挛。若不能缓解,可重新沿导引钢丝插入球囊导管,在闭塞处扩张,使血管再通,并植入支架。对急性血栓闭塞,可静脉注射血小板GPⅡb/Ⅲa受体拮抗药。血流动力学不稳定时,除用升压药物外,应立即经皮穿刺插入主动脉内球囊反搏导管。对急性闭塞造成大面积心肌缺血,尤其是血流动力学不稳定者,若介入治疗不能使之再通,应及早行急诊CABG。若闭塞血管较小或在血管远端,心肌梗死范围小,一般情况良好,试图血管再通不成功,也可内科药物治疗。回病房后突发急性胸痛,心电图提示冠状动脉闭塞者,应急诊冠状动脉造影,根据情况按上述原则分别处理。

4. 急性心肌梗死　大多由于冠状动脉夹层或急性闭塞所致,一部分与严重、长时间痉挛有关。少数病人在成功的PCI后发生,可能由于治疗部位的血栓形成所致。其处理原则同冠状动脉急性闭塞。

5. 冠状动脉栓塞　栓塞可因术中引导钢丝或球囊导管周围形成的血凝块脱落,或冠状动脉粥样硬化斑块被导管碰撞或加压扩张后脱落所致。一旦发生,可重新插入球囊导管扩张栓塞部位。为预防其发生,术中应充分抗凝,推送引导钢丝前进时尖端应保持游离状态。

6. 分支闭塞　小分支闭塞可无缺血症状,或有胸痛,但对预后无显著影响。大分支闭塞则可能发生严重后果,如急性心肌梗死,因此必须预防其发生。术中应根据分支大小及分支开口部有无病变,决定是否应用双导引钢丝技术保护分支,或对吻球囊技术扩张分支病变。在分支部位植入支架时,应选择侧孔较大的支架,以减少对分支的影响。一旦大分支闭塞,应用导引钢丝穿过支架孔眼进入分支,并用球囊再次扩张,使之再通。对分支直径>2.5 mm者,若单纯球囊扩张后效果不满意,可考虑植入支架。

7. "无再流"(no-reflow)现象　多见于ACS富含血栓的病变、退化的大隐静脉旁路移植血管病变的介入治疗及斑块旋磨术治疗时,可造成严重后果。应立即在冠状动脉内注入硝酸甘油或钙拮抗药,也可使用腺苷于冠状动脉内注射。血流动力学不稳定者,除用升压药物外,应立即开始主动脉内球囊反搏。无再流的预防:对富含血栓的病变可考虑术前开始应用血小板GPⅡb/Ⅲa受体拮抗药,术中可使用远端保护装置。

8. 冠状动脉破裂或穿孔　大多由于导引钢丝穿破冠状动脉所致,少数由于球囊导管或支架造成,在治疗完全闭塞病变时较易发生。一旦发生,应立即用球囊在穿孔处近端低压扩张,阻断血流,以预防心包填塞发生;并应用鱼精蛋白中和肝素,对小的穿孔多可奏效。无效时,对直径>3 mm、附近无大分支的血管穿孔或破裂,可考虑植入带膜支架,封闭穿孔部位。若已出现心包填塞,应扩充血容量,并行心包穿刺引流,对经上述处理后穿孔不能闭合者应急诊外科手术。

9. 严重心律失常　包括心室颤动和室性心动过速,须立即电转复治疗。

10. 与血管穿刺有关的并发症　出血、血肿、感染和血栓。应熟悉穿刺局部的解剖结构,正确选择穿刺部位,尽量避免穿刺时的血管损伤,同时注意穿刺部位的消毒和无菌技术操作。

【术后护理】

1. 持续心电监护　术后将病人安置在CCU病房1~2 d,严密观察有无频发早搏、室速、室颤、房室传导阻滞等,有无 T 波及 ST 段等心肌缺血的改变。心律失常是 PTCA 术后死亡的重要原因,而持续的心电监护是预防和早期发现术后并发症的重要措施。

2. 严密观察血压　术后每小时测血压一次,血压异常者每 15～30 min 监测一次。PTCA 时低血压的发生常由于冠状动脉供血不足、血容量不足、扩血管药物的应用、心包填塞等引起;有些病人会出现高血压,与手术时病人情绪紧张及原有高血压病史有关。故应根据病人的基础血压调整血管活性药物的用量及补液的速度。

3. 拔管综合征的预防及护理　PTCA 术后拔除股动脉内的鞘管,局部压迫止血,有些病人在拔管时过分紧张,加上拔管时的疼痛反射性引起迷走神经兴奋,而出现心率减慢、血压下降、恶心、呕吐、出冷汗,甚至休克。所以拔管前对紧张病人给予心理安慰,伤口局部追加局麻药,按压伤口的力度不宜过大,以触摸到足背动脉的搏动为准。避免空腔脏器的强力刺激,少食多餐,同时准备阿托品。

4. 急性血管闭塞的观察护理　由于大约有 20% 急性血管闭塞发生在术后 24 h 内,故病人回病房后,应严密观察心电监护及血压的变化,有无心绞痛或心肌梗死的症状。一旦出现相应症状,应立即溶栓或急诊手术治疗。

5. 术后抗凝期的护理　PTCA 术后病人应常规给予抗凝治疗,这样可预防术后血栓形成而导致血管栓塞,但肝素的过量会引起出血等并发症,所以应加强抗凝治疗的护理,如观察穿刺部位有无活动性血肿及其他部位有无出血,监测凝血酶原激活时间,注意尿液的颜色,必要时用鱼精蛋白中和治疗。

6. 伤口出血及感染的预防及护理　术后拔管均应执行无菌操作规程,同时密切观察体温变化及伤口有无红、肿、热、痛,及时更换敷料,嘱病人勿用手触摸穿刺处。

7. 休息与活动　PTCA 术虽然解除了冠状动脉的严重狭窄,直接改善了急性心肌梗死病人的近期和远期预后,但由于术中进行球囊扩张,不可避免地使心肌发生暂时性的急性缺血,心肌泵血功能下降。PTCA 术后 3 个月内心功能下降最明显,而后才渐渐恢复。因此,在此期间应针对病人 PTCA 术后的"低潮期",制订相应的护理措施。早期(前 3 日)应注意卧床休息,减轻心脏负荷,以后逐渐增加活动量,切不可操之过急,盲目乐观。

(赵　欣)

第七章 高血压及其护理

高血压(hypertension,HTN)是以体循环动脉压增高为主的一组临床综合征,它是最常见的心血管危险因素之一,与心脑血管意外事件的发生密切相关。随着生活水平的提高、饮食结构的变化及生活节奏的加快,高血压的发展呈明显"三高"趋势,即患病率高、致残率高及死亡率高。在近十年来,高血压病基础与临床研究都有较大进展,世界卫生组织(WHO)关于高血压的治疗指南分别于1993年和1998年进行了两次修正,中国也于2010年制定了新的高血压防治指南。但是,在高血压的控制及治疗上,"三低"现象并没有得到显著改善,仍表现为知晓率低、治愈率低及控制率低。

临床上将无明确原因的高血压称为原发性高血压(primary hypertension),又称为"特发性"或"自发性"高血压,而将继发于其他疾病的高血压称为继发性高血压(secondary hypertension)。目前,我国采用2010年中国高血压防治指南的血压水平分类(表7-1)。

表7-1 血压水平分类和定义(中国高血压防治指南,2010年)

分类	收缩压/mmHg	舒张压/mmHg
正常血压	<120	和<80
正常高值	120~139	和(或)80~89
高血压	≥140	和(或)≥90
Ⅰ级高血压(轻度)	140~159	和(或)90~99
Ⅱ级高血压(中度)	160~179	和(或)100~109
Ⅲ级高血压(重度)	≥180	和(或)≥110
单纯收缩期高血压	≥140	和<90

注:以上标准适用于任何年龄的成人,当收缩压和舒张压分属于不同分级时,以较高的级别作为标准。

第一节 原发性高血压

【病因】

确切病因不明,但目前认为原发性高血压是一定遗传因素与多种后天环境因素相互作用的结果。

1. 遗传因素 在高血压病多发的家系中存在显性影响的遗传作用较大,临床上可能发病早、发病率高、血压水平高、治疗难、预后差;而大多数高血压病则是多基因影响的结果,具有相对良性的进程。在遗传表型上,血压升高发生率体现遗传性,而且在血压高度、并发症的发生及其他有关因素(如肥胖)方面,也有遗传性。

2. 环境因素

(1) 饮食:大量临床实验结果显示,食盐摄入量与高血压发生率及血压水平呈正相关,主要见于对盐敏感的人群中。另外,吸烟、过量饮酒、低钙、低镁、低钾以及高蛋白饮食均与高血压的发病有关。

(2) 精神应激:长期精神紧张、工作及精神压力、焦虑、长期的噪音及视觉刺激可导致大脑皮层兴奋增加、抑制减弱,从而使交感神经兴奋、儿茶酚胺分泌增加而导致血压升高。

3. 其他因素　年龄、性别、体重等均是高血压的重要危险因素。一般采用体重数(BMI)来衡量肥胖程度,即体重/身高^2(以 20~24 为正常范围)。此外,服用避孕药、阻塞性睡眠呼吸暂停综合征也可能与高血压的发生有关。

【发病机制】

血压的调节直接与心排血量及体循环的周围血管阻力相关,即:平均动脉压(BP)=心排血量(CO)×外周血管阻力(PR),因此高血压的血流动力学特征主要是心输出量及总外周阻力增加。具体的发病机制主要有以下几个方面。

1. 自主神经系统功能失调　主要表现为各种病因使大脑皮层下神经中枢功能发生变化,导致交感神经系统活动亢奋,血浆中儿茶酚胺浓度升高,外周动脉阻力增强。

2. 肾性水钠潴留　钠潴留使细胞外液容量增加,心排血量增加;血管平滑肌细胞内钠水平增高可导致细胞内钙离子浓度升高,血管收缩反应加强,外周血管阻力增强。钠的调节还与肾脏的利钠功能、心钠素分泌等因素有关。高钠摄入致血压升高还有遗传因素参与,即部分病人存在遗传性钠转运缺陷。

3. 肾素-血管紧张素-醛固酮系统(RAAS)激活　研究显示,RAAS 是高血压发病的轴心。肝脏合成的血管紧张素原在肾素(肾脏入球小动脉球旁细胞分泌)的作用下生成血管紧张素Ⅰ(AngⅠ),然后在血管紧张素转换酶(ACE)的作用下转变为血管紧张素Ⅱ(AngⅡ)。AngⅡ作用于AngⅡ受体A_1产生一系列生物效应,使小动脉平滑肌收缩而致外周血管阻力增加、刺激肾上腺皮质球状带分泌醛固酮导致水钠潴留、刺激交感神经末梢的突触前膜引起去甲肾上腺素分泌增加。这一系列作用参与高血压的发病以及靶器官的损害。近年来的研究显示,组织型 RAAS 系统(即在心脏、血管壁、肾脏、肾上腺及中枢神经中均有 RAAS 及相应的受体存在)在高血压的发病与病程中起着更重要的作用。

4. 血管内皮功能紊乱　主要表现为血管舒张功能减弱及收缩能力变强,在高血压前期人群中表现明显。临床基础研究可见该人群的血管内皮系统调节异常,以 NO 为主的血管舒张因子释放减少,而内皮素等缩血管物质增加。

5. 胰岛素抵抗　胰岛素抵抗是指胰岛素维持正常血糖的能力下降,即一定浓度的胰岛素没有达到预期的生理效应,或组织对胰岛素的反应下降。临床表现为高胰岛素血症。胰岛素的以下作用可能与血压升高有关:① 使肾小管对钠的重吸收增加。② 增加交感神经活动。③ 细胞内钠、钙浓度增加。④ 刺激血管内壁增生。

【临床表现】

1. 症状　原发性高血压大多起病隐匿、缓慢,症状常不突出,主要有头痛、眩晕、心悸、胸闷、疲乏、气短、耳鸣、视物模糊等。症状与血压水平不一定相关,部分病人可无明显不适而在体格检查中偶然发现高血压。

2. 体征 体检可闻及主动脉瓣第二心音亢进、主动脉瓣区收缩期杂音和收缩早期喀喇音。如有心肌肥厚及舒张功能障碍,可出现第四心音。当合并有收缩功能障碍时,可出现交替脉及舒张期奔马律。

3. 并发症 长期高血压,尤其是不加以控制时,可引起心、脑、肾、血管等靶器官的损害,产生相应的并发症:① 心脏:左心室的压力负荷增加,引起左心室重构,导致心室壁肥厚及心室腔扩大,称为高血压性心脏病。有25%～30%的高血压病人可有此并发症。主要临床表现为:胸闷、气急等左心功能不全表现,晚期可合并右心功能不全;房性及室性心律失常;可合并心肌缺血。② 脑:高血压与脑卒中发病率呈线性相关,尤其与收缩压水平和脉压差相关。可表现为出血性脑卒中、缺血性脑卒中及脑萎缩,临床上以脑病的症状与体征为特点。③ 肾脏:高血压持续存在10～15年则可出现肾损害的临床表现。早期为夜尿增多,逐渐出现尿检异常及肾功能失代偿,亦可合并肾性贫血。④ 血管:严重高血压可促使主动脉夹层形成,血液渗入主动脉壁中层形成血肿,并沿着主动脉剥离,为严重的血管急症,常可致死。眼底血管病变可导致视网膜动脉变细、反光增强、狭窄,视乳头水肿甚至失明。

【实验室及其他检查】

对于血压超过正常范围者,应进行血压随访,必要时做动态血压监测。为进一步明确病因及了解靶器官损害的程度,有必要行下列检查:

1. 血尿常规、肾功能、电解质 早期可无明显异常,晚期高血压病人可出现尿蛋白增多、尿比重降低或相对固定,肾功能减退。需识别继发性高血压,电解质异常亦可见于原发性醛固酮增多症及晚期高血压病人。

2. 血尿酸、血脂分析、血糖 高血压常合并内分泌代谢紊乱。可合并有糖尿病、高脂血症及高尿酸血症等,且直接影响高血压预后,应尽早识别。

3. 心电图、胸片、心脏超声心动图 心电图可表现为左室肥大劳损。胸片可提示有心胸比例增大、主动脉弓迂曲延长呈主动脉型心影,如合并心功能不全则肺野可有相应的改变。根据超声心动图表现可了解心室壁厚度及心腔大小、心脏的收缩与舒张功能及主动脉的情况,是否合并有瓣膜的病变等。

4. 眼底检查 有助于了解高血压的严重程度。眼底分级为:Ⅰ级,视网膜动脉变细,反光增强;Ⅱ级,视网膜动脉狭窄、动静脉交叉压迹;Ⅲ级,在上述基础上合并眼底出血、棉絮状渗出;Ⅳ级,在上述基础上出现视神经乳头水肿。

5. 动态血压监测(ABPM) 每隔15～30 min自动测量血压,连续24 h甚至更长时间。ABPM可测定白昼与夜间血压,了解血压的平均值及昼夜波动,客观地反映血压的实际水平。正常人血压具昼夜变异性,动态血压曲线呈两峰一谷,称杓型。轻中度高血压仍可保持与正常相似的曲线,部分病人如老年高血压、重度高血压、高血压合并心室肥厚或冠状动脉病变者,丧失了血压昼夜波动的规律,甚至出现相反的波动曲线(即为非杓型),此与靶器官损害及预后直接相关。

目前尚无统一的动态血压正常值,可参照以下的正常上限值:24 h平均血压值<130/80 mmHg;白昼均值<135/85 mmHg;夜间均值<125/75 mmHg。夜间均值比白昼均值降低>10%。如降低<10%,则认为血压昼夜规律消失。

ABPM主要用于识别"诊所性高血压"或"白大衣高血压";了解血压的昼夜波动规律及血压平均水平,判断高血压的严重程度和预后;指导降压治疗和评价降压药物的疗效。

【诊断要点】

1. 高血压诊断　主要依据血压的测量值。采用经校准的血压计，测量静息状态下坐位时上臂肱动脉部位的血压。诊断依据是非用药状态下2次或2次以上非同日血压测定的平均值。是否高血压不能仅凭几次血压测量值来确定，需要随访一段时间，观察血压的变化情况和总体水平。一旦诊断为高血压，必须鉴别是原发性高血压还是继发性。原发性高血压病人须做相关检查，评估靶器官损害程度和相关危险因素。

2. 心血管风险分层　高血压水平是影响心血管事件发生和预后的独立且非唯一决定性因素。因此，高血压病人的诊断和治疗不能只依据血压水平，还要对病人进行心血管风险的评估并分层。高血压病人心血管危险分层主要根据血压水平、心血管危险因素、靶器官损害、伴临床疾病等方面情况，分为低危、中危、高危和极高危四个层次。具体分层标准见表7-1-1。

表7-1-1　高血压病人心血管危险分层标准

其他危险因素和病史	Ⅰ级高血压	Ⅱ级高血压	Ⅲ级高血压
无其他危险因素	低危	中危	高危
1~2个危险因素	中危	中危	极高危
3个以上危险因素或糖尿病或靶器官损害	高危	高危	极高危
有并发症	极高危	极高危	极高危

(1) 用于分层的心血管危险因素：① 高血压水平（Ⅰ~Ⅲ级）。② 男性＞55岁，女性＞65岁。③ 吸烟。④ 血总胆固醇（TC）≥5.72 mmol/L（220 mg/dL）或低密度脂蛋白胆固醇 LDLc＞3.3 mmol/L（130 mg/dL）或高密度脂蛋白胆固醇 HDLc＜1.0 mmol/L（40 mg/dL）。⑤ 糖耐量受损（餐后2h血糖7.8~11.0 mmol/L）和（或）空腹血糖异常（6.1~6.9 mmol/L）。⑥ 早发心血管病家族史（一级亲属发病年龄＜50岁）。⑦ 腹型肥胖（腰围：男性≥90 cm，女性≥85 cm）或体重指数（BMI≥28kg/m²）。⑧ 高同型半胱氨酸＞10 μmol/L。

(2) 靶器官损害：① 心电图或超声心动图示左心室肥厚。② 颈动脉超声：颈动脉内膜中层厚度＞0.9 mm或动脉粥样斑块。③ 颈-股动脉脉搏波速＞12m/s（选择使用）。④ 踝/臂血压指数＜0.9（选择使用）。⑤ 估算的肾小球滤过率降低 eGFR＜60 mL/(min·1.73m²)或血清肌酐轻度升高：男性115~133 μmol/L（1.3~1.5 mg/dL），女性107~124 μmol/L（1.2~1.4 mg/dL）。⑥ 微量白蛋白尿：30~300 mg/24h或白蛋白/肌酐比≥30 mg/g（3.5 mg/mmol）。

(3) 并发症：① 脑血管病：脑出血、缺血性脑卒中、短暂性脑缺血发作。② 心脏疾病：心肌梗死、心绞痛、冠脉血运重建、慢性心力衰竭。③ 肾脏疾病：糖尿病肾病、肾功能受损、血肌酐（男性＞133 μmol/L，女性＞124 μmol/L）、蛋白尿（＞300 mg/24h）。④ 血管疾病：主动脉夹层、外周血管疾病。⑤ 高血压性视网膜病变：出血或渗出、视乳头水肿。⑥ 糖尿病：空腹血糖≥7.0 mmol/L（＞126 mg/dL）、餐后血糖≥11.1 mmol/L（＞200 mg/dL）、糖化血红蛋白（HbAlc）＞6.5%。

【治疗要点】

原发性高血压目前尚无根治方法，主要采取降压治疗，原则上应将血压降到病人能最大耐受的水平，降压的主要目的是减少高血压病人心、脑血管病的发生率和病死率。目前一般主张血压控制目标值至少＜140/90 mmHg，糖尿病或慢性肾脏病合并高血压病人，血压控制目标＜130/80 mmHg，老年收缩期性高血压的降压目标水平，收缩压140~150 mmHg，舒张压<90 mmHg(不低于65～70 mmHg)。

1. **改善生活方式** 适用于所有高血压病人,包括使用降压药物治疗的病人。改善生活方式可降低血压或心血管风险已得到广泛认可,主要措施应包括:控制体重;减少钠盐的摄入,增加钾盐的摄入;减少饱和脂肪酸以及总脂肪的摄入;戒烟、限酒;适当运动;减少精神压力,保持心理平衡。

2. **降压药适用对象** 高血压Ⅱ级或以上病人(≥160/100 mmHg);高血压合并糖尿病,或者已经有心、脑、肾靶器官损害和并发症的病人;血压持续升高,改善生活行为后血压仍未获得有效控制的病人。高危和极高危病人必须使用降压药物治疗。

3. **降压药物种类** 目前降压药物可归纳为5类,即利尿剂、β受体阻滞剂、钙拮抗剂(CCB)、血管紧张素转换酶抑制剂(ACEI)、血管紧张素Ⅱ受体阻滞剂(ARB),详见表7-1-2。

表7-1-2 常用降压药物名称、剂量、用法(中国高血压防治指南,2010)

药物分类	药物名称	每天剂量/mg	每天服药次数
1. 利尿药			
噻嗪类利尿剂	氢氯噻嗪	6.25～25	1
	氯噻酮	12.5～25	1
	吲达帕胺	0.625～2.5	1
	吲达帕胺缓释片	1.5	1
袢利尿药	呋塞米	20～80	2
保钾利尿药	氨苯蝶啶	25～100	1～2
醛固酮拮抗剂	螺内酯	20～40	1～3
2. β受体阻滞剂	比索洛尔	2.5～10	1
	美托洛尔平片	50～100	2
	美托洛尔缓释片	47.5～190	1
	阿替洛尔	12.5～50	1～2
	普萘洛尔	30～90	2～3
3. 钙拮抗剂			
二氢吡啶类	氨氯地平	2.5～10	1
	硝苯地平	10～30	2～3
	硝苯地平缓释片	10～20	2
	硝苯地平控释片	30～60	1
非二氢吡啶类	维拉帕米	40～120	2～3
	维拉帕米缓释片	120～240	1
	地尔硫卓缓释片	90～360	1～2
4. 血管紧张素转换酶抑制剂	卡托普利	25～300	2～3
	依那普利	2.5～40	2
	贝那普利	5～40	1～2
5. 血管紧张素Ⅱ受体阻滞剂	氯沙坦	25～100	1
	缬沙坦	80～160	1
	厄贝沙坦	150～300	1
	替米沙坦	20～80	1

各类降压药物的作用特点如下:

(1) 利尿剂：通过利钠排水、降低细胞外高血容量、减轻外周血管阻力来发挥降压作用。降压起效平稳、缓慢，持续时间较长，作用持久，服药2～3周后达高峰。适用于轻、中度高血压，对盐敏感性高血压、合并肥胖或糖尿病、更年期女性和老年高血压有较强的降压效果。利尿剂能增强其他降压药物的疗效。袢利尿剂主要用于肾功能不全时。

(2) β受体阻滞剂：主要通过抑制过度激活的交感神经活性、抑制心肌收缩力、减慢心率来发挥降压作用。β受体阻滞剂不仅降低静息血压，而且能抑制体力应激和运动状态下血压急剧升高。降压效果强力、迅速，适用于各种不同程度的高血压，尤其是心率较快的中、青年病人或合并心绞痛者，对老年高血压疗效较差。

(3) 钙拮抗剂：又称钙通道阻滞剂，主要通过阻断血管平滑肌细胞上的钙离子通道来发挥扩张血管、降低血压的作用。起效迅速，降压疗效和降压幅度相对较强，短期治疗一般能降低血压10%～15%，剂量与疗程成正相关，疗效的个体差异性较小，与其他类降压药物合用能明显增强降压作用，对血脂、血糖代谢无明显影响。对老年病人有较好的降压效果，高钠摄入不影响降压效果，对嗜酒病人也有显著降压效果，不受非甾体抗炎药的干扰，可用于合并糖尿病、冠心病或外周血管疾病病人，长期使用还具有抗AS的作用。

(4) 血管紧张素转换酶抑制剂：通过抑制血管紧张素转换酶阻断肾素-血管紧张素系统从而发挥降压作用。降压起效缓慢，逐渐增强，在3～4周时达最大。限制钠盐摄入或联合使用利尿剂可使其起效迅速、作用增强。血管紧张素转换酶抑制剂具有改善胰岛素抵抗和改善蛋白尿的作用，对肥胖、糖尿病和靶器官（心脏、肾脏）受损的高血压病人有较好的疗效，特别适用于心力衰竭、心肌梗死后、糖耐量减退或合并糖尿病肾病的高血压病人。

(5) 血管紧张素Ⅱ受体阻滞剂：通过阻断血管紧张素Ⅱ受体来发挥降压作用。降压起效缓慢，但持久而平稳，在6～8周时达最大作用，持续时间能达24 h以上。低盐饮食或联用利尿剂能明显增强疗效，多数疗效与剂量呈正相关。最大特点是不良反应很少，持续治疗的依从性高。

除上述药物外，还有交感神经抑制剂（利血平、可乐定）、直接血管扩张剂（肼屈嗪）、α受体阻滞剂（哌唑嗪、特拉唑嗪、多沙唑嗪）等，因副作用较多，目前不主张单独使用，但在复方制剂或联合治疗时仍在使用。

4. 降压药物的使用原则　无并发症或合并症病人可以单独或联合使用药物时，应从小剂量开始，逐渐增加剂量。临床实际使用时根据病人具体情况（如危险度分层、降压疗效、不良反应、药物费用等）选择适合的降压药。目前认为，Ⅱ级高血压病人在开始治疗时就可以采用两种降压药物联合治疗，联合治疗有利于在相对较短时间内达到降压目标，也有利于减少不良反应。联合治疗应采用不同降压机制的药物，选择合理的联合治疗方案，对于有并发症或合并症的病人，降压药和治疗方案的选择应个体化。高血压病人需要长期降压治疗，尤其是高危和极高危者，不要随意停止治疗或改变治疗方案。由于高血压病治疗的长期性，病人的治疗依从性很重要。

5. 高血压急症的治疗　高血压急症是指短期内（数小时或数天）血压重度升高，舒张压＞130 mmHg和（或）收缩压＞200 mmHg，伴有重要器官组织（心、脑、肝脏、眼底、大动脉）的严重功能障碍或不可逆性损害。及时正确处理高血压急症十分重要，可在短时间内缓解病情，预防靶器官损害，降低病死率。处理高血压急症时应迅速降低血压，合理选择降压药物（常首选硝普钠），不同高血压急症（脑出血、脑梗死、ACS）按相应的原则处理。

（胡化刚）

第二节 原发性高血压的护理

【护理诊断/问题】

1. 疼痛 头痛与血压升高有关。
2. 有受伤的危险 与头晕、视力模糊、意识障碍或发生直立性低血压有关。
3. 知识缺乏 缺乏疾病预防、保健、用药知识。
4. 营养失调 高于机体需要量,与摄入过多、缺少运动有关。
5. 焦虑/恐惧 与血压控制不满意、发生并发症有关。
6. 潜在并发症 高血压急症。

【护理措施】

1. 病情观察 定时测量血压并记录,密切观察有无并发症的表现。一旦发现血压急剧升高、剧烈头痛、呕吐、烦躁不安、视力模糊、意识障碍、肢体运动障碍等症状,应立即通知医生并协助处理。

2. 起居护理 保持环境安静、舒适、温暖,减少各种刺激,限制探视;初期可适当休息,根据病情选择合适的运动,血压高症状明显、有并发症的病人应增加卧床休息时间,采取舒适体位;避免室内光线暗、有障碍物、地面光滑、无扶手等危险因素,嘱病人改变体位时宜缓慢,药物放在病人伸手可及的位置;护理操作要轻柔、集中进行,尽量减少干扰病人。

3. 饮食护理

(1) 减少钠盐摄入:膳食中的多数钠盐来自烹调用盐和各种腌制食品,所以应减少烹调用盐和少吃腌制食品,食盐量以<6 g/d 为宜,减少食用含钠较高的加工食品。

(2) 补充钙和钾盐:每日应吃新鲜蔬菜(如油菜、芹菜等)400~500 g,喝牛奶 500 mL,可以补充钾 1 000 mg 和钙 400 mg。

(3) 减少脂肪摄入:膳食中脂肪应控制在总热量的 25% 以下,限制动物脂肪、内脏、鱼籽、软体动物和甲壳类食物。

(4) 增加粗纤维食物的摄入:如多吃芹菜、韭菜、水果,以预防便秘。

(5) 限制饮酒:饮酒量每日不可超过相当于 50g 乙醇的量,以避免抗药性的产生。

4. 药物护理 应指导病人正确服用降压药物。

(1) 说明长期药物治疗的重要性,告知病人血压降至正常水平后应继续服药,尤其是无症状病人。

(2) 介绍常用降压药物的名称、剂量、用法、适应证及不良反应,病人必须遵医嘱服药。

(3) 不能擅自增减药量,更不能突然停药,应按医嘱减量或增量药物,以维持血压稳定。

(4) 监测血压的变化以判断疗效,密切观察药物的不良反应。具体见表 7-2-1。

表 7-2-1 常用降压药物的不良反应及禁忌证

药物分类	不良反应及禁忌证
利尿剂	氢氯噻嗪可致低血钾,影响血脂、血糖、血尿酸代谢,痛风病人禁用;保钾利尿剂可致高血钾;不宜与 ACEI、ARB 合用,肾功能不全者禁用

续表

药物分类	不良反应及禁忌证
β受体阻滞剂	心动过缓、乏力、四肢发冷,抑制心肌收缩力、房室传导、窦性心律,影响生活质量;增加气道阻力,增加胰岛素抵抗;突然停药可致停药综合征;急性心衰、支气管哮喘、房室传导阻滞和外周血管病者禁用
钙拮抗剂	反射性增强交感活性,心率增快,面部潮红,头痛,下肢水肿;心力衰竭、窦房结功能低下或心脏传导阻滞者不宜用
血管紧张素转换酶抑制剂	刺激性干咳,血管性水肿;高钾血症和双侧肾动脉狭窄者禁用;血肌酐超过3 mg者谨慎使用

5. 对症护理

(1) 头痛:减少引起或加重头痛的因素。卧床休息,保证睡眠时间,避免头痛诱发因素(劳累、情绪激动、不规律服药、环境嘈杂等)。遵医嘱用药。保持心态平和,放慢生活节奏。教会病人放松技术,如心理训练、音乐治疗、缓慢呼吸等。

(2) 直立性低血压:告诉病人直立性低血压的表现(如乏力、头晕、心悸、出汗、恶心、呕吐等),在联合用药或首次用药时应特别注意。指导预防方法:避免长时间站立,改变姿势要缓慢,最好平静休息时服药,服药后休息一段时间再下床活动,避免洗澡水过热或蒸气浴,不宜大量饮酒。指导缓解方法:直立性低血压发生时应立即平卧,并抬高下肢,以促进血液回流。

(3) 高血压急症:监测血压,密切观察病情;病人绝对卧床休息,抬高床头,避免一切不良刺激,协助生活护理;保持呼吸道通畅,吸氧;必要时按医嘱给予镇静剂,连接好监护仪;迅速建立静脉通路,尽早使用降压药物,注意监测血压变化。

6. 心理护理　长期情绪激动或精神创伤、劳累可致血压升高,严重者可诱发高血压急症。根据病人的性格特点,指导病人保持心态平和和进行自我调节。对性格急躁、易激动的病人,让其经常听舒缓轻柔的音乐,配合充分调动家庭、社会支持系统,给予理解、疏导与支持,缓解心理、精神压力,以利于保持健康心态。

【健康教育】

1. 疾病知识指导　让病人了解自己的病情,包括血压水平、危险因素及同时存在的临床疾病等。指导病人调整心态、避免情绪激动,以免诱发血压增高。对其家属进行知识指导,使其了解治疗方案,提高其配合度。

2. 生活指导　指导病人尽量将体重指数(BMI)控制在25以下,改善糖尿病、高脂血症和左心室肥厚。尤其是肥胖病人,应减少每日总热量的摄入,并适当运动,养成良好的饮食习惯。

3. 活动指导　根据年龄、血压水平和身体情况选择合适的运动方式,如步行、慢跑、太极拳等。运动强度因人而异,常用的运动强度指标是运动时最大心率达到(170-年龄)次/分,一般每周3~5次,每次持续30~60 min。运动时注意劳逸结合,中、重度高血压病人应避免高强度的运动。

4. 戒烟指导　按计划按步骤戒烟,避免尼古丁致一过性血压升高。

5. 用药指导　强调长期药物治疗的重要性,遵医嘱服用正确的药物。告知有关药物的名称、剂量、用法、作用和不良反应。不可随意增量或减量,按时、按量服用,以便血压控制在较理想水平。

6. 病情监测指导　教会病人和家属正确的血压监测方法,定时测量并记录血压。

7. 定期复查　根据病人危险度分层情况及血压水平决定复诊时间。低危或中危病人可 1～3 个月随诊 1 次;高危病人每个月随诊 1 次。

【预后】

原发性高血压属慢性病,发展缓慢,如果得到合理正确的治疗,一般预后良好。否则,易发生靶器官损害,死亡原因以脑血管病常见,其次为心力衰竭和肾功能衰竭。

（胡化刚）

第三节　继发性高血压

继发性高血压是指由某些确定的疾病或病因引起的血压升高,约占所有高血压的 5%。继发性高血压尽管所占比例并不高,但绝对人数仍相当多,而且不少继发性高血压如原发性醛固酮增多症、嗜铬细胞瘤、肾血管性高血压、肾素分泌瘤等,可通过手术得到根治或改善。因此,及早明确诊断能明显提高治愈率或阻止病情进展。

临床上凡遇到以下情况时,要进行全面详尽的筛选检查:① 中、重度血压升高的年轻病人。② 症状、体征或实验室检查有怀疑线索,例如肢体脉搏搏动不对称性减弱或消失,腹部听到粗糙的血管杂音,近期明显怕热、多汗、消瘦,血尿或明显蛋白尿等。③ 降压药联合治疗效果很差,或者治疗过程中血压曾经控制良好但近期内又明显升高。④ 急进性和恶性高血压病人。继发性高血压的主要疾病和病因见表 7-3-1。

表 7-3-1　继发性高血压的主要疾病和病因

肾脏疾病	肾小球肾炎,慢性肾盂肾炎,先天性肾脏病变(多囊肾),继发性肾脏病变(结缔组织病、糖尿病肾病等),肾动脉狭窄,肾肿瘤
内分泌疾病	Cushing 综合征(皮质醇增多症),嗜铬细胞瘤,原发性醛固酮增多症,肾上腺性变态综合征,甲状腺功能亢进,甲状腺功能减退,甲状旁腺功能亢进,腺垂体功能亢进,绝经期综合征
心血管病变	主动脉瓣关闭不全,完全性房室传导阻滞,主动脉缩窄,多发性大动脉炎
颅脑病变	脑肿瘤,脑外伤,脑干感染
其他	妊娠高血压综合征,红细胞增多症,药物(糖皮质激素、拟交感神经药、甘草等)

（一）肾实质性高血压

包括急性肾小球肾炎、糖尿病性肾病、慢性肾盂肾炎、多囊肾和肾移植后等多种肾脏病变引起的高血压,是最常见的继发性高血压。所有肾脏疾病在终末期肾病阶段 80%～90% 以上有高血压。肾实质性高血压主要是由于肾单位大量丢失,引起水钠潴留和细胞外液容量增加,以及肾脏 RAAS 激活与排钠激素减少所致。高血压又进一步升高肾小球内囊压力,形成恶性循环,加重肾脏病变。

临床上有时难以将肾实质性高血压与原发性高血压伴肾脏损害区别开来。一般而言,除了恶性高血压,原发性高血压很少出现明显蛋白尿,血尿罕见,肾功能减退首先从肾小管浓缩功能开始,肾小球滤过功能仍可长期保持正常或增强,直到最后阶段才有肾小球滤过率降低,血肌酐上升;肾实质性高血压往往在发现血压升高时已经有蛋白尿、血尿和贫血,肾小球滤过功能减退,肌酐清除率下降。如果条件允许,肾穿刺组织学检查有助于确立诊断。

肾实质性高血压必须严格限制钠盐摄入,每天<3g;使用降压药物联合治疗,通常需要3种或3种以上,将血压控制在130/80 mmHg以下;联合治疗方案中应包括ACEI或ARB,以利于减少尿蛋白,延缓肾功能恶化。

(二)肾血管性高血压

肾血管性高血压是指单侧或双侧肾动脉主干或分支狭窄引起的高血压。常见病因有多发性大动脉炎、肾动脉纤维肌性发育不良和动脉粥样硬化,前两者主要见于青少年,后者见于老年人。肾血管性高血压的发生是由于肾血管狭窄,导致肾脏缺血,激活RAAS。早期解除狭窄,可使血压恢复正常;后期解除狭窄,由于已经有高血压维持机制参与或肾功能减退,血压也不能恢复正常。

凡进展迅速或突然加重的高血压,均应怀疑本症。本症大多有舒张压中、重度升高,体检时在上腹部或背部肋脊角处可闻及血管杂音。大剂量快速静脉肾盂造影、多普勒超声、放射性核素肾图有助于诊断,肾动脉造影可明确诊断和确定狭窄部位。分侧肾静脉肾素活性测定可预测手术治疗效果。

治疗方法可根据病情和条件选择经皮肾动脉成形术、手术和药物治疗。治疗的目的不仅是降低血压,还在于保护肾功能。经皮肾动脉成形术及支架植入术较简便,对单侧非开口处局限性狭窄效果较好。手术治疗包括血管重建术、肾移植术和肾切除术,适用于不宜经皮肾动脉成形术病人。不适宜上述治疗的病人,可采用降压药物联合治疗。需要注意的是,双侧肾动脉狭窄、肾功能已受损或非狭窄侧肾功能较差病人禁忌使用ACEI或ARB,因为这类药物可解除缺血肾脏出球小动脉的收缩作用,使肾小球内囊压力下降,肾功能恶化。

(三)原发性醛固酮增多症

本症是肾上腺皮质增生或肿瘤分泌过多醛固酮所致。临床上以长期高血压伴低血钾为特征,少数病人血钾正常,临床上常因此忽视了对本症的进一步检查。由于电解质代谢障碍,本症可有肌无力、周期性麻痹、烦渴、多尿等症状。血压大多为轻、中度升高,约1/3表现为顽固性高血压。实验室检查发现有低血钾、高血钠、代谢性碱中毒、血浆肾素活性降低、尿醛固酮增多等异常表现。血浆醛固酮/血浆肾素活性比值增大有较高诊断敏感性和特异性。超声、放射性核素、CT、MRI可确立病变性质和部位。选择性双侧肾上腺静脉血激素测定对诊断确有困难的病人有较高的诊断价值。

如果本症是肾上腺皮质腺瘤或肿瘤所致,手术切除是最好的治疗方法。如果是肾上腺皮质增生,也可作肾上腺大部切除术,但效果相对较差,一般仍需使用降压药物治疗,可选择醛固酮拮抗剂螺内酯和长效钙拮抗剂。

(四)嗜铬细胞瘤

嗜铬细胞瘤起源于肾上腺髓质、交感神经节和体内其他部位嗜铬组织,肿瘤间歇或持续释放过多肾上腺素、去甲肾上腺素与多巴胺。临床表现变化多端,典型的发作表现为阵发性血压升高伴心动过速、头痛、出汗、面色苍白。在发作期间可测定血或尿儿茶酚胺或其代谢产物3-甲氧基-4-羟基苦杏仁酸(VMA),如有显著增高,提示嗜铬细胞瘤。超声、放射性核素、CT或MRI可作定位诊断。

嗜铬细胞瘤大多为良性,约10%的嗜铬细胞瘤为恶性,手术切除效果好。手术前或恶性病变已有多处转移无法手术者,选择α和β受体阻滞剂联合降压治疗。

（五）皮质醇增多症

皮质醇增多症又称 Cushing 综合征，主要是由于促肾上腺皮质激素（ACTH）分泌过多导致肾上腺皮质增生或者肾上腺皮质腺瘤，引起糖皮质激素过多所致。80% 病人有高血压，同时有向心性肥胖、满月脸、水牛背、皮肤紫纹、毛发增多、血糖增高等表现。24 h 尿中 17-羟和 17-酮类固醇增多，地塞米松抑制试验和促肾上腺皮质激素兴奋试验有助于诊断。颅内蝶鞍 X 线检查、肾上腺 CT、放射性核素肾上腺扫描可确定病变部位。治疗主要采用手术、放射和药物方法根治病变本身，降压治疗可采用利尿剂或与其他降压药物联合应用。

（六）主动脉缩窄

主动脉缩窄多数为先天性，少数是多发性大动脉炎所致。临床表现为：上臂血压增高，下肢血压不高或降低；在肩胛间区、胸骨旁、腋部有侧支循环的动脉搏动和杂音，腹部听诊有血管杂音。胸部 X 线检查可见肋骨受侧支动脉侵蚀引起的切迹。通过主动脉造影可确诊。治疗主要采用介入扩张支架植入或血管手术方法。

（胡化刚）

附录：去肾脏交感神经射频消融术

高血压病已成为全球主要的公共卫生问题，严重威胁着公众健康，目前有部分病人联合应用多种药物治疗下血压控制仍不理想。因此，对于高血压的治疗方法目前仍在不断探索之中。由于肾交感神经在高血压的发生和疾病的进展中起着重要作用，近年来对去肾交感神经（renal sympathetic denervation, RSD）治疗顽固性高血压进行了研究，初步证实该技术治疗顽固性高血压的有效性和安全性，为高血压的治疗带来了新希望。RSD 起源于 20 世纪 30 年代，于 2009 年终于成熟和应用，英国著名医学杂志《柳叶刀》（LANCET）已证实，其对高血压治疗的成功率达 80%～90%。目前国内已逐步开展这项技术，并获得较满意的近期和远期临床疗效。

肾脏在维持和调节血压中发挥重要作用，与 RAAS 系统、肾动脉上的交感神经关系密切。在高血压药物治疗的思路中，通过调节 RAAS 可降低血压。肾动脉内膜射频消融术就是通过消除交感神经的过度兴奋，从而降低交感神经传导信息的功能；肾素分泌减少，血管紧张素就会减少，从而使血压降低。

【适应证】

改善生活方式的基础上，应用了包括利尿剂在内的 3 种足量合理的降压药物后收缩压仍 ≥160 mmHg；或者对药物治疗不能耐受者，肾小球滤过率 ≥45 mL/(min·1.73m^2)。

【禁忌证】

继发性高血压、1 型糖尿病、肾血管异常（包括严重的肾动脉狭窄、已行肾血管成形术或者肾动脉支架植入术，或已知具有双肾动脉狭窄）。

【术前准备】

1. 物品准备 射频消融仪、7F 温控大头电极、数字减影血管造影机、动脉鞘、无菌注射器、消毒包、无菌纱布、绷带等。

2. 药物准备

(1) 与 RSD 相关的药物：杜冷丁、造影剂、肝素、生理盐水等。

(2) 与 RSD 相关的抢救药物：硝酸甘油、阿托品、1% 利多卡因、肾上腺素、多巴胺、5% 碳酸氢钠、低分子右旋糖酐、呋塞米、地塞米松或氢化可的松等。

3. 病人准备

(1) 知识宣教：根据病人文化程度、社会经济状况采取适当形式的宣传方式，向病人和家属简要讲解 RSD 治疗的目的、意义及手术大致过程，术中术后注意事项、配合要点，告知术中出现的不可避免的不适如消融时广泛的腹部牵涉痛，使病人心中有数，客观接受并配合手术。向病人及家属讲明术中可能出现的严重并发症，并签署手术同意书。

(2) 术前清洁手术相关部位皮肤，禁食 6 h，并做青霉素和碘过敏试验，将试验结果写在病历上。

(3) 辅助检查：经胸超声心动图，食管超声心动图，胸腹主动脉、冠状动脉 CT 血管造影，肝肾功能、验血型、血常规、出凝血时间、ECG 等。

【操作步骤】

1. 消毒铺巾　用安尔碘常规消毒腹股沟，上至脐部，下至大腿中部，然后铺洞巾及心导管特制大单，暴露腹股沟。

2. 穿刺股动脉，插入动脉鞘　局麻后行右股动脉穿刺，植入动脉鞘，肝素生理盐水稀释液冲洗鞘管。用造影导管行双肾动脉造影，观察无肾动脉狭窄或双肾动脉供血后实施肾交感神经射频消融术。

3. 将 7F 温控消融电极送入双侧肾动脉　从肾动脉分叉处至肾动脉起始段按预置温度断续消融各 2 min，消融策略为边退边旋转，形成肾动脉内纵向和环形相互分割的六个区域。纵向消融避免消融集中于同一动脉断面，环形消融可以保证肾脏神经消融彻底。消融期间，由导管系统监控尖端温度和阻抗，消融功率 6～8W，温度 43～46℃。

4. 拔管及压迫止血　压迫止血的时间为 10～15 min，如无出血，则在穿刺点放置纱布并加压包扎，最后用沙袋压迫 4～6 h。病人平卧 24 h，手术肢体制动 6～8 h。

【术中监护】

手术过程中可发生心律失常、低血压等，大多为一过性，但亦应严格观察病人的生命体征及其动态变化。另外，病人本身对手术较担忧、情绪紧张及各种导管的刺激均可引发手术时并发症，因此需告知病人术中可能会出现的一些不适，如消融时的剧烈腹痛，使病人心中有数，顺利渡过手术关。

【术后并发症的防治】

1. 密切观察生命体征　术后心电监护 24 h，密切监测血压、心律、心率、脉搏、呼吸等；根据病人情况每日测体温多次。

2. 伤口出血和感染的预防　术毕拔除鞘管，局部按压 10～15 min，并用沙袋压迫止血，手术肢体制动 6～8 h，24 h 后下床；同时嘱病人 1 周内避免抬重物，以预防出血发生。术中及术后拔管均应严格执行无菌操作规程，术后及时更换伤口辅料，嘱病人勿用手触摸穿刺处，密切观察体温变化及伤口处有无红、肿、热、痛，以监测有无伤口感染发生。

3. 拔管综合征的预防及护理　拔出动脉鞘管局部压迫止血时，有些病人心理过分紧张，加上拔管时的疼痛反射引起迷走神经兴奋，而出现心率减慢、血压下降、恶心、呕吐、出冷汗，甚至休克。所以拔管前给予紧张病人心理安慰，伤口局部追加局麻药，按压伤口的力度不宜过大，以能触到足背动脉搏动为宜，同时备好阿托品。

（惠　杰）

第八章 心律失常及其护理

第一节 概述

一、心脏传导系统

心电冲动的形成和传导由特殊心肌组织完成,它包括窦房结、结间束、房室结、希氏束、左束支、右束支及普氏纤维网。窦房结是正常窦性心律的起搏点。60%供应窦房结血液的动脉起源于右冠状动脉,40%起源于左冠状动脉回旋支。结间束连接窦房结及房室结。房室结的血液供应通常由右冠状动脉完成,其上部与心房肌连续,下部延续至希氏束。后者在室间隔嵴上分成左、右束支。左束支稍后分为前、后分支。由于左束支最先抵达室间隔左室面,故该区域为心室最早的激动部位。左、右束支及以下传导组织由左冠状动脉前降支及后降支供血。

冲动在窦房结形成后,由结间束和普通心房肌传递,抵达左心房及房室结。然后冲动再经房室结缓慢传导,抵达希氏束后再度加速。束支与普氏纤维的传导速度极快,使心室肌几乎同时被激动,最后抵达心外膜,完成一次心动周期。

交感神经与迷走神经支配心脏传导系统的活动。迷走神经兴奋性增加抑制窦房结的自律性及传导性,延长不应期,减慢房室结的传导并延长不应期。交感神经的功能则相反。

二、心律失常的定义及分类

1. 定义 心律失常(cardiac arrhythmia)是指心脏冲动的频率、节律、起源部位、传导速度或激动顺序的异常。

2. 心律失常分类

(1)按其发生原理可分为激动起源异常及激动传导异常两大类(图 8-1-1)。

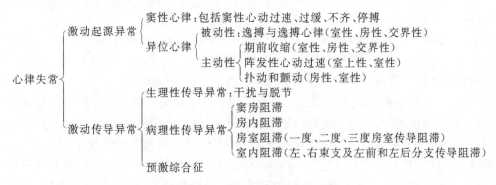

图 8-1-1 心律失常的发生机制分类

（2）按心律失常发生时心率的快慢，可分为快速性心律失常和缓慢性心律失常。前者包括期前收缩、心动过速、扑动或颤动等，后者包括窦性心动过缓、房室传导阻滞等。

三、心律失常的发生机制

1. 冲动形成异常　窦房结、房室结等具有自律性的组织本身发生病变，或自主神经系统兴奋性改变均可导致不适当的冲动发放。此外，在缺氧、电解质紊乱、儿茶酚胺增多及药物等病理状态下，原无自律性的心肌细胞如心房肌和心室肌细胞出现自律性异常增高，可导致快速性心律失常。

在儿茶酚胺增多、心肌缺血-再灌注、低血钾、高血钙及洋地黄中毒等病理状态下，心房肌、心室肌等动作电位产生后除极达到阈电位，亦可诱发反复激动，持续的反复激动即构成快速性心律失常。

2. 冲动传导异常　折返是快速性心律失常的最常见发病机制。产生折返的基本条件是传导异常，它包括：① 心脏两个或多个部位的传导性与不应期各不相同，相互连接成一个闭合环。② 其中一条通路发生单向传导阻滞。③ 另一条通路传导缓慢，使原先发生阻滞的通道有足够时间恢复兴奋性。④ 原先阻滞的通道再次激动，从而完成一次折返冲动。激动在环内反复循环，产生持续而快速的心律失常（图8-1-2）。

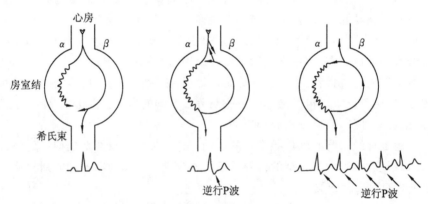

房室结内有α与β两条通路。α传导速度慢，不应期短；β传导速度快，不应期长。A. 窦性心律时，冲动沿β路径前传至心室（正常PR间期），同时沿α路径前传，但遭遇不应期未能抵达希氏束。B. 房性期前收缩受阻于β路径，由α路径缓慢传导到心室（长PR间期）。由于传导缓慢，β路径有足够的时间恢复兴奋性，冲动沿β路径逆向传导返回至心房，完成单次折返，产生一个心房回波。C. 心房回波再循α路径前传，折返持续，引起折返性心动过速。

图 8-1-2　房室结内折返示意图

四、心律失常的诊断

1. 病史　心律失常的诊断应从采集病史入手。了解病人发生心律失常时的感受，是否存在诱发心律失常的因素，如吸烟、饮咖啡、运动及精神刺激等。了解发作的频度、起止方式、对病人的影响以及心律失常对药物和非药物的反应，如体位、呼吸等的反应。

2. 体格检查　除心率及心律外，某些心脏体征有助于心律失常的诊断。如三度房室传导阻滞时，第一心音强度不等，有时出现颈静脉巨大a波，后者与心房收缩和房室瓣同时关闭，引起心房内血液倒流入大静脉有关。左束支传导阻滞可伴随第二心音反常分裂。

颈动脉窦按摩可提高迷走神经张力，进而减慢窦房结冲动发放频率和延长房室结传导时间及不应期，对及时终止和诊断某些心律失常有帮助。其操作方法是：病人取平卧位，尽量伸展颈部，头转向对侧，轻推胸锁乳突肌，在下颌角处触及颈动脉搏动，先轻触并观察病人反应。

如无心率变化,继续以轻柔的手法逐渐增加力度,持续约 5 s。颈动脉窦按摩注意点:① 严禁双侧同时按压。② 老年人按压前,应听诊颈部,如听到颈动脉嗡鸣音应禁止按压,否则会引起脑栓塞。

窦性心动过速对颈动脉窦按摩的反应是心率逐渐减慢,停止按摩后恢复至原来水平。房室结参与的折返性心动过速的反应可能是心动过速突然终止。心房颤动与扑动的反应可能是心室率减慢。

3. 心电图检查　心电图检查是诊断心律失常最重要的一项无创伤性检查技术。应记录 12 导联心电图,并记录 P 波清晰导联的长条心电图如 V_1 或 Ⅱ 导联,以备分析。

4. 动态心电图检查　动态心电图监测(Holter ECG monitoring)是连续记录 24 h 心电图的一项检查。检查使用一种小型便携式记录仪,检查过程中病人活动及工作不受限制。此检查便于分析心悸、晕厥等症状与心律失常是否相关;明确心律失常与日常活动的关系及昼夜分布特征,帮助评价抗心律失常药物疗效等。

5. 食管心电图　根据食管与左心房毗邻的解剖学关系,将电极导管插至左心房水平,能清晰记录心房电位,并能进行心房快速电刺激或起搏。快速电刺激对室上性心动过速的判断及终止有帮助,亦可帮助判断窦房结功能。

6. 临床心腔内电生理检查　将多根电极导管经静脉(和动脉)插至心腔内,包括右心房、右心室、希氏束、冠状窦(反映左心电位),用多导电生理仪记录各部位的电活动;用程序刺激和快速起搏测定心脏不同部位的电生理功能;以及诱发曾有的心律失常,以帮助诊断及治疗。

(1) 窦房结功能测定:当病态窦房结综合征缺乏典型心电图表现时,可行此项检查。① 窦房结恢复时间(sinus node recovery time, SNRT)是指从最后一个右房起搏波至第一个恢复的窦性心房波之间的时限,正常值≤2 000 ms。如将此值减去起搏前窦性周期的时限,则称为校正的窦房结恢复时间(corrected SNRT, CSNRT),正常值≤525 ms。② 窦房传导时间(sinoatrial conduction time, SACT)正常值≤147 ms。

(2) 房室及室内传导阻滞:体表心电图不能准确判断房室及室内传导阻滞的部位,当需要了解阻滞的确切部位时,可行此项检查。

(3) 心动过速:当出现以下情况时,可行心电生理检查:① 室上性或室性心动过速反复发作伴明显症状,药物治疗效果欠佳者。② 心动过速发作不频繁难以明确诊断者。③ 鉴别室上性心动过速伴室内差异性传导与室性心动过速有困难者。④ 心内膜标测确定心动过速的起源部位,并同时行消融治疗者。

(4) 不明原因的晕厥:引起晕厥的三种常见心律失常包括病态窦房结综合征、房室传导阻滞及心动过速,可以通过临床心电生理检查加以鉴别。

(汪小华)

第二节　窦性心律失常

源于窦房结的心脏激动为窦性心律。正常窦性心律的心电图表现为:频率为 60～100 次/分,P 波在 Ⅰ、Ⅱ、aVF 导联直立,aVR 倒置,PR 间期 0.12～0.20 s(图 8-2-1)。同一导联的 P-P 间期差值<0.12 s。

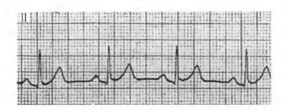

图 8-2-1　正常窦性心律

一、窦性心动过速

【心电图表现】

成人窦性心律的频率>100 次/分,心电图表现符合上述窦性心律特征,称为窦性心动过速(sinus tachycardia)(图 8-2-2)。通常逐渐开始和渐渐终止,频率大多在 100～150 次/分,偶可高达 200 次/分。刺激迷走神经可使频率逐渐减慢,停止刺激又逐渐恢复至原先水平。

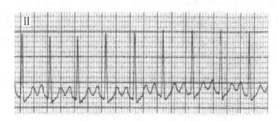

图 8-2-2　窦性心动过速

【临床意义】

窦性心动过速可见于健康人吸烟、饮茶或咖啡、饮酒、体力活动及情绪激动时。某些病理状态如发热、贫血、甲状腺功能亢进、休克、心肌缺血、充血性心力衰竭,以及应用肾上腺素、阿托品等药物时亦可出现窦性心动过速。

【治疗】

针对病因治疗,同时去除诱因,如治疗甲状腺功能亢进、充血性心力衰竭等。必要时给予β受体阻滞剂或非二氢吡啶类钙拮抗剂,以减慢心率。

二、窦性心动过缓

【心电图表现】

成人窦性心律的频率<60 次/分时,被称为窦性心动过缓(sinus bradycardia)(图 8-2-3)。常同时伴窦性心律不齐(不同 PP 间期差异>0.12 s)。

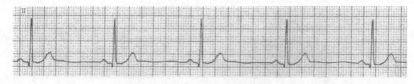

图 8-2-3　窦性心动过缓

【临床意义】

窦性心动过缓常见于健康青年人、运动员及睡眠状态。其他原因如颅内出血、甲状腺功能减退症、低温、严重缺氧、阻塞性黄疸,以及应用胺碘酮、β受体阻滞剂或非二氢吡啶类钙拮抗剂等抗心律失常药物。窦房结病变及急性下壁心肌梗死亦常伴发窦性心动过缓。

【治疗】

无症状的窦性心动过缓无需治疗。如因心率过慢出现心排血量不足症状时,可应用阿托品或异丙肾上腺素等药物治疗,但长期应用易产生严重副作用,宜考虑心脏起搏治疗。

三、窦性停搏

窦性停搏或窦性静止(sinus pause or sinus arrest)是指窦房结不能产生冲动。

【心电图表现】

表现为在较正常 PP 间期显著延长的间期内无 P 波出现,或 P 波与 QRS 波群均不出现,长的 PP 间期与基本的窦性 PP 间期无倍数关系(图 8-2-4)。长时间的窦性停搏后,下位的潜在起搏点如房室交界区或心室,可发生单个逸搏或逸搏心律。

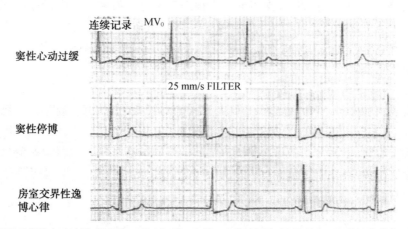

监护导联连续记录示窦性心动过缓,频率约 43 次/分,第 3 与第 4 个 P 波间的时间长达 9.2 s,其间无明确 P 波。出现交界性逸搏心律,频率约 35 次/分。第 4 与第 5 个 P 波之间有长达 3.44 s 的间歇,其间可见一次交界性逸搏。

图 8-2-4 窦性心动过缓、窦性停搏、房室交界性逸搏心律

【临床意义】

过长时间的窦性停搏如无逸搏发生,病人则有临床症状如黑蒙、短暂意识障碍或晕厥,严重时出现阿-斯综合征(Adams-Stroke syndrome),甚至死亡。迷走神经张力增高或颈动脉窦过敏均可发生窦性停搏。另外,急性下壁心肌梗死、窦房结病变、脑血管意外、应用洋地黄类药物等亦可引起窦性停搏。

【治疗】

参考病态窦房结综合征。

四、病态窦房结综合征

病态窦房结综合征(sick sinus syndrome,SSS),简称病窦综合征,是指由于窦房结病变异致其功能减退,产生多种心律失常的综合表现。病人可出现一种以上的心律失常,常伴心房自律性异常。主要特征为窦性心动过缓,当伴快速性心动过速时称心动过缓-心动过速综合征(bradycardia-tachycardia syndrome),简称慢-快综合征。

【病因】

(1) 诸多病变如冠心病、心肌病、心肌淀粉样变、硬化性与退行性变、风心病或外科手术损伤等原因均可损害窦房结,导致窦房结起搏及传导功能受损。

(2) 窦房结周围神经及心房肌的病变,窦房结动脉供血减少亦是 SSS 的病因。

(3) 迷走神经张力增加,某些抗心律失常药抑制窦房结功能,亦可导致 SSS。

【临床表现】

病人可出现与心动过缓相关的脑、心、肾等重要脏器供血不足表现,如发作性头晕、黑蒙、乏力、胸痛、心悸等,严重者可发生晕厥,甚至发生阿-斯综合征。

【心电图及其他检查】

1. 心电图表现　① 持续而显著的窦性心动过缓,心率在 50 次/分以下,并非由药物引起,且用阿托品不易纠正。② 窦性停搏或窦房传导阻滞。③ 窦房传导阻滞及房室传导阻滞并存。④ 慢-快综合征。⑤ 交界性逸搏心律。

2. 窦房结恢复时间与窦房传导时间测定

3. 固有心率测定　即应用药物完全阻断自主神经系统对心脏的支配后,测定窦房结产生冲动的频率。方法是用普萘洛尔(0.2 mg/kg)静注后 10 min,再以阿托品(0.04 mg/kg)静注,然后测心率。固有心率正常值参考以下公式计算的结果:118.1－(0.57×年龄)。病窦综合征病人的固有心率低于正常值。

【诊断】

根据临床表现、心电图典型表现,以及临床症状与心电图改变存在明确相关性,便可确诊。

【治疗】

无症状者无需治疗,但要定期随访。对于有症状的病窦综合征病人应行起搏治疗。慢-快综合征心动过速发作者,单独应用抗心律失常药物可能加重心动过缓,应先起搏治疗后,再应用抗心律失常药物治疗。

(汪小华)

第三节　房性心律失常

一、房性期前收缩

房性期前收缩(atrial premature beats),简称房早,为提早出现的、源于窦房结以外心房任何部位的异位心律。

【病因及临床表现】

60% 的正常人可出现房性期前收缩。各种器质性心脏病均可发生房性期前收缩,并可能是快速性房性心律失常的先兆。病人一般无明显症状。频发房性期前收缩者可有心悸和胸闷等表现。

【心电图检查】

① 房性期前收缩的 P 波提前出现,与窦性 P 波形态不同。② 其后多见不完全性代偿。③ 下传的 QRS 波形态多属正常,少数无 QRS 波出现(未下传的房性期前收缩),或出现宽大畸形的 QRS 波(室内差异性传导)(图 8-3-1)。

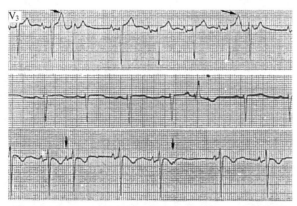

第一条箭头所指处为房性期前收缩的 P 波重叠在前一个心动周期的 T 波上;第二条中的第 5 个心动周期为提前出现的、与窦性 P 波形态不一的 P 波,QRS 波呈右束支传导阻滞的图形,为房性期前收缩合并室内差异性传导;第三条中第 6 个心动周期为房性期前收缩未下传。

图 8-3-1　三种不同的房性期前收缩

【治疗】

一般无需治疗。有明显症状者或因房性期前收缩触发室上性心动过速时,应给予治疗。吸烟、饮酒等可诱发房性期前收缩,治疗时应先去除诱因。治疗药物有普罗帕酮(心律平)、β受体阻滞剂。

二、房性心动过速

房性心动过速(atrial tachycardia),简称房速。根据发生机制可分为三种类型,即自律性房性心动过速、折返性房性心动过速及紊乱性房性心动过速。折返性房性心动过速的处理参照"阵发性室上性心动过速"。本部分主要叙述自律性房性心动过速。

【病因】

常见于心肌梗死、大量饮酒、各种代谢性疾病、慢性阻塞性肺疾病、洋地黄中毒特别是伴低血钾的病人。大多数房室传导阻滞伴发的房性心动过速为自律性增高引起的心动过速。

【临床表现】

可有胸闷、心悸等不适症状,呈短暂、间歇或持续发生。

【心电图特征】

① 心房率为 150～200 次/分。② P 波形态与窦性 P 波不同,Ⅱ、Ⅲ、aVF 导联直立。③ 可伴二度房室传导阻滞的出现。④ 刺激迷走神经不能终止心动过速,反而加重房室传导阻滞。⑤ P 波之间的等电位线仍存在,与心房扑动时的等电位线消失不同(图 8-3-2)。⑥ 发作开始时心率逐渐加快。

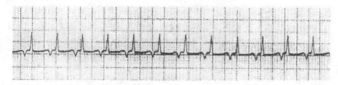

Ⅱ 导联每个 QRS 波前均有倒置的 P 波,频率 140 次/分,PR 间期 0.12 s,QRS 波群时限正常。

图 8-3-2　自律性房性心动过速

【治疗】

心室率不快且不致严重的血流动力学障碍的房速无需紧急处理。若心室率＞140 次/分,由洋地黄中毒所致,或伴严重心力衰竭、休克时应紧急处理。

1. 洋地黄引起者　① 立即停用洋地黄。② 血钾不高者,首选口服氯化钾(5 g/30 min,如仍未恢复窦性心律,2 h后再口服 2.5 g),或静脉滴注氯化钾(10~20 mmol/h,总量不超过 40 mmol),同时监测心电图中是否存在 T 波高尖,避免高血钾。③ 已存在高血钾者,可用利多卡因、β受体阻滞剂等治疗。心率不快者仅停用洋地黄即可。

2. 非洋地黄引起者　① 积极寻找病因,并有针对性地治疗。② 用洋地黄、β受体阻滞剂、非二氢吡啶类钙拮抗剂来减慢心室率。③ 如未能转复成窦性心律,可加用ⅠA、ⅠC或Ⅲ类抗心律失常药。④ 少数快速持续发作者用药物治疗无效时,可考虑射频消融。

三、心房扑动(atrial flutter)

【病因】

心房扑动,简称房扑。可发生于无器质性心脏病的病人,也可见于冠心病、风湿性心脏病、心肌病及高血压性心脏病等器质性心脏病病人。此外,肺栓塞、慢性充血性心力衰竭、房室瓣狭窄与关闭不全引起心房增大的疾病也会引起房扑;其他病因,如甲状腺功能亢进和心包炎等。

【临床表现】

房扑不伴快心室率时,病人可无症状;伴快心室率时可诱发心绞痛、心力衰竭。体格检查时可发现有快速的颈静脉扑动。

房扑可持续数月或数年,亦可自行恢复为窦性心律,或转为心房颤动。按摩颈动脉窦能突然成比例减慢房扑的心室率,停止按压又恢复原先心率水平。嘱病人运动等使交感神经兴奋或迷走神经抑制的方法,可促进房室传导,从而使房扑的心室率成倍增加。

【心电图特征】

① P 波形态呈规律锯齿状的 F 波,Ⅱ、Ⅲ、aVF 或 V$_1$ 导联最为明显,心房率为 250~300 次/分,扑动波间的等电位线消失。② 心室率规则或不规则,取决于房室传导是否恒定;当心房率>300 次/分,未经药物治疗者的心室率一般为 150 次/分。使用Ⅰ类抗心律失常药物治疗后,心房率可减慢至 200 次/分以下,房室传导比率可恢复至 1∶1,导致心室率显著加快。预激综合征或甲状腺功能亢进并发房扑时,房室可 1∶1 传导,引起极快心室率。不规则的心室率往往源于传导比率发生变化,如 2∶1 和 4∶1 交替所致。③ QRS 波形态正常,伴有室内差异性传导、经房室旁路下传或原有束支传导阻滞者 QRS 波可增宽、形态异常(图8-3-3)。

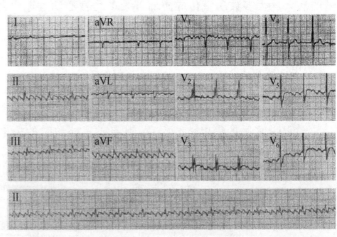

图 8-3-3　心房扑动

【治疗】

1. 积极治疗原发病

2. 直流电复律　最有效终止房扑的方法是直流电复律(低于50J)。电复律无效或已应用大剂量洋地黄不适宜复律者,可将电极导管经食管插至左心房水平,以超过心房率的频率快速起搏心房,可终止房扑或转为心室率较慢的房颤。

3. **药物治疗** 洋地黄联合 β 受体阻滞剂或非二氢吡啶类钙拮抗剂对降低心室率有效。奎尼丁或普罗帕酮能有效转复房扑并预防复发,但应先减慢心室率,否则会因奎尼丁减慢心房率和拮抗迷走神经作用,导致更快的心室率。合并冠心病、充血性心力衰竭的病人应选用胺碘酮 200 mg,tid,持续 1 周;然后减为 200 mg,bid,持续 1 周;然后每天 1 次维持,对预防房扑复发有效。索他洛尔亦可用于房扑预防,但不宜用于心肌缺血或左室功能不全的病人。

4. **射频消融** 症状明显或血流动力学不稳定者可选用射频消融,此法可根治房扑。

四、心房颤动 (atrial fibrillation)

心房颤动,简称房颤,是十分常见的心律失常。根据房颤的发病持续时间,可分为阵发性房颤和持续性房颤。我国 30 岁以上人群发病率为 0.77%,并随年龄增大而增加,男性高于女性。

【病因】

房颤主要见于器质性心脏病病人,如风湿性心瓣膜病(尤以二尖瓣狭窄为多见)、冠心病、高血压性心脏病、甲状腺功能亢进等。正常人情绪激动、运动或大量饮酒时后亦可发生。有不到 1/3 的病人无明确心脏病依据,称为特发性(孤立性、良性)房颤。极少数病人系急性感染、洋地黄中毒所引起。部分老年房颤病人呈慢-快综合征心动过速期表现。

【临床表现】

房颤症状的轻重受心室率的影响。心室率不快时可无症状;>150 次/分者可发生心绞痛与充血性心力衰竭。房颤时心房系无效射血,故心排血量比窦性心律时减少 25% 左右或更多。

房颤伴发体循环栓塞的危险性很大,系房颤时血流淤滞、心房失去收缩力所致。来自左心房的栓子易引起脑栓塞。二尖瓣狭窄或脱垂伴房颤时脑栓塞的发生率更高。而孤立性房颤是否增加脑卒中的发生率尚无定论。

心脏听诊示第一心音强弱不等,心律极不规则,心室率快时可出现脉搏短绌,原因为许多心室搏动过弱,以致不能开启主动脉瓣,或因动脉血压波太小,未能传至外周动脉。颈静脉搏动 a 波消失。

一旦房颤病人的心室率变得规则,应考虑以下几种可能:① 恢复窦性心律。② 转变为房性心动过速。③ 转为房扑。④ 发生房室交界性心动过速或室性心动过速。⑤ 如心室律变得慢而规则(30~60 次/分),提示可能出现完全性房室传导阻滞。

【心电图特征】

① P 波消失,代之以小而不规则的 f 波,频率为 350~600 次/分,扑动波间的等电位线消失。② 心室率极不规则,房颤未经药物治疗、房室传导正常者,心室率一般在 100~160 次/分,交感神经兴奋、发热或甲状腺功能亢进等可缩短房室结不应期,从而加快心室率;相反,洋地黄可延长房室结不应期而减慢心室率。③ QRS 波形态正常,伴有室内差异性传导可增宽变形(图 8-3-4)。

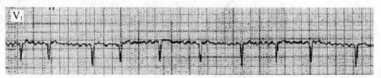

图 8-3-4 心房颤动

【治疗】

积极治疗原发病及诱发因素,并作相应处理。

1. 急性房颤 初次发作且为24~48 h内的房颤,称为急性房颤。短期内常可自行终止。症状明显者应迅速治疗,最初治疗目标是减慢快速的心室率。可静脉使用β受体阻滞剂或钙拮抗剂,使安静时心率保持在60~80次/分,轻微运动后不超过100次/分。必要时可与洋地黄合用。Ⅰa(奎尼丁)、Ⅰc(普罗帕酮)或Ⅲ类(胺碘酮)抗心律失常药均可能转复房颤,成功率60%左右,但Ⅰ类药物可诱发致命性室性心律失常,增加病死率。预激综合征合并房颤者禁用洋地黄、β受体阻滞剂和钙拮抗剂;心力衰竭与低血压者忌用β受体阻滞剂和维拉帕米。

如经上述处理房颤在24~48 h内仍未恢复窦性心律,宜采用药物或电复律。如病人发作开始时已呈现急性心力衰竭或血压下降明显,宜紧急行电复律治疗。

2. 慢性房颤 根据房颤的持续时间,可将其分为阵发性、持续性与永久性三类。永久性房颤是指经复律与维持窦性心律治疗无效时的房颤。阵发性房颤常能自行终止,持续性房颤往往不能自行恢复,可选用药物复律和电复律。复律治疗成功与否与房颤持续时间、左房大小及年龄有关。电复律前应预先应用抗心律失常药,以防复律后房颤复发,低剂量(200 mg/d)胺碘酮的疗效与病人的耐受性均较好。永久性房颤的治疗目标为控制过快的心室率,可选用β受体阻滞剂、钙拮抗剂或地高辛,注意禁忌证。

3. 预防血栓栓塞 ① 慢性房颤病人有较高的栓塞发生率。过去有栓塞史、瓣膜病、高血压、糖尿病、老年病人、左心房扩大及冠心病者发生栓塞的危险性更大。② 存在上述任何一种情况者均应接受抗凝治疗。口服华法林凝血酶原时间国际标准化比率(INR)维持在2.0~3.0,能安全有效地预防脑卒中的发生。房颤持续不超过2d,复律前无需抗凝治疗。房颤持续时间长者应抗凝治疗3周后再复律,复律后仍需维持3~4周。不宜用华法林及无以上危险因素者,可用阿司匹林每天100~300 mg。③ 抗凝治疗时应严密监测有无出血倾向。

4. 其他治疗 心室率很快且药物治疗无效者可施行房室结阻断消融术加起搏器安置术。房颤消融术的成功率不高,复发率也偏高,不推荐作为房颤的首选治疗方法。病人能耐受的慢心室率的房颤,除预防栓塞并发症外,常无需特殊治疗。

(汪小华)

第四节 房室交界性心律失常

一、房室交界区期前收缩

房室交界区期前收缩(premature atrioventricular junctional beats),简称交界早,是指冲动起源于房室交界区,可前向和逆向传导,产生提前发生的QRS波和逆向P波,P波可位于QRS波群之前(PR间期<0.12 s)、之中或之后(RP间期<0.20 s),QRS波形态正常,发生室内差异性传导时,QRS波可呈宽大畸形(图8-4-1)。房室交界性期前收缩通常

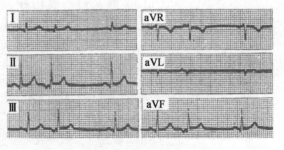

图8-4-1 交界区期前收缩

无需治疗。

三、房室交界区心动过速

可分为非阵发性和阵发性心动过速。非阵发性房室交界区心动过速参照自律性房性心动过速。阵发性室上性心动过速(paroxysmal supraventricular tachycardia，PSVT)简称室上速，由折返机制引起者多见，以房室结内折返性心动过速最常见，其次是隐匿性房室旁路介导的房室折返性心动过速，两者占总室上速的90%以上。室上速常无器质性心脏病表现，不同性别及年龄均可发病。本部分主要讲述房室结内折返性心动过速。

【临床表现】

心动过速发作呈突然发生与终止，持续时间长短不一。病人可有心悸、胸闷、焦虑、头晕，少数有晕厥、心绞痛等，症状轻重取决于发作时心室率的快速程度及持续时间，亦与原发病严重程度有关。体检心尖区第一心音强度恒定，心律绝对规则。

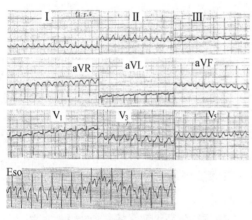

图8-4-2 房室交界区心动过速
(Eso为食管心电图)

【心电生理】

心电图表现：① 心率150～250次/分，节律规则。② QRS波形态与时限正常，如发生室内差异性传导或原有束支传导阻滞，QRS波时间与形态异常。③ P波为逆行性，常埋于QRS波内或位于其终末部分，且两者保持固定关系。④ 起始突然，通常由一个房性期前收缩触发，其下传的PR间期显著延长，随之出现心动过速发作(图8-4-2)。

其他心电生理特征包括：① 心房期前刺激能诱发与终止心动过速。② 心动过速开始几乎都伴随房室结传导延缓(PR间期延长)。③ 房室不参与形成折返回路。④ 逆行激动顺序正常，即位于希氏束邻近的电极部位最早记录到经快径路逆传的心房电活动。

【治疗】

1. 急性发作期 根据病人的基础心脏情况、既往发作史以及对心动过速耐受程度进行适当处理。

(1) 刺激迷走神经：如病人心功能正常，可先尝试刺激迷走神经的方法，如按压颈动脉窦、valsalva动作(深吸气后屏气，再用力呼气的动作)、诱导恶心等，可终止心动过速的发作，但停止刺激后有时又恢复原来的心率。初次尝试失败，在应用药物后再次尝试仍可望成功。

(2) 药物治疗：① 腺苷及钙拮抗剂：首选腺苷6～12 mg快速静推，起效迅速，副作用为胸部压迫感、呼吸困难、面部潮红、窦性心动过缓、房室传导阻滞等。由于其半衰期短于6 s，副作用也很快消失。无效者可改用维拉帕米(首剂5 mg，无效时隔10 min再注5 mg)治疗，低血压或心力衰竭者不应选用钙拮抗剂。上述药物疗效达90%以上。如病人合并心力衰竭、低血压或为宽QRS波心动过速，尚未明确室上性心动过速时，宜用腺苷治疗，不应选用钙拮抗剂。② 洋地黄与β受体阻滞剂：房室结折返性心动过速伴心功能不良时首选洋地黄。但目前此药已较少应用。β受体阻滞剂也能终止发作，但应注意禁忌证，如避免用于失代偿的心力衰竭、支气管哮喘病人。③ 普罗帕酮1～2 mg/kg静脉注射。

(3) 其他：食管心房调搏术亦可有效终止发作。直流电复律可用于病人发作时伴有严重心绞痛、低血压、充血性心力衰竭表现。应注意，已应用洋地黄者不应接受电复律治疗。

2. 预防复发　① 射频消融术已十分成熟安全，可有效根治心动过速，应优先考虑使用。② 可选用洋地黄、钙拮抗剂及 β 受体阻滞剂。

四、预激综合征

预激综合征（preexcitation syndrome），简称预激，又称 Wolf-Parkinson-White 综合征（WPW 综合征），是指病人有心动过速发作，心电图有预激表现，预激波由一部分或全体心室肌提前激动形成。其解剖学基础是在房室特殊传导组织外，还存在一些由普通工作心肌组成的肌束。连接心房与心室之间者，称房室旁路或 Kent 束。另外，还有其他附加纤维束如房-希氏束、结室纤维等。此病可发生于任何年龄，一般无其他心脏异常征象，男性居多。

【临床表现】

预激本身不引起症状。有预激波的人群心动过速发生率为 1.8%，随着年龄的增长而增加。预激发生心动过速时，80% 为房室折返性心动过速，15%~30% 为房颤，5% 为房扑。频率过快的心动过速（特别是持续发作性房颤），应警惕恶化为室颤或导致充血性心力衰竭和低血压。

【心电图特征】

房室旁路典型的预激表现为：

(1) 窦性心律时，PR 间期<0.12s；某些导联的 QRS 波时限>0.12s，起始部分粗钝（称 delta 波），终末部分正常，继发性 ST-T 波改变。根据胸前导联 QRS 波群的形态，将预激分为两型，A 型的 QRS 波群主波均向上，为预激发生在左室或右室后底部；B 型在 V_1 导联 QRS 波群主波向下，V_5 和 V_6 导联向上，提示预激发生在右室前侧壁。

(2) 预激综合征发生房室折返性心动过速时，最常见的是房室结前向传导，经旁路逆向传导，称正向房室折返性心动过速。心电图表现为 QRS 波群时限与形态均正常（图 8-4-3），余同房室结折返性心动过速。少数病人心动过速发作时折返路径相反，即旁路前向传导，房室结逆向传导，此时 QRS 波群时限与形态均异常，须与室性心动过速相鉴别。预激综合征合并房颤或房扑时（图 8-4-4），若冲动沿旁路下传，由于其不应期短，会产生极快的心室率，甚至发展为室颤。

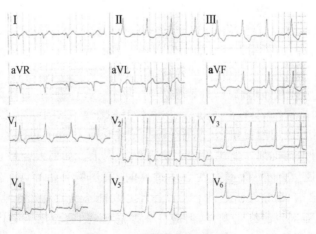

图 8-4-3　预激综合征（A 型）

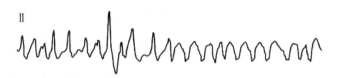

图 8-4-4 预激综合征合并心房颤动

【治疗】

若病人无心动过速发作,或偶有发作但症状较轻,均无需治疗。如心动过速发作频繁伴有明显症状者,应给予治疗,包括导管消融术及药物治疗。

1. 导管消融 导管消融是根治预激综合征室上性心动过速的首选方法。其适应证包括:① 心动过速发作频繁者。② 心房扑动或颤动经旁路快速前向传导,心室率极快,旁路前向传导不应期短于 250 ms 者。③ 药物治疗未能明显减慢心动过速的心室率者。近年来的射频消融技术取得了极大成功,可取代药物治疗或其他治疗。

2. 刺激迷走神经或电复律 预激综合征病人心动过速发作属正向房室折返性心动过速,可采用迷走神经刺激疗法或药物疗法。预激综合征发作房颤或房扑时伴有晕厥或低血压者,应快速电复律。

3. 药物治疗 应选用延长房室旁路不应期的药物,如普罗帕酮。值得注意的是,静脉注射维拉帕米与利多卡因会加速预激综合征合并房颤的心室率,甚至诱发室颤。洋地黄可缩短旁路不应期,加快心室率,因此不能单独用于曾经有房颤或房扑的病人。

(汪小华)

第五节 室性心律失常

一、室性期前收缩

室性期前收缩(premature ventricular beats)是最常见的心律失常。

【病因】

正常人与各种心脏病病人均可发生室性期前收缩。正常人发生室性期前收缩的机会随年龄的增长而增加,心肌缺血缺氧、麻醉、心肌炎和手术均可导致心肌受到机械、电、化学性刺激而发生室性期前收缩。洋地黄、奎尼丁及三环类抗抑郁药中毒发生严重心律失常前常先有室性期前收缩出现。另外,电解质紊乱、焦虑、过量吸食烟酒及咖啡可诱发室性期前收缩。

【临床表现】

病人常无与室性期前收缩直接相关的症状,病人是否有症状或症状的严重程度与期前收缩的频发程度不直接相关。可有心悸、心前区不适和乏力等。

听诊时,室性期前收缩的第二心音减弱或听不到,第一心音后出现较长的停顿。或仅能听到第一心音,桡动脉搏动减弱或消失,颈静脉可见正常或巨大的 a 波。

【心电图特征】

① 提前发生的宽大畸形的 QRS 波群,时限＞0.12 s,ST 段和 T 波与主波方向相反。② 室性期前收缩与其前面的窦性 RR 间期(即配对间期)恒定。③ 室性期前收缩很少能逆传心房,故窦房结冲动发放节律未受干扰,其后有完全性代偿间歇,即包含室性期前收缩在内的、

前后两个下传的窦性 RR 间期,等于两个窦性 RR 间期(图 8-5-1)。如果室性期前收缩恰巧插入两个窦性搏动之间,不产生室性期前收缩后停顿,称间位性室性期前收缩。

室性期前收缩可孤立或规律出现。二联律是指每个窦性搏动后跟随一个室性期前收缩;三联律是每两个正常搏动后跟随一个室性期前收缩。连续两个室性期前收缩称为成对室性期前收缩。同一导联内室性期前收缩形态相同者,为单形性室性期前收缩;形态不同者为多形性或多源性室性期前收缩。室性平行心律是指心室的异位起搏点规律地自行发放冲动,并能防止窦房结冲动入侵,其心电图表现为:① 异位性室性搏动与窦性搏动的配对间期不恒定。② 长的两个异位搏动间的距离是最短两个异位搏动间期的整数倍。③ 当主导心律的冲动下传与心室异位起搏点的冲动几乎同时抵达心室时,可产生室性融合波,其形态介于以上两种 QRS 波群形态之间。

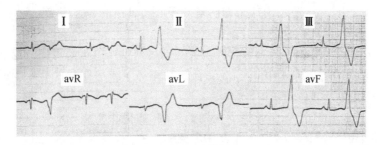

图 8-5-1　室性期前收缩(有二联律)

【治疗】

首先应对病人室性期前收缩的类型、症状及其原发病作全面了解;然后根据不同临床状况再决定是否给予治疗,采取何种方法治疗,以及确定治疗的终点。

1. 无器质性心脏病　室性期前收缩一般不增加病人发生心脏性死亡的危险性,如无明显症状,常无需用药治疗。如症状明显,治疗以消除症状为目的。做好解释工作,说明室性期前收缩的良好预后,以减轻病人的焦虑和不安情绪。避免诱因如吸烟、咖啡、应激等。药物宜选用 β 受体阻滞剂、普罗帕酮、美西律等。

2. 急性心肌缺血　急性心肌梗死发病开始的 24 h 内,病人室颤的发生率很高。近年来,自从开展冠心病加强监护病房(CCU)治疗急性心肌梗死后,尤其是开展介入治疗(PCI)及溶栓治疗后,室颤发生率大大下降。近年研究发现,室颤与室性期前收缩之间并无必然联系,但出现室性期前收缩后可早期使用 β 受体阻滞剂,以防室颤发生。无需预防性使用抗心律失常药。

3. 慢性心脏病变　心肌梗死与心肌病病人常伴室性期前收缩。研究表明,应用 Ia 类抗心律失常药物可减少心肌梗死后的室性期前收缩,但总病死率和猝死发生的风险反而增加,可能与抗心律失常药物的致心律失常作用有关。β 受体阻滞剂虽然不能有效控制心肌梗死与心肌病的室性期前收缩,但可降低总病死率、再梗死率和猝死发生率。

二、室性心动过速(ventricular tachycardia)

【病因】

室性心动过速简称室速。常发生于各种器质性心脏病病人,最常见的是急性心肌梗死,其次是心肌病、心肌炎、风心病、药物(如胺碘酮、洋地黄中毒)等,其他病因如代谢障碍、电解质紊乱、长 QT 间期综合征等。偶见于无器质性心脏病者。

【临床表现】

临床症状的轻重与室速发作时心室率、持续时间、基础心脏病变和心功能状况有关。发作时间<30 s、能自行终止的非持续性室速的病人常无症状。持续性室速(发作时间>30 s,需药物或电复律方能终止)常伴血流动力学障碍和心肌缺血,病人可有血压下降、少尿、晕厥、心绞痛等症状。

听诊时心律轻度不规则,第一、二心音分裂,收缩期血压可随心搏变化。如有完全性室房分离,可有颈静脉出现间歇巨大 a 波。当心室搏动逆传夺获心房,房室几乎同时收缩时,颈静脉可有规律的巨大 a 波。

【心电图特征】

① 3 个或 3 个以上的室性期前收缩连续出现。② QRS 波群宽大畸形,时限>0.12s,ST-T 波与 QRS 主波方向相反。③ 心室率通常 100~250 次/分,节律规则或略不规则。④ 心房波与 QRS 无固定关系,形成房室分离,可有心室夺获(室上性冲动下传至心室并激动心室形成正常 QRS 波)和室性融合波(室上性冲动下传至心室,并与心室异位激动点同时激动心室,使 QRS 波形态介于窦性与室性搏动之间)。⑤ 发作通常突然开始(图 8-5-2)。心室夺获和室性融合波的存在可为确立室性心动过速的诊断提供重要依据。

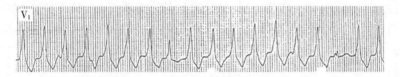

图 8-5-2　室性心动过速(第 8 个 QRS 波为室性融合波;第 16 个 QRS 波为心室夺获)

根据室速发作时 QRS 波的形态是否相同,可将室速分为单形性室速与多形性室速。尖端扭转性室速(图 8-5-3)是多形性室速的一个特殊类型,其特征是:发作时 QRS 波围绕着等电位线连续扭转。QT 间期常超过 0.5s,U 波明显。

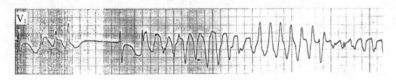

图 8-5-3　尖端扭转性室速

【治疗】

首先决定哪些病人应给予治疗。目前除了 β 受体阻滞剂、胺碘酮以外,尚未证实其他抗心律失常药物能降低心脏性猝死的发生率。且抗心律失常药物本身亦会导致或加重原有的心律失常。一般遵循的治疗原则为:有器质性心脏病或有明确诱因者首先应给予针对性治疗;无器质性心脏病者发生非持续性室速,如无症状或无血流动力学障碍,处理原则同室性期前收缩。持续性室速发作者,无论有无器质性心脏病,都应给予治疗。

1. 终止室速发作　室速发作者如无明显血流动力学影响,首先给予静脉注射利多卡因或普鲁卡因胺,同时静脉滴注。普罗帕酮亦十分有效,但不宜用于心力衰竭或心肌梗死病人。其他药物无效时,可选用胺碘酮静脉注射或直流电复律。如病人已出现低血压、休克、心绞痛、充血性心力衰竭或脑血流灌注不良等症状,应迅速施行电复律。洋地黄中毒引起者不宜用电复律。

尖端扭转性室速者,应积极寻找并处理导致 QT 间期延长的诱因和疾病,治疗可试用镁盐、异丙肾上腺素,或临时心房起搏。

2. 预防复发　首先应努力寻找和治疗诱因及使室速持续的可逆性病变如缺血、低血钾等。治疗窦性心动过缓及房室传导阻滞等心室率过于缓慢的疾病、充血性心力衰竭等有助于减少室速发作。

在药物预防效果大致相同的情况下,可选择潜在毒副作用小的药物。β受体阻滞剂能降低心肌梗死后猝死发生率,其作用可能通过降低交感神经活性与改善心肌缺血来实现。荟萃分析结果表明,胺碘酮可显著降低心肌梗死后及充血性心力衰竭病人的心律失常或猝死发生率。维拉帕米对大多数室速的预防无效,但可用于治疗"维拉帕米敏感性室速"病人。普罗帕酮增加心脏骤停存活者的病死率。治疗期间密切注意药物各种不良反应。

单一药物无效时可联合用药,不宜单一大剂量用药。植入式心脏复律除颤仪疗效好。特发性单源性室速可试用导管射频消融治疗。对于某些冠心病合并室速的病人,单纯冠脉旁路移植手术不能保证达到根治室速发作的目的。

三、心室扑动与心室颤动(ventricular flutter and fibrillation)

心室扑动与心室颤动,简称室扑与室颤,是致命性的心律失常,常见于缺血性心脏病。另外,抗心律失常药特别是引起长 QT 间期的药物、严重缺血缺氧、预激综合征合并房颤等亦可引起室扑或室颤。

【临床表现】

临床症状包括抽搐、意识丧失、呼吸停顿甚至死亡。听诊心音消失,测不到脉搏及血压。无泵衰竭或心源性休克的急性心肌梗死病人出现的原发性室速,预后较佳,抢救成功率较高,复发很低。反之,不伴随急性心梗的室颤,一年内复发率高达 20%～30%。

【心电图特征】

室扑时心电图呈正弦波图形,波幅大而规则,频度为 150～300 次/分(通常在 200 次/分以上)。室颤时波形、振幅及频率均极不规则,无法辨别 QRS 波群、ST-T 波(图 8-5-4)。

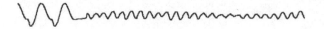

图 8-5-4　心室扑动与心室颤动

【治疗】

应争分夺秒进行抢救,尽快恢复有效心室收缩。紧急处理措施包括胸外心脏按压、人工呼吸(有呼吸停止者)、直流电除颤及药物治疗。最有效的方法是电除颤,无条件电除颤者应即刻给予胸外心脏按压。

(汪小华)

第六节　传导阻滞

心脏冲动在心脏传导系统的任何部位均可发生传导减慢或阻滞。在窦房结与心房间的阻滞为窦房传导阻滞;心房与心室间的为房室传导阻滞;心房内的为房内阻滞;心室内的为室内阻滞。

按阻滞的严重程度可将传导阻滞分三度:一度传导阻滞为传导时间延长,但无冲动脱落;二度又可分为莫氏Ⅰ型(文氏型)和莫氏Ⅱ型。文氏型的表现为传导时间进行性延长,直到一次冲动不能传导;Ⅱ型表现为传导阻滞间歇出现。所有冲动都不能传导的为三度传导阻滞,又称完全性传导阻滞。本部分介绍房室传导阻滞及室内阻滞。

一、**房室传导阻滞**(atrioventricular block)

房室传导阻滞又称房室阻滞,是指由于生理或病理的原因,窦房结的冲动在经心房传至心室的过程中,房室交界区出现部分或完全的传导阻滞。房室阻滞可发生在房室结、希氏束及束支等不同部位。

【病因】

正常人或运动员可发生文氏型(莫氏Ⅰ型)房室阻滞,夜间多见,与迷走神经张力增高有关。各种心脏病,如高血压性心脏病、冠心病、心脏瓣膜病、心脏手术、电解质紊乱、药物中毒等都是房室阻滞的病因。

【临床表现】

一度房室传导阻滞的病人常无症状。二度房室传导阻滞引起心搏脱漏,可有心悸,也可无症状。三度房室阻滞的症状取决于心室率与原发病变,可有疲倦、乏力、头晕,甚至晕厥、心肌缺血和心力衰竭的表现。当一度或二度房室传导阻滞突然进展为三度房室传导阻滞时,病人常因心室率过慢导致急性脑缺血,可出现意识丧失,甚至抽搐等症状,严重者可发生猝死。

听诊时一度房室传导阻滞可有第一心音减弱;文氏型可有第一心音逐渐减弱,并有心搏脱漏;莫氏Ⅱ型有间歇性心搏脱漏,但第一心音强度恒定;三度房室传导阻滞的第一心音强度经常变化,房室同时收缩时可见颈静脉巨大的 a 波。

【心电图特征】

1. 一度房室传导阻滞　仅有房室传导时间的延长,时间>0.20s,而无心室脱落表现(图8-6-1)。房室传导束的任何部位发生传导缓慢均可导致 PR 间期延长。如 QRS 波群形态与时限正常,房室传导延缓部位几乎都在房室结,极少数在希氏束本身;QRS 波群呈现束支传导阻滞图形者,传导延缓可能位于房室结和(或)希氏束-普肯耶系统。偶有房内传导延缓也可导致 PR 间期延长。

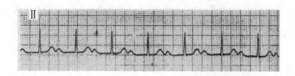

图 8-6-1　一度房室传导阻滞

2. 二度房室传导阻滞

(1) Ⅰ型房室传导阻滞(又名文氏阻滞)是二度房室传导阻滞中最常见的一种。心电图表现为(图8-6-2):PR 间期进行性延长,相邻 RR 间期逐渐缩短,直至一个 P 波受阻不能下传至心室;包含受阻 P 波在内的 RR 间期小于正常窦性 PP 间期的两倍。除阻滞部位较低(阻滞在希氏束以下可有束支传导阻滞)外,大多数阻滞位于房室结,QRS 波群正常。此型传导阻滞很少发展为三度房室传导阻滞。

（2）Ⅱ型房室传导阻滞为心房冲动传导突然被阻滞,心电图特征为:PR 间期固定不变,且时限正常,QRS 波正常,则阻滞可能位于房室结内(图 8-6-2)。2∶1 房室传导阻滞可能属Ⅰ型或Ⅱ型房室阻滞。QRS 波群正常者,可能为Ⅰ型;若同时记录到 3∶2 阻滞,第二个心动周期的 PR 间期延长者,便可确诊为Ⅰ型阻滞。当 QRS 波群呈束支传导阻滞图形时,须做心电生理检查才能确定阻滞部位。本型易转变成三度房室传导阻滞。

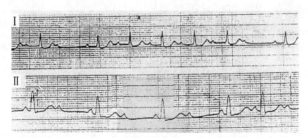

Ⅰ:左起第 3 个 P 波始,PR 间期逐渐延长,直至第 8 个 P 波后的 QRS 波脱落,出现长间歇,形成 6∶5 传导,为文氏型传导阻滞。Ⅱ:P 波规律出现,PR 间期固定,P 波与 QRS 波之比为 2∶1～3∶2,为莫氏Ⅱ型房室传导阻滞。

图 8-6-2　二度房室传导阻滞

3. 三度(完全性)房室传导阻滞　又称完全性房室传导阻滞。此时全部心房冲动均不能下传至心室。心电图特征为:① 心房和心室的激动各自独立,互不相关。② 心房率快于心室率,心房冲动来自窦房结或异位心房节律。③ 心室起搏点通常在阻滞部位以下,如为希氏束及其近邻,则频率 40～60 次/分,QRS 波正常,心律亦较稳定;如位于室内传导系统的远端,则心室率在 40 次/分以下,QRS 波增宽(图 8-6-3)。

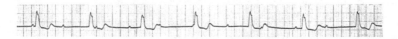

图 8-6-3　三度房室传导阻滞

【治疗】

应针对不同病因进行治疗。一度房室阻滞与二度Ⅰ型房室阻滞者的心室率不太慢,故无需特殊治疗。二度Ⅱ型与三度房室阻滞者,如心室率显著减慢,伴有明显症状与血流动力学障碍,甚至出现阿-斯综合征,应给予起搏治疗(见本章附录 4)。

阿托品(0.5～2.0 mg,静脉注射)可提高房室阻滞病人的心率,适用于房室结阻滞的病人。异丙肾上腺素(1～4 μg/min,静脉滴注)适用于任何部位的房室阻滞,但急性心肌梗死病人易产生严重室性心律失常,故此类应慎用。上述药物仅适用于无心脏起搏条件的临时用药,不应长期使用。

二、室内传导阻滞(intraventricular block)

室内传导阻滞又称室内阻滞,是指希氏束分叉以下部位的传导阻滞。室内传导阻滞又可分为右束支阻滞(right bundle branch block,RBBB)、左束支阻滞(left bundle branch block,RBBB)、左前分支阻滞(left anterior fascicular block)与左后分支阻滞。临床病人可为单束支阻滞,亦可为双束支或三束支阻滞。

【病因】

右束支阻滞较为常见,常发生于风心病、高血压性心脏病、冠心病及心肌病,亦可见于大面积肺梗死、急性心肌梗死病人。正常人亦可发生右束支阻滞。

左束支阻滞常发生于充血性心力衰竭、急性心肌梗死、急性感染、高血压性心脏病、风心病及冠心病等。左前分支阻滞较为常见。

【心电图特征】

1. 右束支阻滞（RBBB） 完全性右束支阻滞：QRS波群时限≥0.12 s。$V_{1\sim2}$导联呈rsR，R波粗钝，$V_{5\sim6}$导联呈qRS，S波增宽。T波与主波方向相反（图8-6-4）。不完全性右束支阻滞的图形与完全性右束支传导阻滞相似，但QRS时限＜0.12 s。

2. 左束支阻滞（LBBB） 完全性左束支阻滞：QRS时限≥0.12s。$V_{5\sim6}$导联R波宽大，顶部有切迹，其前方无q波。$V_{1\sim2}$导联呈宽阔的QS波或rS波，$V_{5\sim6}$导联T波与QRS主波方向相反（图8-6-5）。不完全性左束支阻滞的图形与完全性左束支传导阻滞相似，但QRS时限＜0.12 s。

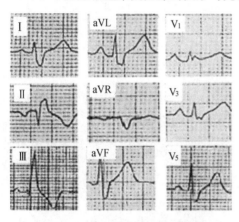

图 8-6-4　完全性右束支传导阻滞

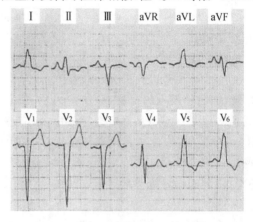

图 8-6-5　完全性左束支传导阻滞

3. 左前分支阻滞　额面平均QRS电轴左偏达$-90°\sim-45°$。Ⅰ、aVL导联呈qR波，Ⅱ、Ⅲ、aVF导联呈rS形，QRS时限＜0.12s（图8-6-6）。

4. 双分支阻滞与三分支阻滞　双分支阻滞是指室内传导系统三分支中的任何两分支同时发生阻滞；后者是指三分支同时发生阻滞。如三分支阻滞，则病人的心电图表现为完全性房室阻滞，由于阻滞分支的数量、程度、是否间歇发生等不同情况组合，可出现不同的心电图表现。最常见的为右束支并左前分支阻滞。

【治疗】

慢性单侧束支阻滞的病人如无症状，无需治疗。双束支与不完全性三束支阻滞有可能进展为完全性房室传导阻滞，不必常规预防性起搏治疗，

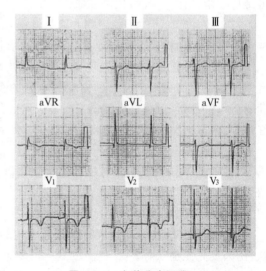

图 8-6-6　左前分支阻滞

但须监测病情。急性心肌梗死伴双束支、三束支阻滞，或慢性双束支、三束支阻滞，伴有晕厥或阿-斯综合征发作的病人，则应尽早考虑植入心脏永久起搏器。

（汪小华）

第七节 心律失常的护理

【主要护理诊断/问题】
1. 活动无耐力　与心律失常导致心排血量减少有关。
2. 焦虑/恐惧　与疾病带来的不适感、意识到自己的病情较重及不适应监护室气氛等有关。
3. 潜在的并发症　猝死。
4. 有受伤的危险　与心律失常引起的头晕及晕厥有关。

【护理措施】
1. 病情观察
(1) 生命体征：密切监测病人的血压、脉搏及呼吸的变化。
(2) 组织灌注不足的征象：倾听病人的主诉，观察病人的神志、面色、四肢末梢循环的变化，同时监测尿量。对行房颤电复律的病人，应注意有无栓塞征象的出现。
(3) 心电监护：应注意有无引起猝死的严重心律失常征兆，如频发性、多源性或成对室早、室速，密切监测高度房室传导阻滞、病窦综合征等病人的心室率。一旦发现上述征兆，应立即向医师汇报，同时做好抢救准备。

2. 休息与活动
(1) 功能性或轻度器质性心律失常且血流动力学指标改变不大的病人，应注意劳逸结合，可维持正常工作和生活，积极参加体育锻炼，以改善自主神经功能。
(2) 有血流动力学不稳定的心律失常病人应绝对卧床休息，以减少心肌耗氧量，降低交感神经活性。协助做好生活护理，保持大便通畅，避免和减少不良刺激。

3. 饮食护理　食物宜清淡、低脂、富纤维素及含钾丰富，少食多餐，避免饱食。合并心衰者应限制钠盐的摄入。鼓励进食含钾丰富的食物如豆类、鲜蘑菇、芋头、菠菜、腐竹、香蕉、荸荠、椰子、鲜枣等，避免低血钾诱发心律失常。鼓励多食纤维素丰富的食物如韭菜、芹菜、竹笋、红薯等，保持大便通畅。避免食用咖啡、可乐、浓茶、辣椒等刺激性强的食物。

4. 对症护理
(1) 心悸：① 症状明显时尽量避免左侧卧位，因该卧位时病人感觉到心脏搏动而使不适感加重。② 给氧：伴呼吸困难、发绀症状时，给予 2～4 L/min 氧气吸入。③ 必要时遵医嘱服用 β 受体阻滞剂等药物。
(2) 眩晕、晕厥：① 评估眩晕、晕厥发生的原因，了解晕厥发生的体位、持续时间及伴随症状、诱因及先兆症状等。② 避免剧烈活动和单独活动，一旦出现症状，应立即平卧，以免跌倒。③ 晕厥或近乎晕厥的病人改变体位时应动作缓慢。
(3) 阿-斯综合征和猝死：① 情绪创伤、劳累、寒冷、失眠、排便用力等是诱发猝死的因素，护士应正确指导病人的休息和活动，注意心理疏导，保持安静、舒适的生活环境，减少干扰，以降低猝死的发生率。② 准备好抗心律失常的药物（表 8-7-1）、抢救药品、除颤仪、临时起搏器等，对于突然发生室扑或室颤的病人，立即行非同步直流电除颤。
(4) 心绞痛：详见心绞痛章节。

5. 用药、安置起搏器及心脏电复律的护理

（1）用药护理：① 正确、准确使用抗心律失常药：口服药应按时按量服用，静脉注射及滴注药物应严格按医嘱执行，用药过程中及用药后要注意观察病人心律、心率、血压、呼吸及意识状况，以判断疗效。② 观察药物不良反应（表8-7-1）。

表 8-7-1　常用抗心律失常药物的适应证及不良反应

药名	适应证	不良反应
奎尼丁	房性与室性期前收缩，各种快速性心动过速，心房颤动和扑动；预防上述心律失常复发	消化道症状：畏食、呕吐、恶心、腹泻、腹痛等 血液系统症状：溶血性贫血、血小板减少 心脏方面：窦性停搏、房室阻滞、QT间期延长与尖端扭转性室速、晕厥、低血压 其他：视听觉障碍、意识模糊、皮疹、发热
普鲁卡因胺	同"奎尼丁"	心脏方面：中毒浓度抑制心肌收缩力，低血压、传导阻滞、QT间期延长及多形性室速 胃肠道反应较奎尼丁少见，中枢神经系统反应较利多卡因少见 其他：可见发热、粒细胞减少症，药物性狼疮
利多卡因	急性心肌梗死或复发性室性快速性心律失常；心室颤动复苏后防止复发	神经系统方面：眩晕、感觉异常、意识模糊、谵忘、昏迷 心脏方面：少数可引起窦房结抑制，房室传导阻滞
美西律	急、慢性室性快速性心律失常（特别是QT间期延长者）；常用于小儿先天性心脏病及室性心律失常	心脏方面：低血压（发生于静脉注射时）、心动过缓 其他：呕吐、恶心、运动失调、震颤、步态障碍、皮疹。
普罗帕酮	室性期前收缩，各种类型室上性心动过速，难治性、致命性室速	心脏方面：窦房结抑制、房室传导阻滞、加重心力衰竭 其他：眩晕、味觉障碍、视力模糊；胃肠道不适；可能加重支气管痉挛
β受体阻滞剂	甲状腺功能亢进、嗜铬细胞瘤、麻醉、运动与精神诱发的心律失常；房颤与房扑时减慢心室率；室上性心动过速；洋地黄中毒引起的心动过速、期前收缩等；长QT间期延长综合征；心肌梗死后	心脏方面：低血压、心动过缓、充血性心力衰竭、心绞痛病人突然撤药引起症状加重、心律失常、急性心肌梗死 其他：加剧哮喘与慢性阻塞性肺疾病、间歇性跛行、雷诺现象、精神抑郁；糖尿病者可能出现低血糖、乏力
胺碘酮	各种快速心律失常；肥厚型心肌病，心肌梗死后室性心律失常、复苏后预防室性心律失常复发	最严重心外毒性为肺纤维化；转氨酶升高；光过敏，角膜色素沉着；甲状腺功能亢进或减退；胃肠道反应 心脏方面：心动过缓、致心律失常作用少
维拉帕米	各种折返性室上性心动过速；房颤与房扑时减慢心室率，某些特殊类型的室速	增加地高辛浓度 心脏方面：低血压、心动过缓、房室阻滞、心搏停顿。禁用于严重心力衰竭、严重房室传导阻滞、房室旁路前传的房颤、严重窦房结病变、室性心动过速、心源性休克
腺苷	折返环中含有房室结的折返性心动过速的首选药；心力衰竭、严重低血压适用	潮红，短暂的呼吸困难、胸部压迫感（1 min左右），可有短暂的窦性停搏、室性期前收缩或短阵室性心动过速

(2) 安置起搏器及心脏电复律的护理：详见本章附录 4。

6. 心理护理　经常与病人交流，倾听心理感受，给予必要的解释与安慰，加强巡视。鼓励家属安慰病人，酌情增减家属探视时间。

【健康教育】

1. 知识宣教　向病人讲解心律失常的病因、诱因及防治知识。

2. 休息与活动　注意休息，劳逸结合，防止增加心脏负担。无器质性心脏病的病人应积极参与体育锻炼，改善自主神经功能；有器质性心脏病的病人可根据心功能情况酌情活动。有晕厥史的病人应避免从事驾驶、高空作业等危险工作，出现头晕等脑缺血症状时，应立即平卧。

3. 饮食　选择低脂，富含钾、维生素和纤维素的易消化饮食，少食多餐，避免饱餐。

4. 病情监测　教会病人及家属自测脉搏和心律，每天 1 次，每次 1 min。教会反复发作的严重心律失常病人的家属心肺复苏术。

5. 其他　积极治疗原发病，遵医嘱服用抗心律失常药，不可自行增减或停药，同时注意药物的副作用。定期随访，经常复查 ECG。

（汪小华）

附录 1：心源性猝死

心源性猝死（sudden cardiac death，SCD）是指在急性症状发生后 1h 内先有突然发生的意识丧失和因心脏原因导致的自然死亡。病人可伴有或不伴有器质性心脏病，常无任何危及生命的前期表现。死亡的时间和方式多为意外，不能预期。

【病因】

SCD 病人大多数有心脏结构的异常。成年 SCD 病人中，心脏结构异常主要包括冠心病、肥厚型心肌病、心脏瓣膜病、心肌炎、非粥样斑块性冠状动脉异常、浸润性病变和心内异常通道（长 QT 综合征、Brugada 综合征等）。这些心脏结构异常是室性心律失常的发生基础。一些暂时性的功能性因素，如心电不稳定、血小板聚集、冠状动脉痉挛、心肌缺血及缺血后再灌注使原有稳定的心脏结构异常，发生不稳定情况。

【病理生理】

SCD 包括缺血性、机械性和心电性猝死三种。自主神经系统的激活致交感性张力增高和副交感性减弱，其结果是血压增高、心率增快、血小板凝聚和血液黏稠度的增高。这些改变使心室颤动的阈值减低，动脉粥样硬化斑块容易破裂，血小板聚集，从而引起缺血性事件（心绞痛或心肌梗死）或心电性事件（心律失常），导致心源性猝死。

【临床表现】

心源性猝死的临床表现可分为以下 4 个方面。

1. 前驱症状　指新的心血管症状的出现或原有的症状加重，如胸痛、呼吸困难、心悸或疲乏无力，发生在终末事件之前的数天、数周或数月。前驱症状既不敏感也缺乏特异性。

2. 终末事件的发生　特异症状一般是急骤发生的心悸或心跳加速、头晕、呼吸困难、软弱无力或胸痛。比这些特异性症状更重要的是心血管状态的显著改变。终末事件的发生代表了心脏结构异常与功能性影响之间的相互作用，短暂性心肌缺血可引起心绞痛或心律失常的症状，而再灌注可骤然诱发严重的心律失常。延迟的、不充分的或不适当的治疗可导致有症状的室速或室颤。自主神经系统的改变易于产生心律失常以及使心肌环境的代谢状态发生改变。

3. 心脏骤停(cardiac arrest) 指心脏泵血功能突然停止导致的意识完全丧失、呼吸停止和脉搏消失。心脏骤停的心电机制包括室颤、缓慢心律失常、心脏停搏和持续性室速。除了这些心电机制外，其他少见的机制包括电-机械分离、心脏破裂、心包填塞、血流的急性机械性阻塞以及大血管的急性事件(如大动脉穿孔或破裂)等。

4. 生物学死亡 如无治疗干预，持续4～6 min的室颤即可引起不可逆的大脑损害，预后很差。8 min内若缺乏生命支持治疗措施，几乎不可能存活。

【心脏骤停病人的处理】

心脏骤停抢救成功的关键是尽早进行心肺复苏(CPR)和复律治疗。心肺复苏分为初级心肺复苏和高级心肺复苏。

1. 识别心脏骤停 当病人突然发生意识丧失时，首先需要判断病人的反应，观察皮肤颜色，有无呼吸运动，可以拍打或摇动病人。判断病人无反应时，应立即开始初级心肺复苏，并在最短时间内判断有无脉搏，以确诊心脏骤停。

2. 呼救 在不延缓实施心肺复苏的同时，应设法通知急救医疗系统。

3. 初级心肺复苏及基础生命活动的支持 一旦确立心脏骤停的诊断，应立即进行初级心肺复苏及基础生命活动支持，主要措施包括胸外按压、开通气道、人工呼吸和体外除颤，简称为CABD(circulation, airway, breathing, defibrillation)。

4. 高级心肺复苏 即高级生命支持(advanced life support)，是在基础生命支持的基础上，应用辅助设备、特殊技术等建立更为有效的通气和血运循环，主要措施包括气管插管建立通气，除颤转复心律成为血流动力学稳定的心律，建立静脉通道并应用必要的药物维持已恢复的循环。必须持续监测心电图、血压、脉搏、血氧饱和度、呼气末二氧化碳分压测定等，必要时还需要进行有创性血流动力学指标监测，如动脉血气、动脉压、中心动脉压、肺动脉压等。

【心源性猝死的预防】

预防心源性猝死的关键一步是识别出高危人群。鉴于大多数心源性猝死发生在冠心病病人，减轻心肌缺血、预防心肌梗死或缩小梗死范围等措施应能减少心源性猝死的发生率。

1. 药物预防心源性猝死 ①β受体阻滞剂能够明显减少急性心肌梗死、梗死后及充血性心力衰竭病人心源性猝死的发生。对扩张性心肌病、长QT综合征、儿茶酚胺依赖性多形性室速病人，β受体阻滞剂亦有预防心源性猝死的作用。② ACEI类药物对减少充血性心力衰竭猝死的发生可能有作用。③ 胺碘酮没有明显负性肌力作用，对心肌梗死后合并心室功能不全或心律失常的病人常能显著减少心律失常导致的死亡，但对总病死率无明显影响。胺碘酮在心源性猝死的二级预防中优于传统的抗心律失常药。

2. 手术预防心源性猝死 抗心律失常的外科手术治疗通常包括电生理标测下的室壁瘤切除术、心室心内膜切除术及冷冻消融技术，但在预防心源性猝死方面的作用有限。长QT综合征病人，经β受体阻滞剂足量治疗后仍有晕厥发作或不能依从药物治疗的病人，可再行左侧颈胸交感神经切除术，对预防心源性猝死的发生有一定作用。导管射频消融术对有器质性心脏病的心源性猝死高危病人或心脏骤停存活者预防心源性猝死的作用有待进一步研究。

近年的研究已证明，埋藏式心脏复律除颤器(ICD)能改善一些有高度猝死危险病人的预后，如伴有无症状性非持续性室速的陈旧性心肌梗死病人及非一过性或可逆性原因引起的室颤或室速所致心脏骤停的存活者。持续性及明确为快速心律失常的晕厥病人，ICD较其他方法能更好地预防心源性猝死的发生。

（刘丹惠杰）

附录2：射频消融术

射频消融术（radio frequency catheter ablation，RFCA）是一种心脏介入性治疗技术，它通过经皮穿刺送入心导管，利用一种低电压高频（30kHz～1.5MHz）的射频能源通过导管头端的电极释放射频电能，在导管头端与局部心肌内膜之间电能转化为热能，使特定局部心肌细胞脱水、变性、坏死（损伤直径7～8 mm，深度3～5 mm），故自律性和传导性均发生改变，从而使心律失常得以根治。操作过程中不需全身麻醉。心内射频消融时靶点组织不宜严重干化，因此，射频仪将温度自控在50～80℃。

【适应证】

RFCA现用于治疗室上性、室性心律失常，以及房性心律失常，以治疗阵发性室上性心动过速最为成熟。药物控制不满意、发作时有血流动力学障碍，或属不安全性质的心动过速等也属适应证范畴。无严格年龄限制。具体如下：

1. 阵发性室上性心动过速　以房室旁道为解剖基础的房室折返性心动过速和房室结折返性心动过速占全部室上性心动过速的90%以上，目前可将RFCA作为首选治疗措施。

2. 阵发性室性心动过速　室性心动过速有多种类型，但不如室上性心动过速常见，RFCA消融成功率约74%，甚至更低。但由于其发作时常伴血流动力学不稳定，造成心排血量降低，血压下降、晕厥或休克，严重者可能出现室颤，迅速危及病人的生命。所以即使手术成功率低，也应积极争取RFCA，以求得根治。

3. 房性心律失常　房颤、房扑、房速及不间断性交界性心动过速。

【术前准备】

1. 物品准备　穿刺针、尖刀片1个，7F～8F动脉鞘管4～5根，6F多极电极导管3根，冠状窦电极1根，以及根据心脏大小、靶点部位选择不同的消融导管。射频发生仪、心内程序刺激仪、多导电生理仪、C臂X线机，以及心包穿刺包。无菌敷料包内含手术衣2件、小洞巾1块、心导管特制大单1条、不锈钢中盆1只、小碗2只、小药杯2只、蚊式钳2把、大小纱布数块。

2. 药物准备

(1) 与RFCA相关的药物：1%利多卡因、异丙肾上腺素、三磷酸腺苷、肝素、生理盐水500 mL数瓶。

(2) 与RFCA相关的抢救药物：硝酸甘油、阿托品、1%利多卡因、肾上腺素、多巴胺、5%碳酸氢钠、低分子右旋糖酐、呋塞米、地塞米松或氢化可的松等。

3. 病人准备

(1) RFCA的知识宣教：根据病人的年龄、文化程度、心理素质不同，采用适当的形式向病人及其家属说明所治疾病的发病机制，以及RFCA治疗的目的、意义、大致过程、术中术后注意事项和术中配合，如告知病人行射频消融时需要插入3～5根导管，而麻醉方式是局部麻醉，故插管时存在一定的疼痛不适等；有些病人在发放射频时，胸口出现疼痛不适，停止发放则症状缓解；告知病人术中如有不适要及时汇报，使病人心中有数，从而解除其因知识缺乏而导致的紧张心理。对精神过度紧张的病人术前可给予地西泮 10 mg 肌肉注射。

(2) 术前一日或当日备皮,清洁双侧腹股沟及一侧颈肩部皮肤。术前常规要求病人停用抗心律失常药物至少 5 个半衰期,对于依赖抗心律失常药物控制症状的病人可收入院后在监护下停药。术前 1~2 日训练床上排尿,手术当日禁食,但术前 1 h 应予静脉负荷液体,其目的在于维持血容量,扩张血管,以利穿刺成功。

(3) 帮助病人了解心导管室环境:心导管室有很多电子设备,以及工作人员身着的手术衣、X 线防护铅衣、铅脖套等,可向病人说明各种设备的用途。另外,由于 RFCA 手术时间偏长,接触 X 线辐射偏多,常常成为有些病人关心的另一个问题,如病人有疑问,可向其讲明各种电极到位及寻找精确靶点均须在透视下进行,短时、小量的 X 线对身体危害极微,并告知病人导管室监护设备先进可靠,抢救措施及时高效,以赢得病人的最佳配合。

(4) 必要的辅助检查:经胸超声心动图、出凝血时间、ECG 等。

【操作步骤】

1. 消融前的准备　手术床上安防特质橡胶床垫,以防病人与周围金属直接接触,造成短路,粘贴体表心电图电极处,同时将导电糊均匀涂抹于无干电极上,并准确安放到病人腰水平以上背部正中处,使电极板均匀地与皮肤接触。

2. 消毒铺巾　用安尔碘常规消毒腹股沟,上至脐部,下至大腿中部,左右至两大腿侧面包括会阴部,同时消毒右侧颈部皮肤。然后铺洞巾及心内导管特制大单于双侧腹股沟、右侧颈部,暴露相应部位皮肤。

3. 穿刺动脉或静脉,插入动脉鞘　局麻后穿刺左右侧股静脉或右颈内静脉、锁骨下静脉、右股动脉(右侧旁道消融时)。并植入动脉鞘管,肝素水冲洗鞘管,一次注入肝素 3 000~5 000 U,以防血栓形成。

4. 电极到位　将一根普通多极电极导管的顶端送到左心室心尖,另一根电极顶端送至希氏束,记录到希氏束电位,另外自颈内动脉的动脉鞘内送入冠状窦电极,动作尽量轻柔,以免损伤冠状窦。

5. 射频消融　上述三根电极到位后,首先进行心腔内电生理检查,初步确定靶点位置(图 1);再插入大头导管,并将其送至相应心腔内(房室结双径改良术、右侧旁道和房颤消融时大头导管从股静脉插入;左侧旁道和室性心动过速时大头导管从股动脉内插入),再用大头导管证实电生理检查结果,并找到更精确靶点位置。定位后将消融导管尾端与射频消融仪输出端相连,打开射频仪放电,记录每次放电的电功、时间及阻抗。

房室折返性心动过速(AVRT)的定位(图 2):① 显性预激,激动由旁路下传。窦性心律时,该处心室最早激动(EVA),AV 间期最短,A 与 V 接近

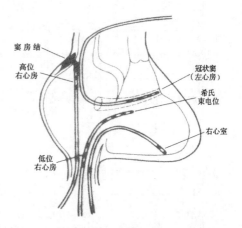

图 1　心内膜标测部位

并部分重叠。② 心室重叠找出逆传心房的最近点(EAA),V 与 A 贴近也可部分重叠。③ 诱发心动过速既可证实折返性质,又可精确定位。

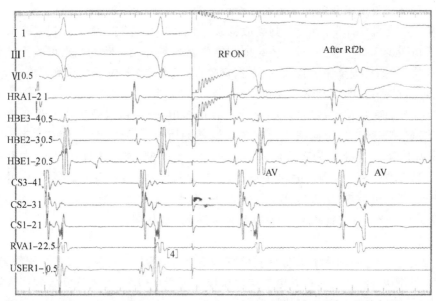

射频电极对准左后间隔,窦性心律时发放射频,第2个心动周期时旁道即被阻断,A波与V波分开,体表心电图δ波消失

图2 左侧旁道(左后间隔)显性预激的射频治疗

AVRT消融成功的判断:放电5 s内,折返性心动过速终止,或δ波消失。这时宜继续放电一定时间以求巩固。消融后做电生理检查,若已无室房逆传,则标志着消融成功,必要时用腺苷或ATP来判断旁道消融是否彻底。

房室结折返性心动过速(AVNRT)的定位(图3):RFCA一般消融慢径,以保持正常传导。慢径一般分布在Kock三角区后下方,冠状静脉窦口前下侧。一般多采取后或下方位法。

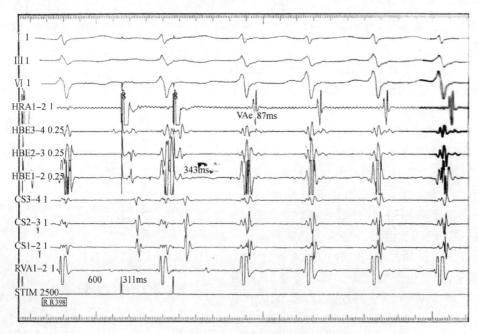

图3 房室结折返性心动过速的发生机制

将大头电极顶端放置于房室结区后下位,冠状静脉窦口与希氏束连线中点或中下三分之一处,记录到小A及大V波,说明大头位于房室瓣环上,进行放电。AVNRT消融后检查:AVNRT的双径位置表浅,电功率20W左右即可起效。为了防止房室传导阻滞的发生,应短时反复放电及检查。检查内容为:是否有双通道不应期的差别,诱发窗口是否存在,是否能诱发折返等。必要时给予异丙肾上腺素,使窦性心率增加20%,再调搏检查。

6. 拔管及压迫止血　由旁道引起的房室折返性心动过速,经检查旁道已被阻断;房室结折返性心动过速的房室结双径的慢径已改良,则可拔管压迫止血。压迫止血的时间为10~15 min。如无出血,则在穿刺点放置纱布并加压包扎,最后用沙袋压迫4~6 h。病人平卧24 h,手术肢体制动6~8 h。

【术中监护】

1. 严密监护,预防并发症　RFCA常见的并发症有:房室传导阻滞、心包填塞、血栓形成等。病人到达导管室后,应立即测血压、心率、心律、呼吸等生理参数,同时术中监测生命体征及病情变化,重视病人的主诉,如出现恶心、呕吐、胸闷、出冷汗、血压下降、心率增快、奇脉、心音低,应高度怀疑心包填塞、心脏穿孔等严重并发症,并立即胸透,必要时做心包穿刺。另外,导管刺激心腔会引起一些严重心律失常,应及时撤出导管,更换导管位置。房室结折返性心动过速在发放射频电波过程中,应非常小心,严防房室传导阻滞的发生。

2. 告知病人术中会出现的一些不适　如应用ATP后出现的一过性胸闷、头昏、黑蒙、恶心,应用阿托品后出现的口干、头痛、心悸等症状,以及电生理检查时由于调搏而出现的心悸等,应不断与病人交谈,缓解病人紧张与不适,使病人顺利渡过手术关。

【术后并发症的防治】

1. 密切观察生命体征　术后心电监护24 h,前2 h每15 min测血压、脉搏、呼吸一次,以后每30~60 min监测一次;每日测体温4次,连续3 d;同时每日查心电图一次,连续3~5 d;密切观察有无心包填塞及心律失常的临床表现。

2. 伤口出血和感染的预防　术毕拔除鞘管,局部按压10~15 min,并用沙袋压迫止血,手术肢体制动6~8 h,24 h后下床;同时嘱病人1周内避免抬重物及特殊劳动如给自行车打气等,这样可有效地预防出血的发生。手术过程中及术后拔管均应严格执行无菌操作规程,术后及时更换伤口敷料,嘱病人勿用手触摸穿刺处,密切观察体温变化及伤口处有无红、肿、热、痛,监测有无伤口感染发生。

3. 拔管综合征的预防及护理　由于RFCA手术时须插较多鞘管,术毕拔除动、静脉内的鞘管后局部压迫止血时,有些病人会出现心理过分紧张,加上拔管时的疼痛反射引起迷走神经兴奋,而出现心率减慢、血压下降、恶心、呕吐、出冷汗,甚至低血压休克。所以拔管前对精神紧张病人给予心理安慰,伤口局部追加局麻药,按压伤口的力度不宜过大,以触到足背动脉搏动为度,多根鞘管最好不要同时拔除,同时准备好阿托品。

4. 其他　一旦发生较严重的房室传导阻滞,应立即视病情轻重程度给予异丙肾上腺素或临时心脏起搏,以防阿-斯综合征的发生。术后如有心包积液增多,观察病人的主观感受及积液增加的速度,轻者无需特殊处理,重者应立即心包穿刺。观察有无血气胸的发生,如病人的胸闷不适、胸痛经透视检查确诊后,准备胸腔穿刺包,行胸腔穿刺抽血抽气。

(张　吉　惠　杰)

附录3：心脏电复律

心脏电复律(cardioversion)又称心脏电除颤(defibrillation)，是指用高能电脉冲直接或经胸壁作用于心脏，治疗多种快速心律失常，使之转为窦性心律的方法。具体地说，用除颤器释放高能电脉冲，作用于胸壁，再通过心肌，人为使所有心肌纤维同时除极，异位心律也被消除，此时如心脏起搏传导系统中自律性最高的窦房结能恢复其心脏起搏点的作用而控制心搏，即转复为窦性心律。

【适应证】

(1) 心房颤动或扑动伴血流动力学障碍：常用同步电击除颤。

(2) 心房扑动：常用于洋地黄难以控制心室率的房扑。

(3) 药物及刺激迷走神经不能中止的阵发性室上性心动过速。

(4) 药物治疗无效，或引起较严重的血流动力学障碍的室性心动过速发作者。

(5) 心室颤动。

(6) 预激综合征合并异位快速心律失常者。

【禁忌证】

(1) 房颤持续时间超过1年，复律成功机会不大；心脏明显扩大，心功能不良或年龄过大等也不宜复律。

(2) 房颤伴左心房明显增大及心房内有新鲜血栓形成或近3个月有血栓史。

(3) 房颤伴高度或完全房室传导阻滞者。

(4) 伴病窦综合征的异位性快速心律失常者。

(5) 有洋地黄中毒、低血钾时，暂不宜电复律。

【电复律种类及能量选择】

1. 直流电非同步电除颤　临床上用于治疗室颤，此时已无心动周期，故亦无QRS波，病人神志不清，应即刻实施电复律。一般采用200～360J的能量复律。有些快速室性心律失常或预激综合征合并快速房颤均有宽大畸形QRS时，除颤仪在同步常态下，常不能识别QRS波而不放电，此时应用低能量非同步电复律，以免延误病情。

2. 直流电同步电除颤　适用于室颤以外的快速型心律失常。除颤仪一般设置同步装置，其放电时电流正好与R波同步，即电流刺激落在心室肌的绝对不应期，从而避免在心室的易损期放电导致室速或室颤。通常经胸壁体外电复律的能量选择为：房颤和室上性心动过速，100～150J；室性心动过速，100～200J；房扑，50～100J。

【操作前准备】

1. 病人准备

(1) 向病人及家属解释电击复律的目的、大致过程、操作中可能出现的不适，让病人心中有数，并让家属在相关文件上签字。

(2) 对于慢性房性心律失常的病人，不宜立即行电击复律，应作以下准备：① 先用洋地黄控制心室率。电击前2d停用洋地黄，停用利尿剂，并纠正低血钾和酸中毒。既往有栓塞史者，电击前口服抗凝药2周。② 术前做奎尼丁过敏试验，无过敏者可服用奎尼丁0.2g，每6h一次，服用1～2d，第3天复律。

(3) 复律前测血压、心率、心律，并作心电图记录。

(4) 复律当日清晨空腹,并排空大、小便,吸氧,可用安定 20 mg 左右或硫喷妥钠 50～100 mg,静脉注射,并保持静脉通道。

(5) 猝死后室颤者,若室颤波幅小,频率高,可先静脉注射肾上腺素 2 mg,必要时每 5 min 重复 1 次,以增加心脏按压时产生的灌注压,增强心肌收缩力,刺激自发的心肌收缩并增大室颤波,提高再次除颤的成功率。

2. 物品准备　电除颤器、导电糊、生理盐水、纱布垫、输液用设备、急救药物及安定。必要时备氧疗装置、复苏设备等。

【操作步骤】

(1) 病人平卧于绝缘的硬板床上,建立静脉通道,连接心电图机,确认病人存在的心律失常后,暴露前胸。

(2) 电极板上涂以导电糊或包上生理盐水纱布垫。

(3) 连接电源,打开除颤器开关,并检查选择按钮所处的位置。如为室颤,则选择"非同步",其他则用"同步";连接电极板插头与除颤器插孔。

(4) 按下"充电"按钮,将除颤器充电至所需水平(室颤一般为 300 J,房扑为 50 J,如不成功,可调高)。

(5) 将电极板分别置于胸骨右缘第 2～3 肋间及左腋前线第 5 肋间(心尖区),两电极板间距离不能小于 10 cm,并使电极板紧贴胸壁,在放电结束之前不能松动,以保证有较低的阻抗,利于除颤的成功;同时嘱任何人避免接触病人。

(6) 同步除颤的病人应在 R 波的降支上按下放电按钮(非同步者则无此要求),当观察到除颤器放电后再放开按钮,这时病人身体和四肢会抽动一下。

(7) 立即观察病人心电图,了解除颤是否成功并决定是否需要再次除颤。

(8) 除颤完毕,关闭除颤器电源,将电极板擦净,收存备用。

(9) 记录病人心电图,以备日后参考。

【影响复律成功的因素】

1. 室颤发生的时间及颤动波的形态　室颤刚发生时,颤动波粗大,一般一次放电就能成功。过一段时间后,室颤波就会转为细小、频率快的颤动波,除颤就变得相当困难。因此,除颤成功的首要条件是在颤动波粗大期进行电除颤,即应尽早除颤。

2. 心肌供氧　做人工呼吸及胸外心脏按压是保证除颤成功的必要条件。

3. 纠正酸碱平衡　失调尤其是代谢性酸中毒,因代谢性酸中毒时,心肌收缩力降低,致颤阈低下,易造成除颤失败。

【复律后的处理及护理】

(1) 病人卧床休息 24 h,清醒后 2 h 内避免进食,以免恶心和呕吐。然后持续心电监护 24 h,注意心律和心率的变化。

(2) 密切观察病情如神志、瞳孔、呼吸、血压及肢体活动状况,及时发现有无栓塞征象。

(3) 复律后遵医嘱继续服用奎尼丁、洋地黄或其他抗心律失常药,以维持窦性心律。

(4) 置过电极的皮肤局部可有轻度红斑,多在几天后会退去。如局部有破溃,须在无菌操作的前提下处理伤口。

(5) 密切监测复律相关的胸闷、气急、咳泡沫痰等肺水肿症状,主要是电击后,左心房功能失调,排血减少,可按心力衰竭治疗和护理。

(6) 如有一过性的 ST 段下降,T 波平坦或倒置,不必紧张,大多几小时到几日内即可恢复。

(惠 杰)

附录 4: 人工心脏起搏

人工心脏起搏器安置术(artificial cardiac pacing)是采用微电子技术,模拟心脏电激动和传导等电生理功能,用低能量电脉冲暂时或长期地刺激心脏,使之发生激动,帮助心脏恢复跳动,从而达到治疗缓慢性心律失常的目的。由于起搏工程技术的不断发展,起搏治疗的适应证不断拓宽,已逐步探索成为快速心律失常、心衰及肥厚型心肌病等疾病的辅助治疗手段之一。

心脏起搏根据应用时间可分为临时起搏和永久起搏;根据植入部位分为心内膜起搏、心外膜起搏和心肌起搏;根据植入心腔可分为单腔起搏、双腔起搏和多腔起搏(三腔或四腔起搏)。

一、永久起搏

【人工心脏永久起搏的基本知识】

1. 人工心脏起搏器的组成(图 4)

(1) 脉冲发生系统(起搏器):① 能源,常为锂电池,由于配有低功耗电路及低阈值电极,电池寿命可达 8～10 年,甚至更长时间。② 集成电路。③ 附件:由外壳、插孔、电极固定装置组成。

(2) 能量传输系统(电极):由电插头、螺旋导线和电极头组成。为了使电极在心内膜固定,不易脱位,尖端有翼状、锚状或可旋入心肌的螺旋电极等,由于所放置的位置不同,心房电极一般为 J 形,以利于插固在右心耳。临时起搏用的电极都为双极电极,且电极头部为柱状,目的是以后取出方便,但稳定性差,容易移位。

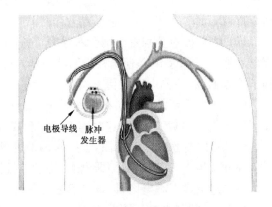

图 4 起搏系统的组成

2. 起搏器的编码和结构类型 根据 1987 年北美心脏起搏电生理学会(NASPE)与英国心脏起搏和电生理学组(BPEG)建议用的 NBG 起搏器代码(表 1)。

表 1 NBG 起搏器编码

代码位置	1	2	3	4	5
作用部位/功能	起搏心腔	感知心腔	反应方式	程控、频率应答功能	抗心动过速及除颤功能
编码字母意义	V A D O	V A D O S	I T D O	P M C R	P_1 S_1 D_2 O

注:V=心室,A=心房,D=房、室双心腔,O=无此项功能,S=单心腔,R=频率应答,I=抑制,T=触发,P=简单程控,C=通讯,M=多功能程控,P_1=抗心动过速,S_1=电转复,D_1=(I+T),D_2=(P+S)。

下面介绍几个常见的起搏器：

(1) VVI 型起搏器：即心室按需抑制型起搏器(图5)。当心室率超过起搏器预置频率时，起搏器脉冲被抑制输出，这时前两部分仍在工作。

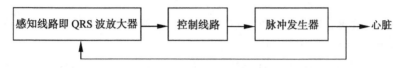

图 5　VVI 型起搏器的工作框图

(2) VVIR/VVIM 型起搏器：即简单或多功能程控按需抑制型起搏器，目前十分常用(图6)。简单程控指只能程控电压和(或)频率；多功能程控可程控多个参数。通常程控器向起搏器发放磁脉冲，而达到改变体内起搏参数的作用。有的起搏器只能进行单向发射，有的能进行双向遥测，即能把前次的参数从体内取出来，有的还能分析心内电图、起搏器脉冲感知及带动的情况。

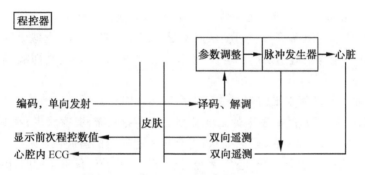

图 6　VVIR/VVIM 型起搏器工作框图

(3) VVIR 型起搏器：即频率应答式起搏器(图7)。VVIR 为生理性起搏器的一种类型，比一般的 VVIM 更为复杂，但只需一根导管电极。

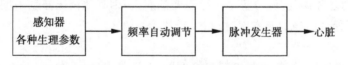

图 7　VVIR 型起搏器工作框图

(3) DDD 型起搏器：即双腔全能起搏器(图8)。通常需要两组电极，可以组成各种起搏模式，心房电极固定稍困难，有时易脱落。

3. 电脉冲特征及起搏阈值

(1) 电脉冲是矩形波，为负脉冲，接触心内膜的电极应接在起搏器输出的负极端，埋藏起搏器表面的金属即为正极，构成回路。

① 脉冲频率(f)：指起搏器每分钟发放的脉冲次数。基础频率一般为 72 次/分，如起搏器电池耗竭，则脉冲频率变慢，大多数起搏器采用比原来频率下降 10% 的脉冲数作为更换频率，提示需要更

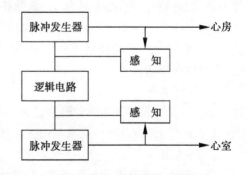

图 8　DDD 型起搏器工作图

换起搏器。

② 脉冲间期（T）：指两个连续脉冲之间的时间间隔，脉冲间期与脉冲频率的关系是：$f = \frac{60\,000}{T} \cdot 10^{-6}$。基础间期为 833 ms（基础 $f=72$ 次/分）。

③ 脉冲的宽度与幅度：起搏脉冲持续的时间称脉宽。脉冲的强度即脉冲的幅度。一般起搏器的预置值：脉冲幅度为 5V，脉宽为 0.5 ms。

(2) 阈值：指能夺获心脏的最小电能，受多种因素的影响。首先阈值的大小与起搏电极局部心内膜的急性或慢性变化有一定关系。一般电极刚插入时测得的阈值为起始阈值，由于心内膜的急性损伤，电刺激引起的炎性反应以及纤维化的影响，在埋藏后 1～3 周阈值可明显增加数倍，3～4 周后逐渐下降，至 6 周可下降至接近原来水平。激素电极的阈值则比较稳定。起搏阈值还受其他因素如电极位置、脉宽、电极面积与形状的影响，当电极头与心肌距离加大、脉宽过窄、电极头面积加大或过小时，可使起搏阈值增加。

【适应证】

永久性心脏起搏主要用于缓慢性心律失常。心室率缓慢，如持续或间隙发作的三度房室传导阻滞、窦性静止或窦房阻滞等可引起脑供血不足而产生头晕、黑蒙、近似晕厥或晕厥，以至阿-斯综合征的发作。全身供血不足可产生疲乏，体力活动耐力下降，稍动即喘，甚至有心力衰竭等表现。具体如下：

(1) 伴有临床症状的任何水平的完全或高度房室传导阻滞。

(2) 束支-分支水平阻滞，间歇发生的二度Ⅱ型房室传导阻滞，有症状者；在观察过程中阻滞程度进展、H-V 间期>100 ms 者，虽无症状，也是植入起搏器的适应证。

(3) 病窦综合征或房室传导阻滞，心室率经常低于 50 次/分，有明确的临床症状，或间歇发生心室率<40 次/分；或有长达 3 s 的 R-R 间隔，虽无症状，也应考虑植入起搏器。

(4) 由于颈动脉窦过敏引起的心率减慢，心率或 RR 间隔达到上述标准，伴有明确症状者，起搏器治疗有效；但血管反应所致的血压降低，起搏器不能防治。

(5) 有窦房结功能障碍及/(或)房室传导阻滞的病人，因其他情况必须采用具有减慢心率的药物治疗时，为了保证适当的心室率，应植入起搏器。

【术前准备】

1. 物品准备　起搏器、与起搏器相匹配的电极、电极导引导丝、螺丝刀、血管钩、眼科用小剪刀、针尖、圆头刀片，必要时备 9F 静脉鞘（作颈内静脉或锁骨下静脉穿刺用）及穿刺针。另外，还需配备多导电生理记录仪、起搏器测试仪、双头夹和除颤仪。无菌敷料包内有手术衣 2 件、小洞巾 1 块、心导管特制大单 1 条、不锈钢中盆 1 只、小碗 1～2 只、小药杯 2 只、蚊式钳 2 把、大小纱布数块。

2. 药物准备

(1) 与安装起搏器相关的药物：500 mL 的生理盐水数瓶、1％利多卡因。

(2) 相关的抢救药物：抢救车内有阿托品、1％利多卡因、1％异丙肾上腺素、硝酸甘油等。

3. 病人准备

(1) 安装起搏器前的知识宣教：根据病人年龄、文化程度、心理素质等，采用适当形式向病人及家属讲解安装起搏器的目的、意义及大致过程；术中所出现的不适及术后注意事项，如注射局麻药及分离起搏器囊袋时会出现疼痛，安放电极时可能出现心律失常，让病人有一定的思想准备,从而消除因知识缺乏所引起的紧张心理。同时根据病人的血管条件、家庭经济状况选择最适合的起搏器,并让家属在手术通知书上签字。

(2) 术前1d备皮,上起颌下,下至剑突,左右至腋后线,包括双侧上臂(如右侧头静脉充盈良好,只备皮一侧即可),并训练床上排尿,停用抗血小板凝集药物。必要时做青霉素皮试,并将结果记录于病历卡上。

(3) 辅助检查:血常规、出凝血时间、ECG、三对半、超声心动图等。

【起搏器安置过程】

1. 消毒铺巾 让病人平卧于手术台上,脱去上衣并注意保暖,用安尔碘消毒手术区,将洞巾口对准三角肌与胸大肌交界处及颈部,然后铺大单。

2. 分离切开头静脉或相关静脉,插入电极 用稀释的利多卡因局部浸润麻醉后,沿三角肌与胸大肌之间的肌间沟切开皮肤3~4cm,钝性分离皮下组织和筋膜,其沟内可见薄层脂肪垫,头静脉即在其内,游离后结扎其远端,近端以线提起,彻底分离静脉壁上的筋膜组织。用血管钳挑起近端并将血管钳尖端打开,用6~7号针尖刺穿血管,然后用刀片轻轻切刮针尖以上的血管壁。如头静脉较粗,可用眼科用小剪刀直接剪一小口,用血管钩拉起切开的静脉壁,助手可将导丝插入电极,并协助术者将电极沿血管钩顺血管方向插入。由于头静脉入锁骨下静脉处有一向下、向内的角度,有的电极到此会受阻,可后撤导引导丝2cm左右,再设法使电极通过。如因头静脉变异畸形,导管电极不易插入,则须行锁骨下静脉穿刺。穿刺点在胸锁乳突肌的外侧缘与锁骨所形成夹角的平分线上距顶点0.5~1.0cm处,穿刺针头指向胸锁关节的上方,必要时可采取头低胸部垫高位,进针深度为2~4cm,进针时须边进边回抽,使针筒内保持负压,有回血即停止进针,拔下针筒,以示、中指固定针头,拇指堵住针孔防止空气吸入体内,然后送入导引导丝,在X线透视下将导丝送入上腔静脉,拔出穿刺针,嘱病人屏气,再沿导丝送入扩张管及套管,到位后拔出导丝及扩张管,经套管插入电极导管。对于双腔起搏,如果一根套管不能插入两根电极,则可先插入两根导引导丝,拔出套管,顺其中一根导丝插入扩张管及套管,植入电极后去掉套管,再沿另一根导丝,重新插入另一根扩张管及套管,随后插入电极导管。

3. 心内膜电极的安置、测试固定

(1) 心室电极在X线的透视下,将电极送入右心房中部,根据病人心房的大小在体外将导引导丝前端数厘米弯成128°~150°的弧度,再插进电极导管至顶端,然后对准三尖瓣口,旋转导丝操纵电极进右心室,再将导引导丝后撤1~2cm,推送电极使顶端的伞部钩住右心室肌小梁。到位后的心室电极前端应指向心尖,头向下或水平。嘱病人咳嗽及深呼吸等动作,前端随心脏的舒缩而无移位。

(2) 心房电极前端一般为"J"形翼状。先用直导丝将电极送入右心房中下部,后撤导引导丝约5cm,恢复前端的"J"形。一般在透视下轻柔地撤退,电极头将自行进入右心耳。电极头右心耳到位后的良好标志是右前斜位时电极头指向前方,随心房收缩横向摆动,深吸气时呈"L"型,咳嗽、转动导管而尖端位置不变。

4. 电极到位后的测试

(1) 测试电极前端与心肌界面接触部分的功能状况,即 PSA(pacing system analysis)功能。主要参数为:① 阈电压:心室为0.3~1.0V,心房为0.5~1.5V。② 阈电流:心室一般<1.5mA,心房一般<3mA。③ 阻抗:一般为400~1000Ω。④ R/P波幅:心室在5mV

以上,心房在 1.5 mV 以上。⑤ 斜率:心室 1 V/s,心房 0.5 V/s。

(2) 测试起搏器内部功能参数,如输出电压、电流能量、内部电阻、感知等。

5. 血管切开处固定　在血管切开处前方予以松紧适度的结扎,如结扎不紧,电极导管有可能滑脱,太紧则易勒断电极。结扎后再"∞"字形缝合一针,且应结扎紧。

6. 起搏器囊袋的制作　局麻下切开囊袋口,游离皮下组织,暴露胸大肌,在皮下组织与胸大肌肌膜间钝性分离周围组织,制作一个与起搏器大小合适的囊袋,用生理盐水冲洗,再以干纱布充填数分钟,观察纱布块上血迹和囊袋内有无活动性出血。如为两个切口,可制作皮下隧道,并由此将电极拉至囊袋切口处。将电极插入起搏器的插口,并越过螺丝固定处,用螺丝刀拧紧螺丝。如手术环境欠佳,手术时间较长,可在局部使用抗生素。

7. 起搏器安置与囊袋缝合　囊袋处理完毕,将起搏器有字的一面向外,较长的电极导线顺其自然方向在起搏器后面盘绕 1~2 圈,放入囊袋内,缝合封闭囊袋口,再逐层缝合皮下组织,最后缝合皮肤,覆盖无菌纱布后用砂袋局部压迫 6 h。

8. 起搏器及电极的更换　因起搏器能量耗竭或电路故障常需更换病人的起搏器。更换前应了解原生产厂家、型号、螺丝刀、电极插孔及原电极插头的大小,还须了解新安装起搏器电极的各种情况,准备适宜的适配连接器。原电极往往不能使用,只能插入一根新电极,同时将旧电极用塑料外套将其接头包扎处理。依赖起搏器的病人在更换起搏器或电极时应预先安置临时起搏器,以防止永久起搏器取出时心脏停搏而危及生命。

【术中配合】

1. 心率、心律、呼吸及血压的监测　由于起搏电极在心腔内的移动及刺激,可诱发一些房性早搏、室性早搏、短阵室速等心律失常,电极阈值的测试也会给病人带来一些心悸、不适,故应做好安慰解释工作,使病人配合手术而尽快顺利完成。如测试时病人主诉膈肌或腹肌抽动,应调整其输出能量,必要时更换起搏部位。应用锁骨下穿刺时,应密切观察病人有无空气栓塞症状。了解病人手术过程中的疼痛情况,必要时告诉手术医生追加局麻药,以减少病人的痛苦。

2. 注意电极与起搏器的衔接情况　防止两者间接触不良或脱位,同时注意囊袋制作的大小。切勿过大,以防起搏器翻转;也不能过小,以防起搏器压迫周围皮肤,引起组织坏死穿孔。

【术后并发症的预防和护理】

1. 起搏电极移位　主要发生在起搏器安装后的第 1 个月内,尤其是术后 3 d 内,可能与病人术侧肢体活动,不适当的卧位以及病人本身心脏扩大、心内膜光滑所致的导管电极固定不良等因素有关。病人有时会出现安装前病情发作时的症状,所以应告知病人,安装起搏器前 3 个月术侧肢体避免过度上举,术后 6 周内避免抬举超过 5kg 的重物,此后术侧肢体活动不受限制,以防肩周炎(冻结肩)。

2. 起搏器囊袋出血或血肿　常发生在术后早期。若术时未能彻底止血,术前或术后未停用抗血小板聚集药或压迫伤口砂袋移位,均可造成囊袋出血或血肿。病人主诉局部疼痛,皮肤变暗发紫,有波动感。预防方法:术中重视每一个止血环节,尽量钝性分离,以免损伤细小血管,同时根据医嘱酌情停用阿司匹林等药物,并在术后密切观察砂袋是否移位,有无血肿形成迹象,必要时及时处理。一旦血肿形成,可考虑穿刺抽血,在严格无菌技术操作下,用 7 号针头抽出局部积血,穿刺时斜向进针。若血肿张力不大,可保守治疗,以促进吸收。

3. 局部感染或坏死　常常发生在术后早期。术前皮肤准备或消毒不彻底,手术时未遵循无菌技术操作,或手术时间过长,导管室未定时消毒致空气中含过量细菌,起搏器与囊袋不适配,囊袋在脂肪层内,这些均是引起囊袋感染或坏死的原因。病人主诉伤口疼痛,局部红、肿、热等炎症表现。防治措施:定时消毒心导管室并做空气培养,如菌落计数不合乎规范要求应采取相应措施。手术时严格执行无菌操作。如手术时间较长,可在术后应用抗生素 3 d。如局部感染严重,原则上应取出起搏器,并处理导管电极。

4. 电极导线断裂及绝缘层破损　多见于锁骨下静脉穿刺,植入起搏导管。由于上肢经常摆动及呼吸动作,在锁骨下及第一肋处常可引起电极导线断裂及绝缘层破损,以致产生局部肌肉的抽动(漏电引起)或起搏失效。故应做好出院宣教。一旦发生电极导线断裂及绝缘层破损,应重新插管。

5. 起搏阈值增高　起搏电极发放脉冲电流刺激心内膜,先后出现组织水肿、纤维包绕电极头,可使起搏阈值增大 3~5 倍,于 7~10 d 后达高峰,一般起搏器预置值为 5.0 V、0.5 ms,故不易发生因阈值增大而致起搏失效。应用激素电极更有避免起搏阈值增大的优点。

6. 起搏综合征　安装 VVI 型心室起搏时偶有室房逆传,VA 间期 < 250 ms 时易发生起搏综合征,表现为心排血量下降,如头晕、乏力、胸闷、活动即气急,甚至心衰、晕厥等。处理方法为尽可能减少起搏心率,以自身心率为主。如病人经济条件许可,应尽量安装生理起搏器。

7. 病人术后持续性呃逆　呃逆的发生与脉冲刺激膈神经、横膈膜痉挛有关,一般在术后不久发生。呃逆次数与起搏频率相同,病人十分痛苦。首先应常规调低起搏电压,如仍无效,则须在 X 线监视下调整电极位置,远离膈神经即可消除呃逆症状。

8. 其他护理措施

(1) 指导病人自我监测:教会病人每日至少测心率 2 次,如比原起搏心率少 6 次,或有胸闷、心悸等症状,应及时就医。

(2) 指导病人重视术后随访,开始 2 个月内应每 2~3 周门诊随访一次,2 个月至 1 年内每 1~2 个月复查一次,此后 3 个月复查一次。如有起搏失灵或电池耗竭征象,应每月甚至每周一次。

(3) 起搏器局部 10 cm 以内,避免电疗、透热、照光等。

(4) 保持起搏器植入处的皮肤清洁,避免撞击,洗澡时勿用力揉搓。嘱病人随身携带起搏器登记卡。

【随访】

术后随访相当重要,其目的是:

(1) 及时发现并纠正心律失常,其中部分可通过调整起搏参数、部分须进行药物治疗而纠正,以免发生严重的心脏事件。

(2) 详细询问病情,通过调整起搏参数及配合药物治疗,改善病情、提供较好的生活质量。

(3) 细致地调整起搏参数,包括测定起搏阈值、感知敏感度、调阅各项起搏参数(如心律失常发生的记录参数、导线阻抗、电池状态等),根据实际情况设定合理的参数。总之,应在保证安全的前提下,提高病人的生活质量,改善病人的病情,延长起搏器的使用年限。

二、临时起搏

临时起搏多数是经静脉插入双极电极导管行心内膜起搏,少数是经胸心外膜起搏。

【适应证】

临时起搏作为一种支持及过度的治疗手段,适应证包括:① 完全性或高度房室传导阻滞。

② 窦房结功能障碍伴有晕厥。③ 扭转性室速合并缓慢性心律失常。④ 预防性临时起搏。⑤ 观察某些起搏方式对生理功能的影响。

临时起搏的脉冲发生器在体外与电极导线连接,故起搏时间不宜过长,一般不超过 2 周,所以其适应证要考虑到基本病因多数是可纠治的(如病毒性心肌炎、急性心肌梗死、电解质紊乱、药物中毒等)。

【起搏器安置过程及护理】

1. 心内膜起搏的安置　静脉穿刺植入电极,选择的途径有股静脉、颈内静脉、锁骨下静脉等。电极定位须在透视下将电极送入起搏的心腔(右室心尖)或在心内电图的引导下将电极送入心室。当电极到位后,测量起搏参数:① 起搏阈值一般要求在脉宽为 0.5 ms 时,脉冲电压 <1.0 V,但由于临时起搏参数的设置相对较为便利且起搏时间较短,故可适当放宽。② 感知度要求 R 波 >5 mV。当各项参数满意后,适当调整电极张力以免脱位,然后将电极与皮肤用缝线固定。将起搏器与心内膜电极可靠连接,设定起搏参数。

2. 术中及术后监护

(1) 术中应有持续的心电监护,特别在行颈内静脉穿刺、电极进入心腔尤其是心室时,常会发生严重心律失常,应随时做好除颤及胸外心脏按压的抢救准备。

(2) 术后监护:因临时起搏多用于严重心律失常的抢救,多数病人都有起搏依赖,且临时起搏电极易脱位,术后监护十分重要。监护内容包括:① 及时发现并处理与起搏相关的或其他的心律失常。② 脉冲发生器与电极导线的连接是否可靠。③ 定期测定起搏参数并调整,以免发生起搏及感知障碍。

【术后并发症及其处理】

1. 心律失常　在安置心内膜导管电极触及心房壁或心室壁时,可因机械性刺激引起房性期前收缩、短阵房性心动过速、室性期前收缩和室性心动过速。一般将导管电极及时撤离心肌壁的接触即可消失。如果导管撤离后仍频繁出现这些心律失常,应将导管电极游离在心腔中,停止操作片刻,待完全消失后再继续进行;若仍频发,可静脉给予相应的抗心律失常药物,待心律失常控制后再进行。

2. 导管电极移位　这是术后常见的并发症,可导致间歇起搏或起搏完全失效。此时可通过双极起搏导管的端电极测定心腔内心电图来判断。若抬高的 ST 段消失,则说明导管电极已脱离心内膜的接触;或在 X 线透视下检查。若移位不显著,可试行增大起搏电压,或在无菌条件下将导管再送入数厘米,必要时在 X 线透视下重新定位放置。

3. 膈肌刺激　主要由于导管电极插入过深,电极靠近膈神经所致。病人可觉腹部跳动感或顽固性呃逆(打嗝),此时可将导管缓缓地退出少许,症状消失即可。

4. 术后近期心脏穿孔　起搏导管过深可以穿破心肌至心包腔,病人觉左下胸痛、呃逆及起搏失效等。此时通过端电极记录的心腔内心电图酷似体表 V_5 导联心电图。如确认穿孔时间不长,可备好心包穿刺及抢救药物,在 X 线透视下小心撤回电极,并密切观察有否心包填塞;若穿孔时间长,心肌在导管穿透处有机化现象,则导管撤离后,穿透处不易闭合,易造成心包填塞,须开胸做心肌修补术。

5. 其他　如股动-静脉瘘、误伤动脉、出血或血肿以及穿刺部位感染,锁骨下静脉穿刺有时可引起气胸等并发症,只要熟悉解剖关系、操作仔细,就可减少这些并发症的发生。

(胡小武　惠　杰)

第九章 先天性心血管疾病及其护理

第一节 常见的先天性心血管疾病

一、房间隔缺损(atrial septal defect,ASD)

【概述】

房间隔缺损是指原始心房间隔在发生、吸收和融合时出现异常,左右心房之间残留未闭的房间孔造成左右心房血流可相通的先天性畸形。房间隔缺损是先天性心脏病的常见畸形,通常包括继发孔型和原发孔型缺损(部分性房室共同通道)两大类,分别反映了心脏胚胎房间隔发育畸形的不同形式和程度,以前者居多。通常临床所指的房间隔缺损即指继发孔型。

1953年,Sohn Gibban在体外循环条件下成功地施行了第1例房间隔缺损修补术,同年Lewis用低温阻断腔静脉的方法修补房间隔缺损成功,后来曾一度成为修补房间隔缺损的常用方法,直到60年代初期,由于体外循环技术的逐步完善及安全性的增高,才被体外循环心内直视修补方法所替代。

【病理生理及分型】

房间隔缺损占先天性心脏病的10%~15%,男与女比例约1:2。房间隔缺损在大小和部位上有很大差异,绝大多数房间隔缺损为单孔,直径2~4 cm,少部分房间隔缺损为多孔,也有筛状者,偶有完全缺损而形成单心房。

根据房间隔缺损的部位不同,可将其分为四型。

1. 卵圆孔型或称中央型　此型是房间隔缺损最为常见的类型,缺损在房间隔的中央部位,约占房间隔缺损病人的75%,多为单孔椭圆形,常有明确的边缘,位于冠状静脉窦的后上方。

2. 上腔静脉型　靠近上腔静脉入口的缺损,占房间隔缺损的5%~10%。缺损位于房间隔上方,可达上腔静脉与右心房的结合部,常表现为上缘缺如,而与上腔静脉连通。

3. 下腔静脉型　靠近下腔静脉的缺损,占房间隔缺损的10%左右。缺损位于房间隔后下方,常表现为缺损下缘缺如,而同下腔静脉入口相延续。

4. 混合型　缺损巨大,兼有上述两种以上房间隔缺损的特点。

房间隔缺损引起心房水平的血液从左向右分流,分流量的大小取决于压力阶差和缺损的大小。分流量大者先出现动力性肺动脉高压,在高压的影响下,肺小动脉内膜逐渐增生,中层增厚,导致管腔狭窄和阻力增加,形成阻塞性肺动脉高压,右房室压力随之增高,分流量减少,甚至继而出现心房水平右向左分流,临床上可出现发绀,发展为艾森曼格综合征,此时病变已属晚期。

【自然经过与预后】

单纯房间隔缺损病人其疾病经过及预后与房间隔缺损的大小、左向右分流量的多少以及合并产生肺血管床阻塞性病理改变出现的早晚有关。大部分病人 40～45 岁可因长期右心容量负荷过重产生右心形态、功能改变和肺血管阻力增加,而产生明显的临床症状、心律改变,生活、体能及耐受力的下降,最终死于慢性右心衰竭、肺循环高压或全心衰竭。

【临床表现】

继发孔型缺损早年多无症状,一般到了青年期才开始出现。原发孔型缺损症状出现较早,早期即可出现明显肺动脉高压和右心衰竭。症状常与缺损处分流量的大小有关。

1. 症状　房间隔缺损小的病人可无症状。缺损较大者症状出现较早,最常见的症状是活动后气急、心悸和倦怠。成人约有 20% 病人有房性心律失常引起的心悸;已伴有肺血管阻力明显增加的病人,可有发绀和肝大、腹水、双下肢水肿等右心功能不全的表现。分流量大的房间隔缺损病人可因体循环血量供应不足而影响生长发育,因肺循环淤血而易患呼吸道感染。

2. 体征　房间隔缺损产生的左向右分流,使通过肺动脉瓣的血流增加,右心室流出道相对狭窄,于是在胸骨左缘第 2～3 肋间可听到 2～4 级收缩期杂音,肺动脉瓣区听诊第二心音亢进、分裂。

3. 心电图　典型表现为 P 波增高,右心室肥厚,电轴右偏,多数伴有不完全性或完全性右束支传导阻滞,40 岁以上的成人常有房性心律失常。

【诊断】

通过上述典型的临床表现,结合胸部 X 线检查(示肺部充血,右心房、右心室增大)以及超声心动图、右心导管检查等均可对房间隔缺损作出可靠的诊断。超声心动图有助于确诊。

【治疗原则】

(1) 房间隔缺损的首选治疗方法是施行修补手术,具体见第十七章。

(2) 经皮房间隔缺损堵塞术:随着心脏介入性诊疗技术的发展,房间隔缺损也可经皮封堵,从而达到根治的目的(具体见本章附录 1)。

二、动脉导管未闭(patient ductus arterious,PDA)

【概述】

动脉导管是由胚胎第六对腮弓形成的,是胎儿期位于主动脉峡部和左肺动脉根部之间的血流经肺动脉至主动脉的正常通道。通常情况下,新生儿生后 10～20 h 内动脉导管发生功能性关闭,4 周后动脉导管发生组织学上的永久性关闭,形成动脉导管韧带。动脉导管未闭是指主动脉和肺动脉之间一种先天性的异常通道,多位于左锁骨下动脉远侧的降主动脉峡部和左肺动脉根部之间。根据是否同时伴有其他心血管畸形又可将其分为单纯型及复杂型。单纯型动脉导管未闭指不伴有其他心血管畸形的动脉导管未闭。本节仅述及单纯型动脉导管未闭。

动脉导管未闭在先心病中较为常见。动脉导管未闭作为一种单发病变约占全部先天性心脏病的 12%～15%,多见于青少年,男女比例约为 1∶2。

【病理生理】

(一) 病理

动脉导管粗细长短不一,一般长 2～10 mm,直径 4～12 mm,最粗可达 20 mm。根据形态可将未闭的动脉导管分为以下几种类型。

1. 管型　此类最为常见,导管主-肺动脉两端口径均等。
2. 漏斗型　此类也多见,近主动脉处粗大,近肺动脉处狭小,呈漏斗型。
3. 窗型　此类较少见,导管几乎没有长度,肺动脉与主动脉紧贴相连,外观似主动脉-肺动脉窗样结构,管壁往往很薄,手术操作困难,危险性大。
4. 动脉瘤型　较少见。导管两端细,中间粗,呈动脉瘤状膨大,管壁薄而脆,手术危险性大。
5. 哑铃型　也较少见。导管中间细,两端粗,形成哑铃状。

(二)病理生理

在胎儿期间,动脉导管未闭是正常生理所必需的,但如出生后动脉导管持续开放构成了主动脉与肺动脉之间的异常通道,就会在肺动脉水平产生左向右分流,产生一系列的病理生理变化。主动脉血压无论在收缩期或舒张期均高于肺动脉压,由于未闭动脉导管的存在,在肺动脉水平产生左向右分流,使体循环血量减少,左心室代偿性做功,左心逐渐肥大。肺循环血量的增加,使肺循环的压力增高,加重了右心室后负荷,引起右心室肥大,甚至右心衰竭。当肺动脉压力逐渐增高到接近或超过主动脉压时,即可形成双向或右向左分流,成为艾森曼格综合征。

【临床表现】

1. 症状　动脉导管未闭的症状与导管的解剖形态及病理生理改变关系密切。分流量小的病人,平时可无或仅有轻微的症状;分流量大的可产生运动性呼吸困难、发育不良等。绝大多数病人早期无明显症状,偶有劳累后呼吸困难、易出汗、乏力等表现。多在体检时偶然发现心脏杂音。这类病人的导管解剖直径在 1.0cm 左右。如不手术治疗,可逐步产生心功能不全症状,或由于肺动脉压力过高产生右向左分流的差异性发绀(下半身发绀)。如并发细菌性心内膜炎,可有高热、大汗、心衰及周围血管脓栓栓塞等症状。自然病程下寿命一般不超过 50 岁。

2. 体征　查体可在胸骨左缘第二肋间闻及连续性机器样粗糙杂音,收缩期增强,舒张期减弱,并常伴肺动脉第二心音亢进,常可扪及连续性震颤。舒张期主动脉-肺动脉的分流使主动脉舒张压降低,脉压增大,大口径导管脉压可达收缩压的一半以上,四肢动脉可触及水冲脉,股动脉表浅部听到枪击音,甲床及黏膜部可发现毛细血管搏动征。

3. X 线检查　胸部透视可见肺门舞蹈征、主动脉结及左室搏动增强。X 线平片可见心尖下移、左室增大,肺动脉高压时也可见右室增大、肺动脉段隆起、肺门血管影加深、呈肺多血表现。

4. 心电图　中度以上的动脉导管未闭可在心电图上发现左室肥大和左房增大。但随着病程的进展,肺血管阻力和右心室压力的增高,而表现为左、右心室肥大,肢体导联可测得电轴右偏。

5. 超声心动图　超声心动图可探明主动脉及肺动脉的导管连接,明确动脉导管未闭,并可探明有无其他的心内畸形。

【诊断】

典型病例通过体检即可确诊,少数不典型的病例须进一步做心脏超声、右心导管和主动脉造影检查。

【治疗原则】

年龄在 1 岁以上者,一旦确诊,均应进行手术治疗。导管细、不影响发育者,理想的手术年龄为3~7岁。有反复心功能不全的,应在婴幼儿时期进行手术。随着手术的普及,病死率下降,可不计年龄进行手术。手术方法主要有结扎术、切断缝合术和体外循环下缝闭术。婴儿的动脉导管相对较粗但质地柔韧。30岁以后导管部分可粥样硬化、质地变脆。左侧迷走神经自胸膜顶向下,经主动脉弓狭部分出左喉返神经,绕过主动脉弓动脉导管开口远端向上,沿食管、气管间上行。结扎动脉导管时须注意保护迷走神经。动脉导管未闭的外科治疗效果肯定,术后随访远期效果良好,无肺动脉高压的病例手术死亡率小于1%。肺动脉高压严重者,呈双向分流或逆向分流,动脉导管已成为右心排血通道,不能阻断其血流。发绀型心脏病(如肺动脉闭锁、法洛四联症、大动脉转位等)所合并的动脉导管是低氧饱和度血进入肺内氧合的唯一或重要通路,除非同时行畸形矫治,否则不能单独阻断其血流。

内科治疗仅限于术前准备及对某些并发症的处理。20世纪60年代初期,随着对动脉导管未闭机制的进一步理解,临床儿科对早产儿试用前列腺素合成抑制剂如消炎痛等促进动脉导管的早日闭合。1966年Porstman首次成功完成经皮导管堵塞动脉导管的介入治疗以后,经心导管动脉导管塞堵术也有很大进展。20世纪90年代初开展起来的电视胸腔镜下导管结扎术,也因具有切口小、创伤轻、恢复快等优点而易为病人所接受。

三、室间隔缺损(ventricular septal defect,VSD)

【概述】

室间隔发育于胚胎第4周末,由漏斗部室间隔、肌部室间隔和膜部室间隔三部分组成,将原始心室分隔成左、右心室。室间隔的各部分如果发育不全或相互融合不全,则导致不同部位的室间隔缺损。它可以单独存在或同时并发其他心血管畸形,也可以作为复杂先天性心脏病的一个组成部分而存在。本节仅述及单独发生或作为主要病变的室间隔缺损。室间隔缺损是所有先天性心脏病中发病率最高的一种,约占30%。

【病理分型】

室间隔缺损可分为漏斗部缺损、膜部缺损和肌部缺损三大类型以及若干亚型。其中膜部缺损最多,漏斗部缺损次之,肌部缺损最少见。

【病理生理】

室间隔缺损直径从0.2~3.0 cm不等,一般在膜部的缺损较大,肌部的较小。生理情况下,左心室血流进入主动脉,经体循环达右心房、右心室,通过肺循环回到左心房、左心室。左右心血流呈串联关系,左、右室之间没有交通通道,左心室收缩压高于右心室收缩压。存在室间隔缺损时,左心室血流一部分沿正常途径进入主动脉,另一部分则经室间隔缺损流向压力较低的右心室及肺动脉,经过肺循环进入左心房,再回到左心室,在心室水平形成左向右分流。分流量在室间隔缺损较小时取决于心内因素,即室间隔缺损程度和左右心室间的压力阶差。当室间隔缺损较大时,缺损本身不再构成影响分流量的阻力,左右心室压力阶差减小,分流量取决于心外因素,即肺动脉阻力与体循环阻力之比。室间隔缺损可引起心室水平的血流从左向右分流。如缺损较小,左向右的分流量不大,通常不会引起肺动脉高压;如果缺损较大,左向右的分流量大,则左心室负荷增加,逐渐形成左心室肥大;长期左向右分流可引起肺动脉高压,导致右心室负荷也增大,终致右心功能衰竭。在肺动脉压升高极度严重时,可产生右向左分流,形成艾森曼格综合征。

【临床表现】

1. 症状 小的室间隔缺损可无明显的临床症状。缺损大伴有较大分流者,症状出现较早,表现为活动后气促、乏力,反复呼吸道感染。严重者体弱、多汗、发育不良,慢性充血性心力衰竭。疾病后期出现右向左分流者,有发绀或活动后发绀。

2. 体征　胸骨下段左侧有一响亮的全收缩期杂音,可扩散至整个心前区。小的膜周部室间隔缺损主要是在胸骨左缘 3～4 肋间闻及 3～4 级响亮的全收缩期杂音,多伴有震颤。缺损位于三尖瓣隔瓣后或肌部者,杂音位置可偏低;缺损位于漏斗部者,杂音位置可偏高。在大的室间隔缺损,若分流量大可在心尖部闻及相对较轻的舒张期杂音。这是由于大量心室水平左向右分流的血流经过肺循环返回左房通过二尖瓣口进入左心室时产生相对性二尖瓣狭窄所致。出现肺循环压力和阻力增高时,心前区杂音变得柔和、短促,在肺动脉听诊区可闻及第二心音亢进。

3. X 线检查　小室间隔缺损分流量小,心脏及大血管影可正常,两肺纹理轻到中度增粗。缺损较大者可有左心室增大,肺动脉段凸出,两肺纹理明显增粗。在出现肺循环高压时,可有右心室心影增大,肺动脉段明显凸出。

4. 心电图　小室间隔缺损心电图表现可正常或轻度左心室肥厚。室间隔缺损大且有大分流量时以左心室肥厚为主,出现肺动脉高压时则以右心室肥厚为主。

5. 超声心动图　一般情况下超声心动图对室间隔缺损的部位及大小可作出明确诊断。同时并可对室间隔缺损病人的心功能进行评估。

【诊断】

通过上述临床表现,结合胸部 X 线片、超声心动图以及右心导管检查等可对室间隔缺损作出可靠的诊断。

【自然病程与转归】

约半数室间隔缺损 3 岁以前有可能完全或部分自然闭合,绝大多数发生在 1 岁以内,最多见于膜部缺损。三尖瓣隔瓣是其闭合的材料。瓣叶、腱索与缺损边缘粘连、融合,将缺损完全遮盖,则杂音和分流消失;若未完全遮盖,瓣叶边缘留下一个或多个间隙,会有杂音和分流。部分肌部小缺损也会随着室间隔肌肉的发育或缺损缘的纤维化、内膜增生而闭合。

1. 小室间隔缺损　一般只有轻度的心内血流动力学变化和临床改变,预后良好。

(1) 自然闭合:75%～80%的小的膜周部室间隔缺损有可能在 5～6 岁内自然闭合。闭合的机制可能与三尖瓣瓣叶组织覆盖缺损有关。三尖瓣隔瓣叶可渐与室间隔缺损的边缘附着、粘连,最终将缺损闭合。发生在小梁部的肌部室间隔缺损也有自然闭合的趋势,而位于流入部和漏斗部的缺损一般认为很少自然闭合。

(2) 心内膜炎:常见于儿童或少年,多见于小室间隔缺损,可能与左右心室压力阶差较大有关,其发生率在 5% 左右。心内膜炎可能导致三尖瓣损害引起关闭不全。

2. 大室间隔缺损　大室间隔缺损的自然转归主要受肺动脉压力变化的影响。

(1) 充血性心力衰竭:充血性心衰多见于 2 岁以内,以生后 6～12 个月最显著。一般在 2 岁以后,由于缺损缩小,或是由于肺循环阻力增加,或是由于右心室流出道肥厚、左向右分流有所减少,心衰病状相对好转。

(2) 缺损缩小或闭合:大室间隔缺损仍有缩小的可能。这一方面是由于缺损自身的直径变化而缩小,另一方面是由于心脏在发育过程中增大而缺损直径不变,导致缺损相对缩小。室间隔缺损自然闭合可能主要由缺损的部位而不是缺损的大小决定。在生后第一年,肌部缺损的自然闭合率是膜周部缺损的 3.5 倍,而漏斗部缺损几乎不发生闭合。因此,对于新生儿的肌部缺损,即使较大,也可观察数年,而不必急于手术。

(3) 肺动脉阻力增加,肺血管出现梗阻性病变:长期的大量左向右分流,肺血管出现梗阻性病变,肺动脉阻力增加,心内左向右分流量逐渐减少,可发展为左右平衡分流,甚至以右向左分流为主。

【治疗原则】

对缺损很小、无症状、房室无扩大者,可长期严密随访,不必急于手术。对缺损小、分流量小、肺血多、房室有扩大者,应在2岁左右或学龄前手术。对大型的室间隔缺损、分流量大、有肺动脉高压者,应尽早手术;肺动脉压正常或轻度升高者,一般在4~6岁手术。手术多在低温体外循环下进行直视单纯缝合术和补片修补术。单纯室间隔缺损的手术效果良好,在许多临床心脏中心,手术死亡率已接近零。室间隔缺损的部位和手术切口的选择对手术死亡率无明显影响。增加围手术期危险的因素包括病儿的年龄小、合并有其他心脏畸形以及肺循环阻力升高。术后远期效果良好,病儿体格发育正常。也可行室间隔封堵介入治疗,具体见本章附录2。

四、法洛四联症

【概述】

法洛四联症是一种最常见的发绀型先天性心脏病,在先天性心脏病中占12%~14%,在发绀型心脏畸形中居首位,占50%~90%,是由胚胎5~6周时圆锥动脉干转向异常所致,属于大血管转位的发育畸形。法洛四联症包括肺动脉狭窄或右室流出道梗阻、室间隔缺损、升主动脉骑跨和右心室肥厚等四个病理生理改变。

【病理解剖及生理】

法洛四联症实际上是由特征性的肺动脉狭窄和室间隔缺损所组成的先天性心脏畸形,主动脉骑跨是与室间隔缺损的位置有关,右心室肥厚是肺动脉狭窄的后果。其解剖特征详见第一章的相关内容。

1. 肺动脉狭窄 又称右室流出道梗阻(right ventricular outflow tract obstruction, RVOTO)可位于漏斗部,右心室体,肺动脉瓣、瓣环,主肺动脉和左、右肺动脉等部位。常有两个以上狭窄存在。肺动脉狭窄的主要标志之一即为漏斗部狭窄,其特点为肥厚的右心室前壁、隔壁两束以及室上嵴环抱而形成的狭窄。除漏斗部狭窄外,还可有肺动脉瓣及其瓣环狭窄和闭锁,以及肺动脉干及其分支狭窄,甚至一侧肺动脉缺如和周围肺动脉发育不全。侧支循环到肺的血流对维持重症四联症或合并肺动脉闭锁的病人的生存起着重大作用。大的侧支循环血管是从主动脉、纵隔周围血管、支气管动脉和肋间动脉至肺动脉。肺内侧支循环血管越多,则肺段以下周围肺动脉发育越差。

2. 室间隔缺损 四联症的室间隔缺损常为大缺损,直径1.5~3.0 cm,可分为嵴下型和肺动脉瓣下型两种。嵴下型室间隔缺损最为多见,位于主动脉下,其上缘为圆锥隔以及邻近主动脉右冠状瓣环旁的一段光滑的右心室前壁,后下缘为三尖瓣隔瓣环和窦部室间隔。肺动脉瓣下室间隔缺损亦位于主动脉下,此型缺损为真正的室间隔缺损,是圆锥室间隔部分或完全缺如所致,其特点是缺损前缘在肺动脉瓣环,或在缺损与肺动脉瓣环之间有一条纤维肌肉束。

法洛四联症的病理生理完全取决于它的特征性肺动脉狭窄和室间隔缺损两种畸形的相互影响及其后果。其主要表现为两心室收缩压高峰相等,心内分流和肺部血流减少等,以及慢性低氧血症所致的继发性红细胞增多症和肺部侧支循环血管增多等。由于肺动脉狭窄,右心室血液进入肺动脉受阻,右心室压力升高,使左、右心室收缩压相等,一部分或大部分肺循环静脉血由右心室经室间隔缺损进入主动脉或左心室,形成右向左分流;由于主动脉骑跨在室间隔之上,更易接受来自右心室的血液,故主动脉接受的是来自左、右心室的混合血,以致临床上病人出现发绀。发绀的程度取决于右心室流出道梗阻的程度。梗阻重,肺血少,大量右向左分流的血液进入体循环,血氧饱和度下降明显,发绀严重;中度梗阻,则右向左分流较少,发绀较轻;轻度梗阻,产生双向分流或左向右分流,发绀很轻或不明显。持久的低氧血症刺激骨髓造血系统,红细胞和血红蛋白增多,重症病人血红蛋白量可达 180 g/L 以上。

【自然经过】

法洛四联症未合并重大心脏畸形的病人,其自然经过主要取决于右心室流出道堵塞的严重程度,平均寿命为 12 岁。约 25% 未手术法洛四联症患儿死于 1 岁以内,40% 死于 3 岁以内,70% 死于 10 岁以内,95% 死于 40 岁以内。病人活到 40~50 岁时,常因右心室压力超负荷、慢性缺氧产生继发性心脏肥大而导致心力衰竭而死亡,个别病人可活到 60 岁以上。

根据发绀出现的早晚,可估计四联症的自然病史。出生后即出现发绀者最为严重,常在 4~5 个月出现频繁缺氧发作,很少活到 1 岁。1 岁以内出现发绀者,多数在半岁以后发生缺氧发作,但不频繁,有时可活到 20~30 岁。无发绀的病人,肺动脉狭窄较轻,自幼无缺氧发作,5~6 岁时出现蹲踞姿态,多可活到 20~40 岁。

严重发绀和红细胞增多症的病人,可以发生脑血管血栓、肺动脉血栓、脑脓肿和感染性心内膜炎等并发症。

【临床表现】

发绀、喜蹲踞和缺氧发作是法洛四联症的主要临床表现。

(1) 发绀:口唇、眼结膜和指(趾)端发绀是法洛四联症的突出表现,出生后 3~6 个月出现,哭闹时加重,并随着年龄的增长而加重。

(2) 呼吸困难,有的有明显的杵状指。

(3) 不爱活动,有喜蹲踞现象。因为蹲踞姿势可增加躯干上部血流和体循环阻力,提高肺循环血流量,改善中枢神经系统缺氧状况,减轻发绀和呼吸困难,并可防止缺氧性发作。

(4) 发育差,体力、耐力较同龄儿童低。

(5) 听诊的特征为肺动脉压低所致的肺动脉区第二心音明显减弱,甚至消失;以及右心室流出道梗阻产生的收缩期杂音。第二心音肺动脉成分往往减弱,甚至听不清楚。肺动脉狭窄愈重,则第二心音肺动脉成分愈弱。肺动脉区第二心音增强呈单音者,是第二心音主动脉成分,在胸骨左缘第三肋间听得最响。

右心室流出道阻塞而引起的收缩期射血性杂音常在胸骨左缘第 3、第 4 肋间最响。杂音的高低与狭窄的严重程度有关。狭窄愈重,则杂音愈低、愈短。平时杂音响,但活动后明显减弱或消失,多为单纯漏斗部狭窄。杂音向第 2 肋间和第 1 肋间传导,常为漏斗部和肺动脉瓣狭窄。如肺动脉闭锁,则无此杂音。如杂音在胸骨右缘最响,应疑为左侧肺动脉缺如。

(6) 往往有血红蛋白、红细胞比容和红细胞计数升高。血红蛋白可高达 250 g/L;红细胞比容可从正常到 90%,但大多数在 50%~70%,体循环动脉血氧饱和度在 40%~90%,大多数在 65%~70%,少数活动后下降到 25%。

(7) 心电图示电轴右偏,右心室肥厚,常伴有右心房肥大。

(8) X 线检查的典型表现为"靴形心"和肺纹理纤细。

(9)心导管检查:右心室压力升高,血氧饱和度降低。右心室造影、心超可显示畸形。

【诊断】

通过上述临床表现,结合胸部X线片、超声心动图以及右心导管检查等可对法洛四联症作出可靠的诊断。

【治疗原则】

法洛四联症手术无年龄限制。法洛四联症的手术主要分为姑息性手术和矫正手术。

肺动脉发育情况较好时,多主张1岁以内行一期矫治手术。无症状或症状较轻者,主张1~2岁时择期手术。对于肺动脉和左心室发育差的病人可先做姑息性手术即体-肺分流术,其目的是增加肺部血流,改善发绀等症状,促进肺动脉发育,术后严密随访,左心室或左、右肺动脉发育好后进行二期修复术。对肺动脉和左心室发育较好的法洛四联症病人,应行一期根治性矫正手术。根治性手术,包括将右心室流出道疏通,室间隔缺损修补,右心室流出道和肺动脉加宽成形术。矫正手术须在体外循环下进行,婴幼儿采用深低温体外循环,儿童(4岁以上)用中度低温(25~26 ℃)。手术死亡率为低于5%,晚期手术死亡率为2%~6%,长期效果满意或良好者为80%~90%。

五、单纯肺动脉口狭窄

【概论】

单纯肺动脉口狭窄是指右心室与肺动脉主干之间的通道因先天性畸形所产生的狭窄,而室间隔完整。肺动脉狭窄主要分为肺动脉瓣膜狭窄(瓣膜型)、右心室漏斗部狭窄(瓣下型)、肺动脉主干及其分支狭窄(瓣上型),以肺动脉瓣膜狭窄最常见。

肺动脉瓣狭窄占儿童先天性心脏病的7%~12%,占右心室流出道梗阻性病变的80%。几乎全是先天性的,偶见于风湿性多瓣膜病变合并肺动脉瓣狭窄。迄今对肺动脉瓣狭窄的发病机制尚不十分清楚。多数认为由于原始心脏分隔时动脉干隆起发育不良所致。

【病理分型】

1. 肺动脉瓣膜狭窄(瓣膜型) 通常为瓣膜增厚交界融合,瓣口呈鱼嘴状突向肺动脉,肺动脉主干呈狭窄后扩张,常有不同程度的肺动脉瓣环狭窄。

2. 右心室漏斗部狭窄(瓣下型) 可呈膜性狭窄和管状狭窄。膜性狭窄在右心室漏斗部下方形成环状纤维性隔膜,将右心室隔成两个大小不等的心室腔,其上方扩大的薄壁心室腔称为第三心室。管状狭窄是由肥厚的右心室前壁、室上嵴和异常粗大的隔束和壁束所致。

3. 肺动脉主干及其分支狭窄(瓣上型) 可为一处或多处环形狭窄或发育不良。

【病理生理】

肺动脉瓣狭窄而无室间隔缺损的病人,其主要病理生理改变在于右心室排血受阻而引起心室内压升高,长期的压力升高将导致右心室肥厚。肥厚的程度与狭窄程度成正比。Rudolph AM 研究报告,胎儿和新生儿肺动脉瓣狭窄的生理异常与成年人不同。在胎儿和新生儿期间,随着狭窄梗阻的发展,肌纤维增生及肥厚,右心室质量增加。而成人则表现为心肌细胞肥大、心肌纤维肥厚而不伴有心肌纤维增生。另外,胎儿和新生儿对心室后负荷增加的耐受能力较强,这是因为胎儿和新生儿心肌纤维增生的同时伴有毛细血管增多,心脏代偿能力较好,在严重肺动脉狭窄所致后负荷增加时,心排血量仍能维持正常。然而成年人心肌肥厚时毛细血管数量却不增多,处于相对缺血状态,所以心脏代偿能力较差。

因静脉回心血流受阻,心排血量减少,血液淤滞,可出现周围性发绀。约1/4的病人伴有卵圆孔未闭或房间隔缺损,当右心房压力明显升高时,心房水平出现右向左分流,而发生中央型发绀。右心室长期负荷增加引起右心室向心性肥厚,加重右心室流出道狭窄,出现心力衰竭,甚至死亡。

【临床表现】

临床表现与狭窄的程度、是否存在卵圆孔未闭、房间隔缺损和继发三尖瓣反流有关。轻度狭窄可无症状。约半数严重狭窄者在出生后即可有明显的发绀,并有心功能衰竭的征象。

(1) 病人一般多表现为劳累后呼吸困难、心悸、乏力、胸闷,偶有头晕或晕厥。

(2) 最主要的体征是肺动脉瓣区有 2~3 级粗糙的喷射性收缩期杂音,伴有收缩期震颤。瓣膜型病例,肺动脉瓣第二心音减弱或消失。

(3) 心电图示右心室肥厚伴劳损。X 线胸片示右心室扩大,肺血管纹理减少,肺野清晰。

(4) 右心导管检查右心室与肺动脉的收缩期压力阶差大于 1.3 kPa。

【诊断】

本病根据典型的临床表现、体征、X 线、心电图、超声、心动图即可作出正确诊断。必要时可做选择性右心导管及心血管造影检查以明确诊断。

【治疗原则】

应在学龄前或右心室功能发生衰竭前手术,解除狭窄。

1. 手术适应证 轻度狭窄者预后良好,能够生活到古稀之年的并不少见,因此临床上无明显症状,右心室收缩压小于 60 mmHg 者一般不需要外科手术治疗。中度以上狭窄者症状轻微,胸部 X 线、心电图呈轻度变化,右心室与肺动脉之间跨瓣压差 40~50 mmHg,手术应采取谨慎态度,可随访观察。如果临床症状明显,胸部 X 线示心脏扩大,心电图呈右室肥大,心导管跨瓣压差大于 50 mmHg,右心室收缩压大于 75 mmHg 均有手术指征。重度肺动脉瓣狭窄者病情发展较快,易引发右心衰竭和猝死,应采取积极的外科手术治疗。近年来婴幼儿及儿童中度肺动脉瓣膜狭窄,跨瓣压力阶差 40~50 mmHg,多数应采用经皮球囊肺动脉瓣膜扩张成形术;少数积极采用外科手术治疗。

2. 手术方式 多采用体外循环方法实施肺动脉交界切开或切除狭窄环及肥厚心肌以疏通右室流出道。若疏通后的右室流出道仍存在狭窄,可用自体心包补片或聚四氟乙烯管片加宽流出道。

3. 手术效果 肺动脉瓣狭窄手术效果比较好,手术死亡率 2%~3%,死亡原因主要为严重的右心室发育不良及慢性进展性充血性心力衰竭。新生儿肺动脉瓣狭窄手术危险性比较大。手术效果良好者术后心脏杂音及震颤减弱或显著减轻,肺动脉第二心音增强。临床上病人自觉症状改善,活动能力增强,生活质量提高。婴幼儿及儿童肺动脉瓣狭窄手术效果比成年人良好,术后一年静息或活动后右室舒张末压明显降低,排血量增加,心功能改善。成年人由于心肌及心内膜纤维化,术后心功能改善不显著。因此,临床估计需要手术者,应争取尽早手术治疗。

六、完全性大动脉转位

【概述】

完全性大动脉转位是一种比较多见的复杂型先天性心脏病,其发病率甚高,在先天性心脏病中占 7%~8%,在发绀型先天性心脏畸形中仅次于法洛四联症。其定义为心房与心室连接一致,心室与大动脉连接不一致,从而主动脉在前起源于右心室,肺动脉靠后从左心室发出,结果体循环和肺循环完全隔离。常与外科治疗有密切关系的合并畸形为室间隔缺损和左室流出道梗阻。出生后病情危重,很早出现发绀,如不治疗多在生后 1 周内死亡。病人生存则完全依赖于动脉导管未闭、房间隔缺损和室间隔缺损等心内外左到右分流畸形。1814 年 John Farre 用大动脉转位来命名本病。

1. 完全性大动脉转位伴室间隔完整　约有 75% 病例室间隔完整,无左室流出道梗阻,仅有小的房间隔缺损或动脉导管未闭。

2. 合并畸形　在完全性大动脉转位的病例中,合并室间隔缺损的约有 25%,合并左室流出道梗阻者约 5%。合并其他畸形除常见的动脉导管未闭和房间隔缺损外,还有二尖瓣畸形、三尖瓣畸形、主动脉弓离断、主动脉缩窄、右或左心室发育不全和并列心耳等。

【病理生理】

病人体循环与肺循环为两个独立体系,如不合并动脉导管未闭、房间隔缺损或室间隔缺损,则难以生存。如果两循环间交通口径够大,血混合量大,动脉血氧分压尚可,病人的症状可能不重。如不合并肺动脉瓣狭窄,可产生严重的肺动脉高压和肺血管病变,出现肺血多的情况。当左心室流出道或肺动脉瓣严重狭窄,或肺血管病变存在时,氧合血少,会使病人出现严重的缺氧和发绀。

【临床表现】

由于大多数完全性大动脉转位病例,体循环和肺循环无足够的血流混合,所以在新生儿期就表现出明显的症状和体征。

1. 低氧血症　生后持续发绀是此畸形的突出体征,特别是在室间隔完整的病人,一半在生后 1 h 内,90% 在 1 d 内出现发绀。一般 PaO_2 为 $25\sim 40$ mmHg,吸入纯氧并不能增加 PaO_2。在生后 $24\sim 48$ h 内动脉导管闭合后,病情很快恶化。如无或有小的房间隔缺损,又未进行治疗,新生儿则迅速产生进行性加重的酸中毒和死亡。

2. 心电图表现　生后心电图显示窦性心律,电轴右偏,多为右心室肥厚。

3. 胸部 X 线摄片　可因心内合并畸形而有不同的表现。如合并较大的室间隔缺损,表现为肺血多和肺动脉高压;如合并左心室流出道狭窄,可见肺血减少和心脏变小。

4. 超声心动图　检查可发现主动脉、肺动脉与心室连接异常,也可发现所并存的心内畸形,如室间隔缺损、房间隔缺损,并可了解各心腔发育情况。

5. 心导管检查和造影　可进一步明确诊断和了解心血管形态改变,有助于制订手术方案。

【诊断】

通过上述临床表现,结合胸部 X 线片、超声心动图、右心导管检查以及心血管造影等可作出可靠的诊断。

【治疗原则】

生后维持动脉导管开放和扩大心房内交通。发绀严重者应行房间隔球囊造孔术,以减轻缺氧症状,并在 2 周内行解剖矫治术。如合并动脉导管未闭或室间隔缺损,可在出生后 6 个月左右同期矫治。如右心房小,应行 Mustard 手术。如合并左心室流出道狭窄或肺动脉狭窄,应行 Senning 或 Mustard 手术,同时疏通左心室流出道;也可以先行 Blalock 等分流术,等到 $3\sim 5$ 岁再行 Rastelli 手术。

七、右位心

【概述】

右位心是指心脏大部分位于脊柱中心的右侧,心脏轴线指向右下方。右位心可存在于内脏正常位、内脏反位或不定位中,分为右旋性右位心、镜像右位心、混合性右位心、外因性右位心。与左位心一样,右位心可以合并所有种类的先天性心血管畸形。单纯诊断右位心并不困难,重要的是查明是否合并心血管解剖畸形及血流动力学改变,从而确定手术适应证及手术方法。

【解剖分类】

1. Ⅰ型:镜像右位心　此型右位心的特点是:右位心伴内脏反位,即心脏房室和大血管的位置关系及胸腹腔主要脏器,左、右肺和肝脾胃的位置关系完全倒转,如正常左位心伴内脏正常位的镜面像。体静脉心房和腔静脉位于左侧。肺循环心室位于前方,体循环心室位于后方。主动脉弓通常位于右侧。右位心伴内脏反位的发病率为(1~2)/10 000,男女比例相近。除了心脏位置异常外,镜像右位心的心脏结构可以完全正常。一般认为,此类右位心合并心血管畸形的发生率不超过10%。右位心合并的常见畸形为:房间隔缺损、室间隔缺损、解剖右室流出道狭窄、法洛四联症和大动脉转位等。

2. Ⅱ型:右旋性右位心　此型右位心的形成是以心房作为支点,左侧心脏的心尖旋转至右侧所致。左心房与右心房在左、右的位置关系上不变,但往往右心房比正常靠后,而左心房比正常靠前。心室由于右旋,体循环心室靠前,而肺循环心室靠后。腹腔内脏位置多正常,故又称为孤立性右位心。肝静脉、腔静脉、升主动脉与右心房同在右侧,胃、脾、主动脉弓、降主动脉与左心房同在左侧。右旋性右位心并发其他心血管畸形的发生率高,可达80%左右。常见的合并畸形有大动脉转位、右室双出口、肺动脉狭窄或闭锁、肺静脉异位引流、房室间隔缺损、三尖瓣闭锁、主动脉缩窄等,亦可并发无脾症、多脾症或其他器官的先天性发育异常。

3. Ⅲ型:混合性右位心　此型右位心类似于右旋性右位心,是以心房为轴点,心脏向右侧旋转所致。但不同之处是存在心房反位或心室反位。混合性右位心与右旋性右位心一样,多数病例合并其他心血管畸形。

4. Ⅳ型:外因性右位心　此型右位心的产生并非由于心脏自身发育障碍而形成,而是由于心脏周围结构的变化导致心脏机械性变位而形成的。胸壁、膈肌、肺、纵隔组织的发育异常均可造成外因性右位心,如先天性肺叶气肿或占位性病变等。

【临床表现和诊断】

单纯右位心本身无症状,可因合并其他畸形而表现出相应症状。诊断右位心及其伴发的心血管畸形,通常对心脏各腔室与大血管的关系等予以查明,并按外科分型原则作出分型。体格检查、胸部X线、心电图、超声心动图及心导管和选择性心血管造影检查等可帮助作出准确诊断。心血管造影和超声心动图检查是两种最重要的诊断手段,有助于诊断复杂的心脏解剖畸形。确定了心房与内脏的位置后,进一步要确定房室连接关系(一致或不一致)、心室形态、各腔室位置、心室与大血管的连接关系、大血管间的关系、是否合并其他心血管畸形等。

【治疗原则】

右位心合并心血管畸形的外科治疗主要取决于右位心的类型及其合并心血管畸形的复杂性,低温体外循环下施行根治性手术、生理性矫治术或姑息性手术。

1. 镜像右位心　如合并心血管畸形,多数可以手术矫治。手术的方法与心脏位置正常时类似,行根治性手术、生理性矫治术或姑息性手术。

手术切口的选择对于镜像右位心的外科治疗是至关重要的。动脉导管未闭手术的切口可采用右后外侧第 4 肋间切口。Blalock 手术可经左后外侧第 4 肋间切口施行。室间隔缺损、房间隔缺损、法洛四联症、肺动脉流出道狭窄、大动脉转位等可采用胸骨正中切口。体外循环动脉供血管可经升主动脉插管,腔静脉可经左侧体静脉心房插管。动脉导管未闭结扎术、Blalock 手术的方法与心脏正常位一样。修补心内畸形的方法也与心脏正常位相同。在修补室间隔缺损时,应注意房室传导束行走于室间隔缺损的右后下角,以免损伤房室传导束。

2. 右旋性右位心和混合性右位心　心房和腔静脉在右旋性右位心病例中,多数在正常位置,体外循环插管一般不会遇到特殊的困难。然而,如果心室极度旋转,右心房将会被心室遮盖于后侧,造成经右心房建立体外循环的困难。在这种情况下,可采用肺循环心室插管转流降温,在深低温体外循环下施行心内畸形矫治。往往为了修复心内畸形,须暂时拔去肺循环心室的静脉插管,待心内畸形矫治后,再重新插管复温。对于右心房被旋转心室遮盖于后方的病例,在施行 fontan 手术时,也往往会出现手术视野显露困难。术前、术中应予以足够的重视。

对于肺动脉狭窄或闭锁的病例,由于肺动脉心室靠后侧,造成肺动脉漏斗部显露困难,应用常规方法难以矫治漏斗部狭窄。在这种情况下,可采用带瓣外管道连接肺循环心室与肺动脉,以此矫治漏斗部狭窄。

单纯大动脉转位不伴有室间隔缺损和肺动脉狭窄的病例,可施行大动脉转换术或 Mustard 或 Senning 手术。

右位心除Ⅳ型外,心脏传导系统的走行多变。房室传导束多位于室间隔缺损边缘,易于受损,有条件时,术中对房室传导束走行进行定位,有助于防止传导系统的损伤。

3. 外因性右位　心脏合并心血管畸形较少。如合并心血管畸形,多数可以手术矫治。矫治方法与心脏位置正常时相同。

(叶文学)

第二节　先天性心脏病的护理

【主要护理诊断/问题】

1. 活动无耐力　与体循环血量减少或血氧饱和度下降有关。
2. 生长发育迟缓　与体循环血量减少或血氧饱和度下降,影响生长发育有关。

【其他相关护理诊断】

1. 有感染的危险　与肺血流增多、心内缺损易致心内膜损伤有关。
2. 潜在并发症　脑血栓、心衰、感染性心内膜炎。
3. 焦虑　与疾病的威胁,对手术担忧有关。

【护理措施】

1. 病情观察　观察病人心率、心律、呼吸、血压的变化,观察病人的面色、唇周、四肢是否发绀。观察有无心力衰竭的表现,如心率增快、呼吸困难、端坐呼吸、吐泡沫样痰、水肿、肝大等。如出现上述表现,立即置病人于半卧位,给予吸氧,按心力衰竭护理。

2. 休息与活动　建立合理的生活制度,安排病人作息时间,保证睡眠、休息,根据病情安排适当活动量,减轻心脏负担。护理操作做到集中护理,避免病人情绪激动和大哭大闹。病情严重的病人应卧床休息。

3. 饮食护理　注意营养搭配,供给充足能量、蛋白质和维生素,保证营养需要,增强体质,提高对手术的耐受性。对喂养困难的患儿耐心喂养,少量多餐,避免呛咳和呼吸困难。心功能不全有水钠潴留者,根据病情,给予无盐(低盐)饮食。

有鼻塞、呼吸困难、缺氧、发绀等现象者,喂奶时做到少量多餐,防止呛咳。在喂奶过程中,有呼吸困难时,可给予间断吸氧,再给予喂奶。

4. 对症护理

(1) 发生缺氧和呼吸困难者,立即给予卧床休息,吸氧。

(2) 对于哭闹不安、无法安静而影响心功能的病人,可给予适量镇静药物如10%水合氯醛灌肠。法洛四联症病人经常由于哭闹、便秘、活动等引起缺氧发作。一旦发生,立即让病人置于膝胸卧位,以增加体循环阻力,使右向左分流减少;并给予吸氧,通知医生用药物抢救。

(3) 法洛四联症病人血液黏稠度高,有发热、出汗、吐泻时,体液量减少,加重血液浓缩形成血栓,注意供给充足液体,必要时可静脉输液。

5. 用药护理

(1) 遵医嘱用药:儿童应用洋地黄类药物,由于剂量较小,要注意给药剂量的准确性,如服用地高辛,要用1 mL注射器抽取后,直接给病人喂服;静脉注射西地兰时,给予生理盐水稀释后,再予以注射。用水合氯醛灌肠镇静者,用注射器抽吸药液,接灌肠管注入。

(2) 注意观察服药后的反应,注意避免不良反应,观察有无洋地黄中毒反应、胃肠道反应、黄绿视、心律失常。

6. 心理护理　对病人关心爱护,态度和蔼,建立良好的护患关系,消除紧张情绪。向病人家属讲解疾病有关知识、治疗方案、护理注意事项,使其了解与疾病有关的知识,减轻、消除心理压力及焦虑情绪。

【健康教育】

1. 建立合理的生活制度　保持病人情绪稳定,避免哭吵,保证良好的休息和睡眠,以免加重心功能负担。给予富含钾、铁(如香蕉、红枣)、维生素和微量元素的食物,少量多餐,适当限制食盐摄入。

2. 预防感染　注意体温变化,根据气温变化及时加减衣服,避免受凉引起呼吸道感染。注意保护性隔离,以免交叉感染。做口腔小手术时给予抗生素预防感染,防止感染性心内膜炎的发生。避免去人群拥挤的地方,保持室内空气清新,防止呼吸道感染,以免加重病情。

3. 保持大便通畅　避免用力排便。有便秘者,可用开塞露通便。

4. 用药指导　嘱病人出院后按医嘱服药,不可擅自停药或增减药量,并注意监测药物不良反应。服药后发生呕吐者,要重新服用。

5. 定期复查　告知病人定期复查心脏超声、心电图等,使病人能安全到达手术年龄。

(倪志红)

附录1:房间隔缺损(ASD)介入治疗

【适应证】

① 年龄通常≥3岁。② 缺损直径≥5 mm,伴右心室容量负荷增加;≤36 mm的继发孔型

左向右分流 ASD。③ 缺损边缘至冠状静脉窦、上下腔静脉及肺静脉的距离≥5 mm；至房室瓣≥7 mm。④ 房间隔的直径大于所选用封堵伞左房侧的直径。⑤ 不合并必须行外科手术的其他心脏畸形。

【禁忌证】

① 原发孔型 ASD 及静脉窦型 ASD。② 合并心内膜炎及出血性疾患。③ 封堵器安置处有血栓存在，导管插入处有静脉血栓形成。④ 严重肺动脉高压导致右向左分流（肺循环与体循环分流比<0.7）。⑤ 伴有与 ASD 无关的严重心肌疾患或瓣膜疾病。⑥ 近1个月内患感染性疾病，或感染性疾病未能控制者。⑦ 合并出血性疾病，未治愈的胃、十二指肠溃疡。⑧ 左心房或左心耳血栓，部分或全部肺静脉异位引流，左心房内隔膜，左心房或左心室发育不良。

【介入器材选择】

目前国际上有 Amplatzer、Cardioseal、StarFLEX 等多种 AS 封堵器，但在我国，仅 Amplatzer 双盘型封堵器广泛用于临床。由美国 AGA 公司生产的 Amplatzer 房间隔封堵器，具有自膨胀性的双盘及连接双盘的腰部三部分组成。双盘及腰部均系镍-钛记忆合金编织成的密集网状结构，双盘内充填高分子聚合材料。根据 Amplatzer 封堵器腰部直径（4～40 mm）决定型号大小，且每一型号相差 2 mm，封堵器的左心房侧的边缘比腰部直径大 12～14 mm，右心房侧伞面比腰部直径大 10～12 mm。此种房间隔封堵器具有自膨胀性能，可多次回收再重新放置，输送鞘管细小，适于小儿的 ASD 封堵。

【术前检查及准备】

术前检查包括全胸片、心电图、超声心动图（包括经胸和经食道超声心动图）、血常规、肝肾功能、血电解质、出、凝血时间和传染病指标等。必要时根据病情增加相关项目。常规签写书面同意书，向病人及家属或监护人交代治疗中可能发生的并发症，取得同意后方可进行手术。

【操作过程】

1. 麻醉及穿刺　术前 5～6h 禁食禁水，婴幼儿采用全身麻醉，同时给予一定比例添加钾、镁的等渗盐水和足够热量的葡萄糖静脉补液。成人和配合操作的大龄儿童可用局部麻醉。麻醉成功后，常规穿刺股静脉，送入 6F/7F 鞘管，静脉推注肝素 100 U/kg，此后每隔 1h 追加负荷剂量的 1/4～1/3。

2. 常规右心导管检查　测量上下腔静脉、肺动脉及左右心房压力及血氧饱和度。

3. 建立轨道　将右心导管经 ASD 处进入左心房和左上肺静脉，交换 260 cm 长加硬导丝置于左上肺静脉内固定，退出导管及静脉鞘管。

4. 封堵器选择　多数通过心脏超声测量 ASD 直径，偶尔在超声图像欠清晰或多孔 ASD 难于准确判断时，可考虑应用球囊导管测量。封堵器腰部的直径原则上应比 ASD 伸展直径大（成人加 4～6 mm，小儿增加 2～4 mm 选择封堵器）。将封堵器与输送杆连接好，先在体外释放几次观察封堵器恢复原型的能力，当成型满意后将封堵器完全浸入肝素水内，回拉输送杆，使封堵器收入短鞘内，并用生理盐水或肝素水排尽封堵器及短鞘内的气体备用。

5. 封堵器植入　根据封堵器大小，选择不同的输送鞘管，在加硬导丝导引下置于左心房内或左肺上静脉开口处。在 X 线照射和超声心动仪监测下沿鞘管送封堵器至左心房，在推送过程中严禁旋转输送杆，在左房内打开左心房侧伞，回撤至房间隔的左房侧，然后固定输送杆，继续回撤鞘管，打开封堵器的右房侧伞。心脏造影及心脏超声确认位置及固定情况后，即可旋转推送杆释放封堵器，撤出鞘管，局部加压包扎。

【术后处理】

(1) 术后局部压迫沙袋 4~6 h,穿刺侧肢体制动 12 h,心电监护 6~12 h。术后 24 h 行心脏彩超检查及穿刺侧股静脉超声检查,以排除血栓形成。

(2) 静脉给予抗生素治疗 3 d 以预防感染。

(3) 术后肝素抗凝 48 h。普通肝素 100 U/(kg·d),分 4 次静脉注入,低分子肝素每次 100 U/kg,皮下注射,每 12 h 一次。

(4) 阿司匹林 3~5 mg/(kg·d),口服,6 个月;成人封堵器直径≥30 mm 者可酌情加服氯吡格雷 75 mg/d,有心房颤动者应该服用华法林。

(5) 术后 1、3、6 个月至 1 年复查心电图、超声心动图,必要时复查心脏 X 线片。

【并发症及处理】

1. 残余分流　术前测量 ASD 的伸展直径、位置,以及边缘与周围结构的关系对于选取病例和封堵器大小非常重要,可减少残余分流的发生。术后可出现通过封堵器的微量分流,一般不需处理即可自行闭合;如封堵器外的残余分流可能为双孔或多孔的 ASD,或缺损呈不规则形状,有一部分未被封堵器遮盖。有学者认为,分流量<5 mm 的缺损可不予以处理,≥5 mm 者可试行植入另一封堵器或考虑外科手术。

2. 气体栓塞　主要是术中未能排尽封堵器和输送鞘内的气体所致。推送装置时带入气体,随血流冲入脑血管,造成病人术后昏迷或冠状动脉气栓,引起心肌损伤。如严格操作规程,可避免气体栓塞的发生。一旦发生气体栓塞,应立即吸氧。心率减慢者,给予阿托品维持心率,同时给予硝酸甘油以防血管痉挛加重病情,必要时立即穿刺股动脉,将导管植入栓塞发生处用生理盐水冲洗。

3. 血栓栓塞　发生率较低。术中、术后应用肝素抗凝及应用抗血小板药物,可减少血栓栓塞的发生率。

4. 封堵器脱落　属严重并发症,术中、术后均可发生。常见原因有推送杆与封堵器连接不良、选择封堵器偏小、ASD 边缘短或不规则,以及操作不当等。一旦发生,少数可经导管取出,大多需要紧急外科手术取出。

5. 心包填塞　亦属严重并发症,多为心房穿孔、肺静脉破裂等原因所致。必须紧急行心包穿刺引流或者开胸修补术。术者推送导管、导丝过程中应动作轻柔,术中、术后严密的护理观察可避免其发生。

6. 心律失常　术中通常会出现心动过速、早搏及房室传导阻滞等表现。暂停操作减少刺激多可缓解,个别术后可出现严重房室传导阻滞。因此,ASD 介入治疗后 2 个月内应注意避免剧烈咳嗽和活动,减少封堵器对周围组织的刺激。出现心律失常后药物对症处理多可缓解。若出现传导阻滞,必要时可植入临时或永久起搏器治疗,部分病人取出封堵器后心律失常消失。

7. 溶血　ASD 封堵后溶血罕见,考虑是血细胞在较大网状双盘结构中流动所致。此时可停用阿司匹林等抗血小板药物,促进封堵器表面血栓形成,另外给予大剂量激素稳定细胞膜,减少细胞碎裂。

8. 其他　如穿刺部位血肿和股动静脉瘘、主动脉至右心房和左心房瘘及感染性心内膜炎等。出现股动静脉瘘后应积极处理,瘘口小者可经手压迫或超声引导按压修复治疗,瘘口大且经压迫法无法治愈时,须及时行外科手术修补。预防术后感染可减少感染性心内膜炎的发生。

主动脉至右心房和左心房瘘须通过外科手术治疗。

（王志松　惠　杰）

附录 2：室间隔缺损(VSD)介入治疗

【适应证】

(1) 膜部 VSD：① 年龄通常≥3 岁。② 体重大于 10 kg。③ 有血流动力学指标异常的单纯性 VSD，直径>3 mm，<14 mm。④ VSD 上缘距主动脉右冠瓣≥2 mm，无主动脉右冠瓣脱入 VSD 及主动脉瓣反流。

(2) 肌部 VSD>3 mm。

(3) 外科手术后残余分流。

(4) 心肌梗死或外伤后 VSD。

【禁忌证】

(1) 感染性心内膜炎，心内有赘生物，或存在其他感染性疾病。

(2) 封堵器安置处有血栓存在，导管插入径路中有静脉血栓形成。

(3) 巨大 VSD、缺损解剖位置不良，封堵器放置后可能影响主动脉瓣或房室瓣功能。

(4) 重度肺动脉高压伴双向分流。

(5) 合并出血性疾病和血小板减少。

(6) 合并明显的肝肾功能异常。

(7) 心功能不全，不能耐受操作。

【封堵器的选择】

膜部 VSD 病人封堵器的选择比较复杂，根据 VSD 的形态、缺损大小、缺损与主动脉瓣的距离来选择不同类型的封堵器。肌部 VSD 主要是使用肌部 VSD 封堵器，对于左室面大、右室面小的肌部 VSD，选择 PDA 封堵器可能更合理；漏斗部 VSD 选择偏心型封堵器 VSD，远离主动脉瓣，首选对称型 VSD 封堵器；VSD 靠近主动脉瓣时，选择偏心型封堵器为佳；多孔型缺损可选择左右两侧不对称的细腰型封堵器。选择的封堵器应比 VSD 的最小直径大1~3 mm。

【术前检查】

同 ASD 介入治疗。

【手术过程】

1. 麻醉及穿刺　10 岁以下儿童选择全麻，≥10 岁儿童和成人在局麻下穿刺股静脉。

2. 左、右心导管检查和心血管造影检查　手术开始常规给予肝素 100 U/kg，先行右心导管检查，抽取各腔室血氧标本和测量压力，如合并肺动脉高压，应计算肺血管阻力和 Qp/Qs。左心室造影取左前斜 45°~60°加头位 20°~25°，必要时增加右前斜位造影，以清晰显示缺损的形态和大小。同时应行升主动脉造影，观察有无主动脉瓣脱垂及反流。

3. 封堵过程

(1) 膜周部 VSD 封堵方法：

① 建立动、静脉轨道：通常应用右冠状动脉造影导管或剪切的猪尾导管作为过隔导管。经主动脉逆行至左室，在导引导丝帮助下，导管头端经 VSD 入右室，将 260 mm 长的 0.032 泥鳅导丝或软头交换导丝经导管插入右室并推送至肺动脉或上腔静脉，再由股静脉经端孔导管插入圈套导管和圈套器，套住位于肺动脉或上腔静脉的导丝，由股静脉拉出体外，建立"股静

脉—右房—右室—VSD—左室—主动脉—股动脉"轨道。

② 由股静脉端沿轨道插入合适的输送长鞘至右房,与过室间隔的导管相接(对吻),钳夹导引导丝两端,牵拉右冠造影导管,同时推送输送长鞘及扩张管至主动脉弓部,缓缓后撤输送长鞘和内扩张管至主动脉瓣上方。从动脉侧推送导丝及过室间隔导管达左室心尖,此时缓慢回撤长鞘至主动脉瓣下,沿导引导丝顺势指向心尖,撤去导引导丝和扩张管。

③ 封堵器的选择:所选封堵器的直径较造影测量直径大 1~2 mm。缺损距主动脉窦 2 mm 以上者,选用对称型封堵器;不足 2 mm 者,选用偏心型封堵器;囊袋型多出口且拟放置封堵器的缺损孔距离主动脉窦 4 mm 以上者选用细腰型封堵器。

④ 封堵器的放置:将封堵器与输送杆连接。经输送短鞘插入输送系统,将封堵器送达输送长鞘末端,在超声导引下结合 X 线透视,将左盘释放,回撤输送长鞘,使左盘与室间隔相贴,确定位置良好后,封堵器腰部嵌入 VSD,后撤输送长鞘,释放右盘。在 TEE/TTE 监视下观察封堵器位置、有无分流和瓣膜反流,随后重复上述体位左室造影,确认封堵器位置是否恰当及分流情况,并做升主动脉造影,观察有无主动脉瓣反流。

⑤ 释放封堵器:在 X 线及超声检查效果满意后即可释放封堵器,撤去输送长鞘及导管后压迫止血。

(2) 肌部 VSD 封堵方法:

① 建立经 VSD 的动静脉轨道:由于肌部 VSD 多位于室间隔中部或接近心尖,在技术上与膜部 VSD 封堵术不尽相同。通常建立"左股动脉—主动脉—左室—右室—右颈内静脉(或右股静脉)"的轨道。

② 封堵器的放置与释放:输送长鞘经颈内静脉(或股静脉)插入右室,经 VSD 左室,封堵器的直径较造影直径大 2~3 mm,按常规放置封堵器。

(3) 弹簧圈封堵法:

① 经静脉前向法:建立"股静脉—右室—VSD—左室—股动脉"轨道,选 4F~5F 输送导管,沿轨道将输送导管通过 VSD 送入左室。选择弹簧圈的大小为弹簧圈中间直径至少比右室面 VSD 直径大 1~2 cm,而远端直径等于或略大于左室面直径。再依"左室—VSD—右室"顺序释放弹簧圈。首先推送远端所有弹簧圈入左室,然后略后撤,释放弹簧圈受阻于缺损处,弹簧圈部分骑跨在 VSD 上。随后后撤输送导管,使弹簧圈的其余部分释放于 VSD 内及右室面。如 VSD 呈囊袋型,宜大部分弹簧圈放在瘤体内。

② 经动脉逆向法:先将长导引导丝从左室通过 VSD 进入右室,交换 4F~5F 输送导管入右室,按"右室—VSD—左室"顺序释放弹簧圈。

4. 封堵效果判定　安置封堵器后,在心脏超声及左室造影下观察,确定封堵器放置位置恰当、无明显主动脉瓣及房室瓣反流或新出现的主动脉瓣和房室瓣反流,表明封堵治疗成功。如术中并发三度房室传导阻滞,应放弃封堵治疗。

【术后处理及随访】

(1) 术后置病房心电监护,24 h 内复查超声心动图,术后观察 5~7 d,情况良好后出院随访。

(2) 手术后 24h 肝素化,静脉应用抗生素 3~5 d。

(3) 术后口服阿司匹林:小儿 3~5 mg/(kg·d),成人 3 mg/(kg·d),共 6 个月。

(4) 术后 1、3、6、12 个月随访,复查心电图和超声心动图,必要时行 X 线胸片检查。

【并发症及处理】

1. 心导管术并发症　如穿刺部位血肿和股动静脉瘘等。穿刺时做到动作准确，且小心谨慎。

2. 心律失常

(1) 术中可有室性早搏、室性心动过速、束支传导阻滞及房室传导阻滞，多在改变导丝、导管和输送鞘位置和方向后消失，不需要特殊处理。

(2) 加速性室性自主心律多见于嵴内型VSD，或膜周部VSD向肌部延伸的病人，与封堵器刺激心室肌有关。如心率在100次/分以内，不需要药物治疗。

(3) 心室颤动：较少见，可见于导管或导引导丝刺激心室肌时，术前应避免发生低血钾，一旦发生室颤，应立即行电复律。

(4) 三度房室传导阻滞和交界性逸搏心律：与封堵器的大小、VSD部位和术中操作损伤有关。交界性逸搏心律可见于合并三度房室传导阻滞时，若心率在55次/分以上，心电图QRS在0.12 s以内，可静注地塞米松10 mg/d，共3～7 d。心室率过慢，出现阿-斯综合征时，须安置临时心脏起搏器。3周后如仍未见恢复，需安置永久起搏器。大量资料表明，选择结构和性能良好的封堵器可预防并减少房室传导阻滞发生。

3. 封堵器移位或脱落　与封堵器偏小，操作不当有关。脱落的封堵器可用圈套器捕获后取出，否则应外科手术取出。

4. 腱索断裂　如建立轨道时由于导引钢丝经腱索内通过，后强行通过鞘管可引起腱索断裂。如发生腱索断裂，应行外科处理。另外，输送鞘管放置在左心室内，鞘管从腱索间通过，此时送出封堵器或牵拉，可引起二尖瓣的腱索断裂。

5. 三尖瓣关闭不全　可见于手术操作过程中损伤了三尖瓣及其腱索，因此在建立动静脉轨道时要确认轨道不在三尖瓣腱索内穿过。释放封堵器前应经超声心动图了解是否影响三尖瓣，如有三尖瓣腱索附着异常，有可能封堵器摩擦三尖瓣腱索，导致三尖瓣腱索断裂，造成三尖瓣关闭不全。术中应行超声监测，如发现明显的三尖瓣反流，应放弃封堵治疗。

6. 主动脉瓣反流　与封堵器和操作有关，如边缘不良型的VSD，选择的封堵器的边缘大于VSD至主动脉瓣的距离，封堵器的边缘直接接触主动脉瓣膜等。在封堵过程中操作不当，或主动脉瓣膜本身存在缺陷，导引导丝可直接穿过主动脉瓣的缺陷处。如果未能识别，继续通过导管和输送鞘管，可引起明显的主动脉瓣反流。在主动脉瓣上释放封堵器，如操作不当也可损伤主动脉瓣，引起主动脉瓣关闭不全。

7. 残余分流　经过封堵器的分流在短时间内随着封堵器中聚酯膜上网孔被血液成分填塞后消失。明显的残余分流见于多孔型VSD封堵治疗的病人，封堵器未能完全覆盖入口和出口。如为多孔型VSD，应保证封堵器的左侧面完全覆盖入口，否则放弃封堵治疗。

8. 溶血　与存在残余分流有关，高速血流通过封堵器可引起溶血。轻度溶血者，停用阿司匹林，静滴止血药，口服或静滴碳酸氢钠。如系弹簧圈引起的分流并发溶血，也可再放置一封堵器或弹簧圈。如血红蛋白<70 g/L，应外科手术取出封堵器。

9. 心包填塞　同ASD介入治疗。

10. 其他　如头痛、中风、局部血栓形成、周围血管栓塞及急性心肌梗死等。

（惠　杰　王志松）

附录 3：动脉导管未闭（RDA）介入治疗

【适应证】

① 所有适合外科手术治疗，且未闭导管的最窄直径为 2～12 mm 的左向右分流的 PDA。② 年龄≥6 个月，体重≥4 kg。③ 不合并其他必须行外科手术的复杂先心病。④ 外科术后有 PDA 残余分流。

【禁忌证】

① 感染性心内膜炎、心脏瓣膜和导管内有赘生物。② 严重肺动脉高压出现右向左分流。③ 合并需要外科手术矫治的心内畸形。④ 依赖 PDA 存活的病人。⑤ PDA 最窄直径＞12 mm（因 PDA 直径过粗时，尚无适用的封堵器，而且操作困难，成功率低，并发症多）。⑥ 合并其他不宜手术和介入治疗疾病的病人。

【封堵器的选择】

PDA 封堵器有以下几种，但应用最为广泛的是蘑菇伞型封堵器（Amplatzer PDA 封堵器及国产类似形状封堵器）。

1. 蘑菇伞型封堵器　封堵器由镍钛记忆合金编织，呈蘑菇形孔状结构，内有三层高分子聚酯纤维，具有自膨胀性能。Amplatzer 封堵器主动脉侧直径大于肺动脉侧 2 mm，长度有 5 mm、7 mm 和 8 mm 三种规格，肺动脉侧直径可分为 4～16 mm 共 7 种型号。国产封堵器与其相似，但直径范围加大。

2. 弹簧圈　包括不可控弹簧圈封堵器和可控弹簧圈封堵器，这种封堵术适于年龄＞6 个月，体重≥4 kg、PDA 直径＜2 mm 病人的封堵，或外科术后尚有残余分流者。

3. 其他封堵器　包括 Amplatzer Plug、成角型蘑菇伞封堵器、肌部和膜部室间隔缺损封堵器等。其中 Amplatzer Plug 多用于小型长管状 PDA，而后三种多用于大型 PDA。

【术前准备】

同 ASD 介入治疗。

【操作过程】

1. 麻醉及穿刺　婴幼儿采用全身麻醉，术前 5～6 h 禁食禁水，同时给予一定比例添加钾、镁的等渗盐水和足够热量的葡萄糖静脉补液。成人和配合操作的大龄儿童可采用局部麻醉。常规穿刺股动、静脉，送入动静脉鞘管。

2. 行心导管检查测量主动脉、肺动脉等部位的压力　合并有肺动脉高压者必须计算体、肺循环血流量和肺循环阻力等，判断肺动脉高压程度与性质，必要时行堵闭实验。行主动脉弓降部造影了解 PDA 形状及大小。注入造影剂的总量≤5 mL/kg 体重。

3. 建立输送轨道　将端孔导管送入肺动脉经动脉导管至降主动脉，若 PDA 较细或异常而不能通过时，可从主动脉侧直接将端孔导管或用导丝通过 PDA 送至肺动脉，采用动脉侧封堵法封堵；或者用网篮导管从肺动脉内套住交换导丝，拉出股静脉外建立输送轨道。经导管送入 260 cm 加硬交换导丝至降主动脉后撤出端孔导管。沿交换导丝送入相适应的传送器（导管或长鞘管）至降主动脉后撤出内芯及交换导丝。

4. 封堵器封堵法

（1）Ampatzer 法：选择比所测 PDA 最窄直径大 2～6 mm 的封堵器，将其安装于输送钢丝的顶端，透视下沿输送鞘管将其送至降主动脉。待封堵器的固定盘完全张开后，将输送鞘管及输送钢丝一起回撤至 PDA 的主动脉侧。然后固定输送钢丝,仅回撤输送鞘管至 PDA 的肺动脉侧,使封堵器的腰部完全卡于 PDA 内。10min 后重复主动脉弓降部造影。若证实封堵器位置合适、形状满意,无或仅微量残余分流,且听诊无心脏杂音时,可操纵旋转柄将封堵器释放,重复右心导管检查后撤出鞘管压迫止血。

(2) 弹簧圈法:① 经股静脉顺行法:穿刺右股静脉插入端孔导管经 PDA 进入降主动脉;选择适当直径的可控弹簧栓子经导管送入降主动脉,将 3～4 圈栓子置于 PDA 的主动脉侧,3/4～1 圈置于 PDA 的肺动脉侧。10 min 后重复主动脉弓降部造影,若证实弹簧栓子位置合适、形状满意、无残余分流时,可操纵旋转柄将弹簧栓子释放。重复右心导管检查后撤出鞘管压迫止血。② 经股动脉逆行法:穿刺右股动脉插入端孔导管经 PDA 入肺主动脉;选择适当直径的可控弹簧栓子经导管送入肺动脉,将 3/4～1 圈置于 PDA 的肺动脉侧,其余几圈置于 PDA 的主动脉侧。若弹簧栓子位置、形状满意,可操纵旋转柄将弹簧栓子释放。10 min 后重复主动脉弓降部造影,成功后撤出导管,压迫止血。

【术后处理及随访】

(1) 术后局部压迫沙袋 4～6 h,卧床 20 h。

(2) 心电监护 6～12 h,静脉给予抗生素 3 d。

(3) 术后 24 h、1 个月、3 个月、6 个月至 1 年复查心电图、超声心动图,必要时复查心脏 X 线片。

【并发症及处理】

应用弹簧圈和蘑菇伞型封堵器介入治疗 PDA 的并发症发生率很低,主要并发症如下。

1. 封堵器脱落　主要为封堵器选择不当,个别操作不规范造成,术中推送封堵器切忌旋转动作以免发生脱载。一旦发生弹簧圈或封堵器脱落,可酌情通过网篮或异物钳将其取出,难以取出时须行急诊外科手术。

2. 溶血　主要与术后残余分流过大或封堵器过多突入主动脉腔内有关。尽量避免高速血流的残余分流。一旦发生术后溶血,可使用激素、止血药、碳酸氢钠等药物治疗,以保护肾功能,多数病人可自愈。残余量较大、内科药物控制无效者,可再植入弹簧圈封堵残余缺口。若经治疗后仍不缓解,应及时请外科处理。

3. 残余分流　释放前若出现较明显残余分流,应更换封堵器。释放后出现少量残余分流可随访观察;中量以上残余分流应行再次行封堵术或请外科处理。

4. 降主动脉及左肺动脉狭窄　主要发生在婴幼儿,系封堵器过多突入降主动脉及左肺动脉造成。术中应对其形态有充分的了解,根据解剖形态选择合适的封堵器有助于避免此种并发症。对轻度狭窄,可严密观察;若狭窄较重,则须行外科手术。

5. 心前区闷痛　主要由于植入的封堵器较大,扩张牵拉动脉导管及周围组织造成。一般随着植入时间的延长逐渐缓解。

6. 感染性心内膜炎　PDA 病人多数机体抵抗力差,反复呼吸道感染。若消毒不严格,操作时间过长,术后抗生素应用不当,都有引起感染性心内膜炎的可能。导管室的无菌消毒、规范操作、术后应用抗生素,是预防并发感染性心内膜炎的有力措施。

7. 其他　如穿刺相关并发症、血小板减少、一过性高血压和声带麻痹等。其中一过性高血压和声带麻痹可能与突然体循环血容量增加及损伤左侧喉返神经有关,对症处理即可。

(惠　杰　王志松)

第十章

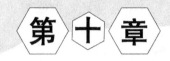

心脏瓣膜病

心脏瓣膜病(valvular heart disease)指由于炎症、黏液样变性、退行性改变、先天性畸形、缺血性坏死、创伤等原因引起的单个或多个瓣膜结构(包括瓣叶、瓣环、腱索或乳头肌)的功能或结构异常,导致瓣口狭窄和(或)关闭不全。心室扩大及主、肺动脉根部严重扩张也可导致相对性关闭不全。各种瓣膜病变中,二尖瓣最常受累,约占70%,其次是主动脉瓣病变,占20%~30%,单纯主动脉瓣病变者为2%~5%。

风湿性心脏病(rheumatic valvular heart disease)简称风心病,是一种风湿性炎症过程中导致的瓣膜损害,主要累及40岁以下人群,女性多见。近年来,我国风心病的发病率有所下降,但仍是我国常见的心脏病之一。随着人口的老龄化,瓣膜钙化与瓣膜黏液样变性在我国逐渐增多。

第一节 二尖瓣狭窄

【概述】

大多二尖瓣狭窄是由于风湿热累及心脏所致,故称为风湿性心脏病二尖瓣狭窄。虽然约半数病人无急性风湿热史,但多有链球菌扁桃体炎或咽峡炎反复发作史。急性风湿热发作后,至少需2年才形成明显的二尖瓣狭窄。单纯二尖瓣狭窄占风心病的25%,二尖瓣狭窄伴关闭不全占40%左右,主动脉瓣常同时受累。二尖瓣狭窄是我国最常见的心脏病之一,女性病人占2/3,我国南方发病率略高于北方。二尖瓣狭窄的早期症状并不明显,病人通常可从事日常工作。随着瓣孔面积的逐渐缩小,症状渐趋显著,病情也逐渐恶化。

【病理解剖及病理生理】

1. 病理解剖　风湿热导致二尖瓣装置不同部位粘连融合而导致二尖瓣狭窄,其好发部位有:① 瓣膜交界处;② 瓣叶游离缘;③ 腱索;④ 以上部位的结合处。单独交界处增厚粘连占30%,单独瓣叶游离缘增厚粘连占15%,单独腱索增厚粘连占10%,其余为一个以上的上述部位合并受累。早期病变往往是在瓣膜交界面和瓣膜底部发生水肿和渗出,后期在愈合过程中因纤维蛋白的沉积和变性,使瓣膜边缘相互粘连融合,逐渐增厚而形成狭窄,上述病变导致二尖瓣开放限制,瓣口面积减小,狭窄的二尖瓣呈"漏斗"状,瓣口呈"鱼口"状。病变较重者,炎症可涉及瓣膜下的腱索和乳头肌,使其融合和缩短,瓣膜活动受到限制。

2. 病理生理

(1) 肺循环高压改变:正常人的瓣口面积为4~6 cm²。当瓣口面积减小至一半即可出现狭窄的临床表现。根据瓣口狭窄的严重程度可将二尖瓣狭窄分为:① 轻度狭窄(瓣口面积

1.5 cm² 以上);肺小动脉长期处于痉挛和高压状态,管壁发生纤维组织增生,使管腔硬化而形成肺动脉高压。② 中度狭窄(瓣口面积 1.0～1.5 cm²):左心房和肺静脉收缩压可上升至 20～25 mmHg,肺动脉收缩压可上升至 40～50 mmHg。③ 重度狭窄(瓣口面积小于 1.0 cm²):左心房和肺静脉收缩压上升至 25 mmHg 以上,才能使血液通过狭窄的瓣口充盈左室以维持正常的心排血量,此时病人极易出现急性肺水肿。二尖瓣狭窄病人的肺动脉高压产生于:① 升高的左心房压被动后向传递。② 左心房和肺静脉高压触发肺小动脉收缩。③ 长期严重的二尖瓣狭窄可能导致肺血管床的器质性闭塞性改变。

(2) 左心房排血量减少:使体循环血流减少,血压相应下降,可有头昏、乏力等现象。

(3) 右心代偿功能失调:由于左房压与肺动脉压升高,引起肺小动脉反应性收缩,最终导致肺小动脉硬化,肺血管阻力增高,肺动脉压力升高,重者出现右心室肥厚和右心衰竭的表现,如肝脾肿大、下肢水肿和颈静脉怒张等。

【临床表现】

1. 症状　一般在二尖瓣中度狭窄时开始有明显症状。

(1) 呼吸困难:是最常见的早期症状。运动、精神紧张、性生活、妊娠、感染或房颤等为常见诱因。一般先出现劳力性呼吸困难,随着瓣口面积的缩小,症状逐渐明显,出现静息时呼吸困难、端坐呼吸及夜间阵发性呼吸困难,甚至发生急性肺水肿。

(2) 咯血:有以下几种情况:① 突然大咯血,血色鲜红。见于二尖瓣重度狭窄病人,可为首发症状,原因为支气管静脉血同时回流入体循环静脉和肺静脉,当肺静脉压力增高时,黏膜下淤血、扩张,而壁薄的支气管静脉破裂所致。② 血性痰或血丝痰,与支气管炎、肺部感染和肺充血或毛细血管破裂有关,常伴夜间阵发性呼吸困难。③ 急性肺水肿时咳大量粉红色泡沫痰。④ 二尖瓣狭窄晚期出现肺梗死时,亦可咯血痰,但较少见。

(3) 咳嗽:较常见,冬春季尤为明显。有的病人平卧时干咳,与支气管黏膜淤血、水肿导致病人易患支气管炎,或与左心房增大压迫左支气管有关。

(4) 其他症状:胸痛、声音嘶哑、吞咽困难、食欲减退、腹胀、恶心、尿少等。

2. 体征　重度狭窄病人常有双颧绀红,又称"二尖瓣面容"。

(1) 心脏体征包括:① 心尖部闻及第一心音亢进和开瓣音,提示瓣膜前叶柔顺,活动度好。如瓣叶钙化僵硬,则第一心音减弱,开瓣音消失。② 心尖区可有低调的舒张中晚期隆隆样杂音,局限、不传导。常可触及舒张期震颤。窦性心律时,由于舒张晚期心房收缩促使血液回流加速,故此时杂音增强。部分病人伴有心房纤颤,则无杂音增强表现。

(2) 肺动脉高压和右心室扩大的心脏体征:右心室扩大时可见心前区心尖搏动弥散,肺动脉高压时肺动脉瓣区第二心音亢进或伴分裂。肺动脉扩张引起相对性肺动脉瓣关闭不全时,可在肺动脉瓣区闻及舒张早期吹风样杂音,称 Graham Steell 杂音。右心室肥大伴相对性三尖瓣关闭不全时,在三尖瓣区闻及全收缩期吹风样杂音,吸气时增强。

3. 并发症

(1) 房颤为相对早期常见的并发症。房性期前收缩可为前奏,初期房颤发作可为阵发性,后转为慢性持续性房颤,房颤发生率随左房增大和年龄增长而增加。房颤可为病人首次就诊的病症,也可为呼吸困难发作的诱因,亦可能是体力活动受限的开始。房颤时,舒张晚期心房收缩功能丧失,左心室充盈减少,使心排血量减少20%。左心室充盈更加依赖舒张期的长短,而快心室率使舒张期缩短。故一旦发生房颤,原无症状的二尖瓣狭窄病人可突然出现严重的呼吸困难,甚至急性肺水肿。故尽快恢复窦性心律或控制快速心室率至关重要。

(2) 心力衰竭是晚期常见的并发症及主要死亡原因。并发三尖瓣关闭不全时,可有难治性腹水。右心衰竭时,右心排血量明显减少,肺循环血量减少,导致左心房压下降,加上肺泡和肺毛细血管壁增厚,呼吸困难可有所减轻,发生急性肺水肿和大咯血的危险减少,但此保护作用的代价是心排血量降低,临床可出现右心衰竭的临床表现。

(3) 急性肺水肿为重度二尖瓣狭窄的严重并发症,除呼吸困难和发绀外,粉红色泡沫痰为病人的特征性表现。如不及时救治,可能会致死。

(4) 血栓栓塞:20%以上的病人可伴体循环栓塞,偶尔为首发病症。栓子主要来源于扩大的左心房,房颤、左心房增大(直径>55 mm)、栓塞史或心排血量明显降低为体循环栓塞的危险因素。80%体循环栓塞病人伴房颤,以脑动脉栓塞最多见,其余为外周动脉和内脏动脉栓塞。1/4 的栓塞为反复发作和多部位的栓塞。房颤和右心衰时,可在右房形成附壁血栓而致肺栓塞。

(5) 感染性心内膜炎:单纯二尖瓣狭窄者较少见。

(6) 肺部感染:常见,常由肺静脉压力增高及肺淤血所致。

【辅助检查】

1. 超声心动图 超声心动图是明确和量化诊断二尖瓣狭窄的可靠方法。它可显示二尖瓣狭窄的程度及二尖瓣的活动状态。M 型超声最突出的表现是二尖瓣呈"城墙样"改变(EF 斜率降低,A 峰消失),后叶向前移动及瓣叶增厚。彩色多普勒血流显像可观察二尖瓣狭窄的射流。连续多普勒可测量二尖瓣血流速度,可计算跨瓣压差和瓣口面积。食管超声有利于检出左心耳及左心房附壁血栓。

2. X 线检查

(1) 轻度狭窄者仅表现为后前位左心缘变直,右心缘有双心房影,左前斜位可见左心房使左支气管上抬,右前斜位可见增大的左心房压迫食管下段后移。肺轻度淤血。中度以上狭窄者显示主动脉弓缩小、肺动脉段突出、左心房扩大、心脏呈梨形,右心室扩大及肺门阴影加深。

(2) 食管钡餐造影时,可见左心房明显扩大,压迫食管下段,使食管移向后侧。

3. 心电图 重度狭窄可见"二尖瓣型 P 波",即 P 波宽度>0.12 s,伴切迹,P-tfV_1 终末负向波增大,电轴右偏等右心室肥大的表现。

4. 右心导管检查 主要是测定右心室、肺动脉和肺毛细血管压力、肺循环阻力以及计算心排血量等,从而判断病变的程度。

【诊断与鉴别诊断】

1. 诊断 根据心尖区有舒张期隆隆样杂音伴 X 线或心电图示左心房增大,一般即可诊断,超声心动图检查可确诊。

2. 鉴别诊断 心尖部听到舒张期隆隆样杂音可见于以下情况,应注意鉴别:① 经二尖瓣口血流增加,严重二尖瓣反流,大量左向右分流的先天性心脏病及高动力循环,如甲状腺功能亢进症时,心尖区可伴短暂的隆隆样舒张中期杂音,紧随第三心音后,为相对性二尖瓣狭窄的表现。② Austin-Flint 杂音:见于严重主动脉瓣关闭不全。③ 左心房黏液瘤:瘤体阻塞二尖瓣口,随体位改变的杂音或杂音时隐时现,其前有肿瘤扑落音。

【治疗要点】

1. 一般治疗

(1) 有风湿活动者应予抗风湿治疗。无活动性病变者以预防为主,一般坚持用药至病人40岁甚至终身,常应用苄星青霉素120万U肌注,每月一次。

(2) 预防感染性心内膜炎(见本章第九节)。

(3) 无症状者避免剧烈体力活动,每6个月~1年定期复查一次;呼吸困难者遵照慢性心力衰竭的治疗,如减少体力活动、限制钠盐摄入、口服利尿剂、避免和控制诱发急性肺水肿的因素。

2. 并发症的处理

(1) 大量咯血:让病人取坐位,必要时应用镇静剂,静脉注射利尿剂,以降低肺静脉压。

(2) 急性肺水肿:具体参见本章第二节相关内容。应选择扩张静脉系统的药物,如硝酸酯类,避免使用以扩张小动脉、减轻心肌后负荷为主的扩血管药物。正性肌力药对二尖瓣狭窄所致的肺水肿无益,但可应用于房颤伴快速心室率的病人。

(3) 慢性房颤者:治疗目的为满意控制心室率、争取恢复和保持窦性心律,预防血栓栓塞。急性发作伴快速心室率,如血流动力学稳定,可先静脉注射毛花苷C,以减慢心室率。如不能满意控制心室率,可联合β受体阻滞剂和钙拮抗剂等;如血流动力学不稳定,出现肺水肿、休克、心绞痛或晕厥时,应立即电复律。

慢性房颤时,如病程<1年,左心房直径<60 mm,无高度以上的房室传导阻滞和病窦综合征,可行电复律或药物转复,恢复窦性心律后须长期口服抗心律失常药,以预防或减少复发。复律之前3周或成功复律之后4周需服华法林抗凝,预防栓塞。如果不宜复律或复律失败,则应口服β受体阻滞剂,将心室率控制在70次/分左右,日常活动的心率在90次/分左右。如心室率控制不满意,可加服小剂量洋地黄(每日地高辛0.125~0.25 mg)。如无禁忌证,应长期口服华法林。

(4) 右心衰竭时应限制钠盐摄入,必要时用利尿剂等。

3. 介入及手术治疗

(1) 经皮球囊二尖瓣成形术,见本章附录1。

(2) 外科手术治疗,详见第二十八章。

【预后】

未开展外科手术治疗时期,无症状时被确诊者的10年存活率为84%,症状轻者为42%,中重度者为15%。从出现症状至完全致残平均7.3年。主要死亡原因为心力衰竭,约占62%,其次为血栓栓塞和感染性心内膜炎。抗凝治疗后的栓塞发生率降低,手术治疗也提高了病人的存活率和生活质量。

(汪小华)

第二节 二尖瓣关闭不全

【概述】

二尖瓣关闭依赖二尖瓣装置,即瓣叶、瓣环、腱索、乳头肌以及左心室的结构和功能完整,其中任何部位出现异常均可导致二尖瓣关闭不全(mitral incompetence)。

【病理解剖及病理生理】

1. 主要病理改变

(1) 风湿性病变是瓣叶损害的最常见病因,约占1/3,女性多见。风湿病变使瓣膜僵硬、变性、瓣缘卷缩不能拢合。二尖瓣脱垂多为二尖瓣原发性黏液性变所致,如马方综合征。感染性心内膜炎也可破坏瓣叶,肥厚性心肌病在收缩期二尖瓣前叶呈向前运动,先天性心脏病二尖瓣前叶裂等,均可导致二尖瓣关闭不全。

(2) 瓣环扩大:任何病因所致的左室增大或伴左心衰竭均可导致二尖瓣关闭不全。二尖瓣环退行性变也可使瓣环扩大。

(3) 腱索延长、断裂,瓣环断裂。

(4) 乳头肌:冠心病时,冠状动脉供血不足或阻塞可引起乳头肌功能不全或坏死,从而导致二尖瓣暂时或永久地关闭不全,其他如先天性乳头肌畸形也是二尖瓣关闭不全的原因。

2. 病理生理　二尖瓣关闭不全主要累及左心房、左心室,最终影响右心。可分为急性和慢性二尖瓣关闭不全。

(1) 急性二尖瓣关闭不全:左心室部分血液在收缩期经关闭不全的二尖瓣口反流入左心房,与肺静脉至左心房的血流汇总,在舒张期再流入左心室,使左心房和左心室的容量负荷骤增,而左心室急性扩张能力有限,如容量超过左心室的代偿能力,则左心室舒张末压急剧上升。左心房压也急剧升高,导致肺淤血,甚至肺水肿,进一步发展则导致肺动脉高压和右心衰竭。由于左室扩张能力有限,即使左心室总的心搏量增加也不足以代偿向左心房反流,故病人前向心搏量和心排血量也明显减小。

(2) 慢性二尖瓣关闭不全:左心室对慢性容量负荷的代偿为左心室舒张末压增大,根据Frank-Starling机制,左心室搏出量增加,加上部分血液反流入左心房,室壁应力下降快,利于左心室排空。故代偿期左心室总的心搏量明显增加,射血分数可完全正常,此期可维持正常心搏量多年。但如果二尖瓣关闭不全持续存在并逐渐加重,则左心室舒张末期容量进行性增加,左室功能恶化,一旦心排量降低,即可出现症状。持续严重的过度容量负荷致左心衰竭,左心房压和左心室舒张末压明显上升,导致肺淤血、肺动脉高压和右心衰竭。

因此,二尖瓣关闭不全主要累和左心房和左心室,最终影响右心。

【临床表现】

1. 症状

(1) 急性二尖瓣关闭不全:二尖瓣轻度反流者症状较轻。严重者如乳头肌断裂,则很快出现急性左心衰竭,甚至出现急性肺水肿和心源性休克。

(2) 慢性二尖瓣关闭不全:轻度反流者可终身无症状。严重反流者则表现为心排血量减少的症状,首先出现的突出表现为疲乏无力,肺淤血症状则出现较晚。① 风心病:从首次风湿热后,至二尖瓣狭窄出现症状常超过20年。一旦出现明显症状,多已有不可逆的心功能损害。② 二尖瓣脱垂:一般多无症状或症状较轻,如胸痛、心悸、乏力等,可能与自主神经功能紊乱有关。严重的二尖瓣关闭不全晚期可出现左心衰竭。

2. 体征

(1) 急性二尖瓣关闭不全:心尖搏动为高动力型,肺动脉瓣第二心音亢进。可闻及未扩张的左房强有力收缩所致的心尖区第四心音。由于收缩期末左室房压差减小,心尖区反流性杂音于第二心音前终止,典型二尖瓣关闭不全的收缩期杂音不明显。严重反流者也可出现心尖区第三心音和短促舒张期隆隆样杂音。

(2) 慢性二尖瓣关闭不全：① 心浊音界向左侧扩大，心尖搏动增强，可见抬举性搏动。② 心尖部可闻及Ⅲ级以上全收缩期吹风样高调一致型杂音，心尖区最响，并向左腋部或左肩胛下传导。③ 反流严重时常可闻及第三心音。④ 晚期可出现充血性右心衰竭体征，如颈静脉怒张、肝脏肿大、下肢水肿等。

3. 并发症　与二尖瓣狭窄相似。房颤见于多数慢性重度二尖瓣关闭不全者；感染性心内膜炎较二尖瓣狭窄多见，体循环栓塞主要见于左房扩大、慢性房颤的病人，但较二尖瓣狭窄少见；急性病人在早期出现心力衰竭，慢性者则在晚期发生；二尖瓣脱垂的并发症包括感染性心内膜炎、脑梗塞、腱索断裂、猝死、严重二尖瓣关闭不全和心力衰竭。

【辅助检查】

1. 超声心动图　脉冲式多普勒超声和彩色多普勒血流显像可于二尖瓣心房侧和左心房内探及收缩期反流束，诊断二尖瓣敏感率几乎100％，并可半定量反流的程度。后者测定的左心房内最大反流束面积：<4 cm^{2}为轻度；4～8 cm^{2}为中度；>8 cm^{2}为重度。二维超声可显示二尖瓣装置形态结构的改变，如瓣叶和瓣下结构增厚、融合、缩短、钙化、赘生物、左室扩大和室壁矛盾运动等，有助于明确病因。超声心动图还可提供心腔大小、心功能和合并其他瓣膜损害方面的资料。

2. X线检查　急性者心影正常或左心房轻度增大伴明显肺淤血，甚至肺水肿征。慢性重度反流者常见左心房、左心室增大，左心衰竭时可见肺淤血和间质性肺水肿征。二尖瓣环钙化为致密粗糙的"C"形阴影，在左侧位或右前斜位可见。

3. 其他　放射性核素、心室造影可测定左心室收缩与舒张末期容积、静息和运动时的射血分数，以判断左心室收缩功能，并可通过左、右心室心搏量的比值来评估反流程度，该比值大于2.5时提示严重反流。

急性者心电图正常，窦性心动过速常见。慢性重度二尖瓣关闭不全主要为左心房增大，部分有左心室肥厚和非特异性ST-T改变，少数有右心室肥厚征，心房颤动常见。

【诊断与鉴别诊断】

1. 诊断　急性者，如突然出现呼吸困难，心尖区有收缩期杂音，X线心影不大而肺淤血明显，并有病因可寻者，如感染性心内膜炎、急性心肌梗死、创伤和人工瓣膜置换术后等，即可诊断。慢性病人有心尖区典型杂音伴左心房增大，诊断成立。确诊有赖于超声心动图。

2. 鉴别诊断　由于二尖瓣关闭不全时，心尖区杂音可向胸骨左缘传导，故应注意与三尖瓣关闭不全、室间隔缺损相鉴别。超声心动图有助于鉴别诊断。

【治疗要点】

1. 急性二尖瓣关闭不全　治疗目的是增加心排出量，降低肺静脉压及纠正病因。内科治疗一般为术前过渡措施，尽可能在床旁Swan-Ganz导管血流动力学监测指导下进行。外科治疗为根本措施，视病因、病变性质、反流程度和对药物治疗的反应，采取紧急或择期手术。部分病人经药物治疗后症状基本得到控制，进入慢性代偿期。

2. 慢性二尖瓣关闭不全

(1) 内科治疗：① 风心病伴风湿活动者须行抗风湿治疗，并预防风湿热复发。② 预防和治疗感染性心内膜炎。③ 无症状、心功能正常者无需特殊治疗，但应定期随访。④ 房颤的处理同二尖瓣狭窄，但维持窦性心律没有二尖瓣狭窄时重要。除因房颤导致心功能恶化时需恢复窦性心律外,多数只需满意控制心室率即可。慢性房颤伴体循环栓塞史,超声检查见左心房血栓者,应长期抗凝治疗。⑤ 心力衰竭者应限制钠盐的摄入,使用利尿剂、β受体阻滞剂、ACEI类制剂和洋地黄。

（2）外科治疗:外科治疗为恢复瓣膜关闭完全的根本措施,应在发生不可逆的左心室功能不全之前施行手术,否则会影响术后预后。可行瓣膜修补术或人工瓣膜置换术。具体见第十八章。

【预后】

急性严重反流伴血流动力学不稳定者,如不及时手术干预,病死率极高。单纯二尖瓣脱垂无明显反流、无收缩期杂音者大多预后良好;年龄大于50岁、有明显收缩期杂音和二尖瓣反流、瓣叶冗长增厚、左心房和左心室增大者预后较差。

（汪小华）

第三节 主动脉瓣狭窄

【概述】

主动脉瓣狭窄(aortic stenosis)时左心室向升主动脉射血时常会发生梗阻。风湿性炎症引起的单纯性主动脉瓣狭窄少见,大多伴有不同程度的主动脉关闭不全和二尖瓣狭窄。已诊断为本病的病人除无症状、病变较轻者外,多数需要手术治疗。出现充血性心力衰竭、晕厥和心绞痛等症状的病人自然生存期较短。

【病理解剖及病理生理】

1. 病理解剖 风湿性炎症导致瓣膜交界处粘连、融合,瓣叶纤维化、僵硬、钙化和挛缩畸形,导致主动脉瓣狭窄。多伴主动脉瓣关闭不全和二尖瓣病变。先天性二叶瓣畸形和主动脉瓣畸形也是导致主动脉瓣狭窄的原因。老年退行性变导致的主动脉瓣狭窄为65岁以上老年人单纯性主动脉瓣狭窄的常见原因,可有瓣叶钙化,常伴二尖瓣钙化。

2. 病理生理 主要是左心室流出道梗阻和排血障碍。成人主动脉瓣口面积≥3.0 cm^2。当瓣口面积减小一半时,收缩期仍无明显跨瓣压差。当瓣口面积≤1.0 cm^2时,左心室收缩压明显升高,跨瓣压差显著。

（1）左心室肥厚、扩张:对慢性主动脉瓣狭窄所致的压力负荷增加,左心室通过进行性室壁向心性肥厚,以维持正常收缩期室壁应力和左室心排血量。而左心室肥厚导致其顺应性降低,引起左心室舒张末压进行性升高,致左心房后负荷增加,左心房代偿性肥厚。肥厚的左心房在舒张末期的强有力收缩则利于僵硬的左心室的充盈,使左心室舒张末压增加,达到左心室有效收缩时所需水平,以维持心搏量正常。左心房的有力收缩也使肺静脉和肺毛细血管免于持续的血管内压力升高,左心室舒张末期容量直到失代偿的病程晚期才增加,最终由于室壁应力增高、心肌缺血和纤维化等导致左心室功能衰竭。

（2）冠状动脉供血不足:严重的主动脉瓣狭窄引起冠状动脉的绝对供血不足和相对供血不足。① 绝对供血不足的原因:主动脉瓣狭窄,一方面致左心室射入主动脉血流减少,冠状动脉灌注压低,另一方面左心室收缩时间延长,舒张期缩短,使冠状动脉供血时间缩短;收缩期心室内压力增高,压迫心内膜下冠状动脉。② 相对供血不足的原因:心肌肥厚使需氧量增加,心肌为克服增加的后负荷收缩增强,耗氧量增加。

【临床表现】

1. 症状　出现较晚。呼吸困难、心绞痛和晕厥为典型主动脉瓣狭窄常见的三联征。

(1) 呼吸困难:劳力性呼吸困难为晚期肺淤血的首发症状,见于90%的有症状的病人。继而可发生阵发性呼吸困难、端坐呼吸和急性肺水肿。

(2) 心绞痛:常由运动诱发,休息后可缓解,见于60%的有症状病人。主要由心肌缺血所致,极少数由瓣膜钙质栓塞冠状动脉引起。部分病人同时伴冠心病,进一步加重心肌缺血。

(3) 晕厥或近似晕厥:多发生于直立、运动中或运动后即刻,由脑缺血引起。见于1/3有症状的病人。其机制为:① 运动时周围血管扩张,而狭窄的主动脉瓣口限制心排血量的相应增加。② 运动使心肌缺血加重,左心室收缩功能降低,心排血量减少。③ 运动时左心室收缩压急剧上升,过度激活室内压力感受器,通过迷走神经传入纤维兴奋血管减压反应,导致外周血管阻力降低。④ 运动后即刻发生者多为突然体循环静脉回流减少,影响心室充盈,左心室心搏量进一步减少。⑤ 休息时的晕厥可由于房颤、房室传导阻滞等心律失常导致心排量骤减所致。

2. 体征

(1) 心音:第一心音正常,如为主动脉瓣钙化僵硬所致,则第二心音主动脉瓣成分减弱或消失。因左心室射血时间延长可致第二心音中的主动脉瓣成分延迟,严重狭窄者逆分裂。肥厚的左心房强有力收缩可产生第四心音。先天性主动脉瓣狭窄或瓣叶活动度尚属正常者,可在胸骨左缘和右缘及心尖区闻及主动脉瓣喷射音,不随呼吸而改变。如瓣叶钙化僵硬,则喷射音消失。

(2) 收缩期喷射性杂音:在第一心音稍后可有收缩期喷射性杂音,止于第二心音前,性质为吹风样、粗糙、递增-递减型,在胸骨右缘第2肋间或胸骨左缘第3肋间最响,主要向颈动脉传导,亦可向胸骨左下缘传导,常伴震颤。狭窄越重,杂音越长。心室衰竭或心排血量减少时杂音减弱或消失。老年人钙化性主动脉瓣狭窄者,杂音在心底部,粗糙,高调成分可传导至心尖区,呈乐音性,为钙化的瓣叶振动所致。狭窄越重,杂音持续时间越长。左心室衰竭或心排血量减少时,杂音消失或减弱。杂音强度随每搏间的心搏量不同而改变,如长舒张期后(期前收缩后的长代偿间期后或房颤的长心动周期时)心搏量增加,杂音增强。

(3) 其他:动脉脉搏上升缓慢、细小而持续,晚期收缩压和脉压均下降,形成细迟脉。在晚期,收缩压和脉压均下降,但在轻度主动脉瓣狭窄合并关闭不全时,以及顺应性差的老年病人,其收缩压和脉压可正常,甚至升高和增大。严重主动脉瓣狭窄的病人,可在心尖部和颈动脉处同时触及搏动征明显延迟。

3. 并发症

(1) 心律失常:10%的病人可发生房颤,后者可使左心房压力升高和心排血量明显减少,临床上迅速恶化,导致严重低血压、晕厥或肺水肿。病变侵及传导系统可致房室传导阻滞,左心室肥厚及心内膜下心肌缺血可致室性心律失常,以上心律失常均可导致晕厥,甚至猝死。

(2) 其他:可并发心源性猝死,一般见于有症状者。少数病人并发感染性心内膜炎、体循环栓塞等。心力衰竭常为左心衰竭,因左心衰竭发生后自然病程明显缩短,故终末期右心衰竭少见。

【辅助检查】

1. 超声心动图 超声心动图是明确诊断和判定狭窄程度的重要方法。M型超声诊断本病不敏感，且缺乏特异性。二维超声心动图探测主动脉瓣异常十分敏感，有助于显示瓣膜结构和确定狭窄的病因，但不能准确定量狭窄程度。多普勒血流显像可测出最大血流速度，计算出平均和峰跨瓣压差及瓣口面积，所得结果与心导管检查相关性良好。超声心动图还提供心腔大小、左室肥厚及功能等多种指标。

2. X线检查 早期心影可正常或左心室稍大，后期增大明显；升主动脉根部常见狭窄后扩张；晚期肺淤血及左心房增大。

3. 心导管检查 当超声心动图不能确定狭窄程度并考虑人工瓣膜置换时，应行心导管检查。可通过计算左心室-主动脉收缩期峰值压差，计算出瓣口面积。瓣口面积>1.0 cm^2 为轻度狭窄，0.75~1.0 cm^2 为中度狭窄，<0.75 cm^2 为重度狭窄。如以压差判断，平均压差>50 mmHg或峰压差达70 mmHg为重度狭窄。

4. 心电图 重度狭窄者常有左心室肥厚伴ST-T继发性改变和左心房肥大。可有房室传导阻滞、室内阻滞、心房颤动或室性心律失常。

【诊断与鉴别诊断】

1. 诊断 根据病史、临床表现、心尖区收缩期杂音及辅助检查结果，即可明确诊断。有典型主动脉瓣狭窄杂音时较易诊断。如合并主动脉瓣关闭不全和二尖瓣损害，常为风心病。单纯主动脉瓣狭窄，年龄<15岁者以单叶瓣畸形多见；16~65岁者以先天性二叶瓣钙化可能性大；>65岁者，以退行性老年钙化者多见。确诊有赖于超声心动图检查。

2. 鉴别诊断 当主动脉瓣狭窄的杂音传导至胸骨左下缘或心尖区时，须与二尖瓣和三尖瓣关闭不全、室间隔缺损相鉴别。主动脉狭窄还应与其他左心室流出道梗阻性疾病如先天性主动脉瓣上狭窄、瓣下狭窄和梗阻型肥厚型心肌病相鉴别。超声心动图有助于鉴别。

【治疗要点】

1. 内科治疗 主要目的是观察狭窄程度及进展情况，为择期手术作准备。

（1）预防感染性心内膜炎，如为风心病伴风湿活动者，须预防风湿热复发。

（2）无症状的轻度狭窄者每2年复查一次。中、重度狭窄者应避免剧烈体力活动，每6~12个月复查一次。

（3）预防房颤。如并发房性期前收缩，应予抗心律失常治疗，以预防房性颤动，因主动脉狭窄病人常不能耐受房性颤动。一旦出现，及时采用直流同步电复律，并积极治疗其他可能导致症状或血流动力学改变的心律失常。

（4）心绞痛者可应用硝酸酯类药物。

（5）心力衰竭病人应限制水钠摄入，可使用利尿剂及洋地黄类药物。不可使用作用于小动脉的血管扩张剂，如酚妥拉明，以防血压过低。

2. 外科治疗及介入治疗 人工瓣膜置换术为治疗成人主动脉瓣狭窄的主要方法。重度狭窄（瓣口面积<0.75 cm^2 或平均跨瓣压>50 mmHg）伴心绞痛、晕厥或心力衰竭为主要手术指征。介入治疗主要是经皮球囊主动脉瓣成形术，但临床使用较少。具体见第十八章。

【预后】

可多年无症状，但多数病人的瓣膜呈进行性加重，一旦出现症状则预后不良。出现症状后的平均寿命仅3年左右。死亡原因为左心衰竭（70%）、猝死（15%）和感染性心内膜炎（5%）。

退行性钙化性病变较先天性或风湿性病变发展迅速。人工瓣膜置换术后预后明显改善,手术存活者的生活质量和远期存活率显著优于内科治疗者。

(汪小华)

第四节　主动脉瓣关闭不全

【概述】

主动脉瓣关闭不全(aortic incompetence)是由于主动脉瓣和(或)主动脉根部疾病所致。

【病理解剖及病理生理】

1. 病理解剖　可分为急性和慢性主动脉瓣关闭不全。

(1) 急性:① 感染性心内膜炎导致瓣叶损毁和穿孔。② 穿透或钝挫伤致升主动脉根部、瓣叶支撑结构和瓣叶破裂或瓣叶急性脱垂。③ 主动脉夹层动脉瘤导致主动脉扩张、瓣环扩大;一个瓣叶被夹层血肿压迫向下;瓣环或瓣叶被夹层血肿撕裂。④ 人工瓣膜撕裂造成短期内瓣膜装置的损坏。

(2) 慢性:① 风心病所致主动脉瓣疾病:约 2/3 的主动脉瓣关闭不全为风心病所致。风湿性病变使瓣叶缩短变形、增厚、钙化和活动受限,影响舒张期瓣叶边缘对合,导致主动脉瓣关闭不全。但风心病时单纯主动脉瓣关闭不全少见,常因瓣膜交界处融合而伴不同程度狭窄,故常合并二尖瓣损害。② 感染性心内膜炎所致主动脉瓣疾病:感染性赘生物导致瓣叶破损或穿孔,瓣叶因支撑结构损害而脱垂,或赘生物介于瓣叶间妨碍其闭合。即使感染被控制,但瓣叶纤维化和挛缩仍可继续。视损害进展速度的不同,病人可表现为急性、亚急性或慢性关闭不全,为单纯性主动脉瓣关闭不全的常见原因。③ 先天性畸形所致主动脉瓣疾病:二叶主动脉瓣占临床单纯性主动脉瓣关闭不全的 1/4。由于一叶边缘有缺口或大而长的一叶瓣脱入左心室,故儿童期即出现关闭不全;成人多由于进行性瓣叶纤维化挛缩或继发于感染性心内膜炎,引起关闭不全。室间隔缺损时由于瓣叶缺乏支持引起主动脉瓣关闭不全,约为室间隔缺损的 15%。④ 其他原因:主动脉瓣黏液样变性致瓣叶舒张期脱入左心室,偶尔合并主动脉根部中层囊性坏死。强直性脊柱炎病人的瓣叶基底部和远端边缘增厚伴瓣叶缩短。⑤ 主动脉根部扩张,引起瓣环扩大,瓣叶舒张期不能对合,如梅毒性心肌炎病人的主动脉根部扩张,可导致该类 30% 病人发生主动脉瓣关闭不全;马方综合征的升主动脉呈梭形瘤样扩张,常伴二尖瓣脱垂。

2. 病理生理

(1) 急性:舒张期部分血流从主动脉反流入左心室,后者同时接纳左心房的血液,导致左心室容量负荷急剧增加。如反流量大,左心室急性代偿性扩张以适应容量负荷过度增大的能力有限,左心室舒张压急剧上升,导致左心房压增高和肺淤血,甚至肺水肿。如舒张早期左心室压上升快,超过左心房压,二尖瓣可在舒张期提前关闭,有利于防止心房压过度升高和肺水肿的发生。由于急性者左心室舒张末期容量增加有限,即使左心室收缩功能正常或增加,也常伴代偿性心动过速,心排血量减少。

(2) 慢性:左心室对慢性容量负荷过大的代偿反应为左心室舒张末压增高,总心搏量增加;左心室扩张以代偿因容量负荷过大所致的左心室舒张末压明显增加;心室重量明显增加使左室壁厚度与心腔半径的比例不变,室壁应力维持正常。另一代偿机制是运动时外周阻力降低和心率增快伴舒张期缩短,反流减轻。故左心室能长期维持正常心排血量和肺静脉压。失代偿晚期心室收缩功能降低,直到发生左心衰竭。另外,左心室代偿性扩大和心肌肥厚,心肌耗氧量增加;主动脉舒张压低使冠状动脉血流量减少,二者均可诱发心肌缺血,进一步恶化左心室心肌功能。

【临床表现】

1. 症状　急性者,轻度可无症状,重者出现急性左心衰和低血压。慢性者,轻度或中度关闭不全病人临床可无明显症状,甚至可耐受运动。最先的主诉为心悸、心前区不适及头部动脉强烈搏动感等。少数病人可有心前区疼痛,部分病人伴有心绞痛。常有体位性头昏,晕厥较罕见。晚期出现左心衰竭的表现。

2. 体征

(1) 急性:收缩压、舒张压和脉压正常或舒张压稍低。无明显周围血管征。心尖搏动正常。常见心动过速。二尖瓣舒张期提前部分关闭,致第一心音减低;第二心音肺动脉瓣成分增强;常有第三心音;主动脉瓣舒张期杂音较慢性者短且调低,主要与左心室舒张压上升,使主动脉与左心室间的压差很快下降有关。如出现 Austin-Flint 杂音,多为心尖区舒张中期杂音。

(2) 慢性:

① 血管征:收缩压升高,舒张压降低,脉压增大。周围血管征常见,包括随心脏搏动的点头征(De Musset 征)、颈动脉和桡动脉触及水冲脉、毛细血管搏动征、股动脉枪击音(Traube 征)以及听诊器轻压股动脉时闻及的双期杂音(Duroziez)等。

② 心尖搏动:因左心室扩大,心尖搏动向左下移位,可有抬举性搏动。

③ 第一心音减弱,由收缩期前二尖瓣部分关闭引起。第二心音主动脉瓣成分减弱或缺如。由于舒张早期左心室快速充盈增加,心尖区常有第三心音。

④ 心脏杂音:主动脉瓣第二听诊区可闻及高调叹气样递减型舒张早期杂音,以吸气及端坐前倾时明显。轻度反流时,杂音限于舒张早期,音调高;中度或重度反流时,杂音粗糙,为全舒张期。杂音为乐音性时提示瓣叶脱垂、撕裂或穿孔。由主动脉损害所致者,杂音在胸骨左中下缘明显;升主动脉扩张引起者,杂音在胸骨右上缘更清晰,向胸骨左缘传导。老年性的杂音可在心尖区最响。重度反流者常在心尖区听到舒张中晚期隆隆样杂音(即 Austin-Flint 杂音),可能与严重主动脉瓣反流使左心室舒张压快速升高,导致二尖瓣处于半关闭状态,使快速前向血流跨越二尖瓣口时遇到阻力有关。与器质性二尖瓣狭窄的杂音的鉴别点为:主动脉瓣关闭不全的 Austin-Flint 杂音不伴有开瓣音、第一心音亢进和心尖区舒张震颤。

3. 并发症　感染性心内膜炎、室性心律失常较常见,心脏性猝死较少见,心力衰竭在急性者出现早,慢性者常出现于晚期。

【辅助检查】

1. 超声心动图　多普勒血流显像可探及全舒张期反流束,为最敏感的确定主动脉瓣反流的方法,并可通过计算反流血量与搏出血量的比例来判断其严重程度。M 型超声显示舒张期二尖瓣前叶或室间隔纤细扑动,为主动脉瓣关闭不全的可靠诊断征象,但敏感度只有 43%。二维超声可显示瓣膜和主动脉根部的形态改变,有助于确诊病因。经食管超声检查有助于主动脉夹层和感染性心内膜炎的诊断。

2. X 线检查　急性者,心脏大小正常,除原有的主动脉根部扩大或有主动脉夹层外,无主动脉扩张,常伴肺淤血和肺水肿征。慢性者,早期心影可正常或稍大,后期左心室增大明显,可有左心房增大。严重的主动脉瘤样扩张提示为马方综合征或中层囊性坏死。左心衰竭时有肺淤血或肺水肿征。

3. 其他　放射性核素心室造影可测定左心室舒张期、收缩末期容量和静息、运动时的射血分数,以判断左心室功能。

【诊断与鉴别诊断】

1. 诊断　根据典型的主动脉瓣关闭不全的舒张期杂音伴周围血管征可以作出诊断。确诊有赖于超声心动图检查。

2. 鉴别诊断　当主动脉瓣舒张早期杂音传导于胸骨左下缘明显时,须与 Graham Steell 杂音鉴别,后者见于严重肺动脉高压伴肺动脉扩张所致的相对性肺动脉瓣关闭不全,常有肺动脉高压体征,如肺动脉瓣区第二心音增强等。

【治疗要点】

1. 急性　外科治疗为根本措施,具体参见第十八章。内科治疗一般为术前准备的过渡措施,其目的为降低肺静脉压,增加心排血量,稳定血流动力学,尽量进行血流动力学指标监测。用硝普钠降低前后负荷、改善肺淤血、减少反流量和增加排血量。酌情静脉使用利尿剂和正性肌力药。血流动力学不稳定者应立即手术治疗。主动脉夹层即使伴轻或中度反流也应立即手术。活动性感染性心内膜炎争取在完成 7~10 d 的强有力的抗生素治疗后手术。创伤性或人工瓣膜功能障碍者,酌情选择手术时间。真菌性心内膜炎所致者,无论反流轻重,几乎均须尽早手术。

2. 慢性

(1) 内科治疗:预防感染性心内膜炎,如为风湿活动者,应预防风湿热;舒张压>90 mmHg 者应用降压治疗;无症状的轻中度反流者,应限制体力活动,每 1~2 年随访一次。伴严重主动脉瓣关闭不全和左心室扩张者,即使无症状,也可使用 ACEI 类药物,以延长无症状和心功能正常时间,推迟手术时间;左室收缩功能不全者应用 ACEI 类药物和利尿剂,必要时加服洋地黄类药物;心绞痛病人可用硝酸酯类药物;积极纠正心房颤动和心律失常(主动脉瓣关闭不全病人耐受力极差);尽早控制感染。

(2) 外科治疗:人工瓣膜置换术为治疗成人严重主动脉瓣关闭不全的主要方法。

(汪小华)

第五节　多瓣膜病

【病因】

(1) 一种疾病同时损害几个瓣膜:最常见疾病为风心病,约 1/2 有多瓣膜损害。黏液样变性可同时累及二尖瓣和三尖瓣,二尖瓣脱垂伴三尖瓣脱垂者亦不少见。

(2) 一个瓣膜损害致心脏容量负荷或压力负荷增大,继而引发近端瓣膜功能受累,如主动脉瓣关闭不全致左心室容量负荷增大,左心室扩大,导致继发性二尖瓣关闭不全;二尖瓣狭窄伴肺动脉高压,导致肺动脉瓣和三尖瓣继发性关闭不全。

(3) 不同疾病分别导致不同瓣膜损害:此种情况较少见,如先天性肺动脉瓣狭窄伴风湿性二尖瓣狭窄等。

【病理生理】

血流动力学特征和临床表现取决于受损瓣膜的组合形式和各瓣膜受损的相对严重程度。

1. **严重损害掩盖较轻损害**　各瓣膜损害程度不等时，损害严重者所致的血流动力学指标异常和临床表现较为突出，常导致损害较轻的瓣膜漏诊。

2. **近端瓣膜损害较显著**　各瓣膜损害程度大致相等时，近端瓣膜对血流动力学指标和临床表现的影响较远端者大，如二尖瓣和主动脉瓣联合病变时，二尖瓣对血流动力学指标和临床表现影响更大。

3. **总的血流动力学异常明显**　多瓣膜受损时，总的血流动力学指标异常较各瓣膜单独损害者严重，两个体征轻的瓣膜损害可产生较明显的症状。

【常见多瓣膜病】

1. **二尖瓣狭窄伴主动脉瓣关闭不全**　常见于风心病。由于二尖瓣狭窄使心排心血量减少，导致左心室扩大延缓和周围血管征不明显。约 2/3 严重二尖瓣狭窄病人有胸骨左缘舒张早期杂音，其中多数伴不同程度的主动脉瓣关闭不全，并非 Graham Steell 杂音。

2. **二尖瓣狭窄伴主动脉瓣狭窄**　二尖瓣和主动脉瓣狭窄并存时，后者的表现常被掩盖。二尖瓣狭窄使左心室充盈受限和收缩压降低，从而延缓左心室肥厚和减少心肌耗氧，故心绞痛不明显。由于心排血量显著减少，跨主动脉瓣压差降低，因而主动脉瓣狭窄的严重度可被低估。

3. **主动脉瓣狭窄伴二尖瓣关闭不全**　为危险的多瓣膜病，较少见。前者增加左心室后负荷，加重二尖瓣反流，心搏出量减少较二者单独存在时明显，肺淤血加重。X 线片显示左心房、左心室扩大较单独病变时重。

4. **主动脉瓣关闭不全伴二尖瓣关闭不全**　左心室受双重容量负荷的重压，左心房和左心室扩大最明显，同时可进一步加重二尖瓣反流。

【治疗要点】

内科治疗参照单瓣膜损害者。主要采取手术治疗。多瓣膜人工瓣膜置换术死亡危险高。目前对于瓣膜病手术指征的共识为：① 所有瓣膜性心脏病心力衰竭 NYHA Ⅱ级及以上。② 有症状的重度瓣膜病者，如主动脉瓣狭窄且有晕厥发作者应手术治疗。

（汪小华）

第六节　心脏瓣膜病的护理

【主要护理诊断/问题】

1. **活动无耐力**　与心输出量下降有关。
2. **有感染的危险**　与肺淤血及风湿活动有关。

【其他相关护理诊断】

1. **潜在并发症**　心律失常、感染性心内膜炎、心绞痛、猝死等。
2. **无效性家庭应对**　与病人长期患病，家属体力、精力及经济不支有关。
3. **焦虑**　与担心疾病预后等有关。

4. 知识缺乏　与缺乏疾病相关指导有关。

【护理措施】

1. 病情观察

(1) 体温及风湿活动的监测：定时监测体温，注意热型，超过 38.5 ℃ 时给予物理降温。观察有无风湿活动表现，如皮肤红斑、皮下结节、关节红肿疼痛等。

(2) 心功能监测：监测有无左心衰征象，如呼吸困难、咳嗽咳痰，观察痰液的性质，检查有无肺部湿啰音，以及湿啰音的演变情况。观察有无右心功能不全的症状与体征，如食欲减退、腹部不适、肢端肿胀、颈静脉怒张、肝脏肿大等。

(3) 评估有无栓塞发生：观察瞳孔、神志及肢体活动等。当病人出现头晕、失语、肢体功能障碍，甚至昏迷、脑疝等征象时，应警惕脑梗塞的可能；当出现肢体突发剧烈疼痛、局部皮肤温度下降，应考虑外周动脉栓塞的可能。

2. 起居护理　保持病房适宜的温度、湿度，减少探视，保持环境安静。病情加重期病人应绝对卧床休息，保证睡眠充足，减少心肌耗氧量。病情稳定后可根据病人的心功能分级适当安排活动，如心功能Ⅰ级不限制活动，但应避免重体力活动，心功能Ⅱ级中度限制活动，心功能Ⅲ级应严格限制体力活动，心功能Ⅳ级应绝对卧床休息。合并主动脉瓣病变者须限制活动，风湿活动时应卧床休息。

3. 饮食护理　给予高热量、高蛋白、富含维生素的清淡、易消化饮食。已发生心力衰竭的病人应给予低热量、易消化饮食，宜少量多餐，心衰缓解后可适量补充营养，提高机体抵抗力。服用抗凝药物的病人应避免食用含大量维生素 K 的深绿色蔬菜（如菠菜），以免影响抗凝效果。服用排钾利尿药的病人应多食富含钾的食物，如海产类、豆类、菌菇类、水果类等，食物不宜太咸。

4. 对症护理

(1) 风湿活动：注意休息，病变关节应制动、保暖，避免受压和碰撞，局部可热敷或按摩，减轻疼痛，必要时给予止痛治疗。

(2) 呼吸困难：胸闷气急时给予半卧位，必要时端坐位，下肢下垂，以减少回心血量，减轻心脏负担；血压下降的病人可采取中凹位，以增加回心血量，从而维持动脉压，保证重要脏器的血液灌注。及时给予吸氧。

(3) 栓塞护理：① 预防血栓形成：鼓励与协助病人翻身，避免长时间蹲、坐位，勤换体位，经常按摩，用温水泡足，以防发生下肢静脉栓塞。② 防止附壁血栓脱落：病人应绝对卧床休息，避免剧烈运动或体位突然改变，以防血栓脱落，形成栓塞。

5. 用药护理　遵医嘱使用抗生素、抗风湿药物、抗凝药物等，观察药物疗效及副作用。应用抗凝药期间，应严密监测出血征兆，如牙龈出血、皮下淤斑、血尿、黑便、月经量增多等，如有应及时就诊。阿司匹林宜饭后服用，并注意有无胃肠道反应。注意观察与预防口腔及肺部有无双重感染。

6. 心理护理　安慰、关心、帮助病人，稳定病人情绪，避免情绪激动，保持心态平和，以减轻心脏负荷。

【健康教育】

1. 知识宣教　告知病人及其家属本病的病因和病程进展特点，鼓励其做好长期与疾病作斗争的思想准备。坚持遵医嘱服药的重要性，并定期门诊复查。有手术适应证时，及早择期手术,以免错过最佳手术时机。

2. 预防感染 尽可能改善居住环境,避免潮湿、阴暗等,保证室内空气流通、阳光要充足。日常生活中防止受伤。避免与上呼吸道感染等病人接触。加强营养,锻炼身体,以增加抵抗力,预防感冒。对于反复发作扁桃体炎的病人,应劝其在风湿活动控制后2～4个月摘除扁桃体。指导病人在接受牙科治疗及各种侵袭性检查或治疗时,事先告诉医生有风心病病史,以便预防性应用抗生素。

3. 避免诱因 尽量避免剧烈运动、重体力劳动或情绪激动。育龄妇女应在医生的指导下选择妊娠与分娩时机,病情重不能妊娠与分娩者,应做好家属的思想工作。

4. 用药指导 指导病人遵医嘱按时口服抗凝药物,尽量不要漏服,服用剂量视凝血酶原时间(PT)及活动度决定,每次服用后记录在保健手册上,以便复查时作为参考。阿司匹林的服用参见本病的用药护理。服用排钾利尿药者应多食富含钾的食物。不可集中食用过多蔬菜或高脂食物,以免影响抗凝效果或增加心脏负担。

(仇静波)

附录1:经皮二尖瓣球囊成形术

经皮二尖瓣球囊成形术(percutaneous balloon mitral valvuloplasty,PBMV)是利用球囊扩张的机械力量使粘连瓣叶交界处分离,以缓解瓣口狭窄程度的一项技术。1984年Inoue率先开展此项技术并取得成功。1985年该项技术引入我国,被迅速推广。根据所用扩张器械的不同可分为Inoue球囊法、聚乙烯单球囊法、双球囊法及金属机械扩张器法。目前临床普遍应用的是Inoue球囊法。

【适应证】

1. 理想适应证 ① 瓣口面积≤1.5 cm^2,瓣膜柔软,无钙化和瓣下结构异常(Wilkins超声计分<8分)。② 窦性心律,无体循环栓塞史。③ 不合并左房室瓣关闭不全及其他瓣膜病变。④ 无风湿活动。⑤ 年龄在50岁以下的中、青年。⑥ 有明确临床症状,心功能为NYHA Ⅱ～Ⅲ级者。

2. 相对适应证 ① 左房室瓣叶弹性较差及钙化,Wilkins超声计分(包括瓣膜活动度、厚度、钙化、瓣下结构病变程度)>8分,或透视下左房室瓣有钙化者。② 外科闭式分离术后或PBMV术后再狭窄者。③ 合并轻至中度左房室瓣关闭不全或主动脉瓣关闭不全。④ 心房颤动病人食管超声心动图证实无左心房血栓(需抗凝治疗4～6周)。⑤ 合并仅限于左心房耳部机化血栓或无左心房血栓的证据,但有体循环栓塞史者(需抗凝治疗4～6周)。⑥ 高龄病人(需行冠状动脉造影)。⑦ 合并中期妊娠病人。⑧ 合并急性肺水肿病人。⑨ 合并其他可施行介入性治疗的先天性心血管畸形病人,如房间隔缺损、动脉导管未闭、肺动脉瓣狭窄及肺动静脉瘘等。⑩ 合并其他不适合外科手术情况的病人,如心肺功能差或因气管疾患等不宜手术麻醉者;合并其他心胸畸形如右位心或明显脊柱侧弯者;已治愈的感染性心内膜炎且经超声心动图证实无瓣膜赘生物者。

【禁忌证】

(1) 合并左心房新鲜血栓者。

(2) 有活动性风湿病者。

(3) 未控制的感染性心内膜炎或有其他部位感染疾病者。

(4) 合并中度以上的左房室瓣关闭不全、主动脉瓣关闭不全及狭窄者。
(5) 瓣膜条件极差,合并瓣下狭窄,Wilkins超声计分>12分者。

【Inoue球囊法操作方法及程序】

(一) 术前准备

1. 物品准备　房间隔穿刺用物品包括房间隔穿刺针加内芯、鞘管、房间隔扩张管、环形长导丝、Brockenbrough导管、穿刺针。Inoue球囊导管(球囊大小参考病人二尖瓣环的大小)、延伸管、卡尺、有充盈剂量与气囊直径相关刻度的针筒、二尖瓣导向探条、无菌石蜡油。另外,备尖刀片、7F动脉鞘管、测压管、三通管、猪尾导管、Swan-Ganz漂浮导管、导引导丝、心包穿刺包等。无菌敷料包内含手术衣2~3件、洞巾1块、心导管特制大单1条、不锈钢中盆1只、小碗2只、小药杯2只、蚊式钳2把、弯盘1~2个、大小纱布数块。

2. 药物准备
(1) 与PBMV治疗相关的药物:500 mL生理盐水数瓶,1%利多卡因、造影剂及肝素。
(2) 与PBMV并发症相关的抢救药物:抢救车内有硝酸甘油、阿托品、1%利多卡因、肾上腺素、多巴胺、5%碳酸氢钠、低分子右旋糖酐、心痛定、速尿、地塞米松或氢化可的松等。

3. 病人准备
(1) PBMV的知识宣教:根据病人的文化程度、社会经济状况采取适当的宣教方式,向病人及其家属简要讲解风湿性心脏病二尖瓣狭窄的发病机制、PBMV治疗目的和意义及大致过程,术中、术后的注意事项、配合要点,告知术中出现的不可避免的不适,如注射局麻药时的疼痛、球囊扩张时的严重胸闷、心悸、胸部填塞感等,使病人心中有数,客观接受与配合手术。向病人与家属讲明术中可能出现的严重并发症,并让家属在手术同意书上签字。
(2) 术前3 d停用洋地黄及β受体阻滞剂,抗凝治疗者术前4 d停用华法林等抗凝药,术前3 d给予肝素至术前8 h停用,将肝素500~800 U/h静脉点滴,或每8 h静脉推注或肌注4 000~5 000 U肝素,使试管法凝血时间在20~30 min。手术前晚可给予安眠镇静药。女性病人避开月经期。
(3) 术前清洁手术相关部位皮肤,禁食6 h,并做青霉素及碘过敏试验,将试验结果写在病历上。
(4) 辅助检查:心脏Doppler、肝肾功能、验血型、血常规、出凝血时间、ECG等。

(二) 操作步骤

1. 消毒铺巾　用安尔碘常规消毒腹股沟,上至脐部,下至大腿中部,然后铺洞巾及心导管特制大单,暴露腹股沟。

2. 穿刺股动、静脉,插入鞘管　在右侧腹股沟韧带下方2~3 cm股动脉搏动处及其内侧0.5 cm处用利多卡因局麻,并用刀尖各刺2~3 mm长小口,用小血管钳将切口稍扩大达皮下组织。然后插入6F~7F动脉鞘至股动脉中,8F~9F动脉鞘至股静脉中。

3. 测压　将Swan-Ganz漂浮导管自股静脉送入右心室、肺动脉,并测肺毛细血管嵌入压和心排血量;同时自股动脉插入猪尾巴导管,分别测主动脉压、左心室压,以估计二尖瓣狭窄的严重程度。

4. 房间隔穿刺　经右股静脉自右心导管内插入导引导丝至上腔静脉,沿导丝送入Brockenbrough导管,并使其顶端位于右心房与上腔静脉交界处。将房间隔穿刺针缓缓插入Brockenbrough管内,使针尖位于导管顶端内1 cm左右,并将穿刺针与测压装置连接,将

Swan-Ganz 导管顶端置于肺毛细血管嵌入压位置,此时压力示波仪上显示肺毛细血管嵌入压(左房压)和右房压。测压后将穿刺针定位于房间隔穿刺点上,稍后撤导管,穿破房间隔,阻力突然消失后有落空感,回吸见鲜红色血液;也可注入少量造影剂,观察"冒烟"方向向后上方,压力示波仪上可见左房压力曲线时,渐渐推进 Brockenbrough 管 2~3 cm,使导管顶端进入左房 1~2 cm 后,拔出穿刺针。立即给予肝素 2 500~5 000 U,皮肤切口扩大至 4~5 mm,并自 Brockenbrough 导管送入环形导丝,撤出 Brockenbrough 导管,再沿环形导丝送入房间隔扩张管扩张房间隔,以便将球囊导管由右心房经房间隔顺利进入左心房,再退出扩张管。

5. 球囊导管的准备　Inoue 球囊导管插入前应呈现负压,气囊导管充盈接头先与 30 mL 注射器相连,打开排气盖,用 20% 的泛影葡胺排气,然后关好排气盖,用卡尺校正气囊大小和所需造影剂剂量并记录之,注意球囊鼓起的顺序,必须是"远→近→中央"才能使用。再从球囊内管腔中插入气囊延伸管,并固定,此时球囊伸长变细。

6. 扩张狭窄的二尖瓣　用石蜡油润滑腹股沟穿刺点皮肤,将 Inoue 球囊导管沿环形导丝推送至房间隔部位,助手固定环形导丝。当球囊大半进入左心房及球囊尖端已接近左心房上壁时,球囊延伸器应从内管中后退 2~3 cm,使球囊前端有较好的弯曲度,这样易于继续推进且可避免损伤心房壁。待整个球囊进入左心房后,退出延伸管与环形导丝,恢复球囊原形,插入二尖瓣导向探条至球囊前部,右手操纵探条后部,慢慢逆时针转动,将球囊送入左心室,注入造影剂充盈前半部。然后牵引导管使球囊卡住二尖瓣,快速推入预先定量的造影剂,使球囊后部和中部迅速充盈,当腰部切迹消失后维持 5~6 s,迅速排空球囊,将球囊撤至左心房。扩张后测量左心房、左心室内压力,听诊杂音变化。

7. 撤管　球囊扩张疗效满意后,可拔出球囊导管,局部压迫止血 20 min,再用沙袋压迫 6 h。

(三) 术后处理

(1) 卧床 24h,局部沙袋压迫 6~8 h。
(2) 严密观察心率、心律、心音、心脏杂音、呼吸及血压情况。
(3) 密切注意穿刺部位有无血肿、渗血、下肢水肿及足背动脉搏动情况。
(4) 经静脉给予抗生素 1~3 d,以预防感染。
(5) 口服肠溶阿司匹林 150~300 mg/d(使用 2 个月)。
(6) 房颤病人术后继续应用洋地黄或 β 受体阻断剂控制心室率;若不复律,应长期服用肠溶阿司匹林或华法林抗凝。
(7) 术后 24~48 h 复查超声心动图、心电图、心脏 X 线片。

【注意事项】

(1) 穿刺点要准确,防止入径困难及股动静脉瘘的发生。术中一旦疑有股动静脉瘘,切忌再插入更大直径的导管或扩张管。若瘘口直径<3 mm,可采用局部压迫法或随访观察;若瘘口直径>3 mm,可施行外科手术或带膜支架植入术。

(2) 穿刺房间隔后,注意心脏搏动,及时排除心包填塞。若术中发现大量心包积液,应立即行心包穿刺术,将心包腔内的血液抽出后可经静脉通道注入体内,这样既能降低心包腔内的压力又可避免失血性休克,若发现扩张管已穿破心包腔,切忌退管,应尽快施行外科手术。

(3) 对瓣膜条件较差者首次扩张球囊直径不宜过大,且重复扩张时每次球囊直径应增加 0.5 mm 为妥,以防止左房室瓣关闭不全的发生。若 PBMV 术后发生轻至中度左房室瓣关闭不全,可酌情保守治疗,随诊观察;重度左房室瓣关闭不全者应择期施行外科瓣膜置换术。

(4) 术中应注意心导管腔内保持含肝素的生理盐水,球囊导管内要排气完全,防止血栓栓塞及空气栓塞的发生。

(5) 对合并重度肺循环高压或妊娠病人,应尽量简化手术操作程序,以防肺水肿的发生及X线照射量的增加。

(6) 窦性心律病人术后一般不用洋地黄类药物。

(7) 有风湿活动病人,一般在风湿活动控制后3个月以上才施行PBMV。

(8) 有感染性心内膜炎者,若无赘生物,则在治疗3个月后才施行PBMV。

(9) 应于术后6、12个月及每年定期复查超声心动图、心电图及X线胸片。

【并发症及处理】

1. 心脏穿孔、心包填塞 主要由房间隔穿刺失误引起,包括房间隔穿刺定位不准确、房间隔穿刺针及套管推进过深;部分由于导丝或导管穿破心房或肺静脉。一旦发生心包填塞,应及时行心包穿刺术,可将抽出的无菌不凝血液经动脉鞘管回输体内。同时用低分子右旋糖酐、血浆适当扩容,必要时使用多巴胺等提高血压,保证重要脏器的供血。如心包积液继续增多、血压难以维持,应及早手术治疗。

2. 重度二尖瓣关闭不全 产生原因与瓣膜条件不理想、球囊直径选择过大、扩张次数过多及操作不当有关。一旦发生重度二尖瓣关闭不全,应积极强心利尿治疗,在保守治疗无效的情况下,须行二尖瓣置换术。

3. 冠状动脉栓塞、脑栓塞 主要原因为左心血栓脱落、术中操作不当形成血栓或气栓。术前应确定左房内是否有血栓形成。

4. 急性肺水肿 常见原因包括重度二尖瓣狭窄、左房压过高、术中精神紧张、导管刺激诱发心律失常、球囊扩张导致重度二尖瓣关闭不全等。

5. 心源性休克 多数为高龄病人、伴严重二尖瓣损害,应严格把握适应证。

6. 其他并发症 包括心律失常、残留房间分流及股动静脉瘘等。

(惠 杰 王志松)

附录2:经皮主动脉换瓣术

经皮主动脉瓣置换术(percutaneous aortic valve replacement, PAVR)是近年来介入心脏病学出现的一项新技术,为主动脉瓣膜病的外科治疗开拓了新视野。2002年法国医生Cribier首先对人体行PAVR治疗,他用自制的牛心包片球囊扩张支架,经静脉途径植入主动脉瓣位置,植入后瓣膜功能良好。随着这一技术的不断改进,临床行PAVR的病例数量迅速扩大,截至目前,全球已有40 000多例病人接受了PAVR的治疗。

【适应证】

严重的退行性钙化性主动脉瓣狭窄,经超声心动图测量主动脉瓣口的面积<0.2 cm^2,跨瓣压差≥40 mmHg或血流流速≥4.0 m/s,主动脉瓣环直径为18~26 mm(减少术后主动脉瓣反流的发生);病人心功能≥Ⅱ级(NYHA),手术风险评估结果预测病人外科手术死亡率≥15%,最小美国胸外科协会风险评分模型(STS)评分≥8。

【禁忌证】

瓣膜、左心室流出道、瓣环和主动脉窦口有明显病变或畸形;术中需要经过的外周动脉直径较小、扭曲或严重钙化者,不宜采用此治疗方法。

【手术过程】

(一)术前准备

1. 物品准备　Edward球囊扩张式支架生物瓣,除颤仪,微量注射泵,食管超声仪,电动吸引器,临时起搏器及起搏电极,体外循环仪、5 kg的冰块等体外循环时须使用的物品,不同型号的无菌导丝、导管、鞘管、扩张器、球囊,无菌注射器,消毒包,无菌纱布、绷带。

2. 药物准备

(1) 与PAVR相关的药物:1%利多卡因、造影剂、肝素、500 mL生理盐水数瓶。

(2) 与PAVR相关的抢救药物:硝酸甘油、阿托品、1%利多卡因、肾上腺素、多巴胺、5%碳酸氢钠、低分子右旋糖酐、呋塞米、地塞米松或氢化可的松等。

3. 病人准备

(1) PAVR的知识宣教:根据病人的文化程度、社会经济状况采取适当的宣传方式,向病人和家属简要讲解PAVR治疗目的、意义及手术大致过程,术中、术后注意事项以及配合要点。告知术中可能出现的不可避免的不适,如注射局麻药时的疼痛、球囊扩张时的严重胸闷、心悸、胸部填塞感等,使病人心中有数,客观接受与配合手术。向病人及家属讲明术中可能出现的严重并发症,并签署手术同意书。

(2) 术前清洁手术相关部位皮肤,禁食6 h,并做青霉素和碘过敏试验,将试验结果写在病历上。

(3) 辅助检查:经胸超声心动图,食管超声心动图,胸腹主动脉、冠状动脉CT血管造影,肝肾功能、验血型、血常规、出凝血时间、ECG等。

(二)操作步骤

PAVR途径包括逆行法(股动脉—主动脉路径)、顺行法(经静脉穿刺房间隔经左心房—二尖瓣—左心室途径)及经心尖法。逆行法临床应用较多,本文主要介绍之。

(1) 消毒铺巾:用安尔碘常规消毒腹股沟,上至脐部,下至大腿中部,然后铺洞巾及心导管特制大单,暴露腹股沟。

(2) 穿刺股动、静脉,放置临时起搏器导管、动脉鞘管、导丝、动脉缝合装置:分别穿刺并植入6F动脉鞘于左侧股动、静脉。经左侧股静脉放置临时起搏器导管于右心室心尖部,经左侧股动脉鞘管放置猪尾巴导管至主动脉根部。穿刺右侧股动脉,预先放置Prostar XL动脉缝合装置,随后植入9F动脉鞘管。经9F鞘管送加硬导丝至胸腹主动脉,退出9F鞘管,再缓慢植入18F动脉鞘管至胸主动脉。将带金标的猪尾巴导管放于主动脉无冠窦,行主动脉根部造影评估主动脉瓣环内径及升主动脉内径。

(3) 测压:经18F鞘管送Amplazer L导管及"J"形导丝至主动脉根部,交换导丝为直头导丝。将直头导丝送入左心室,后送入Amplazer L导管至左心室。将Amplazer L导管及左股动脉处的猪尾巴导管(置于主动脉根部)与压力器连接,同时记录主动脉及左室内压力曲线,测量跨瓣压差。

(4) 主动脉瓣扩张及瓣膜释放:退出Amplazer L导管,交换为猪尾巴导管。取出加硬导丝并进行塑形,使其远端形成1.25个圆圈,圆圈的直径与左心室内径相仿。将加硬导丝经猪尾巴导管送至左心室,并使其末端形成圆圈状,以加强其固定性和支撑力。拆开18F Corevalve瓣膜置于冰盐水中,通过装配系统将瓣膜装配于输送系统(输送鞘)中备用。经18F

鞘管送入扩张球囊至主动脉瓣环处行主动脉瓣扩张,球囊扩张的同时以180次/分快速起搏(当收缩压降至50 mmHg以下时开始扩张)。退出球囊,经18F鞘管送入装配有Corevalve的输送鞘至瓣环处,行主动脉根部造影。调整输送鞘的位置使得第2个瓣膜网结点处在主动脉瓣瓣环水平。固定输送鞘,并缓慢旋转导管头端的释放装置以释放瓣膜,当瓣膜打开约一半面积时复查主动脉根部造影。确认瓣膜处于理想位置后完全释放瓣膜。行主动脉造影及食管超声心动图评估瓣膜工作状态及瓣周漏的情况。若瓣膜贴壁欠佳、瓣周漏比较明显,可用球囊行后扩张。

(5) 撤管:瓣膜贴壁佳、功能良好时,拔除鞘管,使用预放的动脉穿刺闭合装置缝合18F鞘管处动脉穿刺点,保留临时起搏器导线,余穿刺点加压包扎。静脉使用抗生素3 d。

(三) 术中监护

(1) 病人进入导管室进行全身麻醉气管插管后,注意观察心律、心率的变化。术中特别注意2个时间段。一是经导丝输送球囊扩张式支架型生物瓣系统后,采用右心室快速起搏方法(180次/分)快速充盈和抽空球囊,球囊完全充盈时停止快速起搏的过程。此时有无非窦性快速心律失常的发生,停止起搏时能否恢复正常频率的窦性心律。二是支架型瓣膜安置后,与腔内术前比较,有无ST-T段变化。支架型瓣膜安置后可能因支架瓣膜定位过高、过大的原瓣叶经支架瓣膜挤压等原因发生急性心肌梗死。

(2) 由于主动脉根部解剖复杂、手术操作困难、瓣膜支架定位不准确和固定操作,均可引起心包填塞等严重并发症,故观察血压变化非常重要,既要防止心包填塞引起低血压,也要注意血压过高引起穿刺部位出血。

(3) 病人术中经股静脉穿刺植入临时起搏电极行临时心脏起搏,电极固定不良会导致临时起搏无效,从而直接影响手术,因此术中须稳定固定起搏电极,密切观察病人股静脉穿刺处有无渗血、渗液,必要时透明敷贴固定。

(4) 病人术中留置桡动脉和股动脉鞘管,桡动脉鞘管用于监测动脉血压的变化,股动脉鞘管用于腔内手术的需要,术中须保持动脉鞘管固定良好。

(四) 术后并发症的防治

1. **传导阻滞** PAVR可引起左右束支传导阻滞和房室传导阻滞,Corevalve瓣膜系统引起须植入起搏器的传导阻滞可高达20%~40%。50%的房室传导阻滞发生在术后1个周内,80%发生在1个月内,但也有些发生在术后1个月至半年内。研究发现,术后发生房室传导阻滞的危险因素包括术前存在右束支传导阻滞、支架嵌入左心室流出道的深度>10 mm、支架直径过大、术前心电图QRS波宽度、室间隔厚>17 mm以及既往有心肌梗死。从目前经验看,避免将瓣膜支架放置太低、避免选择直径过大的瓣膜等措施,可减少这一并发症的发生。

2. **瓣周漏** PAVR术后,几乎所有病人都会有不同程度的瓣周漏,但绝大多数病人为轻微到轻度反流,且不会随着时间延长而恶化。使用球囊再扩张瓣膜支架可以减少瓣周漏,但有些病人在球囊扩张后仍存在严重瓣周漏,可再次植入瓣膜支架纠正。研究显示,术后瓣周漏的程度与主动脉瓣瓣膜的钙化严重程度显著相关。而植入瓣膜过小也会导致瓣周漏。选择合适型号的瓣膜、避免选择钙化过于严重的病例可减少瓣周漏的发生。

3. **心包填塞** 大型临床研究显示,PAVR术后心包积液发生率为15%~20%,心包填塞发生率约2%。PAVR手术对象均是老年病人,心脏壁较脆弱,容易引起穿孔。术中应密切观察有无血压下降、心率增快、面色苍白、出冷汗、烦躁不安、呼吸急促等心包填塞征象,及时发现，及早处理。备好心包穿刺针及抢救药物，必要时胸外科手术治疗。

4. 局部血管并发症　使用18F输送系统后，局部血管并发症的发生率明显降低。

5. 主动脉夹层、撕裂　主动脉夹层、撕裂是PAVR的致命并发症。术中应准确测量主动脉瓣瓣环大小、使用相对小号的扩张球囊，尤其后扩张时不要过分追求手术效果而使用过大的球囊，这样可避免这一并发症的发生。

（惠　杰　张　吉）

附录3：经皮导管二尖瓣装置环形术

目前经导管二尖瓣介入治疗（TMVR）的方法主要包括经导管二尖瓣瓣叶缘对缘修补术和经导管二尖瓣瓣环成形术。这里主要介绍经导管二尖瓣瓣叶缘对缘修补术。

1998年Maisano等首先报道121例重度二尖瓣关闭不全者应用外科二尖瓣瓣叶缘对缘修补术治疗，取得了满意的临床效果。缘对缘瓣膜成形术是将脱垂的二尖瓣瓣叶与对应的前叶或后叶缝合起来，形成双孔或多孔瓣膜，缩小瓣环开口从而解决反流的问题。经导管二尖瓣瓣叶缘对缘修补术受外科"双孔"技术的启发，通过使二尖瓣瓣叶游离缘相互接近而减轻或消除二尖瓣关闭不全，从而避免了开胸手术及体外循环的运用，减少了术后并发症的发生。

【适应证】

目前，经导管二尖瓣瓣叶修补术的主要技术装置包括MitraClip系统和MOBUS系统，该技术仅仅适用于瓣膜脱垂或瓣膜运动障碍所致的退行性二尖瓣关闭不全，并不适于因瓣环扩大而导致的反流，对于因瓣环扩大导致的瓣膜反流，应首选经导管二尖瓣瓣环成形术。

初步适应证：① 有症状的急性严重二尖瓣反流患者。② 慢性严重二尖瓣反流和心功能NYHA分级Ⅱ、Ⅲ或Ⅳ级且没有严重的左心室功能不全的病人（严重左心室功能不全定义为射血分数<0.30）和(或)收缩末期内径>55mm的病人。③ 没有症状的慢性严重二尖瓣反流、轻中度左心室功能不全、射血分数在0.30～0.60之间和(或)收缩期末期内径≥40mm。④ 需要外科手术的大多数严重慢性二尖瓣反流患者，建议进行二尖瓣修补术而不是二尖瓣置换术。

【术前准备】

经导管二尖瓣瓣叶缘对缘修补术还未完全普及展开，主要准备包括：

1. 物品准备　房间隔穿刺针加内芯、鞘管、房间隔扩张管、环形长导丝、特定导管、穿刺针等。

2. 药物准备

(1) 与TMVR治疗相关的药物：生理盐水、造影剂、肝素等。

(2) 与TMVR并发症相关的抢救药品：硝酸甘油、阿托品、1%利多卡因、肾上腺素、多巴胺、5%碳酸氢钠、氢化可的松、呋塞米等。

3. 病人准备

(1) 与TMVR的知识宣教：根据病人的文化程度、社会经济状况采用适当形式的宣教方式，向病人及其家属讲解二尖瓣反流的发病机制，TMVR治疗的目的、意义及大致过程，术中术后注意事项、配合要点，告知术中会出现的不可避免的不适，使病人心中有数，客观接受与配合手术。向病人与家属讲明术中可能出现的严重并发症，并让家属在手术同意书上签字。

(2) 术前3d停用洋地黄及β受体阻滞剂，抗凝治疗者术前4d停用华法林等抗凝药物，从术前 3 d 开始给予肝素至术前 8 h 停用,将肝素 500～800 U/h 静脉点滴,或每 8h 静脉推注或肌注 4 000～5 000U,使用试管法的凝血时间在 20～30 min。手术前晚可给予安眠镇静药,女性患者避开月经期。

(3) 术前清洁手术相关部位皮肤,禁食 6 h,并做青霉素及碘过敏试验,将试验结果写在病例上。

(4) 辅助检查:心脏多普勒超声心动图、肝肾功能、交叉配血、血常规、出凝血时间、ECG。

4. 简要操作步骤　全麻,术者按标准方法穿刺房间隔,MitraClip 装置随递送系统一起进入左房,Clip 直接置于二尖瓣反流柱上。抓住二尖瓣前后叶,反流量明显减少后释放 MitraClip 装置。如果二尖瓣反流量减少不满意,可松开二尖瓣叶重新夹取直至满意为止。另外,还可再植入一个夹子以进一步减少二尖瓣反流。如果反流减少量始终不满意,可移除整个装置行外科修补。

5. 术中生命体征及意识监护　TMVR 时,由于导管在心腔内移动,造成导管对心房及心室壁的刺激,可诱发心律失常。另外,手术创伤、自身心功能较差加上导管对心脏的刺激,会诱发肺水肿,故应密切观察病人有无呼吸增快、心率加快、出冷汗、面色苍白及血压下降等症状,并注意肺部啰音情况,必要时抗心衰治疗及护理。

6. 术后并发症的防治及护理

(1) 装置脱落及异物栓塞:为此手术少见但严重的并发症,如出现相关症状应紧急外科手术取出装置并修补二尖瓣瓣叶。

(2) 出血:TMVR 全部操作需在肝素化下进行,因此,注意病人有无出血倾向及穿刺部位的出血情况。

(3) 感染性心内膜炎:病人心功能一般较差,自身免疫力低下,加上导管在心腔内操作更易出现感染性心内膜炎,故在手术前、中、后适当加上抗生素,并加强术前备皮、消毒,术中注意无菌操作。

(4) 抗凝治疗:TMVR 术后 1～3 个月内常规应用阿司匹林及氯吡格雷抗凝,防止血小板在 Clip 上过度聚集,形成血栓,同时观察机体有无出血倾向,必要时减量或停用抗血小板药。

(惠　杰　刘　丹)

第十一章 感染性心内膜炎及其护理

第一节 感染性心内膜炎

感染性心内膜炎(infective endocarditis, IE)为心脏内膜表面的微生物感染(包括细菌、真菌、病毒及其他特殊微生物),多伴有赘生物形成。赘生物由大小不等、形状不一的血小板及纤维素团块组成,内含大量微生物和少量炎症细胞,常见受累部位为心脏瓣膜,但感染时也可发生在间隔缺损部位、腱索或心壁内膜。本病的临床特点是发热、心脏杂音、脾肿大、血尿、贫血、皮肤黏膜淤点和血栓现象,多数病人原有器质性心脏病。

抗生素的广泛应用,使风湿性瓣膜病并发感染性心内膜炎的发生率降低,而动脉硬化性心脏病,如老年性瓣膜病如二尖瓣和(或)主动脉瓣脱垂等增多。左心的心内膜炎主要累及主动脉瓣和二尖瓣,轻至中等关闭不全者尤为多见。右心的心内膜炎相对少见,主要累及三尖瓣,较少累及肺动脉瓣。

感染性心内膜炎可分为自体瓣膜感染性心内膜炎和特殊类型感染性心内膜炎,按病程发展可分为急性感染性心内膜炎及亚急性感染性心内膜炎。

一、自体瓣膜感染性内膜炎

【病因】

链球菌和葡萄球菌分别占自体瓣膜感染性心内膜炎(native valve endocarditis)病原微生物的 65% 和 25%。急性者主要由金黄色葡萄球菌引起,少数由肺炎链球菌、淋球菌、A 族链球菌和流感嗜血杆菌等所致。亚急性者以草绿色链球菌最常见,其次为 D 族链球菌、表皮葡萄球菌,其他细菌少见。真菌、立克次体和衣原体较少见。

【发病机制】

(一)亚急性感染性心内膜炎

1. 血流动力学因素　亚急性者主要发生于器质性心脏病病人,首先为心脏瓣膜病,尤其是二尖瓣和主动脉瓣病变;其次为先天性心血管病,如室间隔缺损、动脉导管未闭、法洛四联症和主动脉狭窄。赘生物常位于血流从高压腔流经病变瓣膜口或先天缺损至低压腔而产生的高速射流和湍流的下游,如二尖瓣关闭不全的瓣叶心房面、主动脉瓣膜关闭不全的瓣叶心室面和室间隔缺损的间隔右心室侧,可能与这些处于湍流下部位的压力下降、内膜灌注减少,有利于微生物沉积和生长有关。高速射流冲击心脏或大血管内膜处可致局部损伤,如二尖瓣反流面对的左心房壁;主动脉反流面对的二尖瓣前叶和乳头肌;未闭动脉导管射流面对的肺动脉壁的内皮损伤,故破损处易于感染。本病在压差小的部位,如房间隔缺损和大室间隔缺损或血流缓慢时,如心房颤动和心力衰竭时少见,瓣膜狭窄较瓣膜关闭不全少见。

约 3/4 的感染性心内膜炎病人有基础心脏病。随着风湿性心脏病的发病率下降,风湿性瓣膜病的心内膜炎发生率也随之下降,非风湿性瓣膜病的心内膜炎发病率有所升高。由于超声心动图诊断技术的普遍应用,主动脉瓣二叶瓣畸形、二尖瓣脱垂和老年性退行性瓣膜病的诊断率提高。

2. 非细菌性血栓性心内膜炎　实验研究证实,当心内膜内皮受损,暴露其下结缔组织的胶原纤维时,血小板在该处聚集,形成血小板血栓和纤维蛋白沉着,成为结节样无菌性赘生物,称非细菌性血栓性心内膜炎,是细菌定居瓣膜表面的重要因素。无菌性赘生物偶见于正常瓣膜,但最常见于湍流区、瘢痕处(如感染性心内膜炎后)和心外因素所致内膜受损区。

3. 短暂性菌血症　各种感染或细菌寄居的皮肤黏膜损伤(如手术、器械操作等)常导致暂时性菌血症;口腔组织创伤常导致草绿色链球菌菌血症,消化道和泌尿生殖道创伤和感染常引起肠球菌和革兰阴性杆菌菌血症;葡萄球菌菌血症见于皮肤和远离心脏部位的感染。循环中的细菌如定居在无菌性赘生物上,感染性心内膜炎即可发生。

细菌定居后,迅速繁殖,促使血小板进一步聚集和纤维蛋白沉积,感染性赘生物增大,增厚的纤维蛋白层覆盖在赘生物外,阻止吞噬细胞进入,为其内的细菌生存繁殖提供良好的庇护所。

(二) 急性感染性心内膜炎

发病机制尚不清楚,常累及正常心脏瓣膜。病原菌来自皮肤、肌肉、骨骼和肺等部位的活动性感染灶,循环中细菌量大,细菌毒力强,具有高度的侵袭性和较强的黏附于内膜的能力,主动脉瓣常受累。

【病理】

1. 心内感染和局部扩散

(1) 赘生物可导致瓣叶破损、穿孔或腱索断裂,引起瓣膜关闭不全,大的赘生物甚至可阻塞瓣口。

(2) 感染的局部扩散产生瓣环或心肌脓肿、传导阻滞、乳头肌断裂或室间隔穿孔和化脓性心包炎。

2. 赘生物碎片脱落致栓塞　动脉栓塞导致组织器官梗死,偶可形成脓肿;脓毒性栓子栓塞动脉管壁的滋养血管,引起动脉管壁的坏死,或栓塞动脉管腔,细菌直接破坏动脉壁。上述两种情况均可形成动脉瘤。

3. 血源性播散　菌血症的持续性存在,在机体的其他部位播种化脓性病灶,形成迁移性脓肿。

4. 免疫系统激活　持续性菌血症的存在刺激细胞和体液介导的免疫反应,引起以下疾病:① 脾肿大。② 肾小球肾炎(循环中免疫复合物沉积于肾小球基底膜)。③ 关节炎、心包炎和微血管炎,引起皮肤、黏膜体征和心肌炎。

【临床表现】

从短暂性菌血症的发生至症状出现的时间间隔长短不一,多在 2 周以内,但病人无明确的菌血症进入途径可寻。

1. 发热　发热是感染性心内膜炎最常见的症状,除有些老年或心、肾衰竭等重症病人外,几乎均有发热。亚急性者起病隐匿,可有全身不适、乏力、食欲不振和体重减轻等非特异性症状。可有弛张热,一般低于39 ℃,午后和晚上体温较高。头痛、背痛和肌肉关节痛常见。急性者呈暴发性败血症过程,有高热寒战。突发心力衰竭者较常见。

2. 心脏杂音　80%~85%的病人可有心脏杂音,为基础心脏病和(或)心内膜炎引起瓣膜损害所致。急性者要比亚急性者更易出现杂音强度和性质的变化,或出现新的杂音。瓣膜损害所致的、新的或增强的杂音主要为关闭不全性杂音,尤以主动脉瓣关闭不全多见。金黄色葡萄球菌引起的急性感染性心内膜炎起病时仅有30%~45%的病人有杂音,随着瓣膜发生损害,75%~80%的病人可出现杂音。

3. 周围体征　多为非特异性,近年已不多见,包括:① 淤点,可出现任何部位,以锁骨以上皮肤、口腔黏膜和睑结膜常见,病程长者较多见。② 指和趾甲下出现线状出血。③ Roth斑,为视网膜的卵圆形出血斑,其中心呈白色,多见于亚急性感染。④ Osler结节,为指甲和趾垫出现豌豆大的红或紫色的痛性结节,较常见于亚急性者。引起这些周围体征的原因可能与微血管炎或微栓塞有关。

4. 动脉栓塞　赘生物引起的动脉栓塞占20%~40%,尸检检出的亚临床型栓塞更多。栓塞可发生在机体的任何部位。脑、心脏、脾、肾、肠系膜和四肢为临床所见的体循环动脉栓塞部位。脑栓塞的发生率为15%~20%。在有左向右分流的先天性心血管病或右心内膜炎时,肺循环栓塞常见。例如,三尖瓣赘生物脱落引起的肺栓塞,可突然出现咳嗽、呼吸困难、咯血或胸痛。肺梗死可发展为肺坏死、空洞,甚至脓气胸。

5. 感染性非特异性症状　① 脾大:见于15%~50%、病程>6周的病人,急性者少见。② 贫血:贫血较为常见,尤其多见于亚急性者,有苍白无力和多汗。主要由于感染抑制骨髓所致。多为轻、中度贫血,晚期病人多有重度贫血。

【并发症】

1. 心脏

(1) 心力衰竭为最常见的并发症,主要由瓣膜关闭不全所致,主动脉瓣受损者最常发生,其次为二尖瓣和三尖瓣;瓣膜穿孔或腱索断裂导致急性瓣膜关闭不全时可诱发急性左心衰竭。

(2) 心肌脓肿:常见于急性者,可发生于心脏任何部位,以瓣周组织特别在主动脉环多见,可致房室和室内传导阻滞,心肌脓肿偶可穿破导致化脓性心包炎。

(3) 急性心肌梗死:大多由急性冠脉栓塞引起,以主动脉瓣感染时多见,冠状动脉细菌性动脉瘤偶见。

(4) 化脓性心包炎:不多见,主要发生于急性IE病人。

(5) 心肌炎。

2. 细菌性动脉瘤　占3%~5%,受累动脉依次为近端主动脉、脑、内脏和四肢。一般见于病程晚期,多无症状,为可扪及的搏动性肿块,发生于周围血管时,易诊断。如发生在脑、肠系膜动脉或其他深部组织的动脉,往往直至动脉瘤破裂时方可确诊。

3. 迁移性脓肿　多见于急性病人,亚急性者少见,多发生于肝脾骨髓和神经系统。

4. 脑及神经系统损害　约1/3的病人有神经系统受累的表现:① 脑栓塞占其中的1/2,大脑中动脉及其分支最常受累。② 脑细菌性动脉瘤时可有脑膜刺激征。③ 脑脓肿。④ 化脓性脑膜炎,但不常见。后三种情况主要见于急性者,尤其是金黄色葡萄球菌性心内膜炎。

5. 肾脏　大多数病人有肾损害,包括肾动脉栓塞和肾梗死,多见于急性者;免疫复合物所致局灶性和弥漫性肾小球肾炎常见于亚急性者;肾脓肿不多见。

【实验室和常规检查】

1. 血培养 75%～85%的病人血培养阳性,它是诊断本病的最直接证据,而且还可以随访菌血症是否持续。急性者应在应用抗生素1～2 h内抽取2～3个血标本,亚急性者应在应用抗生素前24 h内抽取3～4个血标本。使用过抗生素治疗的病人应连续3 d抽血培养,以提高阳性率。取血时间应以寒战或体温骤升时为佳,每次取血10～15 mL,并更换静脉穿刺部位,皮肤严格消毒。应用抗生素治疗的病人取血量不宜过多,避免血液中过多的抗生素不能被培养基所稀释,影响细菌生长。常规做厌氧菌及需氧菌培养。如血培养为阴性,应加做抗真菌培养。阳性者应同时做药敏试验。

2. 常规检查 红细胞和血红蛋白含量降低,偶可有溶血现象。无并发症的病人,其白细胞计数可正常或轻度升高,有时可见核左移。血细胞沉降率大多增快,半数以上病人可出现蛋白尿和镜下血尿。并发急性肾小球肾炎、间质性肾炎和大面积肾梗死时,可出现肉眼血尿、脓尿及血尿素氮和肌酐的升高。肠球菌和金黄色葡萄球菌感染性心内膜炎病人可导致菌尿症,因此尿培养也有助于诊断。

3. 超声心动图检查 如果超声心动图发现赘生物或者瓣周并发症等支持心内膜炎的证据,可帮助明确诊断。经胸超声检查可发现50%～75%的赘生物,经食管超声可发现小于5 mm的赘生物,敏感度高达95%。因此,当临床诊断或怀疑IE时,主张行经食管超声检查,超声心动图未发现赘生物时不能排除IE,必须结合临床特点。超声心动图和多普勒超声还可以明确基础心脏病(如瓣膜病、先天性心脏病)和IE的并发症(如瓣膜关闭不全和穿孔、腱索断裂、瓣周脓肿、心包积液等)。

4. 免疫学检查 25%的病人有高丙种球蛋白血症,80%的病人循环系统中出现免疫复合物,病程6周以上的亚急性病人中,50%类风湿因子试验阳性。血清补体降低见于弥漫性肾小球肾炎。上述异常常在感染控制后消失。

【诊断和鉴别诊断】

血培养对本病的诊断有重要价值。凡提示有细菌性心内膜炎的临床表现,如发热伴有心脏杂音(尤其是主动脉关闭不全的杂音)、贫血、血尿、脾大、白细胞增高和伴或不伴栓塞时,血培养阳性,可诊断本病。

亚急性感染性心内膜炎常发生在原有心脏瓣膜病变或其他心脏病基础之上,如这些病人发现周围血管体征,提示本病的存在,超声心动图检出赘生物对明确诊断有重要价值。

IE Duke诊断标准 确诊IE需要满足下列条件:符合2项主要标准,或1项主要标准+3项次要标准,或5项次要标准。诊断为可能的IE需满足:1项主要标准+1项次要标准,或3项次要标准。

1. 主要标准

(1) 血培养阳性(符合下列至少1项标准):① 两次不同时间的血培养检出同一典型IE致病微生物(如草绿色链球菌、链球菌、金黄色葡萄球菌)。② 多次血培养检出同一IE致病微生物(两次至少间隔≥12 h的血培养阳性、所有3次血培养均为阳性、4次或以上的多数血培养阳性)。③ 伯纳特立克次体一次血培养阳性或第一相免疫球蛋白G(IgG)抗体滴度>1∶800。

(2) 心内膜受累的证据(符合以下至少一项标准):① 超声心动图异常(赘生物、脓肿、人工瓣膜裂开)。② 并发瓣膜反流。

2. 次要标准 ① 易感因素:易患IE的心脏病变,如静脉药物成瘾者。② 发热,体温≥

38℃。③ **血管征象**：主要为动脉栓塞、霉菌性动脉瘤、颅内出血、结膜出血、Janeway结。④ **免疫性征象**：肾小球肾炎、Olser结、Roth斑、类风湿因子阳性等。⑤ **微生物证据**：血培养阳性但不满足以上主要标准，或与感染性心内膜炎一致的急性细菌感染的血清学证据。

【治疗】

(一) 抗微生物治疗

抗微生物治疗为最重要的治疗措施，用药原则为：① 早期应用，在连续3～5次培养后即可开始治疗。② 充分用药，选用杀菌性抗生素，大剂量和长疗程，旨在完全消灭藏于赘生物内的致病菌。③ 静脉用药为主，以保持高而稳定的血药浓度。④ 病原微生物不明时，急性者选用针对金黄色葡萄球菌、链球菌和革兰阴性杆菌均有效的广谱抗生素。⑤ 已分离出病原微生物时，应根据药敏结果，选择有效抗生素。

1. 经验治疗　在病原菌尚未培养出来时，急性者采用萘夫西林（新青霉素Ⅲ）2 g，每4 h 1次，静脉注射或滴注，加氨苄西林2 g，每4 h 1次，静脉注射，或加庆大霉素，每日160～240 mg静脉注射。亚急性者按常见的致病菌链球菌用药方案以青霉素为主加庆大霉素，青霉素320万～400万U静脉滴注，每4～6 h 1次；庆大霉素剂量同上。

2. 已知病原微生物时的治疗

(1) 对青霉素敏感的细菌有草绿色链球菌、牛链球菌、肺炎球菌等。首选青霉素1 200万～1 800万 U/d，分次静脉点滴，每4 h 1次；青霉素联合庆大霉素1 mg/kg静注或肌注，每8 h 1次；青霉素过敏时可选择头孢曲松2 mg/d，静脉注射或万古霉素30 mg/(kg·d)，分2次静滴（24 h最大量不超过2 g）；所有病例均至少应用4周。

(2) 对青霉素耐药的链球菌：应用青霉素加庆大霉素。青霉素1 800万 U/d，分次静脉滴注，每4 h 1次，共4周；庆大霉素剂量同前，共2周。或应用万古霉素，剂量同前，共4周。

(3) 金黄色葡萄球菌和表皮葡萄球菌：① 甲氧西林敏感型：萘夫西林或苯唑西林均为2 g，每4 h 1次，静脉注射或点滴，4～6周，疗程初始加用庆大霉素，剂量同前；青霉素过敏或无效者用头孢唑林2 g静脉注射，每8 h 1次，共4～6周；治疗初始3～5 d加用庆大霉素。② 甲氧西林耐药型：应用万古霉素，剂量同前，疗程4～6周。

(二) 外科治疗

尽管有与日俱进的抗生素治疗，各种类型IE的病死率一直为10%～50%。虽然该病的病死率不算高，且部分与病人年龄的增长、基础心脏病有关，但IE的心脏和神经系统并发症对死亡率起了重要作用。有些威胁生命的心脏并发症对抗生素无反应，手术治疗可以改善病人的预后。因此，有严重心脏并发症或抗生素治疗无效的病人应及时考虑手术治疗。

活动性自体瓣膜心内膜手术指征：① 急性主动脉反流所致心衰者。② 急性二尖瓣反流所致心衰者。③ 积极抗生素治疗情况下，菌血症和发热持续8 d以上。④ 脓肿、假性动脉瘤、1个或多个瓣叶破裂，瓣膜痛或瘘引起异常交通征象提示局部感染扩散（局部感染没有控制）时。⑤ 不易治愈或对心脏结构破坏力大的病原微生物感染时。

当二尖瓣赘生物长径＞10 mm时，抗生素治疗期间赘生物体积增大或赘生物位于二尖瓣闭合边缘时，应考虑尽早手术治疗。右心系统的IE预后良好。复发的肺动脉栓塞后，三尖瓣赘生物长径达20 mm时，必须手术治疗。

(三) 全身支持对症治疗

在本病的发展过程中，全身的支持疗法也很重要，保持水电解质和酸碱平衡，酌情使用血浆白蛋白,严重贫血时输全血或红细胞。若出现心力衰竭、休克等并发症,应做相应处理。

【预后】

取决于病原菌对抗生素的敏感性、治疗早晚、瓣膜损害程度、心功能和肾功能状况、病人的年龄以及手术时机与治疗条件、并发症的严重程度等。未治疗的急性者多在4周内死亡,亚急性病人的病程多大于6个月。预后不良因素中以心力衰竭最为严重,其他包括主动脉瓣膜损害、肾衰竭、革兰阴性杆菌或真菌致病、瓣环或心肌脓肿、老龄等。死亡原因多为心力衰竭、肾衰竭、栓塞、细菌性动脉瘤破裂和严重感染。除耐药的革兰阴性杆菌和真菌所致的心内膜炎外,大多数病人可获细菌学治愈。

二、特殊类型感染性心内膜炎

(一) 人工瓣膜感染性心内膜炎

发生于人工瓣膜置换术后60 d以内者为早期人工瓣膜心内膜炎,60 d以后者为晚期人工瓣膜感染性心内膜炎。早期者,致病菌约1/2为葡萄球菌,表皮葡萄球菌明显多于金黄色葡萄球菌;其次为革兰阴性杆菌和真菌。晚期者以链球菌最常见,其中以草绿色链球菌为主,其次为葡萄球菌,以表皮葡萄球菌多见,其他为革兰阴性杆菌和真菌。除赘生物生成外,常致人工瓣膜部分破裂、瓣周漏、瓣环周围组织和心肌脓肿。最常累及主动脉瓣,早期者常为急性暴发性起病,晚期以亚急性表现常见。

术后发热、出现新杂音、脾大或周围栓塞征,血培养同一种细菌阳性结果至少2次,可诊断本病。

本病预后不良,早期与晚期者的病死率分别为40%~80%和20%~40%。本病难以治愈。应在自体瓣膜心内膜炎用药的基础上,将疗程延长为6~8周。所有治疗方案均应加庆大霉素,对耐甲氧西林的表皮葡萄球菌致病者,应用万古霉素。人工瓣膜感染性心内膜炎者应积极考虑手术,有瓣膜再置换术的适应证者应早期手术。

(二) 静脉药瘾者心内膜炎

多见于年轻男性。致病菌最常来源于皮肤,药物污染所致者少见。主要致病菌为金黄色葡萄球菌,其次为链球菌、革兰阴性杆菌和真菌。大多累及正常心内膜,三尖瓣受累占50%以上,其次为主动脉瓣和二尖瓣。急性发病者多见,常伴有迁移性感染灶,X线检查可见肺部多处浸润性阴影,为三尖瓣或肺动脉瓣赘生物所致的脓毒性肺栓塞。一般三尖瓣受累时无心脏杂音,亚急性表现多见于曾有感染性心内膜炎病史者。年轻伴有右心金黄色葡萄球菌感染者病死率在5%以下。而左心瓣膜受累、革兰阴性杆菌或真菌感染者预后不良。

对甲氧西林敏感的金黄色葡萄球菌所致右心感染,用萘夫西林或苯唑西林2 g,每4 h 1次,静脉注射或滴注,用药4周;加妥布霉素1 mg/kg,每8 h 1次,静脉滴注,用药2周,余治疗同自体瓣膜感染性心内膜炎。

(三) 真菌性心内膜炎

约50%发生于感染性心脏手术后,也见于长时间静脉内应用广谱抗生素、激素、免疫抑制剂或给肠外营养者。致病菌多为白色念珠菌、组织胞浆菌属。真菌性心内膜炎多起病急,栓塞的发生率很高,赘生物大而脆,容易脱落,造成股动脉、髂动脉等较大动脉的栓塞。巨大赘生物若阻塞瓣膜口,形成瓣膜口狭窄,可出现严重的血流动力学障碍。可出现皮下损害,如组织胞浆菌感染者可出现皮肤溃疡、口腔和鼻部黏膜的损害,组织学检查常有重要的诊断价值。曲菌属的感染者可引起弥散性血管内凝血。

真菌引起者病死率达 80%~100%，药物治愈者极其罕见，应该在抗真菌治疗期间早期手术切除受累的瓣膜组织，尤其是真菌性的人工瓣膜感染性心内膜炎，且术后继续抗真菌治疗，才有可能治愈。首选两性霉素 B，以 0.1 mg/(kg·d)开始，逐步增加至 1 mg/(kg·d)，总剂量 1.5~3 g。氟康唑或氟胞嘧啶毒性作用较小，单独使用时仅有抑菌作用，与两性霉素 B 连用时，可增加杀菌作用，并减少两性霉素 B 的用量。

（惠 杰 刘 丹）

第二节　感染性心内膜炎的护理

【主要护理诊断/问题】

1. 体温过高　与微生物感染引起的心内膜炎有关。
2. 焦虑　与发热、病情反复、疗程长、出现并发症有关。
3. 潜在并发症　栓塞。

【护理措施】

1. 病情观察

（1）体温：动态监测体温变化，每 4~6 h 测量 1 次，并准确绘制体温曲线，判断病情进展及治疗效果。

（2）皮肤：观察病人皮肤情况，检查有无指、趾甲下线状出血，手掌和足底无痛性出血红斑，Osler 结节等皮肤黏膜病损及消退情况。

（3）心脏杂音：观察心脏杂音的部位、强度、性质有无变化，如有新杂音出现或杂音性质的改变，往往与赘生物导致瓣叶破损、穿孔或腱索断裂有关。

（4）栓塞：注意观察有无脑、肾、冠状动脉、肠系膜动脉及肢体动脉栓塞征象，重点观察瞳孔、神志、肢体活动及皮肤温度等。当病人突然出现胸痛、气急、发绀和咯血等表现，要考虑肺栓塞的可能；出现腰痛、血尿等考虑肾栓塞的可能；当病人出现神志和精神改变、失语、吞咽困难、瞳孔大小不对称，甚至抽搐或昏迷征象时，应警惕脑栓塞的可能；若肢体突发剧烈疼痛，局部皮肤温度下降，动脉搏动减弱或消失，要考虑外周动脉栓塞的可能。如出现可疑征象，应及时报告医生并协助处理。

2. 休息与活动

（1）保持病室内环境清洁整齐，定时开窗通风，保持空气新鲜，注意防寒保暖。

（2）急性病人应卧床休息，采取舒适体位，限制活动；亚急性者可适当活动，避免剧烈运动。心脏超声见巨大赘生物病人，应绝对卧床休息，防止赘生物脱落，从而减少发生栓塞的机会。

（3）饮食护理：给予高热量、高蛋白、高维生素、低胆固醇、易消化的半流食或软食，鼓励病人多饮水，多食新鲜蔬菜、水果，变换膳食花样和口味，促进食欲，补充营养。如病人有心力衰竭征象，应进低钠饮食，限制水分。脑栓塞不能进食者可给予鼻饲。

3. 对症护理

（1）发热：给予物理降温，如温水擦浴、冰袋等，及时记录降温后体温变化。及时补充水分，必要时补充电解质，保证水及电解质的平衡。及时更换汗湿的床单、衣被。对于出汗较多的病人,可在衣服与皮肤之间衬以柔软毛巾,便于及时更换,增加病人舒适感,同时避免因频繁更换衣服而受凉。

(2) 栓塞:① 对易发生动脉栓塞的部位,进行严密的观察,及时发现动脉栓塞的早期表现,并做好紧急处理的必要准备。② 病人平卧,栓塞部位稍放低,以增加供血。③ 遵医嘱使用抗凝药物,酌用镇静、止痛剂。④ 局部保暖,但忌热敷。因热敷不仅对缺血肢体不利,而且易发生烫伤。

(3) 呼吸困难:嘱病人取半卧位,给予吸氧。注意输液的速度,避免加重心脏负荷。

4. 用药护理

(1) 遵医嘱给予抗生素治疗,观察药物疗效、可能产生的不良反应,并及时报告医生。由于抗生素用量大、疗程长,常联合二种或三种药物进行治疗,应合理安排给药时间、静脉给药速度,严格按时间、剂量准确用药,确保维持有效的血药浓度。

(2) 用药过程中,注意观察药物疗效,重点注意体温变化,监测是否有新的栓塞出现。

(3) 注意保护病人静脉,有计划地选择血管,以保证长时间的药物治疗,可使用静脉留置针,避免多次穿刺增加病人痛苦。

5. 心理护理　鼓励病人说出内心感受,倾听病人主诉,并给予理解,向家属做好解释工作,争取他们的配合,共同为病人提供有效的心理支持。当病人接受检查,尤其是留取血培养标本时,应解释每项检查的目的及注意事项,并耐心解答病人提出的问题,解除病人的顾虑。

6. 其他　正确采集血培养标本。告诉病人及家属为提高血培养结果的准确率,须多次采血,且采血量较多,必要时暂停抗生素,以取得病人理解和配合。对于未经治疗的亚急性病人应在第1天每隔1 h采血1次,共3次。如次日未见细菌生长,重复采血3次后,开始抗生素治疗。已使用过抗生素者,停药2~7 d后采血。急性病人入院后应立即安排采血,在3 h内每隔1 h采血1次,共取3次血标本后,按医嘱开始治疗。本病的菌血症为持续性,无需在体温升高时采血。每次采血量10~20 mL,同时做需氧菌和厌氧菌培养。

【健康教育】

1. 知识宣教　向病人及家属讲解感染性心内膜炎的相关知识,包括病因、发病机制、临床表现、致病菌侵入途径和足够疗程抗生素治疗的重要性。在进行拔牙、扁桃体摘除术或其他侵入性诊治及外科手术治疗前,应说明自己患有心内膜炎病史,以预防性使用抗生素。保持口腔及皮肤清洁,勿挤压痤疮、疖、痈等感染病灶,减少病原体侵入的机会。

2. 休息与活动　嘱病人平时注意防寒保暖,避免感冒,少去公共场所。合理安排作息时间,避免劳累。

3. 饮食　指导病人进高热量、高蛋白、高维生素、低胆固醇、易消化的半流食或软食,多食新鲜蔬菜、水果,鼓励病人多饮水,心衰时进低盐饮食,戒烟戒酒。

4. 病情监测　教会病人自我监测体温变化,观察有无栓塞表现。

5. 定期随访　定期门诊随访,若出现栓塞表现或发热,应及时就医。

(杨小芳)

第十二章

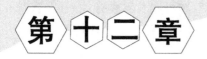

心肌疾病及其护理

　　心肌疾病是指除心脏瓣膜病、冠状动脉粥样硬化性心脏病、高血压性心脏病、肺源性心脏病、先天性心血管病和甲状腺功能亢进性心脏病等以外的,以心肌病变为主要表现的一组疾病。它分为原发性心肌病(即不明原因的心肌病)和特异性心肌病(即继发性心肌病)。1995年世界卫生组织和国际心脏病学会(WHO/ISFC)工作组根据其病理生理学特点将原发性心肌病分为四型,即扩张型、肥厚型、限制型和致心律失常型心肌病,不定型的心肌病仍保留。2008年1月,欧洲心脏病学会(ESC)发布了关于心肌病分类的最新声明。此分类建立于疾病特殊形态及功能表型之上,并将心肌病进一步划分为家族性和非家族性,注重心肌病的遗传决定因素,并以此指导诊断试验。本章重点论述原发性心肌病及部分继发性心肌病。

第一节　原发性心肌病

　　据统计,住院病人中,心肌病占心血管病的 0.6%～4.3%。近年来心肌病有增加趋势。在因心血管病死亡的尸体解剖中,心肌病占 0.11%。临床以扩张型心肌病最常见,其次为肥厚型心肌病,限制型心肌病最少见。

一、扩张型心肌病

　　扩张型心肌病(dilated cardiomyopathy,DCM)以往被称为充血性心肌病。其主要特征是一侧或双侧心腔扩大,心肌收缩期泵血功能障碍,产生充血性心力衰竭。本病常伴有心律失常,男性多于女性(2.5∶1),发病率为(5～10)/10万,病死率较高。我国发病率为(13～84)/10万不等。

【病因】

　　病因尚不完全清楚,特发性心肌病和家族遗传性心肌病除外。近年认为病毒感染是导致该病的重要原因,病毒对心肌的直接损伤,或体液、细胞免疫反应所致心肌炎可导致和诱发扩张型心肌病。此外,围产期因素、酒精中毒、抗肿瘤药、代谢异常等多因素亦可引起本病。

【病理】

　　以心腔扩大为主,肉眼可见心室扩张,室壁多变薄,纤维瘢痕形成,且常伴有附壁血栓。瓣膜、冠状动脉多无改变。组织学为非特异性心肌细胞肥大、变性,特别是程度不等的纤维化等病变混合存在。

【临床表现】

　　多数病人起病缓慢,常在临床症状明显时方就诊,如有气急、心悸、乏力,甚至端坐呼吸等。最初在剧烈活动或劳累时出现气急,随着病情的发展,轻度活动或休息时也会发生气急,伴右心衰竭时则有水肿、颈静脉怒张及肝大等表现。部分病人由于心室内血流速度减慢可发生栓塞或猝死。主要体征为心脏扩大,左心衰为主时,双肺可闻及湿啰音,心衰严重时心率增快可闻及第三或第四心音奔马律。常合并各种类型的心律失常,如窦房结阻滞、房室结阻滞、室速及室颤等。

【实验室和其他检查】

1. 胸部 X 线检查 心影常明显增大,心胸比例大于 50%,早期向左下扩大,晚期向两侧扩大或呈球形,病程较长,常有肺淤血及间质肺水肿,部分病人有胸腔积液。

2. 心电图 此类病人若在出现症状才就诊,心电图基本都有异常,可见多种心电异常如窦性心动过速、房室肥大、房扑房颤、传导阻滞等,其他尚有 ST-T 改变、低电压、R 波减低、束支阻滞,少数可见病理性 Q 波,多见于前间隔部(V_1、V_2),系心肌广泛纤维化的结果,常需与心肌梗死相鉴别。如行 24 h 动态心电图检查,绝大多数病人可有复杂性心律失常,如多源性室早,成对室早或短阵室速。

3. 超声心动图 心脏四腔均增大,而以左侧增大为著,左心室流出道也扩大,室间隔、左心室后壁运动减弱,提示心肌收缩力下降。二尖瓣本身无变化,但前叶舒张期活动振幅降低,瓣口开放极小,呈钻石样双峰图形。

4. 心导管检查和心血管造影 可见左心室舒张末期压、左心房压和肺毛细血管楔压增高,心搏量、心脏指数减低。心室造影可见左心室扩大,弥漫性室壁运动减弱,心室射血分数低下。冠状动脉造影多无异常,有助于与冠心病的鉴别。

5. 心内膜心肌活检 可见心肌细胞肥大、变性、间质纤维化等,虽缺乏特异性,但有时可用于病变程度及预后评价的参考。

6. 心脏放射性核素检查 核素血池扫描可见舒张末期和收缩末期左心室容积大,心搏量降低;核素心肌显影表现为灶性散在性放射性减低。

【诊断与鉴别诊断】

本病缺乏特异性诊断指标,临床上有心脏增大、心律失常和充血性心力衰竭时,如超声心动图证实有心腔扩大与心脏弥漫性搏动减弱,即应考虑有本病的可能,但应除外各种病因明确的器质性心脏病(如急性病毒性心肌炎、风湿性心脏瓣膜病、冠心病、先天性心血管病及各种继发性心肌病等)后才可确诊。

【治疗和预后】

因本病原因未明,尚无特殊的治疗方法。治疗原则是针对充血性心力衰竭和各种心律失常对症治疗。一般是限制体力活动,低盐饮食,应用洋地黄和利尿剂。但本病较易发生洋地黄中毒,故应慎用。

本病的病程长短不等,预后不良。充血性心力衰竭的出现频度较高,死亡原因多为心力衰竭和严重心律失常。通常症状出现后 5 年的存活率为 40%,10 年存活率在 22% 左右。

近年来,在洋地黄、利尿剂治疗的同时,选用 β 受体阻滞剂、钙拮抗剂、血管扩张剂及 ACEI 等,从小剂量开始,视症状、体征调整用量,长期口服。这样不但能控制心衰而且还能延长存活时间,可把 5 年存活率增至 70%。对一些重症晚期病人,在强心、利尿、血管扩张剂和 ACEI 等用药基础上,植入 DDD 型起搏器,选用恰当的起搏参数,可起到改善血流动力学的良好效果。应防治病毒感染、高血压、糖尿病、饮酒、营养障碍等易使病情恶化的因素。心脏移植术作为治疗严重心脏病的方法已得到公认,手术对象中心肌病约占半数,我国已有成功病例,且手术病例的存活率和预后都在逐年改善。

二、肥厚型心肌病

肥厚型心肌病(hypertrophic cardiomyopathy,HCM)是以心肌非对称性肥厚、心室腔变小为特征,以左心室血液充盈受阻,舒张期顺应性下降为基本病态的心肌病。根据左心室流出道有无梗阻又可分为梗阻性肥厚型和非梗阻性肥厚型心肌病。梗阻性病例主动脉瓣下部室间隔肥厚明显,过去亦称为特发性肥厚型主动脉瓣下狭窄(idiopathic hypertrophic subaortic stenosis,IHSS)。本病常为青年猝死的原因。

【病因】

本病常有明显的家族史(约占1/3),目前认为是常染色体显性遗传疾病,肌节收缩蛋白基因突变是主要的致病因素。还有人认为,儿茶酚胺代谢异常、高血压、高强度运动等均可作为本病发病的促进因子。

【病理】

肥厚型心肌病的主要改变在心肌,尤其是左心室形态学的改变。其特征为不均等的心室间隔增厚。亦有心肌均匀肥厚或心尖部肥厚的类型。本病的组织学特征为心肌细胞肥大,形态特异,排列紊乱。左心室间隔部的心肌细胞尤其如此。

【临床表现】

部分病人可无自觉症状,因猝死或在体检中才被发现。许多病人有心悸、胸痛、劳力性呼吸困难。伴有流出道梗阻的病人可在起立或运动时出现眩晕,甚至神志丧失等。体格检查可有心脏轻度增大,能听到第四心音;流出道有梗阻的病人可在胸骨左缘第3～4肋间听到较粗糙的喷射性收缩期杂音;心尖部也常可听到收缩期杂音。目前认为产生以上两种杂音除因室间隔不对称肥厚造成左心室流出道相对狭窄外,主要是由于收缩期血流经过狭窄处时的漏斗效应(venturi effect)将二尖瓣吸引移向室间隔使狭窄更为严重,于收缩晚期甚至可完全阻挡流出道;而同时二尖瓣本身出现关闭不全。胸骨左缘第3～4肋间所闻及的流出道狭窄所致的收缩期杂音,显然与主动脉瓣膜器质性狭窄所产生之杂音不同。凡能影响心肌收缩力、改变左心室容量及射血速度的因素,均可使杂音的响度有明显变化。如使用受体阻滞剂或取下蹲位,使心肌收缩力下降或使左心室容量增加,均可使杂音减轻;相反,如含服硝酸甘油片或体力运动,使左心室容量减少或增加心肌收缩力,均可使杂音增强。

【实验室和其他检查】

1. 胸部 X 线检查　心影增大多不明显。如伴心衰,则心影明显增大。

2. 心电图及心音图　最常见的表现为左心室肥大,ST-T 改变,常有以 V_3、V_4 为中心的巨大倒置 T 波。病理性 Q 波出现在Ⅱ、Ⅲ、aVL、aVF 或 V_4、V_5 导联上为本病的一个特征,有时在 V_1 导联可见 R 波增高,R/S 比增大。此外,室内传导阻滞和期前收缩亦常见。有些(APH型)病人可在心前区导联出现巨大的倒置 T 波。

由于左心室舒张期顺应性下降,因而心房收缩增强,心尖搏动图可见 a 波增高;心音图可见第四心音;有流出道梗阻者颈动脉搏动可呈双峰型。

3. 超声心动图　超声心动图对本病的诊断有重要意义。可显示室间隔的非对称性肥厚,舒张期室间隔的厚度与后壁之比＞1.3,室间隔运动低下。有梗阻的病人可见室间隔流出道部分向左心室内突出,二尖瓣前叶在收缩期向前方运动(systolic anterior motion,SAM),主动脉瓣在收缩期呈半开放状态。

4. 心导管检查和心血管造影　左心室舒张末期压上升。有梗阻者在左心室腔与流出道间有压差＞20 mmHg，Brockenbrough 现象阳性（即在有完全代偿间歇的室性期前收缩时，期前收缩后的心搏增强，心室内压上升，但同时由于收缩力增强梗阻亦加重，所以主动脉内压反而降低）。此现象为梗阻性肥厚型心肌病的特异表现，而在主动脉瓣狭窄病例则主动脉压与左心室心内压成正比上升。心室造影显示左心室腔变形，呈香蕉状、舌状、纺锤状（心尖部肥厚时）。冠状动脉造影多无异常。

5. 心内膜心肌活检　心肌细胞畸形肥大、排列紊乱有助于诊断。

【诊断和鉴别诊断】

对临床或心电图表现类似冠心病的病人，如病人较年轻，诊断冠心病依据不充分又不能用其他心脏病来解释时，应想到本病的可能。结合心电图、超声心动图及心导管检查可作出诊断。如有猝死或心脏增大等家族史，更有助于诊断。

本病通过超声心动图、心血管造影及心内膜心肌活检可与高血压心脏病、冠心病、先天性心血管病、主动脉瓣狭窄等相鉴别。

【治疗和预后】

本病的治疗原则为延缓心肌肥厚，防止心动过速及维持正常窦性心律，减轻左心室流出道狭窄和抗室性心律失常。目前主张应用 β 受体阻滞剂及钙拮抗剂治疗。对重症梗阻性病人可做介入或手术治疗，植入 DDD 型起搏器、消融或切除肥厚的室间隔心肌。

对病人进行生活指导，提醒病人避免激烈运动、持重或屏气等，减少猝死的发生。本病进展缓慢，应长期随访，并对其直系亲属进行心电图、超声心动图等检查，以便早期发现家族中的其他 HCM 病人。

本病的预后因人而异，可从无症状到心力衰竭、猝死。一般成人 10 年存活率为 80%，小儿为 50%。成人死亡多为猝死，而小儿则多为心力衰竭，其次为猝死。猝死在有阳性家族史的青少年中尤其多发。猝死原因多为室性心律失常，特别是室颤。

近年发现，有些肥厚型心肌病者，随着年龄的增长，逐渐呈扩张型心肌病的症状与体征，故称为肥厚型心肌病的扩张型心肌病相（HCM with DCM like features）。对此用扩张型心肌病伴有心力衰竭时的治疗措施进行治疗。

三、限制型心肌病

限制型心肌病（restrictive cardiomyopathy，RCM）的主要特征是心室的舒张充盈受阻。以心脏间质纤维化增生为其主要病理变化，即心内膜及心内膜下有数毫米的纤维性增厚，心室内膜硬化，扩张明显受限。本病可为特发性，或与其他疾病如淀粉样变性，伴或不伴嗜酸粒细胞增多症的心内膜心肌疾病并存。多见于热带和温带地区，我国仅有散发病例。以发热、全身倦怠为初始症状，白细胞增多，特别是嗜酸性粒细胞增多较为特殊，以后逐渐出现心悸、呼吸困难、浮肿、肝大、颈静脉怒张、腹水等心力衰竭症状。其表现酷似缩窄性心包炎，有人称之为缩窄性心内膜炎。

心电图呈窦性心动过速，心房肥大，T 波低平或倒置。心导管检查示舒张期心室压力曲线呈现早期下陷，晚期呈高原波形，与缩窄性心包炎的表现相类似。左心室造影可见心内膜肥厚及心室腔缩小，心尖部钝角化。活检可见心内膜增厚和心内膜下心肌纤维化。需与缩窄性心包炎鉴别。心室腔狭小、变形，嗜酸性粒细胞增多，心包无钙化而内膜可有钙化等有助于本病的诊断。本病还应与肥厚型心肌病的扩张型心肌病相及轻症冠心病鉴别。与一些有心脏广泛纤维化的疾病如系统性硬化症、糖尿病、酒精中毒等特异性心肌病鉴别。

本病预后较差,只能对症治疗。心力衰竭对常规治疗的效果不佳,往往进展成为难治性心力衰竭。糖皮质激素治疗也常无效。栓塞并发症较多,可考虑使用抗凝药物。近年用手术剥离增厚的心内膜,收到较好效果。肝硬化出现前可做心脏移植手术治疗。

四、致心律失常型右室心肌病

致心律失常型右室心肌病(arrhythmogenic right ventricular cardiomyopathy,ARVC),旧称致心律失常右室发育不良(arrhythmogenic right ventricular dysplasia,ARVD),现以ARVD/C表示。其特征为心室肌被进行性纤维脂肪组织所置换,起初为局灶性,逐渐呈全心弥漫性受累。有时左心室亦可受累,而间隔相对很少受累。常为家族性发病,为常染色体显性遗传病。临床常表现为心律失常、右心扩大和猝死。

有心律失常及右心扩大者应控制室性心律失常。鉴于室壁心肌菲薄,不宜作心内膜心肌活检和消融治疗,高危病人可植入埋藏式自动心脏复律除颤器。

五、未分类心肌病

未分类心肌病(unclassified cardiomyopathies,UCM)是指不适合归类于上述类型的心肌病(如弹性纤维增生症、非致密性心肌病、心室扩张甚轻而收缩功能减弱、线粒体受累等)。

某些疾病可以出现几种类型心肌病的特征(如淀粉样变性、原发性高血压)。已认识到心律失常和传导系统疾病可能是心肌疾病的原因,但现在尚未将其列为心肌病范畴。

(惠 杰 王志松)

第二节 特异性心肌病

特异性心肌病(specific cardiomyopathies)是指病因明确或与系统疾病相关的心肌疾病。这些病以前称为特异性心肌疾病(specific heart disease),包括缺血性心肌病、瓣膜性心肌病、高血压心肌病(左心室肥大伴扩张型或限制型心肌病心力衰竭的特点)、炎症性心肌病(特异性自身免疫性及感染性)、代谢性心肌病(如糖原贮积症、糖脂质变性、淀粉样变性等)、内分泌性心肌病(如甲状腺功能亢进或减退)、全身疾病所致(结缔组织病、白血病等)、肌营养不良、神经肌肉病变、过敏及中毒反应(乙醇、儿茶酚胺、蒽环类药物、照射等)、围生期心肌病等。

多数特异性心肌病有心室扩张和因心肌病变所产生的各种心律失常或传导障碍,其临床表现类似扩张型心肌病。但淀粉样变性心肌病可类似限制型心肌病,而糖原贮积症类似肥厚型心肌病。

一、酒精性心肌病

长期每日大量饮酒,可呈现酷似扩张型心肌病的表现,称为酒精性心肌病。目前多数学者认为乙醇可引起心肌病变。病理改变为心肌细胞及间质水肿和纤维化、线粒体变性等。临床表现与扩张型心肌病相似。X线示心影扩大,心胸比例大于55%。心电图显示左心室肥大较多见,可有心房颤动或频发性期前收缩。超声心动图或左心室造影示心室腔扩大,射血分数降低。如能排除其他心脏病,且有大量饮酒史(纯乙醇量约125 mL/d,即每日啤酒约4瓶或白酒150 g),持续10年以上即应考虑本病。本病一经诊断,戒酒和治疗即可奏效。但不能长期持续戒酒者预后不良。同时,应注意病人常合并的肝、脑酒精中毒病的诊治。

二、围产期心肌病

围产期心肌病可以在围生期首次出现,可能是一组多因素疾病。既往无心脏病的妊娠末期或产后(通常 2～20 周)女性,出现呼吸困难、血痰、肝大、浮肿等心力衰竭症状,类似扩张型心肌病者称为围产期心肌病。可有心室扩大,附壁血栓。本病的特点之一是体循环或肺循环栓塞的出现频率较高。也有人认为本病由于妊娠分娩使原有隐匿的心肌病显现出临床症状,故也有将之归入原发性心肌病的范畴。本病多发生在 30 岁左右的经产妇,如能早期诊断,及时治疗,一般预后良好。安静、增加营养、服用维生素类药物十分重要。针对心力衰竭,可使用洋地黄、利尿剂和血管扩张剂等。对有栓塞的病人应使用抗凝剂。应采取避孕或绝育措施预防复发。

三、药物性心肌病

近年,因使用阿霉素等抗癌药物、三环类抗抑郁药和其他药物等而发生药物性心肌病者日益增加。其临床表现为心律失常、室内传导阻滞、ST-T 改变、慢性心功能不全等,类似扩张型心肌病或非梗阻性肥厚型心肌病的症状和体征。应在用药期间定期体检或用辅酶 Q_{10} 预防发病,做到早期诊治。

四、克山病

克山病(Keshan disease,KD)亦称地方性心肌病(endemic cardiomyopathy,ECD)。本病是在中国发现的一种原因不明的心肌病。1935 年在黑龙江省克山县发现此病,因而命名为克山病。20 世纪 70 年代末急性克山病的发病率已由新中国成立初期的 52/10 万下降到 0.3/10 万。1980 年农村改革开放后,本病已戏剧性地消失了。

【流行病学】

克山病的发病呈明显的地区性、时间性和人群性。本病主要发生在我国由东北到西南的一条过渡地带上。

本病在时间分布上有明显的多发年和多发季节。多发年常受自然因素和社会经济因素影响。急性多发生在东北和西北地区的冬季,而亚急性多发生在西南和华东地区的夏季。

克山病在人群分布上的明显特点是,主要发生在自产自给的农业人口,特别是贫困农业户中的育龄妇女和断奶后的学龄前儿童。育龄妇女发病比同年龄组的男性多 5 倍以上,而乳儿几乎不发病。在病区生活的非农业人口,如林业、矿业、铁路、驻军等未见发病。

【病理】

克山病的主要病变是心肌实质的变性、坏死和纤维化交织在一起。心脏普遍扩张,心壁通常不增厚。20% 的病人可见附壁血栓及肺、脑、肾、末梢血管的栓塞。光镜下可见心肌变性和坏死。心肌呈弥漫性变性,灶状坏死。病变通常以左心室及室间隔部为重,右心室较轻。电镜表现为主要线粒体肿胀、增生和肌原纤维破坏。

【病因】

克山病的病因目前尚不清楚。它全部发生在低硒地带,病人的头发和血液中的硒明显低于非高发区居民,口服亚硒酸钠可以预防克山病的发生,说明硒与克山病的发生有关。但鉴于病区虽然普遍低硒,而发病仅占居民的小部分,且缺硒不能解释克山病的年度和季节多发,所以还应考虑克山病的发生除低硒外,尚有其他因素影响如病毒,尤其是肠道病毒感染或食物真菌毒素参与的可能。

【临床表现】

根据心脏功能状态,临床上将克山病分为急性、亚急性、慢型和潜在型。前三者为心功能失代偿型,后者为代偿型。急性表现为急性心功能不全,常合并心源性休克和严重心律失常。亚急性主要发生在儿童,以全身浮肿和充血性心力衰竭为主。慢性可逐渐发生,也可由急性或亚急性过渡而来,主要表现为慢性充血性心力衰竭。潜在型心功能良好,多无自觉症状,偶有心律失常和心电图改变。

【实验室和其他检查】

1. X线、心电图及超声心动图检查　主要表现与扩张型心肌病类似,为非特异性改变。

2. 化验检查　急性克山病病人血清 AST、CK 及 LDH 活性增高。慢性病人 AST/ALT <1,而急型病人>1,说明前者为肝淤血所致,后者以心肌损伤为主。急性病人可有白细胞增多及血沉加快。

【诊断和鉴别诊断】

根据克山病的流行病学特点,即地区、时间、人群发病等特点,结合心脏扩大、心律失常、奔马律等体征和心功能不全程度,以及 X 线、心电图、超声心动图检查和心血管造影等,可诊断克山病,并可与风湿性心脏瓣膜病、先天性心血管病、冠心病、高血压心脏病、心包疾病和扩张型心肌病等鉴别。

【治疗】

1. 急性型　尽早诊治。可用大量维生素 C(每次 5～10 g)静脉推注,2 h 后重复一次。用 5%～10%的葡萄糖液(200 mL)等静脉滴注,均有良好疗效。如治疗后 6 h 血压仍不回升,可用多巴胺、酚妥拉明等静脉滴注。

2. 亚急性及慢性型　应在病区开展家庭病床治疗。治疗主要针对充血性心力衰竭(参照扩张型心肌病治疗)。可谨慎长期服用洋地黄。

3. 潜在型　不需治疗,定期体检,进行生活指导。

【预后】

急性病人如能早期就地合理抢救,临床治愈率可达 85%以上,约 20%可能转为慢性,死亡原因多为心源性休克或猝死。

慢性、亚急性病人心脏明显增大且有严重心律失常者预后较差。20 世纪 70 年代 5 年存活率为 40%左右,近年由于治疗方法的改进,5 年存活率明显延长,但 10 年存活率仍较低。半数左右的病人死于难治性心力衰竭,其次为猝死。

【预防】

在病区建立和健全防治机构,培训乡村医师,进行长年综合预防,口服亚硒酸钠片对预防本病有效。通常每 10d 口服 1 次,成人每次 4mg。脱贫致富,提高生活水平,乃是最根本的预防对策。

(惠　杰　王志松)

第三节　心肌病的护理

【主要护理诊断/问题】

1. 活动无耐力　与心功能下降有关。

2. 疼痛/胸痛　与肥厚心肌耗氧量增加有关。
3. 焦虑　与疾病呈慢性过程、病情逐渐加重、生活方式被迫改变有关。
4. 潜在并发症　心律失常、栓塞、猝死。

【护理措施】

1. 病情观察

（1）监测病人血压、心率、心律及心电图变化。观察胸痛的部位、性质、程度、持续时间、诱因及缓解方式。如疼痛加重或伴有冷汗、恶心、呕吐时，应及时与医生联系。对有严重心律失常、心绞痛及晕厥症状的病人，应加强心电监护。

（2）密切观察有无脑、肺和肾等器官及周围动脉栓塞的征象。对于长期慢性心力衰竭的病人重点观察肢体的温度、色泽、感觉和运动障碍，皮肤淤点、淤斑，以及有无突发胸痛、剧烈咳嗽、咯血等。

（3）注意有无心输出量减少引起的心、脑供血不足表现。病人出现头晕、黑矇时应立即下蹲或平卧，防止发生跌倒等意外。

2. 休息与活动

（1）保持病室环境安静，减少探视。保持病室整洁，注意通风，温湿度适宜。

（2）合并严重心力衰竭、心律失常及阵发性晕厥的病人应绝对卧床休息。扩张型心肌病病人应避免劳累，注意卧床休息；肥厚型心肌病病人应避免剧烈运动、突然用力或提取重物等。对于长期卧床及水肿病人应注意皮肤护理，防止压疮。

3. 饮食护理　给予低盐、低脂、高蛋白和高维生素易消化饮食，避免刺激性食物，少食多餐。指导病人多食白菜、海带等富含纤维素的食物，少食易产气食物，如葱、薯类等。

4. 对症护理

（1）心悸、呼吸困难：嘱病人停止活动，卧床休息，采用半卧位，尽量避免左侧卧位。必要时予以氧气吸入，根据缺氧程度、心功能状态调节氧流量。

（2）胸痛：嘱病人立即停止活动，卧床休息。安慰病人，解除紧张情绪。遵医嘱使用药物，持续吸氧。指导病人避免剧烈运动、屏气、持重、情绪激动、饱餐、寒冷等诱发因素，戒烟酒。

（3）晕厥：立即让病人平卧，保持气道通畅；检查病人有无呼吸和脉搏；松开衣领、腰带；注意肢体保暖；吸氧；做好急救准备。

（4）栓塞：合并栓塞的病人，必须长期抗凝治疗，在此期间应密切观察凝血功能的改变，注意有无皮肤及黏膜出血、黑便、血尿等。发现异常应及时通知医生。

5. 用药护理　遵医嘱用药，观察药物疗效及副作用。扩张型心肌病病人对洋地黄耐受性较差，使用时应密切观察，防止发生中毒；应用利尿剂时，注意电解质的变化，防止发生低血钾。应用β受体阻滞剂和钙离子阻滞剂时，应观察心功能的变化，注意有无心动过缓、血压过低等副作用。严格控制输液量及输液速度，以免发生急性肺水肿。

6. 心理护理　经常与病人沟通，倾听病人的心理感受，给予鼓励和安慰；耐心做好解释工作，介绍疾病相关知识、治疗方案及心理因素与康复的关系，帮助病人消除悲观情绪，增强治疗信心，使其积极配合治疗。

【健康教育】

1. 知识宣教　向病人讲解心肌病相关知识，包括临床表现、诱发因素、治疗手段等。
2. 休息与活动　无明显症状的早期病人，可从事轻体力工作，但要避免劳累。

3. 饮食 选择高蛋白、高维生素、易消化的食物,心衰时进低盐饮食,戒烟、戒酒。

4. 病情监测 教会病人及家属准确记录24 h尿量,或每天测量体重。并教会自测脉搏和心率,必要时学会测量血压。

5. 用药指导 指导病人遵医嘱坚持服药,讲解药物名称、剂量、用法,教会病人及家属观察药物疗效及不良反应。

6. 定期随访 嘱病人定期门诊随访,症状加重时立即就诊,以防病情进展、恶化。

(杨小芳)

第四节 心 肌 炎

心肌炎(myocarditis)指心肌本身的炎性病变,在尸检检出率为4%～10%。近年来,由于风湿热和白喉等所致心肌炎逐渐减少,原因不明的病人即所谓的特发性心肌炎相对增多,其病因现在多认为是病毒感染所致。如Fiedler心肌炎被认为是柯萨奇B组病毒所致的暴发型心肌炎。近年,病毒性心肌炎(VMC)与DCM之间的关系引人注目。心肌炎病毒,如某些肠道病毒,不但能引起动物VMC,而且能导致动物DCM样改变。

【病因】

感染性心肌疾病中最主要的是病毒性心肌炎(柯萨奇A,B病毒,ECHO病毒,脊髓灰质炎病毒,流感病毒和HIV病毒等),约占心肌炎的半数,其他还有细菌(如白喉杆菌等)、真菌和原虫等。另外,药物、毒物反应或中毒、放射线照射和某些全身性疾病所致的心肌损害,如系统性红斑狼疮、皮肌炎、结节病等均可导致心肌炎症性改变,本节主要介绍病毒性心肌炎。

病毒作用于心肌的方式有直接侵犯心肌或心肌内的小血管,以及由免疫机制产生的心肌损伤等。

【病理】

组织学特征为心肌细胞的融解、间质水肿、炎细胞浸润等。心内膜心肌活检能直接提供心肌病变的证据。

【临床表现和诊断】

心肌炎的临床表现缺乏特异性,可以从非特异性的全身炎症反应如发热、肌痛、心悸或呼吸困难到暴发性的血流动力学崩溃甚至猝死,也可以是类似急性心肌梗心的胸痛发作、心电图异常、肌钙蛋白升高或心律失常等。

1. 症状 约半数的病人于发病前1～3周有病毒感染前驱症状,如发热、全身倦怠感,即所谓感冒样症状或恶心、呕吐等消化道症状。然后出现心悸、胸痛、呼吸困难、浮肿,甚至侵犯心脏传导系统导致阿-斯综合征。

2. 体征 体检可见与发热程度不平行的心动过速,各种心律失常,可听到第三心音或杂音。或有颈静脉怒张、肺部啰音、肝大等心力衰竭体征。重症者可出现心源性休克。

3. 影像学检查 胸部X线检查可见心影扩大或正常。心电图可见ST-T改变,R波降低,病理性Q波和各种心律失常,特别是房室传导阻滞、室性期前收缩等。如合并有心包炎可有ST段上升,需与心肌梗死鉴别。超声心动图检查可示左心室壁弥漫性(或局限性)收缩幅度减低,还可有左心室增大等。

4. 血清学检查　CK、AST、LDH 增高,血沉加快,白细胞增多,超敏 C 反应蛋白增加等有助于诊断。血清病毒中和抗体、血凝抑制抗体或补体结合抗体须反复测定。发病后 3 周间的 2 次血清抗体滴定度呈 4 倍增高,外周血检出肠道病毒核酸,以及血清中特异型 IgM 1∶32 以上阳性等均是一些可能但不肯定的病因诊断指标。反复进行心内膜心肌活检有助于本病的诊断及病情和预后的判断。但病毒感染性心肌炎的确诊有赖于心内膜、心肌或心包组织内病毒、病毒抗原或病毒基因片段的检出。

【治疗和预后】

急性心肌炎病人应安静卧床及补充营养,通常症状在数周内即可消失,从而完全恢复。心电图恢复正常需要几个月。一般死亡原因多为严重心律失常和心功能不全。治疗主要是针对心力衰竭,使用利尿剂、血管扩张剂、ACEI 类制剂。完全性房室传导阻滞可考虑使用临时性起搏器。目前不主张早期使用糖皮质激素,但对有房室传导阻滞、难治性心力衰竭、重症病人考虑有自身免疫的情况下则可慎用。此外,也有一些报道称,采用与中医结合的方法(黄芪、太子参、麦冬、五味子等药物,与黄连、苦参、丹参、红花相配伍),在病毒性心肌炎的治疗上取得了一定效果。患病时过劳或睡眠不足等可使病情急剧恶化,甚至死亡。急性期目前定为 3 个月,3 个月后少数未能完全恢复者转为慢性病程,可见心脏增大、心电图异常、心功能低下,而常难与扩张型心肌病(DCM)鉴别,或易发展为 DCM。血清学证实,柯萨奇 B 组病毒感染的心肌炎病人经长期随访,约 10% 最终演变为 DCM。

(顾丽亚　惠　杰)

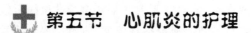 第五节　心肌炎的护理

【主要护理诊断/问题】

1. 活动无耐力　与心肌受损、并发心律失常或心力衰竭有关。
2. 焦虑　与担心疾病预后、学习和前途有关。
3. 知识缺乏　缺乏配合治疗等方面知识。
4. 潜在并发症　心律失常、心力衰竭、心源性休克。

【护理措施】

1. 病情观察

(1) 观察病人的血压、脉搏、呼吸及心电图的变化。

(2) 对于重症心肌炎病人,急性期应严密心电监护,注意血压、心率、心律、心电图变化,密切观察意识、尿量、皮肤黏膜颜色,注意有无呼吸困难、咳嗽、奔马律、水肿、肺部湿啰音等表现;同时准备好抢救物品和药品,一旦发生心律失常、心源性休克或心力衰竭,立即配合急救处理。

2. 休息与活动

(1) 保持病室内环境安静整洁,温度和湿度适宜,定时开窗通风,保持空气新鲜。

(2) 急性期病人应绝对卧床休息,采取舒适体位,限制陪探人员,保证病人充足的休息和睡眠时间。病情稳定后根据病人情况逐渐增加活动量,以不出现任何不适为度。

3. 饮食护理　指导病人进食高蛋白、高维生素、易消化的食物,多吃蔬菜和水果,戒烟酒及刺激性食物。合并心功能不全的病人应低盐饮食。

4. 对症护理

(1) 心悸、胸闷：指导病人卧床休息，取半卧位，遵医嘱予氧气吸入，根据缺氧程度、心功能状态调节氧流量。

(2) 心律失常：严密心电监护，注意血压、心率、心律、心电图变化，遵医嘱使用抗心律失常药物，并注意观察药物疗效及副作用。同时准备好抢救物品和药品，包括除颤仪和临时起搏器，发现异常及时汇报医生，并配合抢救。

(3) 心源性休克：严密观察病人生命体征的变化，注意病人意识、尿量、皮肤黏膜颜色及温度，遵医嘱予补充血容量、升压等处理，并密切观察药物疗效。

5. 用药护理　遵医嘱及时、准确用药，并观察药物疗效。对于应用激素治疗的病人，应做好解释工作，讲解激素治疗的目的及重要性，让病人充分理解和配合。

6. 心理护理　经常与病人交流，倾听心理感受，给予必要的解释与安慰，耐心做好解释工作，介绍疾病相关知识、治疗方案及心理因素与康复的关系，帮助病人消除不良情绪、增强治疗信心，使其积极配合治疗。

【健康教育】

1. 知识宣教　向病人讲解病毒性心肌炎的病因、诱因及防治知识。

2. 休息与活动　适当体育锻炼，增强机体抵抗力。急性病毒性心肌炎病人出院后须继续休息3～6个月，无并发症者可考虑恢复学习或轻体力工作，6个月至1年内避免剧烈运动或重体力劳动、妊娠等。

3. 饮食　病人应进高蛋白、高维生素、易消化的饮食，尤其要补充富含维生素C的食物如新鲜蔬菜、水果，以促进心肌代谢与修复。戒烟酒及刺激性食物。

4. 病情监测　教会病人及家属测脉搏和心率。

5. 用药指导　指导病人遵医嘱坚持服药，讲解药物名称、剂量、用法，教会病人及家属观察药物疗效及不良反应。

6. 定期随访　嘱病人定期门诊随访，定期复查心电图或心脏多普勒超声，发现异常或有胸闷、心悸等不适及时就诊。

（杨小芳）

附录：心内膜心肌活检术

心内膜心肌活检术（endomyocardial biopsy，EMB）是经外周静脉送入心内膜活检钳，夹取心肌组织进行病理组织学化验，从而对心肌疾病的诊断、治疗、预后及科研提供重要依据的一种有创性检查方法。

【适应证】

(1) 各类心肌疾病的病因诊断。

(2) 急慢性心肌炎的诊断、严重程度判断和疗效监测。

(3) 心脏同种异体移植术后观察病人排斥反应的早期征象。

(4) 心脏肿瘤的诊断。

(5) 其他可能引起心肌病变的全身性疾病。

【禁忌证】

(1) 出血性疾病、严重血小板减少症及正在接受抗凝治疗者。

(2) 急性心肌梗死、有心室内附壁血栓或室壁瘤形成者，禁忌左心室活检。

(3) 心脏显著扩大伴发严重左心功能不全者。
(4) 近期有急性感染者。
(5) 不能很好配合的病人。
(6) 分流缺损是相对禁忌证,应避免做右心室活检,以免引起矛盾性体循环栓塞。

【术前准备】

1. 物品准备 心内膜心肌活检钳(Caves-Schultz 活检钳用于心脏移植后排异的监测,King 活检钳用于右心组织的活检)、盛有 95% 乙醇或甲醛固定液的容器;穿刺针、注射器、导引导丝、7F 鞘管、针筒、纱布、洞巾;治疗盘内有皮肤消毒液、局麻药、棉签、胶布、无菌手套;另外须准备一些抢救药品如肾上腺、阿托品、利多卡因等。

2. 病人准备 穿刺前常规检查血常规、出凝血时间、肝功能、HBsAg、ECG、普鲁卡因皮试等。必要时心电监护,精神紧张的病人可适当给予镇静剂。告知病人检查目的,简要介绍检查过程及术中可能出现的不适,如有不适及时报告医务人员,使其积极配合检查。签署手术知情同意书。

【操作步骤】

1. 导管进入途径 右心内膜心肌活检可选颈内静脉或股静脉,左心内膜心肌活检可选肱动脉或股动脉,主要取决于基础疾病和所使用的活检钳。

2. 右心内膜心肌活检

(1) 颈内静脉路径:一般选用 Scholten 和 Caves 活检钳。操作步骤如下:

① 病人平卧于导管床上,连接心电监测。

② 穿刺右侧颈内静脉,植入与活检钳相配套的鞘管。

③ 检查活检钳的完整性,并用肝素盐水冲洗活检钳。闭合钳口,在 X 线监视下将活检钳经鞘管送入上腔静脉、右心房达右心室。逆时针方向旋转活检钳手柄,使其指向后方,此时钳尖指向室间隔。保持钳尖指向室间隔的位置,向前送活检钳至右室心尖部。钳尖与室间隔接触时术者可感觉到心脏搏动,出现室性早搏提示活检钳位于右心室内,而不在冠状窦。前后位 X 线透视可见钳头端位于脊柱左缘 4~7 cm 左横膈处,左前斜位可见钳头端指向胸骨柄。必要时可用超声心动图证实活检钳所处的位置。

④ 当活检钳头端位置适当后,可开始钳取标本。回撤活检钳 1~2 cm,张开钳口;再前送活检钳,不作任何旋转,抵住室间隔;将活检钳轻轻压在室间隔上,合上钳柄,使钳尖咬切口闭合,钳取心肌组织。

⑤ 轻拽活检钳使其脱离心室内壁,如轻拽 2~3 次仍不能使之脱离,则可能是钳咬的组织块过大,应开放钳柄,松开钳口,重新操作。一旦活检钳脱离心室内壁,应使标本保存在闭合的钳口内,顺时针方向旋转活检钳将其撤回至右心房,然后撤出鞘管。

⑥ 张开钳口,取出标本,不要挤压,立即放入适当的固定液中。用无菌肝素盐水冲洗活检钳,以清除钳口内的组织和血凝块,重复上述操作 2~4 次,通常至少取 3 块标本。

(2) 股静脉路径:选用 King 活检钳。操作步骤如下:

① 用 Seldinger 法穿刺股静脉,将套有长鞘管的右心导管经股静脉送至右室心尖部并指向室间隔。

② 将长鞘管沿导管送入右心室,撤出导管,抽吸并冲洗长鞘管,透视下观察鞘管的位置,可注入少量造影剂以更加清晰显示鞘管的位置。

③ 经鞘管送入活检钳，在透视下送至距离管尖1 cm处，使鞘管和活检钳保持顺时针方向旋转，且不使鞘管前后移动，轻轻将活检钳送出鞘管，接触室间隔右室面。

④ 回撤活检钳0.5~1.0 cm，张开钳口，前送活检钳，直到重新接触到室间隔，然后闭合钳口；轻拽活检钳使之脱离室间隔，先从右室回撤到鞘管中，再经鞘管撤出体外。

⑤ 抽吸并冲洗鞘管，并保持鞘管位置不动，同时由助手自活检钳中取出标本。可将鞘管移至室间隔不同部位钳取多个标本。

3. 左心内膜心肌活检　常选用附有长鞘管的King活检钳。

（1）用Seldinger法穿刺股动脉，注入肝素5 000 U，送入带有长鞘管的左室造影导管至左心室腔，撤出造影导管，抽吸并冲洗鞘管。可注入少量造影剂以确定鞘管顶端在心室腔而未抵住心室壁。

（2）送入活检钳，通过鞘管将其送至左室心尖或左室外侧壁。透视检查活检钳位置，也可用超声心动图定位活检钳。

（3）回撤活检钳1.0 cm，张开钳口，重新将活检钳送至左室心尖，快速闭合钳口，平稳回拽活检钳使其脱离左室壁。

（4）经鞘管回撤活检钳，取出活检标本放入适当的固定液中。在完全撤离鞘管前，即使没有取到标本，也不宜张开钳口。

（5）两次活检操作间期必须用肝素盐水冲洗鞘管。操作结束后，撤出鞘管，局部止血并观察病情变化。

【术中监护】

术后床旁持续心电、血压、脉氧监护6h，并持续低流量吸氧，观察心率、心律、血压及血氧变化；术后保持卧位4~6 h，注意观察伤口处有无渗血、血肿及出血量，一经发现立即通知手术医生。

床旁准备好抢救物品及药品，主动询问病人有无不适主诉，判断出现的不适症状是否为术后并发症，并及时通知医生准备抢救。

【术后常见并发症及其处理】

1. 急性心包填塞　多因术中操作用力过猛，取材部位不当或过多引发，多发生在手术过程中，主要表现为病人突然出现气促、呼吸困难、胸痛、心率变慢、血压下降等征象。一旦发生，应立即行心包穿刺引流，以解决心包填塞。

2. 血栓栓塞　多因手术操作导致血栓脱落，可发生肺栓塞或体循环栓塞。术后监测血气变化，预防性应用低分子肝素。一旦发生血栓脱落，要积极给予抗凝治疗，必要时进行溶栓治疗。因此，术前进行经食管心脏超声是必要的。

3. 感染　心肌活检术是有创性操作，可能导致感染。一旦发生感染，应根据血常规、血培养、药敏试验结果选择抗生素。

4. 心律失常　可因术中损伤心脏传导系统所致，可能出现室性早搏或房室传导阻滞。活检结束后室性早搏可自行停止，若出现频发室早给予药物干预，必要时电复律。出现房室传导阻滞时，可给予阿托品类药物提升心率。

5. 损伤三尖瓣　因活检术是经右房室口操作，易导致三尖瓣受损。损伤较轻时，可不需特殊处理，严重时须行外科手术。

【注意事项】

(1) 整个活检过程应在 X 线透视及持续心电监护下进行。

(2) 活检钳的定位除用 X 线透视外,还可借助腔内心电图或超声心动图,以免误损乳头肌和腱索等组织。

(3) 右心室活检应在室间隔或右室心尖部,避免在右室前壁钳夹,以免发生心肌穿孔或心包填塞;左心室活检多在左室心尖部。钳咬过程应在 1～2 个心动周期内完成,只需紧紧咬合,切勿用力牵拉,钳夹组织块不宜过大,一般为 1～3 mm。

(4) 活检术后在导管室观察病人 5～10 min,注意有无胸痛、低血压、呼吸困难等心包填塞征象,并透视检查除外气胸或胸腔积液,然后可将病人送回病房,继续严密观察。

(惠 杰 顾丽亚)

第十三章 心包疾病及其护理

第一节 心包炎

心包炎(pericarditis)是指心包脏层和壁层的急、慢性炎症,它常是某种疾病临床表现的一部分或并发症,故常被原发病所掩盖。按病因可分为原发感染性和非感染性心包炎两大类,前者包括病毒、细菌、寄生虫等病原体感染,后者主要包括肿瘤、代谢性疾病、自身免疫性疾病、尿毒症、外伤等所致。按病情进展,病程在6周内为急性心包炎;半年内为亚急性心包炎;超过半年者为慢性心包炎。急性心包炎常伴有心包渗液;而慢性心包炎常引起心包缩窄。临床上以急性心包炎和慢性缩窄性心包炎最为常见。心包炎可单独存在,也可与心肌炎、心内膜炎并存。

一、急性心包炎

急性心包炎(acute pericarditis)是指心包脏层与壁层的急性炎症。

【病因】

急性心包炎常继发于全身疾病。过去以细菌性、结核性和风湿性心包炎多见。近年来,心包疾病的病因有了明显变化,肿瘤、尿毒症、急性心肌梗死等非感染性疾病引起的心包炎逐渐增多。国外资料表明,非特异性心包炎已成为成年人心包炎的主要类型;国内则以结核性心包炎居多,其次为非特异性心包炎。除系统红斑狼疮性心包炎外,男性发病率明显高于女性。

【病理】

依据病理变化分为两个阶段:

1. 纤维蛋白性心包炎(干性心包炎) 为急性心包炎的初期阶段,心包的脏层出现纤维蛋白、白细胞及少量内皮细胞组成的炎性渗出物,造成心包壁绒毛状、不光滑,尚无渗液,心脏的收缩和舒张不受限。

2. 渗出性心包炎(湿性心包炎) 随着病程发展,心包腔渗出液增多,主要为浆液性纤维蛋白渗液,液体量可由100 mL至2 000~3 000 mL不等。由于病因不同,渗出液可呈黄色透明、血性或化脓性。积液一般在数周至数月内吸收,但也可发生壁层与脏层的粘连、增厚及缩窄。渗液也可在短时间内大量增多引起心包填塞。急性心包炎也可累及心外膜下心肌和邻近的纵隔、横膈、胸膜等。

【临床表现】

(一)纤维蛋白性(干性)心包炎

1. 症状

(1)全身症状:多由原发疾病或本身心包炎引起,如感染则表现为发冷或发热、出汗、乏力等中毒症状。非感染性心包炎病人的毒血症症状相对较轻,肿瘤性心包炎病人可无发热。

(2) 心前区疼痛:炎症波及第 5 或第 6 肋间水平以下的心包壁层时,表现为心前区疼痛。累及胸膜表现为胸部剧痛,且与呼吸运动、体位变动、吞咽运动等有关。心包炎疼痛的性质为剧烈的刀割样胸骨后疼痛,或为沉重的压榨性疼痛。坐位或身体前倾时疼痛减轻。随着心脏跳动而发生的疼痛多位于心脏左缘和左肩部,可放射到背部、上腹部、左臂和手部。右侧斜方肌嵴的疼痛系心包炎的特有症状,但并不常见。结核性及尿毒症性心包炎病人疼痛稍轻。

2. 心脏体征 心包摩擦音是急性纤维蛋白性(干性)心包炎的典型体征。摩擦音位于胸骨左缘第 3~4 肋间最清楚,呈刮抓样、粗糙的、收缩期和舒张期均存在的高音调,身体前倾并将听诊器胸件紧压胸壁时摩擦音增强。摩擦音持续时间很短,从数小时到数天,少数可达数周。部分病人即使有心包积液,也可听到心包摩擦音,因此,不能以听到心包磨擦音来推断有无心包积液。

(二) 渗出性心包炎

1. 症状 除全身症状外,心前区疼痛减轻。

(1) 心包填塞症状:表现为心悸、头晕、呼吸困难、面色苍白、烦躁、发绀、乏力、上腹痛、浮肿,甚至休克、晕厥。

(2) 邻近器官受压迫症状:压迫气管引起咳嗽,常为干咳;压迫喉返神经引起声音嘶哑;压迫食管引起吞咽困难。

2. 体征

(1) 心包积液征:① 心尖搏动减弱或消失,搏动部位可出现于心浊音界左侧内缘处。② 心浊音界向两侧扩大并可随体位变换而改变,由坐位变卧位时第 3~4 肋间的心浊音界增宽。③ 心音遥远,心率增快。④ 少数病人在胸骨左缘第 3~4 肋间可听到心包叩击音。

(2) 心包填塞体征:① 由于心包积液回心血量减少产生静脉系统淤血,表现为颈静脉怒张,吸气时尤为明显(Kussmaul 征阳性),肝肿大伴压痛、腹水和皮下水肿。② 由于心排量下降引起收缩压下降,脉搏细弱,心率增快,若心排量显著下降可引起休克。③ 奇脉。

(3) 肺体征:大量心包积液时,心脏向后移位,压迫左侧肺部,引起左肺下叶不张,左肩胛角下区叩诊呈浊音区,语颤增强,并可听到支气管呼吸音(Ewert 征)。

【辅助检查】

1. X 线检查 当积液量达 300 mL 以上时,心影可向两侧普遍性增大,并且有上腔静脉影增宽及右心膈角呈锐角,心缘的正常轮廓消失,呈水滴状或烧瓶状,各心缘弓的正常界限消失,心脏随体位而移动。短期内随访 X 线检查出现心影迅速扩大或缩小,有助于早期诊断。肺野清晰,无充血现象。透视可显示心脏搏动减弱或消失。

2. 心电图检查

(1) 典型演变分四期:① ST 段呈弓背向下抬高,T 波高,出现在除 aVR 和 V_1 导联外的所有导联,持续 2d 至 2 周左右。V_6 导联的 ST/T 比值≥0.25。② 随着疾病的进展,各导联 ST 段逐渐回复到基线,T 波降低、变平。③ T 波呈对称性倒置并达最大深度,无对应导联呈相反的改变(除 aVR 和 V_1 导联直立外),可持续数周,数月或长期存在。④ 一般在 3 个月内 T 波恢复直立。

(2) ST 段移位:因炎症累及和心包渗液压迫心外膜下心肌,产生心肌损伤和缺血。

(3) P-R 段移位:除 aVR 和 V_1 导联外,P-R 段压低,提示心包膜下心房肌受损,P-R 段偏移方向与 ST 段向量相反，aVR 导联尤为明显。

(4) QRS 波低电压：与电短路作用，或心包炎纤维素的绝缘作用及周围组织水肿有关。

(5) 电交替：P、QRS、T 波全部电交替为大量心包积液的特征性表现，但不是唯一的，肺气肿、冠心病等也可出现电交替，应注意鉴别。

(6) 心律失常：急性心包炎病人一般保持窦性心律或窦性心动过速。目前研究认为，心包炎本身不引起心律失常。一旦发生，应考虑由基础疾病引起。

3. 超声心动图检查　它是简便、安全、灵敏和正确的无创性诊断心包积液的方法。

(1) M 超声心动图：当心包积液量＞50 mL 即可显示，在心室收缩时，左室后壁与心包壁层间有液性暗区；如在舒张期也可看见，则表明积液量可达 400～500 mL。心包膜与心外膜之间在最大舒张期液性暗区＜10 mm 为少量积液；10～19 mm 为中等量积液；≥20 mm 为大量积液。

(2) 二维超声心动图：心包积液出现在房室瓣环下，或轻度向下延伸，但未达心尖，则为少量积液；若积液延伸到心尖，并达左室侧壁、后壁及右室前壁，则为大量积液；介于上述二者之间，则为中等量积液。

4. 放射性核素检查　用 $^{113}In^m$ 或 $^{99}Tc^m$ 锝静脉注射后进行血池扫描检查，显示心腔周围有空白区为渗液，心脏可缩小，也可正常，心脏外缘不规整（尤以右缘多见），扫描心影横径与 X 线心影横径比值小于 0.75。

5. 磁共振显像（MRI）　MRI 能清晰显示心包积液的容量和分布情况，并可分辨积液的性质，如出血性渗液大多是低信号强度；尿毒症、外伤、结核性液体内含蛋白和细胞较多，可见中或高信号强度。

6. 心包穿刺　抽取渗液作涂片、培养和找病理细胞，有助于确定病因。心包积液测定腺苷脱氨基酶（ADA），活性≥30 U/L，对诊断结核性心包炎具有高度特异性。抽液后再注入空气（100～150 mL）进行 X 线摄片，可了解心包的厚度、心包面是否规则、心脏大小和形态。

7. 心包检查　凡有心包积液须手术引流时，可先行心包检查，以直接观察心包，在可疑区域做心包活检，以提高病因诊断的准确性。

8. 其他检查　行血常规、血沉、血清转氨酶、乳酸脱氢酶、肌酸酶测定，有助于判断化脓性、结核性、风湿性病变，及是否并存心肌炎。

【诊断】

1. 纤维蛋白性心包炎　胸痛、发热及（或）心包摩擦音可以确诊。非特异性心包炎的疼痛酷似急性心肌梗死，故应根据病史、心电图、心肌酶谱等进行鉴别。

2. 渗出性心包炎　有心包积液征、心包填塞征及（或）超声心动图可以确诊。临床上，如出现不明原因的体循环淤血、心动过速、心影扩大，应考虑渗出性心包炎。

【治疗】

1. 病因治疗　如为结核性心包炎应给予抗结核治疗；细菌性应给予抗生素；风湿性给予肾上腺皮质激素和水杨酸制剂。非特异性心包炎一般对症治疗，症状重者可给予激素治疗。

2. 对症治疗　阿司匹林或其他非甾体类抗炎药可有效缓解疼痛，无效者可加用秋水仙碱，后者能预防心包炎复发。以上治疗均无效者考虑使用激素治疗。呼吸困难者则给予半卧位，氧气吸入。纤维蛋白性心包炎忌用抗凝剂，以免导致心包出血。

3. 心包穿刺术或手术治疗　心包积液量多，或拟有心包填塞者可行心包穿刺术。化脓性心包炎可施行心包穿刺排脓,必要时行心包切开排脓。对反复发作的急性创伤性心包炎致残者,可行心包切除术。

二、慢性缩窄性心包炎

慢性缩窄性心包炎(chronic constrictive pericarditis)是心包炎致心包脏层和壁层广泛粘连、增厚和钙化,心包腔闭塞成一个纤维疤痕组织的外壳,限制心室正常充盈,回心血量减少,引起心排出量减低和静脉压明显增高的临床综合征。一般由急性心包炎演变而来,是创伤性心包炎中较严重的类型。

【病因】

慢性缩窄性心包炎可继发于各种急性心包炎。国内最常见的病因为结核性和化脓性心包炎。此外,创伤性心包炎的心包积血、心包肿瘤、放射性心包炎、特发性心包炎、类风湿性心包炎、尿毒症等均可引起慢性缩窄性心包炎。

临床上,仅可观察到少数病人由急性心包炎转变为缩窄性心包炎的发展过程,多数病人起病常隐匿,急性期症状不明显。因而,有时慢性缩窄性心包炎的病因很难确定。

【病理和病理生理】

心包脏层和壁层广泛粘连、增厚和钙化,心包增厚程度不一,一般在 0.3~0.5 cm,厚者达 1 cm 以上。心包腔闭塞成为一个纤维疤痕组织外壳,紧紧地包住和压迫整个心脏及大血管根部,也可以仅局限在心脏表面的某些部位,从而影响心肌的正常代谢,导致心肌萎缩、纤维变性、脂肪浸润和钙化。心脏本身大小仍可正常或缩小。

由于心脏舒张充盈受限,使左心室充盈减少,心排血量降低,导致动脉系统供血不足。心包的粘连缩窄、心肌萎缩将进一步影响心脏收缩功能,同时静脉回流受阻,出现静脉系统淤血。

【临床表现】

1. 症状　病人存在不同程度的乏力、头晕、咳嗽、劳累后呼吸困难,以及腹胀、纳差、肝区疼痛、浮肿等。

2. 体征

(1)心脏体征:心尖搏动减弱或消失,心浊音界正常或稍增大,心音弱而远,第二心音的肺动脉瓣成分可增强,心率增快;部分病人在胸骨左缘第 3~4 肋间于第二心音后 0.1 s 左右的舒张早期可听到心包叩击音。可有过早搏动、心房颤动、心房扑动等心律失常。

(2)心包腔缩窄、闭塞体征:颈静脉怒张、肝肿大、腹水、胸腔积液、下肢水肿、奇脉、收缩压下降及脉压变小、脉搏快速细弱,静脉压一般均显著升高。少数病人出现 Kussmaul 征、Friedrech 征。

【辅助检查】

1. X 线检查　心影大小正常或轻度增大,心尖搏动减弱或消失,心缘平直僵硬,主动脉弓缩小。上腔静脉影增宽,肺门阴影增大。50%~70%病人可见心包钙化影,呈不完整的环状。CT 对心包增厚具有相当高的特异性分辨率,MRI 可分辨有无心包增厚或缩窄的存在。

2. 心电图　各导联 QRS 波呈低电压,T 波平坦或倒置,倒置的深度与心肌受累的程度有关,心电轴不偏。部分病人有 P 波增高、切迹、右心室肥厚、不完全性右束支传导阻滞、心房纤颤等。

3. 超声心动图　显示心室腔容量小,心房扩大,可见舒张期室间隔切迹,其发生时相与心包叩击音一致,室壁增厚及活动减弱,心包钙化者可见反光增强。

4. 心脏导管检查　肺毛细血管压、肺动脉舒张压、右室舒张末期压、右心房平均压和腔静脉压均显著增高,且几乎相等,一般差异＜6 mmHg(0.80 kPa)。右心房压力曲线呈 M/W 型,a 波与 v 波几乎是同等高度。右心室压力曲线呈现舒张早期下陷和舒张期的高原波。心排血量减低。

5. 肘静脉压测定　肘静脉压增高达 200～400 mmH$_2$O。

6. 其他　可有轻度贫血、肝和肾功能受损、低白蛋白血症、轻度蛋白尿,胸水和腹水为漏出液。

【诊断】

既往可有心包炎病史,于数月或数年后出现静脉受阻、心排血量减少体征,应考虑到结核性心包炎可能。有心包腔缩窄、闭塞引起的症状和体征。辅助检查呈阳性结果,如 X 线、超声心动图、ECG,静脉压增高。需与门脉性肝硬化、限制性心肌病相鉴别。

【治疗】

1. 应及早行心包剥离术　只要临床表现为心脏进行性受压,不能用单纯心包渗液解释,或心包渗液吸收过程中心脏受压征象越来越明显,或在进行心包腔注气术时发现壁层心包显著增厚,MRI 示心包增厚和缩窄,如感染基本控制应及早手术。结核性心包炎可在结核活动控制后考虑手术治疗,但心脏受压明显加剧时,可在抗结核治疗下进行手术,术后继续抗结核 3～6 个月,甚至 1～2 年。

2. 一般治疗　休息、低盐饮食,使用利尿剂。心力衰竭或心房颤动者可适当应用洋地黄等药物。

三、急性心包填塞

急性心包填塞是指由于大量心包积液或迅速增长的少量心包积液,使心室舒张受阻,心排血量降低,临床表现为急性循环衰竭,如血压下降、心率增快、呼吸困难、发绀、面色苍白、出汗、颈静脉怒张等。心包腔的顺应性是非线性的,有的病人心包积液量虽多,而心包腔内压增加不明显,若此时液体量再稍增加,则可引起压力迅速上升,从而导致急性心包填塞。

【病因】

各种恶性肿瘤、胸部外伤、主动脉夹层动脉瘤破入心包、急性心肌梗死致游离壁破裂、特发性心包炎、细菌性心包炎、结核性心包炎、尿毒症、抗凝或溶栓治疗、放射治疗、心包切开术后、红斑狼疮、心肌病、黏液水肿等均可致急性心包填塞。近年来,随着心脏介入性治疗的广泛开展,导管及器械导致心肌或冠状动脉穿孔,引起急性心包填塞,为其严重并发症。

【临床表现】

急性心包填塞可有三大特征:① 静脉压升高。② 动脉压下降。③ 心脏大小正常,脉搏减弱或消失。

1. 症状　突发胸闷、气急、恶心、胸部压迫感、呼吸困难,另有上腹痛、烦躁不安、谵妄,甚至四肢抽搐,意识丧失。

2. 体征　病人端坐呼吸、呼吸加速、躯体前倾、面色苍白、皮肤湿冷、口唇及四肢发绀。静脉压升高＞200 mmH$_2$O,表现为颈静脉怒张,可出现 Kussmaul 征。心浊音界扩大,心音减弱或消失,心动过速,心包摩擦音。肝肿大、肝区触痛明显及腹水。低血压伴吸气时收缩压下降＞10 mmHg(1.33 kPa)(即奇脉)。

【辅助检查】

1. X线检查 心影正常或呈烧瓶状扩大,肺野清晰。

2. 心电图 可正常或低电压,P、QRS、T波全部电交替,窦性心动过速,ST段正面向上抬高,心前导联T波高尖。

3. 超声心动图 舒张期右房、左室游离壁受压塌陷,二尖瓣前叶EF斜率降低,二尖瓣运动幅度减少,吸气时右室内径增加而左室内径减少,呼气时则相反,呼气末右室内径<10 mm。心包腔可见积液,心脏在积液内摆动。

4. 静脉压测定 肘静脉压显著增高,常大于1.96 kPa(200 mmH$_2$O)。

【诊断】

有引起急性心包填塞的病因,并有心包填塞三大特征,应想到急性心包填塞。如有以下特征,结合辅助检查等可以进一步确诊:① 奇脉。② 超声心动图可见心包腔积液,并有心包填塞征象。③ 心包穿刺抽液后,症状明显好转。

【治疗】

1. 病因治疗及对症处理 吸氧、补液、抗休克,慎用气管扩张剂。

2. 心包穿刺 迅速心包穿刺抽液,以降低心包腔压力,缓解心包填塞。超声引导下行心包穿刺是目前较为安全可靠的方法。

3. 手术引流减压 对穿刺术无效、反复再发心包填塞、外伤性心包充血性心包积液者,可行手术引流。

4. 心包切除术 对心包肥厚、可转为缩窄性心包炎者应行心包切除术。

(惠 杰 顾丽亚)

第二节 心包疾病的护理

【主要护理诊断/问题】

1. 气体交换受损 与肺或支气管受压、肺淤血、心脏受压、心包积液有关。

2. 疼痛 与心包炎性渗出有关。

3. 体温过高 与心包炎症有关。

【其他护理诊断/问题】

1. 体液过多 与渗出性、缩窄性心包炎有关。

2. 营养失调 体重明显降低,与结核、肿瘤等病因有关。

3. 活动无耐力 与心排血量减少有关。

4. 焦虑 与病情重、病因诊断不明及疗效不佳等有关。

【护理措施】

1. 病情观察 观察病人的生命体征、意识状态及胸痛的部位、性质及呼吸困难的程度,有无心包填塞的表现。

2. 休息与活动

(1) 保持病室内环境安静、整洁,温度及湿度适宜,定时开窗通风,保持空气新鲜,禁止探视人员在室内吸烟。

（2）心包疾病病人机体抵抗力减弱，应注意充分休息。急性心包炎出现胸痛、发热及心包摩擦音时应卧床休息，待症状消失后，帮助病人逐渐增加活动量。根据病情协助病人满足生活自理需要。

3. 饮食护理　食物宜含高热量、高蛋白、高维生素，以易消化的半流质、软食或流质为主。有水肿时，应限制钠盐摄入，个别有严重腹水而利尿效果不佳者应给无盐饮食，另给钾盐（代盐）或钠盐 0.5～2.0 g/d，供调味之用。有呼吸困难时，应少食易产气的食物，如薯类、葱及笋等，多食芹菜、海带等富含纤维素的食物，以防止肠内产气过多引起腹胀及便秘而导致的膈肌上抬。嘱病人饭前漱口，以免口臭等影响食欲，保证营养，增强抵抗力。

4. 对症护理

（1）呼吸困难：① 病人衣着宽松，禁止穿紧身衣服，以免妨碍胸廓运动。② 协助病人取舒适卧位，如半坐位或坐位，使膈肌下降，呼吸面积扩大，利于呼吸。出现心包填塞的病人往往采取强迫前倾坐位，给病人提供可依靠的床上小桌，并加床栏以保护病人，防止坠床。③ 胸闷、气急严重者给予氧气吸入，疼痛明显者给予止痛剂，以减轻疼痛对呼吸功能的影响。当病情稳定时，帮助病人学习及训练膈肌呼吸。④ 必要时行心包穿刺或切开引流术，以缓解压迫症状，改善呼吸与循环功能。

（2）疼痛：① 评估疼痛情况，如病人疼痛的部位、性质及其变化情况，是否可闻及心包摩擦音。② 指导病人卧床休息，勿用力咳嗽、深呼吸或突然改变体位，以免疼痛加重。③ 对病人疼痛的描述予以肯定，否则易加重病人的心理负担。适时向病人解释疼痛的原因及应对方式，以缓解病人不必要的紧张情绪。对于轻、中度疼痛病人，可根据病人各自嗜好选择自己喜欢的音乐、碟片或电视节目来欣赏，以分散注意力。也可局部按摩以松弛肌肉，改善血液循环。④ 遵医嘱给予解热镇痛剂，注意观察病人有无胃肠道反应、出血等不良反应。若疼痛加重，可应用吗啡类药物。

（3）发热：① 遵医嘱使用抗生素及抗病毒等药物，并观察药物的疗效及不良反应。② 采取物理降温，定时测量体温并记录，观察热型。结核病引起的心包炎多为稽留热，常在午后或劳动后体温升高，入睡后出汗（盗汗），可进一步行结核菌培养。化脓性感染引起的心包炎多见于弛张热，可行血液检查，感染者常有白细胞计数增加及红细胞沉降率增快等炎症反应。③ 为病人行心包穿刺术时严格执行无菌操作，防止感染加重或二重感染。

5. 用药护理　嘱病人遵医嘱用药，观察药物疗效及副作用。应用利尿剂时，除注意观察利尿效果外，应经常观察有无低钠、低钾的临床表现，如恶心、呕吐、乏力、腹胀、痉挛性肌痛等。一般不应用洋地黄类药物，除非病人合并有心房颤动，且心室率明显增快。应用解热镇痛剂时，注意观察病人有无胃肠道反应、出血等不良反应。应用糖皮质激素、抗生素、抗结核药、抗肿瘤药等治疗时做好相应的观察与护理。严格控制输液量及速度，防止加重心脏负荷。

6. 心理护理　向病人讲解监测血培养及行心包穿刺的目的，以及抗结核治疗的疗程、联合用药的特点，使其积极配合治疗；与病人多交流，了解病人及家属的心理状态，向病人简要介绍病情和进行必要的解释，告知急性心包炎经积极治疗，大多数可以痊愈，仅少数会演变成慢性缩窄性心包炎，给予病人及家属心理安慰，使病人产生安全感。

【健康教育】

1. 知识宣教　向病人讲解心包疾病相关知识，包括临床表现、诱发因素、治疗手段等。提醒病人加强个人卫生，以预防各种感染。

2. 休息与活动　嘱病人注意休息,待急性症状消失后可逐渐增加活动量。行心包切除术的病人术后仍应坚持休息半年左右。

3. 饮食　选择高蛋白、高维生素、高热量、易消化的食物,限制钠盐摄入。

4. 病情监测　教会病人自我监测体温变化,观察有无呼吸困难、胸痛及心包填塞的表现。

5. 用药指导　告知病人坚持足够疗程药物治疗(如抗结核治疗)的重要性,不可擅自停药,以防复发;注意药物不良反应,定期随访;结核性心包炎在院外行抗结核治疗时,应定期随访检查肝肾功能。

6. 心理护理　对缩窄性心包炎病人讲明行心包切除术的重要性,解除其思想顾虑,尽早接受手术治疗。

（鞠　阳　汪小华）

附录：心包穿刺术及其护理

心包穿刺术(pericardiocentesis)是指用心包穿刺针经体表穿入心包腔内的一项技术。经心包穿刺后,可抽出一定量的心包积液进行化验,以明确积液的性质;或对急、慢性心包填塞的病人进行穿刺抽液,以缓解填塞症状;或对慢性化脓性心包炎进行治疗,抽出脓液,注入抗生素等。

【适应证】

1. 诊断性穿刺　用于确定心包积液的性质及病原体,从而明确病因诊断与病理诊断。

2. 治疗性穿刺

(1) 减压性穿刺:发生急性包填填塞时,穿刺抽取积液以缓解临床症状。

(2) 化脓性心包炎时,穿刺抽取积脓,并可心包腔内用药辅助治疗。

【禁忌证】

(1) 近期接受抗凝治疗,血小板<50×10^9/L 或有出血倾向者;烦躁不安、配合不良者。

(2) 原有心肺功能减退,年龄>50 岁的病人,应待心肺功能改善后再行穿刺(紧急情况例外)。

(3) 少量心包积液或心包积液诊断未经证实;慢性缩窄性心包炎。

【术前准备】

1. 物品准备　治疗盘内备有棉签、胶布、注射器、皮肤消毒液、无菌手套;心包穿刺包内含 12 号和 16 号穿刺针(带橡胶管或三通活栓)、5 mL 针筒、50 mL 针筒、小纱布、试管、洞巾。

2. 药物准备

(1) 局麻药:2%利多卡因。

(2) 与心包穿刺术并发症相关的抢救药物:阿托品、肾上腺素、多巴胺、5%碳酸氢钠、低分子右旋糖酐、速尿、地塞米松或氢化可的松等。

3. 病人准备

(1) 心包穿刺术的知识宣教:根据病人文化程度、社会经济状况采取适当的宣教方式,向病人及其家属简要讲解以下知识:心包疾病的发病机制;心包穿刺术治疗目的和意义,大致过程;术中、术后注意事项、配合要点,如穿刺时不可咳嗽及深呼吸,并嘱咐病人在穿刺过程中如有任何不适应要尽快告知医护人员;告知术中出现的不可避免的不适,如注射局麻药时的疼痛,使病人心中有数,以消除病人紧张、恐惧心理,客观接受与配合手术。

(2) 辅助检查:ECG、验血型、血常规、出血和凝血时间等。

(3) 术前心脏超声波定位,确定液平面大小及穿刺部位,一般选液平面最大、距体表最近点作为穿刺点,并用龙胆紫做好标记。

(4) 测量基础血压,必要时进行心电监护、给氧,精神紧张的病人可适当给予镇静剂,如穿刺前给予肌肉注射地西泮 10 mg;为了防止迷走反射,可给予阿托品 1 mg 肌肉注射。另外,穿刺前应询问病人是否咳嗽,必要时给予可待因 0.03 g 以镇咳。

4. 环境准备　择期手术应在无菌室内进行,紧急穿刺可在病床边进行。

【操作步骤】

(1) 建立静脉通道,以备抢救之用。

(2) 选取合适的卧位:如穿刺点在心尖部者(一般在左侧第 5 肋间或第 6 肋间心浊音界内 2.0 cm 左右),可取坐位或半卧位;如穿刺点在剑突与左肋弓缘夹角处者,则可取半卧位,上半身抬高 30°～40°。前者适用于大量心包积液及原有肺动脉高压、右室增大者,优点是操作方便、耐受性好、成功率高、安全性大,不易撕裂左室壁及损伤冠状动脉;缺点是针头经胸腔刺入,可并发气胸及增加胸膜腔肺部感染的机会。而后一穿刺部位的优点是穿刺针不进入胸膜腔,不会使感染扩散,不易损伤冠状动脉,易抽得积液;缺点是操作难度较大,穿刺角度与深度不易掌握,且心外膜不易麻醉,有撕裂右心房、右心室的危险。

(3) 定位:仔细叩诊心浊音界,复查超声定位是否准确。

(4) 消毒穿刺局部皮肤,戴上无菌手套,铺洞巾,用 2% 利多卡因进行局部全层浸润麻醉达心包壁层,并进入心包腔,吸取少量积液以探明穿刺针进入的角度和深度。

(5) 穿刺者持针穿刺,助手以血管钳夹持与其连接的导液橡皮管。在心尖部进针时,应使针自下而上,向脊柱方向缓慢刺入,进针深度为 3～5 cm;剑突下进针时,应使针尖与腹壁成 30°～40°,向上、后并稍向左刺入心包腔后下部,进针深度为 4～8 cm。待针锋抵抗感突然消失时,提示针已穿过心包壁层,同时感到心脏搏动,此时应稍退针,以免划伤心脏。助手立即用血管钳夹住针梗固定深度,术者将注射器接于橡皮管上,而后放松橡皮管上止血钳(三通活栓将活栓转到胸膜打开),缓慢抽吸,记录液量,留标本送检。

(6) 术毕拔出针后,盖消毒纱布,压迫数分钟,用胶布固定。

【术中监护】

(1) 穿刺时应密切观察有无心包及胸膜反应、心律失常、心脏损伤、心源性休克等异常情况,严重者可出现猝死。

(2) 密切观察病人的反应和主诉,如面色、呼吸、血压、脉搏、心电等变化,如有异常,及时协助医生处理。

(3) 根据病情酌情考虑抽液量,每次抽液量不超过 300 mL,以防急性右室扩张,一般第一次抽液量不宜超过 100 mL。同时抽液速度要慢,以免回心血量急剧增多而导致肺水肿。

(4) 如抽出鲜血,应立即停止抽吸,并严密观察有无心包填塞出现。

(5) 心电监护:连接心电图肢体导联,穿刺针用消毒导线与 V_1 导联相连,操作中出现 ST 段抬高、室性早搏、室性心动过速,提示穿刺针损伤心肌,应立即回退针头。

【术后并发症的防治及护理】

1. 肺损伤、肝损伤　最好有超声心动图定位,选择合适的进针部位及方向,避免损伤周围脏器。

2. 心肌损伤及冠状动脉损伤引起出血　选择积液量多的部位,并尽可能地使穿刺部位离心包最近，术前用超声心动图定位，测量从穿刺部位至心包的距离，以决定进针深度，同时缓慢进针。

3. 心律失常　穿刺针损伤心肌时，可以出现心律失常，术中应缓慢进针，注意进针的深度。一旦出现心律失常，立即后退穿刺针少许，观察心律变化。

4. 感染　严格遵守无菌操作，穿刺部位充分消毒，避免感染，持续心包引流的病人可酌情使用抗生素。

（鞠　阳　汪小华）

第十四章 心力衰竭及其护理

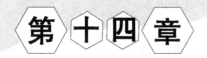

心力衰竭(heart failure)简称心衰,是各种心脏结构或功能性疾病导致心室充盈及(或)射血能力受损,心排血量降低而不能满足机体代谢需要,致组织、器官灌注不足,有肺循环和/或体循环淤血的表现,主要表现为疲乏、呼吸困难、体液潴留等的一组临床综合征。大多数情况下是由于心室收缩能力下降,射血功能受损,心排血量不足以维持机体代谢需要,临床上以心排血量不足,器官和组织的血液灌注减少,肺循环和/或体循环静脉系统淤血为特征,为收缩性心力衰竭。少数由于左室舒张功能障碍,左心室充盈受阻,引起左心室充盈压异常增高,使肺静脉回流受阻,肺循环淤血,为舒张性心力衰竭。

心力衰竭和心功能不全的概念基本上是一致的,但后者的含义更为广泛,包括已有心排血量减少但尚未出现临床症状的这一阶段。伴有临床症状的心功能不全称为心力衰竭。

心力衰竭按其发展速度可分为急性心力衰竭和慢性心力衰竭,以慢性居多;按其发生部位可分为左心衰竭、右心衰竭和全心衰竭;按发病机制可分为收缩性和舒张性心力衰竭,以收缩性心力衰竭多见。

【病因与诱因】

(一) 基本病因

几乎所有类型的心脏、大血管疾病均可引起心力衰竭(简称心衰)。心衰主要反映心脏的泵血功能障碍,原因主要为原发性心肌损害、长期容量与(或)压力负荷过重导致心肌功能由代偿发展为失代偿。

1. 原发性心肌损害

(1) 缺血性心肌损害:冠心病心肌缺血、心肌梗死是引起心力衰竭的最常见原因之一。

(2) 心肌炎、心肌病:各种类型的心肌炎及心肌病均可导致心力衰竭,以病毒性心肌炎和扩张型心肌病最为常见。代谢性心肌病以糖尿病性心肌病最为常见。其他病因如甲状腺功能亢进或甲状腺功能减低的心肌病、心肌淀粉样变性等。

2. 心脏负荷过重

(1) 容量负荷(前负荷)过重:见于心脏瓣膜关闭不全、分流性先天性心血管病。此外,伴有全身血容量增多或循环血量增多的疾病如慢性贫血、甲状腺功能亢进症等,其容量负荷也必然增加。在容量负荷早期,心室腔代偿性扩大,心肌收缩功能尚能维持正常,但超过一定限度的心肌结构和功能发生改变即出现失代偿的表现。

(2) 压力负荷(后负荷)过重:见于高血压、主动脉瓣狭窄、肺动脉高压、肺动脉瓣狭窄及肺栓塞等左右心室收缩期射血阻力增加的疾病。为克服增高的阻力,心室肌代偿性肥厚以保证足够射血量。持久的负荷过重,心肌最终发生结构和功能改变而出现心排血量下降的失代偿表现。

（二）诱因

有基础心脏病的病人，如存在增加心脏负荷的因素可诱发心力衰竭症状出现。常见的诱因有：

1. 感染　最常见和最重要的诱因是呼吸系统感染，感染性心内膜炎也不少见，常因其发病隐匿而漏诊。

2. 心律失常　各种类型的快速性心律失常和严重的缓慢性心律失常均可诱发心力衰竭。房颤是器质性心脏病中最常见的心律失常之一，也是心力衰竭最重要的诱因。

3. 血容量增加　静脉输液过多、过快；病人摄入钠盐或饮水过多等。

4. 过度劳累或情绪激动　如妊娠后期、分娩和暴怒等。

5. 治疗不当　如洋地黄类药物过量或不足、某些扩血管药物或抗心律失常药物使用不当、利尿不充分等。

6. 其他　原有心脏病变加重或并发其他疾病，如冠心病发生心肌梗死、风湿性心脏病出现风湿活动、合并贫血或出血等。

【病理生理】

心力衰竭是一种不断发展的疾病，一旦发生心力衰竭，即使心脏没有新的损害，在各种病理生理因素的作用下，心功能不全仍将不断恶化进展。当基础心脏病累及心功能时，机体首先进行代偿，后者使心功能在一段时间内维持在相对正常的水平，但这些代偿机制也均有其负性效应。当心功能处于失代偿时，心力衰竭的病理生理变化则变得更为复杂。其中最重要的几个方面可归纳如下。

（一）代偿机制

当心肌收缩力减弱时，为了保证正常的心排血量，机体通过以下机制进行代偿。

1. Frank-Starling机制　即回心血量增多使心脏的前负荷增加，心室舒张末期容积增加，从而增加心排血量及提高心脏做功量。而在心力衰竭时这一代偿机制的能力降低，心室舒张末期容积增加，心室腔扩张，舒张末压也增高，相应地心房压和静脉压也随之升高，到一定程度时即出现肺循环淤血或体循环淤血。

2. 心肌肥厚　心脏后负荷增加时的主要代偿机制为心肌肥厚。心肌肥厚时，心肌收缩力增强，可以克服后负荷阻力，使心排血量在相当长的时间内维持正常，病人可无心力衰竭症状，但这并不意味着心功能正常，心肌往往由于肥厚而致其顺应性差，舒张功能降低，客观上已存在心功能障碍。

3. 神经体液的代偿机制　当心脏排血量下降，心腔内压力增高时，机体即启动神经体液机制进行代偿。

（1）交感神经兴奋性增强：心力衰竭时，病人血中去甲肾上腺素（NE）水平增高，作用于心肌细胞 β_1 肾上腺素能受体，使心肌收缩力增强，心率增快，以保证心排血量。与此同时，周围血管也收缩，血压增高，增加心脏后负荷，加之心率增快均可使心肌耗氧量增加。此外，NE对心肌细胞有直接毒性作用，即使心肌细胞凋亡，参与心肌重塑的病理生理过程。还有促进心律失常作用。

（2）肾素-血管紧张素-醛固酮系统（RAAS）的激活：心力衰竭时心排血量减少，肾血流量随之减少，RAAS被激活，有利于增强心肌收缩力，周围血管收缩以维持血压，并使血液发生重分配，从而保证重要脏器的供血。醛固酮分泌增多，导致水、钠潴留，增加总体液量而增加心脏前负荷,起到代偿作用。

不利之处是血管紧张素Ⅱ(AngⅡ)及醛固酮分泌增加,使心肌、血管平滑肌和血管内皮细胞等发生一系列的变化,如心肌上的AngⅡ通过各种途径使新的收缩蛋白合成增加;醛固酮刺激成纤维细胞转变为胶原纤维,促使心肌间质纤维化。血管中,血管壁平滑肌细胞增生而致管腔变窄。同时降低血管内皮细胞分泌NO的能力,影响血管舒张。上述不利因素都可导致心肌损伤和心功能恶化,后者又进而激活神经体液机制,如此形成恶性循环。

(二)心力衰竭时各种体液因子的改变

1. 心钠素(ANP)和脑钠肽(BNP)　正常情况下,前者主要储存于心房,后者主要储存于心室。当房室压力增高时,房室壁受牵引,ANP和BNP分泌增加,两者的生理作用是扩血管、增加排钠,对抗肾上腺素及RAAS等引起的水钠潴留。心力衰竭时,ANP和BNP尤其是后者分泌增加,其增高程度与心衰的严重程度呈正相关。为此,血浆的BNP水平可作为判断心衰的进程和预后的指标。心衰状态下,血中的ANP和BNP降解很快,其生理效应也明显减弱,故用ANP也难以达到其排钠、利尿、扩血管的作用。

2. 内皮素　具有强烈的缩血管作用。心衰时,受血管活性物质如NE、血管紧张素、血栓素等影响,血浆内皮素水平升高,且与肺动脉压力升高有关。内皮素还使细胞肥大增生,参与心肌重塑过程。临床应用内皮素受体拮抗剂已初步显示其改善心衰病人的血流动力学指标。

(三)舒张功能不全

可分为主动舒张功能障碍和心室顺应性减退及充盈障碍。前者与胞浆中的Ca^{2+}不能及时复位有关,因为Ca^{2+}及时复位需要耗能,当机体能量供应不足时,主动舒张功能即受影响,如冠心病有明显心肌缺血时,在出现收缩功能障碍前即可出现舒张功能障碍。后者是由于心室肌的顺应性减退而发生充盈障碍,主要见于心室肥厚时。此时心室的收缩功能尚保持良好,射血分数正常。临床上可见于高血压和冠心病,而目前这两种病属多发,故此类心功能不全日益受到重视。需要指出的是,当容量负荷增加致心室扩大时,心室顺应性增加,此时即使伴心室肥厚也不致出现单纯的舒张性心功能不全。

(四)心肌损害与心室重塑

心力衰竭发生发展的基本机制是心室重塑。原发性心肌损害与心脏负荷过重使心脏功能受损,导致心室肥厚或扩大。在心腔扩大和心室肥厚的过程中,心肌细胞、胞外基质、胶原纤维网等均有相应变化,此即心室重塑过程。

由于基础心脏病的性质不同,心室重塑速度也不同,以及各种代偿机制的复杂作用,心室扩大及肥厚的程度与心功能状况并不平行,有些病人心脏扩大或肥厚已十分明显,但临床上尚无心衰表现。但如基础病变不能解除,或即使没有新的心肌损害,但随着时间的推移,心室重塑仍可不断发展,心衰必然会出现。从代偿到失代偿的原因除了心脏代偿能力有一定限度外,还与各种代偿机制的负面影响、心肌能量供应不足或利用障碍导致心肌坏死、纤维化有关。心肌细胞减少使整体心肌收缩力下降,心肌纤维化又使心室顺应性下降,重塑更趋明显,心肌收缩力不能发挥其应有的射血效应,从而形成恶性循环,最终出现不可逆的终末阶段。

【心功能分级、分期与分度】

(1) 目前通用的是美国纽约心脏病学会(NYHA)于1928年提出的分级方案,主要是根据病人自觉的活动能力划分为4级:

Ⅰ级:日常活动无心力衰竭症状;

Ⅱ级:日常活动出现心力衰竭症状(疲乏、心悸、呼吸困难或心绞痛),休息时无自觉症状;

Ⅲ级:低于日常活动即出现心力衰竭症状;

Ⅳ级:休息状态下出现心衰的症状,体力活动后加重,病人不能从事任何体力活动。

这种分级方案的优点是简便易行,为此,几十年来仍被应用。其缺点是仅凭病人的主观陈述,有时症状与客观检查结果有很大差距,同时病人之间的个体差异也较大。

(2) 美国心脏病学会及心脏学会(ACC/AHA)推出2001年版《心力衰竭的评估及处理指南》,该指南提出慢性心力衰竭分期的概念,重点锁定在心力衰竭的预防,从源头上减少和延缓心力衰竭的发生。

A期:心力衰竭高危期,尚无器质性心脏病或心力衰竭症状,但存在发展为心脏病的高危因素;

B期:已有器质性心脏病变,但无心力衰竭症状;

C期:器质性心脏病,既往或目前有心力衰竭症状;

D期:需要特殊干预治疗的难治性心力衰竭。

(3) 6 min步行试验是一项安全、简单易行的评定心力衰竭严重程度的方法,要求病人在平直走廊内尽可能快地行走,测定6 min内的步行距离。若<150 m为重度心衰;150~425 m为中度心衰;426~550 m为轻度心衰。本试验除用于评价病人运动耐力以及心脏储备功能外,还可用来评价心衰治疗的效果。

第一节 慢性心力衰竭

【流行病学】

慢性心力衰竭(chronic heart disease,CHF)是大多数心血管疾病的最终归宿,也是最主要的死亡原因。美国心脏病学会(American Heart Association,AHA)2005年的报告显示,美国心衰病人超过500万,且年增长数为55万。我国2003年在全国10个省进行的心衰流行病学抽样调查报道,35~74岁成年人中约有400万心衰病人,患病率达0.9%。心衰病人在诊断后的5年内,病死率可达50%。

引起CHF的基础心脏病的构成比中,我国曾以风湿性心脏病为主,但近年来,高血压、冠心病的比例明显上升。1980年上海市的一项统计表明,风湿性心脏病所致CHF者占46.8%,居首位,2000年该病退居第三位,占8.9%,冠心病和高血压分别位居第一、二。

【临床表现】

临床上左心衰竭最为常见,单纯右心衰竭较少见。左心衰竭后继发右心衰竭而致全心衰者,以及由于严重广泛心肌疾病,同时波及左、右心而发生全心衰者临床更为多见。

(一) 左心衰竭

1. 症状

(1) 程度不同的呼吸困难:这是左心衰最主要的症状。因肺淤血程度有差异,表现形式也不同。可为劳力性呼吸困难、夜间阵发性呼吸困难、端坐呼吸,严重者出现急性肺水肿。具体见第五章。

(2) 咳嗽、咳痰、咯血:咳嗽和咳痰是肺泡和支气管黏膜淤血所致,开始常于夜间发生,坐位或立位时咳嗽症状可减轻,咳痰主要为白色浆液性泡沫样痰。偶见痰中带血丝。长期慢性肺静脉压力升高,导致肺循环和支气管血液循环之间形成侧支,在支气管黏膜下形成扩张的血管,后者一旦破裂可引起大咯血。

(3) 低心排血量症状:由于心输出量不足,器官、组织灌注不足及代偿性心率加快所致。病人可有疲倦、乏力、头昏、心慌等。

(4) 少尿及肾功能损害症状:严重左心衰竭时血液再分配,首先是肾血流量明显减少,病人可出现少尿。长期慢性的肾血流量减少可出现血尿素氮、肌酐升高并可有肾功能不全的相应症状。

2. 体征

(1) 肺部湿啰音:两侧肺底对称性细湿啰音是左心衰最重要的体征之一,由于肺毛细血管压增高,液体渗出到肺泡所致。湿啰音可随体位发生改变,侧卧位时则低位肺叶啰音较多。阵发性夜间呼吸困难或急性肺水肿时可有粗大湿啰音,满布两肺,并伴有哮鸣音。

(2) 心脏体征:除基础心脏病的固有体征外,慢性左心衰病人一般均有心脏扩大(单纯舒张性心衰除外)、心率增快、心尖部舒张期奔马律、肺动脉瓣区第二心音亢进,其中心尖部舒张期奔马律最有诊断价值,在病人心率增快或左侧卧位并作深呼气时最容易听到。

(3) 其他体征,如交替脉,即脉搏强弱交替;陈-施呼吸(Cheyne-Stoke),见于难治性心力衰竭晚期。

(二) 右心衰竭

以体静脉淤血的表现为主。

1. 症状

(1) 消化道症状:胃肠道及肝淤血引起腹胀、食欲不振、恶心、呕吐等,是右心衰最常见的症状。

(2) 劳力性呼吸困难:继发于左心衰的右心衰,呼吸困难已经存在。单纯性右心衰为分流性先天性心脏病或肺疾患所致,也有明显的呼吸困难。

2. 体征

(1) 颈静脉征:颈静脉搏动增强、充盈、怒张,是右心衰早期的主要体征,提示体循环静脉压增高。肝颈静脉反流征阳性则更具特征性。

(2) 肝脏肿大:肝脏因淤血而肿大,常伴压痛,持续慢性右心衰可致心源性肝硬化,晚期可出现黄疸及大量腹水。

(3) 水肿:早期水肿不明显,多在颈静脉充盈和肝大较明显后才出现。先有皮下组织水分聚集,体重增加,到一定程度才出现水肿。其特征为:身体最低垂部位首先出现,呈对称性及压陷性。严重者全身水肿。胸水多见于全心衰时,也是体静脉压力增高所致,以双侧多见;如为单侧,则以右侧更为多见,可能与右膈下肝淤血有关。

(4) 发绀:长期严重右心衰时可出现发绀,因血供不足组织摄取血氧相对增多,静脉血氧低下所致,常见于肢体末端或下垂部分。

(5) 心脏体征:除基础心脏病的相应体征之外,右心衰时可因右心室显著扩大而出现三尖瓣关闭不全杂音。

(三) 全心衰竭

右心衰常继发于左心衰而形成全心衰。右心衰出现之后,右心输出量减少,因此阵发性呼吸困难等肺淤血症状反而有所减轻。扩张型心肌病等表现为左、右心室同时衰竭者,肺淤血体征往往不是很严重。

【辅助检查】

1. X线检查　了解心脏大小及外形,有无肺淤血及其程度。心衰时可出现左心室或右心室增大或心脏向两侧增大。早期肺静脉压增高时,主要表现为肺门血管影增强。出现间质性肺水肿时,可有肺野模糊和Kerley B线,后者为肺野外侧清晰可见的水平线状影,为慢性肺淤血的特征性表现。急性肺泡性肺水肿时,肺门影呈蝴蝶状,肺内可见大片融合的阴影。

2. 超声心动图　比X线更准确地提供各心腔大小变化及心脏瓣膜结构和功能情况,正常人左室射血分数值(LVEF)>50%,心衰病人EF值下降。正常人E/A值不应小于1.2,舒张功能不全时,E峰下降,A峰增高,E/A比值降低。如同时记录心音图则可测定心室等容舒张期时间(C-D值),它反映心室主动舒张功能。

3. 放射性核素检查　该项检查有助于判断心室腔大小,计算EF值和左心室最大充盈速率,以判断是收缩性心衰还是舒张性心衰。

4. 有创性血流动力学检查　该项检查用于指导心功能严重损害的危重病人的抢救和治疗。经静脉漂浮导管插管至肺小动脉,测定各部位的压力、心输出量及血液含氧量,计算心脏指数(CI)及肺小动脉楔压(PCWP),直接反映左心功能。正常时CI>2.5L/(min·m^2),PCWP<12 mmHg。

5. 心-肺吸氧运动试验　本试验仅适用于慢性稳定性心衰病人。运动时耗氧量增高,心排血量也相应增高。正常人每增加100 mL/(min·m^2)的耗氧量,心排血量需增加600 mL(min·m^2)。当病人心排血量不能满足运动的需要时,肌肉组织就须从流经它的单位容积的血液中获取更多的氧,导致动-静脉氧差增大。当氧供应绝对不足时,机体出现无氧代谢,乳酸增加,呼气中CO_2含量增加。进行此项试验时,应获得最大耗氧量和无氧阈值。

(1) 最大耗氧量[mL/(min·kg)]:即运动量虽继续增加,但耗氧量不再增加的值(峰值),表明心排血量已不能按需要继续增加。心功能正常时,此值应大于20,16~20为轻至中度心功能不全,10~15为中至重度心功能损害,小于10为极重度损害。

(2) 无氧阈值:即呼气中CO_2的增长超过了氧耗量的增加,标志着机体出现无氧代谢。以开始出现两者不成比例时的氧耗量为代表值,此值越低提示心功能越差。

【诊断和鉴别诊断】

慢性心力衰竭的诊断是综合病因、病史、症状、体征及客观检查而做出的。首先应有明确的器质性心脏病的诊断,心衰的症状是诊断心衰的重要依据。左心衰竭的肺淤血引起不同程度的呼吸困难,右心衰竭的体循环淤血引起的颈静脉怒张、肝大、水肿等是诊断心衰的重要依据。做出诊断的同时要对心功能进行分级。

但心力衰竭要与支气管哮喘、心包积液、肝硬化腹水等进行鉴别。

1. 支气管哮喘　左心衰竭夜间阵发性呼吸困难常被称为心源性哮喘,其与支气管哮喘的区别见表14-1-1。

表 14-1-1 心源性哮喘与支气管哮喘的区别

	心源性哮喘	支气管哮喘
病史	高血压、冠心病、风心病等病史	过敏史、家族史
年龄	中老年人	婴幼儿
季节	不明显	多有季节性
诱因	感染、劳累、输液过多过快	接触过敏原、上呼吸道感染、剧烈运动等
症状	混合性呼吸困难、白色或粉红色泡沫痰	呼气性呼吸困难、间歇发作
体征	水泡音、哮鸣音、心脏增大、奔马律	哮鸣音、过度充气征，无心脏异常体征
影像学	以肺门为中心的蝶状或片状模糊阴影	清晰，透亮度增加
BNP	增高	正常

2. 其他 心包积液或缩窄性心包炎时，由于腔静脉回流受阻，可出现体循环淤血，如颈静脉怒张、肝大、下肢浮肿的症状，可根据病史、心脏及周围血管征进行鉴别，超声心动图可帮助确诊。

【治疗要点】

（一）治疗原则及目标

从建立心衰分期的观念出发，心衰的治疗应包括防止和延缓心衰的发生；缓解临床心衰症状，改善其长期预后，降低病死率。采取综合治疗措施，包括早期治疗导致心功能不全的危险因素如冠心病、高血压等；调整心衰的代偿机制，减少其负面效应如应用拮抗剂以对抗神经体液因子的过度激活，阻止心肌重塑的进展。对于临床心力衰竭病人，一方面应缓解症状，另一方面设法提高病人运动耐量，改善生活质量；阻止或延缓心肌损害的进一步加重；降低病死率。

（二）一般治疗方法

1. 病因治疗

（1）基本病因治疗：积极控制引起心力衰竭的原发病，如控制高血压、治疗冠心病和瓣膜病，在尚未造成心脏器质性改变前即应早期进行有效的治疗。少数病因未明的疾病如原发性心肌病等亦应早期干预，从病理生理层面延缓心室重塑过程。病因治疗的最大障碍是发现和治疗过晚，许多病人常满足于短期治疗以缓解症状，直至发展为严重的心力衰竭而失去了治疗时机。

（2）消除诱因：积极控制感染特别是呼吸道感染，应积极选用适当的抗生素治疗。如发热持续1周以上应考虑感染性心内膜炎发生的可能。心律失常特别是房颤也是心衰的常见诱因，故应积极治疗房颤的快心室率，必要时及时复律治疗。还应及时纠正甲状腺功能亢进、贫血等可引起心力衰竭加重的疾病。

2. 药物治疗

（1）利尿剂：利尿剂是心力衰竭治疗中最常用的药物，排钠排水对缓解淤血症状、消除水肿、减轻心脏前负荷有十分显著的效果。所有伴有或曾有液体潴留的心力衰竭病人，均应给予利尿剂。通常从小剂量开始，逐渐增加剂量直至尿量增加、体重减轻 0.5~1.0 kg/d。一旦病情控制（水肿消退、肺部啰音消失、体重稳定），就改用最小有效剂量长期维持。每日体重的变化是最可靠的监测利尿剂效果和调整剂量的指标。常用利尿剂的用法及副作用见表 14-1-2。

表 14-1-2 常用利尿剂的用法及副作用

种类	药名	用法	副作用
排钾类	双氢克尿噻	轻度心衰:首选,25 mg,1 次/天,逐渐加量;较重心衰:75~100 mg/d,分 2~3 次服,同时补钾	低血钾;抑制尿酸排出;长期应用干扰糖及胆固醇代谢
	呋塞米（速尿）	轻度心衰:20 mg,1~2 次/天,口服;重度心衰:100 mg,2 次/天,口服或静注	低血钾
保钾类	螺内酯（安体舒通）	20 mg,3 次/天,口服	
	氨苯蝶啶	50~100 mg,2 次/天,口服	高血钾
	阿米洛利	5~10 mg,2 次/天,口服	

合理使用利尿剂是有效控制心力衰竭的基础,但利尿剂可激活神经内分泌系统,特别是 RAAS 系统,因此不宜单一应用,应与 ACEI 及 β 受体阻滞剂联合应用。

长期使用利尿剂后病人容易出现电解质紊乱,特别是高血钾或低血钾均可导致严重后果,应注意监测。ACEI 等有较强的保钾作用,与利尿剂合用时应注意血钾的监测。血钠过低者应注意是体内钠缺乏还是血液稀释之故,后者为难治性水肿,病人存在水钠潴留,但水潴留更明显,有尿少且比重低,严重者可有水中毒。过度利尿常可导致钠不足,病人血容量低,尿少且比重高,可用高渗盐水治疗。

(2) RAAS 系统抑制剂,详见表 14-1-3。

表 14-1-3 常用 RAAS 系统抑制剂的用法及副作用

种类	药名和用法	副作用
ACEI	卡托普利:12.5~25 mg,2 次/天;贝那普利:5~10 mg,1 次/天;培哚普利:2~4 mg,1 次/天	与 AngⅡ抑制有关的不良反应:如低血压、肾功能恶化、钾潴留;与缓激肽积聚有关的不良反应:如咳嗽和血管性水肿
ARB	氯沙坦:50 mg,1 次/天;缬沙坦:80 mg,1 次/天	除干咳外,余同 ACEI 类
醛固酮拮抗剂	螺内酯:20 mg,1~2 次/天	高血钾、乳腺增生（男性）

① ACEI:其主要作用机制是扩张血管,抑制醛固酮分泌,抑制交感神经兴奋性,改善心室及小血管的重构,作用于激肽酶Ⅱ,抑制缓激肽的降解,提高缓激肽的水平。目前主张有心血管危险因素的 A 期病人即可开始使用,有助于预防心力衰竭。ACEI 应用的基本原则是从小剂量开始,逐渐递增,直至达到目标剂量或最大耐受剂量,一般每隔 3~7d 剂量倍增一次。剂量调整的快慢取决于病人的临床状况。长效制剂每日一次可提高病人的服药依从性。血管紧张素Ⅱ受体拮抗剂(ARB)阻断 RAAS 效应与 ACEI 相同,因为血管性水肿或顽固性咳嗽不能耐受 ACEI 者可用 ARB 代替。

② 醛固酮受体拮抗剂:长期应用 ACEI 时,常出现"醛固酮逃逸"现象,即醛固酮水平不能保持稳定持续的降低,因此在 ACEI 的基础上加用醛固酮受体拮抗剂,能进一步抑制醛固酮的有害作用。NYHA Ⅳ级的病人,使用地高辛、利尿剂、ACEI、β 受体阻滞剂后症状不能缓解,可加用小剂量的螺内酯。目前新型选择性醛固酮拮抗剂依普利酮已在临床应用,可减少男性

乳腺增生的副作用。

（3）β受体阻滞剂：β受体阻滞剂可对抗代偿机制中交感神经兴奋性增强的效应，阻断其不利影响。除非病人有禁忌证或不能耐受，对所有心功能不全且病情稳定的心力衰竭病人均应尽早使用。应用本类药的主要目的并不在于短时间内缓解症状，而是长期应用达到延缓病变进展，减少复发和降低猝死率。用药原则亦是从小剂量开始，逐渐递增，达到目标剂量或最大耐受量后长期维持。临床疗效在用药后2～3个月才出现。

由于β受体阻滞剂确实具有负性肌力作用，临床应用仍十分慎重。应待心衰病情稳定、无液体潴留后小剂量开始使用。一般用美托洛尔12.5 mg/d、比索洛尔1.25 mg/d、卡维地洛6.25 mg/d，逐渐增量，长期维持。临床作用2～3个月才出现。禁忌证有支气管哮喘、心动过缓、高度房室传导阻滞。

（4）正性肌力药：通过增加心肌收缩力而增加心排血量，达到改善症状、提高运动耐力的作用。

① 洋地黄类药物：为传统的正性肌力药，至今已有200多年的历史。但只有近20年才有多达7 788例的大样本、以死亡为观察终点的DIG研究。其结果证实：与对照组相比，加用地高辛可明显改善病人的症状，减少住院率，提高运动耐量，增加心排血量，但观察终期的生存率组间无差异。但不同病因所致的心力衰竭对洋地黄的治疗反应不完全相同。对于心腔扩大、舒张期容积明显增加的慢性充血性心力衰竭病人，洋地黄的治疗效果较好，如同时伴房颤则更是应用洋地黄的指征。对于代谢异常伴高心排血量性心衰病人如贫血性心脏病等，应用效果欠佳。肺源性心脏病导致的右心衰常伴低氧血症，故洋地黄效果不好且易于中毒，应慎用。肥厚型心肌病禁用洋地黄。临床常用的制剂有地高辛、毛花苷丙（西地兰）、毒毛花苷K，前两种为临床常用。

地高辛：适用于中度心力衰竭的维持治疗，应与利尿剂、ACEI和β受体阻滞剂联合应用。目前维持用量0.25 mg/d，连续口服7 d后血浆浓度可达稳态。口服后经小肠吸收2～3 h血药浓度达高峰，4～8 h获最大效应，此药85%由肾脏排出，10%～15%由肝胆系统排入肠道，半衰期为1.6 d。对于70岁以上或肾功能受损者，地高辛宜用小剂量（0.125 mg）每日一次或隔日一次，同时监测血清地高辛浓度，以便调整剂量。

西地兰：适用于急性心力衰竭或慢性心力衰竭加重时，特别适用于心衰伴快速心房颤动者。每次0.2～0.4 mg稀释后静注，10 min起效，1～2 h达高峰，24 h总量0.8～1.2 mg。

毒毛花苷K：用于急性心力衰竭。每次0.25 mg稀释后静注，24 h总量0.5～0.75 mg，5 min起效。

洋地黄的适应证：应用利尿剂、ACEI（或ARB）和β受体阻滞剂治疗过程中持续有心衰症状的病人。

② 非洋地黄类正性肌力药：为cAMP依赖性正性肌力药。

肾上腺能受体兴奋剂：如多巴胺及多巴酚丁胺。小剂量应用可增强心肌收缩力，扩张肾小动脉，使尿量增多。对难治性心力衰竭伴有低血压者可短期使用。须静脉用药，由小剂量开始逐渐增量，以不引起心率加快及血压升高为度。

磷酸二酯酶抑制剂：如氨力农、米力农，短期的血流动力效应如增加心排血量，降低左室充盈压效果明显。长期应用增加心衰病人病死率和室性心律失常的发生率。难治性心力衰竭或心脏抑制前的终末期心力衰竭病人可考虑短期使用。

3. 其他治疗　① 心脏再同步化治疗(CRT)，即通过植入双腔起搏器，用同步化方式刺激右室和左室，来纠正慢性心衰病人的心脏失同步化。该治疗不仅可以缓解症状，提高生活质量，而且可以显著降低心衰病死率和再住院率。② 运动疗法是一种辅助治疗手段，可减少神经激素系统的激活，减慢心室重塑，对延缓心力衰竭病人的自然进程有利。所有稳定的慢性心力衰竭且能够参加体力活动计划的病人，都应考虑运动疗法。③ 埋藏式心脏复律除颤器(ICD)，中度心衰且EF<30%的病人在常规治疗的基础上加用ICD，可有效降低猝死率。④ 心脏移植是病因无法纠正的不可逆性心衰病人至终末状态的唯一出路。

(三) 慢性收缩性心力衰竭的治疗

1. 按心力衰竭分级　Ⅰ级：控制危险因素，使用ACEI制剂；Ⅱ级：ACEI制剂、利尿剂、β受体阻滞剂，用或不用地高辛；Ⅲ级：ACEI制剂、利尿剂、β受体阻滞剂，地高辛；Ⅳ级：ACEI制剂、利尿剂、醛固酮受体拮抗剂、地高辛、病情稳定后，谨慎使用β受体阻滞剂。

2. 按心力衰竭分期　A期：积极治疗高血压、糖尿病、脂质紊乱等高危因素；B期：除A期中的措施外，有适应证的病人使用ACEI或β受体阻滞剂；C期和D期：按NYHA分级进行相应治疗。

(四) 舒张性心力衰竭的治疗

由于心室舒张功能不良使左室舒张末压(LVEDP)升高而致肺淤血，多见于肥厚型心肌病、高血压病和冠心病。治疗原则为寻找和治疗基本病因、降低肺静脉压、改善舒张功能。主要治疗药物有β受体阻滞剂、钙拮抗剂、ACEI类、利尿剂、硝酸酯类。除非有房颤的病人，一般应尽量慎用洋地黄类药物。

(五) 难治性心力衰竭的治疗

难治性心力衰竭指经各种治疗，心衰不见好转，甚至还有进展的心力衰竭，但并非指心脏情况已至终末期不可逆转者。对这类病人应努力寻找潜在的原因，并设法纠正；同时短期静脉联合应用强效利尿剂、血管扩张剂(硝酸甘油或硝普钠)及非洋地黄类正性肌力药。对高度顽固性水肿也有试用血液超滤者。也可对QRS波>120ms的心衰病人尝试安置三腔起搏器，使左右心室恢复同步收缩。

(庞建红)

第二节　慢性心力衰竭的护理

【主要护理诊断/问题】

1. 气体交换受损　与左心功能不全致肺循环淤血有关。
2. 焦虑/恐惧　慢性心衰与其反复发作、疾病带来的不适感、意识到自己的病情较重及不适应监护室气氛等有关。
3. 体液过多　与右心衰竭导致体循环淤血、水钠潴留、低蛋白血症有关。
4. 活动无耐力　与心衰导致心排血量减少有关。
5. 潜在并发症　有药物中毒的危险，有皮肤完整性受损的危险。

【护理措施】

(一) 病情观察

(1) 观察呼吸困难有无改善，发绀是否减轻，听诊肺部湿啰音是否减少，监测血氧饱和度、血气分析结果是否正常等。

（2）观察病人下肢浮肿、颈静脉怒张、肝肿大等情况，尿量、体重等变化，治疗及护理后病情有否好转，有无新的病理征象，并及时与医生联系。准确记录出入量，并将其重要性告诉病人及家属，取得配合。

（3）关注用药效果及药物不良反应。

（4）必要时进行心电监护，密切观察血压、脉搏、心电图情况。

（二）休息与活动

（1）血流动力学指标不稳定、心衰症状严重的病人应绝对卧床休息，以减少心肌耗氧量。病情稳定的病人，可结合心功能分级、超声或左室射血分数（LVEF）值、年龄等与病人及家属共同制订个体化活动方案。活动原则如下：Ⅰ级：不限制一般的体力活动，积极参加体育锻炼，但应避免剧烈运动和重体力劳动；Ⅱ级：适当限制体力活动，增加午睡时间，强调下午多休息，可不影响轻体力工作和简单家务劳动；Ⅲ级：严格限制一般的体力活动，每天有充分的休息时间，日常活动可以自理或在他人协助下自理；Ⅳ级：绝对卧床休息，取舒适体位，生活由他人照顾，可在床上做肢体被动运动。

（2）病人活动过程中，应密切观察有无呼吸困难、胸痛、心悸、头晕、疲劳、面色苍白、大汗等，出现以上症状时应立即停止活动，如病人经休息后症状仍不缓解，应及时通知医生。

（3）长期卧床易发生静脉血栓形成甚至肺栓塞，同时也会导致消化功能减低、肌肉萎缩等。因此，对需要静卧的病人，应帮助病人进行四肢被动活动和腹部按摩。

（三）饮食护理

食物宜清淡、低脂、富纤维素及含钾丰富，少食多餐，避免饱食。

1. **限水、钠和盐**　心衰病人应限制钠盐的摄入，轻度心力衰竭的病人，摄入的食盐应限制在 5 g/d；中度心力衰竭应限制在 2.5 g/d，重度心力衰竭应限制在 1 g/d。水肿不十分严重或利尿效果良好时，限盐无需特别严格，以免发生电解质紊乱。除食盐外，其他含钠高的食品有腌制品、发面食品、罐头食品、香肠、味精、啤酒、酱油、各种酱类（辣酱、番茄酱、沙拉酱），以及碳酸饮料等也应限制。水潴留往往继发于钠潴留，在限盐的基础上，将水的摄入量控制在 1.5 L/d。应注意促进和保证病人的食欲，可变换烹调方法，使用一些调味食物如洋葱、醋、柠檬、大蒜等，从而改善低盐食物的味道，保证营养。

2. **含钾丰富**　使用利尿剂期间，鼓励进食含钾丰富的食物详见附录二，避免低血钾诱发的心律失常或洋地黄中毒。

3. **含纤维素丰富**　鼓励适当选食含纤维素丰富的食物（如红薯、芹菜等），以保持大便通畅。避免食用刺激性强的食物。

（四）对症护理

1. 呼吸困难　参见本书第五章。

2. 体液过多　参见本书第五章。

（五）用药护理

1. 洋地黄类

（1）观察并告知病人洋地黄中毒的表现，主要表现在以下几个方面。① 胃肠道反应：一般较轻，常见纳差、恶心、呕吐、腹泻、腹痛等。② 心律失常：是洋地黄中毒最重要的反应，可见各类心律失常，最常见者为室性期前收缩。室上性心动过速伴房室传导阻滞是洋地黄中毒的特征性表现。③ 神经系统表现：可有头痛、失眠、忧郁、眩晕；出现黄视、绿视或复视。

(2) 预防洋地黄中毒：① 明确影响洋地黄中毒的因素：老年人、心肌缺血缺氧情况下，重度心力衰竭、低钾或低镁血症、肾功能减退等情况对洋地黄较敏感，使用时应注意询问和倾听病人的不适主诉，并及时发现病人 ECG 上的异常情况，及时处理。洋地黄与奎尼丁、胺碘酮、维拉帕米、阿司匹林等药物合用，可增加中毒机会，给药前应询问有无上述药物用药史。② 正确用药：指导病人严格按时间、按剂量服用。服用地高辛时，若上一次药漏服，则下次服药时无需补服，以免剂量增加而致中毒。静脉用药必须稀释后缓慢静注，推注时间不得短于 10～15 min。同时监测心率、心律及心电图变化。洋地黄发挥效应时心电图最先出现的改变为 ST-T 改变，即特征性的鱼钩状的 ST-T 改变。以Ⅰ、Ⅲ、aVF 及左胸导联最为明显。心率减慢。③ 监测脉搏：使用洋地黄类之前，应先测基础脉搏，若脉搏＜60 次/分，应禁止给药。服用洋地黄过程中，脉搏突然变化如显著减慢或加速，或由规则转为有特殊规律的不规则，如室性期前收缩二联律或三联律，是判断洋地黄中毒的重要依据，应及时告知医生处理。④ 必要时监测地高辛的血药浓度。

(3) 洋地黄中毒的处理：① 立即停药，并停止使用排钾利尿剂。一般停药后胃肠道反应和神经系统反应可随时间的延长而逐渐好转。② 纠正心律失常：快速心律失常可静脉或口服氯化钾。钾可阻止洋地黄与心肌进一步结合，防止中毒继续加深。但同时伴有房室传导阻滞及高钾血症者应慎用。补钾的同时还可以补镁。选用苯妥英钠或利多卡因抗心律失常药物。一般禁用电复律，以免引发室颤。严重缓慢性心律失常，如重度房室传导阻滞、窦性心动过缓可给予阿托品静注或异丙肾上腺素静脉滴注，必要时可予临时心脏起搏治疗。③ 应用洋地黄特异性抗体：能使强心苷从与 Na^+-K^+ ATP 酶结合的部位迅速解离出来，并与该抗体结合，起灭活解毒作用。

2. 利尿剂 非紧急情况下，利尿剂的应用时间选择早晨或日间为宜，避免夜间排尿过频影响休息。

(1) 疗效判断：使用利尿剂期间，每日监测体重以检验利尿剂效果。利尿剂足量的情况下，病人表现为水肿消退、肺部啰音消失，体重稳定，说明病情得以控制。有部分病人可出现利尿剂抵抗，严格限制钠盐摄入量，能减轻此效应。

(2) 不良反应：① 电解质丢失：CHF 常用袢利尿剂和噻嗪类，如速尿和双氢克尿噻，最主要的不良反应是低钾血症，易诱发心律失常或洋地黄中毒，应注意监测血钾及有无低钾血症表现，如乏力、腹胀、肠鸣音减弱等。合用 ACEI 或给予保钾利尿剂能一定程度地预防钾丢失，但应严格监测血电解质，防止出现高钾血症。补充含钾丰富的食物。必要时补充钾盐，口服补钾宜在饭后或将水剂与果汁同饮，以减轻胃肠道不适；外周静脉补钾时应注意用药浓度。② 低血压和氮质血症：若出现低血压和氮质血症而病人已无液体潴留，则可能是利尿过度，血容量减少所致，应告知医生减少利尿剂的用量。

3. 血管扩张剂

(1) ACEI 类药物的不良反应包括咳嗽、低血压和头晕、肾损害、高钾血症、血管神经性水肿。用药期间需要监测血压，避免体位的突然改变，检测血钾水平和肾功能。

(2) β受体阻滞剂的主要不良反应为心衰恶化、疲乏、心动过缓、低血压等，应监测心率和血压。当心率低于 50 次/分时，暂停给药。

（六）心理护理

经常与病人交流,倾听病人心理感受,给予必要的解释与安慰,加强巡视。鼓励家属安慰病人,酌情增减家属探视时间。急性心衰病人出现焦虑与恐惧时,可适当使用吗啡,但应注意观察病人有无呼吸抑制或心动过缓。观察病人有无缺氧所致的思维紊乱、意识障碍。尽量多陪伴病人,以消除其恐惧不安情绪。

【健康教育】

1. 知识宣教 向病人讲解慢性心衰的病因、诱因及防治知识,遵医嘱规律服药的重要性及常用药物的不良反应。

2. 休息与活动 注意休息,劳逸结合,制订合理的活动计划,防止增加心脏负担。

3. 饮食 参见护理措施内容。

4. 病情监测 教会病人及家属如何检查水肿、每日关注体重变化、自测脉搏和心律、有无乏力和气促。

5. 其他 积极治疗原发病,定期门诊复查等。

（庞建红）

第三节 急性心力衰竭

急性心力衰竭(acute heart failure,AHF)是指急性心脏病变引起心排血量显著、急骤降低,导致组织器官灌注不足和急性肺淤血的一组临床综合征。临床上以急性左心衰较为常见,表现为急性肺水肿或心源性休克等;急性右心衰竭即急性肺源性心脏病,相对少见,主要以大面积肺梗死或心源性休克为主要表现,为内科急危重症,须及时抢救。

【病因】

心脏解剖或功能的突发异常,使心排血量急剧降低,肺静脉压骤然升高而发生急性左心衰竭。AHF 的主要病因有:① 与冠心病有关的急性广泛前壁心肌梗死、乳头肌断裂、室间隔破损穿孔等。② 感染性心内膜炎引起瓣膜穿孔等所致急性反流。③ 其他,如高血压性心脏病血压急剧升高、在原有心脏病的基础上出现快速心律失常或严重缓慢性心律失常、输液过多过快等。

【病理生理】

心脏收缩力突然严重减弱,心输出量急剧减少;或左室瓣膜急性反流,使左室舒张末压迅速升高,肺静脉回流受阻而压力快速升高,引起肺毛细血管压升高而使血管内液体渗入肺间质和肺泡内形成急性肺水肿。急性肺水肿早期可因交感神经激活,血压可一度升高,随着病情进展,血压常下降,严重者可出现心源性休克。

【临床表现】

急性肺水肿为急性左心衰的最常见表现。主要表现为突发严重呼吸困难,呼吸频率常达 30~40 次/分,频繁咳嗽,咳大量白色或粉红色泡沫状痰。常极度烦躁不安,面色灰白,取坐位,两腿下垂,大汗淋漓,皮肤湿冷,极重者可因脑缺氧而致神志模糊。听诊时两肺满布湿啰音和哮鸣音,心尖部第一心音减弱,心率增快,同时有舒张早期奔马律,肺动脉瓣第二心音亢进。胸部 X 线显示:早期间质水肿时,上肺静脉充盈、肺门血管影模糊、小叶间隔增厚;肺水肿时表现为蝶形肺门；严重肺水肿时，有弥漫于满肺的大片阴影。重症病人采用漂浮导管行床边血流动力学监测，肺毛细血管楔压（PCWP）随病情加重而增高，心脏指数（CI）则降低。

AHF 的临床严重程度常用 Killip 分级：Ⅰ级：无 AHF；Ⅱ级：AHF，肺部中下肺野湿啰音，心脏奔马律，胸片见肺淤血；Ⅲ级：严重 AHF，严重肺水肿，双肺布满湿啰音；Ⅳ级：心源性休克。

【诊断要点】

根据病人典型症状与体征，如突发极度呼吸困难、咳粉红色泡沫痰，两肺满布湿啰音和哮鸣音等，一般即可诊断。

【抢救配合与护理】

1. 体位　立即协助病人取坐位，双腿下垂，以减少静脉血回流。病人常烦躁不安，需谨防跌倒受伤。

2. 吸氧　在保证气道通畅的前提下，高流量（6～8 L/min）鼻导管或面罩给氧，湿化瓶中加入 20%～30% 的乙醇湿化，使肺泡内泡沫的表面张力降低而破裂，有利于改善肺泡通气。对于病情特别严重者应给予无创呼吸机正压通气（NIPPV）加压面罩给氧。上述措施无效时采取气管插管。

3. 药物治疗　迅速建立静脉通路，遵医嘱正确用药，观察疗效及不良反应。

（1）减少肺血容量，降低肺循环压力。

① 吗啡：起镇静作用，可减轻病人焦虑、躁动所带来的额外心脏负担，还可扩张小静脉和小动脉，减轻心脏前后负荷。可用 3～5 mg 静滴，于 3 min 内推完，必要时每间隔 15 min 重复一次。年老体弱者应酌情减量或改为皮下或肌肉注射。同时严密观察生命体征。

② 快速利尿：呋塞米 20～40 mg 静脉推注，于 2 min 内推完，4 h 可重复 1 次。本药除利尿作用外，还有扩张静脉作用，有利于缓解肺水肿。

③ 血管扩张剂：根据病情选择硝普钠、硝酸甘油或酚妥拉明静脉滴注，并监测血压。应用硝普钠或硝酸甘油血管扩张剂时，需每 5～10 min 监测血压一次，根据血压逐步增加剂量至目标剂量，使收缩压维持在 100 mmHg 左右，病情控制后逐步减量、停药。不可突然停药，以免引起病情反跳。硝普钠含有氰化物，连续用药时间不宜超过 24 h。

（2）增加心肌收缩力。

① 西地兰：最适用于肺水肿伴有快速心房颤动，并已知有心室扩大伴左心室收缩功能不全者。首剂 0.4～0.8 mg，稀释后缓慢静注，2 h 后酌情再给 0.2～0.4 mg。急性心肌梗死发病 24 h 内病人不宜用洋地黄类药物。

② 氨茶碱：具有平喘、强心、扩血管、利尿作用。常用 250 mg 稀释后缓慢静注，1～2 h 可重复一次。

③ 多巴胺：小剂量[<2 μg/(kg·min)，静滴]可降低外周阻力，扩张肾、冠状动脉和脑血管；较大剂量[>2 μg/(kg·min)，静滴]可增加心肌收缩力和心排血量，两者均利于改善 AHF 的病情。但大剂量[>5 μg/(kg·min)，静滴]静脉点滴时可兴奋 α 受体而增加左室后负荷和肺动脉压。多巴酚丁胺也可增加心排血量，但应根据血流动力学监测结果调整用量。肺水肿伴有低血压、组织器官灌注不足时可选用。

4. 其他治疗　激素可降低肺毛细血管通透性，减少渗出，常用地塞米松。仔细寻找并消除诱因，加强基本病因治疗。对于心源性休克，尤其是急性心肌梗死合并肺水肿者，可采取主动脉内球囊反搏术增加心排血量,改善肺水肿,具体见本章附录1。

(庞建红)

附录1:主动脉球囊反搏术

主动脉球囊反搏(intra-aortic balloon pump,IABP)是目前心脏血管疾病临床应用比较广泛而有效的机械性循环辅助装置,由动脉系统植入一根带气囊的导管近端至降主动脉内左锁骨下动脉开口远端,远端位于肾动脉上方,进行与心动周期相应的充盈扩张和排空,使血液在主动脉内发生时相性变化,从而起到机械辅助循环作用的一种心导管治疗方法。主动脉球囊反搏的基本装置包括球囊导管、气源和反搏控制装置(反搏泵)。1967年,该项技术首次在临床应用并获得成功,现在已成为救治重症心脏疾病的必备技术。

【基本原理】

IABP的原理是通过升高主动脉舒张压从而增加冠状动脉灌注、改善心肌缺血的装置。当心室舒张时快速充盈气囊,使之膨胀以增加主动脉内舒张压,从而达到提高冠状动脉舒张期灌注的目的。当心脏收缩时,主动脉内气囊快速排空,使心室射血不受阻碍,以减少心肌耗氧(图1)。利用IABP可使主动脉舒张压最高升达100 mmHg,故增加冠脉血流,改善心肌供血供氧,提高心排血量。

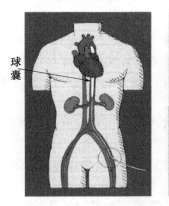
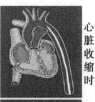

图1 主动脉球囊反搏示意图

【适应证】

(1) AMI并发心源性休克,经药物治疗无效,血压继续下降者。

(2) AMI并发心室间隔穿孔、乳头肌功能不全、急性室壁瘤伴有明显血流动力学障碍。

(3) 高危因素病人的预防性应用。用于术前心功能Ⅳ级、左室射血分数(EF)小于30%的病人。

(4) 手术过程中发生的低心排综合征。

(5) 心脏手术后低心排综合征有下列表现者:① 收缩压<90 mmHg。② CVP>15 mmHg。③ 左房压>20 mmHg。④尿量<0.5 mL/(kg·h)。⑤应用大剂量辅助心功能药物无效。⑥末梢循环不良。

6. 危重病人的冠状动脉造影及介入治疗。

7. 心脏移植后的循环辅助。

【禁忌证】

主动脉瓣严重关闭不全;主动脉病变,如夹层动脉瘤、主动脉瘤或主动脉损伤等;严重凝血机制障碍;脑出血或不可逆的脑损伤;心脏畸形矫治不满意;终末期心脏病。

【术前准备】

1. 物品准备 IABP机及导管、压力传感器、静切包、无菌手套、无菌纱布10包以上、消毒液、护理包、注射器(20 mL,5 mL)、加压输液袋、透明贴膜、约束带、软尺及胶布。

2. 药物准备

(1) 与 IABP 相关的药物:500 mL 的生理盐水数瓶、1%利多卡因、肝素。

(2) 相关的抢救药物:肾上腺素、阿托品、多巴胺、碳酸氢钠、低分子右旋糖酐等。

3. 病人准备

(1) 主动脉球囊反搏术前的知识宣教:根据病情向病人及家属交代施行 IABP 的必要性和重要性,介绍手术的大致过程及可能出现的并发症,并让家属在手术通知书上签字。

(2) 术前 1 d 股动脉穿刺术区备皮,检查双侧足背动脉、股动脉搏动情况并作标记,并训练床上排尿,术前常规遵医嘱给予抗血小板聚集药物与地西泮等镇静药物。必要时做青霉素皮试,并将结果记录于病历卡上。

(3) 辅助检查:血常规及血型、出凝血时间、ECG、乙肝五项、超声心动图等。

【操作步骤】

(1) 首先将腹股沟区皮肤消毒后铺无菌巾,然后将 18 号动脉穿刺针刺入股动脉,将导引钢丝通过穿刺针置于股动脉内,退出穿刺针。

(2) 在钢丝导引下,将扩张器送入股动脉,再送入扩张导管,套管远端 2~3 cm 留在体外,以控制出血。

(3) 取球囊导管,球囊导管部分暂留在保护套内以免损坏。球囊导管远端连接三通开关及注射器,用 50 mL 注射器抽净囊内气体。

(4) 测量股动脉穿刺点到胸骨角的长度作为导管插入深度并做好标记,以生理盐水浸湿球囊导管。

(5) 将钢丝和扩张器拔除,通过保留的鞘管将球囊导管插到标记处,将鞘管退出只留少许在体内。

(6) 逆时针方向旋转缠绕柄,以卷紧球囊,使球囊全长完全、均匀地缠绕在导管上。

(7) 将球囊导管接上压力控制器,开始反搏。

【术中配合】

(1) 记录 IABP 前病人生命体征、心律、心排出量、心脏指数等相关指标,以利于术后评价效果。

(2) 术中严密监护病人的意识、血压、心律、心率、呼吸等变化,一旦出现紧急情况,积极配合医生进行抢救。

【术后并发症的防治及护理】

1. 导管植入动脉夹层造成动脉撕裂或穿孔的预防　置管操作应准确轻柔,遇阻力时旋转导管方向,不可用力强行插入;穿刺置管时注意穿刺针回抽血液通畅,以确保穿刺针在血管腔内。

2. 下肢缺血　其原因主要有:IABP 导管留置时间过长阻塞下肢动脉供血;抗凝不足引起栓塞;冠状动脉搭桥术后,取大隐静脉的下肢用弹力绷带包扎过紧。预防措施:选择合适口径的球囊导管;停用球囊反搏时间不宜超过 30 min;有效抗凝;严密观察下肢血运情况。

3. 动脉栓塞　血栓或粥样硬化斑块栓子脱离可阻塞全身各脏器的动脉,以下肢动脉栓塞最常见。预防措施:进行有效的抗凝治疗;保持球囊在体内的搏动;IABP 不应超过 1 h;注意观察动脉栓塞的各种临床症状。

4. 感染　因无菌操作不严或导管留置时间过长可造成局部感染,多表现为插管处局部及全身反应如发热、菌血症等。预防措施：严格无菌操作，加强局部消毒，及时更换敷贴，必要时预防性应用抗生素。

5. 气囊破裂　置管不顺利或球囊壁被动脉壁粥样硬化斑块刺破，表现为顽固性低反搏压及充氦气的管腔内出现血液。预防措施：经皮穿刺前检查球囊有无漏气，避免球囊与尖锐物接触。一旦确认球囊破裂，应立即停止反搏并拔除导管。

6. 血小板减少症　实施 IABP 的病人，为防止血栓形成需要肝素化、量化肝素的应用及球囊工作时对血小板的机械性损伤，可造成血小板减少，增加出血的危险。预防措施：采用静脉留置针，避免反复静脉穿刺，穿刺静脉、动脉后必须延长压迫血管时间，避免在穿刺侧反复测量血压，以免造成血管渗血，甚至造成骨筋膜室综合征。

【撤除方法】

1. 撤除反搏的指征　① 收缩压＞100 mmHg。② 肺毛细血管楔压下降 5 mmHg。③ 心排血量正常。④ 每小时尿量＞1 mL/kg。⑤ 微循环障碍纠正，不用升压药或用量很小。

2. 撤除方法及注意事项

(1) IABP 停用时可通过减少充气频率或减少充气容量两种方法来完成。新的充气频率或充气容量一般需 1～2 h 才能达到稳定状态。

(2) 撤除前先逐步递减反搏频率，若血压及病情稳定，则可停止反搏，留管观察一段时间后方可拔管。

(3) 在气囊导管移出之前 2 h 停用肝素，检测凝血酶时间和凝血酶原时间在正常范围内。

(4) 气囊导管移出时应先将气囊内的气体完全抽尽，将气囊导管和鞘管同时拔除。

(5) 压迫股动脉穿刺点 30 min，然后加压包扎，患肢制动 24 h。

(6) 术后继续应用抗生素 3～5 d，以预防感染。

【监测及护理要点】

1. 加强心理支持　由于应用 IABP 病人病情危重，大多存在忧虑、恐惧心理，故使用前要反复向病人及家属解释其必要性、有效性和安全性，给病人以安慰、鼓励，增强病人战胜疾病的信心，同时术后应保持病室环境安静、整洁，温度适宜，使病人感到舒适，避免强光照射，确保病人充足的休息和睡眠。

2. 保持正确的体位　应用 IABP 时病人应绝对卧床，取平卧位，穿刺侧下肢伸直，避免弯曲，并向病人解释清楚保持下肢伸直的重要性，以取得配合。对长期应用 IABP 的病人，为防止压疮发生及其他不适，可每 2 h 向穿刺侧侧卧，但须保持穿刺侧下肢伸直。翻身幅度不宜过大，下肢与躯体成一直线，避免穿刺侧屈曲受压。术前准备循环充气气垫，可促进病人局部的血液循环，有效防止压疮发生。

3. 保持管道通畅，避免导管打折　IABP 治疗中应将球囊导管用胶布、绷带固定，防止病人在变换体位时造成导管打折、移位和脱落。各班护士认真交接管道反搏压力情况，观察各管道连接处有无松动、血液反流现象，充管 1 次/小时，每次肝素盐水 3～5 mL，以免形成血栓。

4. 加强起搏过程的监测，熟知各种理论及数据　球囊反搏泵可同时监测心率、心律、血压、反搏压、反搏压力曲线，对电源、触发方式、漏气、导管位置等报警系统要熟知。在球囊反搏过程中出现系统报警时，要及时查找原因，并同时报告医生。以免因 IABP 停搏过久而出现血流动力学改变或血栓形成。

(1) 选择 R 波向上的最佳 ECG 导联：IABP 主要是依据 ECG 的 QRS 综合波中的 R 波触

发球囊周期性启动,要确保 QRS 波幅＞0.5 mV(R 波的波幅＜0.5 mV 不能正确有效触发),因此,应固定好心电图电极片,避免因病人躁动、搬抬病人和病人出汗过多而使心电图电极片脱落,造成 IABP 终止启动。应注意观察心电图的异常变化和 IABP 工作是否正常,以确保 IABP 的有效触发。

（2）严密监测心率、心律变化,及时发现心律失常：IABP 最有效的心律是窦性心律,心率 80~110 次/分,IABP 反搏效果有赖于 QRS 波的波幅、心跳的节律和频率。严重心动过速（HR＞150 次/分）、心动过缓和 QRS 波幅多变及室颤均可影响球囊反搏效果甚至停搏,护理观察中要特别注意病人心律、心率及 QRS 波群的动态变化。

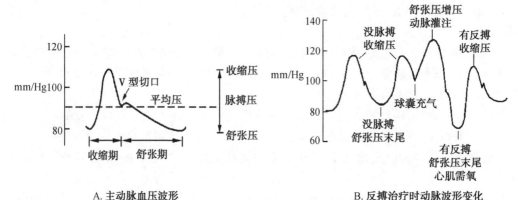

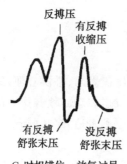
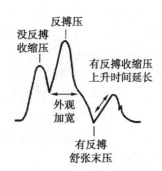

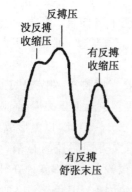
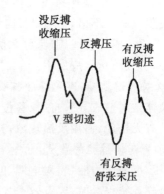

图 2　主动脉内球囊导管反搏的正常与异常波形

(3) 注意监测主动脉反搏图形的变化(图2)：当发现有异常的充放气情况时,应及时向医生汇报。常见的异常波形主要有以下四种：① 充气过早：充气在主动脉瓣关闭前,使主动脉根部收缩压增加,左室后负荷和做功增加。② 充气过晚：充气于主动脉排空期,左室搏出的血液已进入主动脉,限制了血液反流入冠状动脉,影响冠状动脉供血。③ 放气过早：主动脉内压力降低,冠状血管压力升高,减轻了冠状动脉的血液充盈。④ 放气过晚：使左室射血时间缩短,血压下降,心排血量下降,冠状血流减少,耗氧量增加。

(4) 如血流动力学指标稳定改善,可逐渐减少升压药和正性肌力药物剂量。情况继续好转,则逐渐减少反搏频率,缩短舒张期球囊充盈时间,并逐渐减少球囊充盈容积。

(5) 正确应用抗凝治疗：在应用肝素抗凝治疗过程中,每2~4 h监测激活全血凝固时间(ACT),使ACT维持在200~500 s,保持ACT时间为正常的1.5~2.5倍。肝素100mg加入50 mL生理盐水中用微泵匀速缓慢推注,速度为2~4 mL/h,根据病情,遵医嘱及时调整肝素用量,达到既抗凝又不出血的目的。

(惠 杰 胡小武)

附录2：左心室辅助装置

左心室辅助装置(left ventricular assist device,LVAD)是将血液从左房或左室引出,通过人工心室将血液输入动脉系统,部分或完全代替左室功能,是一种支持循环的心脏机械辅助装置。早在1961年就出现了应用体外泵对心源性休克病人进行的左心辅助,此后随着工程技术的进步、医学理论的不断进展和经验的逐渐积累,左心室辅助装置的研发和应用也不断进步。

【基本原理】

LVAD的基本原理是将血液从左房或左室引出,通过人工心室将血液输入动脉系统,部分或完全代替左室功能,减少心肌耗氧量,增加冠状动脉灌注,使衰竭的心脏得到休息；降低左室舒张末压,使左房压、肺毛细血管楔压下降,减轻肺淤血,改善气体交换；维持或增加体、肺循环,保证组织灌注,减少或停止升压药的应用,减轻低心排引发的一系列病理改变。它既可以为等待心脏移植的病人争取时间起到桥梁作用,也可以作为终末期心衰治疗的一种较为有效的方法(图3)。目前应用的左心室辅助装置大致可分为3种：体外搏动式、植入搏动式和非搏动式。

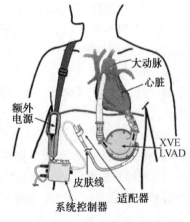

图3 左心室辅助装置示意图

1. 体外搏动式LVAD 指将泵置于病人体外,提供如心脏搏动样的血流。其优点是不占用病人体内空间、易改变辅助方式(如改为双室辅助)、对电磁干扰不敏感。但因此种LVAD体积相对较大又置于体外使病人的活动受到影响,因此多在医院内使用。

2. 植入搏动式LVAD 指将仪器部分或全部植入病人体内,其优点是重量轻、体积小、活动性好,但是对电磁干扰敏感,可用于病人出院后使用。

3. 非搏动式LVAD 此种LVAD是目前最先进的LVAD,它的体积和噪音都较搏动式的小很多,但提供的血流量很高,可为病人提供所需的心排出量,并且在病人还有部分泵功能时,可降低其叶片转速分担部分心脏泵活动。其优点是效能高、更换简便。因为它也是部分植入体内,所以具有和植入式LVAD相同的缺点。

【适应证】

目前临床上应用血管活性药物或主动脉内球囊反搏治疗心源性休克等严重左心衰无效时,应考虑用 LVAD。其适应证包括:① 急性心源性休克。② 顽固性左心衰竭或不宜控制的顽固性致命性心律失常。③ 心脏手术后不能脱离体外循环机。④ 心脏移植后排斥反应所致心源性休克。⑤ 高危病人术前的预防性应用,维持血压和心排出量,预防心搏骤停。

美国 FDA 的 LVAD 应用指标:收缩压<80 mmHg 或平均动脉压<65 mmHg,肺动脉毛细血管楔压>20 mmHg,外周血管阻力>0.021 N·s/cm^2,尿量<20 mL/h(成人),使用大量强心剂或 IABP 条件下心排血指数<2 L/(min·m^2)。常规达到上述标准可给予 LVAD 的治疗。

【禁忌证】

LVAD 无绝对禁忌证,因费用较高,为保证治疗的有效性,下列病人不宜使用:① 肾衰竭。② 感染性心内膜炎、败血症。③ 慢性肺病或肝衰竭。④ 恶性肿瘤。⑤ 神经系统疾病。⑥ 血液系统疾病。⑦ 心脏手术畸形纠正不满意、术后顽固性心源性休克。

【安置过程及护理】

1. LVAD 的安置　应用搏动泵时,装置的植入与建立标准体外循环相似。辅助左心室时,LVAD 的流入口通过右上肺静脉或左房耳部连接在左房插管上,流出口连接升主动脉插管。放置心室辅助的同时应常规放置左房测压管,当 LVAD 血流不好时,用于鉴别是血容量不足还是导管位置不正确的原因。

2. 监测及护理要点

(1) 严密观察病人心率、血压、脉搏、呼吸的变化。所有病人均有颈静脉穿刺、桡动脉有创血压、中心静脉压(CVP)、平均动脉压(MAP)、左房压等。应保持各监测管道通畅,动脉压力换能器要及时调整零点,保证监测数据的准确性。

(2) 根据血压、CVP、胸腔引流液量的变化及时补充新鲜全血或血浆等,以免影响人工心室充盈,导致心排出量降低。术后胸腔引流量连续 3 h>200 mL/h,应及时通知医生,并停用肝素。

(3) 保持胸腔引流管通畅,术后注意观察有无心包填塞征象,如心率增快、血压下降、CVP 升高、胸液突然减少、尿量减少等应及时报告医生,并做好第 2 次开胸的准备。

(4) 观察尿量变化,如尿量少于 20 mL/h,应积极查找原因进行处理,可用快速补液判断是否有急性肾衰竭。同时使用血管活性药物、利尿剂及输入白蛋白进行全面支持。

(5) 监测血气变化,调节呼吸机的潮气量和氧浓度,纠正酸中毒和低氧血症,减轻肺动脉压力。

(6) 加强体温监测,注意观察有无感染征象,及时对症处理。

【术后并发症的预防及护理】

1. 出血　出血是最常见的并发症,一般发生率为 40%～60%。辅助过程中肝素抗凝和凝血因子消耗是出血的主要原因。预防措施:① 选用肝素化的插管、管道、人工心室,尽量少用或不用肝素,减少使用肝素造成的大量渗血和出血。② 手术结束时手术部位彻底止血。③ 肝素用微量泵持续静脉注入,避免一次性静脉推注使静脉注入量忽高忽低,造成渗血多。④ 注意监测激活全血凝固时间,酌情补充血小板或新鲜全血,同时可使用保护血小板的药物,首选抑肽酶。

2. 栓塞　栓塞是 LVAD 的主要并发症之一,发生率 2%～15%。血栓形成的主要原因是各种机械因素导致细胞损伤、人工心室内血流速度较慢、抗凝不足以及败血症等。预防措施:① 维持心率 80～100 次/分,心率慢易形成血栓。② 成人血流量维持在 2～4 L/(min·m^2),保证充足的体循环灌注,减少血栓栓塞机会。③ 流量减少时,加强肝素抗凝治疗。

3. 感染　感染的发生主要与连接心脏的进出插管及辅助时间有关,常见如发热、心率过快、呼吸急促、淋巴结肿大等。预防措施:① 术中严格无菌操作。② 加强病室的消毒隔离与管理,严格遵循无菌操作原则。③ 加强各引流管护理,保持置管清洁干燥,及时更换敷贴。④ 控制易感因素,预防性应用抗生素。

4. 右心功能衰竭　右心衰竭的发生率为 20%～30%。因 LVAD 造成室间隔移位,改变原来左、右心室结构的统一性,产生右心室收缩障碍;又因左心辅助后静脉回流增多,突出表现为右心衰竭。预防措施:① 维持左房压<5 mmHg,以免肺淤血、肺循环阻力升高,加重右心室后负荷。② 使用正性肌力药物,如多巴胺、多巴酚丁胺、米力农等维护心功能。③ 使用利尿剂,控制液体入量。

【撤除方法】

LVAD 辅助一般至少使用 24 h 以上,以后可结合心功能恢复情况,逐步减低血泵流量或频率,增加心脏前负荷,同时逐渐减少血管活性药物,监测左、右心压力,当辅助流量减低至 0.5～0.8 L/(min·m^2)。达到下列指标可停机:LAP<20 mmHg;CI>2.2 L/(min·m^2);主动脉收缩压>100 mmHg;SVO$_2$>65%。具体脱机方法为:① 每 6 h 减少辅助流量 25%,直至辅助流量为 0.5 L/min 左右时,观察血流动力学指标稳定达 12 h 以上,可考虑撤除 LVAD。② 调节控制器以改变心电、血泵触发比率,比率从 1∶1 逐步降到 1∶10,作间断同步反搏,增加左心室独立搏血功能。③ 以上两种方法合用直至达到停机指征。试停阶段应全身肝素化以防止血栓形成。

(惠　杰　胡小武)

附录 3:血液滤过

血液滤过又称连续性肾脏替代治疗(continuous renal replacement therapy,CRRT),其原理是利用血液净化技术清除溶质,以替代受损肾功能以及对脏器功能起保护支持作用。它是所有连续、缓慢清除水分和溶质治疗方式的总称,其基本模式有三类,即血液透析(hemodialysis, HD)、血液滤过(hemofiltration, HF)和血液透析滤过(hemodiafiltration, HDF)。血液滤过是模仿正常人肾小球滤过及肾小管再吸收原理,以对流的方式清除血液中的溶质及水分。与 HD 相比,HF 具有对血流动力学指标影响小、中分子物质清除率高等优点,且治疗肺水肿、心包炎、脑水肿效果优于 HD。

临床上一般将单次治疗持续时间<24 h 的 RRT 称为间断性肾脏替代治疗(intermittent renal replacement therapy, IRRT);将≥24 h 的 RRT 称为 CRRT。IRRT 主要包括间断血液透析(IHD)、间断血液透析滤过(IHDF)、缓慢低效血液透析(SLED)、脉冲式高流量血液滤过(HVHF)及短时血液滤过(SVVH)等;CRRT 主要包括持续血液透析(CHD)、持续血液滤过(CHF)、持续血液透析滤过(CHDF)及缓慢连续超滤(SCUF)等。

【适应证】

ICU 病房采用 CRRT 的目的主要有两大类:一是重症病人并发肾功能损害;二是非肾脏疾病或肾功损害的重症状态。具体包括:急性肾衰竭;全身感染;重度血钠异常;心脏术后伴有肾脏损伤或衰竭；顽固性心衰；横纹肌溶解；全身炎症反应综合征，包括急性重症胰腺炎早期和创伤；中毒。应根据不同的疾病选择不同的治疗模式，如 HVHF 对全身感染、感染性休克和 MOF 的疗效优于 CVVH 模式；而 SVVH 和 CVVH 均可用于重症急性胰腺炎的辅助治疗。

【禁忌证】

无绝对禁忌，但对严重低血压、重症心脏疾病和严重出血者慎用。

【血滤前准备】

1. 物品准备　血液滤过器、血液滤过管路、安全导管（补液装置）、穿刺针、无菌治疗巾、生理盐水、一次性冲洗管、消毒物品、止血带、一次性手套、置换液等。血液滤过机见图 4。

2. 病人准备　评估病人年龄、病情、知识水平、合作程度，对已置管的病人还须评估血滤通路情况。进行血常规、出凝血时间、电解质等检查，告知病人该治疗的目的，简要介绍其过程及操作中可能出现的不适，如有不适应及时报告医务人员。

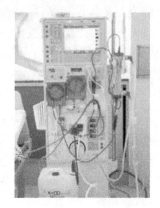

图 4　血液滤过器

3. 建立静脉通路　协助医生做一侧股静脉及较粗直的上肢静脉如肱静脉穿刺，上肢静脉条件差者则行双侧股静脉穿刺。

【操作步骤】

下面以百特血滤机为例，简单介绍操作流程：

1. 准备　备齐用物，推至床旁，核对床号姓名，给清醒的病人解释应用血滤机的目的、方法和注意事项。接电源，打开开关（机器左侧黑色按钮），开主机开关（手指按压 3 s），机器自检 6 min。

2. 选择治疗模式　① SUF 单超。② CVVH 血滤。③ CVVHD 血滤。④ CVVHDF，透析滤过。⑤ HEMOPERFUSION 灌流。⑥ TPE2 血浆置换。

3. 准备状态　安装管路（按照机器显示屏图形安装）→安装血滤器（同上）。

4. 准备抗凝剂　有抗凝剂[准备注射器（50 mL）和所需抗凝药物]。

5. 检查　管路和管路夹（是否有打折、扭曲，管路夹子是否全部打开，连接钙泵或抗凝剂的夹子应关闭，其他部位的夹子全部打开）。

6. 预冲状态　静脉段接预冲液，动脉段接空袋，按 START 键开始预冲（观察滤器及管路、血泵、前稀释泵、后稀释泵、滤液泵情况）。重复循环：将静脉端和动脉端与盐水相连（预冲时使用同一袋盐水）血泵开启后盐水在管路及滤器中循环。

7. 静脉夹和压力测试（压力和管路夹检测）　动静脉端连接到生理盐水袋，血泵开启后，盐水在管路中循环。

8. 设置项目　① 脱水速度。② 总脱水量。③ 后稀释泵速度。④ 前稀释泵速度。⑤ 温度。

9. 开始连接病人　将管路动脉端消毒后与病人插管动脉端连接引出血液，将静脉管路与病人端静脉管路相连，开始治疗；添加小分子肝素（根据病情决定剂量），血流速度逐渐增加（80～150 mL/min）机器自动调节。

10. 治疗状态　观察病情及记录 CRRT 表格。① 每小时记录一次生命体征、血流速度、动脉压、静脉压、跨膜压、超滤值和各种检验数值。② 观察病情变化，如有变化应及时详细地记录在 CRRT 表格内。③ 插管部位情况:有无渗血、阻塞管路等。④ 透析中需要更改治疗数据的原因及更改时间。

11. **治疗结束** ① 进入结束治疗模式,选择"yes"键血泵开关,血流速自动降至 80 mL/min。② 连接动脉端侧接口管路至盐水袋上,开血泵将侧接口内的盐水冲至滤器处,防止接口处空气流至病人体内。再将动脉端血液冲入病人体内,关闭插管处动脉端夹子及动脉管路端夹子。开血泵将管路中血液自静脉端回输入病人体内。③ 封管:备肝素 2 支(根据插管长短封管),用无菌纱布重新包好静脉置管,以备下次使用。④ 记录总的超滤量及出入量,填在 CRRT 表格内。

12. **清洁机器** 用清水毛巾擦机器;清点止血钳,盖好机器罩。

【血液滤过中的监测】

1. **血流动力学监测** 一般需要持续监测神志、心率(律)、血压、CVP、每小时尿量等临床指标,严重的全身炎症反应综合征伴血流动力学不稳定者,整个过程须行血流动力学监测,以便及时给予相应处理。

2. **体液量监测** 监测体液量的目的在于恢复病人体液的正常分布比率。严重的体液潴留或正水平衡可导致病死率升高,而过度超滤体液也可以引发有效血容量缺乏。在维持生命体征稳定的前提下,应控制液体入量,避免体液潴留。

3. **凝血功能监测** 密切观察病人皮肤黏膜出血点、伤口和穿刺点渗血情况,以及胃液、尿液、引流液和大便颜色等。定期行凝血的化验检查。

4. **血电解质和血糖监测**

【术后并发症的防治及护理】

1. **发热反应** 由于维持性血液滤过的病人每周须做 3 次治疗,每次静脉输入 20~35 L 的置换液,置换液配制及运输过程中破损可引起致热原或细菌污染。防治措施包括:① 严格无菌配制置换液。② 置换液运输、贮藏应小心谨慎,使用前认真检查,如有漏液及混浊时禁用。③ 复用滤器及管道必须认真清洗消毒。④ 在置换液输入通道中安置微型滤器。⑤ 出现发热反应者应做血培养及置换液培养,同时应用抗生素。

2. **耗减综合征** 长期血液滤过可致机体内氨基酸、蛋白质及某些小分子激素与金属离子的丢失而引起耗减综合征。防治措施:① 置换液中的电解质浓度应与正常人血浆浓度相近,并根据丢失量作相应调整。② 定期作有关生化测定,及时补充所丢失物质。

3. **低血压** 主要由滤过速度过快或补液量不平衡所致。防治措施:① 血液滤过机监护器的液体平衡系统应监测后方可用于临床。② 老年人心血管功能不稳定或首次血液滤过治疗,不宜选用大面积高效的血液滤器。③ 血压降低时应将血液流速等适当降低,必要时预充晶体或胶体溶液。

【注意事项】

(1) 留置期间应卧床休息,以免导管脱落引起大出血;每次血滤/透析前用空针吸尽导管内残存的血液,再用稀释肝素盐水冲洗管道;外脱的导管禁止再次插入体内;不经留置的血滤用导管采血和输液。

(2) CRRT 结束后采用正压法肝素封管,用于封管的生理盐水量为导管总容量的 120% 为宜,需 1.2~1.4 mL,并应定期采用肝素生理盐水给血管导管进行正压冲洗。

(3) 重症病人 CRRT 的疗程较晚期肾病病人的血液透析疗程短得多,因此静脉通路一般选择中心静脉置管而不是动静脉瘘,对重症病人CRRT治疗血管通路的选择,指南推荐股静脉置管。

(4) 对无出血风险的重症病人行CRRT时,可采用全身抗凝;对高出血风险的病人,如存在活动性出血、血小板<$60×10^9$/L、INR>2、APTT>60 s或24 h内曾发生出血者在接受CRRT治疗时,应首先考虑局部抗凝。

(惠 杰 顾丽亚)

附录4:体外膜肺氧合技术

体外膜肺氧合(extra-corporeal membrane oxygenation,ECMO)是体外循环技术范围的扩大和延伸,又称体外维生系统(extra-corporeal life support,ECLS)。它是代表一个国家、一个地区甚至一个国家的危重症急救水平的一门技术。

【ECMO的原理和简要操作】

ECMO的原理是将体内的静脉血引出体外,经过特殊材质人工心肺旁路氧合后注入病人的动脉或静脉系统,以维持人体脏器组织的氧合血供,起到部分心肺替代作用。ECMO治疗期间,心肺得到充分休息,而全身氧供和血流动力学指标处在相对稳定的状态。ECMO对呼吸和心脏支持的优越性表现在:① 有效的气体交换。② 长期支持灌注为心肺功能恢复赢得时间。③ 避免长期的高浓度氧气吸入所致的氧中毒。④ 避免机械通气所致的气道损伤。⑤ 有效的循环支持。⑥ ECMO治疗中可用人工肾对体内环境如电解质进行可控性调节。

【ECMO的管道回路系统】

ECMO的管道回路系统主要有两种方式,即静脉-静脉体外氧合(V-V转流)与静脉-动脉体外氧合(V-A转流)。

V-V转流即经静脉将静脉血引出经氧合器氧合并排除二氧化碳后泵入另一静脉。通常选择股静脉引出,颈内静脉泵入,也可根据病人情况选择双侧股静脉。原理是:将静脉血流在流经肺之前已有部分气体交换,弥补肺功能的不足。V-V转流适于单纯肺功能受损,无心脏停搏危险的病人。需要强调的是,V-V转流只可代替部分肺功能,因为只有一部分血液被提前氧合,并且管道存在重复循环现象。重复循环现象是指部分血液经过ECMO管路泵入静脉后又被吸入ECMO管路而重复氧合。

V-A转流即经静脉引出的血液经氧合器氧合,并排除二氧化碳后泵入动脉。成人通常选择股动-静脉;新生儿及幼儿由于股动静脉偏细选择颈动-静脉;也可行开胸手术动-静脉置管。V-A转流是可同时支持心肺功能的连接方式。V-A转流适用于心功能衰竭、肺功能严重衰竭并有心脏停搏可能的病人。由于V-A转流的ECMO管路是与心肺并联的管路,运转过程会增加心脏后负荷,同时流经肺的血量减少。长时间运行可有肺水肿而出现粉红泡沫痰。当心脏完全停止跳动,V-A模式下心肺血液滞留,容易产生血栓而导致器官不可逆的损害。如果超声诊断下心脏完全停止跳动>3 h则应立即开胸手术置管转换成其他模式(如A-A-A模式即两条插管分别从左、右心房引出经氧合器氧合并排除二氧化碳后泵入动脉),这样可防止心肺内血栓形成和防止肺水肿发生。

ECMO方式的选择:要结合病因、病情灵活选择。总体来说,V-V转流方法为肺替代的方式,V-A转流方法为心肺联合替代的方式。心脏功能衰竭及心肺衰竭病人选V-A;肺功能衰竭者选用V-V转流方法;长时间心跳停止者选A-A-A模式。随着病情的不断变化还可能不断更改转流方式。例如,在心肺功能衰竭急救过程中选择了V-A转流方法,经过治疗心功能恢复而肺还需要一段时间恢复时,为了帮助肺功能的快速恢复,则可转为 V-V 模式。不合理的模式选择则可能会促使原发病恶化,降低成功率。

【ECMO 的基本结构】

ECMO 的基本结构主要包括血管内插管、连接管、动力泵(人工心脏)、氧合器(人工肺)、供氧管、监测系统。这里主要介绍氧合器和动力泵。

1. 氧合器(人工肺)　其功能是将非氧合血氧合成氧合血,又叫人工肺。ECMO 氧合器有硅胶膜型与中空纤维型两种。硅胶膜型膜肺相容性好,少有血浆渗漏,血液成分破坏小,适合长时间辅助治疗,如支持心肺功能等待移植、感染所致的呼吸功能衰竭等。其缺点是排气困难、价格昂贵。中空纤维型膜肺易排气,2~3 日可见血浆渗漏,血液成分破坏相对大,但由于安装简便仍为首选的急救套包。如有需要,稳定病情后可于 1~2 日内更换合适的氧合器。

2. 动力泵(人工心脏)　其作用类似心脏的功能,驱使血液向管道的一个方向流动。临床上主要有两种类型的动力泵,即滚轴泵和离心泵。由于滚轴泵不易移动,管理困难而少用。急救专业首选离心泵作为动力泵。其特点是安装移动方便,管理方便,血液破坏小;在合理的负压范围内有抽吸作用,可解决某些原因造成的低流量问题。

【ECMO 的临床应用】

(1) 由于 ECMO 强大的心肺替代功能,且操作简单,所以其适应证非常广泛:① 各种原因引起的呼吸心跳骤停。② 急性严重心功能衰竭。③ 急性严重呼吸功能衰竭。④ 各种严重威胁呼吸循环的疾病。

(2) ECMO 的禁忌证包括:① 长时间重度休克。② 代谢性酸中毒,BE<－5 mmol/L,大于 12 h。③ 尿少<0.5 mL/(kg·h),大于 12 h。④ 乳酸<10 mmol/L,大于 10 h。⑤ 预计 ECMO 不能使其获得较好的生命质量。

(3) ECMO 常见并发症有出血、感染、溶血、末端肢体缺血、心脏休克。

ECMO 可以短期维持病人的心肺功能,从而为治疗争取时间,挽救部分病人的生命,是一个很重要的治疗手段。但它不是病因治疗,只可延长病人的生存时间。病人如果短期内不能恢复或无其他治疗方法,最终仍会死于原发病或 ECMO 所导致的并发症。只要能慎选真正需要的病人,尽早使用,并在良好的团队合作配合下,相信 ECMO 必能帮助更多的病人度过最危险的阶段。

(惠　杰　刘　丹)

第十五章 胸部大血管疾病及其护理

第一节 胸主动脉瘤

胸主动脉瘤是指胸部主动脉发生的持续性扩张病变。一般动脉直径扩张超过所在部位主动脉正常范围的50%以上，即可诊断为动脉瘤。病变范围可以从主动脉根部开始，涉及升主动脉起始部至横膈水平之间的胸主动脉全长，如胸主动脉瘤累及膈下的腹主动脉，则称胸腹主动脉瘤，亦属胸主动脉瘤的范畴。胸主动脉瘤和其他部位的主动脉瘤一样，不是真正的肿瘤，而是由于各种原因造成的主动脉局部或多处向外扩张或膨出而形成的包块。包括胸主动脉真性动脉瘤、假性动脉瘤和夹层动脉瘤三种类型，其中胸主动脉夹层动脉瘤多呈急性起病且进展迅速，真性动脉瘤和假性动脉瘤则多在因其他原因行相关辅助检查时，或因瘤体压迫产生症状而做进一步检查时被发现。随着对本病认识的逐渐普及和深入，胸主动脉瘤的临床检出率正逐年提高，需要进行临床干预，特别是需要接受外科手术的病例亦正逐年增加，而此类疾病的治疗过程相对棘手，是心血管疾病治疗领域的研究热点。

【常见病因与发病机制】

1. 主动脉中层退行性变　非特异性中层退化是胸主动脉瘤的首要病因。胸主动脉瘤往往是主动脉壁中层退行性变的结果，这种退变一般与年龄相关，其特点是管壁的弹力蛋白和胶原改变，出现弹力蛋白断裂、胶原纤维增加等组织学改变，从而使动脉壁弹性下降，致密度和强度亦下降，在长期压力作用下，主动脉发生扩张，而这种扩张又可造成动脉壁的进一步退变。如病人同时合并动脉内膜粥样硬化，可继续使动脉壁发生退变，动脉瘤继续进展。中层退变多使局部主动脉形成梭形扩张，形成动脉瘤，少数也可形成囊状动脉瘤。

2. 主动脉夹层分离　主动脉夹层分离是主动脉壁各层的相互分离，形成间隙，通常发生于血管壁内膜与中层撕裂后。内膜破裂后，主动脉内血液通过破裂口进入血管壁，推动内膜与中层的撕裂沿血管壁不断发展，直至压力能量衰减，或在主动脉壁其他部位形成新的内膜破裂口，使压力能释放出来。内膜与中层撕裂的后果是在血管壁内形成一个新的血流通路，其与真正的血管腔之间有主动脉内膜相隔，这样的变化使主动脉壁的强度明显下降，受累主动脉扩张，直径明显增大。

3. 结缔组织病　结缔组织疾病是一种基因病，可以导致主动脉壁细胞外基质成分缺陷，引起主动脉壁强度下降。引起胸主动脉瘤的常见结缔组织病是马方综合征（Marfan syndrome）、埃勒斯-丹洛斯综合征（Ehlers-Danlos syndrome）等。马方综合征存在原纤维蛋白缺陷，埃勒斯-丹洛斯综合征存在胶原缺陷。马方综合征病人主动脉壁弹力纤维异常断裂，并伴有黏多糖的广泛沉积,使动脉壁彰显脆弱,在心脏收缩压力作用下,易于出现动脉扩张,且马方综合征的病人更易于发生主动脉壁夹层分离,形成动脉瘤。

4. **自身免疫性损伤** 常见各种类型的大动脉炎,如主动脉炎、巨细胞动脉炎、风湿性动脉炎等,最常累及主动脉弓及其主要分支,其次为胸降主动脉、腹主动脉和肾动脉。血管壁内多量炎性细胞浸润,血管内膜增厚,管壁因炎症免疫损伤,出现中层破坏、弹力纤维坏死等,致主动脉扩张形成动脉瘤。

5. **感染** 以梅毒导致的主动脉损伤最为明显。其他如感染性心内膜炎、败血症、脓毒血症时,细菌随血液循环在主动脉局部聚积形成感染,或主动脉周围的脓肿直接蔓延影响主动脉壁。感染发生后,受影响产生损伤的主动脉局部区域管壁薄弱,可以形成"憩室样"或"囊状"动脉瘤,多发生在主动脉的小弯部位等。

6. **创伤** 不同类型的直接或间接创伤可作用于主动脉的任何部位,导致主动脉壁不同程度的损害。直接贯通伤多可在主动脉壁受损部位直接形成动脉瘤,间接损伤常在主动脉壁内形成血肿,局部血液积聚,可以导致主动脉壁夹层分离。

形成胸主动脉瘤的原因可以有多种,但是基本病变是主动脉壁结构的破坏,依照Laplace定律,在主动脉压力作用下,主动脉直径和张力不断发生改变,最终形成动脉瘤。

【分类】

1. **真性动脉瘤** 指主动脉壁的全层均有病变,动脉基本呈均匀向外扩张,动脉瘤壁包含完整的主动脉全层组织。引起此类动脉瘤的常见原因为动脉中层退变、内膜粥样硬化、大动脉炎等。

2. **假性动脉瘤** 由于主动脉壁的局部区域受损害或存在缺陷而引起。局部主动脉壁损伤后,在主动脉壁内形成血肿,或血液慢性渗漏出主动脉,由主动脉外周组织包裹并逐渐机化,瘤体由血块及机化物、纤维组织等构成,瘤壁缺乏完整的主动脉壁三层结构。

3. **主动脉夹层** 主动脉夹层是胸主动脉瘤中的特殊类型。胸主动脉内膜破裂后,血液在主动脉内压力的作用下,经破裂的内膜口进入主动脉壁,可沿着血管壁顺向或逆向撕裂大部或全部主动脉,甚至可延续至主动脉分支血管。在主动脉腔内形成真腔和假腔两个腔隙,真腔明显缩小,可引起动脉破裂或造成远端器官供血不良,破入心包腔则可导致急性心包填塞而猝死。

【临床表现】

1. **症状** 胸主动脉瘤除急性主动脉夹层外,大部分可以长期没有明显症状,很多病人是因为其他疾病就诊后,在进行影像学检查时发现。随着动脉持续扩张,瘤体进行性增大,或对动脉瘤周围组织器官产生明显压迫时,则逐渐出现不同症状与体征,而瘤体破裂前,大多数病人会出现一系列症状。主要包括疼痛和瘤体压迫周围组织引起的症状。

(1) 疼痛:胸背部疼痛是胸主动脉瘤的最常见症状。疼痛多位于胸骨后或两侧肩胛骨之间,也可位于肋部或腰部,性质多为钝痛或刺痛,多数病人疼痛呈持续性,可随呼吸运动或体力活动而加剧。疼痛多由于瘤体扩大后,使主动脉壁内神经末梢受牵拉所致,或由于压迫周围器官产生。如疼痛剧烈,多提示瘤体压迫附近胸骨、脊柱、脊神经根等,或发生急性主动脉夹层。

(2) 压迫症状:胸主动脉周围所有组织器官均可能因主动脉瘤压迫而产生不同症状。如压迫气管可引起反复咳嗽和进行性呼吸困难、喘鸣等,压迫支气管引起肺不张、阻塞性肺炎等,压迫食管引起不同程度吞咽困难、进食障碍。迷走神经或喉返神经受牵拉可出现声带麻痹或声音嘶哑,交感神经受累则出现 Horner 综合征,上腔静脉受压迫可出现头面部水肿。部分胸主动脉瘤可直接侵犯脊柱椎体或压迫脊神经,产生脊柱不稳定或不同部位的神经功能障碍甚至截瘫。

2. 体征　胸主动脉瘤体检发现的阳性体征相对较少,多为压迫症状伴随的相应体征。如瘤体侵蚀胸骨、肋骨等可发现局部骨隆起、变形,左或右侧锁骨下动脉闭塞可出现同侧桡动脉搏动减弱或消失。少数病例可在胸背部闻及血管杂音。

【诊断】

影像学检查是确诊胸主动脉瘤的主要手段。对于伴有相应不同症状的病人,可根据症状的特点和性质,特别是突发性的胸背部剧烈疼痛需要高度疑诊胸主动脉夹层,进一步的影像学检查可提供诊断依据。胸主动脉瘤病人可表现为胸主动脉影增宽,主动脉轮廓影变形,如瘤体内有钙化则能更清楚显示主动脉瘤影像。胸部 CT 及 MRI 可显示胸主动脉直径增粗。

随着影像技术的发展,多排螺旋 CT 行胸主动脉 CTA 检查可清晰显示胸主动脉扩张的范围、主动脉直径、瘤体内血流情况、主动脉夹层内膜破裂口位置、主动脉真腔及假腔大小、对周围组织的压迫状况等详细病情,目前已经基本取代数字减影(DSA)主动脉造影,成为诊断胸主动脉瘤的首选无创伤性辅助检查技术,较 MRI 及 DSA 造影更为快捷,且可普及应用。

彩色多普勒超声心动图对于病变位于升主动脉,特别是累及主动脉根部的胸主动脉瘤具有重要意义,可准确评价主动脉根部扩张程度和主动脉瓣开闭状况,直接指导制订治疗方案。

【治疗】

胸主动脉瘤的治疗方案选择取决于胸主动脉扩张的范围和程度。治疗的目的是控制主动脉扩张的速度,并防止主动脉破裂。正常情况下,胸降主动脉直径在男性约 28 mm,女性约 26 mm,主动脉扩张超过正常水平 50% 即可诊断为胸主动脉瘤。如病人无明显症状,且胸主动脉瘤直径小于 5 cm,可选择非手术治疗,包括严格控制血压、血脂、血糖等,并严格戒烟,在此基础上每年进行影像学复查,监测胸主动脉扩张有无进展。当胸主动脉直径超过 5 cm 或者扩张的速度达到 1 厘米/年以上时,则需要进行外科治疗。如病人已经出现胸主动脉瘤相关症状,即使主动脉直径未达到指征要求,一般也需要及时评估并外科干预治疗。

对于马方综合征等结缔组织疾病,进行外科治疗的指征需要放宽,一般直径 4.5 cm 以上则具有手术指征。如出现急性胸主动脉夹层,或慢性夹层伴有主动脉分支供血障碍,合并器官灌注不良综合征,则一般需要紧急外科治疗。

治疗方案一般采用开放性外科手术或主动脉腔内修复术,或者两者相结合,即杂合治疗。杂合治疗多应用于胸主动脉瘤累及主动脉范围较广泛且受累区存在重要分支血管时,如胸降主动脉夹层累及左锁骨下动脉、左颈总动脉、无名动脉等重要分支,可先在分支血管建立旁路通路,再以覆膜支架覆盖局部主动脉,可避免腔内修复后分支血管的血供障碍。开放性外科手术是以人工血管置换病变主动脉,可实现永久性修复,但创伤较大,一般用于解剖复杂、不适合进行腔内修复的病例,如病变累及升主动脉,特别是主动脉根部者,一般需要进行外科手术。

(黄浩岳)

第二节 马方综合征

马方综合征是一种常见的结缔组织遗传性疾病，又称为蜘蛛指（趾）综合征，由法国儿科医生安东尼·马方（Antoine Marfan）于 1896 年首次描述。本病是一种常染色体显性遗传性疾病，主要病因是人类第 15 号染色体上原纤维蛋白基因缺陷，目前已经发现有 70 余种缺陷，原纤维蛋白是一种巨大的糖蛋白，是结缔组织中微原纤维的钙离子结合蛋白质，是细胞外基质成分之一，也是微纤丝和弹力纤维的主要成分，它是维持结缔组织结构完全的重要因素。另外也发现，转化生长因子 β 在本病的发生中起重要作用。本病发病率为 0.04‰～0.1‰，多数具有家族史，比例接近 80%，少数由于自身基因变异所致。父母一方患病，子女患病的概率为 50%，男女患病比例一致。病变主要累及心脏、肌肉、骨骼、眼睛、韧带及结缔组织等。其中骨骼畸形最常见，而心血管病变最为危险，可直接威胁病人生命。

【临床表现】

1. 骨骼系统异常　主要表现为肢体细长，尤其是四肢远端细长，形似蜘蛛样指（趾），双臂从体侧平伸时左、右手指间的距离可以超过身长，两手下垂可超过膝盖。全身肌肉不发达，关节极为灵活，四肢肌张力低，胸骨常有外凸或内陷，脊柱可有脊柱裂、侧弯或驼背，扁平足常见。

2. 心血管系统损害　马方综合征在心血管系统的损害，主要是造成主动脉中层囊性坏死，弹力纤维细小、断裂，在此基础上造成主动脉壁逐渐薄弱、扩张，从而形成主动脉瘤。病变主要在主动脉近心端，可使主动脉根部进行性扩大，主动脉窦瘤、主动脉瓣关闭不全常见，二尖瓣可出现脱垂而导致关闭不全。随着瓣膜关闭不全的加重，可逐渐出现左室扩大，心功能不全。

3. 眼部异常　常见为晶状体脱位，并可伴有视网膜剥离和高度近视。

【辅助检查】

1. 超声心动图　经胸超声心动图可清楚显示心脏的工作状况，显示各心腔的大小；主动脉的形态、主动脉瓣及二尖瓣环的大小及其瓣叶的活动状态与血流情况，可测量升主动脉直径，大多数病例可明确有无主动脉夹层的存在，必要时选择进行经食管超声心动图。如疑似马方综合征，需要记录并随访观察升主动脉扩张速度。

2. CT 与 MRI　一般需要应用造影剂进行增强 CT 或 MRI 检查，以完全显影主动脉及其主要分支结构，可提供相当精确的心脏大血管的形态学变化。

3. 眼睛专科检查　包括裂隙灯观察晶状体脱位情况，并测量眼压等。

4. 血液学检查　可采集血样进行基因学检测，明确基因异常部位。

【诊断】

马方综合征病人在幼年时多根据心血管系统以外的表现来明确诊断，主要是眼部异常和脊柱畸形。随着体格的生长，临床症状和体征更为明显，并开始出现心血管病变征象。一般根据病人的家族病史，骨骼、心血管系统和眼部表现等，可以作出诊断。该综合征可以分为完全型和不完全型，如三个系统表现均存在，称为完全型，仅两个系统表现存在者称为不完全型。目前对马方综合征已经建立统一的诊断标准，包括各个系统主要和次要几个方面标准。如果病人没有家族史，需要至少两个身体系统的主要标准和另外一个身体系统的次要标准作出诊断;而如果病人的主要家庭成员,即兄弟姐妹或父母中有此类病情,一个身体系统的主要标准和另一个身体系统的次要标准即可诊断。

(1) 骨骼系统:① 主要标准:需外科矫治的鸡胸或漏斗胸;躯干上部/下部的比例减少,或上肢跨长/身高的比值大于 1.05;腕征、指征阳性;脊柱侧弯大于 20°,或脊柱前移(侧弯计);肘关节外展减小(<170°);中踝中部关节脱位形成平足;任何程度的髋臼前凸(髋关节内陷)(X 片上确定)。以上表现中至少存在四项。② 次要标准:中等程度的漏斗胸,关节活动异常增强;高腭弓,牙齿拥挤重叠;面部表征,长头、颧骨发育不全、眼球内陷、缩颌、睑裂下斜。

(2) 眼睛系统:① 主要标准:晶状体脱位。② 次要标准:异常扁平角膜(角膜曲面计测量);眼球轴长增加(超声测量);虹膜或睫状肌发育不全致瞳孔缩小。眼睛系统受累需符合的标准:主要标准或至少两项次要标准。

(3) 心血管系统:① 主要标准:升主动脉扩张或升主动脉瘤;升主动脉夹层。② 次要标准:二尖瓣脱垂伴或不伴二尖瓣反流;40 岁以下不明原因的主、肺动脉扩张;40 岁以下二尖瓣钙化;50 岁以下降主动脉或腹主动脉的扩张或夹层。心血管受累需符合的条件:有一项主要标准或一项次要标准即可。

(4) 肺系统:① 主要标准:无。② 次要标准:不明原因的自发性气胸;肺尖部肺大泡(胸片证实)。如果一项存在即可认为肺系统受累。

(5) 皮肤:① 主要标准:无。② 次要标准:与体重增加、妊娠等无关的皮肤牵拉痕;多个部位的疝或复发性疝。一项次要标准存在即可认为皮肤或体包膜受累。

(6) 硬脑(脊)膜:① 主要标准:CT 或 MRI 发现硬脊膜膨出。② 次要标准:无。

(7) 家族或遗传史:① 主要标准:父母、子女或兄弟姐妹之一符合该诊断标准;FBNI 基因中存在已知的导致马方综合征的突变;存在已知的、与其家族中马方综合征病人相同的 FBNI 基因单倍型。② 次要标准:无。由于家族或遗传史在诊断中意义重大,主要标准中必须有一项存在。

【治疗】

目前马方综合征尚无有效的预防和治疗方法,现有的治疗是对病人已经出现的症状进行对症处理,缓解病情,改善症状。骨骼系统和眼睛的病变虽然不是致命性的,但一般也较严重,需要及时进行专科治疗并定期随诊。治疗的重点是处理心血管系统病变。对于明确为马方综合征而尚未出现心血管症状的病人,进行合适的医学管理和药物应用,即使病人原先并没有高血压病史也应控制血压、减慢心率等,其目的是延缓主动脉扩张的速度,降低主动脉破裂等危及生命的并发症的发生概率。对于已经出现心血管系统表现,主动脉出现明显扩张,直径达到 5 cm 以上,甚至已经伴有心脏瓣膜的功能异常,则应尽早手术,避免主动脉破裂或形成夹层。对已经形成主动脉夹层的病人,则应急诊手术治疗,对受累血管进行人工血管置换是目前挽救病人生命的主要方法。

(黄浩岳)

第三节 主动脉夹层的护理

【主要护理诊断/问题】

1. 疼痛 与动脉内膜撕裂,动脉管壁剥离和血肿在动脉壁中间蔓延扩大以至动脉全层有关。

2. 恐惧　与突发的撕裂样疼痛、害怕急性主动脉夹层动脉瘤导致死亡有关。

3. 恶心、呕吐　与胃肠道及系膜供血不足有关。

4. 潜在并发症　夹层破裂,猝死。

【其他相关护理诊断】

1. 知识缺乏　缺乏疾病发作时如何自我应对的知识。

2. 有皮肤完整性受损的危险　与活动受限、长期卧床有关。

【护理措施】

1. 病情观察

(1) 安排患者入住 ICU 病房,常规心电监护,密切监测生命体征,尤其注意血压的变化。常规穿刺桡动脉进行有创血压监测,每 15 min 记录 1 次,病情平稳后每 1 h 记录 1 次。如血压突然下降,心率减慢,应考虑瘤体破裂及时通知医生抢救。

(2) 密切观察患者重要脏器是否由于夹层累及而导致供血障碍,如精神、意识、瞳孔大小、四肢动脉(桡、股、足背动脉)搏动和四肢运动情况,有无腹痛、腹胀、恶心呕吐,有无胸背部疼痛,记录尿量。

2. 休息与活动

(1) 主动脉夹层急性期患者应严格控制活动量,绝对卧床休息,限制探视,防止病情加重。

(2) 协助患者取舒适体位,一般可取平卧位,嘱患者翻身时动作轻柔,避免血压波动。病情稳定后也应避免突然改变体位。

(3) 绝对卧床期间患者的日常生活由护士协助护理,及时更换衣被,动作轻柔,并定时按摩受压处,预防压疮的发生。

(4) 嘱患者避免剧咳或做屏气动作,排便时不要用力,可常规服用通便药物,以免血管内膜进一步撕裂。

3. 饮食护理　指导患者摄取低盐、低脂、低胆固醇、优质蛋白质(鱼、鸡蛋、瘦肉等)、富含维生素的清淡易消化食物,少量多餐,避免暴饮暴食。多食粗纤维(如糙米、芹菜等)或富含可溶性纤维(如红薯等)食物,以保持大便通畅;避免刺激性食物,如咖啡、可乐等,戒烟酒。

4. 对症护理

(1) 疼痛:① 胸痛明显者,在密切监测生命体征的前提下遵医嘱适量应用镇痛药物,如吗啡 5～10 mg 静脉注射或皮下注射,6～8 h 一次,必要时使用镇痛泵。② 注意观察用药后的效果,如果疼痛反复出现,提示夹层分离继续扩展,疼痛突然加重则提示有主动脉破裂的先兆或剥离侵及冠状动脉的先兆或心包压塞等发生,应立即通知医生,做好手术准备。③ 在给予止痛剂的同时,还应避免剧烈咳嗽、劳累、情绪激动、用力排便等。④ 对于患者疼痛的主诉应予肯定,并适时解释疼痛的原因、处理方法,以提高患者对疼痛的认知程度、控制能力及应激水平。

(2) 恶心、呕吐:剧烈恶心、呕吐是主动脉夹层患者常有症状,可能与消化道应激有关,也可能与胃肠道及系膜供血不足有关。当患者出现恶心、呕吐时,应安慰患者,及时清理呕吐物,给予温水漱口,嘱患者症状好转时清淡饮食,遵医嘱应用 H^+-K^+ ATP 酶抑制剂,抑制胃酸分泌,必要时给予镇静剂,如舒乐安定等。

5. 用药护理

(1) 急性主动脉夹层一般以静脉持续微量泵入硝普钠为主,硝普钠需要避光,同时配合应用β受体阻滞剂或钙拮抗剂,慢性主动脉夹层可采用口服降压药及其他口服药物,将收缩压控制在 100~120 mmHg,平均压 60~70 mmHg,心率控制在 60~75 次/分。

(2) 用药期间重点观察主动脉夹层撕裂程度、颅内压情况及神志变化。血压持续监测,根据血压变化调节降压药物的使用剂量和速度,避免出现由于血压过低而出现的冠状动脉及脑动脉供血不足的情况;当大剂量使用硝普钠时,注意观察有无中枢神经系统的变化。

6. 心理护理

(1) 保持认真而亲切的态度,首先理解患者的感受,并对患者的病情表示关注。还可简单介绍仪器的作用,使其熟悉自己所处的新环境。

(2) 主动与患者多交流、沟通,允许患者表达对死亡的恐惧,若患者提出"我会不会死"时,护士不应轻描淡写地欺骗患者,而应让病人知道病情确实严重,但监护室有经验丰富的医护人员和先进的监护设备,正接受密切监护治疗,可及时发现病情恶化,必要时可手术治疗。

(3) 急性期每天安排一次探视,让病人感受到爱和亲情,减少负性情绪的产生,但交流时间不应太长。待病情渐渐稳定后,可逐渐增加探视时间。

(4) 医护人员应以紧张但有条不紊的方式工作,不要表现出慌张及忙乱,以免增加患者的不信任及不安全感。

【健康教育】

1. 建立良好的生活方式　选择安静舒适的环境,室内温度和湿度适宜,要注意经常通气换风,保持空气清新。饮食应清淡,易消化、富含营养,少食多餐。多吃蔬菜水果,保持排便通畅。心情保持平和,不要过于激动或悲伤。要根据病情限制活动,同时避免外伤的发生。若进行手术治疗,术后心功能Ⅰ~Ⅱ级的患者经康复鉴定,可恢复适当的学习、工作及体力活动。

2. 避免诱发因素　避免情绪激动、剧烈运动,防止受凉,减少引起胸、腹腔压力突然增高的因素,如用力排便、剧烈咳嗽、饱餐等。预防心瓣膜炎和心内膜炎,注意个人卫生,有感染灶应及时治疗。

3. 自我监测及自救指导　教会患者自测心率,有条件者应常备血压计,定期测量。让家属学会如何准备送医院抢救;若为高血压所致,应立即含服降压药物;出现严重并发症时,应迅速就地抢救并向医院求救。

4. 用药指导　遵医嘱按时服药,不要随意更改剂量或不规律服药。服降压药物时,应注意监测血压水平,根据血压调整药物剂量和种类。若进行手术治疗,应坚持服用抗凝药物 3~6 个月,抗凝药物剂量的调整应严格按照医生的指导,不能任意改变,否则容易出现血栓或出血的现象。服用抗凝药期间少食维生素 K 含量高的食物,如动物内脏、菠菜等,禁止服用复合维生素类药物。

5. 定期复查　告知患者应定期复诊,若出现腰、腹、胸痛需及时就诊。

(鞠　阳　汪小华)

第三篇　常见心脏外科治疗及其围手术期护理

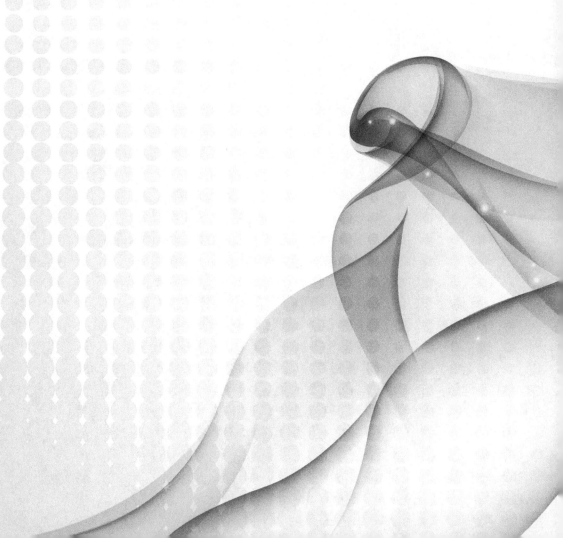

第十六章 体外循环

第一节 概 述

目前,体外循环已成为心外科普遍开展的医疗技术。全世界每年约施行 60 万例心外科手术,平均每 24 h 有 2 000 例。回顾体外循环发展的历史,对心血管外科医生和体外循环灌注师来说,是不无裨益的。体外循环由实验进入临床是 20 世纪下半叶的事,但从发展历史看,可追溯到 19 个世纪。18 世纪末至 19 世纪初,Stenon、Bichat 及一批生理学家在动物实验中发现,脑、脊髓、神经、肌肉等器官和组织若有血流通过则可短时间维持其生命。基于这些实验观察,法国 LeGallois 于 1812 年提出一个设想——"如果能用某种装置代替心脏,注射自然的或人造的动脉血,就可以成功地长期维持机体任何部分的存活"。这一思路堪称离体器官体外灌注的先河。19 世纪,许多研究者为此目的进行了艰苦的探索。要达到离体器官体外灌注,必须解决三个问题:一是血液的抗凝;二是要有某种装置代替心脏,驱动血液灌注;三是设法使静脉血氧合成动脉血,即代替肺进行体外氧合。通过向静脉血内充气鼓泡使之氧合是最初的人工肺的设想,Van Schroeder 于 1882 年介绍了第一个鼓泡式人工肺,3 年后 Von Frey 和 Gruber 发明了第一台人工心肺机,血液在不断转动的中空金属圆筒内表面形成血膜而进行氧合,1885 年 Jacobj 首先报告用离体动物的肺代替氧合器。19 世纪中期许多实验,因血液凝固不能维持人工灌注而失败,直到 1916 年 Mclean 发明了肝素,解决了抗凝的难题,使离体器官的灌注发展到全身灌注。此外,ABO 血型的发现也促进了体外循环的发展。1956 年 5 月 6 日,美国医生 John H. Gibbon 第一次用泵——人工肺体外循环,为一个 18 岁女孩成功地修补了房间隔缺损,从此开始了心脏外科的新纪元。我国于 20 世纪 50 年代中期开始了体外循环的研究工作,1957 年第一台国产人工心肺机问世,1958 年 6 月苏鸿熙在西安成功地进行了我国首例体外循环室间隔缺损直视修补术。在过去的 40 多年中,心脏直视手术的发展推动了体外循环的进步,而体外循环技术的提高又促进心脏外科向更高深的领域开拓,由成千上万的医生、技术员、工程技术者组成了体外循环专业队伍,从仪器设备的设计、应用不断改进,灌注技术的日益发展成熟,及对体外循环病理生理基础研究的不断深入,体外循环专业已逐步形成一个独立的学科。它的应用不再局限于心脏外科,已扩大应用于某些非心脏手术领域,不仅应用于心肺复苏和重症病人的抢救,也发展到辅助循环、脏器移植及器官或肢体肿瘤灌注化疗等学科。

一、体外循环的基本结构

体外循环(extracorporeal circulation)是利用一系列特殊人工装置将回心静脉血引流到体外,经人工方法进行气体交换、调节温度和过滤后,输回体内动脉系统的一项生命支持技术。

在体外循环过程中,由于人工装置取代了人体功能,因此也称心肺转流(cardiopulmonary bypass,CPB),体外循环机也称为人工心肺机(artificial heart-lung machine)。进行体外循环的目的是在实施心脏直视手术时,维持全身组织器官的血液供应。随着临床医学的发展,体外循环应用范围不断扩展,该技术不仅在心脏和大血管、肝、肾、肺等部位获得了应用,在肿瘤治疗、心肺功能衰竭病人的生命支持方面也取得了令人瞩目的成绩,成为临床医学的一门重要技术。而完成体外循环需要一系列设备及配件,如人工心肺机、人工肺、热交换器、储血器、微栓过滤器、各类插管、接头及管道等。现就体外循环的最基本构成部分——体外循环机和人工肺进行简单介绍。

【人工心肺机】

主体部分由 3~5 个泵组成,血泵是体外循环的动力,用以代替心脏的排血功能。在人工心肺发展的研究过程中,曾产生过几种不同类型的血泵,如指压泵、往复泵、滚压泵和离心泵。20 世纪 80 年代后期,离心泵的使用有增多的趋势,目前应用最普遍的仍然是滚压泵。

滚压泵于 1934 年由 DeBaky 最先报告用于快速输血。滚压泵是通过金属泵轴挤压具有弹性的泵管,从入口至出口旋转驱动血液单向流动,不同的泵轴旋转速度,可产生不同的流量,由于机械性能简单,使用安全,很快被广泛采用。但滚压泵产生的血流是持续平流式的,改进设计使滚压泵驱动呈搏动方式,以期产生更符合生理特点的搏动性血流灌注,已经在临床应用。尽管文献中有许多有关实验和临床方面对搏动和非搏动血流灌注的研究,但在常规心肺转流中究竟采取哪种方式更好,至今仍存在争议。由于滚压泵在旋转时泵头反复挤压管道会产生很强的剪切力,在泵的流入侧可产生负压。根据这一原理,滚压泵可同时用作吸引泵,在直视手术时用来作为心脏切开和心脏失血时的回收。滚压泵无论作为血流驱动装置,还是负压吸引装置,均可造成血液有形成分的破坏,这种破坏与泵的阻塞程度有关,适宜的阻塞程度可以减轻血液破坏。此外,吸引泵应控制在尽可能低的速度。

离心泵于 1972 年问世。其原理为泵头的磁性后室与带磁性装置的驱动马达连接,当马达高速旋转时带动泵旋转,产生涡流和离心力,推动血液从入口向出口方向流动。与滚动泵相比,离心泵对血液破坏轻微,有非阻闭性特征,在泵的出口不会产生很高的泵后正压。进入 20 世纪 80 年代后,离心泵的应用日渐增多,有些医疗中心应用离心泵做常规心肺转流,也应用长时间辅助循环,由于其体积小、携带方便等特征,可用于急症体外循环或心肺复苏。

【人工肺】

人工肺是指在体外循环中,代替肺的功能使静脉血氧合并排出二氧化碳的装置。人工肺的研究和发展也已超过一个世纪,有许多人工方法用以氧合静脉血,但用左右心同时转流自体肺氧合开始于 20 世纪 50 年代。这种方法较以前的实验先进了,但由于插管相对繁杂,双心转流有时难以平衡,逐渐被同期发展的人工肺所取代,直到 1959 年英国医生 Ross 解决了左右心同时转流的平衡问题,才使得自体肺氧合技术又得到新的评价和应用。其后有血膜式人工肺、鼓泡式人工肺及膜式人工肺。血膜式人工肺由于体积大,操作复杂,预充量大,早已停止使用,现仍广泛应用的是鼓泡式和膜式人工肺。

鼓泡式人工肺是一种非常有效的氧合装置,由于其经济实用,一直沿用至今。鼓泡式人工肺的基本组成包括氧合室、去泡室、动脉储血室,大部分鼓泡式人工肺都有一体化的变温装置。

氧合室是鼓泡式人工肺的最重要的部分,在这里氧气被驱散到血液中去,血气交换是在血与气直接接触的界面上完成的。氧气发泡的大小取决于发泡材料的孔径。微型气泡与血液有较大的接触面积,增加了氧合能力。二氧化碳的排出决定通气量的大小。通过氧合室后的血中混有大量气泡,必须经过去泡才能再进入人体,鼓泡式人工肺的去泡部分由涂有硅酮化合物的塑料海绵制成,这种硅酮制剂可以降低气泡的表面张力而使其破碎,塑料海绵对气泡和碎屑可以起过滤作用,去泡装置必须在高流量通过时也能完全去除肉眼可见的气泡。早年使用的鼓泡式人工肺去泡性能令人担忧,往往在 30 min 后由于硅油被冲刷掉,而难以维持正常转流,随着制作工艺、材料技术方面的改进,目前鼓泡式人工肺可以连续工作 6h 以上,并保持良好性能。血液去泡后储存在动脉储血器内。变温部分与人工肺成为一体装置,可以满足体外循环中不同温度的要求。

由于鼓泡式人工肺的氧合是通过血与气的直接界面完成的,当快速的气流与高流量的血液相遇时,可产生"喷射"作用,这种血气交换方式极易破坏血液的有形成分,破坏程度与时间呈正相关。此外,鼓泡式人工肺的氧分压和二氧化碳分压的调节还存在一定困难,往往会出现氧分压过高,有一定的潜在气栓危险。鉴于鼓泡式人工肺的血气交换方式会对血液成分产生一定程度的破坏,人们注意到模拟自然肺泡的弥散式气体交换方式。1944 年,Kolff 在研究人工肾时发现,当血液流经半透膜时可以被氧合,而产生了膜式人工肺的设想。60 年代后期 Bramsor 开始在临床上应用膜式人工肺。膜式人工肺消除了血气的直接接触,气体通过半透膜以弥散的方式进行血气交换,通过调节气体的分压而获得满意的血液侧分压,用空-氧混合器调节,可以克服鼓泡式人工肺中的氧分压过高的弊端,也减少了由于气体的喷射效应而导致的血液有形成分的破坏。目前膜式人工肺得到了较大发展和广泛应用,在发达国家,膜肺几乎取代了鼓泡肺。

目前市场上应用的膜式人工肺包括静脉储血、变温及氧合 3 个主要部分。膜式人工肺的静脉储血器有两大类:一类为闭合式,另一类为开放式。膜式人工肺的另一组成部分是热交换器,目前使用的膜肺多带有一体的变温装置,降温和复温效率都较为满意。

(1) 变温器:变温器使在体外转流的血液降温,将低温与人工心肺机合并使用。构造多为套筒式。两个直径不同的不锈钢圆筒,内筒连接水泵箱,通过水流;外筒通过血液,受内筒内水流温度的影响,可以降低或提高血液的温度。变温器内血液的容量为 60~200 mL。有效的变温器可以使成人体温以每分钟 0.7~1.5 ℃的速度由 37 ℃降至 30 ℃;升温较降温慢,一般为每分钟 0.2~0.5 ℃。升温时水温不能超过 40 ℃,过高会使血浆蛋白变性。水温与血温的差别不能>14 ℃,温差过大会促使溶解的气体释放,形成微小气泡。

(2) 滤器:过去人工心肺机使用不锈钢丝网滤器,孔大,只能滤出大的血栓,而微小血栓可以造成肺部并发症,如灌注肺等。近来已普遍采用微孔滤器,系由尼龙、涤纶、聚氨酯海绵片等制成。血流中的微小血栓主要来自血小板凝聚块、纤维素凝集块、游离的硅油、管壁脱屑、微小气泡等。从手术野回收的血液中,此类微小血栓最多,要注意过滤。

二、体外循环的施行及应用

心内直视手术一般采用正中胸骨切口,显露心脏后,分别游离上、下腔静脉,套绕阻断带;注射肝素(2~3 mg/kg)抗凝,监测活化凝血时间(ACT),以延长正常值 80~120 s 至 480~600 s 为准,转流后每隔 45 min 追加肝素初始用量的 1/3;经右心房向上、下腔静脉分别插入引流管,连接人工心肺机;再在升主动脉根部或股动脉插供血管,与人工心肺机动脉管道连接后,即可开动心肺机转流,建立全身体外循环。体外循环病人生理指标检测包括动脉压、中心静脉压、心电图、鼻咽温和直肠温度、血气分析、血电解质、全血活化凝固时间(ACT)和血细胞比容

(HCT)等。对于所有需要暂时阻断冠状动脉循环的心脏直视手术,如何做好心肌保护,减轻心肌缺血、缺氧和再灌注损伤,是关系到手术成败及病人预后的关键问题,也是心脏外科需要进一步研究和解决的问题。目前应用最广泛的心肌保护方法有:全身中低温、心脏局部深低温、升主动脉钳夹、心脏停搏液灌注冠状动脉等。心脏停搏液促使心脏停搏,迅速停止心脏一切电机械活动,有利于保存心脏能量储备,辅以心脏局部深低温,可进一步减少心肌能量及氧的消耗,减少二氧化碳、氢离子和氧自由基等有害物质的蓄积。

(余云生　沈振亚)

第二节　体外循环围手术期的护理

一、手术前护理常规

1. **术前解释工作**　认真讲解术前各项准备工作,要求病人与护士配合,以及术后要注意的问题,如配血、备皮和个人卫生清洁工作;术后病人身上带的管道,自己不能随意活动,更不能随意拔除管道,特别要让病人了解口腔内的气管插管是保障呼吸以度过早期麻醉期和调整机体循环稳定的重要通道,一定要配合维护好。至于术后伤口会有一定程度的疼痛,医生会依据病情给予适量的镇痛剂;术后因心功能恢复期间会出现口渴但不宜多饮水,特别需要病人配合;护士要教会病人做深呼吸、有效咳嗽排痰、床上大小便。最后建议病人减少会客,避免情绪激动及预防感冒。

(1) 深呼吸训练:病人取坐位或仰卧位,屈膝以放松腹部肌肉;双手放于腹部外侧;经鼻吸气使上腹部向外膨胀;用嘴呼气并收缩腹肌将气体排出。术后气管插管拔除后,用上述方法行深呼吸锻炼,每小时5~10次。

(2) 咳嗽训练:病人取坐位或半卧位,上身稍向前倾,双手手指交叉按在胸壁伤口部位,咳嗽时以手支托伤口;做一个深呼吸,屏住数秒后用力咳嗽一两次。如此反复,将痰液排出体外,若无痰液,此法也可促进肺复张。

(3) 翻身和起床:翻身或起床时尽量由家属或医务人员协助托起颈背部,避免双上肢拉住床栏或撑住床垫起床,以减轻伤口张力;避免90°侧睡,可用三角翻身枕垫在背部作45°侧睡,以免胸骨愈合不佳。

(4) 腿部运动:收缩小腿腓肠肌和大腿的肌肉持续数秒后放松,如此至少10次;膝关节弯曲90°至足掌平踏于床面,再将小腿部伸直置于床上,至少重复5次以训练股四头肌。

2. **评估**　充分评估病人的健康史和相关因素、口腔有无感染灶,询问女病人的妇科病史及月经来潮日期,发现异常及时向医生报告。

3. **手术前日按医嘱准备**

(1) 抽取血标本送血库做血型交叉试验及配血备用。

(2) 按常规做青霉素皮试,将结果记录于医嘱单上,如为阳性反应,立即报告医生。

(3) 按手术切口要求准备皮肤:体外循环的手术病人要剃除阴毛。备皮时注意避免损伤皮肤。

(4) 如病情许可,可安排病人修剪指甲、理发、沐浴及更换衣裤。

(5) 按医嘱术前晚8点用开塞露(20~40 mL)灌肠,灌肠后评价病人排便情况。同时注意观察有无灌肠所引起的不适。睡前口服镇静药物。

(6) 禁食禁水至少 6~8 h,手术安排在下午的病人可在上午给予静脉输液。

4. 术晨要完成的工作

(1) 早晨 6 点测生命体征、双上肢血压,必要时加测双下肢血压、量身高、测排尿后体重并记录于体温单上。

(2) 病人洗漱完毕取下假牙、发卡、眼镜、手表、首饰及钱物等交予家属保管。

(3) 留长发的女性应梳成小辫并带手术帽。

(4) 检查腕部的识别手圈。

(5) 备齐病历、X 线片、CT 等检查片、术中用药及引流装置、胸带等,随病人送往手术室备用。

二、手术后护理常规

【一般护理】

1. ICU 准备工作

(1) 准备好病人的床位:① 铺好的麻醉床用臭氧机消毒 30 min。② 床头备齐脱机前单腔吸氧管,脱机后双鼻腔吸氧管并与吸氧装置连接。③ 备齐吸痰管、石蜡油、吸痰杯、无菌手套、灭菌蒸馏水 500 mL 及吸痰装置。④ 备齐各引流管道的标签,并标注日期,导尿管、胃管的固定用胶布。

(2) 准备好术后可能使用的仪器:① 多功能监护仪:接通电源并检测有无故障,调节好显示屏幕大小,设定好各参数及报警的上、下限。② 呼吸机:根据病情、年龄备好合适类型的呼吸机,检试及接通电源、气源(氧气和空气),并设置各种参数及报警上、下限;用膜肺检查呼吸机并确保运转正常而无故障,管道是否漏气、报警是否灵敏,工作压、氧气压是否达标。③ 除颤仪:接通电源,试行充电和放电,监试仪器内直流电是否充足,心电监测部分是否正常。④ 微量输液泵:根据病人病情,准备相应数量的输液泵,并备好蓄电泵接病人用。⑤ 临时心外起搏器、主动脉内球囊反搏机、心输出量测定仪等,检查后备用。

(3) 检查及准备好急救物品,并备用各种药物、手电筒、特别护理记录单、床头卡、护理级别、饮食要求、尿量记录本,以及收集血、尿、痰标本的容器。

2. 术后返回 ICU 即刻监护程序

(1) 术后直接用消毒好的备用床接病人至 ICU,由专人护理。

(2) 将气管插管连接呼吸机,观察病人双侧胸廓起伏运动是否对称,双侧呼吸音有无异常。当确定呼吸机潮气量与预设的一致以及气管插管深度适当后,固定气管插管,并加以记录。未清醒的病人取平卧位,头偏向一侧。带气管插管及辅助通气者,头颈应保持平直位,防止气管插管折曲而影响通气。

(3) 接通多功能监护仪,调试出最清晰的心电图图像,观察并记录心律、心率。

(4) 接通动脉压及中心静脉压监测导线,调零后观察压力波形有无异常。必要时可用无创血压计与有创血压计对比校对,判定有创血压是否准确。同时记录 ABP、CVP。

(5) 检查各监测线路、输液管道、导尿管、伤口引流管等,确保通畅,无扭曲、打折或脱落。观察伤口有无渗血。

(6) 确认微量泵输注中的药物浓度、剂量、输注速度,有无中断现象,确认输液三通的开关状态。

(7) 观察双侧瞳孔大小、对称性及对光反应有无异常。

(8) 检查肢体及躯干皮肤有无烫伤或压伤,进行 Braden 评分。

(9) 接收病人的 ICU 护士与护送病人的医护人员交接工作:① 向麻醉师了解:手术中麻醉是否平稳,血压、呼吸有无异常波动,胸腔或肺脏是否完整。手术结束出手术室前的血容量的盈、亏或是否平衡。病人是否清醒。② 向外科医生了解:术前及术后诊断是否相符,实施手术的方法和名称,手术矫正是否满意,术中有无意外及特殊处理,以及对术后护理的特殊要求。③ 向手术室护士了解:手术全程各阶段的排尿量、失血量,核实手术室护理记录单上的输液、输血量、静注药物及药量以及与病人相连接的检测线路、输液管道等。

(10) 病人安置妥当,交接手续清楚后,要进行以下的工作:① 测量体温。② 采集各种血化验标本及尿标本。③ 有需要者拍床旁 X 线胸片或心电图等。④ 将病人情况及时、准确、全面地记录在特别护理记录单上。

【体外循环术后护理】

1. 体位护理　病人清醒前取平卧位,同时约束带固定好肢体,以防止躁动时将气管插管、输液管、引流管或监测的线路拔除。清醒后将床头抬高 30°～45°,保持半卧位,以有利于呼吸及胸腔、心包、纵隔引流。

2. 体温

(1) 用电子体温计密切监测腋温,体温不升者每 2 h 测量一次,直至升至 35 ℃。体温正常者每班监测,连续 3 d。

(2) 神志恢复快的病人,复温也要快,以免发生寒战、缺氧。体温回升较慢,出现寒战、四肢末梢循环差者需用热水袋(水温不宜超过 37 ℃)。如复温过快,产生高热反应(>38 ℃),可用物理降温法,必要时用消炎痛直肠栓剂。

3. 密切观察下列各系统术后的变化及反应

(1) 循环系统:

① 血压:按动脉测压管护理常规。每 15～30 min 测一次。病情稳定,病人已清醒及血压正常后改为 30～60 min 测一次,用升压药维持血压的病人根据血压及循环情况,及时调节升压药浓度及速度,维持血压在正常范围。

② 心律:准确连接心电导联线,电极片与皮肤紧密接触,同时应避开心前区。选择 P 波显示清楚、QRS 波幅大的导联进行监测。CABG 术后心电导联应固定,选择 R 波向上的导联。注意观察心电图波形是否异常,并及时告知医生。如心电图显示室颤或心脏骤停,必须在采取急救措施的同时通知医生紧急来参加抢救。

③ 心率:如心率<60 次/分,可静脉注射 654-2、阿托品或静脉泵入异丙肾上腺素,对以上药物治疗效果不佳者,可使用临时起搏器。如心率>100 次/分,静脉注射西地兰、美托洛尔等药物。术后心率增快的常见原因有:血容量不足;手术创伤、切口疼痛;低心排血量;儿茶酚胺类药物作用;体温升高>38 ℃;缺氧、肺不张;躁动、交感神经兴奋;胃肠胀气;心包填塞;电解质紊乱。术后心率减慢的常见原因有:缺氧;房室传导阻滞;酸中毒;洋地黄类药物作用;大量应用镇静药物;迷走神经兴奋;应用抑制心脏的药物。

④ 外周以及末梢循环:注意皮肤颜色(发绀或苍白)、温度、干湿度以及桡动脉、足背动脉搏动情况。

⑤ 低心排征象:包括血压低、心率快、脉细弱、面色苍白、口唇发绀、皮肤花斑、四肢潮凉、

尿少等。

(2) 呼吸系统：① 病人清醒前保持气管插管行人工辅助通气。清醒后，病情平稳的停用呼吸机，合并重度肺动脉高压、术后压力下降不明显者，应延长呼吸机辅助通气的时间。② 按气管插管护理常规进行护理。③ 注意呼吸频率、胸廓起伏、呼吸音以及血气变化并随时调整呼吸机参数。④ 定时实施胸部体疗。根据病情，鼓励病人在床上或早期离床活动，有利于预防肺不张等并发症。

(3) 神经系统：① 注意观察意识、精神状态，及时发现嗜睡、意识模糊、表情淡漠、兴奋躁动、多语或错觉等异常。② 观察瞳孔的变化，如双侧瞳孔的大小、是否对称、对光反应情况，眼结膜有无充血、水肿，眼球的定向能力，肢体肌张力以及肢体活动情况。

(4) 泌尿系统：① 按留置导尿管护理常规进行护理。② 尿量以及性质。成人为 1～2 mL/(kg·h)。每小时记录一次，并注意尿的性质，如浓缩、混浊、血红蛋白尿、血尿等，如发现异常，及时通知主治医师。

(5) 消化系统：① 按留置胃管护理常规护理。② 病人清醒并拔除气管插管后，如无恶心、呕吐，可分次少量饮水。次日肠鸣音恢复并无腹胀者，则开始进流质及逐渐改为半流质或普食。注意大便的性状，警惕出现柏油样便，如可疑发生应激性溃疡，应及时报告医生。

4. 密切监测术后水、电解质及酸碱平衡

(1) 出入量平衡是维持良好循环功能的基础。应注意根据胸液量、中心静脉压、血压、心率、血红蛋白、末梢循环的状况判断血容量是否充足，要求维持血红蛋白在 100 g/L 左右，红细胞比积在 0.30 以上。对单位时间内出入量要严格控制且准确计算。

(2) 发生低钾血症（血清钾低于 3.5 mmol/L）时，补充高浓度钾溶液的注意事项：① 应从深静脉用输液泵均匀速度泵入，速度<20 mmol/L。严禁直接静脉推注。② 补钾过程中严密监测尿量，尿畅补钾。③ 对难以纠正的低钾，补钾的同时要补充镁，低钾未纠正时避免静脉推注钙剂。④ 伴有碱中毒时，应先纠正碱中毒；伴有酸中毒时，应先补钾再纠正酸中毒。⑤ 补钾的同时使用心电监护，严密监测心电图变化。⑥ 及时复查血钾浓度。

(3) 发生高钾血症（血清钾高于 5.5 mmol/L）时应：① 停止钾的补充（包括含钾液、库血等）。② 用 10% 葡萄糖酸钙 1～2 g 静脉推注，对抗高钾对心肌的毒性作用。③ 高渗糖与胰岛素同时滴注，促进钾离子向细胞内转移。如 50% 葡萄糖 20 mL+胰岛素 3 U 静脉推注。④ 应用 5% 碳酸氢钠 30～100 mL 静脉滴注，促使钾向细胞内转移，同时纠正酸中毒。⑤ 应用利尿剂加速钾的排泄。肾功能衰竭者可进行腹膜透析、血液透析或血液滤过。⑥ 及时复查血钾浓度。

5. 皮肤护理　危重病人术后每日进行 Braden 评分。评分<12 分为压疮高危人群，应提前做好预防措施，认真做好各项基础护理，保持局部皮肤清洁干燥，避免局部皮肤长时间受压，补充高蛋白高维生素食物，对于水肿病人应观察消肿疗效。<16 分者每周及时评估。

6. 疼痛管理　充分评估病人对疼痛的认识和心理承受能力。术后早期重点在于防止和控制疼痛，根据病情选择合适的镇痛方法，以减少后遗症的发生、缩短住院时间、减少住院费用。

7. 心理护理　对家属的解释工作是做好病人心理准备的关键环节；对病人的解释工作要有耐心、要实事求是，平时工作中要主动与病人沟通和给予无微不至的关怀；同时，护士要增强法制观念，自觉提高自我保护意识。

8. 护理记录　将病人术后情况及时、准确、全面地记录在特别护理记录单上,重点突出。准确记录单位时间内的出入量。术后 2 小时内每 15～30 min 监测并记录生命体征一次,病情平稳后可适时改为每小时一次。

三、ICU 病人可能发生的紧急情况和应急处理

1. 呼吸系统

(1) 严重缺氧:如病人刚入 ICU 就出现口唇、甲床发绀。此时,先将呼吸机调至 100% 纯氧,加大通气量后再寻找原因。

(2) 呼吸机不合拍:病人与呼吸机连通后即出现自主呼吸与呼吸机对抗。此时,应先将每分通气量加大 1～2 L,把灵敏度调到 $-20\ cmH_2O$,然后给予肌松剂。

(3) 气管插管移位或脱出:应立即拔出气管插管,用面罩加压给氧,必要时口对口人工呼吸,并尽快重新插管。

(4) 喷咳血水样痰:在血流动力学允许的情况下,将吸气末正压调至较高值,成人为 8～10 cmH_2O,要逐渐增加。由于不可能一次把血水、痰吸尽,应在血水、痰外涌时快速吸痰,血水明显减少时连接呼吸机正压呼吸,如此交替操作并注意配合及参与抢救。

2. 循环系统

(1) 血压过低或测不出血压:多见于严重的血容量不足、缺氧、代谢性酸中毒以及低心排等。此时,首先用多巴胺和多巴酚丁胺,必要时加肾上腺素,然后间断快速输血或血浆,每间隔 5 min 重复快速输血或血浆一次。同时,吸入 100% 纯氧,间断推注 5% 的碳酸氢钠 5～10 mL。待血压略回升后,再进一步针对原因进行处理。

(2) 心动过缓或三度房室传导阻滞:先经静脉给阿托品或 654-2 提高心率,然后用异丙肾上腺素维持心率后再作相应的处理。有起搏导线的病人,连接起搏器并调至起搏心律。

(3) 可疑转送途中输血、输液过多过快:如中心静脉压或右房压较高,则静脉推入呋塞米 5～10 mg;若动脉血压不低,可暂停半小时或先限制输血、输液量[1 mL/(kg·h)]。

(4) 可疑转运途中输入大剂量升压药:动脉血压高、心动过速时,应暂停输注升压药,适当给予小剂量的硝普钠。

(5) 接引流瓶后胸液过多:先静脉给鱼精蛋白、葡萄糖酸钙和输新鲜冻干血浆,然后查 ACT 时间,并结合出血原因进行处理。

3. 病人烦躁不安或肌张力过高　先给地西泮,加大通气量,提高吸入氧浓度,使病人镇静后再判断血容量是否不足或有严重的低心排血量等,并针对病因处理。若病人肌张力过高,可静脉给予吗啡。

4. 体温过低　中心体温低时容易导致室颤、顽固性酸中毒等。因此要提高室温,加盖棉被。

5. 设备、条件的故障

(1) 电源故障:呼吸机、输液泵、微量泵等与生命攸关的设备意外断电时,应检查插座、插头是否接触不良或保险丝烧断,或者迅速更换设备,以免因工作延误而发生危险。

(2) 气源故障:接通呼吸机后,如病人迅速出现发绀,往往是气源故障,有时也可能是呼吸机参数设置不合理。此时要立即脱开呼吸机,用带氧皮囊手工加压通气,并快速检查氧、压缩空气开关是否完全打开,气体管道连接是否正确,呼吸机的工作压和氧压是否达到正常范围。呼吸机重新工作后应加大通气量 1～2L/min,提高吸入氧浓度至 80%～100%。

四、连接病人身体的各种管道的护理

（一）气管插管

1. 护理

（1）确定位置：病人返回 ICU 后，护士应与麻醉师共同检查气管插管的位置是否正确，听诊肺部呼吸音，判断气管插管是否在气道内。警惕发生：气管插管过深，进入右侧支气管（左侧呼吸音低或听不到）；气管插管过浅（漏气声、双侧呼吸音低）。

测量气管插管距门齿或鼻尖的距离，并记录在管道标签及特别护理记录单上，便于护士交接班时及时发现气管插管是否脱位。必要时通知放射科拍床旁 X 线胸片，确切了解插管位置（每位护士应学会看 X 线胸片）。正确的气管插管位置：插管前端在第 2 胸椎下缘或第 3 胸椎上缘水平。

（2）固定：用弹力胶带固定气管插管，松紧要适度，如过紧可造成人为的气道梗阻，过松起不到固定作用。同时，用约束带约束双上肢，防止非计划性拔管。注意气管插管与呼吸机的连接要紧实，以免漏气或脱落。

（3）摆好病人体位后，连接呼吸机，为了避免因呼吸机的牵拉造成气管插管脱出、扭曲或打折，给病人变化体位或搬动时应留出适当的管道活动余地。

（4）保持呼吸道通畅：① 吸痰：病人返回 ICU，循环功能稳定后，方可行气管内吸痰。吸痰时注意观察痰的颜色、稀稠程度及痰量，并记录。常规每 2 h 吸痰 1 次。若病人分泌物多，可根据需要缩短吸痰时间间隔。② 气道湿化：防止分泌物黏稠及形成痰痂。吸入湿热的气体可以减轻气道黏膜的刺激，减少支气管痉挛或哮喘。

2. 气管插管内吸痰

（1）吸痰前向病人做好解释工作，取得病人的配合。

（2）备齐用物，如吸痰管、无菌手套、灭菌蒸馏水、石蜡油等。

（3）吸痰前洗手、戴手套。

（4）气管内吸痰需要两名护士共同完成，一名护士吸痰，另一名护士协助，两人相互配合，防止病人缺氧。

（5）吸痰时严格按照无菌要求操作，戴无菌手套，保护病人和护士不被污染。

（6）检查吸引器的性能是否良好，吸痰时用负压＜0.04 MPa。负压过大可损伤气管黏膜，引起气道出血，血痰阻塞气道，继发感染。同时也可以使远端肺泡闭合，严重时可出现人为的肺不张。

（7）吸痰前增加氧浓度，使指脉氧维持在相对较高值。

（8）使用一次性的吸痰管，防止交叉感染。选择吸痰管质地不要过硬，直径为气管插管直径的 1/2，有端孔和侧孔。

（9）送吸痰管时不要用负压，导管下至最深处再上提 1 cm，开放负压后，左右旋转上提吸痰管，成人吸痰时间＜15 s。吸痰时避免操之过急，以免过深刺激迷走神经而诱发心律失常、缺氧或心跳骤停，特别是防止引发肺动脉高压危象。

（10）吸痰时注意观察病人的心率、心律、血压及口唇颜色，出现血压下降，SaO_2＜95%，心率增加、心律不齐，应立即停止吸痰。

（11）若呼吸道分泌物较黏稠，可向气道内注入灭菌蒸馏水以稀释痰液，成人注入 3～5 mL，注水时注意固定针头，以免针头脱落入气管，引起意外。

(12) 吸痰后应清洁口腔、鼻咽腔的分泌物,防止分泌物积存继发感染,吸鼻咽腔的负压不可过大,动作要轻柔,以免损伤鼻咽腔黏膜引起出血。吸痰后进行肺部听诊,并评价吸痰效果。

(13) 影响吸痰效果的因素:① 气管插管的位置不正,或吸痰管过粗,不易下到气管深处。② 气道湿化不好,痰液过分黏稠或支气管痉挛。③ 药物抑制,无咳嗽反射。

3. 气管内吸痰常见的并发症及护理

(1) 缺氧:① 吸痰时,严密监测末梢血氧饱和度,观察病人口唇有无青紫,若 $SaO_2 < 95\%$,立即停止吸痰。② 吸痰时发生心率增快、减慢,或发生异位心律、血压下降,也应立即停止吸痰并用简易呼吸囊加压给氧气或呼吸机纯氧送气,同时观察缺氧缓解情况。

(2) 气管黏膜损伤:① 吸痰时选择质地柔软适中的吸痰管。② 吸痰时不要上下反复吸引。③ 吸痰时调节好负压表的压力 < 0.04 MPa。④ 对于血小板低的病人应及时调整。

(3) 气道痉挛:充分给氧,改变呼吸机参数,直至病人缺氧缓解,然后慢慢调回原呼吸机参数。

(4) 肺不张:① 下吸痰管时,须关闭负压吸引,当气管插管下至最深处时,上提 1 cm,再开放负压,并旋转上提吸痰管进行吸痰。② 吸痰时间不要过长,成人 < 15 s。

(5) 感染:① 吸痰时严格执行无菌操作技术。② 吸痰后及时清除口咽腔分泌物,防止分泌物反流入气道,引起继发感染。③ 合理使用抗生素。

4. 气管插管常见的并发症及其原因

(1) 气管插管脱出:① 病人不耐受,自行拔除。② 病人躁动,或体位改变。③ 固定气管插管的胶布松动。

(2) 气管插管阻塞:① 气管插管位置过深,插管头端抵在隆突处。② 固定气管插管的胶布过紧,或病人烦躁咬紧气管插管。③ 气道湿化不理想,分泌物黏稠,引流不畅或吸引不及时,造成分泌物阻塞气道。④ 气管插管打折、扭曲。

(3) 气管插管移位:① 气管插管过深,插入一侧支气管。② 气管插管过浅,病人头颈转动使气管插管移位或病人胃内过度胀气。

(4) 气管插管漏气:① 气管插管过细。② 病人肺部病变加重,肺顺应性降低,肺阻力增加,或痰液吸引不及时,造成呼吸机送气困难。

(5) 气管、支气管黏膜及喉头水肿:① 气管插管固定不牢,当病人躁动时,气管插管在气道内上下移动,损伤了气道黏膜及喉头,引起水肿。② 插管时间过长,压迫黏膜所致。③ 气管内吸痰操作不规范。

(6) 肺部感染:① 吸痰时违反无菌操作规程,继发肺部感染。② 插管时间过长,病人抵抗力差,营养不良。③ 分泌物积聚在口鼻咽腔内造成逆行感染。

5. 拔除气管插管的护理

(1) 拔管的指征:① 病人神志清楚,对外界反应好。② 呼吸平稳、均匀,自主呼吸有力,双肺呼吸音对称,无明显异常呼吸音。③ 循环功能稳定,生命指征平稳,末梢暖,尿量正常,正性肌力药以及血管活性药用药量不大。④ 无严重的组织水肿及酸中毒。血气及血压在正常范围,即 pH $7.35 \sim 7.45$,$PCO_2 < 45$ mmHg,$PO_2 > 80$ mmHg,$SaO_2 > 95\%$,$K^+ > 3.5$ mmol/L(换瓣病人 > 4.5 mmol/L)。⑤ 无心律失常或心律失常已控制。⑥ 病人无呼吸困难、发绀、烦躁不安等呼吸功能不全的表现,X 线胸片正常,无明显肺内渗出、胸腔积液及明显的肺不张。⑦ 呼吸机参数条件在正常范围:PEEP < 4 cmH$_2$O,FiO$_2 < 40\%$,潮气量 $>$ 体重(kg) $\times 10$ mL。

⑧ 病人无高热。⑨ 胸腔引流液不多，无出血与心包填塞及二次开胸的指征。

（2）拔管后常见的缺氧原因及处理见表 16-2-1。

表 16-2-1　拔管后常见的缺氧原因及处理

原　因	处　理
气胸或胸腔积液	胸穿或胸腔闭式引流
肺内渗出，肺间质水肿	双氧吸入，利尿
肺不张	体疗，吸痰，必要时支气管镜吸痰
气道痉挛，支气管哮喘，喉头水肿	支气管扩张剂，地塞米松，舒喘宁
急性肺水肿	强心、利尿，双氧或简易呼吸囊加压吸氧，控制入量
镇静剂过量，麻醉药剂未完全代谢	呼吸兴奋剂，间断简易呼吸囊加压给氧
过早拔管	二次气管插管

（3）拔管后的呼吸道护理：① 气管插管拔除后，用鼻塞或面罩吸氧。② 观察病人拔管后的反应，注意病人有无呼吸困难，如鼻煽、呼吸急促、烦躁不安、末梢饱和度降低、口唇甲床发绀等缺氧现象。③ 拔管后出现缺氧表现的处理参见表 16-2-1。④ 气管插管拔除后半小时，及时复查血气。⑤ 每 2 h 行有效的胸部体疗并变换体位，以利于痰液的引流及排出。

（二）动脉测压管

1. 护理

（1）动脉测压管的各个接头，包括测压管、三通管、换能器、监测仪，要紧密连接，避免脱开后出血或漏液。

（2）为了保证动脉管路的通畅，可用加压气袋驱使肝素液持续冲洗，压力包的压力应在绿色区域范围内（>300 mmHg），保证以 3 mL/h 的速度冲洗管道。

（3）固定：将动脉测压管沿肢体长轴固定好，皮肤穿刺点用透明保护膜固定，每日更换透明膜，保持动脉穿刺点局部的干燥。若有渗血或卷边，应及时更换。

（4）测压前应校零，校零时应保证换能器与心脏在同一水平，为保证测定数值的准确，病人体位变换时也要始终保持换能器与心脏水平一致。步骤：① 将三通管的方向调至换能器与大气相通的位置，此时换能器的位置应与心脏在同一水平（腋中线第 4 肋间水平）。② 当监测仪上的压力数字为"0"时，调转三通管方向，将病人端与换能器相通，此时监测仪上可出现所测的动脉压力数值及压力波形。

（5）当动脉压力波形出现异常、低钝或消失时，考虑动脉穿刺针是否有打折或血栓堵塞。应揭开皮肤保护膜进行检查与调整。

（6）动脉测压管内严禁进气，定时检查动脉管道内有无气泡，也不能从动脉管道给药。

（7）定时检查带有测压管的肢体的血运情况，如发现局部肿胀，颜色或温度异常等情况，应及时报告医生，并准备重行动脉穿刺。

（8）预防感染：抽血气标本时严格执行无菌操作技术。

（9）一般脱开呼吸机 12~24 h 后，循环与呼吸功能相对稳定者，应早拔除动脉测压管，拔除后局部压迫 10 min，观察无渗血后，用无菌纱布覆盖。

（10）抽取动脉血气标本步骤：① 操作前洗手。② 备齐用品：2 mL 注射器（浓肝素液处理后）1 支；10 mL 注射器 1 支。③ 操作步骤：a. 用碘伏消毒肝素帽。b. 用 10 mL 注射器将动脉延长管中的液体抽出约 8 mL（以抽到动脉管以及肝素帽内充满血液）。c. 用 2 mL 注射器取标本1 mL左右,摇匀、排气后送化验。d. 将刚抽出的8 mL血推回动脉,并用肝素液冲洗直至延长管内无残存血液。注意事项:抽液、推液速度要慢而均匀,防止引起标本溶血、动脉痉挛;操作时,注意严格执行无菌操作,以免经血液污染;抽血量要足够,避免血液稀释,影响结果的准确性。

④ 检查换能器、三通等连接处有无松动,三通方向是否正确,防止出现回血或漏液现象。

⑤ 检查加压包内的压力,保证动脉管道的通畅。

2. 术后早期出现血压高的原因及处理

(1) 早期麻醉初醒状态,病人肌张力高、抖动,可静脉注射吗啡给予纠正。术后早期体温较低,外周血管收缩而使外周血管阻力增加,致使血压增高,可选用扩张血管药物降低外周血管阻力,临床上常用硝酸甘油、硝普钠、尼卡地平等持续静脉泵入。注意保暖。

(2) 动脉导管未闭闭合术、主动脉瓣置换术及动脉瘤切除术等手术后如血压偏高,应选用扩张血管药物。

(3) 术后早期低氧血症和高碳酸血症导致血压增高时,应提高供氧和增加通气。

(4) 容量负荷过重而使血压升高者,应控制液体入量及给予利尿治疗。

(5) 单位时间内正性肌力药物输入过多引起的高血压,应控制药物入量。

3. 低血压的原因及处理

(1) 血容量不足:这是心外科手术后引起血压下降的常见原因。术后早期由于体温较低,外周血管处于收缩状态,此时,有效循环血量不足不能被反映出来。随着体温的升高,末梢血管床扩张及小动脉扩张后,血容量不足才较明显地反映出来。临床表现为心率加快、中心静脉压下降、血压下降、尿量减少。此时应及时补充血容量,使低血压得到纠正。

(2) 心肌收缩力下降、心功能不全:术前心脏扩大、肥厚,心功能低下,左心室射血分数低,术中机械或物理性损伤心肌、心肌保护不当、慢性心肌功能低下、心肌梗死、心内膜下坏死、心内残余分流或畸形矫正不满意等,均可影响心肌收缩力,使心功能下降。主要表现为中心静脉压升高、血压下降、左房压升高、心率增快等。此种情况应选用正性肌力药物和血管活性药物。

(3) 心包填塞:出现引流液多而突然减少或完全消失,静脉压进行性升高和血压下降,尿少,脉压差小,对正性肌力药物反应不佳,X线示纵隔影增宽等情况,应考虑有心包填塞的可能。一旦确诊,应立即行开胸手术。

(4) 药物影响:β受体阻滞剂可抑制心脏收缩力,如氨酰心安或扩张血管药物用量不当等。

(5) 心律失常:心动过缓或心动过速可使心排血量减少而引起血压下降。可应用药物或采取其他措施及时给予纠正:① 心动过缓:应用起搏器或给予阿托品、654-2、异丙肾上腺素、多巴酚丁胺等。② 心动过速:氨酰心安、西地兰、可达龙等。③ 室性心律失常:利多卡因、可达龙等。

(6) 呼吸性或代谢性酸中毒:如有发生,应及时纠正,可用5%碳酸氢钠静脉滴注或升高呼吸机呼吸频率、潮气量等。

4. 临床常用药物的使用注意事项及配制

(1) 静脉注射西地兰时应注意:① 因西地兰有减慢心率的作用,当心率<70次/分时,应慎用。② 将西地兰0.2~0.4 mg稀释到20 mL溶剂中再缓慢静脉注射。③ 低血钾时,心肌细胞对洋地黄的敏感性增加,易出现洋地黄对心肌的毒性作用,应慎用。④ 西地兰不能与钙剂同时使用。⑤ 使用洋地黄后注意观察心率、心律的变化。

(2) 常用血管活性药物及配制规则：

多巴胺	体重(kg)×3/50 mL GS/NS
多巴酚丁胺	体重(kg)×3/50 mL GS/NS
肾上腺素	体重(kg)×0.03/50 mL GS/NS
去甲肾上腺素	体重(kg)×0.03/50 mL GS/NS
异丙肾上腺素	体重(kg)×0.03/50 mL GS/NS
硝酸甘油	体重(kg)×0.3/50 mL GS/NS
硝普钠	体重(kg)×0.3/50 mL GS
尼卡地平	体重(kg)×0.3/50 mLGS/NS
苯肾上腺素	体重(kg)×0.3/50 mL GS/NS

注：GS 为葡萄糖溶液；NS 为生理盐水。

(3) 配制药物时的注意事项：① 将所需药液提前 1～2 h 配好（硝普钠需现配现用，避光），并在注射器上标明药物名称、配制方法及剂量。如果病人体重为 50 kg，多巴胺所需要量为 50×3＝150 mg/50 mL，药名必须写中文名称，并双人核对签名。② 接通电源，打开微量泵开关，将配好的药液注射器置于泵上，遵医嘱调整参数后开始输入。③ 泵入药液后注意观察输液泵工作是否正常及病人对泵入药物的反应，必要时向医生报告并重新调整参数。④ 更换药液时须注意以下几点：a. 不许提前过长时间配好药液。b. 当报警提示药液将要泵完时，先停止泵入，并用钳夹将管道夹紧，取下注射器，换上配好的药液，迅速接好药液通道，启动微量泵，打开钳夹并观察是否引起循环波动。c. 使用大剂量正性肌力药物时，为避免因更换注射器暂停输入药物引起大的血压波动，可采用迅速调换输液泵的方法。⑤ 当停用微量泵时须将深静脉管道内的药液抽出，用生理盐水冲洗管道后注入少量肝素封管液，防止回血凝固，此静脉通路还可继续使用。⑥ 用作输入血管活性药物的通路，不能同时作为输入其他药物的静脉通道。

(三) 深静脉置管

深静脉置管通常是指锁骨下静脉、颈内静脉和股静脉置管。可测量中心静脉压，也可经深静脉置管快速输血，还可经深静脉置管应用血管活性药物或补充高浓度氯化钾、高渗或刺激性较大的液体，如静脉高营养等。

1. 护理

(1) 固定好深静脉插管，防止移位或脱出。各接头衔接牢固，防止松脱而引起出血。

(2) 保证静脉插管的通畅，若发现输液管道不通畅，应考虑以下因素：① 栓塞：应及时用肝素液回抽，如栓塞未抽出必须放弃此通道不宜再用；② 插管在血管内或缝合处扭曲、打折；③ 插管开关未打开；④ 三通管转错方向。

(3) 中心静脉压测定注意事项：① 调零点：测压管的零点应与右心房在同一水平面，体位变动时要重新调整零点。② 一般应在病人静息时测定，如在吸痰后、朦胧状态下，或躁动、寒战、抽搐等特殊情况下测定的结果要注解加以说明。如 CVP 在短时间内有较大的差异，应及时重新核对换能器零点，检查管路是否通畅，或者呼吸机是否用了较大的 PEEP，并及时报告医生。

(4) 使用血管活性药物应标明药物的名称、配制的方法、剂量和浓度。血管活性药物、镇静、镇痛药物及抗心律失常药物等不能使用 CVP 通路。注意高浓度补钾的速度，如有条件，可用输液泵控制补钾速度。严格执行无菌操作技术,每日更换所有输液器及延续的管道、三通管接头、接头处用无菌治疗巾覆盖包裹并每日更换。

(5) 保持穿刺部位干燥清洁,每日用碘伏消毒局部并用无菌敷料覆盖。如浸湿或污染,应及时更换。

(6) 怀疑管道脱出时,可试行回抽,若无血,应及时更换插管。穿刺部位出现红、肿、疼痛等炎性反应时应及时拔掉插管,并作导管尖端细菌培养。

(7) 一般的深静脉插管保留时间不应超过 72 h,因病情需要可延长 1 周。目前已有新研制的深静脉插管产品,能放置数月。

(8) 拔管前先消毒局部皮肤,拔管后局部压迫 3~5 min,用无菌敷料覆盖 48 h,并保持局部清洁干燥。

2. 中心静脉压(CVP)的监测

(1) 中心静脉压升高的原因:① 右心功能低下、心力衰竭、心源性休克等。② 循环阻力升高:肺动脉高压、右室流出道狭窄、肺水肿等。③ 心包填塞。④ 胸腔内压力升高:使用呼气末正压通气、血气胸。⑤ 药物影响:使用较强的收缩血管的药物。⑥ 在病人不安静状态时测量静脉压,如躁动、寒战、咳嗽等均可使静脉压力升高。

(2) 中心静脉压降低的原因:① 血容量不足:大量失血、利尿而未及时补充体液。② 使用血管扩张药物。③ 应用镇静药物。

(3) 处理:术后监测 CVP 时,应结合血压的改变,推测循环及心功能变化情况,并做相应处理(表 16-2-2)。

表 16-2-2 中心静脉压血压与循环功能的关系

CVP	BP	循环及心功能情况	处理
低下	低下	循环血量不足	迅速补充血容量
升高	正常	血容量超负荷、右心衰竭	强心、利尿
升高	升高	周围血管阻力增加,循环血量增多	扩张血管、利尿、控制入量
升高	降低	血容量不足或心排量低	强心或升压药,并试行适当的输液输血
进行性升高	低下	急性心包填塞或严重心功能不全	强心、利尿,行心包引流

注:CVP:中心静脉压;BP:血压。

(四) 漂浮导管

1. 护理

(1) 保持管道通畅。由于管腔细长易发生管内栓塞,可持续用肝素液 3 mL/h 冲洗。准确记录输入的液体量。固定好管道,防止导管移位、打折。

(2) 保证数字准确,换能器与心脏同一水平。体位改变时,及时校零。当压力波形改变时,检查导管是否移位或管腔部分阻塞。

(3) 测 PCWP 时,应将气囊缓慢充气(充气量<1.5 mL),待出现嵌顿压图形后,记录数字并放掉气囊内气体。如气囊充气后不出现嵌顿压图形,多因导管退出肺动脉或气囊破裂。将气囊充气后放松注射器。如无弹性回缩,说明气囊已破裂,不可再将气囊充气。

(4) 严格执行无菌操作技术以预防感染。穿刺部位每日用碘伏消毒 2 次,并用无菌敷料覆盖。

(5) 拔除导管时,应在监测心率、心律的条件下进行。拔管后,穿刺的局部应压迫止血。

2. 并发症的防治

(1) 心律失常:导管在植入过程中如远端接触心肌或心瓣膜,会出现各种室性心律失常。应持续监测 ECG,备用利多卡因及镇静剂。

(2) 气囊破裂:置导管前检查气囊。测量 PCWP 时不要过度充气,气囊最大充气量应低于 1.5 mL。

(3) 肺栓塞:多因充胀的气囊长时间嵌入肺动脉所致。所以,每次测完 PCWP 后应将气囊内气体及时放出。

(4) 导管堵塞或肺动脉血栓形成:注意心内压力波形改变,保持导管通畅及正确进行抗凝治疗。

(5) 导管在心腔内扭曲:发生于导管插入血管内过长时。必要时可做床旁 X 线胸片检查,确定导管插入位置。

(6) 感染:置管的局部要保持清洁、干燥,皮肤穿刺处用碘伏液消毒每日 2 次,导管保留时间不宜超过 72 h。

(五) 心包、纵隔、胸腔引流管

(1) 术后病人的心包、纵隔或胸腔引流管连接于水封瓶上,并保持装置的密闭性。

(2) 妥善固定引流管,避免受压、扭曲、打折或脱出。

(3) 保持引流管通畅。病人应半卧位,定时挤压引流管道,保持管道内有一定的负压以利于引流,防止心包填塞或胸腔积液,必要时用负压(-2～-1 kPa)持续吸引,注意防止负压过大引起出血或肺泡破裂。

(4) 注意观察引流液的性状、颜色及量。术后早期或引流量多时,应每 15～30 min 记量 1 次,并阶段性计算累计量。寻找及分析引流液多的原因,如鱼精蛋白的用量不够或肝素反跳。引流液量连续 3 h 每小时超过 5 mL/kg 时,应及时报告医生,并做好二次开胸探查止血的准备。如大量的引流液突然减少或停止,要考虑心包填塞的可能性,并设法予以证实。

(5) 引流管如有气体逸出,须检查引流管侧孔是否脱出体外,或引流管过细与皮肤切口四周密封不严。

(6) 引流管口的敷料,每日更换 1 次,如局部有渗血或渗液,应及时更换。

(7) 引流总量每 24 h 总结 1 次。

(8) 一般术后引流液会逐渐减少(<50 mL/d),呈淡红色或淡黄色。按医嘱拔除引流管后,注意观察病人呼吸状态及听诊两肺呼吸音。如有可疑征象,及时报告医生并准备拍床旁 X 线胸片。

(六) 留置导尿管

(1) 将弗雷导尿管与有刻度的集尿袋相连接,一般尿量为 1～2 mL/(kg·h)。

(2) 观察每小时的排尿量、颜色,记录血尿或血红蛋白尿出现和消失的时间。正常情况下尿液一般为淡黄色或深黄色。如尿道黏膜损伤,可出现血尿;体外循环所致的细胞破坏则为血红蛋白尿,呈浓茶或酱油色;尿路感染的尿液含大量脓细胞,呈混浊状。

(3) 保持尿路通畅:注意寻找少尿或无尿的原因,如检查导尿管是否通畅,有无扭曲、打折,尿少时切忌盲目使用利尿剂;应用利尿剂后,须观察和记录用药的反应和效果。

(4) 预防尿路逆行感染:应及时拔除不必要的留置尿管。留置尿管超过 3 d 时,要更换导尿管,并每日用呋喃西林液擦洗尿道口。导尿管最多留置 7 d。冲洗或更换导尿管时,严格执行无菌术操作,谨防尿路逆行感染。

(5) 病情稳定,不需要留置尿管时,按医嘱拔除尿管,拔管前先间断钳闭尿管,待病人能感知尿意后再拔除尿管。拔尿管时,先将尿管的气囊抽空,缓缓将尿管拔除,以免损伤尿道黏膜。

(七) 留置胃管

体外循环术后,有时胃肠过度胀气,导致膈肌上升,影响呼吸。为了减轻胃肠胀气或者为了避免误吸而引起肺内感染甚至窒息,常规留置胃管。保留胃管还可对不能进食的病人进行鼻饲,保证营养补充,同时可通过胃管注入所需的药物,如降温药、镇静药、抗凝药、补充电解质等。

(1) 保持胃管的正常位置并定时抽吸胃液。若抽不出胃液,应及时调节胃管的位置,检查胃管是否打折扭曲或盘在口腔内。抽吸胃液时运用间断负压吸引,防止负压过大损伤胃黏膜。

(2) 观察并记录胃液的颜色和量,若发现胃液为咖啡样,应警惕发生术后应激性溃疡及出血,及时报告医生,并按医嘱给予止血药。若出血量大、血红蛋白低,要做好输血的准备。

(3) 如通过胃管鼻饲,应先将胃内残余食物及气体抽出,再注入流质食物,然后用 20 mL 温水冲洗胃管。

(4) 如病情允许,于拔除气管插管后一般也可拔除胃管。拔管后要清理鼻咽腔,用松节油擦净面部胶布的痕迹。

(5) 留置胃管期间每日两次根据口腔 pH,选择合适的药液进行口腔清洗,并观察口腔内黏膜的完好度。

(八) 左房测压管

(1) 左房压(LAP):正常值为 5~12 mmHg,术后测量 LAP 能反映左室充盈压及血容量的变化。术后 LAP 及 BP 的变化,可反映循环及心功能的改变。

(2) 左房测压管要用胶布牢牢地固定在胸前皮肤上,并在左房测压管的近端用胶布做好标记,防止脱出。

(3) 用冲洗液持续冲洗测压管道,冲洗速度为 1 mL/h。

(4) 严防气栓及血栓:左房测压管内绝对不能进气或血栓。如左房测压管发生气栓或堵塞,只能设法向外抽吸,严禁往里推注,以免发生体循环栓塞并发症。

(5) 防止感染:每日用碘伏消毒管口周围皮肤及更换敷料 1 次。

(6) 左房测压管一般在术后 24 h 内拔除,如病情需要可延长至 1 周后拔除。拔除后,如可疑胸腔内出血,要及时通知医生并准备好抢救用品和急诊开胸探查手术。

(九) 床旁拍 X 线胸片时各管道的维护

(1) 病情允许者取半卧位或坐位,并协助摄片技师将 X 线片板置于病人身后,注意观察病人循环、呼吸等生命体征有无波动,各管道有无打折、扭曲、脱开;呼吸机管道是否从摄像区域移开,确定无误后方可摄片。

(2) 对病情危重或躁动、不合作的病人,护士应守候在床旁,不得离开,以便于病人病情发生变化时及时处理。

(3) 取出 X 线片后,护士要认真检查各管道连接情况,如呼吸机是否脱开,气管插管是否打折,三通延长管等接头是否脱开、松动,穿刺管是否在正常位置等,防止发生意外。拍片后若病情变化,应及时报告医生,并做相应的处理。

(胡雁秋)

第三节 体外循环术后常见并发症及其护理

一、低心排血量综合征

【病因】

(1) 体外循环血液稀释、非搏动性血流灌注及手术创伤造成机体内环境功能紊乱,如酸中毒、高钾、低钾、低钙等。

(2) 先天性心血管畸形手术矫治不满意或瓣膜置换手术后人工瓣膜功能不良。

(3) 低血容量,术前长期服用利尿剂或限制水入量,术后随着心功能的恢复,心排血量逐渐增加,而液体补充不及时。

(4) 术中心肌保护不良,心肌缺血缺氧或外科手术创伤导致严重的心律失常,如三度房室传导阻滞。

(5) 心包填塞,限制心室舒张,回心血量减少;肺动脉、右室流出道等压力较低的区域受压后也可限制心脏的排空。

(6) 严重心律失常交界区异位心动过速或房室传导阻滞。

(7) 感染等。

【诊断标准和临床表现】

1. 诊断标准 ① 在无明显血容量不足的情况下(红细胞压积>0.3),中心静脉压>0.15 kPa(15 cmH$_2$O)。② 动脉收缩压<10.7 kPa(80 mmHg),脉压<2.7 kPa(20 mmHg)。③ 末梢循环不良,四肢呈湿冷或发绀现象。④ 尿量<(20～25) mL/h。⑤ 心脏排血指数(CI)<2.21 L/(min·m^2)。⑥ 体循环阻力<0.018 N·s/cm^2。⑦ 心搏出指数<25 mL/m^2。⑧ 氧耗量<100 mL/(m^2·min)。⑨ 乳酸量>20 mg%。

2. 临床表现 以低血压伴周围阻力增高为特点,收缩压低于12.0 kPa(90 mmHg),脉搏细弱,心动过速,脉压下降,肢端湿冷,面部青紫及尿量减少。晚期可出现呼吸窘迫综合征以及心脑等重要脏器功能衰竭的表现。

【预防】

(1) 术前心功能差的病人应给予积极准备,改善心肌收缩力,提高手术的耐受能力,并可在术前预防性地应用辅助循环装置,如离心泵、IABP等。

(2) 术中尽量减少心肌损伤,缩短缺血缺氧时间;手术操作轻柔,防止误伤,注意保护心肌。

(3) 心肺复苏前彻底排气,防止冠状动脉内气体栓塞。

(4) 体外循环灌注力求平稳,保持足够的灌注流量及灌注压力,稳定内环境。

(5) 防止心包缝合过紧而影响心脏舒张,止血彻底,保持引流通畅。

(6) 正确评估血容量,根据中心静脉压及左房压补充胶体及晶体液。

【治疗原则】

1. 调整心排量

(1) 心率的调节:心脏术后使病人心率保持在60～90次/分。适宜的心率可维持正常心排血量。对于传导阻滞病人可应用起搏器,发生心动过速者可应用洋地黄。

(2) 调节前负荷:保持一定的前负荷,对维持正常心排血量起重要作用。左房压保持在 $0.15\sim0.2$ kPa($15\sim20$ cmH_2O)。

(3) 增加心肌收缩力:应用增强心肌收缩力的药物,如异丙肾上腺素能增加心肌收缩力和周围血管阻力,使心排血量和血压增高;多巴胺能使心肌收缩力加强和心率增大,大剂量时可使血管收缩。临床表现为心排血量、血压和尿量均增加。适当应用钙拮抗剂也可增加心肌收缩力。

(4) 减低后负荷:左心室壁张力(后负荷)的增高,使心排出量和左室每搏做功下降,适当应用血管扩张剂可增加心排出量。由于血管扩张剂可减少静脉回流,应用时,要使左房压达 0.2 kPa(20 cmH_2O)。联合应用增加心肌收缩力的药物和血管扩张药物是治疗严重心力衰竭的强有力治疗方法。

2. 病因治疗

(1) 术后纵隔心包出血引起急性心包填塞时,须再次手术,开胸止血,清除心包中血块。

(2) 酸中毒明显抑制心肌收缩力并损害心肌功能时,及时纠正酸中毒可增加心排出量。

(3) 应用大量的皮质类固醇能提高交感神经活性并扩张血管,有助于低心排血量的纠正。

(4) 手术中发现畸形矫正不满意或人工瓣功能失灵时应当机立断,重新矫正或更换。

3. 机械性辅助装置

(1) 主动脉内球囊反搏(IABP):主要功能是减低左室后负荷和改善心肌供氧,使心排出量明显增加。

(2) 左心室辅助循环(LVAD):借助泵的机械功能代替左心室的收缩功能,维持循环功能,用于心脏术后应用药物及 IABP 仍不能脱离体外循环者。

【护理】

(1) 严密监测生命体征、血流动力学各项指标,观察病人末梢循环,同时观察尿量,从而判断心脏排血的情况。

(2) 根据 CVP、末梢循环的变化,调整心脏前、后负荷。如 CVP<5 cmH_2O,提示血容量不足,可加快补液尤其是胶体液;CVP 较高而病人末梢循环仍不良,如肢端苍白或发绀、出冷汗、手足发凉,则提示心功能不全,应扩血管,减轻心脏后负荷。使用硝普钠时应注意避光,一次配液不可太多,配好的硝普钠放置时间不应超过 $6\sim8$ h。另外,小剂量应用正性肌力药,如西地兰 0.2 mg 静脉推注,$1\sim2$ 次/天。严重低血压的病人可遵医嘱将扩血管药与儿茶酚胺联合应用。尿少者可给予呋塞米治疗。

(3) 病情稳定后给予半卧位,以减少回心血量,减轻心脏负担;并可使膈肌下降,利于呼吸。

(4) 保证充足的给氧,必要时延长呼吸机的使用时间。对已拔管的病人,可加大吸入气体氧浓度,使血氧饱和度在 $95\%\sim98\%$。

(5) 注意体温的监测与记录。

(6) 心理护理:对于精神紧张、烦躁不安的病人须做好安慰解释工作,告知病人除了良好医术、药物的帮助以及一些精良的仪器外,还需要病人的配合,才能使其渡过难关。

二、急性肾功能衰竭

【病因】

(1) 严重右心功能不全,肾脏淤血,体外循环中炎性介质释放,易造成术后肾功能损害。

(2) 体外循环中因灌注不足,造成较长时间低血压,导致肾功能损害。

(3) 手术创伤、心肌保护不全或病变纠正不彻底而导致术后低心排综合征,加上大量应用缩血管药物可增加急性肾功能衰竭的发病率。

(4) 体外循环机械性因素损伤红细胞,致使大量血红蛋白释放,而变性血红蛋白可释放游离脂质,使血管内红细胞聚集,引起肾小管栓塞和急性肾功能衰竭。

(5) 肾脏本身病变,如患有急性肾小球肾炎、肾盂肾炎、肾动脉狭窄或栓塞者,术后极易发生肾功能衰竭。

【临床表现】

(1) 急性肾功能衰竭的临床表现,主要为水电解质紊乱、酸碱平衡失调和氮质血症。常伴有少尿、无尿,尿比重降低(<1.018),如尿量少于 $0.5\ mL/(kg \cdot h)$,持续 2 h 以上,排除血容量不足或脱水情况下要高度警惕急性肾功能衰竭。

(2) 实验室检查:① 尿/血浆渗透压比值接近或等于 1.0。② 尿/血浆肌酐比值<20。③ 尿/血浆尿素氮比值<10;尿钠浓度>40 mmol/L,可确立急性肾功能衰竭的诊断。

【预防】

(1) 进行适当的血液稀释,可以减少溶血和失血,增加肾血流量和肾小球滤过率。

(2) 尽量减少氧合器对血液有形成分的破坏。

(3) 术中保持足够的灌注流量,使灌注压力高于肾小球滤过压,维持正常的肾功能。

(4) 转流中适量利尿剂的应用可使肾皮质血流增加,减少髓质充血,增加肾小球滤过率,抑制髓袢升支对钠的重吸收,而使水钠排出增加。

【治疗原则】

(1) 术前心功能较差、重症发绀型病人,体外循环中应用人工肾超滤。

(2) 控制液体入量,并注意输液速度;纠正电解质紊乱。

(3) 尽量避免使用对肾脏有损伤的药物。

(4) 保护肾脏排水功能,速尿 20~80 mg。

(5) 高钾血症治疗:停止钾的补充。可补充碳酸氢钠或应用10%葡萄糖酸钙治疗高钾血症。对洋地黄化的病人则不宜使用钙剂。使用高渗葡萄糖和胰岛素,可使细胞外钾转移入细胞内。

(6) 透析疗法:肾功能衰竭时,机体代谢废物积蓄,可引起中毒。为了预防尿毒症的发生可使用透析疗法。目前临床使用的有腹膜透析、结肠透析和血液透析。

透析指征:① 尿量<$0.5\ mL/(kg \cdot h)$,持续 4 h 以上。② 体内液体过多,防止充血性心力衰竭和肺水肿的发展。③ 血钾>6 mmol/L,或心电图出现明显高血钾现象。④ 严重酸中毒。⑤ 血非蛋白氮在 150~200 mg/dL 以上,或尿素氮>100 mg/dL,血肌酐>1.5 mg/dL,出现尿毒症早期症状。

【护理】

(1) 术后 2 d 内测量每小时的尿量,观察尿液的颜色,并进行尿液检查,观察有无尿血、尿比重增加等情况。同时监测肾功能,每 2 d 查血肌酐、尿素氮等指标。

(2) 严格控制液体入量,每日补液量=尿量+额外丢失量+不显性生理失水量[$1\ mL/(kg \cdot h)$]+内生水量(约 300 mL/d)。除额外的丢失外,一般只补给最低生理需要量。每日测体重,如体重的下降在 10~20 $g/(kg \cdot d)$,表示补液量比较恰当。

(3) 注意血钾的变化:进行血钾测定及心电监护,观察有无高血钾的存在。

(4) 给予高热量、高维生素、低蛋白饮食,高钾期间应避免摄入含钾高的食物。

(5) 如病人已进入多尿期,应密切监测电解质的变化,防止低钠、低钾、脱水等情况的发生。

(6) 腹膜透析、血液透析或血液滤过。

(7) 持续静脉-静脉血液滤过的护理:① 连续监测血流动力学各项指标,及时纠正血容量的变化:持续监测 BP、HR、CVP、SaO_2,每 30~60 min 测定并记录一次;准确记录每小时入量(鼻饲、静脉输液、置换液)、出量(胃液、胸液、尿量、排便量、滤过液量、不显性失水量);结合上述指标及时发现容量变化。如容量不足,除血流动力学指标、出入量所提供的数据变化外,还可表现为动脉血气顽固性代谢性酸中毒、血滤双腔深静脉导管易反复贴在静脉壁上;所有经深静脉输液的重要通道一律用输液泵,以减少对循环的影响。② 定时、定部位、定仪器监测相关的生化数值,保持电解质、酸碱、血糖平衡:查血镁并遵医嘱补钾;查血镁,按医嘱在外周静脉补充;查血钙,按医嘱在深静脉补充(补镁及补钙不可加入置换液中及血滤管路上,避免镁离子、钙离子遇碳酸氢根离子产生沉淀,阻塞滤器);查血气,及时纠正酸碱失衡;查血糖,按医嘱在深静脉泵入高渗糖液。

三、栓塞

【病因】

(1) 人工心肺机故障或操作失误,如泵管破裂或漏气,灌注心肌保护液时空气进入左房或左室,心脏手术后残留于左心或主动脉根部的气体未被排除;复温期间,当水温高于血温 10 ℃时,可明显增加循环血中的微气泡。

(2) 瓣膜病时左房或左心耳内的血栓,室壁瘤的附壁血栓,左房插管或人工瓣膜处形成的血栓,瓣膜钙化物的脱落及左房黏液瘤破裂等均可引起栓塞。

(3) 胸骨正中切口伤及纵隔,脂肪滴被吸引器吸入体外循环人工肺内,脂蛋白的支链可释放出脂质,游离的脂质能引起血管内红细胞的聚集。

(4) 聚集的血小板、红细胞、气泡、硅油、变性凝集的蛋白质、纤维素、库存血的碎屑和凝块等。

【临床表现】

栓塞使所在器官出现缺氧、缺血、水肿、功能障碍,如脑栓塞时可出现局部或弥漫性神经症状;冠状动脉栓塞时可出现低心排综合征;肺栓塞时可出现肺动脉高压、肺水肿;肾栓塞时可出现无尿、少尿等。

【栓塞的预防】

(1) 心脏手术时,彻底清除各种组织残屑,如血栓块、钙化灶等各种被切除的组织碎片。

(2) 在心腔关闭时要彻底排除心腔内空气,在主动脉开放前要排除主动脉根部残留的空气。

(3) 预充血液时尽量使用新鲜血液。

(4) 体外循环中保证充分的抗凝。

(5) 复温期间水温与血温差<10 ℃。

(6) 体外循环尽可能使用一次性物品,尽量减少接头,防止血液涡流产生的栓子,在动脉路安装微栓过滤器。必要时动、静脉分别安装,是预防栓塞的有力措施。

【栓塞的治疗】

应根据栓塞的部位而确定治疗方案。髂动脉、股动脉、颈动脉栓塞时,可以切开动脉去除栓子,效果良好。如发生脑血管栓塞,一般采取保守治疗。其方法如下:

(1) 全身降温至 32~35 ℃,脑部降温至 28~30 ℃,低温维持 3~5 d,待病情好转,反射恢复后再考虑撤除低温。

(2) 应用脱水药物。脱水是防止脑水肿的主要方法,山梨醇比甘露醇好,因为山梨醇的溶解度大,可达 90%,而甘露醇易在肾小管内形成结晶。在脱水治疗时,必须注意维持循环系统的稳定,防止过度脱水引起低血容量性低血压。此外使用利尿剂时,应及时补充钾,防止心律失常。

(3) 限制液体入量,每日补液量应小于 2 500 mL,最好在 1 500 mL 左右。

(4) 应用激素(地塞米松 10~30 mg/d 或甲基强的松龙)。

(5) 镇静,有躁动或抽搐者可用安定、苯妥英钠等。

【护理】

(1) 观察病人术后的神志状况,有无口角歪斜、鼻唇沟变浅等,肢体活动状况及是否出现疼痛,有无突然出现的憋闷感等。一旦出现上述情况,及时与医生联系,并做好抢救的准备。

(2) 判断栓塞的原因,栓子的性质(空气、血栓、还是病变物质),并作相应的处理。

(3) 在病情允许的情况下调整体位,将栓塞造成的后果降至最低的程度。

(4) 由栓塞引起的一些不适症状,应对症处理。

四、脑部并发症

【病因】

(1) 体外循环中的气栓或库血中的微栓栓塞。

(2) 体外循环时长时间灌注流量过低,造成脑组织血流灌注不足,引起脑缺氧。

(3) 上腔静脉回流受阻,致使脑静脉压增高,脑细胞压迫受损。

(4) 脑血管疾病、高龄、糖尿病、高血压等,是脑损害的易发因素。体外循环中多种因素可加重这一损害。此外,空气、颗粒栓塞、低血压为脑损害的促发因素。

(5) 体外循环中长时间低血压:许多学者认为体外循环中脑血管自动调节下限可至 4 kPa (30 mmHg)。血压[低于 6.7 kPa(50 mmHg)]×持续时间应小于<100,如高于 100 易造成机体缺血性损伤。心脏复苏以后,随着温度的不断升高,一定要维持满意的血压,才能保证脑及冠状动脉的灌注。

(6) 非搏动灌注时,大脑小动脉直径缩减到正常的一半。非搏动灌注改变脑血流分布,损伤毛细血管血流,损伤组织的灌注和氧合,脑细胞的氧耗和葡萄糖的利用都明显减少。非搏动灌注期间,大脑结合膜细胞淤血严重,血管周围水肿,严重者发生弥漫性细胞缺血性损害。

(7) 随着灌注时间的延长,神经系统并发症发病率增加,血液破坏增加,灌注中空气或颗粒栓塞的可能性增大。

【临床表现】

并发脑组织损伤的主要表现为术后病人不清醒或延迟清醒,或清醒后继而又进入昏迷,并有四肢频繁的抽搐或偏瘫。栓塞可出现局部神经的定位症状。中枢神经功能不全的征象还包括情感方面的变化:记忆障碍、定向力障碍、失语、失眠、兴奋、抑郁、儿童的恶梦等。

【预防】

预防脑并发症的重要手段是:应用微栓过滤器;尽量缩短体外循环时间;灌注过程中要保持一定的灌注流量和灌注压;保持腔静脉引流通畅;以膜式氧合器代替鼓泡式氧合器;正确使用肝素以确保抗凝;体外循环中给予血小板聚集抑制剂(前列腺素 E),能有效地抑制血小板的聚集和破坏,减少体外循环中微栓的形成。

【治疗原则】

(1) 应用局部降温方法,在头部用冰帽或冰袋降温。

(2) 提高脑组织对缺氧的耐受能力,并行脱水治疗,以减轻脑水肿。

(3) 应用促进脑组织代谢的药物,如 ATP、辅酶 A、谷氨酸钠等。

(4) 脑保护药物的应用,主要有类固醇类药物、巴比妥酸盐、利多卡因。

【护理】

(1) 密切观察神志变化,并做好记录,对未清醒者,每 15~30 min 观察 1 次,并注意瞳孔的变化。一般病人在术后 2~4 h 内清醒,对于原因不明的长时间未清醒者,应高度警惕有无颅内异常情况存在,必要时行 CT 检查。

(2) 对于清醒的病人,应适当与其交谈,注意四肢活动情况。尤其注意那些神志清醒后又转为朦胧或神志不清的病人,应立即行 CT 检查,以便于早期诊断、早期治疗。

(3) 降低颅内压,减轻脑水肿:对有缺氧性昏迷及脑水肿的病人,应给予利尿、脱水治疗,脑部局部降温处理,给予冰帽,保护脑功能。临床上常用 20% 甘露醇静脉快速滴注。

(4) 降温:使用变温毯或在头部及大动脉处放置冰袋;或头戴冰帽及采取药物降温,阿司匹林+冰水保留灌肠降温,减少耗氧,有利于改善脑水肿。降温过程中应注意病人四肢的保暖,防止冻伤及压伤。

(5) 提供高浓度氧疗,有条件者给予高压氧治疗,并保证呼吸道通畅。但进行高压氧治疗前,病人的循环呼吸功能必须已趋于稳定,呼吸道分泌物减少或能自行咳出。

(6) 镇静和控制抽搐:常用药物有地西泮、苯妥英钠、鲁米那等。但应注意用药剂量不要过大,以免影响病人的循环和呼吸。病人烦躁、抽搐时,应注意保护病人的肢体,防止皮肤碰伤,如病人使用约束带应注意约束带的松紧要适度。

(7) 有昏迷或偏瘫的病人应给予相应护理措施。

(8) 神经营养药的应用:常用 ATP、CoA、胞二磷胆碱等,可促进脑细胞代谢。

(9) 激素治疗:常用地塞米松或甲基强的松龙,可以减轻脑水肿的进程和减轻渗透性利尿的反跳作用。应用激素治疗时,护士应注意观察并记录胃液的量和性质,观察有无应激性溃疡引起的消化道出血。

(10) 心理护理:对于神志清醒者,加强护患交流,做好解释工作,鼓励病人,增强其战胜疾病的信心,争取早日康复。

(11) 加强基础护理,预防感染及并发症。选用对病人有效的抗生素,每日查血象。若病人高热、血象高,应每日做痰、血培养及药敏试验,并据病情需要及时调整抗生素种类或用量。

① 呼吸道的护理:昏迷的病人无自主运动,易出现呼吸道并发症(肺不张、肺部炎症等),因此要加强呼吸道的护理,每 2 h 翻身拍背 1 次,每 3 d 更换呼吸机管道,应严格遵循无菌操作原则。

② 皮肤护理:要经常改变病人的体位,一般每 2 h 翻身 1 次,避免病人皮肤局部长期受压,

可使用气垫床,在骨隆突处使用保护性敷贴并及时更换床单等以保持清洁干燥,预防褥疮或皮肤损伤。

③ 口腔护理:每日2次口腔护理,防止口腔溃疡及鹅口疮的发生。

④ 保护眼部,防止眼炎:红霉素眼药膏、氯霉素眼药水滴眼,并盖油纱,防止角膜干燥等。

⑤ 泌尿系统:每日2次清洁会阴,每周2次更换集尿袋,定时做尿常规监测,防止泌尿系统并发症。

五、急性呼吸窘迫综合征(ARDS)

【病因】

(1) 体外循环中由于有形成分的破坏,肺内多发性微栓或血栓形成。

(2) 7岁以下儿童的肺发育往往不健全,液体易透过毛细血管膜,也易受液体静水压的影响。

(3) 肺循环负荷过重使血管床过度充盈和淤滞,尤其是有漏诊动脉导管未闭时,长时间高流量灌注,或法洛四联症侧支循环丰富,大量血液通过肺循环时容易引起 ARDS。

(4) 术后低心排综合征。

(5) 左房过度充盈,多发生在左室发育较差的病人。

【临床表现】

体外循环后 ARDS 可发生在术后早期,也可在拔除气管插管数小时或数天内出现。主要表现是急性进行性呼吸困难,发绀,随着呼吸增快,发绀逐渐加重,肺部可闻及湿性啰音,严重者有泡沫痰或血痰。血气分析结果示,PaO_2 进行性下降和难以纠正的低氧血症和高碳酸血症,机械呼吸和高浓度吸氧也难以提高 PaO_2 及动脉血氧饱和度。

基本病理生理改变为肺毛细血管内皮和肺泡上皮细胞遭到严重损伤所引起的肺间质和肺泡水肿、出血。肺泡群大片萎缩,透明膜形成,从而导致肺容量减少,肺顺应性降低,气体交换障碍及肺内分泌物增多。

【预防】

(1) 体外循环前予皮质激素,可防止补体激活,稳定溶酶体膜,减少溶酶体的释放和多核白细胞的聚集,降低肺毛细血管的通透性。

(2) 体外循环中常规使用 $20\sim40\mu m$ 的微栓滤器。

(3) 体外循环前应及早探查有无动脉导管未闭并及时处理。

(4) 法洛四联症病人体外循环中左心回流多者,可采用深低温低流量灌注和肺内加压 $0.2\sim0.3$ kPa($20\sim30$ cmH$_2$O)的方法以减少肺循环的过度负荷。

(5) 体外循环后根据左房压掌握输血输液速度,限制液体入量。

(6) 对左心发育较小或左室功能不全的病人可根据血流动力学监测,应用硝普钠降低其后负荷和肺动脉压力。

【治疗原则】

(1) 用人工呼吸器辅助治疗的同时应用呼气末正压呼吸(PEEP),使肺泡在呼气末张开,功能残气量增加,从而改善气体交换,使 PaO_2 上升。

(2) 使用镇静剂、肌松剂和降温以降低机体代谢率。

(3) 血管扩张剂的应用,如硝普钠可降低后负荷,主要是降低肺动脉压,增加心排血量,改善左室功能,同时也减少肺含水量。

(4) 严格控制液体入量,输入适量的白蛋白或血浆以提高胶体渗透压。

(5) 必要时用膜式人工肺进行呼吸支持治疗(ECMO)。

【护理】

(1) 严密监测生命体征、血流动力学各项指标,特别注意观察呼吸频率、幅度及缺氧的客观表现,经常听诊肺部,了解是否存在感染或有无感染先兆,必要时胸部摄 X 线片,并协同观察病人神志、意识及表情情况,综合分析。

(2) 机械通气时,设置好呼吸机的基本参数,并根据病人的病情变化加以调整。如病人的自主呼吸与呼吸机发生对抗,应及时与医生联系,分析原因,及时作出处理。同时注意呼吸机报警设施,注意气道湿化。

(3) 定时抽血查血气分析,观察是否存在酸碱失衡。如有 CO_2 潴留,应及时加强通气,促进 CO_2 的排出。

(4) 去除各种诱发呼吸衰竭的病因,如控制感染,预防心衰,必要时辅助应用肺表面活性物质。

(5) 心理护理:对于应用呼吸机而神志清醒的病人,常与病人交谈,告知其使用呼吸机的重要性;对呼吸机已撤离的病人,应鼓励其主动咳痰、深呼吸等,以促进其早日康复。

六、出血

【病因】

1. 手术中止血不彻底 术中止血不彻底是术后出血的重要原因,特别是二次手术创面大,更易发生。

2. 出血、凝血功能紊乱

(1) 血小板减少,体外循环后血小板可下降 50%,严重者可下降 80%。

(2) 凝血因子,原有第Ⅷ因子(抗血友病球蛋白)缺乏,可引起术后出血不止。体外循环后血小板减少,凝血因子不足,特别是纤维蛋白原和第Ⅰ因子(血浆加速球蛋白)的减少,均可造成术后出血,应用大量库血时更易发生。

(3) 鱼精蛋白中和肝素不全:不同病人对肝素的敏感性和清除率存在很大差异,鱼精蛋白中和肝素时,常出现中和不全。

3. 弥漫性毛细血管内凝血(DIC) DIC 是一种毛细血管内膜损伤和通透性增加的弥漫性血管内凝血因子的消耗、纤维蛋白溶解前降解产物形成所致的凝血、出血现象。主要由于体外循环中血液有形成分被破坏,大量库血输入,组织损伤,术后低心排,严重感染后毒素进入血液使血管和血液损伤所致。

【预防】

缩短体外循环时间,适当的血液稀释;需要预充库血时,尽可能用新鲜血;减少人工心肺机对血液有形成分的破坏是防止术后出血的关键。

【治疗】

除了去除病因外,以新鲜冰冻血浆全面补充凝血因子,补充血小板,并用肝素治疗(0.5~1 mL/kg,1 日 4 次)。糖皮质激素治疗的疗效还不十分肯定。

【护理】

(1) 了解病人术前有无出血史或出血倾向,血小板的数量;了解术中的出血和用药情况,是否选用膜式氧合器,肝素的用量及应用鱼精蛋白的对抗情况。

（2）术毕返回病房后，密切观察及记录出血量及血流动力学指标的变化，同时记录各种引流液的量及颜色。正常术后 5 h 内的引流量不超过 100 mL/h，24h 不超过 500 mL；同时观察出血的性状，如引流管触之温暖，引流液为鲜红色的血液，提示为活动性出血，须立即处理。术后病人可采取半卧位，常规低负压吸引，定时挤压引流管。

（3）在引流液多时，采取止血治疗后，引流液突然减少，引流接管中有血块流出，提示引流管道阻塞，应连续挤管。

（4）如病人出血较多，应保持静脉通道的通畅，保证血容量的及时补充。

（5）出现以下情况时应立即进行手术止血：① 出现明显的心包填塞征象，如情况紧急，可在床边紧急开胸减压，然后再去手术室。② 出血多或怀疑手术止血不满意。③ 纵隔、胸腔内积血短时间内明显增多。

七、消化道并发症

【病因】

（1）心内直视手术后消化道并发症主要是上消化道出血。溃疡和出血的部位以胃及十二指肠多见。

（2）消化道弥漫性出血多发生于开展体外循环早期，由于人工心肺机及人工肺性能较差，体外循环管理水平不高，机体遭受缺氧、酸中毒损害，胃肠道微循环淤滞，血管通透性增加所致。

（3）消化道溃疡性出血的发病原因可能为原有消化道溃疡史的病人术后可诱发出血，术前无此病史者体外循环后发生应激性溃疡。黏膜缺血及胃黏膜屏障功能受到损害为应激性溃疡的最基本表现。

【临床表现】

（1）术后 2~10 d 时胃内容物有鲜红或咖啡样液体，突然出现呕血和柏油样便，或同时伴有上腹部疼痛和压痛。

（2）内窥镜检查可见明显溃疡面和出血点。

（3）血红蛋白较原来下降 20% 或低于 100 g/L。

（4）收缩压降至 12 kPa(90 mmHg)以下。

（5）所有病人均需输血治疗。

【治疗原则】

在情况允许下尽量采取保守治疗，包括输血以维持血容量，同时给予甲氰咪胍等抗酸治疗以及冰盐水加垂体后叶素洗胃。也可采用内窥镜激光烧灼局部止血。采用上述方法治疗无效者应及时进行手术治疗。

【预防】

体外循环中维持适当灌注压及良好的麻醉状态，术后及时纠正缺氧和体外循环造成的代谢紊乱，术后给予抗酸或抑制胃酸分泌的药物等均可有效预防术后消化道并发症的发生。

【护理】

（1）观察病人有无恶心、呕吐现象，如有呕吐，应注意呕吐物的颜色及量，呕吐物如为咖啡样液体或鲜红色血液，应立即汇报医生，及时处理。有腹胀者要及时处理，因腹胀可影响呼吸，还可使心率加快。

（2）如果病人术中或术后使用激素类药，应注意是否同时使用了保护胃黏膜的药物，以防止胃黏膜的急性损害。避免应用诱发应激性溃疡的药物，如阿司匹林、肾上腺皮质激素等。或用止血药物，如立止血、止血敏、止血芳酸等。同时补充维生素 A，使胃黏液分泌细胞对胃黏膜屏障起重要保护作用。

（3）失血多者，迅速输入等量血液，并观察血压、心率、呼吸等的变化。

（4）注意观察胃液的性质、量的变化。经胃管抽吸胃液时，避免负压过大损伤胃黏膜而加重出血。

（5）按照术后护理常规进食，切勿操之过急，开始应进流质，继之半流质，严禁术后短期内进食粗糙坚硬之食物，以防发生胃穿孔等。

八、感染

【病因】

（1）术前的感染灶，包括呼吸道感染、皮肤化脓性病灶、牙根脓肿、中耳炎、泌尿系统感染等。

（2）术后低心排，组织缺氧、酸中毒，防御功能降低，或长期辅助呼吸并发肺部感染。

（3）术中手术器械、麻醉及体外循环过程中血液污染，心脏或血管内异物。

【预防】

（1）术前尽量控制感染，增强病人体质。

（2）术中加强无菌操作，控制手术室无菌环境。

（3）适当应用敏感的抗生素进行预防治疗。

【治疗】

（1）根据血培养和药物敏感试验结果来选用抗生素，达到有效的杀菌药物浓度，防止或延迟耐药菌株产生。

（2）对于急性心内膜炎造成顽固性心力衰竭而药物治疗无效者，应行再次手术去除局部赘生物，重新修补或换瓣。

【护理】

（1）严格无菌操作，深静脉输液管应在 48h 后拔除，桡动脉测压管拔除时应按压 10 min 左右，直至出血停止。长期输液的病人须注意有无静脉炎的发生。

（2）密切观察切口有无渗血、红肿、液化等，如有异常及时报告医生。

（3）观察体温的变化，如高于 38.5 ℃，应考虑感染的可能，对怀疑感染的标本应做血培养加药敏试验。对于主动脉瓣膜置换术的病人尤要警惕细菌性心内膜炎的发生。

（4）遵医嘱给予抗生素治疗。

（5）给予高热量、易消化的饮食，同时注意补充各种维生素、电解质等。

（6）按医嘱给予强心、利尿治疗，同时嘱病人注意适当的休息。

（胡雁秋）

第十七章 先天性心脏病外科治疗及其围手术期护理

据文献资料报道,先天性心脏病的发病率约占出生活婴的 0.7%,患儿 1 岁以内的自然病死率为 20%~50%,其中出生后 1 周内死亡者占死亡总数的 30%,1 个月以内者占 50%,故重症畸形的患儿须早期手术治疗。而对一些单纯畸形、病情较轻者,并不急于在婴儿期进行矫治术,可延迟到年龄大些、手术安全性高些再施行手术。因此,应根据病变具体情况,辩证地选择是否急于手术和采用何种手术方法。

第一节 手术适应证及禁忌证

1. **动脉导管未闭** 诊断明确,除外禁忌证,原则上都应手术治疗。手术适宜的年龄是 4~5 岁。充血性心力衰竭内科治疗无效者应紧急手术。有症状的动脉导管未闭者应尽早手术。动脉导管未闭合并有严重的肺动脉高压,出现右向左分流时,禁忌手术。代偿性动脉导管,除非同时矫治其他心脏畸形,不能单纯手术闭合动脉导管。合并其他心血管畸形的动脉导管未闭,如室间隔缺损、房间隔缺损等,可行一期或分期手术。如合并法洛四联症、主动脉狭窄、大动脉错位等,应一期手术。

有下列情况之一者,应视为手术禁忌证:① 合并肺血流减少的发绀型心血管畸形者,导致发绀的病变不能同期得到纠治时。② 静止时或轻度活动后出现趾端发绀,或已出现杵状趾者。③ 动脉导管未闭的杂音已消失,代之以肺动脉高压所致肺动脉瓣关闭不全的舒张期杂音者。④ 体(股)动脉血氧测定,静止状态血氧饱和度低于 95% 或活动后低于 90% 者。⑤ 超声多普勒检查示,导管处呈逆向(右至左)分流,或双向分流以右至左为主者。⑥ 右心导管检查,测算肺总阻力已超过 10 Wood 单位者。

2. **房间隔缺损** 不适合介入封堵的病例可采用手术治疗,任何年龄均应手术,但应尽早手术,以学龄前儿童期为最适宜。通常选择在 2~4 岁时行外科手术的原因是:随着病人年龄的增长对手术的耐受力增加。如果婴儿期房间隔缺损并发反复心力衰竭且药物治疗效果不佳,或者伴有支气管-肺发育不良的婴儿期病人,需要吸氧及其他内科治疗,又不适合采用介入封堵,应当在婴儿期施行外科手术。肺动脉高压仍以左向右分流为主者,应争取手术。合并心力衰竭的病人,术前应积极控制心力衰竭,为手术创造条件,争取时间积极手术。合并心律失常者,应在药物治疗及控制心律条件下进行手术。严重肺动脉高压病人,发生逆向分流(右向左分流),临床出现发绀者为手术禁忌证。

3. **室间隔缺损** 婴幼儿较大室间隔缺损,大量左向右分流,1~2 岁之前手术治疗;若喂养困难、肺动脉高压、反复肺炎及心衰,多次住院难以控制,应在 6 月龄之前手术。儿童较小室间隔缺损,症状轻,可不急于在 2 岁前手术。随诊观察至学龄前仍未自行闭合者应手术。干下型室缺易继发主动脉瓣脱垂,应趁早手术。

青年或成人室间隔缺损手术适应证:大量左向右分流,粗糙响亮收缩期杂音者积极手术。左向右分流减少,收缩期杂音减轻但仍在Ⅲ级以上,趁早手术。双向分流仍以左向右为主,无发绀,中重度肺高压(Pp<75 mmHg),静脉硝普钠预备 1~2 个疗程后手术。双向分流均很小,收缩期杂音轻Ⅱ~Ⅲ级,血气 SaO_2≥90%,应先作右心导管诊断,若左向右分流量≥30%,肺、主动脉收缩压比值(Pp/Pa)≤0.8,全肺血管阻碍 PVR≤10wood 单位仍可手术。平静时有发绀杵状指,收缩期杂音不明显或仅有舒张期杂音,则为手术禁忌证。

4. 法洛四联症　诊断明确,合并另外重症心内畸形的法洛四联症,可在生后 3~24 个月行一期法洛四联症根除手术;生后反复发生缺氧发作,诊断证实流出道病变局限且合并其他重症畸形,可在 3 个月内行一期根除手术;年龄不足 3 个月,右室流出道狭窄重症且广泛,发绀分明,肺血管阻力较高,宜先行姑息手术,术后肺血管发育增快,阻力多可降低,然后再行二期矫治手术;当冠状动脉前降支自右冠状动脉,只要不需要跨瓣环补片,仍可在生后初期进行一期矫治手术;若需跨瓣环补片,宜先行分流手术,待略发育后再行根除手术。估计根除术需植入外通道者,应将二期根除手术延迟至 3~5 岁后。但即使后一种状况,应用同种血管,右室-肺动脉外通道亦较分流术好,但随患儿的生长须再次手术更换外通道;多发性室缺初期行一期矫治术危险,可先行姑息手术,术后以参与方法闭合肌部多发室缺,然后行二期矫治手术;法洛四联症伴肺动脉闭锁,应初期行姑息分流手术,待 3~5 岁后行二期矫治手术。重症红细胞增多症、高血压、蛋白尿和心力衰竭不是手术禁忌证,更应提早手术。

5. 肺动脉瓣狭窄　凡肺动脉瓣狭窄病人,症状明显,右心室与肺动脉的收缩压力阶差在 40 mmHg 以上者,都应进行手术。手术应早做,以学龄前为适宜。有些病人临床症状不明显,但心电图示右心室肥厚及劳损者,也应考虑手术。如压力阶差小于 40 mmHg 或右心室压力低于 50 mmHg,临床上无症状,心电图及 X 线示右心室无明显变化者,一般不需要手术,而应定期随诊复查。鉴于本病的自然预后不良,加之近年手术已有较高的安全性,所以目前对于手术治疗的指征有放宽的倾向。严重肺动脉瓣狭窄,病人的末梢循环明显发绀,甚至昏迷者,经吸氧及输液等治疗无效时,应当紧急手术治疗。

6. 肺静脉异位引流　一经确诊,绝大多数需要手术治疗。完全型肺静脉异位引流宜早期手术,对严重发绀、缺氧发作和心衰的新生儿和婴幼儿,须急诊手术。对大多数患儿,一经确诊,应尽早手术治疗。部分症状较轻、肺静脉回流无梗阻、房间隔交通较大的病人,可推迟到 1 岁以后再手术,禁忌证则是重度肺动脉高压合并艾森曼格综合征。而部分型肺静脉异位引流绝大多数合并其他心脏畸形,因而也须行外科手术治疗。

(华　菲　沈振亚)

第二节　手术过程

【体外循环】

婴儿体外循环的基本操作与成人相似,但有以下各点应予注意:

(1) 麻醉不宜过深,尤其是肌松剂用量不宜过多。常用芬太尼与氧化亚氮或与安氟烷麻醉。体外转流过程中,肺部宜保持 5 cmH$_2$O 的持续性正压,避免肺泡和毛细支气管萎陷,减少术后肺部并发症。

(2) 氧合器需采用婴儿型的膜式氧合器。

(3) 过滤器宜用微孔(20μm)式,以防止小血管栓塞。库血须经过微孔过滤器(25μm 孔径)过滤后方可放入体外循环机内使用。

(4) 预充液量不宜超过 700 mL。血液稀释保持红细胞比容在 0.25%~0.30%。预充液可用乳酸林格液。

(5) 转流过程中的监测途径:可自颈外静脉穿刺,插导管至上腔静脉,测量中心静脉压;可自桡动脉穿刺或在腹股沟处穿刺股浅动脉,插入导管,测量动脉压。此外,术后应保留左心房测压管。

(6) 施行心房内手术时,宜用特制直角弯头的上、下腔静脉插管。

(7) 宜用高流量灌注。在肛温 30 ℃时的灌注流量为 120~150 mL/(kg·min)。

【手术步骤】

以最为常见的继发性房间隔缺损为例。

(1) 取胸骨正中切口,切开、缝合固定心包。心外探查有无合并畸形,如异位肺静脉回流到右心房、左上腔静脉、动脉导管未闭及右心室流出道或肺动脉瓣狭窄等。同时可以于右心耳置放一荷包缝线,切开后伸入示指,探查缺损的部位、形态、大小及相邻的解剖关系,有无三尖瓣反流及合并畸形,以确定修补方法(图 17-2-1)。

(2) 肝素化(按 3 mg/kg 体重计算)后,插升主动脉供血管,经右心耳或上腔静脉入口处插上腔静脉引流管,右心房下部插下腔静脉引流管。绕套上、下腔静脉束带(图 17-2-2)。目前还有许多医疗单位采取右胸小切口入路,经股动静脉联合上腔静脉建立体外循环。

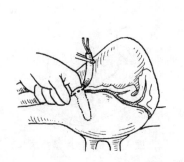
图 17-2-1 自右心耳探查房间隔缺损

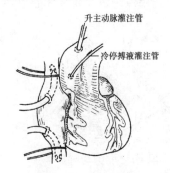
图 17-2-2 主动脉插管

(3) 并行循环,血流降温,阻断升主动脉,于其根部灌注 4 ℃含钾心脏停搏液(按 10~15 mL/kg 体重计算),同时行心包腔冰生理盐水浴。心脏完全停搏后,阻断上、下腔静脉。与房室沟平行或斜形切开右心房,长 4~5 cm(图 17-2-3)。牵拉切口,吸出积血,即可清晰显露心脏房间隔缺损(图 17-2-4)。目前国内多数医疗单位也采用了并行循环下心脏不停跳的修补手术。

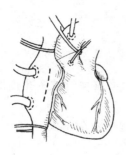 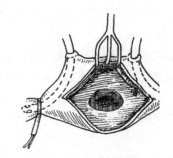

图 17-2-3　切开右心房　　　　　图 17-2-4　显露心房间隔缺损

(4) 根据缺损的大小,修补的方法可分为:直接缝合法和补片修补法。

① 直接缝合法(图 17-2-5):适用于小于 3 cm 的中央型缺损,边缘组织有足够厚度可对边缝合者。如缺损中央有筛孔样或条索状组织,予以切除,使之成为单个缺损孔。

用 3-0 聚丙烯线或涤纶线,于缺损上角缝合一针,结扎并牵引,下角也作一牵引缝合,上、下两线轻轻上提,缺损边缘则可靠拢。由上向下或由下向上作连续缝合。最后一针结扎前,用血管钳撑开缺损,请麻醉师做肺充气,排出右心房内气体,然后结扎闭合房间隔。

在修补中,牵引和操作要轻柔,避免损伤冠状静脉窦及传导组织。及时吸尽右心房内积血,以保证缝合精确。吸引器勿吸入左心房内,以避免气体进入左心房腔。缝线结扎时松紧要适度,以免撕裂组织,造成术后残余分流。

右心房切口用 3-0 聚丙烯线或涤纶线连续缝合,开放上腔静脉,让回血充盈右心房,驱除残留气体后闭合切口。

② 补片修补法(图 17-2-6):适用于大于 3 cm 的中央型缺损以及上腔型、下腔型和混合型缺损。补片材料选用涤纶织片或自体心包片。

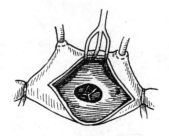 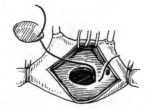

图 17-2-5　直接缝合法　　　　　图 17-2-6　补片修补法

中央型:缺损位于卵圆窝附近,可单个,也可呈筛孔状。修补方法可直接连续加间断缝合;如缺损较大,可用相应大小的自体心包膜或涤纶布修补。直接缝合或补片修补缝合最后一针时,应向左房内注入生理盐水,麻醉师扩张肺,使左房内充满液体,以排尽左房腔内空气,然后再拉紧打结。为降低日后发生残余分流的概率,还可以加缝 4～6 针间断缝合加固修补边缘。

下腔型缺损:这种缺损的特点是下缘常无房间隔组织而由心房壁组成。将缺损下缘做半荷包缝合,然后双头针穿过补片、打结。两根缝线先后按逆时针与顺时针方向向上连续缝合。两根缝线在缺损上缘汇合,麻醉师做肺充气,驱除左心房内气体,结扎缝线闭合房间隔。注意勿将下腔静脉瓣误做缺损的边缘修补,以免导致下腔静脉血液引流至左心房的严重后果。

上腔型缺损:这种缺损常合并肺静脉异位连接。当术中发现位于右侧的上腔静脉较正常细小时,应考虑左上腔静脉的存在,心外探查可以确定。在切开右心房之前,将左上腔静脉予以阻断,或另插入一引流管,以免右心房内大量回血而使修补手术难以进入。上腔型缺损的上缘,可高达上腔静脉与右心房汇合口的上方,右心房的切口,向上延长,切断终嵴,以充分显露缺损上缘。补片先从缺损右缘开始缝合,确保右肺静脉纳入左心房,然后连续缝合其余缺损边缘,排气后结扎缝线,闭合房间隔。

为预防右心房高位切口缝合后上腔静脉入口狭窄,可采用以下三种方法:① 右心房切口补片扩大成形,用涤纶织片或自体心包缝补扩大右心房。② 右心房切口"V-Y"成形,在长的纵切口加一成角斜切口。将成角心房壁与切口顶端缝合。③ 右心房纵形切开、横形缝合成形,上腔静脉引流管不经右心耳而经右房壁插入,切口自右心耳尖端开始,向上延至右心房顶与上腔静脉交界处。然后做横向缝合。

(5) 缝合右心房切口:心内操作结束前,应先排出左房空气。连续来回缝合右心房切口,最后一针打结前,向右心房内注入生理盐水,排尽右心房内空气后打结。

(6) 结束体外循环及关胸:同体外循环的建立。

(华 菲 沈振亚)

第三节 护理要点

(一) 术前、术后护理

参见第十六章第二节。

(二) 各种先天性心脏病术后的特殊护理要点

1. 动脉导管未闭 控制高血压是动脉导管未闭术后护理的重要方面,因为术后病人体循环血量明显增加,压力及容量感受器的反射,术后疼痛等均可使血压增高。而血压过高可使缝合的动脉导管发生破裂,也可能使直接结扎或缝合的导管发生再通和形成假性动脉瘤。故术后将血压降至安全范围十分重要。可配合医生给予扩血管药(如硝普钠、硝酸甘油等),必要时给予镇痛、镇静,适当利尿处理。此外,还须密切观察病人有无呼吸窘迫综合征。

2. 室间隔缺损 对于巨大缺损的病人,术后应观察是否存在传导阻滞;高位室缺的病人应注意是否存在主动脉瓣关闭不全;补片较大者观察尿液颜色,以防血红蛋白破坏过多而导致肾功能衰竭。

3. 房间隔缺损 对于术前存在左心发育差者,术后应防止左心衰竭的发生。护理中应控制补液滴速,防止病人发生高血压和产生烦躁情绪,控制 CVP 在正常低限范围。

4. 法洛四联症

(1) 维持心功能:若出现心功能不全,应积极配合医生给予强心、利尿等治疗。使用洋地黄时,应尽可能在术后当日达洋地黄化,同时观察心律,防止心动过缓的发生。使用利尿剂应从小剂量开始。

(2) 呼吸系统的护理:该类病人术前因肺动脉狭窄,肺部血液灌流少,手术矫正后,肺部血流明显增加,加上体外循环的因素,常可使肺血增多、胸腔积液,甚至出现灌注肺,故术后除维持心功能外,还应积极消除肺部积血。护理中可加强肺部理疗,充分供氧,及时纠正酸中毒。

(3) 引流液的观察:由于法洛四联症的病人侧支循环丰富,凝血机制差,加上体外循环应用肝素等,极易引起出血和渗血,故术后应积极观察引流液的量,补充凝血因子,必要时给予鱼精蛋白和止血药,及时补充新鲜血浆或全血;注意心包填塞的征兆。

5. 先天性心脏病合并肺动脉高压的术后护理　正常肺动脉平均压为 5~12 mmHg,如静息状态下大于 25 mmHg,运动过程中大于 30 mmHg,则为肺动脉高压。如各种先天性心脏病术后出现肺动脉高压,则应采取如下护理措施:

(1) 监测肺动脉压力:重度肺动脉高压病人应放置漂浮导管。如术后存在肺动脉高压,应积极药物治疗及人工呼吸机或其他特殊治疗,控制和降低肺动脉内的压力。

(2) 提供降低肺动脉压力的最佳条件:① 充分给氧,避免出现乏氧状态。病人返回病房时设置呼吸机的氧浓度为 100%,以后根据血气分析、肺动脉压力及临床表现逐渐降低氧浓度。② 及时纠正酸中毒:要求 pH>7.45,$PaCO_2$ 在 30~35 mmHg,SBE>0。因为酸中毒可引起肺动脉压增高。③ 充分镇静、镇痛,预防病人产生烦躁情绪等。做有创性的护理操作时,应充分镇静或应用肌松剂治疗。④ 避免使用收缩肺动脉的药物如多巴胺、肾上腺素等,心功能不全合并肺动脉高压可选用多巴酚丁胺,但剂量宜小。适当应用扩张肺动脉的药物如前列腺素 E、酚妥拉明等。⑤ 严格控制液体的入量,要求入量少于出量。

(胡雁秋)

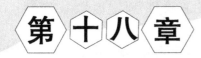

第十八章 心脏瓣膜置换术及其围手术期护理

心脏瓣膜置换术是指在低温麻醉下,手术切除病变瓣膜,替换人工的机械瓣或生物瓣的一种治疗方法。人造心脏瓣膜的临床应用,促进了心脏瓣膜外科的发展,扩大了手术治疗的范围。自从1960年Starr应用笼球型瓣膜置换二尖瓣成功之后,人造心脏瓣膜的研制有了很大的发展,积累了大量的瓣膜置换手术经验,不论单瓣膜或多瓣膜置换术,都已基本上达到标准化的程度。

第一节 心脏瓣膜置换术

一、手术适应证及禁忌证

心脏瓣膜置换术的一般适应证为:明确的瓣膜病变,伴随着心腔的扩大,心功能Ⅱ级以上者。但若病人合并严重的心功能不全症状,如咳粉红色泡沫痰、胸腹水者,应先用药物积极纠正心功能至Ⅱ~Ⅲ级再行手术治疗。病人年龄如在60岁以上、经济条件许可,以替换生物瓣为主,可减少因机械瓣术后抗凝带来的并发症;年龄较轻者,由于生物瓣存在自然衰败问题,可使用机械瓣,以尽可能避免再次手术,但须终身抗凝治疗。

二、手术过程

瓣膜置换术的基本操作与一般心内直视手术大致相同,但由于病变的部位和严重程度不同,基本操作也有一定的差别。这里重点叙述瓣膜置换术的基本手术操作方法。下面以二尖瓣替换术为例。

【麻醉前准备】

将病人送进手术室后,连接心电图导线;给予面罩吸氧;同时建立静脉输液径路和测压装置:① 穿刺桡动脉,连接测压装置。② 穿刺颈内静脉或锁骨下静脉,植入中心静脉导管,并连接三通,可同时监测中心静脉压及作为静脉输液通路。③ 必要时经颈静脉植入Swan-Ganz导管监测心功能。④ 留置导尿管,记录术中与术后每小时尿量。

上述操作一般要求在麻醉开始前进行,如病人情绪紧张或病情危重,上述监测管道也可在麻醉开始后置放。

【手术步骤】

1. 体位与切口　根据病变瓣膜的部位、单瓣膜或多瓣膜病变、首次或再次手术,可选择多种剖胸切口,最常见的是胸部正中切口,其他还有胸骨部分切开小切口、右前胸前外侧小切口、胸骨旁小切口等微创切口。随着微创技术的发展和病人对手术切口美容要求的提高,各种微创切口的应用率逐渐提高。这里介绍胸部正中切口,这种切口的优点是不切断胸部肌肉,不损伤两侧胸膜腔,术后对呼吸功能的影响较小。切开胸骨,切开心包后,可良好地显露心脏与大血管,施行单瓣膜或多瓣膜手术,也可同时施行合并病变的手术。因此,该部位切口仍为目前心内直视手术和瓣膜置换术普遍采用的径路。

(1) 体位:病人采用仰卧位,胸背部垫高,左上肢外展 90°,便于做颈静脉穿刺置管与桡动脉穿刺测压;右上肢内收靠紧胸部平放固定。

(2) 皮肤切口:切口上端从胸骨上窝平面下方 2 cm 开始,沿胸骨正中线向下止于剑突与脐部连线的中点。

2. 胸骨劈开 用电刀切开胸骨。

3. 心包切开 切开心包前应先分离胸腺,特别是儿童的胸腺未完全退化,往往覆盖心包上部与大血管。沿胸腺的下缘与心包之间的疏松结缔组织间隙向上做锐性与钝性分离,直至主动脉心包反折的平面。胸腺质脆并有丰富的血液供应,分离时应避免损伤,若已损伤,应缝扎止血。无名静脉位于胸腺下方周围的脂肪组织内,应注意避免损伤。分开胸腺后,于中线纵行切开心包,向上剪开至主动脉上心包返折处;向下切开至膈面时,在心包切口下端向两侧分别作 2~4 cm 横形切口,使心包切口成为倒置的"T"形切口。释放胸骨牵开器,悬吊心包于胸壁上,将胸骨牵开器再次植入,缓慢撑开,显露心脏。

4. 建立体外循环 详见第十六章。

5. 入路 二尖瓣置换术可根据病人情况选择不同的径路,左心房扩大者可采用房间沟径路左心房长切口(图 18-1-1)。如左心房较小,估计显露二尖瓣较困难,或二次心脏手术为避开房间沟处紧密粘连者,以及同期行三尖瓣修复或瓣膜置换术者,可采用右心房-房间隔径路,即经右小房切口纵向切开房间隔进入左小房。

6. 切除瓣膜 切开左心房后,吸走血液并检查心房内是否有血栓形成,若有则仔细清除。然后显露、检查二尖瓣并确认须行瓣膜替换术后,以长的有齿直血管钳或以长的有齿镊夹在前瓣叶中央处将其牵向后瓣侧,展开前瓣叶,显露辨清瓣叶与瓣环,有时用长钳难以控制住瓣叶时,可在前瓣体体部缝一根线作牵拉显露用。先以小号刀片距离瓣环 2~3 mm 处切开(图 18-1-2)。以剪刀或刀剪兼用沿瓣环剪除瓣膜,于乳头肌顶部剪断与之相连的腱索,去除病变的二尖瓣。在牵拉瓣膜显露及切断腱索基部的过程中,动作要轻柔、适度,以免拉伤或撕裂乳头肌心室附着处,造成术后心室壁出血的严重后果。

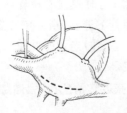

图 18-1-1 房间沟左心房长切口

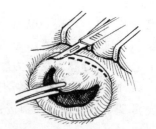

图 18-1-2 切开前瓣叶

为最大限度地保全左心室射血功能,有时采用保留瓣下结构的二尖瓣瓣膜替换术(图 18-1-3),但仅限用于瓣膜无明显钙化、腱索无明显增粗、融合、短缩,以及乳头肌无明显病变者。

7. 换瓣 在瓣环 3、6、9、12 点处先各置一褥式缝线,以瓣环测量器测定瓣环大小,并参照病人年龄、体重和经济等情况,择取适宜类型和尺码的人工瓣膜。置瓣环缝线(图 18-1-4)及随后缝至人工瓣膜缝合环上的方式方法,因术者习惯而异,但应以安全、可靠、方便、省时等为原则。一般均采用 2-0 双头针人工合成缝线作褥式缝合,带垫片与否应视瓣环组织的牢度而定。置线时缝针一定要穿过瓣环本身,不能超出其外缘,后瓣侧尤为重要,否则会因撕裂房室交界处致术后发生难以控制的出血,甚至伤及左冠状动脉回旋支。前瓣侧进针过深会伤及主动脉瓣或传导束。遇前瓣环显露较困难时,可边切瓣膜边置数针缝线。自心房面进针或从心室面进针均可,若为后者且用垫片褥式缝合,线的强度一定要好,以免打结时因断线而使垫片落入左室内。

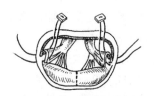
图 18-1-3　保留瓣下结构

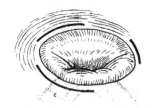
图 18-1-4　放置缝线

8. 心腔排气　瓣膜置换术后,由于心腔打开,心脏手术结束后,彻底排除心腔内的气体,避免发生脑血管或冠状动脉空气栓塞,是手术操作过程中的重要步骤。心脏排气必须有充分的时间,而且应该反复观察。

(1) 左心换瓣手术的排气方法:二尖瓣或(和)主动脉瓣置换术后,一般都最后缝合左心房切口。在关闭左心房切口前,切口的最后一针打结时,撑开该针的局部切口,请麻醉医师持续膨胀肺以增加左心房回心血量,驱除心腔内的气体,然后闭合左心房切口。

开放主动脉阻断钳前,手术床摆低使病人处于头低脚高位,于升主动脉根部刺入排气槽针,通过冠状动脉冷停跳液灌注管道倒吸排气。术者用左手握住左心室,其拇指从外方压住右冠状动脉的开口处,逐渐松开主动脉阻断钳,恢复升主动脉后部的血流,使积存在升主动脉腔内的气体由排气槽针溢出,不至于进入头部血管。主动脉根部的排气槽针一直处于引流状态,待心脏复跳后,松开上、下腔静脉束带,观察病人两侧瞳孔等大,把病人的头抬高到平卧位,拔除主动脉排气槽针。

(2) 右心瓣膜手术的排气方法:右心单独三尖瓣手术者较少,无论是三尖瓣器质性病变还是三尖瓣功能性关闭不全,大多与左心瓣膜病变并存。因此,右心瓣膜手术常常是联合瓣膜病手术的一个组成部分。单纯的右心排气方法较为简单,即三尖瓣成形术或换瓣术后,应用带导尿管的注射器向右心室内注水;右房切口缝合前,松开下腔静脉束带,使回心静脉血充满右心腔与肺动脉直至溢出右心房切口,然后封闭右心房。

9. 心脏复跳与脱离体外循环　开放主动脉阻断钳后,若心脏自动复跳,应继续辅助循环(一般为主动脉阻断时间的 1/2~1/3)。若不能自动复跳,可予以电击除颤。心脏复跳后,如心脏收缩有力,可逐渐减少腔静脉引流至体外循环机的引流量,相应地减少主动脉的灌注流量,监测左心房压与中心静脉压、动脉压等参数。待左心房压力达到正常范围,动脉压维持在正常水平,心脏活动有力,监测体温在 36℃以上时,可逐步停止体外循环,撤除上下腔静脉插管及左心房引流管。按术中应用的肝素量用鱼精蛋白中和,最后拔除主动脉插管。

10. 止血　后天性心脏瓣膜病特别是风湿性心脏病,手术时易出血,其原因为:病程长,心肌受累较重；反复心力衰竭伴有肝功能障碍，易引起凝血机制紊乱；瓣膜手术时，分离心包粘连，可引起广泛渗血。因此，心内手术结束后，必须认真仔细地止血，并针对出血的不同原因进行处理。详细检查心脏和主动脉切口，如有出血作加固缝合止血。心包切缘、纵隔的软组织及胸骨骨膜应用电灼止血。但如胸骨折断，必须用粗线缝合断端，使其对拢止血。关胸前，应反复冲洗确认没有出血后，再以钢丝缝合对拢胸骨。如为凝血机制紊乱，切口与创面有广泛渗血，应监测激活全血凝血时间(ACT)，核对鱼精蛋白的用量，必要时追加鱼精蛋白，同时根据不同情况输入新鲜血液或成分血；必要时补充纤维蛋白原、注射维生素 K 等有助于血液凝固的药物。

11. 心包纵隔引流　心内手术结束与切口彻底止血后，一般缝合心包上部的心包切缘，下部敞开。但心脏巨大的病人，心包切口可不缝合，避免限制心脏的舒张功能。必要时剪开左侧胸膜腔，使扩大的左心房与左心室向胸膜腔扩张，不受纵隔闭合后的限制。

缝合胸骨前，应用多孔的塑料管置放于前纵隔，顶端接近胸骨柄的水平；另选一根单侧孔管，置于心包内。2 根引流管均分别于上腹部另做皮肤切口引出，并连接水封瓶。

12. 关胸　使用钢丝缝合对拢胸骨后，逐层缝合胸骨前肌肉层、皮下组织层，最后缝合皮肤。

（陈一欢　沈振亚）

第二节　护理要点

（一）术前、术后护理

参见第十六章第二节。

（二）后续处理及出院康复指导

后续处理指病人出院后随访期间有关瓣膜置换后的处理，是巩固换瓣术后疗效、减少与瓣膜有关的晚期并发症或死亡的重要措施。一般包括心功能支持、抗凝治疗、控制风湿活动等。

【心功能支持】

随访调查显示，瓣膜置换术后，由于血流动力学指标的改善，大多数病人近期自我感觉良好，症状消失，但实际上，心功能的改善，仍有一个过程，一般为 6 个月左右，少数病人需 1 年以上。在此恢复过程中，应继续给予心功能的支持，避免增加心脏负荷的因素。部分病人须同时服用地高辛与利尿剂。部分病人则须单纯服用地高辛或利尿剂 3~12 个月。可每天或间歇服用地高辛。服用期间，病人应自行监测心率，如心率低于 60 次/分，应停药，并定期到当地医院做心电图检查。利尿剂也应视情况而定，可每天服用或间歇服用。如服用排钾利尿剂，应同时加服钾盐。应延长服药时间至 1 年或 1 年以上的病人有：① 术前心脏代偿功能差，心功能Ⅳ级。② 左心室明显扩大或肥厚。③ 严重肺动脉高压。④ 多瓣膜置换。⑤ 换瓣后出现并发症如瓣周漏等。⑥ 选用瓣膜口径过小，术后存在明显的跨瓣压差。

【抗凝治疗】

1. 抗凝药用量　华法林主要通过影响外源性凝血系统来发挥抗凝作用。服药后主要通过检测凝血酶原时间(PT)及国际标准化比值(INR)来反映抗凝的效果并调整剂量，服药过程中应观察病人个体反应及临床有无出血表现，及时调整用量，防止用药过量或不足。亚洲人

INR 一般维持在 1.6～2.5 比较合适。

2. 抗凝注意事项

(1) 机械瓣置换术后,必须终身不间断地抗凝治疗。生物瓣置换术后抗凝 3～6 个月,如果病人合并房颤、巨大左房、术后发生过低心排或循环功能低下者,抗凝时间应适当延长。

(2) 及时发现不明原因的牙龈出血、鼻出血、皮肤瘀青或紫斑、黑便、血便、腹痛、昏迷等抗凝过量征象。及时发现心力衰竭、脑血管或四肢血管栓塞、瓣膜异常音响等抗凝剂量不足征象。

(3) 影响血化验结果及体内抗凝效力的相关因素:① 减弱抗凝剂作用的药物,如消胆胺、利福平、雌激素、口服避孕药等。② 增强抗凝作用的药物,如广谱抗生素、酒精、氯霉素、阿司匹林、苯海拉明等。③ 富含维生素 K 的食物可降低华法林的效果,如菠菜、白菜、菜花、豌豆、胡萝卜、猪肝、番茄、马铃薯、花菜、甘蓝、生菜等。④ 腹泻、呕吐、右心衰及肝病均可使维生素 K 合成或吸收减少。⑤ 血化验的技术错误,可疑有误者应重复化验。

3. 抗凝期间须行择期或急诊手术的注意事项

(1) 凡做小手术,估计出血量小,且可实行压迫止血者,不需停抗凝剂;或者术前 3～5 d 停药,取血化验,正常后即可手术。

(2) 急症手术者,紧急测定凝血酶原及国际标准化比值,术前静滴维生素 K 4 h 后,抽血复查,如接近正常即可手术。也可不等化验结果,抽血样后随即注射维生素 K 即行急诊手术。术后 24～48 h,如无出血问题即可重新开始抗凝。

4. 经期、妊娠及分娩时的抗凝问题

(1) 经期如出血量不多,可不改变抗凝药的用量。如出血量过多,按化验结果可考虑注射维生素 K。出血量大或者出血不止者在调整抗凝药的同时,应去妇产科就诊。

(2) 劝导病人手术 2 年后再妊娠为妥。妊娠前期,停用华法林,改用皮下注射肝素,有时须终止妊娠。

(3) 预产期前 1～2 周停用华法林,改用静脉注射肝素。分娩 24～48 h 后,如无出血迹象,再重新开始抗凝。

(4) 须行剖腹手术者,应在术前 3～7 d 停用抗凝剂或改用皮下注射肝素,直到术前 6 h。术后 1～2 d 如无手术出血征象即可开始抗凝。以上措施均应配合血化验并参考化验结果执行。

【风湿活动的控制】

换瓣术后特别是年轻病人仍可有反复出现的风湿活动。反复的风湿活动对病人的心肌与其他瓣膜仍是一种严重的威胁。因此,应注意预防与治疗,包括溶血性链球菌感染与上呼吸道感染的防治等。一旦出现风湿活动急性发作,应积极内科治疗。如因心肌炎影响心功能,应住院治疗。也有报道,术后常规注射长效青霉素 1～3 年。也有学者主张术后预防性应用抗生素应达 3～5 年。

【康复指导】

1. 休息与活动的指导　手术后应保持适当的活动量,以便在心功能恢复的同时增强体质,提高生活质量。大多数病人出院后病情如无变化,休息 3～6 个月后,进行全面复查,再决定是否恢复工作或学习。开始锻炼时可由半天逐渐增加至全天,健康锻炼也宜从轻度活动开始,如短距离散步等,以后适当延长时间增加活动量,以不引起胸闷气急为宜。避免进行剧烈的体育活动及重体力劳动,以免增加心脏的负荷,不利于心功能的恢复;而适当参加社交活动、保持乐观情绪等则有助于身体的康复。

2. 某些常见问题　切口多在术后 7~8 d 愈合,视情况选择淋浴,但应避免受凉及搓擦伤口,浴后用消毒水清洁伤口;若发现切口渗液、红肿,及时到医院就诊。胸骨愈合需 3 个月左右,高龄者需更长的时间。要注意正确体姿,避免手提重物或做撑、拉、拖等动作,防止"鸡胸"发生。胸骨固定钢丝可不取出,若有不适或心理因素,可于术后一年,在手术下取固定钢丝。

3. 复查方法　出院后 1~3 个月及 6~12 个月复查心电图、超声心动图或 X 线胸片及血化验。病人早期复诊应较频繁,带齐临床各项检查及化验资料,向医生讲诉自觉症状和康复过程有无异常、药物的用量用法和反应、活动耐量情况等,医生可针对具体病人及病情,对抗凝及强心利尿等药物做必要的调整,了解病人心功能恢复情况,对下一步的康复提出建议。

(倪　红)

第十九章

冠状动脉旁路移植术及其围手术期护理

冠状动脉旁路移植术(coronary artery bypass graft，CABG)又称为冠脉搭桥手术。顾名思义，是取病人自身的血管(如胸廓内动脉、下肢大隐静脉等)，将狭窄的冠状动脉的远端和主动脉连接起来，让血液绕过狭窄的部位，到达缺血的部位，改善心肌的血液供应，进而达到缓解心绞痛症状，改善心脏功能，提高病人生活质量及延长寿命的目的。冠状血管外科对于心肌缺血的治疗占有重要的地位。1945年Beck用降主动脉-冠状静脉窦吻合法，改善心肌供血。1948年，Vinebex提出将乳内动脉移栽到心肌内以图改善心肌血液的灌注。1957年Bailey在心脏跳动的情况下进行了冠状动脉血栓和动脉内膜切除术。但是真正的冠状血管外科手术一直至Soncs完成了冠状动脉的造影检查以后，才于1961年由Senning在体外循环下进行了第1例前降支的血栓和动脉内膜切除术。Garrot于1964年紧接Bailey在狗身上进行主动脉冠状动脉搭桥的动物实验获得成功以后，采用大隐静脉在人身上进行了第1例主动脉冠状动脉搭桥手术。自此，主动脉冠状动脉搭桥手术逐步得到推广，1968年Favaloro报道了第一组采用大隐静脉进行主动脉冠状动脉搭桥手术的病例。此后短短几年冠状动脉架桥术在全世界迅速发展。1980年美国冠脉搭桥术已达12.5万例以上。在我国，目前冠脉搭桥手术年手术量已过万，成为治疗冠心病的切实有效的外科治疗方法。

第一节 冠状动脉旁路移植术

一、手术适应证及禁忌证

1. 适应证

(1) 药物治疗不能缓解或频发的心绞痛病人。

(2) 冠状动脉造影证实左主干病变或有严重三支病变的病人。前降支或回旋支近端狭窄>50%者应予手术。对有1~2支病变，狭窄严重或在重要位置不能进行介入治疗的病人，即使心绞痛症状不明显，但如合并左心功能不全、射血分数(EF)<50%，也应手术治疗。

(3) 介入性治疗(PTCA和支架)失败或CABG术后发生再狭窄的病人。

(4) 梗死后心肌破裂、心包填塞、室间隔穿孔、乳头肌断裂引起二尖瓣严重关闭不全的病人，应急诊手术或在全身情况稳定后再手术。

(5) 室壁瘤形成可行单纯切除或同时行搭桥术。陈旧性心肌梗死疤痕引起室性心律失常的病人，在电生理检查后考虑行心内膜切除术；由于陈旧性心肌梗死范围大，引起心脏扩大，心功能不全，即使未形成明确的室壁瘤，也可在搭桥的同时行左室成形术。

(6) 陈旧性较大面积心肌梗死但无心绞痛症状或左心功能不全、EF<40%的病人，应行

心肌核素和超声心动图检查,通过心肌存活试验判定是否需要手术。如有较多的存活心肌,手术后心功能有望得到改善,也应手术治疗。

(7) 不稳定性或变异性心绞痛,冠状动脉三支病变明确,经积极内科治疗症状不能缓解,伴心电图缺血改变或心肌酶学变化,提示心肌缺血未能改善或心内膜下心肌梗死的病人,应行急诊手术。心肌梗死发生 6 h 内亦应争取手术。

2. 手术禁忌证和危险因素　冠状动脉弥漫性病变,且以远端冠状动脉损伤为主,陈旧性大面积心肌梗死,同位素及超声心动图检查无存活心肌,手术对改善心功能帮助不大。心脏扩大显著、心胸比>0.75、射血分数<20%、左室舒张末径>70 mm、重度肺动脉高压、右心衰竭或严重肝、肾功能不全的病人,应为手术禁忌证。

ABG 的相关危险因素比较复杂,很大程度上取决于手术技术水平、围手术期处理是否合适以及手术适应证的掌握是否妥当。根据相关数据库资料,年龄>70 岁、体重>90 kg、女性(特别是身高<160 cm)、陈旧心肌梗死或反复心肌梗死、射血分数<20%、心脏扩大(左室舒张末直径>70 mm)、手术时间(包括体外循环和升主动脉阻断时间)长、肺动脉高压、术前血流动力学不稳定、急诊手术或再手术、大量输血、血管病变广泛、远端血管条件差、术前呼吸及肾功能受损、合并高血压或糖尿病、外科医师及有关人员经验不够,均可能使手术死亡率增高。

二、手术过程

【麻醉】

气管内插管,静脉复合药物麻醉。

【冠状动脉旁路移植术】

(一) 升主动脉冠状动脉大隐静脉旁路移植术

1. 取大隐静脉　病人仰卧,两下肢外展外旋,膝下垫枕。从腹股沟韧带下 2 cm,在股动脉内侧,作一长切口,显露大隐静脉,用剪刀仔细剥离,切勿损伤血管外膜及淋巴管(图 19-1-1),各分支尽可能钳夹后切断,在距静脉主干 1 mm 处用细线结扎(图 19-1-2)或在金属夹间切断,再在其近侧细线结扎,结扎勿太靠近主干,亦不可用电凝切断以免损伤内膜。在卵圆窝处,用 4 号或 7 号丝线结扎,切断大隐静脉。若移植一条血管,须切取长 20 cm 的血管,移植两条血管则需 40 cm 长。取下静脉后,用 16 号平头针插入静脉远端,慢慢注入含肝素的生理盐水,冲去管内血液并使管腔适

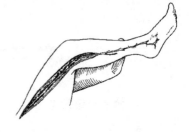

图 19-1-1　沿大隐静脉的长切口

度膨胀。大隐静脉近端与长轴呈45°切断。如发现血管漏水,则用无创伤细线横行缝合。解除因外膜纠缠而引起管腔狭窄。剥离静脉两端的外膜,以免吻合时被缝入管腔而引起血栓。最后,以冷肝素水充洗大隐静脉管腔(图 19-1-3)后,置于 4 ℃生理盐水中备用。

2. 建立体外循环　在切取大隐静脉的同时,胸骨正中切口,显露心脏,建立体外循环。

3. 显露冠状动脉　采用不同方法显露各支冠状动脉,如用大块纱布垫在左后方略向右垫起以显露左前降支(图 19-1-4),又可由助手将心向上向左翻起以显露右冠动脉。

第十九章　冠状动脉旁路移植术及其围手术期护理

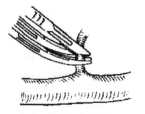 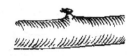 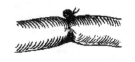

(1) 两钳间切断静脉分支　　(2) 结扎线距大隐静脉1mm　　(3) 结扎于接近大隐静脉处，造成狭窄

图 19-1-2　分离大隐静脉

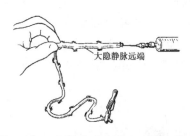 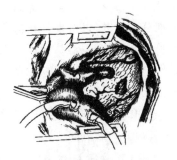

图 19-1-3　用肝素液冲洗大隐静脉管腔　　　图 19-1-4　心脏显露和插管

4. **冠状动脉造口**　以手指触摸增厚的狭窄段，在冠状动脉的远端，找出血管，选择适当吻合的部位，用利刀做一纵行切口，切开后再用剪刀扩大，切口长度约为血管直径的两倍（图 19-1-5）。

5. **阻断冠状动脉准备吻合**　如血管切口有稀释血液回流，可用小纱布轻压切口的两端。若血流较多而影响手术操作，可用无创伤钳夹或用丝线深缝绕在切口的两端血管，轻加牵引以阻断血流。

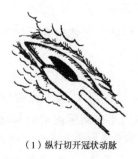 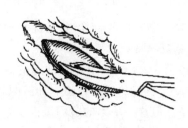

(1) 纵行切开冠状动脉　　　(2) 用剪刀扩大切口

图 19-1-5　切开冠状动脉

6. **大隐静脉冠状动脉吻合**　将移植的大隐静脉段倒置，使其近端与冠状动脉远端吻合而其远端与主动脉吻合，以免静脉瓣阻碍血流。冠状动脉直径较大者可采用连续缝合的方式；直径较小者则采用间断缝合；但多数采用连续与间断缝合结合使用。方法是：在吻合口一侧用7-0双头无创针线做一双褥式缝合线，然后在一侧做连续缝合1/3圈，另侧缝合其余的2/3圈（图 19-1-6）。吻合时应内膜对内膜，既要缝得紧密不漏血，又不能过紧而导致管腔狭窄。吻合毕，注射肝素液于移植的大隐静脉段内，并即复温，开放主动脉阻断钳，使心脏复跳。

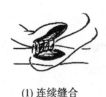 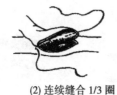 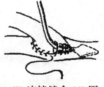 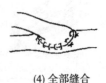

(1) 连续缝合　　　　(2) 连续缝合 1/3 圈　　　(3) 连续缝合 2/3 圈　　　(4) 全部缝合

图 19-1-6　大隐静脉冠状动脉的连续加间断缝合法

7. **大隐静脉升主动脉吻合**　待循环稳定后,用一无创伤侧壁钳夹住部分升主动脉的前壁。在被夹部分的前壁,以血管打孔器切除一小块椭圆形切口,随后,将大隐静脉的远侧端按所需长度修剪整齐,在升主动脉切口与大隐静脉远侧端用 5-0 双头针做褥式缝合(图 19-1-7),暂不结扎,沿吻合口之半周做连续缝合;再用另一针做对侧的连续缝合,最后留 1～2 针,松开大隐静脉段上的血管阻断钳,让血液回流以排除气泡,然后缓缓开放主动脉侧壁钳,结扎最后一针缝线。亦可在结扎后经移植静脉壁插针排气。

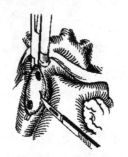 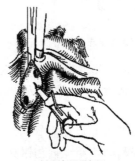

(1) 用刀切除一块血管前壁　　　　　　(2) 用打洞器打洞

图 19-1-7　升主动脉吻合口的形成

8. **关闭胸部切口**　吻合口缝合妥当,情况平稳后,缓慢停止体外循环。仔细止血后关胸。

(二) 胸廓内动脉冠状动脉旁路移植术

胸廓内动脉的内径 2～3 mm,与冠状动脉的内径接近。将之分离后用其远端与冠状动脉作端侧吻合,能形成一个良好的旁路通道。而且只需做一个吻合口,且无内膜增生的危险,并有较高的远期通畅率。但这一手术的适用范围窄,一般多用于左胸廓内动脉与前降支的吻合。

1. **分离胸廓内动脉**　胸骨正中切口,暂不切开心包,逐渐撑开胸骨,以免撕裂胸廓内动脉。于左胸廓内动脉的内侧 1 cm 处用电刀切开纵隔胸膜,从第 3～4 肋软骨水平开始,将胸廓内血管的全长连同部分胸壁内筋膜从肋软骨面上分离出来,形成一条血管蒂。分离时,可用电凝将所有与胸廓内血管的交通支切断,大的交通支可用钛夹阻断后切断或丝线结扎。保留伴行静脉和筋膜,只获取乳内动脉的方法,被称为"骨骼化",该法可以获得更长的长度,最大程度地保留胸骨的血供,减少胸骨不愈合的概率。但此法会增加血管损伤的机会,术者可酌情开展。

2. **建立体外循环**　全身肝素化后,方可在第 6 肋间水平切断胸廓内血管蒂的远侧,并在其断端将动脉单独分离出来约 2 cm 长,再从动脉远端缓缓注入稀释的肝素或罂粟碱液,观察如有漏口应予缝扎。最后将血管蒂包裹于湿纱布垫内备用。建立体外循环。

3. **胸廓内动脉与冠状动脉前降支吻合**　测量到前降支的距离,决定胸廓内动脉的长度,应尽量短,但又应在心脏复跳后不造成张力。

将前降支狭窄的远端切开,长度不超过 3～4 mm。继而将胸廓内动脉近端置血管夹后在拟做吻合口处纵行切开,切口应比前降支切口稍长,因其远端将被剪去,血管吻合可用连续缝合,先用 7-0 双头针在胸廓内动脉切口与前降支的狭窄段远侧切口,作褥式缝合,不打结。然后在一侧连续缝 1/2,再在另一侧同样连续缝合 1/2 后,将胸廓内动脉末端剪去,最后 2 针暂不结扎,再用手指轻压前降支远端,排气,结扎最后 2 根缝线(图 19-1-8)。

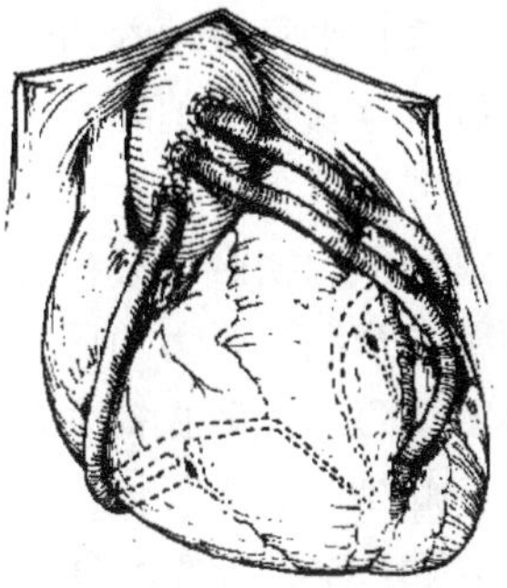

4. 关闭胸部切口　心脏复跳后停止体外循环,仔细止血,放置引流管,逐层缝合胸部切口。

(三)冠状动脉旁路移植术中的注意事项

(1) 冠状动脉有时埋藏较深,常常影响其分离及显露。应仔细分离心脏表面的脂肪后再寻找。

(2) 在血管吻合毕心脏复跳后,有时会发现移植的大隐静脉或胸廓内动脉扭曲或旋转 180°以上。纠正的方法是:用两把无创伤钳夹住旋转血管的两端,在其中间切断,使之伸直后吻合,吻合前可将血管断端在相对的一侧分别切开一些,以扩大吻合口。然后将两断端缝合。吻合后血管会稍短些,但是保证了血管通畅。

图 19-1-8　冠状动脉搭桥外观

(3) 若发现移植的血管太长,可以用上述方法切除过长的部位,断端重新吻合。如果血管太短,则须切断后在两个断端之间接一小段血管进行吻合,以增加长度。

(4) 必须做胸廓内动脉吻合而该血管又不够长时,可将其近端也切断,作游离移植。

(5) 体外循环结束,血压已经稳定之后,应以电磁流量计检查移植血管的通畅情况和血流量。若移植血管内无血流通过,必须检查两端吻合口。先用手指挤空移植血管内的血液,根据静脉充盈速度,判断主动脉吻合口是否通畅。若无问题,则可用无创伤钳夹住静脉,然后在冠状动脉吻合口的近旁,将静脉切一小横口,如无充分回流,可插入一小探针探测冠状动脉吻合口是否通畅。

【非体外循环下的冠状动脉旁路移植术】

又称"不停跳"冠心搭桥术,它是在跳动的心脏上"搭桥",无需"人工心肺机"的转流,让心脏自主跳动,并维持正常的血液循环,同时借助特殊的微创牵开器、冠状动脉固定器,将靶血管所在的心脏局部加以控制,使之处于相对稳定的状态,便于医生正常施行手术。这种手术方式避免了体外循环导致并发症的潜在可能,如脑卒中和神经认知缺陷、免疫抑制、全身炎症反应、出血、肾功能不全及肺功能不全等。近年来,该技术更为广泛地应用于临床。

非体外循环下的冠状动脉旁路移植术也多采用前胸正中切口,获取乳内动脉和大隐静脉,给肝素,通常肝素剂量为 1～2 mg/kg,维持 ACT 在 250～300。切开心包将其悬吊,显露心脏,探查狭窄和闭塞的血管,然后用冠状动脉血管固定器固定靶血管周围的心肌组织。一般先固定前降支,分离脂肪组织,切开前降支,完成左侧乳内动脉与前降支的吻合,这样心脏就能耐受进一步的牵引和压迫,然后依次完成对角支、回旋支和后降支的血管重建。

手术吻合操作时,使用冠状动脉腔内分流器可减少冠状动脉切口出血,向两侧牵引能显示切缘,便于吻合,并能防止缝至后壁或对侧壁。还可保证吻合口远端的血流灌注,减少心肌缺血。

【心肌梗死并发症的外科治疗】

1. 室壁瘤手术

(1) 切除术：病人仰卧位，胸部正中切口。为了避免术中瘤腔内血栓脱落产生体动脉栓塞的危险，术者必须在体外循环并阻断升主动脉后再搬动心脏或剥离瘤面上的粘连。在瘤囊的最薄部位平行室间沟切开瘤体，吸净心脏内积血后，如瘤腔内有附壁血栓，也一并清除。根据心脏内呈灰白色的纤维化的光滑心内膜，可判明瘤组织与正常心肌的分界线。切除瘤囊时要循分界线留下 5~10 mm 宽的瘤壁，以利牢固地缝合左室切口，并可防止误伤距瘤内侧缘很近的室间隔。闭合左心室切口前，要吸尽心腔内积血及彻底清除任何残留在心腔内的碎屑，然后用 2 条窄毡片作为加固心室切口缘的垫片，用 2-0 无创针线先做一排连续褥式缝合，再连续缝合第二道。为防止缝合处术后出血，每一针缝线都必须拉紧。切口闭合后，开放主动脉钳，注意彻底排出心腔气体。

(2) 瘤囊折叠术（Dor 法）：位于左心尖、无附壁血栓的局限性室壁瘤，可做瘤囊折叠术。此种手术方法简便、实用。体外循环下心脏静止、松弛后，用 2 条窄毡片平行左前降支垫在瘤囊的基部（薄的瘤壁与心肌交界处）。用 0 号无创伤线沿瘤囊基底部连同毡片行间断褥式缝合，使瘤腔与左心腔隔绝，缩小左室腔容积，从而使心腔内壁张力下降，消除室壁瘤对心脏血流动力学的不良影响。

2. 室间隔穿孔 室间隔穿孔后早期的病情极其严重，一般术前均须用 IABP 提高或改善循环功能，方能经受手术。另外，急性期破口附近的组织脆弱，不易牢固闭合，手术风险极大。假如手术时期能延迟到穿孔后 6 周，过了急性期再手术的死亡率则较低。

修复心肌梗死后的室间隔穿孔与先天性室缺不同，心脏切口要做在左心室，经梗死区进入左心腔，左侧径路更容易找到破口。如做右室切口，则必须从肌小梁之间去寻找破口。急性期过后再做手术的病例其间隔破口四周已纤维化，因此局部修复比较牢固，手术风险也较低。修复靠近心尖及间隔前部的破口时，先剪掉已坏死的心肌组织，用 4 个窄毡条，其中 2 条垫在间隔破口的右室和左室面，另外 2 条垫在心室切口的外侧缘，用 4-0 无创缝线贯穿 4 个毡条及其所垫夹的心肌边缘做间断褥式缝合，收紧各缝线并打结，合拢的心室壁即将破口闭合。毡条垫片有加固切口并防止术后切口漏血的作用。如间隔的破口较大或破口附近的组织脆弱，则不宜直接缝合，而要用一块较大的编织物片修补，用 3-0 或 4-0 带小垫片的无创两头针线，间断缝在破口外侧相对健康的间隔组织上，然后将补片外侧缘固定在间隔的左室面上，补片的内侧缘与加固心室切口两侧的毡条垫片用 4-0 无创针线做间断褥式缝合在一起，缝线打结后，间隔破口及心室切口则一次闭合。发生在室间隔中部的穿孔，可能累及二尖瓣乳头肌，因此，在修复破口的同时可能要做二尖瓣置换术。有时在手术闭合间隔破口的同时，也要做室壁瘤切除术或 CABG。所有这类手术成功的关键是破口修补牢固而不再裂开，这是术后循环及心肺功能得到恢复的基本保证。一般前间部的间隔穿孔手术效果较好。

3. 二尖瓣反流 急性心肌梗死后的二尖瓣关闭不全是乳头肌不同程度的缺血或坏死、腱索断裂以及瓣叶脱垂或左室扩张的后果。在外科治疗上不同于其他病因所引起的二尖瓣关闭不全。心肌缺血的二尖瓣关闭不全，瓣叶基本正常，主要病变在瓣下，所以有的须做二尖瓣置换术，有的则可做二尖瓣成形术。如合并左室壁瘤，则于切除室壁瘤囊时经左心尖切断腱索，切除二尖瓣叶进行二尖瓣置换术。这种病人的二尖瓣环较脆弱，固定人造瓣环常用 6×14 涤纶线，带小垫片做褥式缝法。缝线上的小垫片放在左房或左室均可，人造瓣叶的开启方向应朝向左室,病人左室功能好(EF>0.35)时术后效果佳。

4. 心室游离壁破裂　这种病人多有高血压病史,在急性心肌梗死病人中,心室壁破裂占1‰~2‰。心包腔骤然大量积血,产生急性心包填塞或导致迅速死亡。手术修复心室壁破口要争分夺秒,破口附近的心肌极脆弱,必须在体外循环下心脏停跳及心肌完全松弛状态下进行破口修复,方有成功的可能。

（余云生　沈振亚）

第二节　围手术期护理要点

（一）术前护理

参见第十六章第二节。

（二）术后护理

常规护理部分参见第十六章第二节。如合并其他病症,则应增加以下护理。

1. 高血压

（1）对 CABG 术前合并高血压的病人,术后为保证脑和肾脏的灌注,应将血压控制在正常的上限水平,应不低于术前血压的 20~30 mmHg。

（2）当术后出现血压非常不稳定时,应果断及早考虑放置 IABP,而不要犹豫或延误时机。IABP 使心肌耗氧减低并改善冠状动脉血流灌注,特别对术后可疑或发生心肌梗死或术后心功能不全严重的病例十分有效。

2. 心律失常

（1）术后心电监测将电极置于一个 R 波向上的导联,及时观察各种原因引起的心肌缺血,T 波及 S-T 段改变,有助于及时发现围手术期心肌梗死的发生、冠状动脉血管痉挛及血运重建不完全等。

（2）CABG 术后常易发生心律失常,应控制引起心律失常的诱因,如预防低血钾、低氧血症、酸碱平衡失调,积极防治心肌缺血性损伤、围手术期心肌梗死等,防治心律失常的目的主要是减慢心室率,降低心肌氧耗,防止恶性心律失常的发生。

（3）如术后 2~3 d 出现频发室早,应立即做相关检查,积极寻找诱因,为临床处理提供论据。可先试用药物治疗,必要时用体外电击除颤治疗。

3. 高血糖

（1）每日监测血糖,如血糖高,可应用胰岛素治疗,使血糖维持在 11.1 mmol/L 左右。

（2）使用 1∶1 的胰岛素(即胰岛素 40U＋生理盐水 40 mL),<5 mL/h,每 2 h 查血糖一次;>5 mL/h,每小时查血糖 1 次。

（3）拔除气管插管后,口服降糖药或皮下注射胰岛素,逐渐减、停胰岛素泵入。

（4）严密观察病人有无发生低血糖反应。

（三）后续处理及出院康复指导

为了让更多的冠心病外科治疗病人正确认识和对待自身疾病,术后早日康复,需要落实下列护理措施。

1. 讲解冠心病的相关知识　高血压、糖尿病、吸烟、紧张和心理压力、高胆固醇高脂肪饮食、超重、缺乏锻炼等,都可能增加人们患冠心病的机会,并促进疾病的发展和恶化。同样,这些危险因素也影响术后的远期疗效。

2. 术后膳食、活动、保健、生活的参考

(1) 膳食主要应降低饱和脂肪酸和胆固醇的摄入量,控制总热量和增加体力活动来达到热量平衡,同时应注意增加粗纤维食物的摄入,以保持大便通畅。

(2) 术侧肢体护理:① 注意患肢循环、温度及颜色等情况,抬高患肢15°~30°。② 间断被动或主动活动患肢,以防血栓形成。术后6 h松解弹力绷带。③ 术侧下肢在术后4~6周的恢复期间离开床时穿弹力袜,改善下肢血液供应,并减少体液在下肢聚集。可下床者,最初在室内和房子周围走动,开始走动要有搀扶物,感觉没有困难时才可以开始独立散步。开始行走的速度和步伐以感觉舒适为限度,一定要循序渐进,以自己能够耐受为准。如出现胸痛、气急和疲劳等应立即停止,待症状消失后,可以较慢地再开始恢复活动。如果一般活动仍感到心悸或有轻度头晕、乏力,应去医院就诊。外出时随身携带硝酸甘油,并注意其失效期。以下是推荐的活动计划:

第一周:每天2次散步,每次5 min。第二周:每天2次散步,每次10 min。第三周:每天2次散步,每次20 min。第四周:逐渐增加到每天散步30 min。

(3) 术后一般的恢复大约需要6周,胸骨愈合大约需要3个月。在恢复期内要避免胸骨受到较大的牵张,如举重物、抱小孩、拉重物等,同时应注意在坐位或直立时,尽可能保持胸部挺起、两肩后展的正确姿势。

(4) 出院前几周,应注意休息,避免接触感染人群,避免主动及被动吸烟。如果自我感觉恢复良好,可以开始做力所能及的家务劳动,如清理桌面灰尘、管理花木、帮助准备食物等。

3. 坚持药物治疗

(1) 出院后,病人应遵医嘱服用药物,同时注意以下几点:① 知道服用每种药物的名称及外观。② 按时服药。③ 未经医生允许,不擅自停药或加减药物。

(2) 如合并高脂血症、高血压病、糖尿病等应同时控制血脂、血压及血糖,保证术后全面康复。

(倪 红)

第二十章 主动脉夹层术及其围手术期护理

第一节 主动脉夹层手术

一、手术适应证及禁忌证

外科手术是主动脉夹层的主要治疗方法之一,目的是防止和避免主动脉破裂、急性心包填塞、急性心功能不全和重要脏器严重缺血性功能障碍,并最大限度地恢复主动脉及重要分支的血流。

【适应证】

(1) 急性 Stanford A 型主动脉夹层。Stanford A 型夹层一经确诊应当尽早手术治疗。如夹层未累及主动脉窦部及主动脉瓣、冠状动脉及其他重要分支,可视具体病情在术前准备相对完善后择期手术,如夹层累及主动脉瓣及主动脉窦部,特别是影响冠状动脉供血时,更易出现急性左心衰竭及急性冠脉综合征,或导致急性心包填塞,因此应急诊行外科手术,避免猝死。

(2) 夹层累及重要分支血管或已出现器官灌注不良综合征,不适合单纯介入治疗的 Stanford B 型夹层。介入途径主动脉夹层腔内修复术要求主动脉内膜破裂口近侧有一定范围的正常内膜作用锚定区,且不能覆盖重要分支血管开口,否则需要外科手术治疗,或外科手术与介入结合即复合(Hybrid)治疗。如 Stanford B 型夹层内膜破裂口距离左锁骨下动脉开口过近,不足 1.5 cm,预计覆膜支架需要覆盖左锁骨下动脉甚至左颈总动脉开口,则需要先行左锁骨下动脉等分支血管旁路移植术,再行夹层腔内修复术。

(3) 主动脉直径进行性扩大已超过 5 cm 的慢性 Stanford B 型主动脉夹层,或直径虽略小,但合并中度以上主动脉瓣关闭不全,或超声明确提示主动脉瓣、二叶瓣畸形的慢性主动脉夹层。

【禁忌证】

(1) 一般情况差,预计不能耐受体外循环或(和)深低温停循环过程。

(2) 重要脏器严重缺血性功能障碍,预计恢复血供后仍不能恢复器官基本功能者。

(3) 因解剖异常等因素,重要血管不能分离,无法建立体外循环或无法完成病变区域手术者。

二、手术过程

主动脉夹层手术目前主要用于 Stanford A 型主动脉夹层的治疗,包括主动脉根部替换术、升主动脉人工血管置换术、主动脉弓置换术、全主动脉替换术等。一般均在体外循环下完成,可根据不同的手术范围采用不同的体外循环方法,包括常温非体外循环、中低温体外循环、深低温停循环等。施行体外循环时，主动脉、右锁骨下动脉、腋动脉、股动脉均可以成为动脉插管的入路选择血管。少数病人病变局限于升主动脉近段，可采用直接升主动脉插管，多数病人则用右腋动脉插管，可在手术探查后直接根据病情选择是否需要进行脑灌注，灵活性较好。静脉插管则同样可根据病情选择右房插管、上下腔静脉分别插管、或上腔静脉＋股静脉插管，以保证满意的静脉引流。

【主动脉根部替换术】

常见的主动脉根部替换术包括不保留主动脉瓣的根部替换术和保留主动脉瓣的根部替换术两类，前者包括 Bentall 术、Cabrol 术和 Wheat 术，后者常用 David 术。

1. Bentall 术　该术是目前 Stanford A 型主动脉夹层合并主动脉瓣关闭不全的标准术式，可以完全替换切除主动脉根部病变血管及瓣膜，重建冠脉循环。手术要点主要有：

（1）采用静吸复合全身麻醉，病人取平卧位，消毒手术和计划插管部位皮肤，包括胸部、右腋、双侧腹股沟区域等，以备术中改变插管部位之需。

（2）常规采用胸骨正中切口，纵壁胸骨后撑开，倒"T"形切开心包并悬吊，探查主动脉弓部、升主动脉、主动脉根部及心脏，评估夹层的累及范围。根据探查情况决定插管部位，建立体外循环。

（3）在升主动脉远段近主动脉弓部位阻断升主动脉，"工"字形切开升主动脉，充分暴露主动脉根部及冠状动脉开口，通过冠状动脉口直接顺行灌注心脏停搏液，并将心包腔植入冰屑。心脏停跳后再次仔细检查主动脉夹层的累及范围，确认主动脉内膜破裂口位置，冠状动脉开口状况、主动脉瓣关闭不全程度等主动脉根部受损情况。

（4）在主动脉根部游离左、右冠状动脉开口周围血管，分别将左、右侧冠状动脉开口呈纽扣状从升主动脉游离出，以备与人工血管吻合。距离主动脉瓣环 2～3 mm 切除主动脉瓣叶，选择合适的带瓣人工血管进行主动脉根部置换，以带垫换瓣线将人工血管近端间断缝合固定于主动脉瓣环，间距整齐，缝合严密以防止或减少出血。在人工血管与左、右冠脉口对应合适位置，各分别切开约直径 0.8 cm 的圆孔，将已经游离的纽扣状左右冠状动脉开口分别与人工血管端侧吻合。也可以不游离冠状动脉开口，而将人工血管造口部位直接与升主动脉上的左右冠脉开口端侧吻合，以简化手术程序。如直接吻合或左、右冠状动脉开口游离困难，可用 8 mm 左右的人工血管将左、右冠脉口连接，再在此连接人工血管上合适部位开口，与带瓣人工血管合适位置侧侧吻合，此即为 Cabrol 术式。

（5）完成带瓣人工血管近端操作后，将人工血管剪至合适长度，远端与升主动脉行端端吻合。完成前病人取头低位，膨肺左心排气，或经人工血管安放排气针等排气后，开放升主动脉阻断。由于大多数病人无基础心脏疾病，开放血流后心脏多自主复跳。如不能自动复跳，可电击除颤。

（6）止血：主动脉夹层行 Bentall 手术死亡的主要原因是手术部位的出血及冠状动脉缺血。出血是主动脉手术面临的首要问题，包括人工血管渗血及各吻合口出血。因此，在心脏复跳、体外复温过程中应当仔细检查各手术部位渗血情况，并采取恰当的止血方法。对于原升主动脉扩张明显的病人，目前部分术者在术后以原升主动脉血管包裹人工血管，并将其与右心耳切口侧侧吻合，建立主动脉根部－右心房内引流，如原有升主动脉血管不足以包裹人工血管，可取部分自体心包行补片包裹后再建立内引流，可明显缩短手术时间，减少术后出血。但也有观点认为，如此操作可能对冠状动脉吻合口造成影响，出现冠状动脉缺血，特别是行 Cabrol 术式者可能压迫冠状动脉桥血管。因此,在主动脉根部手术时操作严密、技术得当是减少术后出血的关键。

2. Wheat 手术 即主动脉瓣置换＋升主动脉人工血管置换,保留主动脉窦部。与 Bentall 术式相比,该术式避免了冠状动脉再植,相对操作简单,适用于主动脉窦部无明显扩张及损害,左、右冠状动脉开口无明显上移的病例。

3. David 手术 该术式是保留主动脉瓣的主动脉根部替换术,即切除受损害或扩张的主动脉窦壁,不切除主动脉瓣,将人工血管修剪成与主动脉窦部相似的波浪形,与切除后的主动脉窦壁缝合,冠状动脉再植及升主动脉置换与 Bentall 术相似。其优点是保留了病人自身主动脉瓣,避免了终身抗凝及机械瓣膜等相关并发症的发生,适用于主动脉瓣叶柔软、无明显瓣叶增厚或脱垂、瓣膜功能良好者。

【主动脉弓部手术】

主动脉弓部手术是主动脉夹层外科治疗的难点之一,往往因主动脉夹层累及主动脉弓而需要行主动脉弓半弓置换或全弓置换及象鼻手术,手术操作相对较为复杂,且因为主动脉弓部存在无名动脉、左颈总动脉、左锁骨下动脉三大重要分支,术中特别需要保证脑部血液供应,避免缺血缺氧性脑损伤。

1. 体外循环方法 包括常温体外循环、中低温体外循环和深低温停循环技术。常温体外循环主动脉弓手术一般需要应用多个泵进行循环,一个泵通过无名动脉和左颈总动脉进行脑部及上半身供血,一个泵通过股动脉进行躯体灌注,需要分别进行无名动脉或右腋动脉、左颈总动脉、股动脉插管。深低温停循环是主动脉弓部手术的常用技术,需要将鼻咽温度降至18℃,肛温降至20℃,在此环境下停止血液循环,开放主动脉弓部进行操作。目前常通过右腋动脉插管进行选择性脑灌注,可减少脑部并发症,提高手术安全性。

2. 手术方法 病人取平卧位,经胸骨正中切口进胸,根据需要选择合适的动脉和静脉插管建立体外循环。右腋动脉插管较为常用,也可经股动脉插管,选择插管部位的重点是能够提供术中足够的脑灌注,并方便术中操作。体外循环开始后逐渐降温,阻断升主动脉后可将其切开,直接冠状动脉灌注冷停搏液。术中定期间断再灌注,或经冠状静脉窦插管持续逆行灌注。

体外继续降温至鼻咽18℃时,可停止循环,打开主动脉弓进行操作。如经右侧腋动脉选择性脑灌注,需要在主动脉弓分支无名动脉、左颈总动脉、左锁骨下动脉根部分别阻断,以避免分流,维持足够的脑灌注压。术中根据夹层累及范围决定手术方式,如主动脉弓部较局限,可进行左半弓或右半弓置换术,如主动脉弓部病变广泛,则需要进行全主动脉弓置换。目前一般应用三分支或四分支血管进行主动脉弓置换。如术中探查主动脉弓三分支无明显夹层累及,可将三分支根部主动脉血管壁呈岛状游离,在人工血管合适部位开口,将岛状血管瓣整体与人工血管端侧吻合,可明显缩短手术时间。

如术中探查见主动脉弓分支亦受夹层累及,则需要在置换全主动脉弓的同时,置换部分分支血管,最大限度地切除受累血管。一般应用四分支血管进行主动脉弓替换。深低温停循环后,在左锁骨下动脉远侧横断升主动脉,将人工血管一端与降主动脉行端端吻合。随后在人工血管上灌注分支近侧阻断,通过灌注分支进行降主动脉灌注,恢复体外循环。再依次在剩余三分支人工血管近侧分别阻断,将三个人工分支分别与左颈总动脉、无名动脉及左锁骨下动脉端端吻合,完成一个分支吻合即开放该支血流,尽可能缩短脑部及上肢组织缺血时间。分支吻合全部完成后,体外逐步复温,将人工血管近端与升主动脉端端吻合,完成全主动脉弓置换(图 20-1-1)。

主动脉弓置换手术操作复杂,术中需要完成多个吻合口,且人工血管与降主动脉、左锁骨下动脉吻合口往往位置较深,操作困难,因此手术耗时较长,并发症相对较多,且要求术者操作熟练。为减少围手术期并发症的发生,现有不少学者致力于简化手术的研究,例如,应用主动脉弓三分支支架,在深低温停循环打开主动脉弓后,在直视下选择合适三分支支架植入主动脉弓,支架主体位于主动脉弓部。

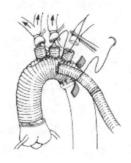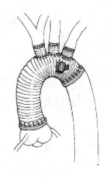

图 20-1-1　主动脉弓置换术

三个分支架分别植入主动脉弓三个分支血管腔内,释放后可较好地实现主动脉弓部结构重建。该方法只需要进行近端与升主动脉的端端吻合,明显简化了手术过程,但临床应用经验尚有限,且因主动脉弓及各分支血管管径个体差异较大,支架与自身血管贴合紧密程度尚需要继续观察,临床应用有一定争议。

象鼻手术是指在行主动脉弓部手术时,将一段人工血管预先留置于降主动脉,以备将来二期行降主动脉置换时使用,可简化二期手术过程。主要应用于主动脉弓部及降主动脉均存在病变,均需要行人工血管置换的病人。手术方法同主动脉弓置换术,只是在将人工血管与降主动脉端端吻合前,先将一段人工血管向腔内反折,形成双层,反折双层长度约 8 cm,再将此人工血管植入降主动脉,将人工血管反折部位与降主动脉近端切缘连续缝合,再将反折血管拉出,同前法进行主动脉弓部分或完全置换。降主动脉内游离段人工血管可用于二期行降主动脉置换术时,直接与置换血管端端吻合。但亦因此段人工血管在管腔内不固定,可能对降主动脉远段血流产生影响。

(黄浩岳　沈振亚)

第二节　围手术期护理要点

一、术前护理

1. **控制疼痛**　由于主动脉夹层血肿不断延伸,病人常伴相应部位剧烈疼痛。若血压控制不好,会使夹层血肿扩展甚至破裂出血,导致病人迅速死亡。所以胸痛明显者在严格检测生命体征的前提下适量应用镇痛药物,如吗啡 5~10 mg 静脉注射或皮下注射,6~8 h 一次。此法的缺点:静脉用药时应注意血压及呼吸的变化,长期使用易成瘾。也可用酚酞尼止痛泵,可有效止痛,无成瘾性,但起效较慢。注意观察用药后的效果,如果疼痛减轻后反复出现,提示主动脉夹层分离继续扩展,疼痛突然加重则提示血肿有破裂趋势。焦虑者夜间可适量应用镇静剂。

2. **控制血压**　主动脉夹层主要病因是高血压,夹层发生早期血压正常或升高,由于夹层血肿压迫造成一侧血压降低,或上肢血压高于下肢血压,所以应严密观察四肢血压变化并详细记录。常规穿刺桡动脉进行有创血压监测,每 15 min 记录 1 次,平稳后每小时记录 1 次。如血压突然下降,心率减慢,应考虑机体破裂,及时通知医生抢救。用药过程中应严密观察各项生命指征。

3. **严密观察病情变化**　重要脏器是否由于夹层累及而导致供血障碍,观察四肢动脉搏动和四肢运动情况,有无腹痛、腹胀、记录尿量。观察病人的精神、意识、瞳孔大小等。

（1）主动脉瓣关闭不全与主动脉瓣区闻及舒张期杂音,为近端型主动脉夹层的严重并发症。肢体无脉搏或脉搏减弱提示:夹层累及头臂动脉或降主动脉延伸到髂动脉及其分支动脉中。夹层累及冠状动脉时,可出现心绞痛或心肌梗死。

（2）夹层累及颈动脉、无名动脉造成动脉缺血,病人可有头晕,暂时性晕厥昏迷,精神失常。压迫喉返神经引起声音嘶哑;累及脊髓前根动脉,出现截瘫,大小便失禁。

（3）夹层血肿压迫支气管可导致支气管痉挛,引起呼吸困难;夹层破裂可引起胸腔积血甚至死亡。

（4）夹层血肿延伸到肠系膜上动脉开口处,导致肠系膜动脉缺血,出现上腹痛、恶心、呕吐等症状。

（5）夹层波及肾动脉可出现腰痛,部分病人有血尿。肾动脉急性阻塞可引起急性肾衰。

二、术后护理

常规部分参见第十六章第二节。

1. 出血　出血是术后最常见的并发症之一,严重的出血可诱发脑缺氧、肾功能衰竭、低心排综合征、心律失常等。因此,术后须密切观察并记录纵隔、心包、胸腔引流管引流液的量、颜色、性质,定时挤压胸腔引流管,保持引流通畅。术后出血多者应严格按医嘱用止血药物,警惕活动性出血的可能,及时向医生报告病情变化。

2. 内漏　内漏是主动脉夹层动脉瘤腔内治疗的最严重并发症。术中内漏应立即处理,术后严密观察病人有无发生内漏,观察有无疼痛和血压升高。

3. 截瘫　截瘫是主动脉夹层动脉瘤常见的并发症之一,大多在术后早期出现,为脊髓缺血性损伤所致,术后注意观察病人四肢活动、感觉情况。

4. 脑部并发症　术后注意中枢神经、脊髓的监测,病人术后清醒延迟多见,可予脱水、氧疗、降温及促进神经系统恢复药物的应用,并及时汇报医师。

5. 肾功能监测　肾脏是腹部内脏对缺血最敏感的器官,因此,急性肾功能衰竭也是术后常见的并发症,发生率为10%～20%。术前肾动脉供血障碍或术中移植肾动脉的病人,应特别注意维持循环和内环境稳定,防止低血压,减少一切导致肾功能损害的药物和因素。对于肾衰病人应用持续床旁血液滤过。

（三）后续处理及出院康复指导

（1）术后应卧床3～4周,不宜早期离床活动,术后3个月内避免体力劳动,不宜从事精神紧张的工作。

（2）遵医嘱用药,不擅自调整药量,调整控制血压,减少渗血,保证组织愈合。

（3）预防心瓣膜、心内膜炎,注意个人卫生,有感染灶应及时治疗。

（4）密切注意下肢活动情况和皮肤感觉,注意有无脊神经损伤。

（5）进低盐低脂饮食,戒烟酒,多进食新鲜蔬果及含粗纤维丰富的食物,保持大便通畅。

（6）学会自我调整心理状态,调节不良情绪,保持心情舒畅,避免情绪激动。

（7）学会自测心率,有条件者应常备血压计,定期测量。

（8）告知长期服用华法林的必要性,要准时、定量服用。

（9）定期复诊,若出现腰腹胸痛,及时就诊。

（10）生活方式的改变需要家人的积极配合和支持,应给病人创造良好的身心休养环境。

（倪　红）

第二十一章

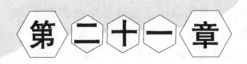

心脏移植及其围手术期护理

心脏移植是指将供体的健康心脏植入受体胸腔或其他部位,部分或完全替代受体的心脏,以维持循环功能。心脏移植包括同种移植和异种移植。其中同种移植,包括原位心脏移植、异位心脏移植、心肺移植及心肺肝脏联合移植。异种心脏移植目前正处于实验研究阶段。人工辅助循环和人工心脏可以暂时维持受体循环功能,为部分病人接受心脏移植创造条件。现在公认心脏移植已成为治疗终末期心脏病的一种有效手术方法。

心脏移植研究的历史:实验研究→临床开端→第一次高潮→临床低潮→实验研究→临床第二次高潮至今。1905年,Carrel和Guthrie首次报道,将小狗的心脏移植在大狗的颈部,与颈动脉、颈静脉相吻合,供体心脏复跳后持续了近2 h,因心脏内血栓形成而宣告手术失败。它是心脏移植的开端,该手术方法至今仍沿用于动物实验中。1946年,Demikhov完成了首例犬胸腔内异位心脏移植的实验,获得了术后存活32 d的好成绩。此后不久,他又在没有体外循环和低温条件下完成了首例心肺移植及单肺移植的动物实验,极大地推动了心脏移植研究的发展。1960年,美国斯坦福大学的Lower和Shumway对心脏移植手术方法进行了改良,确定了沿用至今的吻合左、右心房,主动脉和肺动脉的经典式方法(标准法),为心脏移植的广泛开展奠定了基础。人类首次心脏移植术是美国的Hardy等于1964年施行以黑猩猩为供体的异种心脏移植,供体心脏仅复跳1 h。1967年12月,南非的Barnard在开普顿成功施行了人类第一例同种异体原位心脏移植术,病人术后仅生存了18 d,死于肺部感染。这次手术的初步成功,极大地推动了心脏移植的发展,使心脏移植的临床开展进入了第一次高潮(1968—1969年)。此间世界各地先后建立了心脏移植中心,仅两三年的时间就完成了150多例心脏移植手术。但由于供心保存、术后排异反应、感染及心功能维持等问题,多数移植者手术后短期内死亡,远期存活率极低,从1970年起许多医学中心被迫停止这项工作,使心脏移植热很快消退,陷入心脏移植的低潮期,10年内不足50例。1973年,Philip Cares等提出经左颈内静脉穿刺做右心室心内膜活检,解决了早期排异的诊断问题,成为至今为止唯一的确诊急性排异反应的方法。20世纪80年代初,由美国斯坦福大学率先将环孢素A应用于心脏移植,有效地控制了急性排斥反应,病人术后存活率明显提高,使心脏移植进入第二次高潮期。我国心脏移植术起步较晚,1978年上海瑞金医院的张世泽等医师施行了我国也是亚洲第1例原位心脏移植术,术后病人存活109天。自1992年以来,哈尔滨、北京、上海、牡丹江、南京、长沙、杭州、广州等地区都有心脏移植长期存活的报道,其中存活最长的1例至今已超过10年。

第一节 移植的基础研究

一、排斥反应

【宿主抗移植物反应】

受者对供者组织器官产生的排斥反应称为宿主抗移植物反应(host versus graft reaction,HVGR)。根据移植物与宿主的组织相容程度,以及受者的免疫状态,移植排斥反应主要表现为三种不同的类型。

1. 超急性排斥(hyperacute rejection)反应　一般在移植后 24 h 内发生。目前认为,此种排斥主要由 ABO 血型抗体或抗 I 类主要组织相容性抗原的抗体引起。受者反复多次输血、妊娠或既往曾做过同种移植,其体内有可能存在这类抗体。在肾移植中,这种抗体可结合到移植肾的血管内皮细胞上,激活补体,直接破坏靶细胞,或通过补体活化过程中产生的多种补体裂解片段,导致血小板聚集,中性粒细胞浸润并使凝血系统激活,最终导致严重的局部缺血及移植物坏死。超急性排斥一旦发生,尚无有效治疗方法,终将导致移植失败。因此,通过移植前 ABO 血型及主要组织相容性抗原 HLA 配型,可筛除不合适的器官供体,以预防超急性排斥反应的发生。

2. 急性排斥(acute rejection)反应　是排斥反应中最常见的一种类型,一般于移植后数天到几个月内发生,进展迅速。肾移植发生急性排斥反应时,可表现为体温升高、局部胀痛、肾功能降低、少尿甚至无尿、尿中白细胞增多或出现淋巴细胞尿等临床症状。细胞免疫应答是急性移植排斥的主要原因,$CD4^+$ T 细胞(TH_1)和 $CD8^+$ TC 细胞(细胞毒 T 细胞)是主要的效应细胞。即使进行移植前 HLA 配型及免疫抑制剂的应用,仍有 30%~50% 的移植受者会发生急性排斥反应。大多数急性排斥反应可通过增加免疫抑制剂的种类和用量而得到缓解。

3. 慢性排斥(chronic rejection)反应　一般在器官移植后数月至数年发生,主要病理特征是移植器官的毛细血管床内皮细胞增生,使动脉腔狭窄,并逐渐纤维化。慢性免疫性炎症是导致上述组织病理变化的主要原因。目前对慢性排斥反应尚无理想的治疗措施。

【移植物抗宿主反应】

如果免疫攻击方向是由移植物针对宿主,即移植物中的免疫细胞对宿主的组织抗原产生免疫应答并引起组织损伤,则称为移植物抗宿主反应(graft versus host reaction,GVHR)。GVHR 的发生需要如下特定的条件:宿主与移植物之间的组织相容性不合;移植物中必须含有足够数量的免疫细胞;宿主处于免疫无能或免疫功能严重缺损状态。GVHR 主要见于骨髓移植后。此外,脾、胸腺移植以及免疫缺陷的新生儿接受输血时,均可发生不同程度的GVHR。

急性 GVHR 一般发生于骨髓移植后 10~70 d。如果去除骨髓中的 T 细胞,则可避免GVHR 的发生,说明骨髓中 T 细胞是引起 GVHR 的主要效应细胞。但临床观察发现,去除骨髓中的 T 细胞后,骨髓植入的成功率也下降,白血病的复发率、病毒和真菌的感染率也都升高。这说明,骨髓中的 T 细胞有移植物抗白血病的作用,数量上可以压倒残留的宿主免疫细胞,避免宿主对移植物的排斥作用;也可以在宿主免疫重建不全时,发挥抗微生物感染的作用。因此,选择性地去除针对宿主抗原的 T 细胞,而保留其余的 T 细胞,不但可以避免 GVHR,而且可以保存其保护性的细胞免疫功能。

二、移植排斥的机制

【移植排斥的遗传学基础】

引起移植免疫应答的抗原称为移植抗原,又称组织相容性抗原。根据抗原性的强弱及引起移植排斥反应的强度,组织相容性抗原又可分为主要组织相容性抗原(major histocompatibility antigen)和次要组织相容性抗原(minor histocompatibility antigen)两大类。主要组织相容性抗原是引起移植排斥的主要抗原,它在不同的动物中有不同的命名。人的主要组织相容性抗原为人类白细胞抗原,即 HLA 抗原。小鼠的主要组织相容性抗原称为 H-2 抗原,狗为 DL-A,鸡为 B 系统,大鼠为 H-1 系统,黑猩猩为 ChLA 等。编码主要组织相容性抗原的基因称为主要组织相容性基因复合体(MHC)。

1. HLA 及 HLA 抗原　HLA 位于人类第 6 对染色体短臂上,由一群多功能的连锁基因组成,其中 HLA-A、B、C 位点被称为Ⅰ类基因,编码 HLAⅠ类基因;HLA-DR、DQ、DP 被称为Ⅱ类基因,编码 HLAⅡ类基因。HLAⅠ类和Ⅱ类基因呈共显性表达,即位于父源和母源的同源染色体上的一对等位基因都能表达各自的抗原。

与移植排斥有关的主要是 HLA-Ⅰ类、Ⅱ类基因编码的 HLA-Ⅰ类、Ⅱ类抗原。这些分子都是糖蛋白。HLAⅠ类抗原广泛分布于白细胞等所有的有核细胞表面。HLA-Ⅱ类抗原分布较局限,主要存在于 B 细胞、单核巨噬细胞系统的细胞,上皮细胞及内皮细胞表面。

由于 HLA 是具有多个基因座的共显性表达的等位基因,因此在人群中存在众多的同种异型,形成了 HLA 抗原的多态性,这为寻找 HLA 相同的器官移植供体造成了极大的困难。在无血缘关系的无关个体之间,HLA 完全相配的个体的概率几乎为零。

2. H-2 和 H-2 抗原　小鼠 H-2 基因复合体位于第 17 对染色体上,由 K、I、S、D 四个基因区域组成。它们之间彼此独立而又紧密连锁,分别编码Ⅰ、Ⅱ、Ⅲ三类分子。

Ⅰ类分子是 TC 细胞识别的移植抗原,在移植排斥中起重要作用;和 HLA 抗原一样,小鼠 H-2Ⅰ类抗原广泛分布于各种组织、细胞的膜表面,不同的是小鼠成熟红细胞表面也存在 H-2 抗原,而人红细胞表面不存在 HLA 抗原。

H-2Ⅱ类抗原也是选择性地存在于 B 细胞和抗原呈递细胞上。其他少数细胞,如内皮细胞、精子和激活的 T 细胞上也有 H-2Ⅱ类抗原的表达。Ⅱ类抗原与处理过的外源性抗原肽结合,对激活 TH 细胞具有重要作用,因此也是移植排斥的重要抗原。

H-2Ⅲ类基因(指 H-2S 区的基因)含有 6 个基因座,编码 C4 分子、C2 分子、补体 B 因子及肿瘤坏死因子(TNF)等。

3. 次要组织相容性抗原　某些纯系小鼠中,雄鼠移植到雄鼠,或从雌鼠移植到雄鼠的移植物不会受到排斥,但雄性小鼠的移植物在同系雌鼠中有较高的排斥发生率。在同一纯系的雄性和雌性个体之间唯一的遗传学差别在雄性的 Y 染色体上。所以对这种不相容性的最简单的解释就是,Y 染色体可以编码一种决定组织性的抗原,即 H-Y 抗原,属次要组织相容性抗原。次要组织相容性抗原可引起程度不同的、较弱的移植排斥反应,因此除同卵双生子之间的器官移植外,其他 HLA 相合的器官移植仍有相当比例的排斥反应发生。

【移植排斥的免疫学基础】

同种异基因器官移植后,由于供者、受者之间的组织相容性抗原不同,它们可以刺激对方的免疫系统,引起宿主抗移植物或移植物抗宿主的移植排斥反应。在实体器官移植中,移植物中完整的活细胞、脱落的细胞,或由于移植前灌洗不彻底而残留在器官中的淋巴细胞(又称过客淋巴细胞)都可以是启发免疫应答的抗原。移植抗原诱发的细胞免疫和体液免疫应答都参与排斥过程。

1. 细胞免疫在移植排斥反应中的作用　在移植排斥反应中,树突状细胞、单核巨噬抗原呈递细胞,在启动移植排斥的免疫应答中的作用至关重要。它们的主要作用是:① 摄取、处理并呈递抗原给 TH(辅助性 T 细胞)/TD(迟发性变态反应 T 细胞)细胞、B 细胞,提供活化第一信号。② 分泌 IL-1 等第二信号分子,导致 TH 细胞活化。TH 细胞一旦被激活,就可以释放 IL-2、IL-4、IL-5、IL-6 及 IFN-γ 等一系列细胞因子。在这些细胞因子的作用下识别了移植抗原的 TD 细胞、TC 细胞、B 细胞,就开始增殖、分化为效应 TC 细胞、TD 细胞和抗体分泌细胞,导致移植排斥反应的发生。TC 细胞可通过直接杀伤作用杀伤靶细胞,TD 细胞则通过诱发迟发型超敏反应参与移植排斥。目前认为,细胞免疫应答是移植排斥的主要机制;$CD4^+$ TD 细胞和 $CD8^+$ TC 细胞是主要的效应细胞。

2. 抗体在移植排斥反应中的作用　抗体在移植排斥反应中的作用比较复杂。它可以通过传统的途径,即活化补体和 ADCC 作用(抗体依赖的细胞介导的细胞毒作用)参与移植排斥反应。在某些情况下,也可以起到封闭抗体的作用,保护移植物不受排斥。

(1) 抗体激活补体参与移植排斥反应:抗体与移植抗原结合后,可以激活补体,直接破坏靶细胞;同时也可通过补体-血凝系统的活化,导致血管扩张、血管通透性增加、多形核白细胞的趋化浸润、血小板凝集、血栓形成等一系列病理性变化,导致移植器官被排斥。参与这种作用的抗体主要是 IgM 类抗体,在超急排斥反应中最为典型,在肾移植中最为常见。

(2) 抗体通过 ADCC 作用参与移植排斥反应:抗体与移植物结合后,可通过其 Fc 段与具有 IgG Fc 受体的 K 细胞(杀伤细胞)、单核巨噬细胞结合,导致它们活化,直接破坏移植的器官。参与这种 ADCC 作用的抗体是 IgG 的某些亚类,如 IgG_2。

(3) 增强抗体与移植排斥反应:抗体除参与移植排斥反应外,在某些情况下可保护移植物不被排斥,这种抗体称为增强抗体(enhancing antibody)。增强抗体可与植入组织上的抗原结合,但不激活补体,也不引起细胞毒效应,却可阻断其他抗体或 T 细胞与这一抗原决定簇结合,从而对移植物起到保护作用,因此此类抗体又称为封闭抗体(blocking antibody)。

(叶文学　沈振亚)

第二节　心脏移植的临床应用

一、心脏移植的适应证和禁忌证

【适应证】

(1) 终末期心力衰竭伴或不伴有室性心律失常,经系统的内科治疗或常规外科手术均无法治愈,预测寿命不到 1 年者。

(2) 其他脏器(肝、肾、肺等)无不可逆性损伤者。

(3) 病人及其家属能理解与积极配合移植手术治疗者。

(4) 适合心脏移植的常见病症:① 晚期原发性心肌病,包括扩张型、肥厚型与限制型心肌病,以及慢性克山病等。② 无法用搭桥手术或激光心肌打孔术治疗的严重冠心病。③ 无法用纠治手术根治的复杂先天性心脏病,如左心室发育不良等。④ 无法用换瓣手术治疗的终末期瓣膜病者。⑤ 其他难以手术治疗的心脏外伤、心脏肿瘤等。⑥ 心脏移植后移植心脏广泛性冠状动脉硬化、心肌纤维化等。

【禁忌证】

随着心脏外科与移植术的不断完善,新一代强有力的免疫抑制剂及其他内科治疗药物在临床上的广泛应用,使过去被列为移植禁忌证的一些因素得以改变,在其病情得以有效控制后仍可以接受心脏移植,且术后效果良好。

1. 绝对禁忌证 ① 全身有活动性感染病灶。② 近期患心脏外恶性肿瘤。③ 肺、肝、肾有不可逆性功能衰竭。④ 严重全身性疾患(如全身结缔组织病等),生存时间有限。⑤ 供、受者之间 ABO 血型不一致。⑥ 经完善的内科治疗后,测肺动脉平均压>60 mmHg,肺血管阻力(PVR)>8U/m^2。⑦ 血清 HIV 阳性;⑧ 不服从治疗或滥用毒品、酒精中毒。⑨ 精神病及心理不健康;⑩ 近期有严重肺梗塞史。

2. 相对禁忌证 ① 年龄>65 岁。② 陈旧性肺梗塞。③ 合并糖尿病。④ 脑血管及外周血管病变。⑤ 慢性肝炎。⑥ 消化性溃疡病、憩室炎。⑦ 活动性心肌炎、巨细胞性心肌炎。⑧ 心脏恶液质(如体质差、贫血、低蛋白血症、消瘦等)。

二、供体的选择与准备

【供体的选择】

供心多取自不可逆性脑损害的病人,如脑外伤、脑出血、脑肿瘤或脑病等,而其中绝大多数是取自交通事故后的脑外伤致脑死亡,且血流动力学尚稳定的病例。这些病人一经确认为脑死亡,完成必要的手续后即可列为供心选择对象,将其具体条件送入供体中心,等待配伍。为了选择适当的供体,应注意以下几项:

1. 供体年龄 年轻供体器官组织活力强、功能佳,一般认为男性应小于 40 岁,女性应小于 45 岁。近年来,随着心肌保存技术的改进及供心来源的日益紧缺,对供体年龄范围已放宽很多。有报道 60 岁供体的心脏经移植后效果也较为满意。

2. 供心大小 体重与心脏大小有一定的比例关系,临床上主要以供/受体之体重比来估计供心与受心的大小匹配。接受心脏移植的病人心脏常常增大,切除后遗留一个大的心包腔,故易于容纳躯体较大的供者心脏。虽然取自躯体较小的供者心脏,通常可以在躯体较大的受者体内发挥正常功能,但一般要求供者体重与受者体重相差在 20% 以内。

3. 性别 选择供心对性别的要求一般记载不多,尤其在移植术后经过免疫治疗,其性别相关的差异就会变得更不明显,但有资料称,性别特异性抗原(H-Y)差异会增加排斥反应机会。对 61 名婴儿和儿童心脏移植发现,男性供心植入女性受体时,H-Y 抗原不相配,移植后前 3 个月至 1 年内排异反应发生次数明显增加。

4. 病史 心脏移植手术要求供者无心脏病史和可能累及心脏的胸外伤史,超声心动图与心电图结果正常,无恶性肿瘤、糖尿病、高血压、冠心病、败血症、HIV 抗体阳性等病史,心功能正常,无严重低血压、无心跳骤停(超过 5 min)、未做过心内注药等治疗。

5. 组织免疫配型 ABO 型必须一致,群体反应性抗体(the percentage of reactive antibody, PRA)<10%(最高不宜超过 15%)。

【对供心者的支持治疗】

应采取一切措施,力求使供心者机体处于接近正常生理状态水平,确保供心尽可能少地受到损害,为保证获取优质的供心打下良好基础。

1. 呼吸系统的支持　脑死亡病人心脏尚未停跳,应立即行气管插管进行辅助呼吸,以确保供体的呼吸功能,并给予生理性呼气末正压呼吸(PEEP);确保 PaO_2 在 100 mmHg 左右;加强呼吸道管理,排除分泌物,保持良好的通气;做床旁 X 线胸部摄片,以了解肺部情况。

2. 循环系统的支持　应适当补充血容量,调整补液速度及适当选用正性肌力药物(首选多巴胺),补液速度低于 10 $\mu g/(kg \cdot min)$,确保收缩压>90 mmHg;适量使用激素;警惕血压过高。对心律失常者,应针对病因进行及时处理,并予以对症治疗,预防心跳骤停。

3. 调整酸碱平衡与电解质紊乱

4. 其他　对症治疗,如调整体温、伤口包扎止血等措施。

三、组织配型

为了使移植物尽可能长时间地存活,避免或尽可能减轻移植后排异反应,一般在移植前均须对供、受者相互之间进行一套组织免疫学配型。常规配型方法有以下几种。

1. ABO 血型相容性试验　供、受者必须 ABO 血型相符或相容,否则将产生超急性排斥反应。

2. 淋巴细胞毒抗体试验　试验目的在于检测受者血清中有无预存的抗供者细胞的 HLA 抗体。方法是将供者的淋巴细胞置于测试板上的 40~60 个孔内,然后分别加入受者的血清,观察其是否反应。有淋巴细胞溶解破坏者属阳性。计算阳性反应的孔数及其所占百分率。一般认为,阳性率<10%者为阴性。心脏移植后一般不会发生超急性排异反应,移植前通常不必再做淋巴细胞交叉配合实验。PRA>10%者为阳性。

3. 淋巴细胞交叉配合试验　如 PRA>10%,或未做淋巴细胞毒抗体试验,则应取受者的血清与供者的淋巴细胞做交叉配合试验。此试验也是一种淋巴细胞毒性实验,淋巴细胞出现溶解现象的属于阳性,提示移植后产生超急性排异反应的可能性极大,也就是说此供心不应移植于有阳性反应的受者。

4. HLA 配型试验　此配型试验的目的是选择 HLA 抗原相同或尽可能多的 HLA 抗原相同的供体,特别是 HLA - A、B 与 DR 配型最重要。HLA 完全一致的同卵孪生儿间移植不会发生排斥反应,但寻找 HLA 完全一致或大多数一致的配对极为困难。近年来认为,对心脏移植尤其是第一次接受心脏移植而言,此项检查并不重要。不能作为选择供者的依据。有些学者提出,避免在 HLA-A_2 或 A_3 位点不合者之间做心脏移植,理由是易发生慢性排异反应,其表现为移植后供心的冠状血管早期发生动脉粥样硬化。

四、手术方法

1. 供心采取方法

(1) 宣布脑死亡之后,将供体移至手术室。仰卧位,常规皮肤消毒、铺单。取胸前正中切口,切开皮肤、皮下、正中锯(劈)开胸骨,撑开胸骨,纵行剪开心包。检查心脏有无严重损伤,有无先天性异常或后天性心脏疾病。

(2) 从右心耳注入肝素 400 U/kg,在升主动脉根部前壁缝置双重荷包线,并套以束带固定小管,在荷包内插入直型或 Y 型冷心肌停跳液灌注管,并固定之,排气后与停跳液灌注系统连接好。

(3) 在心包返折处分离上腔静脉、下腔静脉及升主动脉的远端,确保它们有足够的长度。

(4) Potts 钳阻断上、下腔静脉远端。阻断升主动脉远端,灌 4 ℃心肌保护液,依次切断上腔静脉(奇静脉水平)、下腔静脉、左右肺静脉、升主动脉远端及主肺动脉分叉处,游离心脏后壁。

(5) 取出心脏,置于 4 ℃冷生理盐水盆内,初步检查供心的完整性。持续灌注冷心肌保护液,总量≥1 800 mL,灌注压维持在 100～120 mmHg。然后移至盛有 4 ℃生理盐水的消毒不锈钢罐内,加盖,外加三层消毒塑料袋包裹,每层各自包扎封口,再置于保温塑料冰盒内,即送接受移植的医院手术室。

(6) 在受心者手术室,移供心于 4 ℃冷生理盐水盆中,在无菌操作下,修剪供心。其要点如下:① 缝扎上腔静脉远心端开口处,应尽量远离窦房结。② 自下腔静脉开始,沿房间沟右房侧向右心耳方向剪开右房,注意不要伤及窦房结,并远离冠状静脉窦入口与房室沟,以保留足够的吻合余地。③ 分离主、肺动脉间隙,切勿伤及左、右冠状动脉。④ 对角交叉剪开 4 个肺静脉开口,并修剪之。修剪完毕后再灌一次冷心肌保护液 500～800 mL,继续置于 4 ℃冷生理盐水盆中,等待移植手术。

2. 受体心脏切除　仰卧位,气管内插管下全麻,置 Swan-Ganz 管,桡动脉测压管及右锁骨下静脉双腔管。胸前正中切口。肝素化后插升主动脉供血管,尽量靠远端插上、下腔静脉弯头引血管及套带。经右上肺静脉插左房引血管。体外循环预充液中加入体白蛋白至浓度达 5 g/100 mL 左右,以提高转流中外周血管灌注压水平。开始体外循环并将全身血液降温至 32 ℃左右,套紧上、下腔管套带,阻断升主动脉,继续降温至 24～28 ℃。尽量靠近半月瓣水平横断升主动脉和肺动脉,左手中指、食指分别伸入左、右心室流出道出口,往前下方向牵拉,距房室间沟 3～5 mm 处切开右房、左房房间隔,切除受者心脏。

3. 原位心脏移植　手术方法有 3 种:标准法、全心法、双腔静脉法。目前仍以标准法最常用,下面简要介绍手术方法。

(1) 将供心放入受者心包腔,按正常的心脏位置摆放好。为了保证心房切口全部外翻缝合,先将供心的心室向前上翻起,固定于心包腔之右侧前上方,心室表面垫以包有冰屑的纱布袋。用 3-0 聚丙烯线自左房与房间隔交界处的上、下处做定点缝合打结,先从上点顺时针方向连续外翻缝第一道,下点逆时针方向上缝第二道,分别打结后,将供心放回心包腔左侧,其周围加冰屑或小冰囊。

(2) 双道吻合房间隔。

(3) 自右心房与房间隔交接点的上、下两点,分别以顺时针方向与逆时针方向做右房壁的双道外翻吻合,完成右房吻合开始复温。

(4) 剪裁主动脉的适当长度,以双针带垫片的 4-0 聚丙烯线,自后壁正中作外翻吻合。第一针打结后,用两针分别从主动脉后壁的左右两侧向前壁做水平褥式外翻缝合,打结后以此两针作第二道连续加固缝合。吻合毕,排净左心内气体,开放升主动脉阻断钳。

(5) 心脏复跳后,采用与主动脉吻合法相同的方法吻合肺动脉。关闭肺动脉前,开放上、下腔静脉,以排净右心系统内的气体。

(6) 检查有无吻合口出血与主动脉、肺动脉扭曲及其吻合口狭窄等,安置房、室两组临时起搏导线。循环稳定后停止体外转流,并监测肺动脉压、中心静脉压及桡动脉压等情况。开放升主动脉后即予以正性肌力药(多巴胺、多巴酚丁胺或/和小剂量肾上腺素),微注泵静脉推注;以异丙肾上腺素调节心率在 115～120 次/分,并根据肺动脉压情况选用前列腺素 E_1 或硝普钠等。

(7) 拔除上、下腔静脉引流管，用鱼精蛋白中和肝素。各项指标正常后，拔除左房引血管及主动脉插管。彻底止血后，分别于胸骨后及心包腔深部各置一根引流管，用3根钢丝"8"字缝合胸骨，逐层关胸。

五、治疗效果

1. 存活率　从1990年起，多个医学中心联合统计表明，心脏移植术后1个月、1年、2年的存活率分别是93%、84%、83%。从总体死亡时间曲线图来看，心脏移植术后大约每个月死亡率为1.2/1 000。有些医学中心报告，近年来心脏移植术后1年、5年的存活率分别为93%、88%。

2. 死亡原因　1981—1985年，心脏移植术后死亡病例中，约24%死于急性心功能衰竭（早期移植物衰竭），17%死于感染，14%死于急性右心衰竭而未能出手术室。1990—1991年上半年，心脏移植术后死亡病人中的22%死于急性心力衰竭，22%与感染有关，15%死于排斥反应。死亡原因多是与排斥反应或与用克服排斥反应的措施（尤其是免疫抑制剂）密切相关。其中，后者引起的感染是死亡的主要原因之一。

3. 远期并发症　主要有移植心脏冠状动脉弥漫性粥样硬化、恶性肿瘤（主要指恶性淋巴瘤）、心律失常等。这些也是术后病人远期死亡的主要原因。目前，通过联合用药、减少环孢素A的用量，已大大减少了恶性淋巴瘤的发生率。对移植心脏冠状动脉粥样硬化的确切病因尚未完全了解，故缺乏有效的防治方法。

4. 心功能指标及存活质量　术后早期由于心肌缺血再灌注损伤及受体原有的肺血管高阻力的影响，大多数移植心脏往往出现心室轻中度扩大（尤以右心室为明显）及三尖瓣轻中度反流，3个月后基本恢复正常。术后生存1年者，有97%的病人心功能从术前Ⅳ级恢复到Ⅰ级，大多可如正常人一样生活与工作。

（叶文学　沈振亚）

第三节　护理要点

（一）术前护理

常规部分参见第十六章第二节。

1. 病人准备

（1）营养方面的准备是提高心功能的重要手段。慢性心功能不全的病人存在不同程度的消瘦与营养不良，少数病人有心源性恶病质，术前必须改善营养状态，纠正营养不良，指导病人多进高蛋白、低脂肪、富含维生素且易消化的食物，保证足够的热量，适当限制钠盐的摄入，纠正贫血和低蛋白血症。

（2）循环系统的准备：心脏移植病人术前心功能Ⅲ、Ⅳ级，把心功能矫正到最佳状态是心脏移植成功的前提。对心力衰竭的病人，除给予心脏移植术所必要的免疫抑制剂及抗凝治疗外，还应积极给予强心、利尿、血管活性药物及抗心律失常治疗，必要时采用主动脉内球囊反搏等措施，以纠正心衰。

（3）呼吸系统的准备：扩张型心肌病或肥厚型心肌病的病人出现心功能衰竭时，常有肺淤血，病人反复肺部感染，造成呼吸道阻力增加，肺泡与毛细血管间组织增厚，特别是肺泡基底膜增厚,可影响气体交换与弥散功能,因此术前改善肺功能是一项重要准备。术前每天吸氧3次,每次半小时,改善肺弥散功能,提高血氧饱和度;术前一周采用地塞米松+抗生素+透明质酸溶液超声雾化吸入;深吸气、腹式呼吸、咳嗽训练,以提高肺的顺应性,为术后顺利恢复创造有利条件。

(4) 皮肤准备:按常规备皮,另外耳、鼻腔及头发用 BC-98 原液清洗;四肢、躯干用 2%碘伏(3 000 mL 水+30 mL 碘伏)擦洗后更换灭菌衣裤。

2. 隔离病房的准备　心脏移植后病人应用大量免疫抑制剂,为防止感染性疾病的发生,应对病人进行保护性隔离。术后 2~3 周,病人需要有一单独房间,消毒要求严格。条件允许的情况下,隔离病房由三部分组成:病房、办公室、物品堆放兼医护人员休息室,以便病人更好地休息及方便医护人员工作。隔离病房的准备措施如下:

(1) 用消毒剂擦拭房间内一切物品、墙壁、地面。

(2) 房间空气用高锰酸钾加福尔马林熏蒸,门窗封闭 24 h。

(3) 术后常用药物、物品固定放置,抢救用物品如呼吸机、多功能监护仪、输液微量泵应安装调试后待用。

(4) 准备好隔离病房后,所有入室人员都应洗手、消毒、穿隔离衣、更换专用鞋、戴口罩帽子方可进入,任何无关人员不得进入或滞留。

3. 药品准备　心脏移植后用药较多,且用药量较大,故术前应将可能用的药品置于隔离病房,以便于抢救及治疗。常用的药物有以下几类:

(1) 心血管用药:多巴胺、多巴酚丁胺、利多卡因、肾上腺素、去甲肾上腺素、异丙肾上腺素、西地兰、米力农、硝普钠、硝酸甘油、立及丁等。

(2) 止血、抗凝药:前列腺素 E、阿司匹林、华法林、凝血酶、止血敏、止血芳酸、维生素 K、立止血等。

(3) 抗生素类:头孢菌素、复达欣、泰能、庆大霉素、青霉素等。

(4) 免疫抑制药:环孢素 A(CSA)、甲基强的松龙、硫唑嘌呤等。

(5) 其他药物:速尿、胃复安、西咪替丁、钾钠镁钙制剂、维生素 C、胰岛素等。

(6) 静脉溶液:甘露醇、碳酸氢钠、5%~10%葡萄糖溶液、生理盐水、5%葡萄糖盐水等。

(7) 外用药:BC-98 液、呋喃西林液、75%乙醇、安尔碘溶液等。

4. 常用物品及急救物品的准备　由于隔离病房进出不方便,因此术前物品准备应充足全面,以减少工作及抢救时的忙乱。

(1) 常用物品的准备:① 供应室物品:各种型号的注射器、输液器、输血器、输液针尖、手套、无菌手术钳、手术镊及剪、口腔护理包及会阴擦洗包等。② 一次性用物:三通管、肝素贴、输液延长管及输液泵管、胶布、弯盘、腹带、床单、吸引管、帽子、口罩、隔离衣、鞋套、胸腔引流瓶、导尿管、集尿袋、手套等。③ 护理用物:大小量杯、体温表、剪刀、血管钳等。④ 书写用物:笔、记录单、印章、计算器、记账单等。⑤ 检验用物:无菌培养瓶、空气培养瓶、普通试管、血常规管、抗凝试管、瓶塞、尿常规及血培养瓶等。

(2) 急救物品:多功能监护仪、呼吸机、输液泵、除颤仪、起搏器、吸引器、多功能接线板等。

5. 术前准备会议　由于参加心脏移植手术的人员多,使用的物资、器材及药品较多,工作量较大,涉及面广,因此,术前由一位总指挥召集由手术组、取心组、麻醉组、心内科组、体外循环组、手术室、病房、监护中心、血库、药房、化验室、供应科、后勤等科室有关人员参加的术前准备会议,制订周密的手术方案和商讨完善的组织工作,保证手术有条不紊地完成。

(二) 术后护理

常规护理部分参见第十六章第二节。

1. 循环功能的监护及异常的处理 心脏移植病人的循环功能有以下特点:一是移植的供心无自主神经支配,故心率和对某些药物的反应与普通心脏手术不同;二是供心在移植前经受了完全性缺血损害,而移植后因受者可能原有不同程度的肺血管阻力增高,供心右室后负荷增加,故易出现右心衰竭。

2. 预防感染 心脏移植病人围手术期的细菌感染率与其他心脏手术相似,但重要的是,为防止对供心产生排斥反应,给予免疫抑制剂后,只要发生轻微的感染就可威胁病人的生命,故除常规使用抗生素外,还应做好感染的预防工作。

(1) 预防感染的原则:护士对病人执行各项护理操作时,应严格执行无菌操作;每位工作人员进入房间时应洗手、戴口罩和帽子、更换隔离服,进入病房的人员应减至最低限度;尽早拔除病人身上的各种置管,包括气管插管、胸腔引流管、动静脉套管、导尿管等。

(2) 感染的监测:每天采集气管内分泌物或痰、血尿粪、咽拭子培养以及从各种引流管及套管周围的标本送验,监测可能发生的早期感染。

(3) 预防感染的措施:① 病房环境的消毒处理:地面用 100 ppm 爱尔施拖地,物品表面用 5% 碘伏擦洗,空间用紫外线每 6 h 照射 1 次,此外用强力空气净化器进行空气净化每日 2～3 次。② 病人自身感染的预防:病人被褥、衣裤经紫外线消毒或高压灭菌后方可使用,并每天用 1∶5 000 呋喃西林清洁双鼻腔,用口泰或 5% 碳酸氢钠交替口腔护理,用碘伏或 75% 乙醇擦洗双腋下、腹股沟等皮肤皱褶处,用温开水擦身,毛巾用消毒液浸泡。③ 创伤性操作后的消毒处理:每日用安尔碘消毒留置于病人身上的所有置管出口,每天更换心电监护电极放置部位。④ 病人的食物均应微波炉消毒后食用。⑤ 观察皮肤的完整性,注意有无破损;口腔护理时检查黏膜有无白斑及溃疡,防止霉菌感染;观察痰液的量、性状、颜色,听诊双肺呼吸音;注意伤口有无分泌物及炎症表现如红、肿、热、痛;重视病人的主诉如咽痛、尿痛等,一经发现及时汇报,并采取相应措施。

3. 排斥反应的监护 排斥反应是受心者的免疫机制对抗外来脏器(心脏)的结果,是心脏移植术后常见的并发症,也是造成病人死亡的主要原因之一。心脏移植后出现排斥反应较急骤,常导致严重后果,病人会出现一些相应的症状及体征。由于免疫抑制剂的应用,使排斥反应的表现与实际影响不相符,有时病人已有严重排斥反应,可无临床症状,只有通过各种检查才能诊断。具体监测内容如下:

(1) 临床症状及体征的监护:病人在恢复期突然出现不适、低热、活动能力下降及活动后气急,体检发现心脏扩大、颈静脉怒张、心音低弱、奔马律、心律失常、不明原因的血压下降等,应立即与医生联系。监测方法:心内膜下心肌活检是目前诊断排斥反应的唯一可靠方法,另外还有一些如 ECG、心脏超声、X 线胸片、血液及免疫学监测。

进行心肌活检前,应做好病人及家属的思想工作,消除其紧张心理。同时应准备开胸包、起搏器、除颤仪。术中、术后严密监测心率、血压、心律,注意有无心包填塞、严重心律失常、出血、栓塞等症状。

(2) 排斥反应的防治措施:为了预防排斥反应的发生,病人术后常规应用免疫抑制剂,主要有环孢菌素 A、硫唑嘌呤、甲基强的松龙等,供选择应用,护理人员应全面掌握各种免疫抑制剂的作用特点、剂量、用法及副作用等,严格按医嘱准确及时给药,定期监测药物浓度,根据其结果调整用药剂量。

4. 康复锻炼及心理支持　病人在移植前由于心衰限制其活动,甚至卧床不起数周或数月,肌肉已有不同程度的萎缩,加上消瘦、药物的应用,有些病人可能会出现"类固醇肌病"。为了使肌萎缩尽可能减轻且恢复,护理人员应给每个人安排康复锻炼计划,这个计划集中在加强四肢的活动。最初3～4 d,病人四肢在床上做主动及被动运动,待病人一般情况允许,可在体疗师的指导下,骑原地运动自行车,自行车负荷及时间随病人逐渐恢复而增加。

目前,心脏移植病人在监护室内隔离时间较长,往往会出现孤独、焦虑、紧张等不良情绪,但大多数病人术后随着心绞痛和呼吸困难等症状的缓解和体力的逐渐恢复,紧张、失望的情绪会逐渐消失。少数病人可能出现不良精神改变,也可通过病室内安放电视机和录像机、术后早期安排家属定时探视、住院期间除特殊情况外安排家属床旁照顾、医护人员重视病人术后出现的每一个不良感觉并给予耐心解释等措施,治疗病人的不良情绪,防止抑郁症的发生。

(三) 后续护理及出院康复指导

出院指导工作要尽早,在准备出院时就开始,根据病人及家属的文化程度、社会背景,用简单易懂的语言进行讲解,最好采用插图、教学材料、录像、实际练习等多种方式进行。

1. 出院指导内容

(1) 对心脏的大概了解。

(2) 急救技术:① 心肺复苏术。② 了解各种紧急情况及应采取的应急措施,如何呼叫救护车急救等。③ 凡是心脏移植的病人都要佩戴医疗手镯,上面标明是心脏移植病人,服用免疫抑制剂等信息。

(3) 药物知识:① 定期无误的用药是保证心脏不产生排异的关键。一定要了解病人服用药物的名称、作用、副作用、给药时间、给药剂量及方法。了解药物的保质期和储存方法。② 凡要抽血复查药物浓度的病人,需携带所服用的药物。抽血后应按时给药,不要延误给药。③ 养成定时给药并作记录的习惯。如忘服某种药物,如CSA>30 min,不要再补服,但要立即告知心脏移植协调员或医生。④ 如病人服药后呕吐,时间<30 min,可重新给药,如果呕吐距服药时间超过30 min不要补给,也要及时告知心脏移植协调员或医生。⑤ 定期取药,不要等药物全部用完后再取,以免耽误给药。

2. 按时复诊　复诊前按医嘱做各种检查,如心电图、超声心动图等。

3. 日常生活护理

(1) 房间:清洁、通风,有条件者使用单间。

(2) 饮食:清洁、新鲜、多样化、低脂饮食,并注意钙和镁的补充。

(3) 洗衣:用刺激性小的洗衣粉,以免发生皮疹或刺激皮肤。

(4) 口腔护理:注意口腔卫生,饭后漱口,睡前刷牙。注意观察口腔内有无白斑、溃疡等,及时报告医生。

(5) 皮肤护理:观察皮肤颜色、温度的变化及有无皮疹。

(6) 外出:去公共场所时戴上口罩。避免与感冒人群接触。避开吸烟区。

(倪　红)

第四篇　心血管疾病常见诊疗技术及其护理

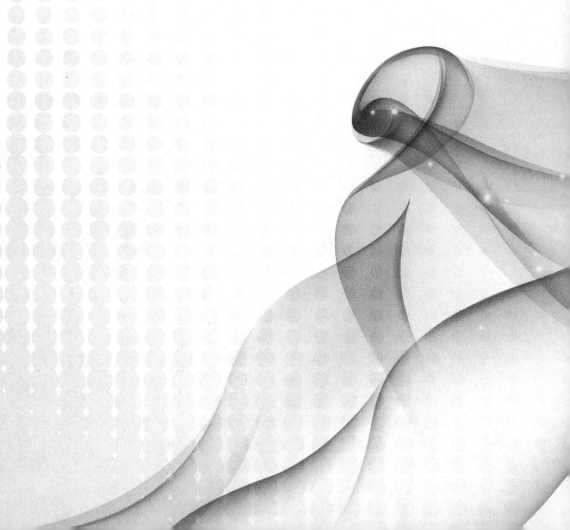

第二十二章

心 电 图

第一节 临床心电学基本知识

一、心电图产生原理

心脏机械收缩之前,心房和心室先产生电活动,并经人体组织传到体表。如体表连接心电图机,即可记录心脏的每一心动周期所产生电活动的曲线图形,此图即为心电图。

静息状态的心肌细胞膜外排列带正电荷的阳离子,膜内排列同等比例带负电荷的阴离子,从而保持细胞极化状态,即不产生电位变化。当细胞膜的一端受到刺激(阈刺激),其极化状态暂消失,受刺激部位细胞内外正、负离子的分布发生逆转,细胞膜外正电荷消失而呈现去极化,而其前面尚未除极的细胞膜外仍带正电荷,从而形成一对电偶,电源(正电荷)在前,电穴(负电荷)在后,电流从电源流入电穴。瞬间电源又转为电穴,更前面部位又成电源,这样电流沿着一定的方向迅速扩展,直至整个心肌细胞除极完毕。此时心肌细胞膜内为正,膜外为负,呈现除极状态。继而细胞膜又逐渐复原到极化状态即复极过程。心肌复极与除极的先后程序相一致,但复极时的电偶是电穴在前,电源在后,且较缓慢向前推进,直至整个细胞全部复极为止(图 22-1-1)。

单个细胞除极时,面对除极方向的检测电极产生向上的波形,背离除极方向产生向下的波形,细胞中部则记录到双向波形。复极过程与除极过程方向相同,但因复极过程的电偶是电源在后,电穴在前,故记录的复极波方向与除极波相反。

心脏是一个充满血液的肌性器官。由于血液不参与除极和复极,故正常人心室常被视为一

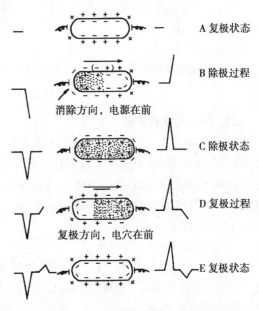

图 22-1-1 心肌细胞除极、复极过程电偶形成与探查电极位置关系

个形似碗形的肌肉组织,一般来说,心肌除极是从心内膜向心外膜,而复极方向则相反。单位面积心肌细胞在除极过程中所产生的电偶数虽然相同,但由于心壁的厚薄不同,加之有传导组织的存在,使不同心肌细胞除极先后不同,除极方向亦不同,常用"向量"来表示。它代表的电

位强度既有大小,又有方向,通常用箭头表示其方向,而长度表示电位强度大小。故向量与探查电极的方位和心肌除极的方向所构成的角度有关,夹角愈大,心电位在导联上的投影愈小,电位愈弱。心脏的电激动过程中产生许多心电向量。由于心脏的解剖结构及其电活动错综复杂,致使诸心电向量间的关系亦较复杂,一般可合成为"心电综合向量"(图 22-1-2),即同一轴的两个心电向量的方向相同者,其幅度相加;方向相反者则相减。两个心电向量的方向构成一定角度者,则可应用"合力"原理将三者按其角度及幅度构成一个平行四边形,而取其对角线为综合向量。体表所采集到的心电变化是全部参与心肌细胞电活动的综合向量。影响体表电位强度的因素有:① 与心肌细胞数量(心肌厚度)成正比关系。② 与探查电极位置和心肌细胞之间的距离成反比关系。③ 与综合向量呈正比关系(图 22-1-3)。

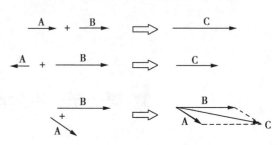

图 22-1-2 综合向量的形成原则

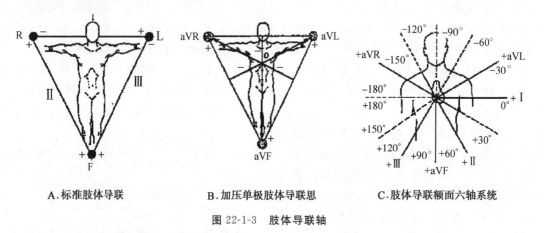

A.标准肢体导联　　B.加压单极肢体导联思　　C.肢体导联额面六轴系统

图 22-1-3 肢体导联轴

二、心电图导联体系

1902 年荷兰人 Einthoven 在人体体表描记心电活动。自此开始,心电图描记器不断发展,力求操作简便,易于记录。在人体不同部位放置电极,并通过导联线与心电图机电流计的正负极相连,这种记录心电图的电路连接方法称为心电图导联。电极位置和连接方法不同,可组成不同的导联。由 Enthoven 创设且目前广泛采纳的国际通用导联体系(leadsystem),称为常规 12 导联体系。

(一)肢体导联

肢体导联包括标准导联 Ⅰ、Ⅱ、Ⅲ 及加压单极肢体导联 aVR、aVL、aVF。标准导联为双极肢体导联,反映其中两个肢体之间电位差的变化。加压单极肢体导联属单极导联,基本上代表检测部位的电位变化。

肢体导联电极放置于右臂(R)、左臂(L)、左腿(F),连接此三点即为 Einthoven 三角。连接标准导联正负极形成导联轴。将 Ⅰ、Ⅱ、Ⅲ 导联的导联轴平移,使之与 aVR、aVL、aVF 的导联轴一并通过坐标图的轴中心点,便形成额面六轴系统(图 22-1-3)。此坐标系统采用±180°的角度标志,以左侧为 0 度,顺时针向的角度为正,逆时针向者为负。每个相邻导联间的夹角为 30°。

（二）胸导联

胸导联属单极导联，包括 $V_1 \sim V_6$ 导联。正极安放于胸壁固定的部位，另将肢体导联三个电极合并构成"无干电极"，为导联的负极。具体安放位置为：V_1 位于胸骨右缘第 4 肋间；V_2 位于胸骨左缘第 4 肋间；V_3 位于 V_2 与 V_4 两点连线的中点；V_4 位于左锁骨中线与第 5 肋间相交处；V_5 位于左腋前线 V_4 水平处；V_6 位于左腋中线 V_4 水平处。临床上诊断后壁心肌梗死还常加选 $V_7 \sim V_9$ 导联。V_7、V_8、V_9 分别位于左腋后线、左肩胛骨线和左脊旁线的 V_4 水平处。小儿心电图或诊断右心病变有时需要加选 $V_{3R} \sim V_{6R}$ 导联，电极放置右胸部与 $V_3 \sim V_6$ 对称处。

三、心电图各波段的组成和命名

心脏的窦房结、结间束、房间束、房室结、希氏束、束支（包括左、右束支，左束支又分为左前分支和左后分支）以及普肯耶纤维组成特殊传导系统，它与每一心动周期顺序出现的心电变化密切相关。正常情况下，窦房结细胞自动除极产生的心电活动激动，同时经结间束传导至房室结，然后沿"希氏束→左、右束支→普肯耶纤维"顺序传导，最后激动心室，形成了心电图上相应的波段。心电图上最早出现的幅度较小的 P 波，反映左右心房的除极过程；P-R 段（实为 PQ 段），反映心房复极过程及房室结、希氏束、束支的电活动，P 波与 P-R 段合计为 P-R 间期，从心房开始除极至心室开始除极；由一至数个波组成的、幅度最大的 QRS 波群为心室除极的全过程；心室缓慢复极形成 ST 段，快速复极形成 T 波；⑤ Q-T 间期则为心室开始除极至心室复极完毕全过程所需的时间。

QRS 波群可因检测电极安置位置的不同而呈多种形态（图 22-1-4），统一命名如下：PR 间期后首先出现的正向波称为 R 波；R 波之前的负向波称为 Q 波，R 波之后的第一个负向波为 S 波；S 波之后的正向波为 R'波，R'波后再出现的负向波为 S'波；如果 QRS 波只有负向波，则称为 QS 波。至于采用 Q 或 q、R 或 r、S 或 s 表示，应根据其幅度大小而定。如 R 波前的负向波很小，宽不到 0.04s，深不至 0.15 mV，称之为 q 波。

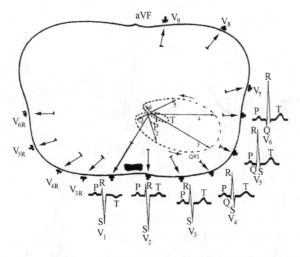

图 22-1-4　不同导联 QRS 波形态

正常心室除极始于左束支的间隔分支，从室间隔中部开始激动，然后自左上向右下方向除极；随后通过左右束支激动左右心室游离壁，激动方向是从心内膜向心外膜；最后除极部位是左室基底部与右室肺动脉圆锥部。心室肌这种规律的除极顺序，使不同电极部位 QRS 波形态亦不同。

（汪小华）

第二节 心电图的测量及正常数值

一、心电图的测量

心电图直接描记在特殊的记录纸上,每一条细线相隔 1 mm,组成 1 mm² 的小方格,每 5 小格一条粗线。横线代表时间,竖线代表电压。当走纸速度为 25 mm/s 时,每两条细纵线间(1 mm)表示 0.04 s,两条粗纵线间(5 mm)表示 0.2 s。当标准电压 1 mV 对应 10 mm 时,两条细横线间(1 mm)表示 0.1 mV,两条粗横线间(5 mm)表示 0.5 mV(图 22-2-1)。若改变走纸速度和定准电压,每格所代表的时间和电压也会随之发生变化。

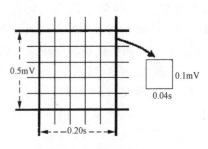

图 22-2-1 心电图记录纸

(一) 各波段振幅的测量

测量正向波形的高度时,应以参考水平线上缘垂直地测量到该波的顶端;测量负向波形的深度时,应以参考水平线下缘垂直地测量到该波的底端。

P 波振幅测量的参考水平应以 P 波起始前的水平线为准。测量 QRS 波群、J 点、ST 段、T 波和 U 波振幅统一采用 QRS 起始部水平线作为参考水平。如果 QRS 起始部为一斜段(例如,受心房复极波影响,预激综合征等情况),应以 QRS 波起点作为测量参考点。

测量 ST 段移位时,以 QRS 波起始部作为参考水平线,通常取 J 点(S 波的终点与 ST 段起始的交接点)后 0.06~0.08 s 处为测量点。当 ST 段抬高时,应测出参考水平线距该点 ST 段上缘的垂直距离;当 ST 段压低时,应测量参考水平线距该点 ST 段下缘的垂直距离(图 22-2-2)。

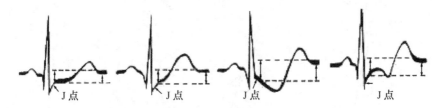

图 22-2-2 ST 段移位的测量

(二) 各波段时间的测量

一般规定,测量各波时间应自波形起点的内缘测至波形终点的内缘,正向波的时间从基线的下缘测量,负向波的时间从基线的上缘测量。测量时应选择振幅最大、波形最清楚的导联(图 22-2-3)。

(三) 心率的测量

心率规则时,每分钟心率=60/R-R(或 P-P)间期(s),只需测量一个 R-R(或 P-P)间期的秒数,然后被 60 除即可求出。例如,R-R 间距为 0.8 s,则心率为 60/0.8=

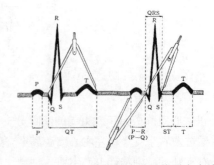

图 22-2-3 心电图各波时间的测定方法

75次/分。还可采用查表法或使用专门的心率尺直接读出相应的心率数。心律明显不规则时,一般采取"数6s内(30大格)的心动周期×10"来测算。

(四) 平均心电轴

1. 概念 心电轴一般指的是平均QRS电轴,它是心室除极过程中全部瞬间向量的综合,借以说明心室在除极过程这一总时间内的平均电势方向和强度。心电图学中通常所指的是它在额面导联轴上的投影。因此平均心电轴的方向与额面QRS向量环的方向一致,指向左下方。一般采用心电轴与I导联正侧之间的角度表示平均心电轴的偏移方向。

2. 测定方法 最简单的方法是目测I、III导联QRS波群的主波方向,估测电轴是否偏移(表22-2-1,图22-2-4)。

表22-2-1 目测法测量心电轴的判断标准

I导联主波方向	III导联主波方向	心电轴
向上	向上	不偏
向上	向下	左偏
向下	向上	右偏
向下	向下	极度右偏或不确定

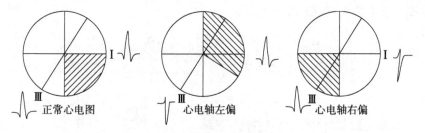

图22-2-4 平均心电轴简单目测法

准确的方法通常采用分别测算I和III导联的QRS振幅的代数和,然后将这两个数值分别在I导联及III导联上画出垂直线,求得两垂直线的交叉点。电偶中心点与该交叉点相连即为心电轴,该轴与I导联轴正侧的夹角即为心电轴的角度(图22-2-5)。

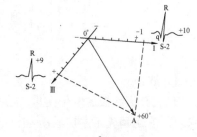

3. 临床意义 正常心电轴的范围为-30°~+90°之间;电轴从+90°顺钟向转动至+180°范围为心电轴右偏;从-30°逆钟向转动至-90°范围为心电轴左偏;0~-180°之间为电轴极度右偏或称为"不确定电轴"(图22-2-6)。心电轴的偏移,一般受心脏在胸腔内的解剖位置、两侧心室的质量比例、心室内传导系统的功能、激动在室内传导状态以及年龄、体型等因素的影响。

(五) 心脏钟向转位

自心尖部朝心底部方向观察,设想心脏可循其本身长轴作顺钟向或逆钟向转位。正常时,V_3或V_4导联R/S大致相等,为左、右心室过渡区波形。当发生顺钟向转位

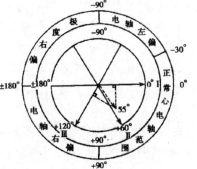

图22-2-6 正常心电轴及其偏移

时,正常应在 V_3 或 V_4 导联出现的波形转向左心室方向,出现在 V_5、V_6 导联上,常见于右心室肥大。而逆钟向转位时,正常 V_3 或 V_4 导联出现的波形转向右心室方向,即出现在 V_1、V_2 导联上,多见于左心室肥大(图 22-2-7)。但是心电图上的这种转位图形在正常人亦常可见到,并非都是解剖转位的结果。

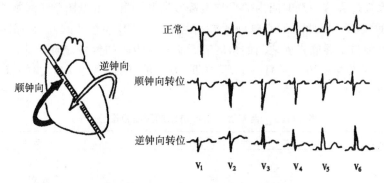

图 22-2-7 心脏钟向转位判断示意图

二、正常心电图波形特点和正常值

正常心电图的波形特点,如图 22-2-8 所示。

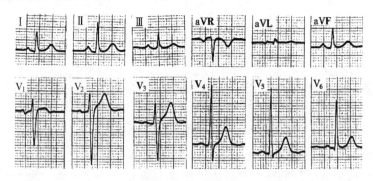

图 22-2-8 正常心电图

【P 波】

代表心房除极的电位变化。心房的激动顺序为自位于右心房顶部的窦房结开始,向下、向左传导,右房稍先于左房激动,至左房终止,使心房除极完毕,因此 P 波的前半部分代表右心房的激动,后半部分代表左心房的激动。

1. 形态 P 波的形态在大部分导联上呈钝圆形,可有轻度切迹。因为心脏激动起源于窦房结,因此心房除极的综合向量指向左、前、下,所以 P 波方向在 I、II、aVF、$V_4 \sim V_6$ 导联中均向上,aVR 导联向下,其余导联呈双向、倒置或低平均可。

2. 时间 正常人 P 波时间小于 0.12s,一般为 0.08~0.11 s,P 波较小在临床上一般没有重要意义。

3. 振幅 P 波振幅在肢体导联小于 0.25 mV,胸导联小于 0.2 mV。V_1 导联 P 波为正负双向时,负向部分出现在直立部分的后面,代表左心房的终末电压,称为 V_1 导联 P 波终末电势(P terminal force),即 Ptf-V_1,计算公式为负向振幅(mm)× 时间(s)。正常人 Ptf-V_1 的绝对值小于 0.02 mms,在左心房扩大时,该值会相应增大。

【P-R间期】

为P波起点至QRS波群开始的时间,表示窦房结冲动通过心房、房室交界、房室束、左右束支、普肯耶纤维传到心室的时间。心率在正常范围时,成年人的P-R间期为0.12~0.20s。在幼儿及心动过速的情况下,P-R间期相应缩短;老年人及心动过缓的情况下,P-R间期可略延长,但不超过0.22s。P-R间期一般在P波较明显的导联如Ⅱ导联上测量。

【QRS波群】

代表心室肌除极的电位变化。

1. 命名规则 第1个向下的波为Q波,第1个向上的波为R波,R波之后向下的波为S波。若整个波都向下,称QS波。S波后向上的波为R′波,R′波后向下的波称S′波。

2. 时间 正常成年人多为0.06~0.10s,最宽不超过0.11s,儿童0.04~0.08s,一般测量V_3导联的QRS波。

3. 波形和振幅

(1) 肢体导联:Ⅰ、Ⅱ、Ⅲ导联的QRS波群在没有电轴偏移的情况下,其主波一般向上,aVR导联的QRS主波向下,可呈QS、rS、rSr′或Qr型,R波一般不超过0.5 mV。aVL与aVF的QRS波群可呈qR、Rs或R型,也可呈rS型。$R_Ⅰ<1.5$ mV,$R_{aVL}<1.2$ mV,$R_{aVF}<2.0$ mV。

(2) 胸导联:正常人V_1、V_2导联多呈rS型,V_1的R波一般不超过1 mV。V_5、V_6导联可呈qR、qRs、Rs或R型,R波振幅不超过2.5 mV。在V_3、V_4导联上,R波和S波的振幅大体相等。正常人的胸导联R波自V_1~V_6逐渐增高,S波逐渐变小,V_1的R/S小于1,V_5的R/S大于1。

QRS波群正向波与负向波振幅的绝对值相加称为振幅。肢体导联的QRS波群振幅一般不应都小于0.5 mV,胸导联的QRS波群振幅一般不应都小于0.8 mV,否则称为低电压。电压过低在正常人中也偶有发生,因此单是电压过低不足以诊断心电图不正常。

4. R峰时间 又称室壁激动时间(VAT),指QRS起点至R波顶端垂直线的间距(图22-2-9),是心室激动从心室肌的内膜面到达外膜面的时间,借以了解心室肌是否肥厚。如有R波,则应测量至R峰;如R峰呈切迹,应测量至切迹第二峰。正常成人R峰时间在V_1、V_2导联上不超过0.04s,在V_5、V_6导联上不超过0.05 s。

5. Q波 除aVR导联外,正常的Q波振幅应小于同导联中R波的1/4,时间应小于0.04s。V_1~V_2导联中不应有q波,但偶可呈QS型。

【ST段】

自QRS波群的终点至T波起点间的线段,代表心室缓慢复极的过程。正常的ST段多为一等电位线,有时亦可有轻微的偏移,但在任一导联,ST段下移一般不应超过0.05 mV;ST段上抬在V_1~V_2导联上不超过0.3 mV,V_3不超过0.5 mV,V_4~V_5导联与肢体导联不超过0.1 mV。

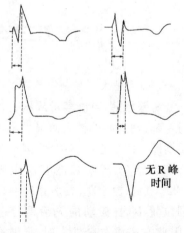

图22-2-9 各种波形的VAT测量方法

【T波】

代表心室快速复极时的电位变化。

1. 方向　T波的方向大多和QRS主波的方向一致。T波方向在Ⅰ、Ⅱ导联向上,Ⅲ导联可能是直立、双向或倒置。aVR导联向下,aVL、aVF导联若QRS主波向上,且R波电压高于0.5 mV,则其T波应该是直立的。V_1～V_3导联可以向上、双向或向下,但若V_3向下,则V_1、V_2不应向上。若V_1的T波向上,则V_2～V_6导联就不应再向下。V_4～V_6导联向上。

2. 振幅　在正常情况下,除Ⅲ、aVL、aVF、V_1～V_3导联外,T波的振幅一般不应低于同导联R波的1/10。T波在胸导联有时可高达1.2～1.5 mV尚属正常。异常高尖的T波往往提示心肌梗死的最早期或高血钾症。

【Q-T间期】

从QRS波群的起点至T波终点,代表心室肌除极和复极全过程所需的时间。心率在60～100次/分时,Q-T间期的正常范围应为0.32～0.44 s。Q-T间期长短与心率的快慢密切相关,心率越快,Q-T间期越短,反之则越长。为纠正心率对Q-T间期的影响,常用校正的Q-T间期,即(Q-T)c。一般采用Bazett公式计算:$(Q-T)c = Q-T/\sqrt{R-R}$。(Q-T)c就是R-R间期为1s(心率60次/分)时的Q-T间期。(Q-T)c的正常上限值为0.44 s,超过此时限即属延长,多与心衰、冠脉供血不足、心肌炎、电解质紊乱有关,有些抗心律失常药物如奎尼丁也可能使Q-T间期延长。

【u波】

T波之后0.02～0.04s出现的振幅很低小的波,代表心室后继电位,其产生机制目前尚未完全清楚。u波方向大体与T波相一致,其振幅不应超过T波的1/2。在胸导联较易见到,尤其V_2、V_3导联较为明显。u波明显增高常见于血钾过低。正常情况下,心率越慢,u波会愈明显。

(吴　茵)

第三节　心房、心室的扩大与肥厚

一、心房肥大

心房壁较薄,当血容量或压力增大时,多表现为心腔扩大而很少出现心肌增厚。由于心房腔扩大,因此反应心房除极的P波必然有所改变(图22-3-1)。由于左、右房在胸腔的解剖位置不同,激动的先后顺序不同,因此左房或右房扩大时,P波会出现相应的改变。

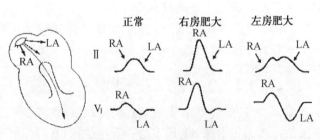

图22-3-1　心房肥大的心电图表现

（一）右房肥大

心房激动起源于位于右房顶部的窦房结,正常情况下右房先除极,且在左房除极结束前除极完毕。当右房扩大时,其除极时间延长,往往与稍后除极的左房时间重叠,但不会延长到左房除极完毕,因此整个心房除极时间不超过正常时限。心电图主要表现为 P 波尖而高耸,由于此类 P 波常见于慢性肺源性心脏病、肺动脉高压等,因此又称其为"肺型 P 波"。

右房肥大的心电图特征(图 22-3-2):P 波呈尖峰状,振幅≥0.25 mV,以 Ⅱ、Ⅲ、aVF 导联最为突出;V_1 导联 P 波振幅≥0.01 mV。

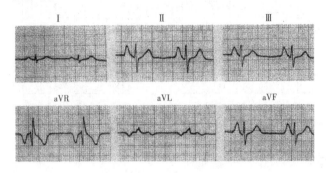

图 22-3-2　右心房肥大

(二)左房肥大

心房除极时,左房最后除极。左房肥大时,P 波终末部时间延长,从而使心房的除极时间,即 P 波时间延长。左心房位于心脏的左后方,扩大时除极向量向后,因此在额面导联中显示 P 波明显增宽。其心电图表现为 Ⅰ、Ⅱ、aVR、aVL 导联 P 波增宽,时限≥0.12 s,P 波呈"M"形双峰,峰间距≥0.04 s;V_1 导联 P 波出现正负双向形,最后的负向部分明显增深、加宽,Ptf-V_1 绝对值≤0.04 mm·s。该表现多见于二尖瓣病变,因此又称为二尖瓣型 P 波(图 22-3-3)。

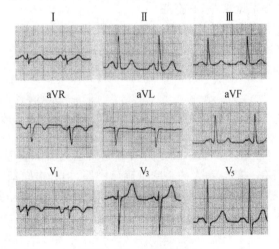

图 22-3-3　左心房肥大

(三)双心房肥大

兼有左、右心房肥大的心电图表现,即 P 波高大、增宽,常伴有切迹(图 22-3-4)。其振幅≥0.25 mV,时限≥0.12 s。

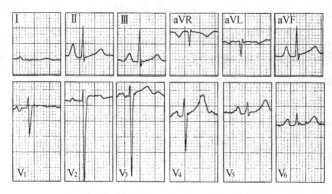

图 22-3-4 双心房肥大

二、心室肥大

心室肥大包括心室扩大或肥厚,是器质性心脏病的常见后果,由心脏舒张期或收缩期负荷过重引起。心室肥厚时,会影响心脏除极面的大小和方向,时间也会延长,复极时也会出现继发性的改变。心电图主要表现为QRS波群电压增高、时间轻度延长、心电轴偏移及ST-T改变(图 22-3-5)。此种改变常与以下因素有关:① 心肌纤维增粗,除极面积增大,心肌除极产生的电压增高。② 心室壁增厚、心室腔扩大以及由心肌细胞变性导致传导功能低下,使得心肌除极和复极时间相应延长。③ 心室壁肥厚、劳损以及相对供血不足引起心肌复极顺序发生改变。

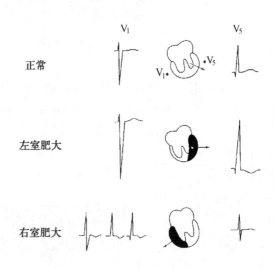

(箭头表示心室除极时的综合向量)
图 22-3-5 心室肥大的机制及心电图表现

上述的心电变化可以作为诊断心室肥大的重要依据,但是,心电图在诊断心室肥大方面存在一定的局限性。来自左右心室肌相反方向的心电向量进行综合时,有可能互相抵消而失去各自的心电图特征,而一部分病人的心室壁确已肥厚,但心电图却未超越正常范围。另外,除了心室肥大外,同样类型的心电图改变可能由其他因素引起,因此临床诊断心室肥厚不能只根据心电图指标,而应结合其他检查综合判断。

(一)左室肥大

左室的解剖位置位于心脏的左后方,心室壁明显厚于右室壁,因此正常心室除极时的综合向量表现左心室占优势。左心室肥大时,可使左室优势的情况显得更为突出,面向左室的导联(Ⅰ、aVL、V_5和V_6)R波增宽,面向右室的导联(V_1、V_2和V_3)S波明显加深。

左室肥大时心电图可出现如下改变(图 22-3-6):

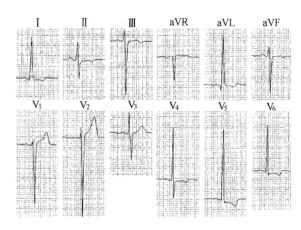

图 22-3-6　左心室肥大伴劳损

(1) QRS 波群电压升高（左室高电压）：R_{V_5} 或 $R_{V_6} \geqslant 2.5$ mV，$R_{V_5} + S_{V_1} \geqslant 4.0$ mV（男性）或 $\geqslant 3.5$ mV（女性）。肢体导联中，$R_I > 1.5$ mV，$R_{aVL} > 1.2$ mV，$R_{aVF} > 2.0$ mV，$R_I + S_{III} > 2.5$ mV。

(2) V_5 导联的室壁激动时间（VAT）> 0.05 s，该指标敏感性很低，诊断价值有限。

(3) QRS 波群时间延长到 $0.10 \sim 0.11$ s，但一般不超过 0.12 s。

(4) 可出现额面心电轴左偏，一般不超过 $-30°$。

(5) 继发 ST-T 改变：在以 R 波为主的导联（如 I、II、aVL 或 aVF、V_5 等），其 ST 段可呈下斜型压低超过 0.05 mV，T 波低平、双向或倒置。QRS 波群电压增高同时伴有 ST-T 改变者，称左室肥大伴劳损。

根据 QRS 波群电压的增高、时间延长、心电轴左偏及不同程度的 ST-T 改变，心电图上一般能对左心室肥大的病人作出正确诊断。若仅有左室高电压，而没有其他阳性指标，则诊断左心室肥大应慎重。

(二) 右室肥大

右心室壁厚度仅有左心室壁的 1/3，若仅有轻度的肥厚，左心室的除极电势依然占优势，综合心电向量的改变并不明显。当右心室壁的厚度达到相当程度时，才会显著地影响心电综合向量的方向，显示出右心室优势的特征，导致面向右心室的导联（V_1、aVR）的 R 波增高，面向左心室的导联（I、aVL、V_5 和 V_6）的 S 波加深。这也是心电图诊断早期右心室肥厚不够敏感的原因。

右室肥大的图形变化如下（图 22-3-7，图 22-3-8）：

(1) QRS 波群形态和电压的改变（右室高电压）：aVR 导联的 R/q 或 R/S $\geqslant 1$，R 波 > 0.5 mV；V_1 导联 R/S $\geqslant 1$，$R_{V_1} > 1.0$ mV 或 $R_{V_1} + S_{V_5} > 1.2$ mV，V_5 导联 R/S $\leqslant 1$ 或 S 波比正常加深；重度肥厚可使 V_1 导联呈 qR 型（除外心肌梗死）。慢性肺源性心脏病病人由于双侧肺气肿，因前有胸骨限制，心脏顺钟向转位，使得 $V_1 \sim V_6$ 均呈 rS 型。

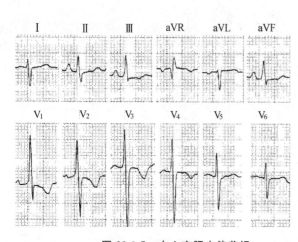

图 22-3-7　右心室肥大伴劳损

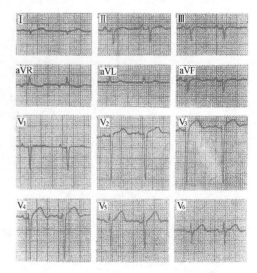

图 22-3-8　肺心病引起的右心室肥大

(2) 右心室明显肥厚时,V_1 导联的室壁激动时间(VAT)可能延长,超过正常限度 0.03 s。

(3) 心电轴右偏≥+90°,右偏达+110°对诊断有较大意义。

(4) ST-T 改变:由于右心室复极发生变化,故右胸导联(V_1、V_2)ST 段压低,T 波双相或倒置,而在 V_5 导联 ST 段可上移,T 波高而直立。当 QRS 波群出现右心室高电压改变并伴有 ST-T 改变时,称右室肥大伴劳损。

心电图诊断右心室肥大的敏感性并不高,轻度的肥大难以诊断,阳性指标项目越多,每项指标超越正常范围越大,则诊断的准确性越大。

(三) 双侧心室肥大

当左、右心室同时肥大时,心电图可以出现以下几种现象:

(1) 大致正常心电图,是由于双侧心室电压同时增高,互相抵消所致。有时仅有 QRS 波的增宽、切迹及 ST-T 的改变。

(2) 单侧心室肥大心电图,只表现出一侧心室肥大,而另一侧心室肥大的图形被掩盖。由于左室壁本来就比右室壁厚,因此,双侧心室肥大时出现左室肥大的心电图较为多见。

(3) 双侧心室肥大心电图,既表现右室肥大的心电图特征,又存在左室肥大的某些征象。

(吴　茵)

第四节　心肌缺血与 ST-T 改变

冠状动脉(冠脉)粥样硬化可导致管腔狭窄达到一定程度(固定狭窄),或因斑块不稳定(易损斑块)、病变部位痉挛(动力性狭窄)等因素,可导致病变相关的冠脉供血不足,病人表现为急性和慢性冠状动脉供血不足,急性冠脉供血不足常伴心绞痛的症状和持续时间较短的动态心电图表现;慢性冠脉供血不足常无特殊症状,心电图上可有 ST-T 的异常改变,这种改变相对稳定且持续时间较长。

一、急性冠脉供血不足的心电图表现

急性冠脉供血不足多为一过性的心肌缺血表现,持续时间多为 5～30 min,心肌缺血时伴心电图异常改变,缺血缓解时心电图恢复正常或缺血发作前的状态。

1. ST 段动态变化 ST 段动态变化是急性冠脉供血不足的特征性表现。严重且固定的狭窄因长期慢性缺血,导致冠脉分支间有一定的侧支循环形成,急性冠脉供血不足多引起心内膜下心肌缺血,ST 段下移,呈水平型或下斜型,下移幅度≥0.10 mV(图 22-4-1),持续时间常在 1 min 以上。部分病人因慢性供血不足已有 ST 段下移,当急性供血不足时 ST 段可在原有的基础上进一步下移≥0.10 mV。

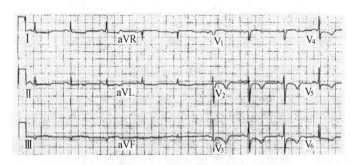

图 22-4-1 左心室前壁、侧壁急性冠脉供血不足

当斑块不稳定而致管腔狭窄在短时间内加重,或伴痉挛,侧支循环尚未形成,急性冠脉缺血多为透壁性心肌缺血,ST 段弓背向上型抬高,幅度常≥0.10 mV,部分病人伴 QRS 波增宽和 T 波高尖(图 22-4-2)。当缺血消失或缓解后 ST 段可回到正常或缺血发作前的状态。部分病人可出现异常 Q 波,持续数小时后消失,提示严重缺血导致心肌顿抑。

急性冠脉供血不足时的 ST 段改变特点为:往往累及两个或以上导联;动态性或一过性,缺血时和缺血发作后记录心电图具有重要的诊断意义。

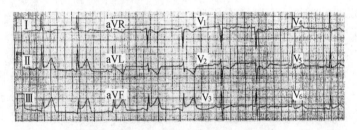

图 22-4-2 左心室下壁急性冠脉供血不足

2. T 波动态变化 急性冠脉供血不足亦可引起 T 波的一过性变化(图 22-4-3),表现为 T 波形态高尖、低平、双向或倒置,这种变化常与 ST 改变伴随出现。透壁性心肌缺血时,由于心肌各层动作电位时限出现明显变化,以心外膜层动作电位时限缩短最明显,心外膜层过早复极但方向不变,缺血部位伴随 ST 抬高而 T 波异常高尖。

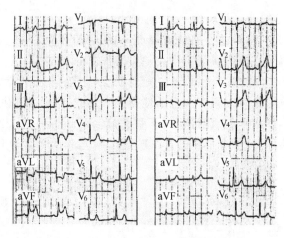

图 22-4-3 左心室下壁急性冠脉供血不足

3. 一过性心律失常 急性冠脉供血不足导致的心肌损伤常可引起多种心律失常,以室性快速性心律失常最为常见。急性 ST 段抬高或严重 ST 段下移的心肌缺血均可伴发室性心律失常,严重者有多形性室性心动过速,可诱发心室颤动。严重缓慢心律失常多出现于急性下壁心肌缺血,可表现为窦性停搏、窦房传导阻滞和不同程度的房室传导阻滞。

二、慢性冠脉供血不足的心电图表现

慢性冠脉供血不足是冠状动脉粥样硬化性心脏病的重要病理生理过程,通常是多支、弥漫性冠脉病变,伴丰富的侧支循环形成,心肌处于长期慢性缺血状态中。静息状态下,多不显示缺血的临床症状,心电图改变也是长期、相对稳定的异常变化,敏感性和特异性相对较低,须结合其他检查才能确诊。

1. ST 段动态变化 慢性冠脉供血不足引起的慢性心肌缺血主要是心内膜下心肌缺血,心电图部分导联出现非特异性 ST 段轻度压低(0.05~0.15 mV)及 T 波低平、双向或倒置(图 22-4-4)。ST 段变化相对缓慢,多数呈波动性(即在接近正常与接近诊断标准的图形间更替)。

2. T 波改变 T 波改变最具特征性和易变性,主要是影响心肌复极的因素较多,心肌少量或轻微缺血即可引起 T 波变化。慢性冠脉供血不足常伴 T 波低平、双向或倒置。T 波低平表现为相应区域的导联,即在以 R 波为主的导联,T 波幅值<1/10 R 波幅值。如左心室部分缺血心肌与正常心肌间复极不均一,可表现为 T 波双向。典型慢性冠脉供血不足表现为 T 波倒置,呈"冠状 T 波",即倒置 T 波基底窄、双肢对称、振幅较深图形。短时间内呈动态变化,可呈低平甚至直立。

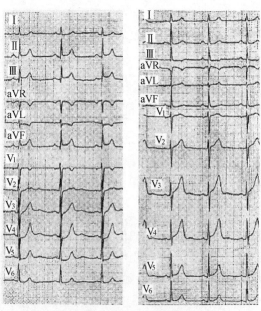

图 22-4-4 慢性冠脉供血不足

三、鉴别诊断

需要强调的是，心电图上 ST-T 改变只是非特异性心肌复极异常的共同表现，要作出心肌缺血或"冠状动脉供血不足"的心电图诊断，还必须结合临床资料。

（汪小华）

✚ 第五节 心肌梗死

绝大多数急性心肌梗死系在冠状动脉粥样硬化、斑块破裂的基础上形成新的血凝块，突然堵塞了冠状动脉血流，以致局部心肌经历迅速缺血、损伤以至坏死，它是冠心病的严重类型。除了临床表现外，心电图的特征性改变及其演变规律是确定心肌梗死诊断和判断病情的主要依据。

有关心肌梗死的经典动物实验为：将狗麻醉后剖开前胸及心包，暴露左心室前壁，将心电图记录仪的阳极于此，描记心电图（图 22-5-1A）；同时描记正常状态下左心室外壁的 QRS-T 波群作对照。分离供应左心室前壁心肌的冠状动脉，用套有橡皮的止血钳阻断血流，则几分钟内即出现倒置的 T 波（图 22-5-1B）；此时如立即将止血钳放松，血液重新流入此部位心肌，则倒置的 T 波又能迅速恢复直立。此过程中，QRS 波并无改变，只是心肌复极的时间有所延长，T 波发生形态、方向及振幅的改变，这种心电图表现即为"缺血型"改变。说明心肌的损害是暂时性且可恢复的。若将止血钳阻断血流的时间延长，则在缺血型 T 波改变后，出现 ST 段逐渐抬高，倒置 T 波逐渐减小，而后 T 波反而升高，直至与 ST 段合并。QRS 波与升高的 ST 段及 T 波三者构成一凸出于基线以上的"单向曲线"（图 22-5-1C）。单向曲线出现时，如即刻将止血钳放松，血流重新流入心肌，ST 段逐渐下降至基线，T 波又恢复倒置，恢复到缺血型改变。再经数分钟后 T 波渐渐转为直立。这种 ST 段升高及单向曲线的出现，为"损伤"型改变，特点是复极过程中的 ST 段及 T 波均产生明显的异常，且心肌损伤较严重，但终止阻断后血流恢复，心肌活性仍可恢复。

当心电图出现损伤型的单向曲线后，如果继续阻断血流，则 QRS 亦发生了改变。原来 R 波变成完全倒置的 QS 波（图 22-5-1D），再松开止血钳，也不能使这种图形恢复正常。心电图学中将 QS 波称为"坏死型"改变。坏死的心肌不能除极，即使恢复供血，也不能恢复原来的除极波形。

一、基本图形及机制（图 22-5-2，图 22-5-3）

1. "缺血型"改变 心肌缺血使心肌复极时间延长，特别是 3 期复极延缓，QT 间期延长，T 波向量背离缺血区，并呈现对称性 T 波。若缺血发生于心内膜面，T 波高而直立；若发生于心外膜面，使外膜面复极延迟并晚于内膜面，出现对称性 T 波倒置。

2. "损伤型"改变 随着缺血时间的延长，心肌损伤程度进一步加重，就会出现"损伤型"改变，主要表现为面向损伤心肌的导联出现 ST 段抬高。

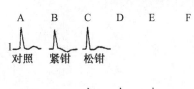

图 22-5-1 犬急性冠脉阻塞后不同程度心肌缺血的心电图改变模式

3. "坏死型"改变 进一步的缺血导致心肌细胞变性、坏死。坏死心肌细胞不再产生心电向量,但正常健康心肌仍照常除极,致使产生一个与梗死部位相反的综合向量。由于心肌梗死主要发生于室间隔及心内膜下心肌,致使前面 0.03～0.04 s 除极向量背离坏死区,所以"坏死型"图形改变主要表现为面向坏死区的导联有异常 Q 波(宽度≥0.04 s,深度≥1/4 同一导联 R 波的高度)或者呈 Qs 波。

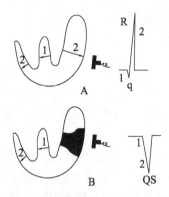

A:正常除极顺序:室间隔向量 1 产生 Q 波;
左右心室综合除极向量 2 产生 R 波
B:心肌坏死后,电极透过坏死"窗口"只
能记录相反的除极向量,产生 QS 波

图 22-5-2 坏死型 Q 波或 QS 波产生机制

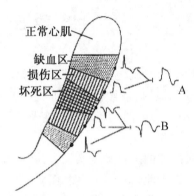

"·"表示直接置于心外膜的电极可分别记录缺血、损伤和坏死图形   A:坏死区周围的体表电极记录到缺血和损伤型图形   B:坏死区中心的体表电极记录到缺血、损伤型和坏死型图形

图 22-5-3 AMI 后的特征性改变

二、心肌梗死的分期

根据心肌梗死时的图形演变,可以将其分成超急性期、急性期、近期(亚急性期)和陈旧期的典型演变过程(图 22-5-4)。

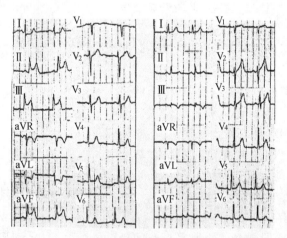

图 22-5-4 典型急性心肌梗死的图形演变过程及分期

1. 超急性期 急性心肌梗死数分钟后,首先出现短暂的心内膜下心肌缺血,心电图上产生高大的 T 波,以后迅速出现 ST 段斜型抬高,与高耸直立 T 波相连。由于急性损伤性阻滞,可见 QRS 振幅增高,并轻度增宽,但尚未出现异常 Q 波。这些表现持续仅数小时,临床上多因持续时间太短而不易记录到。此期若治疗及时,就可避免进展为心肌梗死或使已梗死范围

趋于缩小。

2. **急性期** 此期始于梗死后数小时或数日,可持续数周,是心电图不断演变的过程。在高耸的T波开始降低后即可出现异常Q波(包括QS波);ST段呈弓背向上型抬高,抬高显著者可形成单向曲线,继而逐渐下降。直立T波开始倒置,并逐渐加深。坏死型Q波、损伤型ST段抬高和缺血型T波倒置在此期内可同时并存。

3. **近期(亚急性期)** 出现于梗死后数周至数月,此期以坏死及缺血图形为主要特征。抬高的ST段基本恢复至基线,坏死型Q波持续存在,缺血型T波由倒置较深逐渐变浅。

4. **陈旧期** 出现在急性心肌梗死3~6个月之后或更久,ST段和T波恢复正常或T波持续倒置、低平,趋于恒定不变,留下坏死的Q波。

三、心肌梗死的定位诊断

心肌梗死的定位诊断主要根据坏死图形(异常Q波或QS波)出现的导联(表22-5-1)。心肌梗死的发生部位多与冠状动脉分支的供血区域有关,因此,心电图的定位基本与冠状动脉病变一致。前间壁梗死时,V_1~V_3导联出现异常QS波或Q波;下壁心肌梗死时,在Ⅱ、Ⅲ、aVF导联出现异常Q波;侧壁心肌梗死时在aVL、V_5、V_6导联出现异常Q波;前壁心肌梗死时,异常Q波主要出现在V_3、V_4(V_5)导联。后壁心肌梗死时,V_7~V_9导联记录到异常Q波;与正后壁相对的V_1、V_2导联出现R波增高及T波高耸。如果大部分胸导联或所有胸导联(V_1~V_6)都出现异常Q波或QS波,则称为广泛前壁心肌梗死。

表22-5-1 心肌梗死的心电图定位诊断

导联	前间壁	前壁	前侧壁	高侧壁	广泛前壁	下壁	后壁
V_1~V_2	+				+		+
V_3		++			+		
V_4			+	±	+		
V_5			±	+	+		
V_6					+		+
V_7~V_9							+
Ⅰ、aVL				+	±		
Ⅱ、Ⅲ、aVF						+	

四、心肌梗死的不典型图形改变和鉴别诊断

1. **非Q波型心肌梗死** 过去称为"非透壁性心肌梗死"。部分病人发生急性心肌梗死后,心电图表现只有ST段抬高或压低及T波倒置,ST-T改变可呈规律性演变,但不出现异常Q波,需要通过临床表现及其他检查指标明确诊断。

2. **心肌梗死合并其他病变** 心肌梗死合并室壁瘤时,可见升高的ST段持续存在达半年以上。心肌梗死合并右束支阻滞时,一般不影响二者的诊断,初始向量表现出心肌梗死特征,终末向量表现出右束支阻滞特点。心肌梗死合并左束支阻滞,梗死图形常被掩盖。

(汪小华)

第六节 心律失常

窦房结位于上腔静脉入口与右心房交界处,其血供60%源于右冠状动脉,40%源于左冠

状动脉,是正常人心脏激动的"天然起搏点"。激动形成后按正常传导系统顺序激动心房和心室。如果心脏激动的起源异常或(和)传导异常,称为心律失常。心律失常包括窦性心律失常、房性心律失常、房室交界性心律失常、室性心律失常和传导阻滞几种类型,其心电图特征及诊断标准已在本书第八章详细介绍,这里不再赘述。

(汪小华)

第七节 电解质紊乱、药物影响及其他

一、电解质紊乱

电解质和心肌细胞的电活动有着十分密切的关系,心脏正常功能的维持有赖于人体体液中各种电解质的相对稳定。当电解质紊乱时,心肌细胞外液的电解质浓度发生变化,使其静息电位和动作电位发生改变,从而影响到心脏正常的除极和复极以及激动的传导,导致心电图发生相应的改变。

(一)低血钾

钾离子是形成静息膜电位的基本因素。静息膜电位可影响心肌细胞的兴奋性、自律性及传导性。低血钾及高血钾都会使静息膜电位发生变化,从而引起各种类型的心律失常。

心肌细胞在舒张期通过"钠泵"将细胞内过多的 Na^+ 泵出去,并换回细胞外的 K^+,以恢复静止状态的细胞内离子的正常分布。正常 Na^+ 的泵出和 K^+ 的换入数量大致相等,因而动作电位的 4 相通常为一水平直线。血清钾浓度过低时,由于细胞膜对 K^+ 的通透性减低,使动作电位的 3 相末期及 4 相初期 K^+ 进入细胞的速度减慢,而 Na^+ 被泵出的速度仍正常。待细胞内 Na^+ 浓度降低到一定程度,Na^+ 不再泵出,而 K^+ 仍继续进入细胞,使细胞内电位逐渐升高(负值减小)。连起来看,则从 3 相末期到 4 相后半期中间,产生一个波峰,像正常动作电位曲线的后边拖了一个尾巴。动作电位在 3、

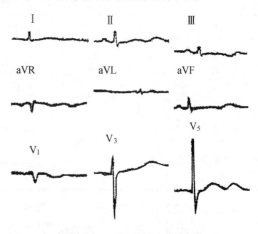

图 22-7-1 低血钾心电图

4 相的变化表现为 Q-T 间期延长,T 波低平,u 波明显,此时 T-u 融合呈驼峰状,Q-T 间期常不易测量。低血钾时的心电图特征如下(图 22-7-1):

(1) u 波增高,其振幅≥0.1 mV,有时 u 波与 T 波等高呈驼峰状,有时 u 波的高度超过 T 波,以胸前导联和Ⅱ、Ⅲ、avF 导联明显。

(2) T 波低平、切迹、平坦,甚至倒置。

(3) T-u 部分或完全融合。

(4) ST 段下垂型下移≥0.05 mV。有时下垂型下移的 ST 段与有切迹的 T 波及直立明显的 u 波形成弯弯曲曲的线条,形似蚯蚓,故又称为蚯蚓状改变。

(5) Q-T 间期明显延长。

(6) 可出现各种心律失常,如窦性心动过速、早搏尤其是室性早搏、房性心动过速、单形性

或尖端扭转型室性心动过速等。

低血钾时,起搏细胞舒张期除极速度增快,且可以使心室肌细胞成为起搏细胞,所以低钾引起心肌细胞自律性增加,可出现各种异位心律,如各种类型的期前收缩及心动过速,但室性的较室上性的多见,甚至可以导致室性心动过速或心室颤动,因此危害性较大。

(二) 高血钾

正常血清钾浓度为 3.5~5.5 mmol/L,当血清钾浓度>5.5 mmol/L 时即为血钾过高,心电图上即可出现反应(图 22-7-2)。

(1) 血钾 5.5~7.5 mmol/L 时,T 波高耸、基底狭窄呈帐篷状,P 波振幅降低,与 T 波融合而呈正弦波形。由于心室内传导缓慢及动作电位时间缩短,有利于形成折返,可引起快速性室性心律失常,如室性心动过速、心室扑动、心室颤动等。但较多出现缓慢性室性逸搏心律、心室静止。

(2) 血钾达 11 mmol/L 时,R 波变小,S 波增宽增大,出现右束支传导阻滞图形,QRS 时限明显延长。

(3) 血钾为 12 mmol/L 时,QRS 波与 T 波不易辨认,似正弦波,进而形成心室颤动。

(4) 血钾为 14.0~16.0 mmol/L 时,心脏停搏于舒张状态。

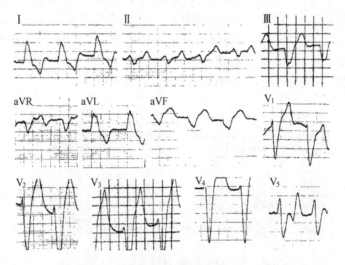

图 22-7-2　高血钾心电图(血钾 7.0 mmol/L)

(三) 低血钙

正常人血清钙浓度一般为 2.25~2.75 mmol/L,与细胞内钙的比例为 4 000∶1,而钠离子细胞内、外之比为 5∶1,所以慢钙通道的内流以钙离子为主。血清钙降低,使钙离子的内流减少,引起动作电位 2 相的时程延长。心电图表现为 ST 段平坦、延长,T 波宽度仍正常,但总的 Q-T 间期延长。其心电图特征(图 22-7-3)为:① ST 段平坦延长,在等电位上,无上下偏移。② Q-T 间期延长,与 ST 段延长有关。③ 严重低钙血症,T 波低平或倒置。④ 合并低钾血症时,u 波增大。⑤ 低钙血症可引起各种早搏,但很少有严重心律失常。⑥ 低血钙可使迷走神经兴奋性提高,发生心脏停搏。

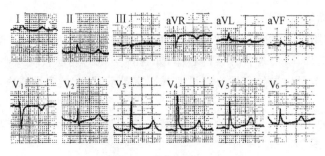

图 22-7-3 低血钙心电图(血钙 1.4 mmol/L)

(四) 高血钙

高血钙远较低血钙少见。血钙过高使动作电位 2 相缩短。心电图上表现为 ST 段缩短，甚至消失，Q-T 间期亦缩短。当血钙浓度超过 4.0 mmol/L 时，T 波可增宽，这可能是 3 相复极减慢的结果。血钙浓度缓慢升高一般对心脏无严重影响。如血钙急剧升高达 6.5 mmol/L 以上，可使心室肌动作电位 0 相除极上升速度减慢，电图上表现为 QRS 波群增宽，P-R 间期延长，甚至可发生心脏停搏而死亡。高血钙引起心律失常的机制可能为高血钙加速了心肌传导纤维的起搏自律性，并缩短其不应期，且使心室肌内传导减慢，有利于折返形成而产生室性心律失常。心电图特征(图 22-7-4)为：① ST 段明显缩短或消失，往往是 QRS 波群之后即继以 T 波。② Q-T 间期缩短，这与 ST 段缩短或消失有一定关系。③ T 波低平或倒置。④ 严重高钙血症时，P-R 间期延长，QRS 波群轻度增宽。⑤ 心律失常：各种早搏、窦性心动过速、窦性心动过缓、窦性停搏、房室传导阻滞、室性心动过速、心室颤动等。

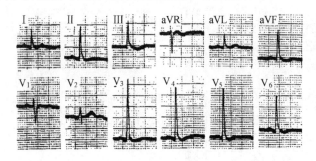

图 22-7-4 高血钙心电图(血钙 4.35 mmol/L)

二、药物影响

临床上某些药物在使用过程中，不论是治疗剂量还是用药过量，均可影响心肌的除极和复极过程，从而引起心电图改变。这里仅简单介绍洋地黄对心电图的影响。

洋地黄对心肌的影响及毒性作用，在心电图上的表现要早于临床药物毒性作用的出现。因此，心电图检查对临床用药的监测及毒副作用的诊断具有重要意义。

洋地黄对心脏有多方面的作用，它可以改变心肌的除极与复极过程，使心肌兴奋性增高、心肌收缩力增强，并使心房及房室传导功能降低。治疗剂量时主要引起心肌复极变化，心电图上表现为 ST-T 改变，在过量中毒时则可引起严重的心律失常。

1. 洋地黄治疗剂量时的心电图改变　① ST 段下斜型下移。② T 波低平、双向或倒置。T 波双向是在以 R 波为主的导联呈负正双向，在以 S 波为主的导联呈正负双向。③ ST-T 融合。下斜型的 ST 段与负正双向或倒置的 T 波融合形成形似鱼钩状，称为 ST-T 鱼钩状改变。

④ Q-T 间期缩短。

上述心电图改变仅为服用了洋地黄药物的标志,称为洋地黄效应,并不提示洋地黄中毒,更不是停用洋地黄的指标。

2. 洋地黄中毒时的心电图改变　洋地黄过量的心电图改变大致有以下三方面:① 通过兴奋迷走神经,抑制窦房结 4 相除极和房室结 0 相除极,从而对心脏起搏点和房室传导系统起抑制作用,心电图可出现下列变化:窦性停搏;窦房结的抑制、交界区心律及干扰性房室脱节;各种不同程度的房室传导阻滞。② 对异位起搏点的兴奋作用:洋地黄尚可使具有起搏性能的房室区、交界区和普肯耶纤维的细胞膜电位减小,更接近阈值,4 相除极速度加快,从而引起下列变化:心室肌兴奋性增加,心电图可出现多发多源性室性期前收缩、室性心动过速,甚至出现心室扑动和心室颤动;心房肌兴奋性增加,心电图上可出现室上性心动过速和心房颤动。③ 异位兴奋作用与对传导系统抑制作用同时存在,如房性心动过速合并 2∶1 房室传导阻滞。

(1) 室性期前收缩:洋地黄中毒性心律失常以室性期前收缩为多见,占 50%～60%。如果病人在服用洋地黄前无室性期前收缩,而用药后出现室性心律失常,通常是洋地黄中毒的表现。尤其在房颤基础上出现的室性二联律,绝大多数由洋地黄中毒所致。室性期前收缩连续出现或呈多源性或多形性是洋地黄中毒较重的表现,亦提示洋地黄用量已达致死量的 75%,此时如不及时处理,可发展为室性心动过速或心室颤动(图 22-7-5)。

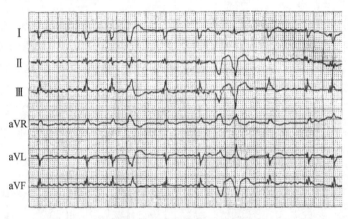

图 22-7-5　洋地黄中毒导致心律失常(频发室性期前收缩)

(2) 交界性心动过速:这是洋地黄中毒的常见表现形式之一,多以心房颤动为基本心律。在洋地黄治疗心房颤动时心电图出现交界性心动过速,其心室率非常均齐,往往在临床上易误认为是转复了的窦性心律,或者是出现缓慢的交界性逸搏性心律,甚至出现三度房室传导阻滞,实际上是洋地黄中毒的一种表现。

(3) 房扑和房颤:洋地黄可以诱发暂时性或永久性房颤,但比较少见,可发生于严重心力衰竭病人。

(4) 房性心动过速:洋地黄中毒引起的房性心律失常占洋地黄诱发心律失常总数的 10% 左右,多表现为未下传的房性期前收缩,有时可出现多种形态且不规则的房性期前收缩或心动过速,也称为多源性或紊乱性房性心律。在应用洋地黄的过程中,房性心动过速伴有二度房室传导阻滞多提示洋地黄中毒。

(5) 室性心动过速:室性心动过速在洋地黄中毒性心律失常中约占 10%,但其严重性不容忽视,极易出现双向性室性心动过速,甚至心室颤动。

(6) 心室颤动:洋地黄中毒引起的心室颤动一般均发生在频发多源性室性期前收缩、室性心动过速的基础上,频率一般偏慢,颤动波的形态比较一致。

(7) 洋地黄中毒缓慢性心律失常:主要包括缓慢性窦性心律失常及房室传导阻滞。

① 缓慢性窦性心律失常:主要有窦性心动过缓、窦房传导阻滞、窦性停搏。其发生机制为洋地黄对窦房结的自律性及窦房传导阻滞的抑制作用。轻度洋地黄中毒只表现为窦性心律不齐或窦性心动过缓,严重者可出现重度心动过缓或心脏停搏。

② 房室传导阻滞:洋地黄可直接抑制心脏传导系统,尤其是房室交界区传导组织。因此,洋地黄中毒多引起各种类型的房室传导阻滞。在心房颤动使用洋地黄后心率突然变慢而规整,提示是洋地黄中毒所引起的完全性房室传导阻滞而伴有的交界性或室性逸搏心律。

(8) 洋地黄中毒快速型合并缓慢型心律失常:洋地黄中毒所致窦性心动过缓、窦性停搏、窦房传导阻滞、房室传导阻滞及束支传导阻滞,常伴有交界性心律或缓慢的室性自主心律。随着中毒的加重,导致房室结的自律性增高,可形成交界性心动过速(可伴有传导阻滞),尤其是出现非阵发性室上性心动过速,多为洋地黄中毒所致。如心室肌自律性增高,则可出现室性心动过速甚至心室扑动、心室颤动等快速型心律失常。

三、Q-T 间期延长综合征及 Brugada 综合征

(一) Q-T 间期延长综合征

本综合征临床分为两种类型:一类为伴有耳聋、Q-T 间期延长、心律失常、晕厥,亦称耳聋 Q-T 间期延长综合征;另一类无耳聋,仅以心律失常、猝死、晕厥与 Q-T 间期延长为主要表现,亦称为 Komano-Ward 综合征。由于两者心电图所见和临床症状无明显差异,因此统称为先天性 Q-T 间期延长综合征。其心电图特点(图 22-7-6)为:① Q-T 间期延长,而且同一病人的 Q-T 间期在不同时期有变化。② T 波宽大、有切迹、高尖、双向或倒置。③ 发作时可见室性期前收缩、室速、室颤或停搏。先天性 Q-T 间期延长综合征的病因尚未明确。诊断时要注意除外低钾血症、低钙血症、心肌病或药物影响等。

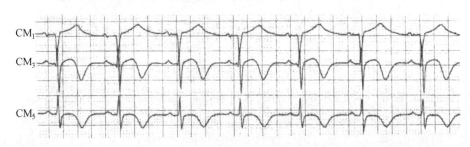

图 22-7-6 先天性 Q-T 间期延长综合征

(二) Brugada 综合征

1. 临床表现　① 多为年轻男性。② 主要症状为晕厥或猝死,多在夜间睡眠中发生(故有意外夜间猝死综合征之称)。病人平时无心绞痛、胸闷、呼吸困难等症状。③ 心内电生理检查,大部分可诱发多形性室速或室颤。④ 有家族遗传倾向性。⑤ 超声心动图检查无特异性改变,心室造影、冠脉造影正常,运动试验阴性。

2. 心电图表现　① 心电图上在 V_1 导联呈右束支阻滞形,$V_1 \sim V_3$ 导联的 ST 段呈马鞍形至弓背形持续上抬(图 22-7-7)。② 右束支阻滞及 ST 段在 $V_1 \sim V_3$ 导联上抬的异常表现可间

歇存在。③ 以上异常心电图可有动态变化。Matsuo 等报告 1 例 41 岁男性 Brugada 综合征,在入院时 ST 段在 $V_1 \sim V_3$ 导联仅轻度上抬,清晨 5:20 时 ST 段在 $V_1 \sim V_3$ 导联上抬较明显,T 波幅度下降,6min 之后 ST 段在 $V_1 \sim V_3$ 导联进一步上抬且 T 波在 V_1 导联上倒置,当这些变化达到峰值时发生室颤。可见 ST 段在 $V_1 \sim V_3$ 导联上抬程度与发生室速、室颤的危险密切相关。④ ST 段在 $V_1 \sim V_3$ 导联上抬程度与心动周期长度有关。上述病人房颤时长周期心搏时,其 ST 段在 $V_1 \sim V_3$ 导联上抬程度明显,而短周期的 ST 段在 $V_1 \sim V_3$ 导联上抬程度减轻。⑤ 静注缓脉灵或普鲁卡因胺可使 Brugada 综合征病人已经正常了的心电图又重新出现 RBBB 伴 ST 段在 $V_1 \sim V_3$ 导联上抬。

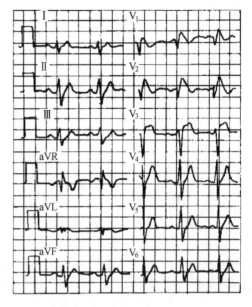

图 22-7-7　Brugada 综合征病人的心电图表现

四、起搏心电图

人工起搏器是指在心脏内部起搏机制失效时,给心肌输送除极脉冲的电子仪器。起搏器最常见的类型是用带有双尖电极的静脉内起搏导管,电极理想的安置点在右心室尖端。当来自脉冲发生器的脉冲被送到右心室时,心肌开始除极。因为除极源来自心室顶点,所以产生 QRS 波群显示异常。心脏电流从右心室经过室间隔到达左心室。由于电流远离监护导联(正极在 V_1 位置,负极在左肩,地线在右肩)的阳极,故 QRS 波群宽且主波向下,极像左束支传导阻滞或右心室早搏(图 22-7-8)。当起搏器"点火",脉冲发生器产生的电活动作为电脉冲或起搏"钉样信号"就记录在心电图上。"钉样信号"应在宽的 QRS 波群前。

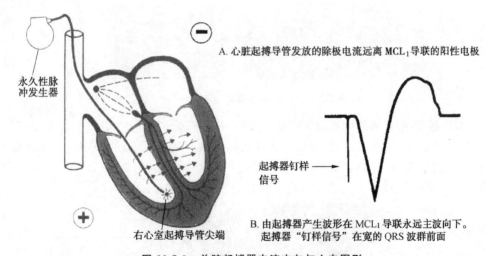

图 22-7-8　单腔起搏器电流方向与心电图形

(一)起搏器功能及类型

随着起搏器工作方式和类型的不断增加,其各种功能日趋复杂。为便于医务人员或病人间的交流,目前通用由北美心脏起搏电生理学会与英国心脏起搏和电生理学组专家委员会制定的 NASPE/BPEG 起搏器代码,即 NBG 代码(表 22-7-1)。

表 22-7-1　NBG 起搏器代码

第一位 起搏心腔	第二位 感知心腔	第三位 感知后反应方式	第四位 程控功能	第五位 其他
A 心房	O 无	O 无	O 无	略
V 心室	A 心房	I 抑制	P 简单程控	
D 心房+心室	V 心室	T 触发	M 多项程控	
S 心房或心室	D 心房+心室	D 双重(I+T)	C 遥测	
S 心房或心室		R 频率调整		

(二)起搏心电图

1. 单腔起搏器 VVI　VVI(心室起搏、心室感知、抑制反应模式)起搏器是迄今为止最常用的起搏器。当病人心脏固有心率低于程控心率时,脉冲发生器发放冲动。抑制模式避免发生起搏器和病人自身心律之间的竞争。在 VVI 起搏心电图形中,起搏信号向下,在宽大的QRS 波群前,P 波可有可无(图 22-7-9)。

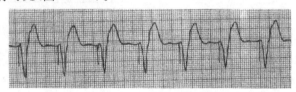

图 22-7-9　VVI 起搏器心电图

2. 单腔起搏器 AAI　AAI(心房起搏、心房感知、抑制反应模式)起搏器是一种只控制心房的单腔起搏器。在 AAI 起搏器心电图形中,因脉冲沿正常房室结和心室传导系统传导,起搏信号位于 P 波前,P-R 间期和 QRS 波群正常(图 22-7-10)。

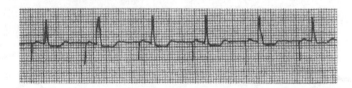

图 22-7-10　AAI 起搏器心电图

3. 双腔起搏器 DDD　双腔起搏器 DDD(双腔心房心室起搏、双腔心房心室感知、双功能抑制和触发反应模式,或各种组合)的功能模式可从简单的 VVI 到复杂的 DVI。DVI 即心房心室双腔感知双腔起搏,在每个 P 波和 QRS 波群前产生起搏信号(图 22-7-11)。其他可能的工作模式有 AOO、VOO、DOO、DAD、VAT、AAI、AAT、VVT、VAT 和 VDD。

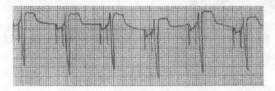

图 22-7-11　DDD 起搏器心电图(以 DVI 为例)

(侯云英)

第八节 心电图的分析方法和步骤

心电图在临床上是重要的客观资料。面对同一份心电图,不同业务水平的人可能会作出不同的判断。因此,学会阅读和分析心电图,是临床上利用好心电图的重要一环。

(一) 结合临床资料的重要性

心电图记录的只是心肌激动的电学活动,心电图检测技术本身还存在一定的局限性,并且还受到个体差异等方面的影响。许多心脏疾病,特别是早期阶段,心电图可以正常。多种疾病可以引起同一种图形改变,例如心肌病、脑血管意外等都会导致异常 Q 波的出现,不可轻易诊断为心肌梗死;又如,V_5 导联电压增高,在正常青年人仅能提示为高电压现象,而对长期高血压或瓣膜病病人就可作为诊断左心室肥大的依据之一。因此,在检查心电图之前应仔细阅读申请单,了解申请单上所记录的临床资料如性别、年龄、临床诊断(或初步印象)等,必要时应亲自询问病史和重做必要的体格检查。对心电图的各种变化都应密切结合临床资料,才能得出正确的解释。

(二) 心电图的分析步骤

1. 确定主导心律 寻找 P 波是分析心电图的关键。如果 P 波规律出现,P 波形态和电轴符合窦性心律的基本特点,P-R 间期固定且大于 0.12 s,就可考虑激动起源于窦房结,主导心律为窦性。如果 P 波不规律或无 P 波,或 P 波形态及电轴异常,应考虑伴有非窦性的搏动存在。若非窦性搏动连续存在,应考虑有异位心律或并行心律。

2. 判断心电轴 判断心电轴可用目测法,必要时应计算出具体偏移度数。

3. 计算心率 如果 P 波、R 波规律出现,且两者有固定关系,可仅测量 P-P 或 R-R 间期,按公式计算心率。若 P 波与 QRS 波群关系不固定,应分别测量 P-P 和 R-R 间期,计算心房率和心室率。若无 P 波仅有 QRS 波群,则只测量 R-R 间期,计算心室率。两种或两种以上心率并存时,应按主导心律测量。

4. 测量 P-R 及 Q-T 间期 一般选择 I 导联或 V_1 导联,如果 P-R 间期不固定则以最短 P-R 间期为参照标准。预激综合征或短 P-R 综合征则以正常传导途径下传 P-R 间期为参照标准。另外,P-R、Q-T 间期是否正常应考虑心率及年龄进行综合分析。

5. 分析各波及各波间的关系

(1) P 波:观察 P 波形态是否圆钝,有无切迹以及 P 波电轴等,注意测量 P 波振幅,必要时测量 Ptf-V_1 值。

(2) QRS 波群:① 观察 QRS 波群各波有无形态异常或异常 Q 波,各波形变化是否在正常范围内,异常波形是偶发的还是持续性的,应注意有无规律性及与特定导联的关系。② 选择 QRS 波群清晰的 R 波和 S 波,在心室肥厚时应注意测量 VAT。③ 观察每个导联的 R 波和 S 波,对于过高或过低的波形应具体测量。④ 详细分析 P 波与 QRS 波群的关系。例如,P-R 间期是否固定,有无过长或过短以及 P-R 间期变化规律、P 波之后有无 QRS 波群等。

6. 观察 ST-T 变化 特别注意 ST 段的上移或下移,观察移位的导联、类型及移位的定位价值。T 波的变化应与 QRS 波群主波方向综合分析,对于异常 T 波应注意其所在的导联及具体形态。

7. 心电图诊断　根据心电图变化及结合临床实际情况综合分析后得出心电图诊断。心电图诊断大致包括以下几种:① 总体印象:如正常心电图、异常心电图、大致正常心电图和可疑心电图等。② 主导心律:如窦性心律、窦性心动过速、心房颤动等。③ 具体病理诊断:如冠状动脉供血不足、左心室肥大等。④ 对某些难以作出诊断的心电图,直接描述其变化特点,如ST段改变、左心室高电压等。

(侯云英)

第二十三章 其他心电学检查

第一节 动态心电图检查

动态心电图是美国理学博士 Holter 于 1961 年创建并投入临床应用的,故又称 Holter 监测(Holter monitoring)。它一次可以连续记录 24 h 甚至 72 h 全信息心电图,是现代心血管疾病诊断领域里一项高效、实用、准确、无创、可重复性高的重要检查方法。

【适应证】

(1) 有心律失常相关症状的病人:① 发生无法解释的晕厥、先兆晕厥或原因不明头晕的病人。② 反复发生无法解释心悸、气短、胸痛的病人。③ 疑一过性房颤或房扑时发生神经系统事件的病人。

(2) 无症状的心律失常病人:心肌梗死后左室功能不全、充血性心力衰竭、特发性肥厚性心肌病等病人。无心律失常相关症状用动态心电图检测心律失常、测定心率变异性来评估未来心脏事件发生的风险。

(3) 评估抗心律失常治疗的效果。

(4) 心肌缺血的诊断:① 怀疑变异型心绞痛病人。② 评估不能运动的胸痛病人。③ 不能运动的血管外科病人进行术前评估。④ 已知冠状动脉疾病和不典型胸痛综合征病人。

(5) 评价起搏器和 ICD 功能。

(6) 用于医学科学研究和流行病学调查,如正常人心率的生理变动范围,宇航员、潜水员、驾驶员心脏功能的研究等。

【操作步骤】

(1) 由临床医师选择有适应证的病人,详细填写监测申请书。

(2) 动态心电图监测前停用与心脏有关的药物 24 h(除外对药物疗效进行的监测)。

(3) 首先记录一份常规 12 导联的心电图,供分析时参考。

(4) 病人进入动态心电图室,稍作休息后嘱病人解开上衣,暴露前胸,擦去粘贴电极处皮肤上的油脂,刮除胸毛。

(5) 选用优质电极粘贴在胸部固定的位置上,正确地连接导线(图 23-1-1~图 23-1-3)。

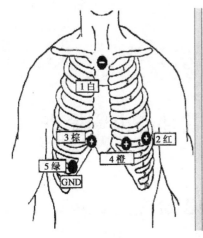

红(CH1+)：位于左腋前线第 6 肋骨位置，相当于胸导联 V_5 位置
白(COM-)：位于中央位置
棕(CH2+)：位于右侧第 4 肋骨靠近胸骨右缘，相当于 V_1 位置
绿(RL)：位于右侧最低肋骨之上位置
橙(CH3+)：位于左侧第 6 肋骨中线位置，相当于 V_3 位置

图 23-1-1　5 个电极构成 3 通道心电图电极位置及连接方法

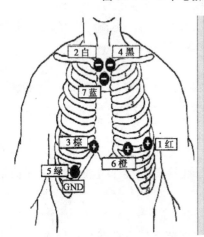

红(CH1+)：位于左腋前线第 6 位置，相当于胸导联 V_5 位置
白(CH1-)：位于右锁骨与胸骨交界处
棕(CH2+)：位于右侧第 4 肋骨靠近胸骨右缘，相当于 V_1 位置
黑(CH2)：位于左锁骨与胸骨交界处
绿(RL)：位于右侧最低肋骨之上位置
橙(CH3+)：位于左侧第 6 肋骨中线位置，相当于 V_3 位置
蓝(CH3-)：位于中央位置

图 23-1-2　7 个电极构成 3 通道心电图电极位置及连接方法

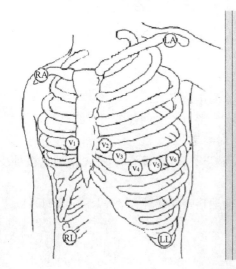

白色 RA(右臂)锁骨下，靠近右肩
黑色 LA(左臂)锁骨下，靠近左肩
绿色 RL(参照)位于右侧最低肋骨之上位置
红色 LL(左腿)位于左侧最低肋骨之上位置
棕色 V_1 位于右侧第 4 肋间靠近胸骨右缘
棕色 V_2 位于左侧第 4 肋间靠近胸骨左缘
棕色 V_3 位于 V_2 与 V_4 的中间
棕色 V_4 位于左锁骨中线第 5 肋间
棕色 V_5 位于左腋前线上与 V_4 同一水平
棕色 V_6 位于左腋中线上与 V_4 同一水平

图 23-1-3　10 个电极构成 12 通道心电图电极位置及连接方法

(6) 装好记录器电池,校正时间检查无误后开始记录。

(7) 填写生活日志,由病人本人或护理人员完成。

(8) 向病人讲明注意事项及保护记录器的方法,即可离开检查室。

(9) 监测 24 h 之后取下记录仪,输入回放系统进行分析处理。

(10) 检查分析记录中出现的所有事件,对其错误进行修改删除。

(11) 筛选打印的数据、图表、心电图,必须准确清晰,记录阵发性心律失常要有开始有结束,写明各种异常发生的次数、持续时间、发生时间、有无症状。

(12) 工作完毕关机、关闭电源。

【注意事项】

(1) 避免 X 线、CT、磁共振、超声、脑电图、肌电图等影响动态心电图监测结果的各项检查。

(2) 应远离强力电源和磁场。

(3) 检查期间防止雨、水等液体进入记录仪内,以免影响检查结果。

(4) 避免不安全因素,严防磕、碰、损坏记录仪。

(5) 严禁自行打开记录仪、随意移动电极及导联线。佩戴记录仪期间若发现异常,须来医院由医护人员处理。

(6) 日常起居应与平时一样,可进行日常各项活动,如上班、散步、简单家务等,但要避免做扩胸运动、举重等剧烈的体育运动,以防止心电图波形失真,干扰过多或大量出汗引起电极片脱落。

(7) 怀疑心绞痛者可有意选择可能诱发疾病发作的较为剧烈的运动,以便观察运动量与心肌缺血、心律失常的关系,为分析诊断作参考。但病情严重者应遵照医嘱,不要贸然加大运动量。

(高美雯)

第二节 运动心电图试验及其护理

运动心电图试验(electrocardiogram exercise test)是一种心脏负荷试验,是对胸痛、冠心病、高血压、心律失常等心血管疾病进行确诊、评估的一项运动试验。它还可用于客观地安排病人劳动力、体育疗法运动处方的确定、运动员体力状态鉴定、飞行员体检等。因此,运动心电图已成为应用广泛的无创伤性心功能检查方法之一。

【适应证】

(1) 对不典型胸痛或可疑冠心病的病人进行诊断及鉴别诊断。

(2) 检出无症状的心肌缺血。

(3) 对于确诊为冠心病的病人,筛选出高危人群,进一步行介入性诊断和治疗。

(4) 评价冠心病病人的药物疗效。

(5) 评价冠心病病人介入或手术治疗效果。

(6) 评价冠心病病人心脏功能,进行劳动力鉴定。

(7) 早期检出不稳定性高血压。

(8) 评价与运动有关的心律失常。
(9) 运动员体力状态鉴定。
(10) 飞行员体检。

【禁忌证】
(1) 不稳定性心绞痛。
(2) 急性心肌梗死进展期(2 周内)。
(3) 严重心律失常,如室性心动过速、高度房室传导阻滞等。
(4) 重度高血压,血压＞180 mmHg。
(5) 有心肌梗死史并已有室壁瘤形成者。
(6) 明显心力衰竭病人。
(7) 严重心脏瓣膜病,如重度狭窄、重度主动脉瓣关闭不全、重度二尖瓣关闭不全。
(8) 肥厚性梗阻型心脏病。
(9) 急性心肌炎、心包炎、亚急性细菌性心内膜炎、急性风湿热。
(10) 心脏明显扩大。
(11) 急性肺梗死。
(12) 急性或严重慢性非心脏病病人。

【试验前准备】
(1) 试验前应详细询问病史,进行体格检查及常规心电图检查,排除各种禁忌证,并在检查前 1～2 d 停用扩血管药物、洋地黄、β 受体阻滞剂等,2 h 内禁食禁烟酒,避免重度体力劳动。

(2) 注意衣着:为保证运动正常进行,上衣要宽大,男性穿运动短裤或宽松一点的裤子。做活动平板运动试验时,女性必须戴胸罩,裤子要宽松,可穿不与上衣相连的中长裙子,不能穿连衣裙。

(3) 检查前向受试者介绍检查目的、方法、安全性、活动过程中的感受及如何配合等,以消除其紧张、恐惧的心理,使病人密切配合检查,并将检查过程中的不适告知医护人员。病情有变化时,若需检查,应让病人及家属在申请单上签字。

(4) 认真做好皮肤清洁工作,用 75% 乙醇或 0.9% 生理盐水清洁粘贴电极处皮肤(胸前 V_1～V_6、两侧锁骨下窝、脐两旁季肋处),擦至皮肤发红待干,使电极与皮肤接触良好,同时注意保暖,防止受凉。

(5) 将病人资料及运动方案按程序输入电脑,并记录卧位、立位及深呼吸时 ECG、BP,心电示波监护按 1 min 描记一次心电图,直至运动后 6～8 min。

(6) 备有除颤、复苏的设备。

【检查方法】
(1) 嘱病人双手轻握扶把,目视前方或监护屏幕,不能低头下视,以防晕厥发生。
(2) 运动中严密观察心电图示波的变化,若 ST 段下移或水平型压低＞3 mV 或 ST 段抬高＞0.2 mV 时,应终止运动。
(3) 运动中严密观察病人情况,如有无面色苍白、呼吸困难、发绀、眩晕、胸痛、疲劳、下肢肌肉痉挛、间隙性跛行,甚至心肌梗死等,应立即终止运动。
(4) 运动中如发现血压上升,可舌下含服心痛定 10 mg,并监测血压 10～15 min,使收缩压下降 10～20 mmHg;如出现心绞痛发作,应立即停止运动并予消心痛 5～10 mg,舌下含服。

(5) 病人不能耐受要求终止检查。

【诊断标准与阳性意义】

(1) ST 段水平型或下斜型下移≥0.1 mV 是诊断冠心病敏感性高、特异性强的指标。ST 段下移越多,出现时间越早,持续时间越长,出现 ST 段下降的导联越多,提示心肌缺血程度越重,范围越大,预后越差。下斜型 ST 段下移较水平型 ST 段下移缺血更重。

(2) ST 段上斜型下移者假阳性较多。

(3) ST 段抬高≥0.1 mV 提示透壁性心肌缺血。

(4) u 波倒置是提示重度冠状动脉病变的指标,u 波出现在 V_6 导联,常示左前降支显著狭窄。

(5) 运动中收缩压较休息时下降≥20 mmHg,为严重冠心病的反应,提示有心功能不全。

(6) 运动中出现典型心绞痛是冠心病的表现,伴缺血性 ST 段改变,真阳性可能性更大。冠心病病人运动后,只有 ST 段缺血性改变不伴心绞痛者,称无痛性心肌缺血。

(7) 运动中心尖部出现一过性收缩期杂音提示冠心病心肌缺血、乳头肌功能不全、二尖瓣反流。

(8) 运动后心率<120 次/分,常示多支血管病变及左心功能低下,发生猝死的危险性增加,这种由于心率变化引起的心功能不全称变时性心功能不全。

(高美雯)

第三节 经食管心房调搏术及其护理

经食管心房调搏术是将电极插至相当于左房水平的食管前壁,用心脏程控刺激仪释放脉冲,刺激心房而增加心率,从而达到检查、治疗目的的一种检查治疗技术。

心脏位于食管前方,左房紧邻食管,因此可行食管调搏,增加心率,记录心电活动,达到诊断及治疗的目的。经食管心房调搏术是临床心脏电生理学检查中最常用的、安全无创的、易操作的技术,也是为不能进行体力活动的病人检测是否存在冠心病的一个措施。

【适应证】

1. 用于检查方面

(1) 窦房结功能检查,如测定 SNRT、SACT、窦房结不应期以及固有心率(IHR)的测定。

(2) 房室传导功能的评价,如房室传导文氏点及不应期的测定、房室传导裂隙现象、房室结双径路及加速传导等检查。

(3) 旁道电生理检查。

(4) 诊断冠心病时可做经食管心房调搏负荷试验。心率增加,心脏做功及心肌耗氧量增加,使冠状动脉狭窄者的供氧与需氧失衡,显示心肌缺血的表现。

2. 用于治疗方面

(1) 中止室上性心动过速,可用 S_2 扫描刺激法、猝发刺激等。

(2) 临时起搏,可用于抢救房室传导尚正常的缓慢性心律失常,但起搏时间不宜过长,否则病人不能耐受。

【操作前准备】

1. 病人准备

(1) 查前向受试者介绍检查目的、方法、安全性、活动过程中的感受及如何配合等,以消除病人紧张、恐惧的心理,使其密切配合检查,并将检查过程中的不适告知医护人员。

(2) 如行经食管心房调搏负荷试验,则要求病人在试验前 3 d 停服影响心脏供血与节律的药物。

2. 仪器设备的准备

(1) 电极:目前临床上用的食管电极主要是双极或四极电极。双极电极相距 3 cm,极宽 0.5 cm。四极电极距 3 cm、2 cm 和 1.5 cm。一般有 F6-F7 电极,导管顶端是正极,电极导管经鼻插入。

(2) 心脏程控刺激仪:输出脉冲宽度为 2～10 ms,可调节输出脉冲幅度 0～40 V,能发放基础刺激 S_1 和早搏刺激 S_2、S_3、S_4 及 S_5。

(3) 常规心电图机、心脏监护仪,有条件时应配备多导生理记录仪。

(4) 心脏除颤器,备急救用。

3. 其他 75%乙醇、生理盐水、石蜡油。

【检查方法】

(1) 电极用 75%乙醇浸泡 30 min,用生理盐水冲洗后晾干待用。

(2) 描记常规 12 导联体表心电图以备对照。

(3) 病人取平卧位,电极导管插入端涂以液体石蜡,从受试者鼻孔轻轻插入,到达咽部时病人如有恶心,嘱其深呼吸,并做吞咽动作,使电极导管顺利抵达食管。

(4) 电极定位:根据电极长度定位——从鼻孔到左房的距离为 30～40 cm。鼻孔到食管左房切迹的距离可采用下列公式进行计算:电极长度＝[身高(cm)＋200]÷10 或电极长度＝7.27＋0.18×身高(cm)。也可根据食管心电图图形定位:食管心电图的 P 波为先正后负,振幅高大,QRS 波群呈 Q 型或 QR 型,T 波倒置,这种特征心电图是食管电极导管位置良好的最可靠的指标。

(5) 电极到达相应位置后,用适当的方式进行心房起搏,并做记录。

(6) 检查或治疗达到目的后撤走电极,安置病人。

绝大多数病人能耐受该检查,仅个别病人有轻度食管烧灼感,调整电极位置使之与食管紧密接触,降低电压后都能完成检查,不会遗留严重的并发症及副作用。

(黄杏梅)

第四节 心率变异性分析

心脏受自主神经支配。交感神经兴奋时,心率加快,心肌收缩力增强,室颤阈值降低;迷走神经兴奋时,心率减慢,室颤阈值增高。心脏在不受自主神经影响时,心率为 100～120 次/分,24 h 动态心电图检查显示 R-R 间期大约有 10% 的波动。这种在窦性心律的一定时间内,逐次心动周期之间的时间变异数,称为心率变异性(heart rate variability,HRV)。它反映了神经体液因素对心律和心率的调节作用。

【临床应用】

(1) 心源性猝死和急性心肌梗死预后的预测。

(2) 心衰病人的预后及恶性心律失常、心源性猝死的预测。

(3) 糖尿病自主神经功能损害的早期诊断。

【测定指标】

1. 时域分析法　通过计算机对 24 h 动态心电图记录的长程心电图资料进行逐个识别，去除非窦性心律后计算得出。

(1) 常用指标：SDNN[全部正常窦性 RR 间期（NN 间期）的标准差]、SDANN（全部 NN 间期按 5 min 分成连续时间段，先计算每 5 min NN 间期的平均值，再计算所有平均值的标准差）、RMSSD（相邻 NN 间期之差的均方根值）、SDNN 指数（全部 NN 间期按 5 min 分成连续时间段，先计算每 5 min 的 NN 间期标准差，再计算这些标准差的标准值）、SDSD（全部相邻 NN 间期之差的标准差）、NN50（全部 NN 间期中相邻 NN 间期之差大于 50 ms 的心搏数）、PNN50（NN50 除以总 NN 间期个数再乘以 100）、心率变异指数（又称三角指数，全部 NN 间期总数除以全程占比例最多的 NN 间期的次数）。

(2) 正常值：SDNN：(141 ± 39) ms；SDANN：(127 ± 35) ms；RMSSD：(27 ± 12) ms。

2. 频域分析法　在 24 h 动态心电图记录的基础上，通过计算机用快速傅立叶转换法（FFT）或自动回归法（AR）将心搏间期转变为频谱，计算功率谱密度的方法。

(1) 频段划分：总功率（TP）≤0.4 Hz。超低频功率（ULF）≤0.003 Hz；极低频功率（VLF）：0.003～0.04 Hz；低频功率（LF）：0.04～0.15 Hz；高频功率（HF）：0.15～0.40 Hz。

(2) 正常值：TP：$(3\,466\pm1\,018)$ ms^2，LF：$(1\,170\pm416)$ ms^2，HF：(975 ± 203) ms^2。

3. 非线性（混沌）分析法　方法很多，目前主要有 RR 间期散点图（Lorenz 散点图）和 R-R 间期差值散点图。

(1) R-R 间期散点图：以相邻两个窦性心搏的前一个 R-R 间期长度为横坐标，后一个 R-R 间期长度为纵坐标绘一点，依此将 24 h 内全部相邻的窦性心搏周期绘制成多个散点组成的分布图，即为 R-R 间期散点图。正常人散点多集中在 45°直线附近，从而形成了自下而上向两侧散开的彗星状。

(2) R-R 间期差值散点图：以相邻的前一个 R-R 间期差值为横坐标，后一个 R-R 间期差值为纵坐标，绘制 24 h 全部 R-R 间期差值的散点图。此图可反映 R-R 间期差值的离散度，围绕坐标原点分为四个象限（A、B、C、D），分布在 A、D 象限的越多，说明其离散度越大。HRV 越大。正常人 A+D>B+C。

【影响因素】

(1) 年龄、性别、体温、呼吸、血压、心率、饮食、睡眠、烟酒咖啡茶嗜好等因素。如 HRV 的高频功率段（HF）是随着年龄变化的，一生中呈现先增加后减少的变化过程，从幼儿到成年人（18～19 岁）HF 是逐渐增加的，而随着人的衰老 HF 则逐渐减小。

(2) 体力活动、体位改变、心理因素与情绪变化。

(3) 昼夜节律：正常人白天交感神经活性占优势，而夜间迷走神经活性占优势。在一些疾病状况下，如病人的自主神经受到损伤，正常的昼夜节律就可能被破坏或消失。

(4) 环境因素对 HRV 的检测也有一定影响，并且是难以完全避免的。

(5) 影响自主神经的各种药物，如阿托品、倍他乐克、甲状腺素片等。

(6) 心律失常：各种心律失常均直接影响 HRV 的准确性。快速型心律失常，如房颤、房扑等则不能用于 HRV 分析，同时由于 HRV 分析系统使用 R-R 间期代替了 P-P 间期，故二度房室传导阻滞也会影响 HRV 的检测。

【注意事项】
(1) 在动态心电图 HRV 分析时,应特别注意保持研究条件的可比性。
(2) 检查前夜应睡眠充足。
(3) 检测前 24 h 不应做剧烈运动,应无巨大情绪波动。
(4) 检测前禁烟 8 h,禁酒 12 h,8 h 以内停止使用心血管活性药物以及饮用茶和咖啡。
(5) Holter 记录时应避免过于激烈的运动和体位变化,以免产生不必要的干扰。

(黄杏梅)

第五节 QT 离散度

在不同导联上 QT 间期不同,这一现象早已被发现,但在很长的时间内它被归因于非同步记录引起的测量误差。1985 年,Campbell 和 Cowan 等采用了 12 导联同步记录心电图后,才首先证明不是测量误差,而是一种规律性的现象,并提出了 QT 间期离散度(QT dispersion,QTd)的概念。Day 等在 1990 年发现 QTd 增大与室性心律失常及猝死密切相关,并提出 QTd 可作为预测恶性室性心律失常及猝死的指标。随后的大量研究明确了 QTd 的重要临床意义,至今 QTd 已作为心肌复极不均匀性和电不稳定性的一个重要指标。

【计算公式】
(1) QT 间期离散度:$QTd = QT_{max} - QT_{min}$。$QT_{max}$ 为 12 导联中最大的 QT 值;QT_{min} 是最小的 QT 值。QTd 的正常值尚无统一标准,目前常用的是小于 60 ms。
(2) 心率校正的 QT 间期离散度(QTcd)通常采用 Bazett 公式:

$$QTcd = \frac{QT_{max}}{\sqrt{RR - \frac{QT_{min}}{RR}}}$$

【测定方法】
(1) 必须用 12 导联同步记录的心电图才能确定 QRS 波的起点和 T 波的终末,才能正确测量 QT 间期。
(2) 应测量同一个心搏的 QT 间期。
(3) 因 QT 间期受 R-R 间期改变和自主神经功能的影响,所以 QTd 的测量条件必须标准化,如测量前未服用影响自主神经功能的药物,并至少休息 15 min,这样两次测量结果才具有可比性。
(4) T 波终点的确定需统一的标准。

【不足与争论】
(1) 测定技术和方法的不足:QT 间期的测定技术本身尚存在许多问题和困难,这是 QTd 研究的最主要的不足。QT 间期测定的难点在于 T 波终点的确定,已有的方法都未能解决此问题,因而造成目前尚无 QTd 公认的正常值,QTd 至今不能作为常规检测项目用于临床。
(2) 缺乏大规模前瞻性临床试验的资料:以前 QTd 的临床试验资料均为小样本的研究,不能符合目前循证医学的要求,其结论的可靠性存有异议。
(3) 从心电向量学说的概念不能解释 QTd 的存在。

综上所述,虽然 QTd 的测量方法及理论依据都有许多不足,但目前的研究资料,尤其是

Strong Heart Study 大规模前瞻性临床试验结果的发表,证明了 QTd 对室性心律失常和猝死的预测价值。目前国外也正在研究多种方法,以便对 QTd 的测量技术进行改进,如此项工作能取得突破,则将极大地推动对 QTd 的研究。

(黄杏梅)

第六节 心电信息管理网络及技术

心电信息管理网络系统是指通过将分散在各处(院内及院外)的心电图机、动态心电监测、心电图运动试验、心电监护仪等产生的心电图集中存储、诊断及管理,并整合入区域及医院信息系统(HIS)中,实现心电图诊断报告的电子化存储,心电图检查的流程化、自动化及无纸化。它是电子病历系统的重要组成部分。不同区域医院的心电管理系统可借助网络进一步连接,形成一个集医疗、保健、急救、会诊及学术交流为一体的心电网络系统。

【分类】
(1) 医院院内心电信息管理网络指将本医院所有科室的心电检查进行联网。
(2) 区域心电信息管理网络指将该地区的各医疗单位,包括一级医院、社区医院、乡镇卫生院、卫生所等进行联网。

【结构、功能】
1. 医院院内心电信息管理网络(图 23-6-1)

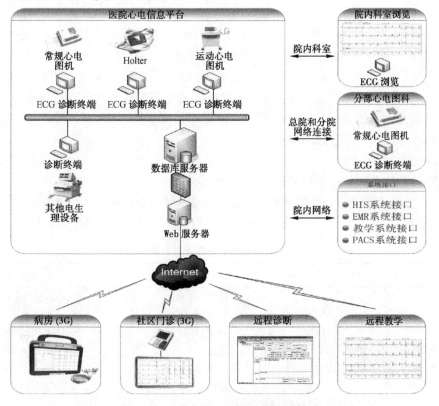

图 23-6-1 医院院内心电信息管理网络

(1) 连接医院范围内所有心电图机、运动试验、动态心电图以及心电监护仪等心电设备。

(2) 建立医院心电信息中心，包括存储心电图机、监护仪产生的12导联同步心电图、心电向量图、心室晚电位以及运动试验、动态心电图等，出具心电检查报告。

(3) 在线编辑确认，分发检查报告。

(4) 与HIS系统实现双向数据沟通，下载病人信息，传输检查结果。

(5) 通过数据库进行工作量统计和心电图检查结果的综合统计分析。

2. 区域心电信息管理网络

(1) 连接区域范围内所有医疗机构心电图机、运动试验、动态心电图以及心电监护仪等心电设备。

(2) 建立区域心电信息中心及二级分中心，包括存储心电图机、监护仪产生的12导联同步心电图、心电向量图、心室晚电位以及运动试验、动态心电图等，对下级中心疑难病例进行会诊。

(3) 在线编辑确认，出具检查报告。

(4) 实现各中心及终端双向数据沟通，下载病人信息，传输检查结果。

(5) 通过数据库进行工作量统计和心电图检查结果的综合统计分析。

（黄杏梅）

第七节 心血管、呼吸功能监护

心血管、呼吸功能监护（cardiovascular and respiratory function monitoring）是指通过心血管、呼吸功能监护仪对病人的生命体征及其相关指标进行监测，从而及时正确地搜集到有关病人病情的重要信息，密切掌握病情的动态变化，为临床治疗和护理病人提供论据。随着ICU和CCU的不断建立，作为监护的主要仪器之一的心血管和呼吸功能监护仪也不断加强。目前国内ICU采用的是德国西门子（SIEMENS）公司和美国惠普（HP）公司的产品，其功能有接收、报警、显示、储存和计算五大功能。

【床边监护仪的基本结构】

以德国西门子公司生产的960/961床边监护仪为例：

1. 插件 含VB软件的960/961床边监护仪除安装了在监护仪内的4个频道可选择集成电路板以外，还配备有以下10个可自由组合的插件。参数及其对应插件的选择如表23-7-1所示。

表23-7-1 床边监护仪的参数及其对应插件

参数	插件	参数	插件
心电图	LIM	脉搏	LIM、PRESS+PULS
心律失常	LIM	温度(血液)	LIM
呼吸(阻抗法)	LIM	温度(体表)	LIM、TEMP+PRESS、TEMP
呼吸(气体分析法)	PCO_2	温度(中心)	LIM、TEMP+PRESS、TEMP
呼吸(Servo呼吸机)	VENTILAT	二氧化碳分压	PCO_2
心排出量	LIM	脑电图	TEMP+EEG
血压(有创)	LIM、PRESS、TEMP+PRESS		

(1) 远隔部位的插件单位察看远隔操作者的监护仪所接收到的信息。

(2) 多参数组合的大插件(LIM)是监护仪最主要的功能插件,包括:心电监护;2个压力监测;2个温度监测;热稀释心排出量测定。

(3) 双压力插件。

(4) 压力插件。

(5) 呼吸机插件。

(6) 压力加脉冲插件,如有创动脉压测定。

(7) 温度加压力插件。

(8) 双温度插件如血液温度和中心温度的监测。

(9) 二氧化碳分压插件可借助红外传感器分析呼出的PCO_2。

(10) 温度加脑电图插件。

2. 主屏幕的安排　主屏幕可以划分为6个区域,可同时显示6种波形和18个参数(图23-7-1)。

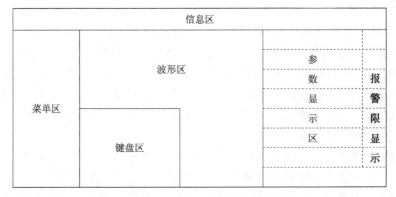

图23-7-1　床边监护仪主屏幕分区

【安装条件及注意事项】

1. 电源与环境　工作环境温度:10~40 ℃;工作湿度≤85%;运输与存放湿度≤95%;电源:100~220 V交流电;频率50/60 Hz;P_{max}=110 W;FUSET 1.6 A。

2. 注意事项　监护仪置放于固定位置,通风,避免阳光直射。用干布定期擦除尘埃,保持屏幕清洁光亮;压力传感器金属膜平时应用盖子盖起来,以防止损坏;心电导联线不能弯曲过度,以防导联线断裂;不要将系统中的各种仪器相互叠放在顶部,以免影响对流散热;避免接触易燃物、皮肤清洁剂和抗感染制剂;不要在仪器顶部放置能够释放电磁波的物体。

【适应证】

床旁监护仪的参数监测涉及循环、呼吸、代谢及中枢神经系统的功能,凡是急危病人原则上都是监护仪的适应证,多用于手术中、手术后、外伤护理、冠心病、危重病人、新生儿、早产儿、高压氧舱、分娩室等。

【监测】

1. 准备　① 检查电源电压是否在容许范围内,如使用电池供电,必须保证电池充足电。② 检查电源接地是否良好。③ 检查所有的电缆线是否正确连接,有无裸露、破损等。④ 危重病人进入ICU或CCU后,接通主机电源。输入病人的一般情况(如姓名、年龄、性别、身高、体重、工作单位等),校正监测日期和时间,调整适当荧屏灰度及对比度,调节图形的比例及位置排列,调整合适的脉冲、报警及按键的音量。

2. 基本参数监测的设置　对于不做呼吸机监测、颅内压监测、有创压力监测及脑电监测的病人,可设置以下几个常用的参数:

(1) 心电监测:首先,要选择合适的导联,她监测心率可选择肢体导联,观察 ST-T 改变选择胸导联。其次,选择 P-QRS-T 较典型的导联。第三,特殊情况下的心电监测:外科手术时使用电力或电凝止血会干扰正常的心电信号;安装起搏器的病人,心电信号会受到起搏器脉冲信号的影响;经皮电神经刺激如膈肌起搏器辅助呼吸治疗时,外来电信号影响正常心电信号;将心率报警限设置在 60~100 次/分,发现窦性心动过缓和过速时,监护仪有警报作用。

(2) 动脉血氧饱和度监测:临床上多采用具有动脉血流而且组织厚度较薄的部位安放传感器,如手指、脚趾、耳垂等部位。但某些情况下测量会受到限制:被测部位出现剧烈运动时,将会影响到这种规则脉动信号的提取,从而使测量无法进行;当病人末梢循环严重不畅时,将使测量不准或无法进行测量;外界有强光照射到探头上时,可能会使光电接收器件的工作偏离正常范围,导致测量不准确。应重视或避免以上情况。

(3) 心律失常和起搏器的监测:心律失常的报警等级分为三种:① 威胁生命的报警,机器发出两下尖锐的音调。② 严重心律失常报警,机器发出持续的高频音。③ 劝告性报警,机器发出持续的低频音。心律失常如停搏、室性心动过速、加速性室性自主节律属威胁生命的心律失常,只要打开主机电源,报警即处于激活状态;其他心律失常如房颤、配对期前收缩、早搏二联、多形早搏、房早、室早等报警贮存功能需要临时设置;对安置起搏器的病人尚须激活下列功能键,如起搏心律未感知、未发现、未捕捉及起搏心律等。

(4) 呼吸监测(阻抗法):多参数病人监护仪中的呼吸测量大多采用胸阻抗法。人体在呼吸过程中的胸廓运动会造成人体体电阻的变化,变化量为 0.1~3 Ω,称为呼吸阻抗。胸廓的运动、身体的非呼吸运动都会造成体电阻的变化。当这种变化频率与呼吸通道的放大器的频带相同时,监护仪也就很难判断出正常的呼吸信号和运动干扰信号。因此,当病人出现严重而又持续的身体运动时,呼吸频率的测量可能会不准。同时要注意下列特殊情况的报警:① 导联线脱落或病人翻身的影响。② 呼吸信号过载,如电除颤导致波形丧失。③ 呼吸频率高,如呼吸频率因人为因素超过 150 次/分,机器在信息区显示"TOO HIGH"字样。假如心率报警及呼吸报警同时处于激活状态,则必须打开巧合报警键,不至于遗漏报警信息。对于有意识障碍或语言障碍的病人,必须设置好窒息报警时限,一般定为 30 s。

(5) 温度监测:监护仪中的体温测量一般都采用负温度系数的热敏电阻作为温度传感器。即根据热敏电阻的阻值随其温度的变化而变化的特性而获得温度测量。体温探头的类型分为体表探头和体腔探头,分别用来监测体表和腔内体温。由于人体不同部位具有不同的温度,此时监护仪所测得的温度值,就是病人身体安放探头部位的温度值,该温度可能与口腔或腋下的温度值不同。在进行体温测量时,病人身体被测部位与探头中的传感器存在一个热平衡问题,即在刚开始安放探头时,由于传感器还没有完全与人体温度达到热平衡,所以,此时显示的温度并不是该部位的真实温度,必须经过一段时间(约几分钟)达到热平衡后,才能真正反映实际温度。在进行体表体温测量时,要注意保持传感器与体表的可靠接触,如果传感器粘贴不牢或因病人运动而导致传感器与体表皮肤之间有间隙,则可能造成测量值偏低。

(6) 无创血压监测:分为自动监测、手动监测及报警装置。手动监测时使用随时启动

START 键;自动监测时可定时,人工设置间期,机器可自动按设定时间监测。监测血压时应注意每次测量时尽量将袖带内残余气体排尽,以免影响测量结果。其次要选择合适的袖带。

（7）脉搏监测:脉搏显示只出现在自由构图模式。在脉搏监测期间,必须让病人保持安静,否则,噪声和人工伪差也会被误认为有效脉冲信号,导致假脉率的出现。

3. 特殊参数监测的设置　对于特殊需要的病人,除完成上述基本参数的设置外,还需要设置相应的特殊参数。

（1）呼吸机参数监测:呼吸机插件放入插件屋 3 或 4,将产生不同的构图。呼吸机参数包括吸气峰值压力(PIP)、潮气量(VT)、每分通气量(MV)、呼吸频率(RR)、呼气末压力(EEP)、吸气阻力(RI)、呼气阻力(RE)、屏气压力(PP)及顺应性(CMP)。主屏幕可同时显示两个呼吸机参数及波形,常选择关键或易变的参数置于主屏幕上,每个参数均可设置上下报警限。

（2）二氧化碳分压监测:二氧化碳分压监测的探头要预热至少 30 min,推荐 60 min。由于二氧化碳分压的监测分绝对和相对两种模式,所以使用相对模式前都必须校零。混合气中的氧气会影响二氧化碳分压,因此,每次监测前都必须将吸入气中氧浓度准确输入。影响二氧化碳分压监测的常见原因有:① 重复吸含二氧化碳的气体。② 麻醉机中的苏打吸收器可影响二氧化碳的浓度。③ 无效腔增加或呼吸泵功能异常。④ 大气压波动。在进行二氧化碳分压监测时,还要注意如下问题:由于二氧化碳分压传感器是一种光学传感器,在使用中注意避免如病人分泌物等对传感器的严重污染;带有气水分离器的,要经常检查气水分离器是否有效工作,否则气体中的水分会影响测量的准确度。

（3）气体分析法呼吸频率监测:由于气体分析法呼吸频率监测是借助二氧化碳分压插件,受人工伪差的干扰较阻抗法要小,故准确性较高。显然,在同一个病人身上可以有两种不同的报警限。

（4）有创压力监测:通过有创置管测不同部位的压力,如中心静脉压(CVP)、右房压(RA)、右室压(RV)、肺动脉压(PA)、肺动脉楔压(PAWP)、颅内压(ICP)及动脉血压(AP),监测时同样需要校零和设置报警限。

（5）心排出量监测:目前,临床上广泛使用的心输出量监测方法主要是热稀释法。这种方法是将漂浮导管(Swan-Ganz Catheter)经右心房插入肺动脉,然后经该导管向右心房注入冷生理盐水或葡萄糖液,该导管的前端放置温度传感器,当该冷溶液与血流混合后就会发生温度变化。因此,当混合后的血流进入肺动脉时,将被温度传感器感知,根据注入的时刻和混合后温度的变化情况,监护仪就可以分析出心输出量,并且可以推算出心脏指数、每搏指数、左心室和右心室每搏功指数、肺血管阻力等。监护仪可反复测定不同时刻的心输出量,其测量间期最短可达 2 min。

（6）脑电图监测:脑电图(EEG)是通过电极记录下来的脑细胞群的自发性、节律性电活动。不同的电极部位会产生不同强度的脑电信号,因此,要选择合适的配对电极的部位。本插件有抗干扰装置,可以免受主机电源发出的低频信号,或者电外科手术时高频信号的干扰。由于没有确定的报警条件,故脑电图的参数区没有报警限。

4. 使用后工作

（1）使用完后,整理好各联接导线(注意避免导线扭曲、缠绕、弯折)。

（2）将监护仪放回相应的位置,并连接电源插头到合适的电源上,及时充电,确认"电池充电"和"外接电源"指示灯点亮。

(3) 清点并保管好全部附件，做好使用记录。

(4) 确认有充足的记录纸供下次使用。

【临床心脏监测的应用】

1. 心电监测

(1) 监护仪：要求性能稳定，设有监测屏幕，心率过快或过慢、早搏或停搏时能自动报警，自动走纸描记即刻心律变化，并能"回忆"(储存)前几秒或十几秒的心电图。可显示一段时间心电变化的趋势图，一般监护仪于电击除颤时要求暂停心电监护，个别监护仪可对抗电击干扰。

(2) 监护导联：多采用模拟双极胸部导联。理想的模拟导联，心电图与常规 12 导联之一相似。电极放置位置有下列几种方法可供选择(图 23-7-2)。有学者认为 CR1 导联心电图接近 V_1 导联，最常使用。心电图如有 P 波显示，应选择 P 波最清楚的导联。QRS 波的振幅应能保证触发心电监护仪。心电监护以观察心率与心律变化为主，不宜用作图形分析的依据，因与常规导联有较大差异。另外，病人体位变换，电极与皮肤接触不良，可出现异常波形。如电极脱落，则可呈一条直线，电极的正极必须放在负极左侧或其下方，如位置颠倒，心电图形也会倒置。

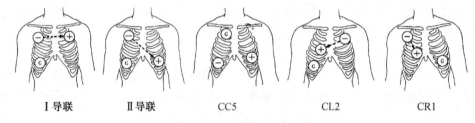

Ⅰ导联　　Ⅱ导联　　CC5　　CL2　　CR1

图 23-7-2　各模拟导联电极的位置

(3) 遥测心电图：病人身配发报器，并与胸部电极相连，在远离中央监护台一定范围内(30～90 m)，心电图改变可在中央台显示出来。对卧床监测心电图无异常者，活动时通过心电遥测可发现异常变化。

(4) 动态心电图：病人在正常活动或工作情况下，随身携带小型记录器(Holter)，可记录 12～24 h 动态心电图。经高速心电分析装置，几分钟内即可找出各种异常图形，对心律失常的检测及猝死的预防有重要临床意义。

(5) 电话传送心电图：电话传送心电图可及时传送心电信息，对某些有心脏不适主诉但常规心电图或 Holter 监护仍未能作出满意解释的病人有应用价值。进行电话传送时，病人大多在有症状时，心电图机上显示相关信息。

2. 血流动力学监测　见第二十四章第二节相关内容。

(邬　青)

第二十四章

心血管科介入与非介入性诊疗技术及其护理配合

第一节 心脏介入诊疗技术及其护理

【发展历史】

介入医学是近年来迅速发展起来的一门新兴学科,它是医学史上的里程碑。介入治疗以其创伤小、疗效好、风险低、康复快等独特优点,目前已发展为和药物治疗、外科手术并驾齐驱的三大治疗手段之一。心脏介入诊疗技术是通过体外操纵心导管进行心脏病的诊断和治疗的新技术,该技术的发展使冠心病、快速和缓慢心律失常、心脏瓣膜病和先天性心脏病等主要病种的治疗发生了革命性变化。

1. 心导管检查技术 1844年,Bernard在其生理学研究中,将导管插入了动物心脏。1929年,德国医生Werner Forssmann开始尝试在临床上进行心导管检查的可能性,并成功地将导管从自己的上臂静脉丛插入右心房,首创了心导管检查术。1941年,Conrad和Richards首次应用右心导管检查,测定右心及肺动脉压和心输出量,诊断先天性和风湿性心脏病。因为在心导管检查方面卓越的成就,Conrad、Richards和Forssmann在1956年共同获得了诺贝尔生理医学奖。1951年,北京学者黄宛、方圻和上海学者陈灏珠相继开展了右心导管检查术。

2. 冠状动脉介入性诊断和治疗 针对冠脉的介入性诊疗技术始于1959年。1974年,Gruentzig发明了用于腔内血管成形术的双腔球囊导管。国内,上海中山医院于1973年进行选择性冠脉造影术。介入心脏病学发展史上具有划时代意义的是1977年9月15日在瑞士苏黎世由Gruentzig开创的经皮冠脉球囊成形术(PTCA)。1983—1984年,第四军医大学和苏州医学院在国内率先开展了PTCA术。

3. 心脏电生理检查和射频消融治疗 临床心内电生理萌芽始于20世纪60年代。1969年,Scherlag创立了希氏束电图导管记录方法和1971年Wellens完善的心脏程序刺激方法为现代心脏电生理学的发展奠定了基石,使心脏电生理的研究发生了质的飞跃。1982年,直流电消融治疗心动过速应用于临床,但由于并发症多,该技术未能真正推广。1986年,世界上首例经导管射频消融治疗一位80岁女性心动过速病人获得成功,从此揭开了心律失常治疗的新纪元。20世纪70年代末苏州医学院蒋文平、方秀英利用自行研制的心脏程序刺激仪,推广了经食管电极的心电生理检查,对普及电生理知识起了积极的作用。1991年10月3日,北京医科大学第一医院胡大一主持开展了国内第一台射频消融手术。从此,该技术在国内迅速开展。

4. 人工心脏起搏 1930年,美国Hyman医生创制了世界首台由发条驱动、摩擦生电的人工起搏器,重达7.2 kg,有简单的频率调节,这台起搏器在纽约大卫医院用于一例心脏停跳

15 min 的心脏,通过刺激右房而重新起搏。这是人工心脏起搏术从实验室走向临床的转折点。世界上首例埋藏式起搏器植入是在 1958 年 10 月 5 日瑞典斯德哥尔摩市的 Karoliaska 医院。我国起搏器研制工作始于 1963 年,1964 年上海第一人民医院首次临床应用,埋藏型起搏器的植入始于 1973 年。

5. 先天性心脏病的介入治疗　1967 年,Porstmann 将塑料泡沫修成哑铃形塞子,经股动脉将塞子植入动脉导管未闭处,成功治疗了一例先天性动脉导管未闭。1983 年,我国学者率先开展了先天性心脏病介入治疗。另外,如球囊瓣膜成形术治疗肺动脉瓣、主动脉瓣狭窄,新型双面伞装置治疗房间隔缺损等技术也得到迅猛发展。

6. 经皮球囊瓣膜成形术　1984 年,日本医生 Inove(井上宽治)首次报道用球囊导管行二尖瓣扩张术成功,很快在全世界范围内得到普及应用。1985 年,广东、江西和北京等地的学者在我国相继开展了二尖瓣球囊扩张术,并且研制了国产球囊导管。

【介入治疗护理学的发展与现状】

1. 介入治疗护理学的概念　介入治疗护理学是伴随介入放射学而发展起来的。由于介入放射学具有微创、简便、安全、有效的特点,并对一些传统疗法难以治疗或疗效不佳的疾病,如心血管疾病等提供了一种新的治疗途径,具有良好的临床效果。

随着国内外介入放射学领域的扩大和发展,介入护理学也逐渐成为一门独立的与内、外科护理学并驾齐驱的学科。目前国内护理学者对介入护理学研究较少。介入护理学就是应用多学科的护理手段,从生物、心理、人文社会三个层面研究接受介入治疗的病人全身心的整体护理,帮助病人恢复健康,对各种利用影像介入手段诊治疾病的病人进行全身心的整体护理,并研究和帮助健康人群如何预防疾病、提高生活质量的一门学科。介入护理学是介入放射学治疗的一个重要组成部分,是护理学的一门分支学科,是建立在一般护理学基础上的一门独立的学科。

2. 介入治疗护理学的任务

(1) 研究和培养介入性治疗护理人员应具备的职业素质、良好的职业道德和心理素质。

(2) 研究和探索介入科病房的人员配备、制度、科学管理方法。

(3) 研究和实施对介入治疗病人的全身心的护理方法,进行护理评估,找出护理问题,实施护理措施。

(4) 研究和实施导管室的护理管理和各种介入诊疗术的术中配合。

(5) 帮助实施介入治疗术的病人恢复健康,提高生活质量。

(6) 面向病人、家属、社会进行健康教育,广泛宣传介入治疗的方法,让介入治疗和介入护理学逐渐被人们所熟悉和认知,以促进健康,预防疾病,恢复功能。

(7) 介入治疗护理学是一门新兴学科,许多问题还有待研究和探索,对介入护理知识的探索、总结、研究还需不断加强、提高和完善,以更好地服务于临床。

3. 介入治疗护理学的现状

(1) 国外现状:20 世纪 70 年代末、80 年代初,随着介入放射学的蓬勃发展,一些介入放射学家开始意识到护理对于介入放射学的重要性。目前介入治疗护理学关注的重点是:病人症状和功能的观察,减少并发症,对病人及其家庭成员的健康教育,对病人住院过程中生理和心理及日常活动的护理等。具体表现在以下几个方面:① 促进本学科的发展。利用微创导管技术对心血管等系统疾病进行治疗使护理学面临新的挑战,护理人员不仅应该了解心脏的解剖生理功能、心血管介入治疗的知识、药物的毒性反应等,还应注意治疗过程中病人的症状及其生理和心理变化等。另外,由于涉及麻醉等问题,介入治疗护理人员还应注意与镇静和麻醉有关的问题。② 提高介入治疗效果。介入治疗护理可以减少穿刺点出血等并发症发生。护理人员除了参与介入治疗的护理管理外,还可以帮助介入治疗医生进行手术操作和诊断,护理人员通过观察、监控和教育病人可使操作的成功率明显提高。③ 提高护理质量。介入治疗护理学专家对病人及其家属进行的健康教育,可以增加他们对病情的了解和提高满意度。护理人员对介入技术的充分了解,对整个治疗期间的护理,包括术前准备、术中配合和术后的管理等都非常重要。护理人员了解血管穿刺技术、并发症的原因并进行评估和处理,对治疗起着重要的作用。④ 护理人员的培训。

(2) 国内现状:20 世纪 70 年代,护士开始与医生配合参与疾病的介入诊治;80 年代部分医院成立导管室,由护士专门负责导管室的管理和术中配合。1990 年 4 月,卫生部医政司发出《关于将具备一定条件的放射科改为临床科室的通知》以来,一部分有条件的医院相继成立了导管室,介入治疗护理工作逐步向专业化、程序化、规范化,介入科护士逐渐向专业化发展。2004 年 7 月,全国第六届介入放射学年会上成立了中华护理学会介入放射护理分会,标志介入治疗护理走向成熟。

【围介入治疗期护理管理】

围介入治疗期是指以介入治疗为中心,从确定手术日起到与这次手术有关的治疗基本结束为止的一段时间。它包括介入治疗前、中、后三个阶段的处理。目前将这三个阶段的处理贯穿起来作为一个整体,使病人获得最佳的手术治疗效果。通过围介入治疗期的护理,增强病人对疾病及创伤的耐受性,帮助病人以最佳的身心状态接受治疗,预估或减少介入治疗术后并发症的发生,促进病人早日康复。

(一) 介入治疗术前护理常规

1. 护理评估

(1) 一般资料:性别、年龄、职业、体重、过敏史、家族史、生育史等。

(2) 健康史:包括本次发病的诱因、主诉、病情摘要、症状和体征,既往有无伴随其他系统疾病等。

(3) 介入治疗术的耐受性:① 耐受良好:全身情况良好,重要脏器无器质性病变,介入治疗对全身影响较小,稍做准备便可接受治疗。② 耐受不良:全身情况差,所患疾病对全身影响明显,或重要脏器有器质性病变,严重的心功能衰竭,需要经积极、全面的准备方可接受治疗。

(4) 心理状况:心、脑血管疾病往往起病急骤,病人缺乏心理准备,对介入治疗的担心和其他严重不适以及功能障碍,使病人的心理矛盾突出,因此,介入治疗前护士应全面评估病人的心理状态,同时提高病人家属对疾病的认识,得到病人家庭的支持也是至关重要的。

2. 护理措施

(1) 心理护理:护士应热情接待病人入院,根据其性别、年龄、职业、文化程度、性格、宗教信仰等个人特点,用通俗易懂的语言解释疾病及介入治疗的必要性和重要性,介绍术前准备、术中配合、术后注意点及介入治疗的相对安全性和技术的可行性,从而消除病人对介入治疗的紧张心理,以配合医师成功地实施手术。

(2) 营养支持:术前增加营养可以改善病人的机体状况,提高机体的抵抗力和耐受力,保证介入治疗的顺利进行。

(3) 疼痛的护理：需要行介入治疗的病人，如果有不同程度的疼痛症状，护士应评估疼痛的病因、诱因、性质、部位、持续时间，动态观察疼痛的变化，做好疼痛评估工作，可在介入治疗前 6～10h 使用芬太尼透皮贴剂，预防术后疼痛的发生。疼痛发生时，做好相应的护理，如协助病人取舒适卧位，指导病人使用放松技巧，如搓擦、按摩、缓慢有节奏的呼吸、分散注意力等。必要时遵医嘱应用镇痛药，如美施康定、布桂嗪（强痛定）、吗啡、哌替啶（杜冷丁）等，定时做好疼痛评估。

3. 术前常规准备

(1) 辅助检查：术前协助做好各项常规检查，如血常规、大、小便常规、胸片、心电图、心脏超声、HIV、HCV、梅毒血清抗体，重点是肝功能、肾功能及凝血功能检查，行房颤射频消融术的病人应做心脏 CT 检查。

(2) 药物过敏试验：术前应根据医嘱做好碘剂过敏试验，并认真记录，皮试前护士应了解病人有无诱发碘过敏反应的危险因素，注意碘过敏试验应该选用同种、同批号的对比剂（如欧乃派克、优维显、安射力等）1 mL 静脉注射。

(3) 皮肤准备：病人于术前 1 d 沐浴，更换清洁衣服，然后根据穿刺部位做相应的皮肤准备，最常用的穿刺部位为腹股沟区，应进行双侧腹股沟区及会阴部备皮，并检查穿刺部位皮肤有无感染、破损等。其他部位的皮肤准备应根据疾病所采取的介入治疗要求准备。并注意穿刺侧足背动脉搏动情况，以便于术中及术后作对照。

(4) 胃肠道准备：介入治疗前 1 d 给予易消化饮食，术前 4 h 禁食。如果采用静脉全麻，需要从手术前一天晚 20：00 后禁食、禁水，以防止麻醉或手术过程中因出现呕吐而发生误吸。

(5) 术前训练病人床上排便：以免术后卧床、病人不习惯床上排便而造成尿潴留。对于手术时间长及患有泌尿生殖系统疾病的病人应留置导尿管，以方便获得清晰的造影图像，同时避免术中膀胱过度充盈致病人烦躁而影响操作，或因病人尿失禁而污染手术台。

(6) 术前一般准备：① 术前测量病人体温、脉搏、呼吸、血压变化，如果体温超过 37.5 ℃ 或血压升高，应通知医生做好相应的处理。② 术前协助测量病人身高、体重，以备术中计算用药剂量。③ 根据病人病情术前遵医嘱给予抗生素治疗，以预防感染。④ 手术前一晚按医嘱应用镇静药保证病人睡眠。术前 30 min 遵医嘱给予镇静药，如地西泮 10 mg 肌内注射。⑤ 进导管室前病人应排空大小便。⑥ 去除带有金属物品的上衣和内衣，更换病员服。

(7) 术前物品准备：备好术中可能使用的器械、材料与药品，并检查监护及抢救设备，使之呈备用状态，如心电监护仪、氧气、吸引器、除颤器、气管插管。

(8) 认真填写介入治疗术前登记本。

(二) 介入治疗术中护理管理

1. 麻醉方法的选择　一般介入手术，如冠状动脉造影、射频消融、起搏器安置等均选择局部麻醉。房颤介入治疗中应用静脉麻醉。

2. 麻醉的准备工作

(1) 设定合理的导管室温度和相对湿度。导管室温度应保持在 22～24 ℃，相对湿度保持在 55%～65%，低于 50% 应纠正，以免影响手术病人的散热和静电蓄积。

(2) 在有噪声检测的条件下，将噪声高限设置在 90dB。高于 90dB 的各种环境容易使工作人员思想分散，工作差错率大大提高。

(3) 检查各种医疗仪器的放置情况，做到每个手术台有单独集中的电源插座板；麻醉机、除颤仪也有单独的插座板;避免仪器、电缆、导线扭曲、打结或被重物挤压而发生漏电事故。

(4) 逐一检查仪器的良好绝缘和可靠接地情况,尤其是对那些可能同时使用的仪器,如有创血压计、除颤仪等。

(三) 介入治疗术后护理常规

1. 术后交接班 由导管室医生将病人护送至病房,如为全麻病人,术后在导管室苏醒,待生命体征平稳后由麻醉师和导管室医生共同将病人送回,同时做好书面的交接班工作。

2. 体位与休息 根据疾病性质、病人的全身状况及麻醉方式,选择利于病人康复及舒适的体位。全身麻醉未清醒者应取平卧位,头偏向一侧,避免口腔分泌物或呕吐物误吸入呼吸道。全身麻醉清醒后或局部麻醉者可取仰卧位,抬高头部。动脉穿刺者穿刺侧下肢伸直并制动 12 h,静脉穿刺者下肢伸直并制动 6～8 h,以利于血管穿刺点收缩闭合,保持血流通畅,防止血栓形成。肢体制动解除后可左右旋转或取健侧卧位。术后需要抗凝治疗的病人 24 h 后可下床活动,一般造影者 12 h 后可下床,使用 Angioseal 血管封堵器或缝合器者,4 h 可下床活动,应用药物止血贴者 6 h 后可下床活动。所有行介入治疗者均应该尽量避免做下蹲及增加腹压的动作。

3. 穿刺部位的观察及护理 介入治疗结束后,应压迫穿刺点 15～20 min 后加压包扎,用 1 kg 的砂袋压迫穿刺部位,动脉穿刺者压迫 6h,静脉穿刺者压迫 2～4 h,注意砂袋不能移位。避免剧烈咳嗽、打喷嚏和用力排便,以免腹压骤增而导致穿刺点出血。如穿刺桡动脉者用绷带加压包扎或使用桡动脉压迫器,应密切观察手指颜色,穿刺部位有无渗血、出血及皮下血肿形成。如有渗血,及时更换敷料,保持穿刺部位敷料干燥,防止感染。倾听病人主诉,如病人手臂酸麻胀明显,可以逐渐减压,以不出血为宜。

4. 观察穿刺侧下肢血循环情况 密切观察足背动脉搏动是否减弱或消失、皮肤色泽是否苍白及温度是否下降、毛细血管充盈时间是否延长、穿刺侧下肢有无疼痛和感觉障碍。观察足背动脉 30～60 秒/次,双足同时触摸,以便对照。血栓形成多在术后 1～3h 内出现症状,所以术后 24h 要做好观察记录。若趾端苍白、小腿疼痛剧烈、皮温下降、感觉迟钝,则提示有股动脉血栓形成的可能,应及时通知医师进行相应的处理。

5. 生命体征的观察 介入治疗结束后将病人送回病房,部分病人进入 ICU 进行监护。根据病人病情及介入治疗术的不同,随时监测病人的心率、心律、血氧饱和度、血压及呼吸变化情况。鼓励病人多饮水,以加速肾脏对对比剂、化疗药物及毒素的排泄。对行溶栓术后的病人应密切观察有无出血倾向,用欣维宁的病人尤其要警惕颅内出血的发生。

【心血管介入术中的监护技术】

随着心血管介入治疗技术多领域、多层次的发展,导管室中建立完善的病人监护系统十分重要。很多时候能够监测到早期病情变化,是保证各项介入手术顺畅完成必不可少的条件,要求护士不仅熟练地掌握仪器使用方法,还要具备良好的监护技术,这样才能通过仪器监护观察发现病情变化,及时处理,保障各种介入手术的顺利开展和完成。

(一) 心电图术中监护

心电图术中监护就是通过心电图的实时变化提示介入手术对心脏产生的刺激,出现异常心律时,提示暂时停止操作,必要时要使用药物控制不正常心律,才能继续手术。

1. 介入术中常见心电图改变

(1) 心动过缓:经大量研究证明,明显的窦性心动过缓、窦房传导阻滞均可引起血流动学变化,病人会出现头晕、不适,严重者可出现晕厥、一过性黑蒙等症状。所谓血管迷走性昏厥便是指由于迷走神经张力亢进或交感神经受抑制,出现心动过缓、血压降低及心脏指数降低,在窦性心律时呈持续的、严重的窦性心动过缓,频率一般低于 50 次/分,常伴有窦性停搏、窦房传导阻滞,在此基础上,常有逸搏、逸搏心律出现。心脏介入治疗术中因为病人均有心脏疾患,出现心动过缓便容易引起明显的血流动力学障碍。

(2) 房室传导阻滞:完全性房室传导阻滞的 QRS 波群形态主要取决于阻滞的部位,如阻滞位于希氏束分支以上,则逸搏起搏点多源于房室交界区紧靠分支处,出现高位心室自主心律,QRS 波群不增宽。如阻滞位于双束支,则逸搏心律为低位心室自主心律,QRS 波群增宽或畸形。邻近房室交界区高位逸搏心律的速率常在 40~60 次/分,而低位心室自主心律的速率多在 30~50 次/分。多见于急性心肌梗死行介入治疗。病人下壁心肌梗死合并房室传导阻滞为紧急并发症之一,必须快速救治。

(3) 期前收缩:根据期前收缩起源部位的不同将其分为房性、室性和房室交界性三种。术中频发期前收缩时,提示手术医生必须予以处理。

(4) 房性心动过速:根据发生机制与心电图表现的不同,可分为自律性房性心动过速、折返性房性心动过速与紊乱性房性心动过速三种。如果心动过速持续时间延长,即使没有器质性心脏病,亦可引起充血性心力衰竭。房性心动过速可使心排量降低 30%~60%,中心静脉压可增高,当心室率过快时,也可引起休克。

(5) 室上性心动过速:急性心肌梗死并发室上性心动过速者甚少。心率>160 次/分持续时间长者,可使血流动力学变化明显,增加急性期的病死率。室上性心动过速对血流动力学指标的影响取决于病因及房室收缩的关系。阵发性室上性心动过速者,虽然心率较快,但常不会引起明显的血流动力学障碍。反之,非阵发性室上性心动过速,虽然心率较慢,但往往发生于急性心肌梗死的病人,故有明显的血流动力学障碍而导致血压下降。

(6) 室性心动过速:发生于各类器质性心脏病,最常见为急性缺血性心脏病,其次为心肌病、急性重症心肌炎、心瓣膜病、二尖瓣脱垂、心力衰竭、药物中毒、QT 间期延长综合征等。术中发生心室扑动会引起致命的昏厥。室性快速心律失常病人绝大多数有较严重的心脏疾病,这类心律失常引起的血流动力学障碍会很明显。心室颤动更是十分危急,此时心室完全失去有效的收缩能力,循环处于停顿状态,如果不能及时抢救,将迅速致命,故导管室要有良好的除颤设备,每台手术都要调整在快速使用状态,备好各种抢救药品,术中一旦发生室颤,必须迅速救治。

(7) 心房颤动:心房颤动(房颤)是成人最常见的心律失常之一,心房发生 350~600 次/分不规则的冲动,心室仅接受部分通过房室交界区下传的冲动,心室率 120~180 次/分,节律不规则。心房颤动时,心房失去有效的收缩功能,心室率如加快,必然对血流动力学指标带来影响,病人会出现相应的症状。房颤转为窦性心律后,血流动力学指标便可得到明显改善,其中心房有效收缩力的恢复起着重要作用。

2. 监护方法及重点

(1) 导线连接:心脏各项介入手术均需多角度 X 线投照显影,冠脉造影及 PCI 时要在影像中观察分析冠脉血管病变,因此心电图监护连接导联时导联线必须避开心脏投影影像区域,并保证不妨碍术者操作。监护时多选用四肢电极,导联线摆放在病人左侧床边,右侧上下肢导联线从病人平卧身下引到右侧。监护时将纽扣电极片分别粘贴在左、右侧上下肢内侧,再连接导线联线。调整监护导联排除干扰,如果室性房颤射频消融需要 12 导心电图监护时,用透 X 光的电极片将胸导 $V_1 \sim V_6$ 分别粘贴胸标准位置并连接导联线。

(2) 导联选择:导管室术中监护一定选择 R 波为主导联,以便监护心电图在手术中实时动态变化,准确发现各种心律失常。常用为Ⅰ、Ⅱ、Ⅲ、aVL、aVF 导联。在 PCI 术中球囊、支架会堵塞病变相应的血管,引发一过性冠脉缺血,监护可选择相应心电图导联观察一过性心肌缺血和缓解后的心电图 ST-T 的变化过程。

(3) 扫描速度:心电监护扫描常规选 50 mm/s,以利于分析各波间的关系。如心率过慢,RR 间期拉得过远,可将扫描速度调整为 25 mm/s。在电生理射频消融时为便于分析电位波形可调整为 100 mm/s 或 200 mm/s。

(4) 初始记录:病人进入导管室准备接受检查治疗时,首先连接好心电监护,记录下术前心电图,作为此次手术进程中的对照心电图,便于提示术中监护重点。

(5) 术中心律失常相关因素见表 24-1-1。

表 24-1-1　术中心律失常相关因素

心律失常	相关因素
窦性心动过缓	迷走神经反应、晕针、急性冠脉血管闭塞、压迫止血
频发室性早搏	心绞痛、急性心肌梗死、心肌再灌注心律失常
加速性心动过速	急性心肌梗死、急诊 PCI 术中血管开通后再灌注心律失常
室性心动过速	急性心肌梗死、急诊 PCI 术中血管开通后再灌注心律失常、其他并发症
房室传导阻滞	急性下壁心肌梗死、急诊 PCI 术中血管开通右冠后再灌注心律失常、射频消融术中损伤希氏束

(二) 动脉压力术中监护

介入治疗过程中动脉血压监测不仅可以显示动脉血压,同时可以通过波形来分析血流动力学变化,为诊断治疗提供科学可靠的依据。介入护士在监护中要不断地认识血流动力学改变的趋势,即波形变化比绝对值变化可能更重要。心脏介入术中是经导管直接连接监测系统来做动脉压的检测,可实时反映每一心动周期的收缩压、舒张压和平均压,并能初步判断心功能,评估心室收缩能力。

1. 常用监测方法

(1) 传统血压计袖带人工测量法:适用于任何情况(紧急、非紧急)。在没有动脉穿刺时,根据病人情况可随时测量。如发生血压不正常,可及时调整用药。

(2) 便携式体外监护仪:使用该仪器同时可以进行无创血压、氧饱和度、呼吸、心电图监测,既方便又实用,为各项手术安全提供有效帮助。导管室多用于无动脉穿刺手术时,如永久起搏器植入术、各种射频消融术、先心封堵术、使用镇静药物、儿科介入麻醉监测等。也可用于重病人转运途中的各项监护。

(3) 有创动脉压监测:术前调整生理监护仪,选择动脉压力监测界面,调整相关手术所需压力测量的量程,常用动脉为 150～200 mmHg(屏幕显示即为每格 15～20 mmHg/计算单位),其他如右心导管测压时量程可使用 20～50 mmHg(屏幕显示即为每格 2～5 mmHg/计算单位)。

连接动脉压力监测传出连线与换能器。目前导管室使用多为一次性换能器,操作方法简单,一次性换能器打开递于台上后,将插口端与监护仪测量线插接即可使用。同时用肝素盐水将测量系统全程冲洗,并将换能器中充盈排出气体(包括连接管、三通管、换能器)。测量系统排气时,先将换能器前端三通管关向大气一侧,便可使输液袋中盐水沿输液管道流向换能器中,充盈盐水排出气体。而后再将已排空气体的换能器前端三通管关向压力测量系统,此时换能器应通过三通管调整与大气相通。校对监护仪测量零点,校准时机器显示扫描线在基线上水平移动,提示数字为零,即收缩压/舒张压/平均压(0/0/0)。之后将三通管关向大气,通向压力测量系统,即:通大气关压力,通压力关大气。

换能器要摆放平稳,固定位置,并要求与病人腋中线为水平,需随病人胖瘦调整水平,这样可以减少术中动脉压力监测误差。要求放置在可以随血管造影机器一起移动的固定架上。

2. 正常压力波形　正常动脉压力波分为升支、降支和重搏波。升支表示心室快速射血进入主动脉,至顶峰为收缩压,正常值为100~140 mmHg;降支表示血液经大动脉流向外周,当心室内压力低于主动脉时,主动脉瓣关闭与大动脉弹性回缩同时形成重搏波。之后动脉内压力继续下降至最低点,为舒张压,其正常值为60~90 mmHg。从主动脉到周围动脉,随着动脉管径和血管弹性的降低,动脉压力波形也随之变化,表现为升支逐渐陡峭,波幅逐渐增加。

3. 动脉压监测意义

(1) 收缩压(SBP):克服各脏器的临界关闭压,保证血液供应。

(2) 舒张压(DBP):维持心脏冠状动脉灌注压。

(3) 平均动脉压:为心动周期的平均血压,与心排量和体循环血管阻力有关,是反映人体各脏器组织灌注是否良好的重要指标之一。

2. 心脏各腔室压力参数正常值(表24-1-2)

表24-1-2　心脏各腔室压力参数正常值

各腔室压力参数	正常值
右心房(RAP)	0~8 mmHg
右心室压(RVP)	收缩压15~30 mmHg,舒张压0~8 mmHg
肺动脉压(PAP)	收缩压15~25 mmHg,舒张压8~14 mmHg
肺毛细管嵌顿压(PWP)	6~12 mmHg
动脉内压(AP)	收缩压100~140 mmHg,舒张压60~90 mmHg
左室压(LVP)	收缩压100~140 mmHg,舒张压5~10 mmHg

3. 压力改变与相关因素(表24-1-3)

表24-1-3　血压改变的临床意义

动脉压力降低(<90/60 mmHg)	① 迷失神经张力过高,情绪紧张;② 晕针;③ 操作导管时深插冠脉血管;④ 主干病变,开口狭窄;⑤ 急性心肌梗死,冠脉急性血栓;⑥ 冠脉穿孔;⑦ 急性过敏性休克;⑧ 心包填塞
动脉压力升高(>160/100 mmHg)	① 长期持续高血压;② 术前未能及时服用降压药物;③ 紧张;④ 合并肾动脉狭窄;⑤ 术中憋尿;⑥ 急性左心衰

(三) 血氧饱和度监测

1. 血氧饱和度的定义　动脉血氧饱和度是指红细胞与氧结合达到饱和程度(全部结合)的百分数。血氧饱和度是反映呼吸循环功能的一个重要生理参数。在急性心肌梗死、急诊PCI术中,导管室各项重症病人抢救中,及时评价血氧饱和度的状态,尽早地发现低氧血症的病人,能更有效地预防或减少缺氧所致的意外死亡。

2. 使用脉搏血氧仪的注意问题 如果在测量过程中病人肢体的被测部位剧烈活动,会影响到这种规则脉动信号的提取,从而使测量无法进行。当病人的末梢循环严重不畅,如休克病人,将会导致被测部位动脉血流减少,使测量不准或无法测量。血氧探头应尽量避免光照。涂指甲油的指甲或同侧手臂测量血压时,会导致血氧饱和度测量困难。

3. 影响血氧饱和度监测的因素 传感器位置安置不到位;指甲过长,涂指甲油影响信号测量;强光环境对信号的干扰;休克病人的皮肤温度过低;同侧手臂测量血压时,影响末梢血管搏动,导致测量困难。

(四) 临时起搏术应用

1. 治疗性起搏

(1) 缓慢心律:各种原因引起的房室传导阻滞、严重窦性心动过缓、窦性停搏伴心源性脑缺氧综合征(阿-斯综合征)发作或近乎昏厥者。

(2) 急性心肌梗死:① 新发生的室内双支或三支传导阻滞,作预防性起搏。② 急性前壁心肌梗死出现二度Ⅱ型或三度房室传导阻滞。③ 急性下壁心肌梗死伴高度或完全性房室传导阻滞,经药物治疗无效或伴有血流动力学改变者。④ 严重心动过缓,窦性停搏伴低血压、昏厥、心绞痛、末梢循环不良而阿托品不能纠正者。

(3) 各种原因引起QT间期延长,并发尖端扭转型室性心动过速。

(4) 原发性室速、室颤、心脏骤停。

(5) 阵发性室上性心动过速、心房纤颤、心房扑动须行超速抑制治疗。

2. 保护性起搏

(1) 有慢性心脏传导系统功能障碍者进行大手术,或妊娠分娩、心血管造影时。

(2) 冠心病者行冠状动脉造影术、左室造影术、PTCA或瓣膜病患行球囊扩张瓣膜成形术时。

(3) 心肌病或疑有窦房功能不全的心脏病病人行心房颤动、心房扑动或室上性心动过速电复律时。

(4) 已用大量抗心律失常药物又需电击除颤时,可预先安装临时起搏器。

3. 起搏方式及安装方法 在X线的电视监视器下,将导管电极送达右心室。若导管电极不易进入右心室,可以将导管电极在右心室形成一弧度,或退至下腔静脉,使导管前段进入肝静脉形成弧度后再送至右心房,进入右心室心尖部肌小梁处。

4. 并发症 有关临时起搏的并发症可以与多种因素相关,包括静脉穿刺损伤、心脏内导联的机械刺激作用、起搏器导联的电活动、血肿、感染或血栓形成、起搏失败。并发症发生率在14%~36%,其中大部分是穿孔形成的、由电极机械刺激或感染引起的室性心律失常。

(五) 电-机械分离处理

电-机械分离是指心脏有电活动而无有效的机械(泵)作用。常为一种临终的表现,亦为猝死的一种形式。电-机械分离的机制可分为以下三类:

(1) 前负荷不足:内出血及急性心包填塞等。

(2) 后负荷不足:如急性流出道阻塞、肺动脉栓塞。

(3) 心脏受抑制或泵性功能衰竭:急性心肌梗死及心肌病等。

上述因素导致心脏无效收缩,从而不能完成足够的机械功。其电-机械分离常表现为起搏点向下移位,即窦房结的起搏功能逐渐被心房所代替,以后又为房室交界区所代替,接着出现室性心律,最终发生心室停搏。应急措施为:立即电除颤,心肺复苏。

(陈 琦)

第二节 血流动力学监测

血流动力学监测分为无创伤性和创伤性两大类。无创伤性血流动力学监测(noninvasive hemodynamic monitoring)是指应用对机体组织没有机械损伤的方法,经皮肤或黏膜等途径间接取得有关心血管功能的各项参数,其特点是安全,无或很少发生并发症。创伤性血流动力学监测(invasive hemodynamic monitoring)通常是指经体表插入各种导管或监测探头到心腔或血管腔内,利用各种监测仪或监测装置直接测定各项生理学参数如周围动脉压、中心静脉压和肺动脉压等。本节重点介绍创伤性周围动脉压测定的方法、操作步骤和临床价值。

【创伤性周围动脉压监测的指征】

(1) 各类危重病、循环功能不全、体外循环下心内直视手术、大血管外科手术及颅内手术等需连续监测周围动脉内压力的病人。

(2) 严重低血压、休克和须反复测量血压的病人,以及用间接法测压有困难或脉压过小难以测出时,采用直接动脉内测压,即使压力低至 30～40 mmHg,亦可准确地测量。

(3) 术中血流动力学指标波动大,病人须用血管收缩药或扩张药治疗时,连续监测动脉内压力,不但可保证测压的准确性,且可及早发现使用上述药物引起的血压突然变化,如嗜铬细胞瘤手术。

(4) 术中须进行血液稀释、控制性降压的病人。

(5) 染料稀释法测量心排血量时,由周围动脉内插管连续采取动脉血样分析染料的浓度。

(6) 须反复采取动脉血样作血气分析和 pH 测量的病人,为减少采取动脉血样的困难,以及频繁的动脉穿刺引起的不适和损伤,一般也主张作动脉内插管,既可对循环动力学指标进行监测,又可在病人稳定状态下采样,提高测量数据的准确性。

【周围动脉插管途径】

桡动脉常为首选,左侧桡动脉最常用。在腕部桡侧腕屈肌腱的外侧可清楚摸到桡动脉搏动。由于此动脉位置浅表,相对固定,因此穿刺插管比较容易。桡动脉与尺动脉在掌部形成平行的血流灌注,只要尺动脉平行循环良好,手部血流灌注不会引起障碍。此外肱、股、足背和腋动脉均可采用,周围浅表动脉只要内径够大,可扪到搏动,均可供插管。原则上应该选择即使由于插管引起局部动脉阻塞,其远端也不会发生缺血性损害的动脉。

桡动脉插管前可测试尺动脉供血是否畅通。清醒病人可用改良 Allen 试验法测试。操作步骤如下:测试者用手指压迫桡动脉,终止血流;嘱病人将手举过头部并作握拳、放松动作数次,然后紧紧握拳;保持对桡动脉的压迫,嘱病人将手下垂,并自然伸开;记录手、掌部颜色由苍白转红的时间。若尺动脉畅通和掌浅弓完好,转红时间多在 3 s 左右,最长也超不过 6 s。若颜色恢复延迟至 7～15 s 为可疑,说明尺动脉充盈延迟、不畅。当手部颜色在 15 s 以上仍未变红,说明尺动脉血供有障碍。可采用超声来判断手掌部的血流供应及平行循环供血情况,特别对于不能配合的病人如幼儿、意识不清和全麻后病人。

【插管技术】

常选用左侧桡动脉,成人用 20G 的 Teflon 或 Vialon 外套管穿刺针,长 3.2～4.5 cm。穿刺时病人仰卧,左上肢外展于托手架上,腕部垫高使腕背伸,拇指保持外展,消毒铺巾,保持无菌技术。于腕横线桡骨茎突旁桡动脉搏动最清楚处进皮,与皮肤呈 30°～45°角,有鲜红的血液喷射至针蒂,表明内针已进入动脉。再进针约 2 mm,将外套管送入动脉腔内。拔除内针,有搏动性血流自导管喷出,证实导管位置良好,即可连接测压装置。

【测压装置】

血压是属于流体力学的物理量,在测量时可通过换能器使机械能变换成在数量上与它一致的电信号,经放大后即可显示和记录。

1. 换能器　目前多采用电阻式换能器。

2. 连接管道　测压时用高频效应的换能器,用内径为 2.0～3.0 mm、长约 60 cm 的硬质连接管为宜,至多不应超过 120 cm,并保证测压系统内不能有气泡。

3. 连续冲洗　连续冲洗可有效地防止血凝阻管,含肝素液的塑料输液袋外加压至 300 mmHg,经调节器调节滴速后连接自动冲洗装置,以每分钟 2～4 滴(或每小时 2～4 mL)的速度连续冲洗管道。若无连续冲洗设备,以肝素液间断冲洗,也能达到同样的效果。测压过程中发现压力波形减幅、失真时,按快速冲洗杠杆(或拉橡皮活塞),就可提供 1.5 mL/s 的冲洗液,进行快速冲洗。

【注意事项】

(1) 不同部位的压差在周围动脉不同部位测压,要考虑到不同部位的动脉压差。决定血流的平均动脉压从主动脉至周围小动脉逐渐降低。人仰卧时,测定主动脉、大动脉及其分支和周围动脉压力时,收缩压依次升高,而舒张压逐渐降低,脉压相应增宽。

(2) 零点:采用换能器测压时,换能器固定的高度应与心脏在同一水平,当病人体位改变时应随时调整高度;监测脑部血压时,换能器应与脑水平一致,避免由此而造成测压误差。

(3) 导管口方向:通常测定动脉压的导管口是迎向血流方向,因此测出的压力是血管内侧压强与血液流动的动压强之和。不过当血流速度不大时,管口方向的影响可以忽略。但在心率增快、血流速度增加,以及动脉管腔由于导管插入而遭阻塞形成"终端"动脉时,将造成动脉压力波的反响、共振,就会使测得的压力数值显著高于实际数值。

(4) 直接测压和间接测压的比较:收缩压在 100～150 mmHg,直接测压和间接测压相仿;超过或低于此范围就有差别。一般直接测得的动脉压比间接法略高,收缩压常常会高出 5～20 mmHg,在休克、低血压和低体温病人,由于血管收缩,此种差别还会增加。

【常见并发症及其预防】

1. 出血　穿刺时损伤、出血均可引起血肿,一般经加压包扎后均可止血。拔管后若处理不当,也可在发生血肿的基础上引起感染。拔除桡动脉测压管后应局部压迫并高举上肢 10 min,然后加压包扎以防血肿,通常在 30 min 后便可放松加压包扎。

2. 血栓　血栓多由于导管的存在而引起。随着导管留置时间的延长,血栓形成的发生率增加。用 18G 导管,留置 20 h 血栓发生率为 25%;20～40 h 则达 50%。导管越粗、反复动脉穿刺时,血栓形成率高。拔管后局部包扎注意松紧,既要防止血肿形成,但也要防止长时间过度压迫而促使血栓形成。一旦桡动脉血栓形成,只要尺动脉血供良好,一般问题不大,桡动脉血栓形成有 70% 发生在拔管后的 24 h 以内,血栓形成后绝大多数可以再通。

3. 栓塞 栓子多来自围绕在导管尖端的小血块、冲洗时误入气泡或混入测压系统的颗粒状物质。用连续冲洗法可减少血栓栓塞的机会。间断冲洗时血凝块要抽吸出而不能注入。腋动脉插管后最好采用连续冲洗,若进行间断冲洗,只能用少量肝素溶液轻轻冲洗,避免大量血凝块或气泡逆入动脉进入脑血流而引起脑栓塞。

4. 感染 导管留置时间越长,感染机会越多。一般导管留置不要超过3~4 d。当局部出现感染或有任何炎症征象时,即应立即拔除导管。

【临床意义】

临床上血流动力学监测除了动脉血压监测外,还需配合静脉压如中心静脉压、左房压的监测。左房压(LAP)与静脉压(CVP)、血压三者之间的关系、临床意义及处理方法见表24-2-1。

表24-2-1 左房压与静脉压、血压三者之间的关系

LAP	CVP	BP	循环问题	处理方法
下降	下降	下降	循环血量不足	迅速补充血容量
升高	升高	正常	血容量过多或心功能低下	强心、利尿
正常	升高	正常	血容量过多或右心衰竭	控制入量、利尿
进行性升高	进行性升高	下降	低心排血量,心包填塞或严重的心力衰竭	强心、利尿、心包引流
正常	正常	下降	心肌收缩力下降	儿茶酚胺类药物,洋地黄及钙剂

(赵 欣)

第三节 倾斜试验

倾斜试验(tilt table test,TTT)又称直立抬头倾斜试验(head-up tilt test,HUT),是诊断血管迷走性晕厥最重要的方法,是将病人置于可控的试验台上而被动地倾斜以诱发血管抑制性晕厥的一项安全有效诊断技术。根据倾斜试验对不明原因的晕厥病人进行检查的结果,有50%~66%的晕厥可能是由神经介导的血管迷走神经性晕厥。

正常人由平卧位变为直立时,300~800 mL血液从胸腔转移到下肢,致静脉容积增加,使心室前负荷降低,心输出量减少,动脉压下降,主动脉弓和颈窦压力感受器张力减弱,迷走神经传入张力消失,交感神经传出信号增加,通过心率加快和外周血管收缩来代偿以增加心输出量。倾斜试验所介导的正常血流动力学变化:心率增加10~15次/分,舒张压升高5~10 mmHg,收缩压无改变或轻度下降。

血管迷走性晕厥病人由平卧位变成倾斜位时,身体下部静脉的血流淤积程度较健康人更为显著,回心血量突然过度减少,左室强力收缩,刺激左室后下区的C类无髓鞘神经纤维(简称C纤维),由此感受器产生强烈冲动传至脑干,反射性引起交感神经活性减低,迷走神经兴奋亢进,导致心率减慢和外周血管扩张,心排出量减少,血压下降,发生晕厥。因此,倾斜试验所介导的异常血流动力学变化:① 直立体位性心动过速综合征:心率增加>30次/分或脉搏持续120次/分,多主诉有心悸、乏力、晕厥前兆。② 直立位低血压:收缩压降低至少20 mmHg或舒张压降低至少10 mmHg。③ 血管迷走性晕厥:通常表现为血压突然下降并伴有症状,多发生于倾斜试验开始10 min以上,常伴有心动过缓。血压下降和心率减慢可不完全平行,以心率减慢为突出表现者为心脏抑制型,以血压下降为突出表现者,心率轻度减慢为血管抑制型,心率和血压均明显下降者为混合型。④ 自主神经功能异常:收缩压和舒张压即刻且持续降低而心率无明显增长,导致意识丧失,多伴有多汗、便秘、怕热等自主神经功能紊乱的表现。⑤ 心理因素反应:有症状而没有相应的心率、血压变化。⑥ 脑性晕厥:在倾斜试验中脑血管超声检查提示脑血管收缩,而无低血压或心动过缓发生。

【试验方法】

1. 准备　试验前准备好除颤仪、一些抢救药物如阿托品、异丙肾上腺素等,并为受试者建立静脉通道,连接心电监护电极,停用一切药物5个半衰期以上,禁食4 h。

2. 卧位　让受试者平卧位于电动倾斜床上,安静状态下平卧10 min,并连续血压心电监测,每分钟测血压,共计5～15 min,取均值为其基础血压。

3. 基础倾斜试验　先用倾斜床将受试者置于60°～90°的直立倾斜位15 min,每3～5 min测血压1次,并连续心电监护,观察血压、心率的变化。如诱发出晕厥或类似平时晕厥的症状,则停止试验。如未激发症状,则让受试者平卧5～10 min后进行下一步药物激发。

4. 药物激发　激发试验中常用药为硝酸甘油或异丙肾上腺素,其他还有腺苷、氯丙咪嗪等。硝酸甘油0.3～0.8 mg,倾斜时间为15～20 min,甚至单纯进行15 min的药物刺激试验更加容易开展,静脉或舌下应用硝酸盐既可以避免严重的副作用(仅有头痛),也不必将床放平后再倾斜,节约时间,病人耐受性好,有利于得到一个快速、准确的试验结果。也可用异丙肾上腺素,基础试验阴性者,倾斜床回至水平位,静脉泵入异丙肾上腺素,起始剂量为1～3 μg/min,剂量调整根据心率是否达到高于平卧位基础心率的20%,然后重复试验20 min。副作用:因头痛、心慌,不能耐受而终止检查。异丙肾上腺素作为激发药物应用有其局限性,在有器质性心脏病病人中有报告出现室上性心律失常、变异性心绞痛甚至室颤者。

【诊断标准与阳性意义】

在规范化操作倾斜试验中,病人出现晕厥或近似晕厥,同时伴以下条件为阳性:

1. 血压下降　收缩压≤80 mmHg和(或)舒张压≤50 mmHg,或平均动脉压下降≥25%。

2. 心率减慢　窦性心动过缓(<50次/分),窦性停搏代以交界性异搏心率,一过性二度或三度房室传导阻滞或长达3 s以上的心脏停搏。倾斜试验中,心率减慢与血压下降的反应可不完全平行。根据血压和心率的变化可分为3种不同的反应类型:

(1) 1型(混合型):晕厥时心率和血压均下降。心率下降,但不低于40次/分;或低于40次/分,但持续时间<10 s(伴或不伴心脏停搏<3 s),同时有血压降低。

(2) 2型(心脏抑制型):表现为心率突然减慢甚至心脏停搏,之前没有血压下降。2A型(没有心脏停搏)心率下降≥40次/分,持续时间<10 s,不伴心脏停搏(>3 s);2B型(有心脏停搏)心脏停搏>3 s,在心率下降同时或之后发生血压降低。

(3) 3型(血管抑制型):晕厥发生时,表现为血压下降,同时伴有心率轻度减慢或变化不大。

【护理配合】

试验前做好病人的思想工作,晕厥发生时病人常常很痛苦,同时伴有恐惧心理,如果心情过于紧张,不仅直接影响检测的准确性,有时会使试验难以进行,甚至发生危险。由于直立倾斜试验时禁用一切镇静药物,故试验前应告知受试者检查过程,安慰病人,让其知道检查的安全性,使试验顺利进行。

试验中密切观察监护示波,必要时辅以手测血压,注意测量的频度。开始使用异丙肾上腺素后,病人常有心慌、脸红等不适,应告知这是药物反应所致。一旦出现阳性反应,应在医生的指导下放平病人,撤去异丙肾上腺素,待其逐渐恢复。

保证静脉通道的通畅,并在穿刺前选择稍粗静脉,以利药液能按要求输入,并利于抢救时保持有效通道。为了防止阳性反应时出现呕吐,检查前可禁食一段时间,如检查过程中仍有恶心、呕吐,可让病人的头侧向一边,以免误吸。老年人行此项检查时更应适当放慢试验程序,小心监护。

(赵 欣)

第二十五章 其他诊疗技术及其护理

第一节 气管插管、气管切开及其护理配合

一、气管插管及其护理配合

气管插管是指经口或经鼻植入导管至气管。它是建立人工气道的可靠途径,也是进行人工通气的最佳办法。气管插管后便于清除呼吸道分泌物,维持气道通畅,减少气道阻力,也有利于减少呼吸道解剖无效腔,保证有效通气量,为给氧、加压人工呼吸、气管内给药等提供了条件。因此,气管插管不仅是临床麻醉中不可缺少的,而且在危重病人的救治中也具有极其重要的作用。

【气管插管的适应证】

(1) 呼吸功能不全或呼吸困难综合征,须行人工加压给氧和辅助呼吸者。

(2) 呼吸、心跳骤停行心肺脑复苏者。

(3) 呼吸道分泌物不能自行咳出,须行气管内吸引者。

(4) 各种全麻或静脉复合麻醉手术者。

(5) 颌面部、颈部等部位大手术,呼吸道难以保持通畅者。

(6) 婴幼儿气管切开前须行气管插管定位者。

(7) 新生儿窒息的复苏。

【气管插管的禁忌证】

(1) 喉头水肿、急性喉炎、喉头黏膜下血肿、插管创伤引起的严重出血等,此类病人在面罩给氧下行气管切开较安全。

(2) 咽喉部烧灼伤、肿瘤或异物存留者。

(3) 主动脉瘤压迫气管者(因插管可导致主动脉瘤破裂)。

(4) 下呼吸道分泌物潴留所致的呼吸困难,难以从插管内清除者,应做气管切开术。

(5) 颈椎骨折、脱位者。

【操作目的】

(1) 保持呼吸道通畅。

(2) 利于清除气道分泌物。

(3) 减少气道阻力,减少无效腔量,改善呼吸功能。

(4) 利于给氧、辅助机械通气及治疗肺部疾病。

(5) 临床麻醉的重要组成部分。

【操作前准备】

1. 病人准备

(1) 评估病人病情、生命体征、意识及精神状况,听诊双肺呼吸音、有无痰鸣音;病人对自身疾病及气管插管的认识;有无紧张、焦虑、恐惧心理。

(2) 术前检查:为保证顺利插管,插管前须行以下检查:① 鼻腔:对拟行经鼻插管者,应测试每侧鼻孔通气情况,有无鼻中隔弯曲、鼻甲肥大或鼻息肉等。② 牙齿:对松动龋齿、患牙周炎的牙齿以及Ⅲ度松动牙齿,应在术前拔除为好。③ 张口度:正常病人张口时,上下门齿间距为 3.5～5.5 cm,平均 4.5 cm(相当于三指宽)。当上下门齿间距为 1～2 cm 时,无法植入喉镜,需采用经鼻盲探及其他方法插管。④ 颈部活动度:正常人颈部能前屈 165°,后仰>90°。如后仰不足 80°,常须采用盲探或其他方法插管,如经口用手指探引导插管(操作者站在病人的右侧,用左手食指插入口腔,探触会厌的位置,作为插管向导)。⑤ 咽喉部情况:凡有咽部炎性肿物(扁桃体肥大、咽后壁脓肿)、喉部病变(喉狭窄、喉癌)及先天性畸形(喉结过高、漏斗喉、喉头狭窄)等病人,无法行经声门气管插管,须行气管切开插管。

2. 物品准备　备气管插管盘,含以下物品:

(1) 喉镜(图 25-1-1):有成人、儿童、幼儿三种规格,镜片有直、弯两种类型,一般多用弯型镜片,它在暴露声门时不必挑起会厌,可减少对迷走神经的刺激。操作过程中应避免以喉镜做杠杆、以病人牙齿做支点。

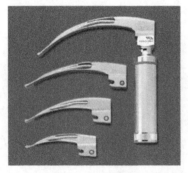

图 25-1-1　喉镜

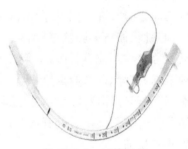

图 25-1-2　气管导管

(2) 气管导管(图 25-1-2):有橡胶管和塑料管两种。使用时应根据插管途径、病人年龄、性别和身材等因素来选择气管导管,成年男性一般用 F36～F40 号,女性用 F32～F36 号,鼻腔插管者应小 2～3 号,且不带套囊,14 岁以下儿童可按以下公式选择导管:导管号数=年龄+18。气管插管型号选择见表 25-1-1。

表 25-1-1　气管插管型号

插管方式	男性/mm	女性/mm
经口行气管插管	7.5～8.0	7.0～7.5
经鼻行气管插管	7.0～7.5	6.5～7.0

(3) 导管管心:可用细金属条(铜、铝、铁丝皆可),其中以可塑性细铜条最为理想,长度适当,以插入导管后其远端距导管开口 0.5～1 cm 为宜。

(4) 气管插管套囊:根据充气容量和囊内气压,将套囊分为小容量高压套囊和大容量低压套囊二种。小容量高压套囊现已少用,高容量低压套囊一般能耐受约 4 kPa(30 mmHg)的囊内压,对气管壁压迫较小,较安全,现已广泛应用,使用前应检查套囊是否漏气,注气要缓慢,注气量不超过 8 mL。

(5) 其他:另备牙垫、喷雾器(内装 1%丁卡因或其他局麻药)、10 mL 注射器及注气针头、血管钳或夹子、胶布、消毒凡士林、听诊器、吸痰管、润滑剂、简易呼吸器或呼吸器、吸引器、氧气装置、鼻腔插管时还应备插管钳。

【操作方法】

(1) 准确判断病人病情,及时通知医师,备好插管用物。

(2) 清理口鼻腔分泌物(取下义齿),检查牙齿是否松动。对神志清醒的病人做好解释工作。

(3) 让病人去枕平卧,充分开放气道。

(4) 应用吸氧或简易呼吸器(图 25-1-3)加压给氧方式,以提高病人血氧饱和度。

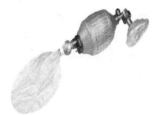

图 25-1-3 简易呼吸器

(5) 提供合适气管插管型号,检查气囊是否漏气,插入管芯并将导管前半部分润滑。

(6) 连接喉镜、检查光源(必要时喉头喷雾麻醉)。

(7) 插管过程中遵医嘱给予镇静剂或协助按压环状软骨,以防止反流的胃内容物误吸。

(8) 插管成功后拔除管芯,立即予以吸痰。

(9) 向气管插管气囊充气 10 mL,并连接呼吸机给氧。

(10) 听诊双肺呼吸音以确定插管位置。

(11) 放入牙垫,妥善固定气管插管。

(12) 记录气囊充气量,并观察气管插管外露长度,应用胶布及口寸带固定。

(13) 无禁忌证病人床头抬高 30°~40°,必要时约束病人肢体。

(14) 观察病人生命体征、氧饱和度变化等,及时、准确地做好记录。

(15) 正确处理用物,遵医嘱摄胸片,以确定插管位置。

【气管插管后护理】

1. 病情观察 观察病人的神志、呼吸、脉搏、血压及血氧饱和度的变化。

2. 气管插管位置的固定 正确的气管插管位置应在气管隆突上 1~3 cm,一般成人插管深度在 22~23 cm。如插入过深,顶住气管隆突,则会影响通气;插入一侧支气管(多为右侧)会造成单侧肺通气;过浅则容易脱出。护理:① 调节并确定气管插管位置,听诊两肺呼吸音,测量插管顶端至门齿的距离,并用记号标明刻度,每班交班、定期检查。② 气管插管胶布妥善固定,移动病人时应专人扶持颈部,翻身时注意气管插管、呼吸机管道位置,防过度牵拉导致插管移位或脱出。③ 插管后定期检查导管是否通畅,有无扭曲。

3. 适度的气囊充气 气囊充气压过高,会阻断局部黏膜的血供,导致黏膜坏死、管道狭窄、变形,甚至气管-食管瘘等的发生,适宜的气囊充气压力应小于 20 mmHg。注入气囊内的气量一般在 5 mL 左右,可少量分次注入,通常以刚能封闭气道而听不到漏气声后再注入 0.5 mL。需较长时间应用时,应每 4~6 h 放松气囊 1 次,每次 5~10 min,放气前吸净口腔和喉部分泌物。进食时气囊要充气,以防食物误入气管引起阻塞或吸入性肺炎。

4. 气管内吸引的正确实施 严格遵守无菌操作,一般先吸引气管导管内分泌物,再吸引口、鼻腔内分泌物。每根吸痰管仅限 1 次,用后集中消毒处理。吸痰前后配合翻身扣背,吸痰前后 2~3 min 吸入 100% 纯氧。吸痰管直径小于导管内径的 1/2，吸引动作轻柔，每次持续时间不超过 15s，负压不超过－90 mmHg，吸引过程中注意监测心率、心律及血氧饱和度。若出现心率增快或减慢、心律不齐、脉氧饱和度下降或发绀，应立即停止吸引。

5. 呼吸道的湿化及温化　气管插管后，气体经导管直接进入呼吸道，而丧失鼻腔正常的温湿化过程，导致气管内分泌物黏稠结痂影响通气。因此要加强气道的温湿化，湿化器温度调节一般不超过 35 ℃，湿度维持在 32%~35%。湿化器中使用蒸馏水，湿化器和蒸馏水每 24h 更换。注意观察湿化效果，若分泌物黏稠，可定时向气管内注入少量的无菌生理盐水，一般成人每次 2~3 mL，小儿每次 0.5~2 mL，注意应在吸气相注入。

6. 口腔护理　保留气管导管 12h 以上者，每 4h 进行一次口腔护理，每 24h 应更换牙垫，并将插管从一侧移到另一侧（防止长时间压迫口腔黏膜引起溃疡），更换胶布妥善固定。

7. 心理护理　清醒病人实施气管插管后，因无法开口说话而难以表达身心不适，会产生恐惧、焦虑情绪，导致呼吸、心率加快，血压升高，烦躁不安，造成导管脱出或自行拔管。因此，护理人员应理解病人所承受的痛苦与不适，告知这是暂时的，教会病人运用会话卡、写字、打手势、点头等交流方式与医务人员及家属交流。

【意外情况的预防与处理】

（1）自行拔管和导管脱出。对于清醒、极度烦躁而不能配合，又未用镇静剂的病人，应使用约束带适当固定肢体，防止自行拔管。导管应固定牢固，胶布被浸湿后应及时更换，以免导管滑脱。

（2）导管阻塞：常见原因有分泌物、痰、血块等阻塞导管；导管曲折压瘪；套囊充气后阻塞导管斜口；特殊体位如俯卧位、头扭曲、头过度后仰等，使导管斜口贴向气管壁；导管内径过细。对此种情况，可按发生原因做好预防，如加强气管内的湿化与吸引，痰液黏稠者，定时向导管内注入生理盐水，稀释痰液。吸痰时，吸痰管应插入足够深。

（3）导管误入一侧总支气管：导管常易误入右侧主支气管，系插入过深或因头前屈、后仰和旋转使导管移位所致。预防方法：插入导管后注意听两上肺呼吸音，并观察两侧胸廓扩张度，有助于判断导管斜口位置。

【注意事项】

（1）气管插管动作要轻柔、熟练，防止软组织损伤及避免因心血管刺激引起心脏骤停。

（2）必要时按医嘱给予镇静治疗。

（3）对于呼吸困难、严重缺氧、氧饱和度低者，使用面罩高浓度给氧或应用简易呼吸器加压给氧（图 25-1-4）。改善缺氧状态后，可提高血氧饱和度至 90% 以上。

（4）插管过程中及插管后严密观察病人反应（呼吸频率、节律、氧饱和度、血压、心率等），及时向医生提供信息。

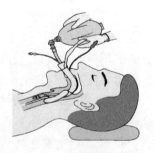

图 25-1-4　简易呼吸器加压给氧

（5）操作时注意无菌原则，如吸痰、静脉给药等。

（6）插管不成功时不能反复插管，以免损伤气管引起喉头水肿。

【拔除气管插管的护理】

1. 操作目的

（1）病人呼吸功能改善、气道通畅、具有拔管指征，去除人工气道。

(2) 改变人工气道的途径。

2. 操作方法

(1) 判断病人病情,备好拔管用物。

(2) 向病人解释操作目的、方法和拔除气管后吸痰的意义与方法,操作人员洗手、戴口罩。

(3) 给纯氧 2 min,先气道内吸引,再吸净口鼻腔的痰液。

(4) 再次给予 2 min 纯氧并观察病人生命体征和氧饱和度情况,连接吸氧装置及氧气管,遵医嘱调节氧气流量。

(5) 再次吸痰,边做气道吸引,边拔除气管插管(5s 左右),协助者将固定带解开并用注射器将插管气囊内气体完全抽出。

(6) 立即给予吸氧,观察病人生命体征、血氧饱和度、气道是否通畅等。

(7) 松开手部约束带,再次向病人解释吸痰的目的及方法,并给予吸痰。

(8) 拔管后喉痉挛或呼吸困难者,应用简易呼吸器加压给氧,必要时再行气管插管。

(9) 整理床位,安置病人半卧位,洗手,加强口腔护理。

(10) 处理用物,洗手,记录拔管时间和监测内容。

(11) 严密观察病人病情变化,吞咽、咳嗽功能,预防并发症,遵医嘱复查动脉血气。

【拔管护理】

(1) 拔管时机:当病人通气量正常,呼唤后能正确回答,方予拔管。

(2) 拔管前应吸净口、鼻、咽部及气管内的分泌物;解开固定插管的布带,松动胶布,将气囊放气,拔除气管插管。

(3) 拔管后将病人头转向一侧,再次吸净口腔内分泌物,立即予以吸氧,并做好口腔护理,注意观察呼吸道是否通畅,通气量是否足够、皮肤黏膜的色泽及血压、脉搏是否平稳,必要时床边备插管装置,供重新插管或气管切开之需,重症病人拔管后 1h 复查动脉血气变化。

(4) 拔管后严密观察病人病情、生命体征、氧饱和度变化情况。

二、气管切开及其护理配合

气管切开可防止或迅速解除呼吸道梗阻,或取出不能经喉取出的较大的气管内异物。气管切开可减少呼吸道解剖无效腔 50%,增加有效通气量,也便于吸痰、气管内滴药、加压给氧等。此方法为有创的方法,操作不当可导致一定的并发症,如术后感染、拔管后气管狭窄等,临床应予以重视。

【应用解剖】

颈段气管位于颈部正中,上接环状软骨,下至胸骨上窝,前覆有皮肤和筋膜,两侧胸骨、舌骨肌及胸骨甲状肌的内侧缘在颈中线衔接,形成白色筋膜线,沿此线向深部分离,较易暴露气管。颈段气管有 7~8 个气管环,甲状腺峡部一般位于第 2~4 气管环,气管切口宜在峡部下缘进行,避免损伤甲状腺引起出血。无名动脉、静脉位于第 7~8 气管环前壁,故切口不宜太低。气管后壁无软骨与食管前壁相接。切开气管时不可切入过深,以免损伤食管壁。

颈总动脉、颈内静脉位于两侧胸锁乳突肌的深部,环状软骨水平上血管离颈中线较远,向下逐渐移近颈中线,于胸骨上窝处与气管靠近。故以胸骨上窝为顶,两侧胸锁乳突肌的前缘为边的三角形区域称为安全三角区。气管切开术应在该区内沿中线进行,以避免误伤颈部大血管。

【适应证】

(1) 喉梗阻:咽喉部炎症、肿瘤、异物、外伤或瘢痕性狭窄等因素引起的急慢性喉梗阻,导致缺氧、窒息者。

(2) 下呼吸道分泌物阻塞：各种原因引起的昏迷、下呼吸道炎症、胸部外伤或手术后不能有效咳嗽排痰导致下呼吸道分泌物阻塞者。

(3) 需要较长时间应用呼吸机辅助呼吸者。

(4) 预防性气管切开：某些头颈、颌面部、口腔等部位的手术，为了便于气管内麻醉及防止血液、分泌物流入下呼吸道，可作预防性气管切开。

(5) 其他：某些须行气管内麻醉手术而又不能经口鼻插管者，呼吸道异物不能经喉取出者等。

【禁忌证】

严重出血性疾病或气管切开部位以下占位性病变引起的呼吸道梗阻者。

【操作目的】

(1) 解除喉梗阻。

(2) 保持呼吸道通畅。

(3) 改善肺部换气功能。

(4) 及时清理呼吸道分泌物。

(5) 减少呼吸道无效腔量，减少气道阻力。

(6) 利于给氧、长期机械通气及气管内给药。

【操作前准备】

1. 病人准备

(1) 向病人及家属简单讲解气管切开的目的、必要性及操作过程，向家属讲明气管切开可能出现的并发症，了解病人的心理状态，耐心回答病人提出的问题，根据病人恐惧、焦虑等思想状况进行开导，减轻病人的思想负担。

(2) 手术前备皮：从下颌颈部两侧中线至胸骨柄，男病人剃胡须。

(3) 非急诊病人术前晚22:00以后禁食、禁水，术日接病人前遵医嘱肌注阿托品0.5 mg、鲁米那100 mg。

(4) 急诊病人须行气管切开时，则遵医嘱立即做好手术准备，配合医生抢救病人。

(5) 对有颈段气管受压移位者，可预先摄颈部正侧位片，以确定气管受压位置。

2. 物品准备

(1) 气管切开包：弯、直蚊钳各3把，巾钳1把，中弯钳2把，爱力司钳1把，海绵钳1把，无钩镊1把，有钩镊1把，梅氏剪1把，小拉钩2把，持针器1把，甲状腺拉钩2把，3号刀柄2把，药杯1只，盐水碗1只，吸引头1只，长方盘1只，10号、11号刀片各2把，6×14三角圆针各2只，气管套管(4、6、8、10号)4只，小铝盒1只，氧气管＋玻璃接管各1只，大包布2块，治疗巾3块，大洞巾1块，小纱布2块，大纱布4块。

(2) 气管套管：由塑料、硅胶或银质合金制成的套管(亦可用钛合金)。套管由外管、内管、管芯三部分组成(图25-1-5，图25-1-6)。使用套管的长度和管径依病人年龄进行选择。成年男性一般选择8.0 mm气管套管；成年女性一般选择7.0 mm气管套管。

(3) 其他：无影灯、吸引器、氧气、抢救药物、无菌手套、皮肤消毒用品、1%普鲁卡因或2%利多卡因、生理盐水、吸痰管、消毒凡士林、简易呼吸器或呼吸机、多用插座等。

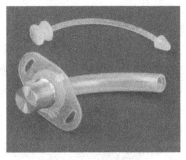

图 25-1-5 气管套管

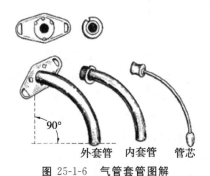

图 25-1-6 气管套管图解

【操作方法】

(1) 评估病人病情、意识及合作程度;病室环境准备。

(2) 向病人做好解释工作,病人颈部皮肤准备,无影灯至于床头,准备抢救车,备齐气管切开用物,有序放置。

(3) 去枕仰卧,解开衣领,肩下垫软枕(图 25-1-7)。

(4) 观察生命体征:呼吸、循环功能、氧饱和度情况。

(5) 配合打开注射器、气管切开套管包装,抽吸局麻药,检查气囊是否漏气。

(6) 严格遵守无菌操作,给予气道及口鼻腔充分吸痰。

(7) 协助医生进行气管切开(图 25-1-8),观察病情,有异常及时通知医生,并作出处理。

(8) 遵医嘱拔除气管插管,拔除前再次气道及口鼻腔内吸痰;插入套管,清楚气道内分泌物,保持气管切开套管通畅;连接呼吸机,给予纯氧吸入 2 min;听诊肺部呼吸音。

(9) 协助固定气管切开套管,用气囊压力表监测气囊压力或用 10 mL 注射器注气 10 mL。

(10) 观察气道压力及各项检测指标;实施气管切开术后护理。

(11) 病人取舒适体位,予以口腔护理;处理用物,完善护理记录。

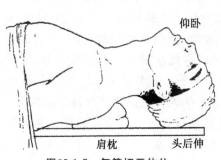

图 25-1-7 气管切开体位

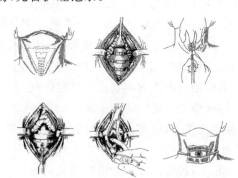

图 25-1-8 气管切开过程

【术后护理】

1. 体位　术后一般取平卧位。若无颅内压增高的情况,头部可稍低,以利呼吸道分泌物的引流,手术当日不宜过多变换体位,以防套管脱出。

2. 建立有效的交流方式　病人术后暂时丧失说话能力,应向病人解释,以解除顾虑。告知病人要表达意向时,可按信号指示灯。医护人员应用肢体语言与病人沟通,如手势、嘴形、动作等。如病情许可,最好与病人进行文字交流。若病人不能发信号求助,则必须 24 h 有人陪伴。

3. 保持呼吸道通畅

(1) 有效的气管内吸痰：① 掌握吸痰时机：常规吸引每小时 1 次，具体视分泌物多少决定吸引时间和次数，每次吸引要监测血氧饱和度和心律变化；若出现异常，暂停吸痰，等缓解后再重复操作，对于清醒者要做好解释工作。② 吸引前后给予充分吸氧：吸痰前后给予高浓度吸氧各 2 h，当单纯给高浓度氧气不能防止低氧血症时，可加大潮气量，其数值为呼吸机所定数值的 150%。③ 正确选择吸痰管：吸痰管有橡胶、硅胶、硅塑等，式样有单腔、充氧吸痰双腔管，现一次性硅胶管已逐步代替橡胶管。充氧吸痰双腔管尤其适用于危重病人的吸痰操作。吸痰管的外径应小于气管套管内管直径的 1/2。④ 掌握正确的吸痰方法：吸痰动作要轻柔，吸痰时吸痰管不宜插入太深，导管在深部左右旋转、向上提升，以吸尽痰液。一次吸痰不应超过 15 s，吸痰管进出气管套管次数不宜太多，以不超过 3 次为好。吸痰前还配合物理排痰（如叩击胸背、挤压胸背）、药物雾化、体位引流等。正确规范的吸痰术，有利于保持呼吸道通畅，减少气道阻力；防止分泌物坠积而导致肺不张、肺炎；防止分泌物干结脱落而致气道阻塞；吸取痰液做细菌培养加药敏试验，进而指导临床用药。

(2) 充分湿化：开放气道破坏了鼻咽部的正常湿化机制，气道湿化不充分，气道干燥，造成分泌物浓缩，容易发生呼吸道阻塞。24 h 湿化耗水量为 300～500 mL（至少＞250 mL）。湿化方法：① 雾化：常用的湿化液为生理盐水 20 mL＋庆大霉素 8 万 U＋α糜蛋白酶 5U；每日 4～6 次，每次 10～20 min 为宜，用面罩方法吸入，病人清醒时嘱其深呼吸，尽量将气雾吸入下气道，病人昏迷时将面罩固定于气切处。② 气道滴注：生理盐水加少量的抗生素，在吸痰前用注射器直接自套管内滴注 5～15 mL 液体，软化干痂状脓性分泌物，刺激病人咳嗽，有利于吸引，此外在不吸痰情况下可沿导管每次注入 2～3 mL（每次间隔 30～60 min）。③ 空气湿化：未接呼吸机者，气管套管口可覆盖单层湿纱布，湿化干燥气体，防止灰尘和异物坠入气道，在给病人呼吸道湿化护理后，注意观察吸引的分泌物量、色、味和黏度。若湿化不足，则分泌物黏稠，有结痂或黏液块，味臭，甚至脓性，吸引困难，可有突然的呼吸困难，发绀加重。而湿化过度时，分泌物稀薄而量多，咳嗽频繁，听诊痰鸣音多，病人烦躁不安，发绀加重，需要不断吸引。

4. 防止感染　① 严格无菌操作，执行吸痰操作时，必要时戴无菌手套。吸痰完毕应更换吸痰管。口腔和气道同时吸痰时，应遵循先气道后口腔的原则，重视医用导管、器具的消毒灭菌，提倡使用一次性无菌物品。机械通气时，应按时严格消毒雾化器接管、呼吸机螺纹管、氧气湿化瓶，保持手术切口清洁干燥。② 加强口腔护理，气管切开手术后或插管病人，口腔正常的咀嚼减少或停止，很容易导致口腔黏膜或牙龈感染、溃疡。正确的口腔清洁冲洗每日不少于 2 次，用生理盐水或 2.5% 碳酸氢钠漱口液等。昏迷病人禁忌漱口。每日清晨口腔护理前采集分泌物标本，进行涂片和细菌培养及药敏检查，指导临床护理及用药。

5. 气管套管的护理　① 及时消毒和处理气管套管：每 4～6 h 消毒，气管套管 1 次，常用煮沸法和浸泡法（3% 双氧水溶液等）。在清洗内管时，注意不要与外管脱离时间过长，每次不超过 30 min。装内套管时将痰液吸尽，装完后将活门关好，以免脱出。② 气囊：气囊充气时间过长会压迫气道黏膜导致局部糜烂、溃疡和坏死。因此，每 2～3 h 应放气 1 次，放气时间为 5～10 min，每次充气不过于饱满。美国最新 VAP 预防指南指出，最适宜的气囊压力为 25～30 cmH_2O，既能有效封闭气道，防止 VAP，又可以防止气囊对黏膜的压迫性损伤。③ 切口护理：清洗内管的同时，应更换气管垫，用安尔碘消毒伤口。如分泌物较多，则应随时更换气管垫。观察有无红肿、异味分泌物，保持局部干燥。

6. 空气的净化消毒与温湿度的控制　加强病室的通风,保持室内空气新鲜,适当控制人流,尽量将病人安置在小房间,打扫卫生采用湿式清扫。病室每日用爱尔施溶液拖地面2次,空气消毒可用BC-98溶液喷雾消毒,每日2次,或紫外线消毒。病室的温度应保持在22 ℃左右,相对湿度应在80%~90%。气候干燥时,室内应多洒水。

【相关问题】

1. 置管失败的预防　气管切开时,安置病人去枕仰卧位,肩下垫软枕,颈部伸展,完全暴露术野;使病人身体和气管处于正中,利于操作的实施;选择第3、4环状软骨行气管切开。

2. 气管套管脱出的预防　必须将气管切开套管居中,固定带牢固固定,松紧度与颈部间隙以伸入两指为宜;应用呼吸机的病人应使用呼吸机延长管连接,并注意避免病人颈部移动时气管切开套管被牵拉而脱出。

3. 气管切开中可能出现的危险因素　① 心律失常:大多数与缺氧有关。人体的氧储备很少,手术刺激、组织创伤出血,使氧耗增加或供氧不足;术中带管芯的套管植入的瞬间,经口或经鼻气管插管刚脱离气道,呼吸机供氧中断,可使病人有发生低氧血症和CO_2潴留的危险,进而可导致迷走神经反射性兴奋,引起心律失常,甚至心脏骤停。② 术中出血:术中气管切开部位若向上高于第1气管环,向下低于第5气管环,易造成喉狭窄和损伤无名动静脉而并发大出血。③ 窒息:与缺氧有关或有分泌物、异物阻塞。应高度注意气管位置的改变造成的开口不完全阻塞。④ 皮下气肿:气管切开套管植入皮下组织并连接呼吸机进行机械通气,可导致皮下气肿。

4. 气管切开早期并发症(24 h内)　局部出血、渗血,皮下气肿及纵隔气肿,气胸等。

5. 气管切开晚期并发症　切开部位的顽固瘘,气管内肉芽引起的拔管后呼吸困难,气管狭窄。

【并发症的观察及处理】

1. 皮下气肿　皮下气肿是气管切开术后常见的并发症。造成皮下气肿的原因主要为:① 暴露气管时周围软组织剥离过多。② 气管切口过长,空气易由切口两端漏出。③ 切开气管或插入套管后发生剧咳,促使气肿形成。④ 缝合皮肤切口过于紧密,空气经气管切口漏入颈部软组织中,沿肌肉筋膜和神经血管壁之间隙扩散而达皮下。开始在颈部,以后逐渐扩散至头及胸部,皮下气肿一般在24 h内停止发展,3~5日可自行吸收。气肿严重时应拆除切口缝线,以利引流。

2. 纵隔气肿　暴露气管时过多分离气管前筋膜,气体自气管切口沿气管前筋膜向下发展进入纵隔,形成纵隔气肿。轻度纵隔气肿一般无明显症状,于X线检查时才能发现。严重时可因气肿压迫而致心肺功能紊乱,应于胸骨上方沿气管前下区向下分离,使纵隔积气向上逸出。

3. 气胸　儿童之右胸膜顶部位置较高,暴露气管时过于向下分离,易误伤胸膜,并发气胸,亦有因喉阻塞严重、胸内负压过高,剧烈咳嗽时可使肺泡破裂,形成自发性气胸。轻度的气胸一般可自行吸收,重度的裂口呈瓣状,空气有进无出,形成张力性气胸,则应立即用较粗的针头行胸腔穿刺,抽出空气或行闭式引流,排出积气。

4. 出血　见于凝血障碍的病人或术中损伤甲状腺止血不完善者,表现为切口包扎处不正常渗血、出血。早期出血多由于手术止血不充分引起,少量出血多由于创口感染或肉芽组织增生所致;致命性大出血多数是由于气管套管远端压迫损伤气管前壁及无名动脉壁,加之感染致无名动脉糜烂、破溃而致大出血。

护理：① 手术中应操作仔细，避免损伤周围组织血管，术后伤口用凡士林纱条填塞有助于止血，每日伤口换药。少量出血可用局部压迫止血；出血多者要重新打开伤口止血，防止血液流入呼吸道引起窒息。② 应用抗凝药物者应在停药后 24 h 再行手术为宜。③ 若发现气管套管引起刺激性咳嗽或有少量鲜血咳出，应立即换管；严重出血可静脉滴注去甲肾上腺素、垂体后叶素，有条件者可行纤维支气管镜下止血。

5. 急性肺水肿　多发生在呼吸道阻塞较久的病人，气管切开后肺内压骤减，肺内毛细血管渗透压增加，因而发生肺水肿，此时病人呼吸不畅，出现呼吸困难，肺内听诊出现湿性啰音。处理方法是恢复肺泡内的正压。

6. 拔管困难　多因切开气管部位过高，损伤环状软骨或气管腔内有肉芽增生，造成气管狭窄。而原发疾病未治愈或气管套管型号偏大也可致拔管困难。应做喉侧位 X 线拍片，直接喉镜气管镜检查，根据不同原因妥善处理后才能拔管。还有的可出现功能性拔管困难，遇此情况可逐渐更换小号套管，不清洗内套管，使其堵塞或在熟睡时开始堵管，病人习惯鼻呼吸后再拔管。

【注意事项】

（1）术前不用过量镇静剂，以免加重呼吸抑制。

（2）皮肤切口要保持在正中线上，拉钩必须均匀用力，防止损伤颈部两侧大血管及甲状腺，以免引起较大出血。手术中应止血完善，以防血流入气管。

（3）气管黏膜切开后方可插管，以免误入气管夹层。气管套管要固定牢固，术后应经常调节固定带的松紧，一般以在固定带和皮肤之间恰能伸进一指为宜，太松套管容易脱出，太紧影响血循环。

（4）切开气管时应立即吸尽气管内分泌物，保持呼吸道通畅，气管切开后视分泌物的多少和黏稠程度，每隔 1~4 h 将内套管取下，清洗煮沸消毒一次。取出内套管时间不宜多于半小时，否则外套管管腔容易因分泌物结痂而堵塞。

（5）凡紧急行气管切开的病人，床头须备有吸引器、给氧装置、血管钳、照明灯、气管切开包等，以供气管套管阻塞或脱出时急用。

（6）气管切开病人的给氧，不可将氧气导管直接插入内套管内，而须用"丁"字形管或氧罩。

（7）病情好转后，可试行拔管。对配有套管外气囊的，可先将气囊放气，然后试堵内套管管口，逐步由堵 1/3、1/2 至全堵。堵管栓子要牢固，防止吸入气管。堵管期间要密切观察病人的呼吸，如出现呼吸困难，应及时去除堵管栓子。一般如全堵 24~48 h 后病人呼吸平稳、发音正常，即可拔管。

（8）拔管后，消毒伤口周围皮肤，用蝶形胶布拉拢黏合，不必缝合，然后再盖以无菌纱布，2~3 d 后创口即可愈合。

（钮美娥）

第二节 机械通气及其护理

机械通气(mechanical ventilation)是指利用机械装置辅助或替代病人的肺通气,达到增加通气量、改善换气功能、减少呼吸功的目的。机械通气的基本工作原理是在呼吸道开口,通过口腔、鼻腔或气管切开的瘘管口直接施加压力,使之超过肺泡压,产生压差,气体即流向肺泡,呼气则依赖横膈及肺泡、胸廓弹性回缩完成,等肺泡压降低至大气压或达到预设的参数值时,呼气停止,如此反复,以维持呼吸运动。

依照是否需建立人工气道,机械通气分为有创机械通气和无创机械通气。

无创机械通气均为无创正压通气(NPPV),它指在病人面部通过使用鼻/面罩等方法连接病人和无创呼吸机。NPPV突出的优点是可以避免人工气道的不良反应和并发症(气道损伤、呼吸机相关性肺炎等),可随时停用、间断使用。使用NPPV的基本条件是病人有较好的意识状态、咳痰能力、自主呼吸能力、血流动力学状况和良好的配合NPPV的能力。NPPV常用的两种通气模式为持续气道正压(CPAP)和双水平正压通气(BiPAP)。

应用NPPV的禁忌证:意识障碍,呼吸微弱或停止,无力排痰,严重的脏器功能不全(上消化道大出血、血流动力学指标不稳定等),未经引流的气胸或纵隔气肿,严重腹胀,上呼吸道或颌面部损伤/术后/畸形,不能配合NPPV或面罩不适等。

NPPV的主要适应证有:① 具有呼吸功能不全的表现,并且无使用NPPV的禁忌证均可使用NPPV。② NPPV可作为急性加重期COPD和急性心源性肺水肿病人的一线治疗手段。③ 合并免疫抑制的呼吸衰竭病人可首先试用NPPV。④ 有创机械通气撤机后的序贯治疗。

【呼吸机的类型】

1. 定压型呼吸机 按预定的压力和呼吸频率输送气体到肺内,当压力达到预定数值后即降为大气压,送气停止,转为呼气。它以压力切换完成吸气向呼气转化。这类呼吸机的吸入潮气量决定于预定压力值、气道阻力、肺及胸廓顺应性、吸气流速、吸气时间等因素。

2. 定容型呼吸机 将预定潮气量压入呼吸道,使肺脏扩张,形成吸气。吸气过程中当达到预定潮气量后不再送气,呼吸道压力渐降至大气压时,由于胸廓和肺的弹性回缩力,肺泡气排出体外,形成呼气。这类呼吸机在保证预定压力范围内,潮气量不受肺和胸廓顺应性及气道阻力变化的影响。

3. 多功能呼吸机 配有多种转换装置,目前生产的呼吸机都属此型。可任选容量、压力、辅助通气方式,有各种报警系统,功能齐全。

4. 高频呼吸机 高频通气是一种高通气频率、低潮气量的机械通气技术。可分为高频正压通气(HFPPV)、高频喷射通气(HFJV)和高频震荡通气(HFOV),临床研究和经验积累最多的是HFOV。其特点是频率高(60~3 000次/分)、潮气量小(小于或等于生理无效腔量)以及气道压力低(为非密闭气道)。此型呼吸机由于开放气道和小潮气量,故对心脏、循环影响较小。

【机械通气对生理功能的影响】

1. 机械通气对呼吸功能的影响 加压呼吸时,由于肺泡通气量增加,使PaO_2增加,如同时给氧,改善低氧血症更明显。当通气量及缺氧改善后,还对纠正因缺氧导致的通气/血流比例失调产生积极作用。当病人有气道阻塞、呼吸功增高时,机械通气可明显减少氧耗和CO_2

的产生,又增加 $PaCO_2$ 的排出,但过度通气可引起呼吸性碱中毒。

2. 机械通气对循环功能的影响 正压呼吸时,胸腔内负压减小甚至转为正压,肺内压力升高,肺毛细血管收缩,静脉回流受阻、减少,导致心输出量下降。但正常人体有代偿机制,可通过静脉平滑肌的收缩,增加回心血量。故开始使用正压呼吸时,通常血压会下降,而后血压回升。如血压偏低,此时可适当增加静脉补液量,不必急于使用血管活性药物。

3. 对其他系统的影响 机械呼吸时,如调节不当,使 CO_2 在短时间内排出过多、过快,可导致呼吸性碱中毒,使脑血管收缩,脑血流量减少。当 $PaCO_2$ 低于 20 mmHg(2.67 kPa)时,脑血流量可减少至正常流量的40%。机械呼吸可抑制胃肠道的蠕动,引起腹胀,影响消化、吸收功能。正压呼吸时,肾小球滤过率降低,水和 Na^+ 排泄减少,而 K^+ 排出却增加,同时吸入湿化的气体使气道水分蒸发减少,易造成水钠潴留。

【适应证和相对禁忌证】

1. 适应证

(1) 用于治疗目的:极度呼吸困难或呼吸停止,呼吸频率在35次/分以上或5次/分以下,节律异常,自主呼吸微弱者。常见原因有:① 肺部疾患:肺感染性疾病、慢性阻塞性肺疾病急性恶化、重症哮喘等。② 呼吸中枢抑制:脑炎、脑外伤、电击伤、溺水、药物中毒等。③ 神经、肌肉疾患:脊髓灰质炎、格林-巴利综合征、重症肌无力、破伤风、多发性肌炎等。

(2) 用于抢救目的:如严重肺水肿、成人呼吸窘迫综合征(ARDS)等。

(3) 用于预防目的:胸部、上腹部手术后用于通气支持。

(4) 用于康复目的:慢性呼衰、神经肌肉疾患引起的呼吸衰竭。

2. 相对禁忌证 未经引流排气的张力性气胸、纵隔气肿;肺大泡;低血容量性休克未补足血容量前;急性心肌梗死;大咯血。

【通气方式】

根据吸气向呼气的切换方式不同可分为"定容"型通气和"定压"型通气,根据开始吸气的机制不同又可分为控制通气和辅助通气。

1. 控制通气(CV) 不管病人自主呼吸如何,由呼吸机强制地、有规律地为病人通气。主要用于无自主呼吸、呼吸微弱、浅促、过缓等自主呼吸不能满足机体需要的病人。

2. 辅助通气(AV) 呼吸频率由病人自主呼吸决定,在病人自身通气量不足的基础上由呼吸机来补足通气量。

3. 辅助/控制通气(A/C) 预先设定一个可保证机体所需通气量的最低频率,如自主呼吸频率大于设定频率,则控制通气不起作用,仅辅助通气工作;反之,则呼吸自动转为控制通气,新型多功能呼吸机多具有A/C通气方式。

4. 间歇正压通气(IPPV) 吸气相正压向肺泡送气,呼气相停止送气,是机械通气的最基本形式。

5. 呼气末正压(PEEP)通气 呼气相在气体排出到一定程度时不再排气,保持气道内一定的正压值,以维持肺泡一定的膨胀状态。

6. 间歇指令通气(IMV)和同步间歇指令通气(SIMV)

(1) IMV:控制通气和自主呼吸相结合,即在一定次数的自发呼吸后,按预定的参数给予一次指令性呼吸,但其在该呼吸周期中出现的时间不恒定。这一呼吸模式多用于自主呼吸的锻炼和恢复。

(2) SIMV：自主呼吸与控制通气相结合的呼吸模式,在触发窗内病人可触发和自主呼吸同步的指令正压通气,在两次指令通气周期之间允许病人自主呼吸,指令呼吸可以以预设容量(容量控制 SIMV)或预设压力(压力控制 SIMV)的形式来进行。其优点是：SIMV 能与病人的自主呼吸相配合,减少人机拮抗,减少正压通气的血流动力学负效应,防止气压伤等。该模式还有利于长期带机病人的撤机。

7. 持续气道正压通气(CPAP)　自主呼吸的基础上全呼吸周期正压。该通气方式有利于防止气道和肺泡萎缩,增加功能残气量,改善肺顺应性,扩张气道。

8. 压力支持通气(PSV)　自主呼吸触发的吸气相加正压,以补充吸气量不足或减少吸气做功。

临床实际应用的模式往往是多种方式的混合,如压力控制 SIMV 加 PSV,容量控制 SIMV 加 PSV 等。

【呼吸机的参数调节】

1. 潮气量(VT)　成人 8～12 mL/kg；儿童 5～6 mL/kg；每分通气量(MV 或 V_E)：成人 90～120 mL/kg,儿童 120～150 mL/kg。

2. 呼吸频率(RR)　成人 12～15 次/分,新生儿 40 次/分,婴幼儿 30 次/分,学龄儿童 20 次/分。

3. 吸呼时间比(I∶E)　吸气时由呼吸机正压送气,而呼气则依赖横膈及肺泡、胸廓弹性回缩等被动完成。为避免呼气不全,一般 I∶E 设定在 1∶(1.5～2)。对限制性通气障碍的呼吸衰竭病人,宜选用较小潮气量,较快频率,I∶E 为 1∶(1～1.5),以减轻心脏负担。对阻塞性通气障碍的呼吸衰竭病人,宜选用较大潮气量,较慢频率,I∶E 为 1∶(2～3),增加呼气时间,使气体均匀分布,充分交换,还可增大有效通气量。对心功能不全病人,宜选用较小潮气量,稍快频率,缩短吸气时间,减少正压通气对心脏的影响。对 ARDS 病人,推荐使用小潮气量加 PEEP 的模式,设置 PEEP 的作用是使萎陷的肺泡复张、增加平均气道压、改善氧合。

4. 气道压力　定压型呼吸机依靠调节气道压力来获得适当的潮气量,通气时压力的最低限度以能维持满意的潮气量,同时又不影响机体循环功能为原则。一般成人为 12～20 cmH_2O(1.18～1.96 kPa),小儿则为 8～20 cmH_2O(0.79～1.96 kPa)。定量型呼吸机的通气压取决于潮气量、气流速度、呼吸道阻力及肺、胸廓顺应性的综合结果,不能单独调节,通常只要保证适当的每分通气量,不必经常调节气道压力。如通气压力突然降低,则提示通气导管系统可能存在泄漏；如突然升高,则提示可能病人有咳嗽,气道内痰液堵塞,或通气管道系统存在堵塞等情况。

5. 吸入氧浓度(FiO_2)　在维持 PaO_2＞60 mmHg(8 kPa)的前提下尽量减低 FiO_2。若 FiO_2＞60%,但 PaO_2 仍小于 60 mmHg 时,应考虑加用 PEEP。如 FiO_2＞60% 持续 3 d 以上,则可致肺损伤。

【呼吸机与病人的连接方式】

1. 气管插管　用于半昏迷、昏迷的重症病人,预计短期内可迅速恢复者,插管保留时间一般不超过 72 h。如经鼻低压力套囊插管,可延长保留时间至 1～2 周。

2. 气管切开　用于需长期机械通气的重症病人。

【常见并发症】

1. 与人工气道建立有关的并发症　常见的有气管溃疡、坏死、出血、感染等。

2. 与机械通气有关的并发症　常见的有通气不足或过度、肺部感染、低血压、氧中毒、气压伤等。

3. 呼吸机故障引起的并发症　常见的有接管脱落、漏气、报警装置失灵、呼吸机本身的故障等。

【护理措施】

(一)上呼吸机前的护理

1. 病人准备　与病人家属及神志清醒的病人进行沟通,做好解释工作,讲解人工呼吸的必要性、如何配合机械通气、可能的不适、解决的方法等。讲解并训练一些病人认可的在使用呼吸机时可应用的非语言交流方式。如用面部表情、手势表达某种需要,便于护理人员理解后,及时给予满足。

2. 护理人员配备　机械通气的病人应设专人护理,以便及时监测病情变化,满足病人各种需要。

3. 物品准备　全套清洁完好的人工呼吸机、供氧设备、吸引装置、多功能监护仪,建立人工气道所需的全套物品。

(二)上呼吸机时的护理

1. 监测病情变化　监测病情的目的是了解机械通气的效果,预防并及时发现、处理可能的并发症。

(1) 临床监测:

① 意识状态:上呼吸机后病人由神志不清转为神志清,由烦躁转为安静,均表明通气状态改善。若出现烦躁不安,自主呼吸与呼吸机不同步,多为通气不足或人机拮抗。若病人病情一度好转,又突然出现兴奋、多语,甚至抽搐,应警惕碱中毒的发生。

② 呼吸:有无自主呼吸,与呼吸机是否同步。仔细观察两侧呼吸音的性质,有无啰音。如一侧胸廓起伏减弱,呼吸音消失,除与气管插管过深误入一侧支气管有关外,还可与插管固定不牢,在病人躁动或翻身后滑入一侧支气管,或并发气胸或肺不张有关。

③ 心率、血压:机械通气开始 20～30 min 时血压可下降,而后血压回升。然而血容量不足、心力衰竭、周围循环衰竭,所用正压过大时,可削弱机体代偿能力,易造成血压下降,应引起重视。给予机械通气后,如病人出现心率加快或心律失常等,常提示有通气不足或过度通气。

④ 体温:发热者常提示合并感染。而体温升高会使氧耗量和 CO_2 产生增加,应酌情调节通气参数,高热病人还应适当降低湿化器的温度以助降温。

⑤ 及时发现机械通气的并发症:当病人出现血压上升、心率加快、出汗、烦躁、外周表浅静脉充盈等二氧化碳蓄积的症状时,提示通气不足。当病人出现血压骤降、心律失常、谵妄、昏迷、抽搐等呼吸性碱中毒症状时,提示二氧化碳排出过多,系通气过度所致。

⑥ 其他:严密监测病人有无腹胀、水肿及低钾血症的表现,准确记录 24 h 出入量。

(2) 仪器或实验室监测:

① 肺功能监测:密切观察呼吸机及各种监测仪的工作状态和报警装置。及时记录监测仪上的重要参数,如呼吸机的潮气量、压力、呼吸频率、吸/呼比值、吸氧浓度等。压力突然升高可见于气道内分泌物阻塞,支气管痉挛,气管异物堵塞,送气管道折叠、扭曲、受压或管道中水分逆流进入呼吸道发生呛咳等。而压力降低多与气道衔接不紧、气囊漏气或充盈不足等有关。

② 血气分析监测:血气指标是评价机械通气治疗效果的最直接、最正确的指标。一般在

上呼吸机 20～30 min 后进行血气分析监测，以后每小时监测一次，病情稳定后适当延长间隔时间。根据结果，尤其是 $PaCO_2$ 对工作参数进行调整。机械通气效果理想的状态是：Ⅰ型呼衰病人 $PaCO_2$ 维持在正常范围；对慢性Ⅱ型呼吸衰竭病人，应使其 $PaCO_2$ 逐渐下降；对很高的 $PaCO_2$，希望通过对通气量的逐步调节使 $PaCO_2$ 在数天内逐渐达到接近正常的范围，否则易出现治疗性代谢性碱中毒。机械通气病人 PaO_2 依靠 FiO_2 调节，一般应使 PaO_2 维持在 80～100 mmHg(10.3～13.3 kPa)。

③ 心电、血流动力学监测：心电监测有助于发现心律失常和心肌缺氧。通过血流动力学监测，可及时了解心功能、血容量等情况。

④ 胸部 X 线检查：床边 X 线胸片检查可了解肺部病变情况及有无并发气胸、肺不张等。

⑤ 呼气末 CO_2 浓度监测：目前大多数呼吸机均有此功能。如呼气末浓度为 4.5%～5%，表示通气恰当；小于 4.5% 为通气过度；大于 5% 提示通气不足。

2. 气道护理　气道护理的目标是保持气道湿化、通畅，预防或减少可能的并发症。

(1) 加强呼吸道的湿化：人工气道的建立使呼吸道失水增加，纤毛运动减弱，分泌物排出不畅，易发生气道阻塞、继发感染等。因此，必须加强呼吸道的人工湿化。可通过湿化罐内液体的蒸气加湿，即将水加热后产生蒸气混入吸入气中，起到加温、加湿的作用。湿化罐内的水温保持在 50 ℃ 左右。吸入气温度维持在 37 ℃ 左右，温度过低可影响加温、湿化效果，过高则引起喉痉挛、出汗，甚至烫伤。为避免湿化罐内形成沉淀，只能加入无菌蒸馏水。此外，可经支气管内直接滴注生理盐水或蒸馏水，达到湿化的目的。每次滴入液不超过 3～5 mL。每天所需湿化液的总量既要确保痰液稀释易于咳出，又使肺底不因湿化过度而出现啰音为宜，一般成人为 10～20 mL/h，250～500 mL/d，心脏病病人、儿童宜减量。

(2) 气道内分泌物的吸引：吸痰是对机械通气病人的主要护理任务之一。吸痰过于频繁可导致不必要的气管黏膜损伤，加重低氧血症和诱发急性左心衰；吸痰不及时又可造成呼吸道不畅、通气量降低、窒息，所以适时吸痰是保持呼吸道通畅、确保机械通气治疗效果的关键。应根据病人的痰鸣音、咳嗽、气道压力等情况的变化按需吸痰：① 吸痰前翻身、拍背，适当提高 FiO_2。② 选择合适的吸痰管，吸痰管的外径应小于气管内套管的 1/2，长度应比气管插管长 5～6 cm。对于 ARDS 的病人，应使用封闭式吸痰管，以避免 PEEP 的突然失去，使肺泡再度萎陷。③ 吸引负压成人为 400 mmHg(53.3 kPa)，小儿为 250 mmHg(33.3 kPa)。④ 分泌物黏稠者吸痰前气道内注入生理盐水 3～5 mL 后再吸引，吸痰后气道内滴入抗生素稀释液（一般多用庆大霉素）5～6 滴。⑤ 每次抽吸时间不超过 15 s，一般两次间隔 3 min 以上。

3. 预防感染及损伤

(1) 妥善固定，预防非计划性拔管的发生，防止人工气道的移位、脱开和阻塞。

(2) 目前使用的气管套囊多为高容低压套囊，应当充气恰当，维持高容低压套囊压力在 25～30 cmH_2O 之间，既可有效封闭气道，又不高于气管黏膜毛细血管灌注压，可预防气道黏膜缺血性损伤及气管食管瘘、拔管后气管狭窄等并发症。高容低压套囊不需要间断放气。应每天 3 次监测套囊压。紧急情况下可以使用手指捏感法：套囊注气的同时，用手指感觉外套囊的压力，达到触压套囊如触压鼻翼的感觉时，中止注气，以后再根据囊内压测试仪(CPG)调节压力。

(3) 做好气管切开护理，严格无菌操作。

(4) 定时翻身、拍背，促进痰液引流，预防肺部并发症。据报道，对于持续机械通气的病人，通过纤支镜进行气道内吸痰，必要时予支气管肺泡冲洗，能短暂有效清除气道内分泌物。

(5) 做好基础护理,注意病室空气净化,保持床单平整,保持口腔、皮肤的清洁卫生,预防尿路感染及下肢静脉血栓形成等。

4. **维持水、电解质平衡** 鼻饲加静脉营养或全胃肠外营养是机械通气病人常用的营养支持措施。护理人员应准确按时完成输液计划,注意电解质的变化。

5. **心理社会支持** 据报道,机械通气时病人的许多心理不适如不安全感、急躁、焦虑、孤独、生气与心烦等与机械通气引起的沟通障碍有关,医护人员的工作质量也是病人产生心理不适的主要原因,这提示护理人员在很大程度上可影响病人的心理反应。因此,护理人员应经常巡视病房,主动接近病人,通过语言或非语言交流抚慰病人,准确理解病人的需求,及时给予满足,适当安排家人及密切相关者的探访,以缓解焦虑、恐惧等心理反应。

(三) 停用呼吸机的护理

1. 掌握停机的指标

(1) FiO_2 下降至 0.30(30%)以下。

(2) 血气分析正常,自主呼吸强。

(3) 若机械通气为 SIMV+PSV 模式,可先降低呼吸频率,使呼吸肌活动得到锻炼并逐步增强。当呼吸频率降至 6~10 次/分时,再降低支持压力,一般至 8~12 cmH_2O 时,病人呼吸平稳,通气及氧合指标均以接近正常,可考虑撤机。部分病人如考虑予序贯 NPPV 治疗,则参数可以放宽。

(4) 撤机时间应选在上午,以便于观察,撤机后 30 min 内,应在床旁密切观察。最初 1~2 d 夜间仍可以用呼吸机辅助,经过至少 2 d 观察,病人自主呼吸良好时再完全停机。

2. 停机时的护理

(1) 帮助病人树立信心:少数病人由于对痛苦和死亡的极度恐惧,当得知要脱机时会紧张、恐惧,呼吸和心跳加快而表现为对呼吸机依赖。因此,护理人员在撤机前应向病人及家属详细说明其病情,指出目前已具备自主呼吸能力,告知其撤机过程是逐步的、安全的。在进行撤机试验时,护士要在病人身边,增强其信心并可提供安全保障,使撤机顺利进行。

(2) 按步骤撤机:当病人具备完全脱离呼吸机的能力后,气管套管拔管前要经过堵管准备。气管插管者停用呼吸机后须观察数小时,若无特殊情况方可拔除。

(3) 做好拔管后 1~2 d 内的呼吸道管理:拔管不是治疗的结束,而是新的治疗阶段的开始,应帮助病人进行有效咳嗽,加强翻身、拍背。

(4) 做好呼吸机的终末消毒与保养。

(四) 呼吸机的维护和常见故障排除

1. 呼吸机的维护

(1) 定期清洗消毒气路管道:有研究表明,呼吸机管路每 7 d 更换一次并不增加呼吸机相关肺炎的发生率,并可降低费用。故建议呼吸机管路可以每周更换一次,若有污染应及时更换,管路中的冷凝水应及时清除。在拆卸呼吸机管路前,应认真详细阅读说明书,如有疑问或不清楚之处,应请教有经验的专业技术人员或生产厂家技术员进行指导,切不可随意拆卸,以免损坏呼吸机。

(2) 对呼吸机及蒸发器的日常维护:呼吸机应用一段时间后应使用消毒气体(室温)对机内讯号输入一路的管道进行消毒,防止病人之间的交叉感染。对主机内的消毒,须打开上盖板,用紫外线照射 3~4 h 即可。呼吸机表面每天用清洁软布擦洗。对附件的消毒,一般采用擦洗、浸泡的方法。呼吸机在使用1 000 h或最长半年之后，吸气系统的部件应予灭菌或由清洁部件取代，应由专业维护人员来实施。定时更换或注入蒸发器内的液体，蒸发器用水必须用蒸馏水，以避免水中杂质或矿物质形成结晶而损害蒸发器。

(3) 定期更换消耗品：许多进口呼吸机均有自己的消耗品，通常消耗品的寿命是1 000 h或1年，超过期限可能会影响呼吸机的正常功能。因此，对每一次更换消耗品的名称、时间、数量及更换情况均应做好详细记录，应有专人负责对其建立档案，以便核查。

(4) 整机通电试验：新的呼吸机或更换消耗品后的呼吸机，或呼吸机清洁消毒安装后，应在使用前对其进行全面综合的测试，进行整机通电试验，确认呼吸机各项性能完整准确，这是病人使用前的最后一次检测，也是最重要的一项措施。整机通电试验检测的内容包括检查呼吸机气路系统有无漏气，报警系统的功能是否完好，呼吸机的各种输出功能及各监测仪、附加仪器的功能是否完好。

2. 常见故障排除

(1) 突然停止工作：呼吸机在工作过程中突然停止工作，其可能的原因有停电、电源插头脱落、保险丝熔断或稳压电源故障。应重新接上电源，并更换保险丝或稳压电源。停电时用手动呼吸器暂时代替，待恢复供电或电源故障排除后，在模肺工作提示正常的情况下再上机。

(2) 工作压力不足：常见的原因有气源压力不足、管路道漏气等。应检查氧气压力、空气压缩机性能及空气-氧气混合器是否有故障。检查管路各连接处是否紧密牢固，必要时更换管道系统。

(3) 气道压力过高：常见原因有气道阻塞及肺顺应性下降。

① 气道阻塞：其原因有黏液分泌增加及黏稠，痰痂阻塞，广泛细支气管炎症及痉挛，气管套管脱落及堵塞等。应给病人充分湿化、吸引、拍背、体位引流、吸痰、解痉平喘治疗，必要时予支气管镜吸痰、重新置管或更换套管、暂时增加工作压力或增大潮气量等处理。

② 肺顺应性下降：常见原因有人机拮抗、主支气管痰栓或病人合并肺炎、肺水肿及肺不张等。应去除引起人机拮抗的原因如咳嗽、疼痛等，适当减少吸气量，充分湿化、吸痰，对合并肺炎、肺水肿及肺不张的病人可适当加用PEEP治疗。

(4) 气道压下限报警：常见原因有气管套囊压力降低或套囊未注气，管道脱开或漏气等。应从套囊内抽气后注入规定气体量或更换套囊，适当调低工作压力，仔细检查管道有无破损及连接脱落情况。

(5) 其他：有时可出现呼吸机长时间向病人肺送气或停止送气，多为呼吸机电路控制失灵所致。此时应该马上用简易呼吸器施行人工呼吸，检查管路是否脱开。如不能及时排除，应立即更换呼吸机。此外，应及时清除管路内积水，以免增加气道阻力。如为氧气瓶供氧，当氧气瓶的压力表指示低于$10\ kg/cm^2$时，提示只能继续供气半小时，应做好更换氧气瓶的准备工作。

(朱晔涵)

第三节 血液酸碱及血气分析

动脉血气分析(blood gas analysis)包括动脉血氧分压(PaO_2)、动脉血二氧化碳分压

($PaCO_2$)、氢离子浓度(pH)等测定,它能直接反映肺通气及换气功能状况,而静脉血的气体则随身体各部位组织的成分及其代谢率、血流灌注量的不同而异。

【操作前准备】

1. 病人准备　向病人解释采血目的、操作方法及简要步骤,建立信任及安全感,如为婴幼患儿抽血,则须由助手固定患儿肢体,但勿用力过猛,以免损伤组织。

2. 物品准备　注射盘内有消毒皮肤的溶液(如安尔碘)、棉签、干燥无菌针筒、肝素1 250 U、橡皮塞、无菌手套。采用动脉末梢血时,先准备好内径为1.2～1.5 mm、容量为140～160 μL肝素抗凝毛细玻璃管,管壁充满肝素溶液后,在80 ℃以下的烘箱内烘干。

3. 抽血针筒的准备　用干燥无菌针筒吸取肝素溶液 1 mL(内含肝素 1 250 U),转动针栓,使肝素均匀附于管壁,针尖向上排出气体或所有气泡以及肝素水后待用。

【操作步骤】

1. 选择穿刺部位　采集动脉血时一般选用桡动脉、股动脉、肱动脉、足背动脉。静脉血气测定有两种方法:一是混合静脉血(mixed venous blood)血气分析,血标本通常是通过肺动脉插管获取的;另一种是中心静脉血(central venous blood)血气分析,血标本是通过中心静脉导管从上腔静脉获取的。送血气分析时动脉血和送电解质的静脉血要同时抽取。

2. 湿润注射器　抽取动脉血气标本前,必须要肝素稀释液湿润注射器,目的在于:① 防止送检过程中血液凝固。② 在注射器管壁形成液体膜,防止大气与血样进行气体交换。③ 填充无效腔。一般每毫升血样需要 0.05～0.1 mL 肝素。

3. 排气　针尖向上排出气体和多余的肝素。

4. 穿刺采血　触摸动脉搏动最明显处定位,局部常规消毒,术者左手示食、中指消毒后触摸到动脉搏动处,右手持针,针头斜面向上,逆血流方向与血管呈垂直或60°角刺入。穿刺后不必抽吸。若准确刺入动脉,则血液会自行涌入针筒内,待血量达 2 mL 时拔针。

5. 封闭注射器　采血后立即退针将针头斜面刺入橡皮塞以封闭针头。若注射器内有空气,应尽快排出再封闭。

6. 混匀　将注射器轻轻搓动,使血液与肝素充分混匀,以防止凝血。

【注意事项】

(1) 桡动脉、肱动脉采血时,要检查袖口是否放松,防止因袖口过紧导致动脉搏动不明显,勿采静脉血或引起局部淤血。采血时一定注明吸氧条件,必要时停止吸氧 30 min 后再采血进行血气分析。

(2) 采集血标本后,用棉球重压穿刺部位 3～5 min,不要揉,有血液病、DIC 及应用抗凝药的病人,应酌情延长按压时间,直至无出血。

(3) 发热和体温过低者应注明当时体温,体温过高或过低对 pH、PaO_2、$PaCO_2$ 都有影响。氧在血浆中的溶解度随温度的改变而变化,温度升高,PaO_2 升高,pH 下降。

(4) 严格遵守操作规程,注意抗凝和隔绝空气。血液中如有血凝块,应重新抽取血样;空气进入后会使 PaO_2 升高,$PaCO_2$ 显著下降。

(5) 有研究表明,血细胞正常的血液在 38 ℃ 环境下存放 1h,$PaCO_2$ 会升高 0.665 kPa (5 mmHg)、pH 会降低 0.06,因此血标本应立即送检。若暂时不送,应置于 4 ℃ 以下的冰箱内保存,一般不宜超过 2 h。

【常用指标正常值和临床意义】

（一）与氧代谢相关指标

1. 血氧分压（PO_2） 血液中物理溶解的氧分子所产生的张力。

（1）动脉血氧分压（PaO_2）：成年人正常值为 11.97～13.30 kPa（90～100 mmHg），低于 10.64 kPa（80 mmHg）为缺氧。可引起 PaO_2 降低的因素有：吸入气中氧浓度降低，病人通气或换气功能障碍。

（2）静脉血氧分压（PvO_2）：正常值为 5.32～7.98 kPa（40～60 mmHg），可反映组织细胞摄氧能力，PvO_2 小于 5.32 kPa（40 mmHg）提示组织摄氧增加，PvO_2 小于 3.99 kPa（30 mmHg）提示组织缺氧。

2. 二氧化碳分压（$PaCO_2$） $PaCO_2$ 是指物理溶解在血浆中的二氧化碳张力。CO_2 分子具有很强的弥散能力，故动脉二氧化碳分压（$PaCO_2$）可反映肺泡二氧化碳（P_ACO_2）。$PaCO_2$ 的正常值 5.32 kPa（40 mmHg），低于 4.66 kPa（35 mmHg）为低碳酸血症，提示有过度通气；高于 5.99 kPa（45 mmHg）为高碳酸血症，提示肺泡通气不足。$PaCO_2$ 的改变可直接影响 pH，因此 $PaCO_2$ 又是反映酸碱平衡的重要指标。

3. 氧饱和度（SO_2） SO_2 是指血中的 HbO_2 占全部 Hb 的百分比值，1g 血红蛋白最多能与 1.36 mL 的氧结合。动脉血氧饱和度（SaO_2）正常值为 96%～100%，混合静脉血氧饱和度约 75%。

氧饱和度高低可反映氧分压的高低，氧分压和氧饱和度之间的关系，可用氧离曲线来表示。由于血红蛋白的生理特征，氧离曲线呈"S"型，PO_2 在 7.98 kPa（60 mmHg）以下，才会使氧饱和度明显降低，氧含量明显减少，从而引起缺氧。

氧解离曲线受多种因素影响，判断是发生左移或者右移的主要指标为 P_{50}，即血氧饱和度达 50% 的氧分压数。正常情况下，pH=7.4、T=37 ℃、$PaCO_2$ 为 5.32 kPa（40 mmHg）时，P_{50} 为 3.50 kPa（26.3 mmHg）。P_{50} 升高提示氧离曲线右移，氧与 Hb 的结合力降低；反之，P_{50} 降低提示氧离曲线左移，氧与 Hb 的结合力增加，可导致 P_{50} 升高的常见因素有碱中毒、低碳酸血症、体温降低、二磷酸甘油酸减少；可导致 P_{50} 降低的常见因素有酸中毒、高碳酸血症、体温升高、二磷酸甘油酸增加等。

（二）与酸碱平衡有关的指标

1. pH 为血液的酸碱度 参考值为 7.35～7.45，pH<7.35 为酸血症，pH>7.45 属碱血症，但 pH 仅能反映是否存在酸碱血症，不能排除是否存在酸碱失衡，更不能反映是代谢性还是呼吸性的酸碱失衡。

2. 二氧化碳总量（TCO_2） 指血浆中各种形式的 CO_2 含量的总和，代表血中 H_2CO_3 和 HCO_3^- 之和。参考值为 24～32 mmol/L，其中 95% 为 HCO_3^- 结合形式，5% 为物理溶解的 CO_2，极少量以碳酸、蛋白质氨基甲酸酯的形式存在，体内含量受呼吸和代谢两方面的影响，但主要是代谢因素。

3. 实际碳酸氢根（AB） 指血浆中的 HCO_3^- 的实际含量，参考值（25±3）mmol/L。AB 受代谢和呼吸两种因素影响，AB 增加，可能为代谢性碱中毒或呼吸性酸中毒代偿；AB 降低，可能为呼吸性碱中毒或代谢性酸中毒代偿；AB 正常则应根据具体情况加以分析。

4. 标准碳酸氢根（SB） 指全血在标准状态即温度 37 ℃、$PaCO_2$ 5.32 kPa（40 mmHg）、SaO_2 100% 条件下，血中 HCO_3^- 的含量，参考值（25±3）mmol/L。SB 是反映代谢性酸碱失

衡的重要指标。临床上常计算 AB 与 SB 的差值来判断酸碱失衡的性质。正常情况下,SB=AB。两者皆低为代谢性酸中毒(未代偿),两者皆高为代谢性碱中毒(未代偿);AB>SB 为呼吸性酸中毒,AB<SB 为呼吸性碱中毒。

5. 剩余碱(BE) 指在标准条件下将 1L 血液的 pH 滴定到 7.40 所需要的酸或碱的量。参考值为 0,范围为 $-3\sim+3$ mmol/L。BE 是反映代谢性因素的重要指标,若滴定所需要的是酸,则 BE 为正,提示缓冲碱增加,称为碱超;若滴定所需要的是碱,则 BE 为负,提示缓冲碱减少,称为碱缺。

6. 缓冲碱(BB) 指血浆中具有缓冲能力的负离子的总和。正常值为 $45\sim55$ mmol/L。BB 增加为代谢性碱中毒或代偿性呼吸性酸中毒;BB 降低提示代谢性酸中毒或代偿性呼吸性碱中毒。

7. 阴离子间隙(anion gap,AG) 指血清中所能测定的阳离子和阴离子总和之差。正常值为 12 mmol/L,范围为 $8\sim16$ mmol/L,是早期发现混合性酸碱中毒的重要指标。当发生高 AG 型代谢性酸中毒合并代谢性碱中毒且两者程度相当时,pH 和 HCO_3^- 的改变可相互抵消,血气结果可正常,此时 AG 是诊断的唯一线索。

【血气分析报告分析的基本步骤】

血气分析指标较多,但有的指标意义接近,需要抓重点和有代表性的,一般酸碱失衡主要看 pH、$PaCO_2$ 和 BE(或 AB)这三项;缺氧及通气状况主要看 PaO_2 和 $PaCO_2$。一般按以下步骤:

(1) 根据 pH 判断有无酸血症或碱血症:pH 异常提示已存在酸碱失衡,但 pH 正常也可能存在酸碱失衡,不能忽视。

(2) 根据 $PaCO_2$ 和 BE(或 AB)变化分析酸碱失衡的性质:当 $PaCO_2$ 和 BE(或 AB)呈反向变化时,提示为混合型酸碱失衡,如 BE(或 AB)升高,$PaCO_2$ 降低提示代谢性碱中毒合并呼吸性酸中毒,BE(或 AB)降低,$PaCO_2$ 升高提示代谢性酸中毒合并呼吸性碱中毒。

当 $PaCO_2$ 和 BE(或 AB)呈相同变化时,可能存在两种情况。其一是存在单纯酸碱失衡,如 BE(或 AB)原发性升高,$PaCO_2$ 继发性升高,为代谢性碱中毒呼吸代偿,但代偿不可能过度,即原发失衡必大于代偿变化。其二是发生混合性酸碱失衡,如代偿性碱中毒合并呼吸性酸中毒时,BE(或 AB)和 $PaCO_2$ 均可能升高。两种情况的界定要根据代偿的速度、幅度和限度来判断。例如,根据病人的临床实际情况已经确定原发疾病和可能发生的酸碱失衡,而与原发变量相对应的另一变量数值变化超越了代谢限度,即可判断为混合型酸碱失衡。常用的酸碱失衡预计代偿时间、幅度与限度见表 24-3-1。

表 24-3-1 常用酸碱失衡预计代偿时间、幅度与限度

原发失衡	原发化学变化	代偿反应	代偿公式	代偿时间	代偿限度
代谢性酸中毒	$HCO_3^- \downarrow$	$PaCO_2 \downarrow$	$PaCO_2 = 40-(24-HCO_3^-) \times 1.2 \pm 2$	12~24h	1.33 kPa
代谢性碱中毒	$HCO_3^- \uparrow$	$PaCO_2 \uparrow$	$PaCO_2 = 40+(24-HCO_3^-) \times 0.9 \pm 5$	12~24h	7.32 kPa
呼吸性酸中毒	$PaCO_2 \uparrow$	$HCO_3^- \uparrow$	急性 $HCO_3^- = 24+(PaCO_2-40) \times 0.07 \pm 1.5$ 慢性 $HCO_3^- = 24+(PaCO_2-40) \times 0.4 \pm 3$	数分钟 3~5d	30 mmol/L 45 mmol/L

续表

原发失衡	原发化学变化	代偿反应	代偿公式	代偿时间	代偿限度
呼吸性碱中毒	$PaCO_2 \downarrow$	$HCO_3^- \downarrow$	急性 $HCO_3^- = 24 - (40 - PaCO_2) \times 0.2 \pm 2.5$ 慢性 $HCO_3^- = 24 - (40 - PaCO_2) \times 0.5 \pm 2.5$	数分钟 3～5d	18 mmol/L 12～15 mmol/L

（3）根据阴离子间隙判断酸碱失衡：阴离子间隙与酸碱失衡的关系密切，根据 AG 可迅速诊断代谢性酸中毒。

血浆中阴阳离子总数相等，但一般情况下仅测定 Na^+、Cl^-、HCO_3^-。$AG = [Na^+] - [Cl^-] - [HCO_3^-]$，即 AG 代表未测定的阴、阳离子差值的阴离子部分。AG 的正常值为 7～16 mmol/L。AG 升高大部分为代谢性酸中毒，但必须结合病史和用药情况才能确诊，应注意排除引起 AG 增高的其他因素，如脱水、大剂量应用钠盐等。

（韩燕霞）

第四节　胸腔闭式引流术及其护理

胸腔闭式引流术是指将特殊硅胶管或外科胸腔引流管插入胸腔，从而将胸腔内的气体、脓液或血液持续排出，达到治疗气胸、脓胸或血胸的目的的一种治疗方法。它的原理是：依靠水封瓶中的液体使胸膜腔与外界隔离，当胸膜腔因积气、积液或积血形成高压时，胸膜腔内的液体或气体可排至引流瓶内，当胸膜腔恢复负压时，水封瓶内的液体被吸至引流瓶下端形成负压水柱，阻止空气进入胸膜腔，由于引流管有足够的垂直长度和地心引力作用，水封瓶内的液体只能在引流管的下端形成一定高度的水柱，不能被吸至胸膜腔内，从而达到胸膜腔引流和减压的目的。

【适应证】

（1）对于呼吸困难明显、肺压缩程度较大的不稳定性气胸病人，包括交通性气胸、张力性气胸和气胸反复反作的病人，无论气胸容量多少，均应尽早行胸腔闭式引流术。

（2）心肺功能较差、自觉症状较重（静息状态下亦感明显呼吸困难）的闭合性气胸，无论肺压缩多少，均应尽早行胸腔闭式引流术。

（3）中量或大量气胸经胸膜腔穿刺抽气呼吸困难症状未明显改善或肺不能复张者，应及时行胸腔闭式引流术。

（4）胸腔积液、血胸、脓胸、乳糜胸和食管支气管胸膜瘘需要持续排液、排血或排脓者。

（5）准备使用机械通气的气胸或血气胸者。

（6）外科手术需切开胸膜腔者。

【禁忌证】

（1）凝血功能障碍或有出血倾向者。

（2）结核性脓胸、癌性胸腔积液未做胸腔局部有效治疗者。

（3）肝性胸腔积液，持续引流可导致大量蛋白质和电解质丢失者。

【术前准备】

1. 物品准备　无菌手套、无菌手术衣、皮肤消毒液、无菌胸腔闭式引流包(包内有穿刺针、注射器、胸腔闭式引流管、棉签、弯盘、剪刀、纱布等)和无菌胸腔闭式引流装置。

2. 药品准备　局部麻醉剂(1%普鲁卡因或2%利多卡因)、无菌蒸馏水或生理盐水、镇咳药。

3. 病人准备

(1) 知识宣教：根据病人的年龄、文化程度、社会经济状况采用适当的宣教方式,告知病人胸腔闭式引流术的目的、意义和操作步骤,术中保持穿刺体位,不要随意活动,穿刺时不要咳嗽或深呼吸,以免损伤胸膜或肺组织,让病人有充分的思想准备,配合手术,使手术顺利进行。

(2) 术前做胸部X线透视摄片或超声等影像学检查,明确胸膜腔内积气、积液、积血和积脓的范围和总量,了解肺和纵隔受压和移位的情况,以利于选择正确的引流部位。

(3) 术前做好手术部位的皮肤准备,做好普鲁卡因过敏试验并在病历上注明试验结果。

(4) 胸腔闭式引流是一种有创性操作,术前病人须签署知情同意书。

【操作步骤】

1. 病人体位　一般情况下采用仰卧斜坡位或平卧位。

2. 穿刺部位　切口部位的选择可根据病变的部位和引流物的性质来确定。气胸者取患侧锁骨中线外侧第2肋间隙或腋前线第4~5肋间隙进针；胸腔积液、血胸和乳糜胸等液体引流时则在腋中线和腋后线之间第6~7肋间隙；脓胸选择在脓液积聚的最低位置管；局限性气胸和包裹性胸腔积液者可借助X线或超声定位。

3. 胸管选择　排气管宜选择质地较软,既能引流又可减少局部刺激和疼痛,一般管径为1 cm的硅胶管；排液管宜选择质地较硬、不易打折和堵塞且有利于引流,一般管径为1.5~2 cm的橡皮管。

4. 手术过程

(1) 消毒切口周围15 cm范围的术野皮肤,铺无菌治疗巾。

(2) 用局麻药在所选切口皮肤下胸壁各层施行局部浸润麻醉。

(3) 沿肋间皮纹方向作1.5~2 cm的切口,用血管钳沿肋骨上缘钝性分离肋间组织并逐步前推进入胸膜腔,此时会有明显的突破感,当见有气体或液体溢出后,再用血管钳将该部位切口稍扩大,然后将事先准备好的引流管沿原径路植入胸膜腔内,其尾端侧孔应插入胸膜腔内2~3 cm,其外端连接于无菌胸腔闭式引流装置(图25-4-1)；让病人咳嗽或深呼吸,此时可见气体或液体自引流管内流出以及水封瓶管内水柱随呼吸上、下运动；缝合切口,并固定引流管,引流管出皮肤周围用无菌凡士林纱布包绕,再用无菌纱布覆盖；若经水封瓶引流后未能使胸膜破口愈合,肺持久不能复张,则可在胸壁其他部位插管,或在原先通畅的引流管端加用负压吸引装置,为避免吸引可能形成负压过大,用调压瓶时可使负压在-20~-10 cmH$_2$O之间。

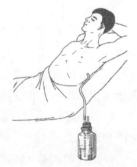

图25-4-1　水封瓶引流装置

【术中监护】

1. 生命体征监测　在整个操作过程中,应监测病人有无呼吸增快、心率加速、血压下降、出冷汗、面色苍白等症状,必要时暂停操作或给予相应的处理。

2. 心理安慰　术中应陪伴在病人身边,分散注意力,达到缓解紧张情绪和不适症状,使病人顺利渡过手术关。

【护理要点】

1. 保持管道密闭　使用前严格检查引流管是否通畅和整个装置是否密闭,引流管及引流瓶口有无裂缝,各衔接处包括皮肤切口处也要求密封,用凡士林纱布包扎严密,避免发生漏气和滑脱;水封瓶长管没入水中3~4 cm,并始终保持直立。

2. 采取适当体位　如病人血压平稳,应采取半卧位,以利于引流和呼吸,鼓励病人深呼吸及咳嗽,并协助变换体位,促使胸腔气体及液体排出,利于肺复张。

3. 保证有效引流

(1) 确保引流装置安全:引流瓶应放在低于病人胸部且不易踢倒的地方,病人下床活动时,引流瓶的位置应低于膝关节,任何时候其液面应低于引流管胸腔出口平面超过60 cm,以防瓶内液体反流入胸腔;引流管长度约100 cm,将其妥善固定于床旁,既便于病人翻身,又不会导致管路扭曲受压。

(2) 判断引流管是否通畅,密切观察长管中的水柱是否随呼吸上下波动,波动范围为4~6 cm,必要时可请病人做深呼吸和咳嗽,如仍无水柱波动,病人出现胸闷气促、呼吸困难和气管偏向健侧等肺受压症状,可能为引流管不通畅或部分滑出胸膜腔,立即通知医生更换导管或捏挤导管及负压间断抽吸引流瓶中的短玻璃管促使其通畅。

(3) 防止胸腔积液或渗出物堵塞引流管,可根据病情每1~2 h由胸腔端向引流瓶端的方向挤压引流管,方法是:先用双手挤压引流管根部,以免胸内胶管侧孔被胸腔内纤维蛋白阻塞,然后一手固定胶管根部,另一手顺引流管往下挤压,以免反流和管腔内被血凝块阻塞。

(4) 更换引流瓶或搬动病人时需要用两把血管钳将引流管双重夹紧,防止引流管滑脱、漏气或引流液反流等意外情况;若胸腔引流管不慎滑出胸腔,应嘱病人呼气,同时迅速用凡士林纱布及胶布封闭引流口,并立即通知医生处理;若引流管连接处脱落或引流瓶损伤,应立即双钳夹紧靠胸壁导管,按无菌操作更换整个装置。

(5) 使用闭式负压吸引时宜连续开动吸引机,如12 h后肺仍未能复张,应及时查找原因。

4. 注意观察并记录引流液的量、颜色及性状　胸腔闭式引流术24 h内正常的引流液为鲜红色血性液体,第1天可达100 mL左右,但以后的引流液颜色逐渐变成淡红色,量明显减少。如引流量不见减少,血色较浓,每小时超过100 mL,持续4 h不减,并伴有血压下降、脉搏增快、休克等表现,除密切观察病情外,应立即通知医生,做好输血或再次手术的准备。术后3~7 d若合并乳糜胸,则引流液呈乳白色米汤样液体,可根据医嘱化验证实液体性质,同时还应观察水封瓶内导管水柱波动幅度及有无气泡溢出。

5. 肺功能锻炼　鼓励病人每2 h进行1次深呼吸、咳嗽和吹气球练习,以促进受压萎陷的肺扩张,加速胸腔内气体排出,促进肺尽早复张。

6. 严格执行无菌操作

(1) 保持引流装置无菌,一次性引流装置每周更换一次,非一次性闭式引流系统需每天更换引流瓶;引流瓶上的排气管外端应用纱布包扎好,避免尘埃或异物进入引流瓶内。

(2) 伤口敷料1~2 d更换一次,有分泌物、渗湿或污染时立即更换。

7. 拔管指征

(1) 生命体征稳定,胸腔闭式引流48~72 h后,引流量明显减少且颜色变淡。

(2) 24 h 引流液少于 50 mL,脓液少于 10 mL。

(3) 无气体溢出。

(4) X 线显示肺膨胀良好,病人无呼吸困难。

8. 拔管方法 拔管时应准备拔管用品,如蘸有消毒液的棉球、弯盘、凡士林纱布、剪刀、血管钳、镊子和无菌纱布等。先拆去固定缝线,嘱病人深吸气后屏气,迅速拔出导管,同时立即用凡士林纱布和厚敷料封闭胸部伤口,胸带包扎 1 日。拔管后注意观察病人有无胸闷、气急、切口漏气、渗液、出血、皮下气肿等,如发现异常应及时处理。

9. 基础护理 由于切口疼痛及带有管道,病人自理能力下降,根据病情和病人需要做好基础护理和生活护理,如口腔护理、皮肤护理、会阴护理等;并鼓励病人拔管后早期离床活动,向病人说明早期活动的必要性,例如有助于肺复张,促进肠蠕动,增进食欲,增强体质,利于康复。

10. 并发症的护理

(1) 切口感染:保持切口敷料完整、清洁、干燥并及时更换,同时观察切口有无红、肿、热、痛等炎症表现。如有异常,及时报告医生采取抗感染措施。

(2) 肺和胸腔内感染:监测体温及痰液的性状,如病人出现畏寒、高热或脓痰等感染征象时,及时通知医生处理。

(庞建红)

第五节 输液泵及微量泵的临床应用及护理

一、输液泵

输液泵(图 25-5-1)是指机械或电子控制的输液控制装置。它通过作用于输液导管达到控制输液速度和输液总量的目的,同时还能对输液过程中的气泡、阻塞等异常情况进行监测与报警,满足临床医疗各种复杂场合的输液要求,故输液泵是抢救危重病人和心血管病人的重要设备之一,目前已广泛用于输液精度及过程控制要求较高的 ICU 病房、CCU 病房、手术室、急救室、新生儿科、肿瘤科等科室。

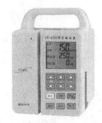

图 25-5-1 输液泵

【输液泵简介】

按输液泵的控制原理可将其分为活塞型与蠕动滚压型输液泵两类,后者又可分为容积控制型和滴数控制型。另外,临床上还有体积微小,专门用于止痛、化疗、避孕的输液泵。

1. 容积控制型输液泵 又名定容式输液泵,此类泵输注剂量较为准确,它只测实际输入的液体,不受溶液的浓度、导管内径的影响,速率调节幅度为 1 mL/h,速率控制范围在 1~900 mL/h。实际工作中只选择所需输液总量及每小时的速率,泵便自动按设定的方式工作并自动进行参数监视。此类泵应用最为广泛。目前比较新型的智能输液泵是波形蠕动式容量泵,它既有上述输液泵的优点,还能对安装错误、输液导管中有气泡及阻塞、输液完成进行报警,以提醒护理人员及时处理。

2. 滴数控制型输液泵 又名计滴式输液泵、蠕动滚压式输液泵。该泵利用控制输液的滴速调整注入液体量,可以准确地计算滴数,但液滴的大小受输注液的黏度、输液导管内径的影响,输入量不够精确。

3. **微量注射泵** 又名针筒式注射泵,其特点是输注药液流速平稳、均衡、精确;调节速度 0.1 mL/h,主要用于儿科、心血管病的治疗,也可用于避光的半衰期极短的药物注入。该泵体积小,充电系统好,携带方便,急救中常常使用。

【操作目的】

准确控制单位时间内液体输注的量及速度,达到使药物均匀、用量准确并安全注入病人体内的目的。主要适用于临床给予胃肠外营养、血管活性药物、化疗药物、催产药、抗凝药、麻醉药及进行静脉输血等。

【操作原则】

(1) 妥善放置并固定输液泵、确保安全。

(2) 有效固定输液管于输液泵管道槽。

(3) 根据医嘱要求计算输液速度,准确设定输液泵各参数,确保治疗效果。

(4) 规范实施静脉穿刺和输液护理。

【操作前准备】

1. **护士准备** 输液泵以其准确、持续、便捷的输液特性广泛应用于临床。护理人员使用输液泵的技术应娴熟,必要时进行有关输液泵的专题培训。

2. **病人准备** 了解病人病情及用药情况,评估注射部位皮肤及血管情况;输液泵是病人床边的医疗设备,当输液器报警时,护士要反应迅速,有条不紊地处理故障,不能慌张,不在病人面前议论仪器使用问题,给病人以安全感。

3. **物品准备** 输液泵、电源线、固定支架、配制好的液体等。

【输液泵操作步骤】

(1) 将输液泵固定于床头或床尾的输液支架上,要求输液支架主干直径与输液泵后面的螺旋夹配套,防止泵滑落;或安置在输液泵专用支架上。

(2) 连接外接电源,此时电源指示灯闪烁,提示电源已接通。

(3) 药液及输液导管的准备:按常规准备药液,插入输液泵专用导管,并进行排气,使输液导管内充满药液,然后锁住导管上的调节器。

(4) 将墨菲氏滴管下方的输液导管放置于输液泵槽内,用手打开输液导管上的调节器,导管处于止液夹内夹紧。

(5) 输液导管处于自然拉直状态,可靠地依次通过气泡检测器、卡管片、阻塞器检测器中的长槽及输液导管固定夹,将输液泵机门推进关好,按下锁门装置。

(6) 输入设定的输液速度和输液总量。

① 按"设置"键,这时流速部位的数字闪烁,按"数字"键输入医嘱要求的流速值(mL/h)。速率可调范围一般为1~300 mL/h。

② 按"选择"键,这时预置量部位的数字闪烁,按"数字"键输入需要的预置值(mL)。输液总量设置则按液体瓶内实际量或医嘱执行,完成后报警,设置范围一般为1~9 999 mL。

③ 按"设置"键,完成设置输入。

(7) 按"清除"键使输液累积量显示为零。

(8) 按"停止"键,然后进行静脉穿刺,成功后接上输液导管,穿刺局部妥善固定。再按"启动"键,输液泵开始正常运行,此时可以看出运行指示灯亮并按运行速度快慢交替闪烁。

(9) 输液结束,报警器发声,按"停止"键,泵停止工作,然后按常规撤去输液装置,再撤离输液泵,擦拭备用。

【输液速度的计算】

$$每分钟滴数 = \frac{液体的总量(mL) \times 滴系数(滴/mL)}{输液所需的时间}$$

$$输液所用的时间 = \frac{液体的总量(mL) \times 滴系数(滴/mL)}{每分钟滴数(滴/min)} \times 60(min)$$

【输液泵常见故障及其处理】

当输液泵出现各种原因报警时,应及时寻找报警原因,消除故障,重新启动输液(表25-5-1)。

表25-5-1 输液泵常见故障及其处理

报警显示	常见故障原因	处理方法
气泡报警	管路中有气泡,输液袋或输液瓶中液体已空	打开泵门取出泵管,排除气泡或更换新的输液瓶
滴数报警	输液瓶或输液袋内液体已空、流速调节器未打开、排气时小帽未打开、传感器放置错误或损坏、滴壶页面过高或有水雾,有摆动等	更换新的输液瓶、打开流速调节器、打开排气帽、正确放置、夹紧传感器滴壶、更换传感器、滴壶内液面不能超过滴壶高度的1/2,摇动滴壶,去除水雾。
压力报警	流速调节器未打开、输液管打折或受压	松开流速调节器、接触输液管打折或受压
阻塞报警	血块堵塞静脉通道,近心端血管压力过大	清除血块、松解止血带、穿宽松袖口的衣服、避免输液肢体测量血压
输液完成报警	预设输液量已经完成	停止输液或根据医嘱更换液体再设预置值
设备功能异常	设备不能正常运转	更换输液泵
机器未运行	未按"开始"运行键	按"开始"启动
未充电	需定期充电、保持蓄电池呈备用状态	连接主电源充电
故障代码报警	电路故障、电池损坏	专业技术人员协助解决

【注意事项】

(1) 无菌操作,输液管路装置24 h更换。

(2) 熟悉报警信号,及时排除故障;突然停电时,须检查输液泵是否正常工作。

(3) 加强巡视,观察穿刺部位有无外渗或接头脱落(因输液泵无外渗报警装置)。如有外渗,及时处理。

① 小范围外渗:外渗药物对组织刺激性小,易吸收,可热敷或95%的乙醇或50%硫酸镁持续湿敷;输入血管活性药,即使局部肿胀不明显,但发红、苍白、疼痛明显,必须立即更换注射部位,局部用95%的乙醇持续湿敷。

② 大范围外渗:在药物外渗的48 h内,抬高受累部位,以促进局部外渗药物的吸收。用95%的乙醇或50%硫酸镁持续湿敷,局部封闭,用相对应的拮抗药拮抗,如多巴胺、间羟胺、去甲肾上腺素等外渗可用酚妥拉明、硝酸甘油、地塞米松、钙剂可用50%硫酸镁、654-2湿敷,也可用马铃薯、生姜外敷。

③ 化疗药物外渗:立即停止滴入,用生理盐水皮下注射加以稀释,并局部冷敷,以防止局部肿痛、肿胀、坏死。

④ 药物外渗引起的局部水疱：水疱小未破裂的尽量不用刺破，可用碘伏外涂；水疱大可用碘伏消毒后用无菌注射器抽取水疱里的渗出液，再用碘伏外涂。

(4) 做好输液泵的维护清洁和保养，仪器外部保持清洁，避免液体进入输液泵的内部，输液泵消毒后，至少要等待30 s，才能将关闭的开关重启。

二、微量泵的应用及护理

【操作目的】

根据医嘱要求将少量药物精确、微量、均匀、持续地泵入体内，使药物在体内保持有效的血药浓度以救治危重病人。微量泵(图25-5-2)适用于给药非常精确、总量很小且给药速度缓慢或长时间流速均匀的情况，主要用于胰腺炎、糖尿病、高血压、休克、肝移植等病人。

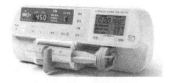

图25-5-2　微量注射泵

【微量注射泵操作步骤】

(1) 将微量注射泵固定于床头柜或床旁，也可固定在静脉输液架上，然后通过杆头上的螺丝固定微泵。

(2) 连接外接电源，此时电源指示灯闪烁，提示电源已接通。

(3) 用注射器抽取药液，连接延长管，并排尽气体待用。

(4) 将微量泵夹子抬起，然后转动夹子，将备好药液的注射器放入泵槽内，不同规格的注射器固定在不同槽内。将夹子返回到原来的位置，压住并完全固定注射器。

(5) 按"开始"键及"数字"键，输入设定的液体总量和注射速度。

(6) 按"停止"键，然后进行静脉穿刺，成功后妥善固定穿刺局部，接通微量泵管道。再按"启动"键，这时微量泵开始正常运行。

(7) 静脉注射结束，关电源，撤去外接电源，整理用物。

【微量泵给药的简便计算方法】

临床上微量泵多用于输注强心药和血管活性药，这些药需计算精确，及时观察疗效，因此要学会简便计算方法。

$$药物浓度(\mu g/mL) = \frac{药物剂量(\mu g)}{药物体积(mL) + 稀释液(mL)}$$

每小时所需的药量$(\mu g/h)$ = 医嘱单位时间内给药剂量$(\mu g) \times 60$ min

$$注入速度(mL/h) = \frac{每小时所需药量(\mu g/h)}{药物浓度(\mu g/mL)}$$

【微量注射泵使用常见故障及处理】

微量注射泵在使用过程中的常见故障及其处理方法详见表25-5-2。

表25-5-2　微量注射泵使用常见故障及处理

报警显示	常见故障原因	处理方法
药液将完报警	药物在3mL以下时，微量泵会自动报警，红灯亮闪	将注射器和滑座向后移动1~2 cm，红灯停止亮闪，可将注射器内剩余药液全部匀速注入体内后更换穿刺部位
药液外渗报警	药液外渗	更换穿刺部位
自动报警	电源插头松脱、蓄电池能源耗尽	立即接好电源或立即接通外电源

续表

报警显示	常见故障原因	处理方法
阻塞报警	通路阻塞,如泵管折叠、针头阻塞	检查泵管有无折叠,针头阻塞需重新穿刺
机器未运行	没有按"开始"运行键	按"开始"键启动机器
故障代码报警	电路故障,电池损坏	专业技术人员解决

【注意事项】

(1) 严格遵守无菌操作,防止空气压入血管内。

(2) 注射开通后,定时检查药物是否外渗,与病人连接处是否脱开。如有报警,应及时检查原因,做相应的处理。

(3) 使用时将药物剂量准确换算为泵的固定输入参数(mL/h);当需调节速度时,先按停止键。

(4) 电源重启后,应重新设置药物速度。

(5) 每根输液泵专用皮条使用 24 h 后更换,如有污染及时更换。

(6) 尽可能方便病人:整理好输液泵的电线、导管等,尽可能延长输液管,最大限度地满足病人改变体位甚至下床活动的需求。

【输液泵及微量泵的保管】

1. 妥善存放　输液泵或微量泵应放于科内仪器室,室内温度为 0～40 ℃,空气相对湿度<85%,且无腐蚀性气体及有害杂质。

2. 及时清洗　输液泵或微量泵在使用过程中或存放时要保持清洁,特别是泵的滑轴处、滚动处防止药物粘连。擦洗时用湿软布,不可用乙醇等药品。

3. 定时充电　输液泵或微量泵闲置时要关闭电源并将速率调至零位,定期充电,保持机内干燥,以便在应急情况下使用。

4. 定期维修　输液泵或微量泵应由专人保管并有使用登记,定期请工程师维修。输液泵或微量泵连续使用时要定时调换,防止因泵内温度过高而缩短使用寿命。

(韩燕霞)

第六节　颈内静脉及锁骨下静脉穿刺术

经皮锁骨下静脉、颈内静脉穿刺术是临床常见的操作技术之一。它主要用于完全胃肠外营养(TPN)、中心静脉压(CVP)的测定,以及需长期静脉输液而周围血管塌陷、硬化、纤细脆弱不易穿刺的病人,也可用于临时性血液透析病人血管通路的建立。由于在腹股沟部插管有引起血栓性静脉炎和败血症的危险,且若导管尖端未越过膈肌平面,实际测得的可能是腹腔内压,容易造成临床判断困难,故目前多选用锁骨下静脉或颈内静脉进行置管。2011 年 INS 静脉治疗护理实践标准推荐,中心静脉置管首选锁骨下静脉。

【穿刺前准备】

1. 用物准备　治疗盘内有消毒液、棉签、弯盘、透明的半透膜敷料、无菌注射器、局麻药、无菌手套等;一次性中心静脉穿刺包 1 套,主要包括穿刺针、导引导丝、扩张管、鞘管、深静脉留置导管等;穿刺包1个,内有纱布2~3块、无菌洞巾1块及剪刀、持针器、缝针、缝线、镊子等。在满足治疗需求的情况下,选择管径、长度以及适宜病人血管通路的导管类型,以减少导管对血管内壁的刺激。聚亚氨酯或硅树脂材料导管的选用,可减少导管微生物定植和导管相关性感染的发生。

2. 病人准备　告知病人深静脉穿刺的目的及可能产生的不适,使其有充分的思想准备配合医务人员的操作,以便手术顺利进行。必要时做普鲁卡因皮试。

【穿刺方法】

(1) 备齐用物至病人床旁,核对床号与姓名,向病人解释置管目的,以取得合作,同时备好输液装置,所用的输液装置最好是螺旋口连接,以确保安全。

(2) 选取合适的卧位及穿刺部位:

① 病人取去枕平卧位,头偏向穿刺侧的对侧,肩背部略垫高,以利于两肩后展。

② 锁骨下静脉穿刺点:上穿刺点为胸锁乳突肌外缘与锁骨上缘交角的角平分线距顶点外 0.5~1.0 cm 处(图 25-6-1),下穿刺点为锁骨中 1/3 与内 1/3 交点下方 1.0~2.0 cm 处。

③ 颈内静脉穿刺点:以甲状软骨上缘与环状软骨下缘中点作一水平线,与胸锁乳突肌内侧缘交点外旁开 0.5~1.0 cm 处(图 25-6-2),即颈总动脉外旁开 0.5 cm 处。

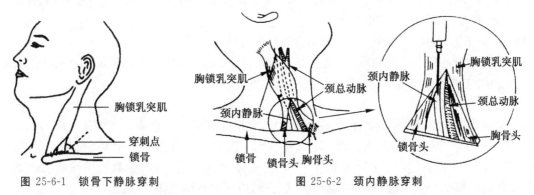

图 25-6-1　锁骨下静脉穿刺　　　　图 25-6-2　颈内静脉穿刺

(3) 打开无菌穿刺包,戴无菌手套,待助手常规消毒颈、胸、肩部皮肤后铺洞巾,然后进行局部浸润麻醉。

(4) 将穿刺针接到装有生理盐水的注射器上,针尖斜面向上,锁骨下静脉穿刺时针尖与皮肤成 15°~20°角,针尖紧贴锁骨内侧壁向着同侧胸锁关节的方向刺入皮下。颈内静脉穿刺时针尖与皮肤呈 30°~45°的方向边进针边回吸。在进针过程中保持注射器内轻度持续负压,以便及时判断针尖是否已进入静脉。针尖一旦进入静脉,注射器内即出现回血,继续推注数毫米,获得流畅回血。如注射器内芯被迅速回弹并出现鲜红血流,说明误入动脉,应将穿刺针立即拔出,穿刺点处局部压迫 10 min 以上。若进针已相当深而仍未穿入静脉,可缓慢退针,并使注射器内保持负压。退针过程中,如暗红血液突然出现于注射器内,则示针尖已入静脉。

(5) 穿刺成功后,嘱病人屏气,取下注射器,防止空气栓塞。然后从穿刺针内插入导引导丝,左手压紧皮下导丝,右手拔穿刺针。如导丝不能顺利进入,可抽出导丝,接上注射器,在保持负压的条件下调整针头位置,包括角度、斜面方面和深浅等,重新穿刺,直到穿刺成功后再将导丝送入静脉腔。然后沿导引导丝插入扩张管与鞘管,扩张皮肤及皮下组织,退出导引导丝与扩张管,鞘管留在血管内,再将导管沿鞘管插入。置管长度:锁骨下静脉为 12~15 cm,颈内静脉为15～20 cm。中心静脉导管尖端应放于上腔静脉的下1/3到右心房的连接处。

(6) 缝合并固定导管,外用一次性透明半透膜敷料固定;接上静脉输液装置,调节滴速,安置病人舒适卧位,并整理用物。

【置管过程中的注意事项】

(1) 锁骨下静脉穿刺过程中,若穿刺角度稍大或位置过深,则可能会刺破肺尖造成气胸或血气胸。在操作过程中,若病人出现胸闷、气急、呼吸困难、脉搏快或发绀等症状,应考虑有血气胸发生的可能,应立即停止操作,严密观察病情变化。对于桶状胸、肺气肿、胸壁畸形等病人,操作应警惕,因这类病人胸部正常解剖结构发生了变化,穿刺不易成功,且易出现并发症,必要时改为其他途径置管。

(2) 反复穿刺易损伤颈静脉,加之胸腔的负压,可引起空气栓塞,极少数情况下,也可误伤迷走神经和误穿胸导管。

(3) 因右颈内静脉与无名静脉和上腔静脉几乎成一直线,加之右侧胸膜顶低于左侧,以及胸导管位于左侧,使得右颈内静脉穿刺并发气胸的概率远低于左侧穿刺,置管成功率高,故临床多选用右颈内静脉进行插管。

(4) 中心静脉置管时,须最大限度地使用无菌防护屏障,执行标准预防措施。置管人员操作技术要娴熟,动作宜迅速准确,禁止盲目乱穿,且不宜反复穿刺,插管不宜用力过猛,插管成功后一定要抽到回血再接上输液装置。

(5) 意识不清、躁动不安或不合作者不宜施行深静脉穿刺。

(6) 每次穿刺完成后,应密切观察病人呼吸及胸部的变化,必要时摄胸片以确定有无气胸发生。

(7) 物品应准备齐全,以免穿刺过程中来回取物。

【并发症及处理】

1. 气胸 是锁骨下静脉置管最常见的并发症,早期经锁骨下穿刺锁骨下静脉气胸的发生率可达2%～10%,但也有经此途径做600次穿刺无一例发生气胸者。气胸而无临床症状者,无需行胸腔闭式引流,但要定期行胸部X线检查,观察气胸是否吸收;少数使用呼吸机的病人,并发气胸时病情严重,早期即出现临床症状,此时应及早行胸腔闭式引流。

2. 空气栓塞 为避免空气栓塞的发生,操作前协助病人取头低脚高位(床尾抬高约15°),肩下垫一薄枕,穿刺成功后,留置导管应带有肝素帽。

3. 导管相关性静脉炎 导管在体内放置时间过久可引起血栓性静脉炎,故置管期间无菌护理很重要。如敷料的完整性受损、变得潮湿或存在穿刺部位感染的症状、体征时,应立即更换敷料。一般透明的半透膜敷料应每5～7 d更换1次;纱布敷料应每2 d更换1次;透明敷料下放置纱布敷料视为纱布敷料,应每2 d更换1次。

4. 误入动脉 一旦误入动脉,应立即拔除穿刺针,穿刺点处局部压迫10 min以上,应从锁骨上下方向同时压迫,再行穿刺时宜选用对侧。

5. 损伤神经 若发现有神经损伤,应立即拔除导管。

6. 心律失常 导管插入不宜过长,因过长的导管靠近窦房结,可诱发心律失常。此时应将导管退出2～3 cm至上腔静脉内,心律失常即可消失。

(许 义 汪小华)

附录一 心血管疾病检验标志物的正常参考值范围

分析项目	英文缩写	参考范围
血脂分析指标		
总胆固醇(mmol/L)	TC	<5.20
三酰甘油(mmol/L)	TG	0.56~1.70
高密度脂蛋白(mmol/L)	HDL	1.03~2.07
低密度脂蛋白(mmol/L)	LDL	≤3.12
脂蛋白(a)(mg/L)	LP(a)	0~300
载脂蛋白AⅠ(g/L)	apoAⅠ	男:1.42±0.17;女:1.45±0.14
载脂蛋白B(g/L)	apoB	男:1.01±0.21;女:1.07±0.23
载脂蛋白AⅠ/B比值	apoAⅠ/apoB	1~2
急性冠脉综合征的生化标志物		
天门冬氨酸转氨酶(U/L)	AST	10~40
肌酸激酶(U/L)	CK	男:37~174;女:26~140
肌酸激酶同工酶(U/L)	CK-MB	0~16
乳酸脱氢酶(U/L)	LD	104~245
α-羟丁酸脱氢酶(U/L)	α-HBD	60~180
心肌肌钙蛋白T(μg/L)	cTnT	0.02~0.13
心肌肌钙蛋白I(μg/L)	cTnI	<0.2
肌红蛋白(μg/L)	Mb	6~85
缺血修饰白蛋白(U/ML)	IMA	>64.7
糖原磷酸化酶同工酶(μg/L)	GPBB	1.05~6.5
B型利钠肽(pmol/L)(100pg/L)	BNP	>22
超敏C-反应蛋白(mg/L)	hs-CRP	0~3
血清基质金属蛋白酶-9(ng/mL)	MMP-9	30~50

(顾国浩)

附录二

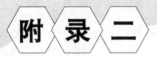

常见食物营养成分表

表1 常见高盐高钠食物及其含钠量

食品名称	含钠量（mg）	食品名称	含钠量（mg）	食品名称	含钠量（mg）
干豆类及制品		禽肉类及制品		糖、果脯和蜜饯、蜂蜜	
豆腐干	690.2	扒鸡	633.2	甘草杏	2 574.2
菌藻类		童子鸡（蒸）	910.1	清凉杏肉	846.4
螺旋藻（干）	1624	烤鸭	776.4	雪梅	895.6
裙带菜（干）	4 411.6	腊鹅	2 880.0	九制梅肉	958.0
海带菜	2 511.7	乳鸽	653.8	九制应子	8 322.8
坚果、种子类		乳鸽（红烧）	1 809.8	多味山楂	4 247.5
山核桃（熟）	855.5	乳类及制品		山楂脯	619.3
松子（熟）	666.0	奶酪（光明牌）	1 598.0	地瓜干	1 287.4
开心果（熟）	756.4	低脂奶酪	1 684.8	调味品类	
葵花子（熟）	634.7	硬质干酪	687.0	酱甘露	2 470.0
西瓜子（熟）	599.4	蛋类及制品		酱花生米	970.0
畜肉类及制品		咸鸭蛋（煮）	1 131.0	酱仔萝	3 020.0
火腿心全精肉	8 612.0	鱼虾蟹贝类		雪菜	1 708.4
火腿心肉	2 268.2	午餐鱼（香辣味）	1 321.2	腌韭菜花	4 600.0
腊肉	763.9	蟹足棒	1 242.0	榨菜（鱼泉牌）	1 677.7
叉烧肉	726.4	海蚌	793.0	榨菜（正林牌）	2 461.7
猪肉脯	1 638.2	文蛤丸	565.0	鸡粉	19 041.8
肉酥	1 540.7	墨鱼丸	825.2	鸡精	18 864.4
猪肉松	1 929.2	速食食品		黄豆酱油	5 699.8
脆皮肠	992.7	干脆面	976.8	老抽	6 910.4
热狗肠	861.9	方便面	828.8	生抽	6 384.7
火腿肠	1 119.5	干酪汉堡包	634.0	海鲜酱（阿香婆）	2 107.0
火腿	1 471.3	热狗（原味）	684.0	牛肉酱（阿香婆）	1 260.5
三明治火腿	898.6	玉米片	725.0	沙拉酱	733.6
牛肉（酱、五香）	926.0	饼干（咸）	697.2	番茄沙司	1 046.8
牛肉（清香）	935.0	速冻饺子	611.6	腐乳（香辣味）	2 020.0
牛肉干	1 402.5～1 529.0	海苔	1 599.1	腐乳（酱豆腐）	5 008.2
烧羊肉（五香）	759.1	奶油五香豆	1 577.0	剁辣椒	2 443.2
羊肉串（生）	616.2	空心脆枣	816.6	酱八宝菜	2 620.0
驴肉（五香）	877.2	鱼肉粒	1 211.5	虾酱	4 584.6

注：① 表格中所有食物的含钠量均以每100 g可食部计。② 根据英国食物标准局的建议，每100 g食物中若多于1.5 g盐（约600 mg Na），即表示有关食物的盐或钠含量偏高，为高盐高钠食物。

表2 常见低钾和高钾食物

食物类别	低钾食物（＜300mg/100g）	高钾食物（＞500mg/100g）
谷类及制品	稻米、小米、小麦粉	玉米面
鲜豆类及制品	扁豆、豇豆	豌豆
干豆类及制品		几乎所有的干豆类；豆奶粉；豆腐皮、腐竹
茄果类	南瓜、冬瓜、黄瓜、丝瓜、苦瓜、西红柿、西葫芦、茄子	
叶菜类	大白菜、小白菜、圆白菜、芹菜（茎）	菠菜、苋菜
根茎类	洋葱、蒜头、蒜苗、韭菜	荸荠、土豆、慈姑
菌藻类	木耳（鲜）、香菇（鲜）	银耳、木耳（干）、香菇（干）（其他菌藻类的干货亦同）
海菜类		海带、紫菜
水果类	葡萄、梨、桃、菠萝、杏	桂圆（干）、葡萄干、小枣（干）；香蕉、橙子含钾量在中等水平，香蕉或橙子的含钾量较高
肉类	大多数肉类	羊肉干、牛肉干
鱼虾类	大多数鱼类	虾类：虾米、江虾；鱿鱼干
乳类及制品	牛奶、酸奶	全脂速溶奶粉、全脂炼乳
蛋类及制品	鸡蛋、鹌鹑蛋、鸭蛋、鹅蛋	乌鸡蛋
坚果类	栗子（熟）	栗子（鲜）；各种坚果仁，如花生仁、杏仁、瓜子仁、松子、腰果、榛子、开心果等
饮料类		红茶、绿茶、花茶

表3 常见低胆固醇和高胆固醇食物

食物种类	低胆固醇食物（＜100mg/100g）	高胆固醇食物（＞200mg/100g）
谷类及制品、干豆类及制品、蔬菜类及制品、菌藻类、水果类及制品、坚果、种子类、调味品类、饮料类、糖类	低胆固醇食物	蛋糕
禽肉类及制品	鸭翅、鸭掌、鸭血、鸡胸脯肉	鸡、鸭、鹅及其内脏
乳类及制品	一般奶类（鲜奶、酸奶）	奶油、黄油
蛋类及制品	鸡蛋蛋白（其他蛋类如鸭蛋、鹅蛋、鹌鹑蛋等亦同）	鸡蛋蛋黄（其他蛋类如鸭蛋、鹅蛋、鹌鹑蛋等亦同）
畜肉类及制品	动物瘦肉，如猪肉、羊肉、狗肉、牛肉、兔肉等	动物内脏，如猪肾、猪肝、猪肺、猪脾、猪肠（牛、羊等亦同）；动物脑，如猪脑、羊脑、牛脑等
鱼虾蟹贝类	海参、海蜇头、海蜇丝	鱼类，以鱿鱼含量最高；虾类如白米虾、足节虾、基围虾；贝壳类如鲜贝、赤贝、牡蛎、扇贝、鲍鱼、蛤蜊、螺蛳；蟹类如海蟹、河蟹

表4 常见低脂和高脂食物

食物类别	低脂食物（<3g/100g食物）	高脂食物（>20g/100g食物）
谷类及制品	绝大多数为低脂食物	方便面、油面筋
干豆类及制品	扁豆、豇豆、绿豆、蚕豆、豌豆；豆奶、豆浆、豆沙；腐竹、腐竹丝等	黄豆、黑豆；豆腐干、豆腐丝、豆腐皮、油豆腐等；内酯豆腐、豆腐花、南豆腐
蔬菜类及制品	基本为低脂食物，辣椒（尖，干）脂肪含量稍高	油炸马铃薯片
菌藻类	基本为低脂食物	
水果类及制品	基本为低脂食物，椰子中脂肪含量稍高	
坚果、种子类	白果、莲子、栗子、鸡头米	葵花子、南瓜子、西瓜子、花生、核桃、杏仁、松仁、开心果等
畜肉类及制品	猪小肠、猪血；牛肉、牛肺、牛肾、牛肚、牛蹄筋、牛大肠、羊大肠、羊心	猪大肠、猪肉、火腿、羊肉等
禽肉类及制品	鸡肫（鸭肫、鹅肫亦同）；鸡血、鸭血	鸡肉（鸭肉、鹅肉亦同）；鸡肝、鸭肝稍高
乳类及制品	牛乳、酸奶	黄油、奶酪、奶粉
蛋类及制品	鸡蛋蛋白（鸭蛋、鹅蛋亦同）	鸡蛋蛋黄（鸭蛋、鹅蛋、鹌鹑蛋亦同）
鱼虾蟹贝类	海参、海蜇皮；虾类；鲜贝类	鱼的脂肪含量偏高
小吃、甜饼类	绿豆糕、年糕、凉粉	春卷、麻花、曲奇饼、维夫饼干、桃酥；面包、烧饼、烧卖、汤包稍高
油类		都属于高脂食物
调味品类	绝大多数属于低脂食物	花生酱、芝麻酱；芥末
糖类	蜂蜜、白砂糖、红糖	巧克力、奶糖、酥糖、芝麻奶糖
饮料、冷饮类	基本都属于低脂食物	冰淇淋、可可粉、麦乳精稍高

（鞠　阳　汪小华）

中英文索引

A

absolute refractory period, ARP 绝对不应期
acetylcholine, Ach 乙酰胆碱
action potential 动作电位
activated clotting time, ACT 活化凝血时间
acute coronary insufficiency 急性冠状动脉功能不全
acute coronary syndrome, ACS 急性冠脉综合征
acute heart failure, AHF 急性心力衰竭
acute pericarditis 急性心包炎
acute rejection 急性排斥
acute respiratory distress syndrome, ARDS 急性呼吸窘迫综合征
ADA 腺苷脱氨基酶
Adams-Stroke syndrome 阿-斯综合征
ADP 二磷酸腺苷
adrenocorticotropic hormone, ACTH 促肾上腺皮质激素
advanced life support, ALS 高级生命支持
ambulatory blood pressure monitoring, ABPM 动态血压监测
American Heart Association, AHA 美国心脏病学会
aliasing 混叠
ALT 丙氨酸氨基转移酶
angina pectoris 心绞痛
angiotensin Ⅰ, Ang Ⅰ 血管紧张素 Ⅰ
angiotensin Ⅱ, Ang Ⅱ 血管紧张素 Ⅱ
angiotensin-converting enzyme, ACE 血管紧张素转换酶
angiotensin-converting enzyme inhibitor, ACEI 血管紧张素转换酶抑制剂
angiotensin receptor blockade, ARB 血管紧张素受体阻滞剂
anion gap, AG 阴离子间隙
antidiuretic hormone, ADH 抗利尿激素
aorta 动脉
aortic arch 主动脉弓
aortic body 主动脉体
aortic insufficiency/aortic incompetence 主动脉瓣关闭不全
aortic stenosis 主动脉瓣狭窄
APD 延长动作电位时程
apinephrine 肾上腺素
apolipoprotein, apo 载脂蛋白
apolipoprotein A, ApoA 载脂蛋白 A
apolipoprotein B, ApoB 载脂蛋白 B
arrhythmogenic right ventricular cardiomyopathy, ARVC 致心律失常型右室心肌病
arrhythmogenic right ventricular dysplasia, ARVD 致心律失常右室发育不良
arteriole 微动脉
artery blood pressure, AP 动脉血压
artificial cardiac pacing 人工心脏起搏器安置术
artificial heart-lung machine 人工心肺机
assisted ventilation, AV 辅助通气
atheromatous plaque 动脉粥样硬化斑块
atherosclerosis, AS 动脉粥样硬化
atrial fibrillation 心房颤动
atrial flutter 心房扑动
atrial muscle, AM 心房肌
atrial natriuretic peptide, ANP 心房利钠肽
atrial premature beats 房性期前收缩
atrial septal defect, ASD 房间隔缺损
atrial systole 心房收缩
atrial tachycardia 房性心动过速
atriopeptide 心房肽

atrioventricular block 房室传导阻滞
atrioventricular dissociation 房室分离
atrioventricular node, AVN 房室结
atrioventricular node reentrant tachycardia, AVNRT 房室结折返性心动过速
atrioventricular reentrant tachycardia, AVRT 房室折返性心动过速
autoregulation 自身调节
autorhythmicity 自律性
auxiliary/control air, A/C 辅助/控制通气

B

bacterial myocarditis 细菌性心肌炎
BE 剩余碱
BH 希氏束
BiPAP 双水平正压通气
blocking antibody 封闭抗体
blood gas analysis 血气分析
blood pressure, BP 血压
body mass index, BMI 体重指数
BPEG 英国心脏起搏和电生理学组
bradycardia-tachycardia syndrome 心动过缓-心动过速综合征
brain ischemia response 脑缺血反应
brain natriuretic peptide, BNP 脑利钠肽
buffer base, BB 缓冲碱
buffer nerves 缓冲神经

C

calcium channel blockers, CCB 钙拮抗剂
Canadian cardiovascular society, CCS 加拿大心血管学会
capacitance vessel 容量血管
capillary 毛细血管
cardiac aneurysm 心室膨胀瘤
cardiac arrest 心脏骤停
cardiac arrhythmia 心律失常
cardiac cycle 心动周期
cardiac efficiency 心脏的效率
cardiac index, CI 心脏指数
cardiac output, CO 心输出量/心排血量
cardiac remodeling 心肌重构

cardiac resynchronization therapy, CRT 心脏再同步化治疗
cardiac sympathetic nerve 心交感神经
cardiac troponin, cTn 肌钙蛋白
cardiac troponin T, cTnT 肌钙蛋白T
cardiac troponin I, cTnI 肌钙蛋白I
cardiomyopathy 心肌病
cardionatrin 心钠素
cardiopulmonary bypass, CPB 心肺转流
cardiopulmonary resuscitation, CPR 心肺复苏
cardiovascular and respiratory function monitoring 心血管、呼吸功能监护
cardioversion 心脏电复律
carotid body 颈动脉体
carotid sinus 颈动脉窦
caudal ventrolateral medulla, CVLM 延髓尾端腹外侧区
central venous blood 中心静脉血
central venous pressure, CVP 中心静脉压
Cheyne-Stoke 陈-施呼吸
cholesterol, CHO 胆固醇
cholesterol esterase, CE 胆固醇酯
chronic constrictive pericarditis 慢性缩窄性心包炎
chronic coronary artery disease, CAD 慢性冠脉病
chronic heart failure, CHF 慢性心力衰竭
chronic pericarditis 慢性心包炎
chronic pulmonary heart disease 慢性肺原性心脏病
chronic rejection 慢性排斥
chylomicron, CM 乳糜微粒
circumferential infarction 环状梗死
CK-MB 肌酸激酶同工酶
coarctation of the aorta 主动脉缩窄
color doppler flow imaging, CDFI 彩色多普勒血流显像
concordance 同向性
conductivity 传导性
congenital heart disease 先天性心脏病
congestive cardiomyopathy 充血性心肌病
constrictive pericarditis 缩窄性心包炎
continuous airway positive pressure ventilation, CPAP 持续气道正压通气
continuous hemodialysis, CHD 持续血液透析

continuous hemodialysis filtration, CHDF 持续血液透析滤过
continuous hemofiltration, CHF 持续血液滤过
continuous renal replacement therapy, CRRT 血液滤过（连续性肾脏替代治疗）
controlled ventilation, CV 控制通气
coronary angiography, CAG 冠状动脉造影
coronary artery bypass graft, CABG 冠状动脉旁路移植术
coronary atherosclerotic heart disease 冠状动脉粥样硬化性心脏病
coronary care units, CCU 冠心病加强监护病房
coronary heart disease, CHD 冠状动脉性心脏病/冠心病
coronary insufficiency 冠状动脉功能不全
corrected SNRT, CSNRT 窦房结恢复时间
C-reaction protein, CRP C-反应蛋白
creatine kinase, CK 肌酸激酶
creatine phosphatase kinase, CPK 肌酸磷酸激酶

D

DCA 定向性斑块旋切术
defibrillation 心脏电除颤
de musset 点头征
depolarization 去极
deviation of axis 额面电轴偏移
diastolic pressure，DBP 舒张压
digital subtraction angiography, DSA 数字减影（主动脉造影）技术
dilated cardiomyopathy, DCM 扩张型心肌病
disseminated intravascular coagulation, DIC 弥漫性毛细血管内凝血
distribution vessel 分配血管
doppler effect 多普勒效应
dysfunction rupture of papillary muscle 乳头肌功能失调或断裂

E

ectopic rhythm 异位节律
edema 水肿
effective filtration pressure, EFP 有效滤过压
effective refractory period, ERP 有效不应期

effect of maneuvers 迷走神经法刺激效果
Ehlers-Danlos syndrome 埃勒斯-丹洛斯综合征
electric beam CT, EBCT 电子束CT
electrocardiogram exercise test 运动心电图试验
electroencephalogram, EEG 脑电图
embolism 栓塞
end-diastolic volume 舒张末期容积
endemic cardiomyopathy, ECD 地方性心肌病
endomyocardial biopsy, EMB 心内膜心肌活检术
endomyocardial fibrosis 心内膜心肌纤维化
endothelial cells, ECs 内皮细胞
endothelial hyperpolarization factor, EDHF 内皮超极化因子
endothelin, ET 内皮素
endothelium-derived relaxing factor, EDRF 内皮舒张因子
β-endorphin β-内啡肽
end-systolic volume 收缩末期容积
enhancing antibody 增强抗体
eplerenone 依普利酮
exchange vessel 交换血管
excitability 兴奋性
extracorporeal circulation 体外循环
extra-corporeal life support, ECLS 体外维生系统
extra-corporeal membrane oxygenation, ECMO 体外膜肺氧合

F

fast response action potential 快反应细胞动作电位
fraction of inspired oxygen, FiO_2 吸入氧浓度
free cholesterol, FC 游离胆固醇
free fattyacid, FFA 游离脂肪酸
frequency shift 频移

G

glutamic-oxalacetic transaminease, GOT 谷草转氨酶
glycogen phosphorylase, GP 糖原磷酸化酶
glyogen phosphorylase isoenzyme BB, GPBB 糖原磷酸化酶同工酶BB
graft versus host reaction, GVHR 移植物抗宿主反应

Goltz reflex 高尔兹反射

H

head-up tilt test, HUT 直立抬头倾斜试验
heart failure, HF 心力衰竭
heart fatty acid binding proteins, hFABP 心脏脂肪酸结合蛋白
heart rate variability, HRV 心率变异性
heart sound 心音
hematocrit, HCT 红/血细胞比容
hemodiafiltration, HDF 血液透析滤过
hemodialysis, HD 血液透析
hemofiltration, HF 血液滤过
high density lipoprotein, HDL 高密度脂蛋白
high frequency jet ventilation, HFJV 高频喷射通气
high frequency oscillatory ventilation, HFOV 高频震荡通气
high frequency positive pressure ventilation, HFPPV 高频正压通气
high-sensitivity C-reactive protein, hs-CRP 超敏C-反应蛋白
hilar dance 肺门舞蹈
histamine 组胺
Holter ECG monitoring 动态心电图
Holter monitoring Holter监测
hospital information system, HIS 医院信息系统
host versus graft reaction, HVGR 宿主抗移植物反应
humoral regulation 体液调节
α-hydroxybutyrate dehydrogenase, α-HBD α-羟丁酸脱氢酶
hyperacute rejection 超急性排斥
hyperlipoproteinemia 高脂蛋白血症
hypertension, HTN 高血压
hypertrophic cardiomyopathy, HCM 肥厚型心肌病

I

idiopathic hypertrophic subaortic stenosis, IHSS 特发性肥厚型主动脉瓣下狭窄
implantable cardioverter defibrillator, ICD 埋藏式心脏复律除颤器
infective endocarditis, IE 感染性心内膜炎
integration pattern 整合型式
intermediate coronary syndrome 中间冠状动脉综合征
intermediate density lipoprotein, IDL 中间密度脂蛋白
intermittent hemodialysis, IHD 间断血液透析
intermittent hemodialysis filtration, IHDF 间断血液透析滤过
intermittent mandatory ventilation, IMV 间歇指令通气
intermittent positive pressure ventilation, IPPV 间歇正压通气
intermittent renal replacement therapy, IRRT 间断性肾脏替代治疗
intra-aortic balloon pump, IABP 主动脉球囊反搏
intracranial pressure, ICP 颅内压
intravascular ultrasound, IVUS 血管内超声
intraventricular block 室内传导阻滞(室内阻滞)
intrinsic heart rate, IHR 固有心率
invasive hemodynamic monitoring 创伤性血流动力学监测
ischemia modified albumin, IMA 缺血修饰白蛋白
ischemic heart disease 缺血性心脏病
ISFC 国际心脏病学会
isovolumic contraction phase 等容收缩期
isovolumic relaxation phase 等容舒张期

K

Keshand disease, KD 克山病
kinin 激肽

L

lactate dehydrogenase, LD 乳酸脱氢酶
laminar flow 层流
leadsystem 国际通用导联体系
lecithin cholesterol acyltransferase, LCAT 磷脂酰胆碱-胆固醇酰基转移酶
left anterior fascicular block 左前分支阻滞
left atrial pressure, LAP 左房压
left bundle branch block, RBBB 左束支阻滞
left ventricular assist device, LVAD 左心室辅助

装置
left ventricular end-diastolic pressure, LVEDP 左室舒张末压
left ventricular ejection fraction, LVEF 左室射血分数
lipoprotein, LP 脂蛋白
lipoprotein(a), LP(a) 脂蛋白(a)
lipoprotein lipase, LPL 脂蛋白酯酶
low density lipoprotein, LDL 低密度脂蛋白

M

magnetic resonance image, MRI 磁共振显像
major histocompatibility antigen, MHA 主要组织相容性抗原
major histocompatibility complex, MHC 主要组织相容性复合体
Marfan syndrome 马方综合征
matrix metalloproteinase, MMPs 基质金属蛋白酶
matrix metalloproteinase-9, MMP-9 基质金属蛋白酶-9
mean arterial pressure 平均动脉压
mechanical ventilation 机械通气
metarteriole 后微动脉
microcirculation 微循环
microinfarction 微梗塞
minor histocompatibility antigen 次要组织相容性抗原
minor myocardial damage, MMD 微小心肌损伤
minor myocardial damage 微小心肌损害
mitral incompetence 二尖瓣关闭不全
mitral insufficiency 二尖瓣关闭不全
mitral stenosis 二尖瓣狭窄
mixed venous blood 混合静脉血
modified LDL 变性 LDL(修饰 LDL)
mural thrombosis 附壁血栓形成
myocardial infarction, MI 心肌梗死
myocardial stunning 心肌顿抑
myocarditis 心肌炎
myogenic activity 肌源性活动
myoglobin, Mb 肌红蛋白
myosin heavy chain, MHC 肌凝蛋白重链
myosin light chain, MLC 肌凝蛋白轻链

N

NASPE 北美心脏起搏电生理学会
native valve endocarditis 自体瓣膜感染性心内膜炎
negative chronotropic action 负性变时作用
negative dromotropic action 负性变导作用
negative inotropic action 负性变力作用
neutral fat 中性脂肪
noninvasive hemodynamic monitoring 无创伤性血流动力学监测
noninvasive positive pressure ventilation, NPPV 无创正压通气
Noninvasive ventilator positive pressure ventilation, NIPPV 无创呼吸机正压通气
non-Q wave myocardial infarction, NQMI 非 Q 波心梗
non ST-segment elevation myocardial infarction, NSTEMI 非 ST 抬高的心肌梗死
no-reflow 无再流
norepinephrine, NE 去甲肾上腺素
normal pacemaker 正常心脏起搏点
NYHA 美国纽约心脏病学会

O

opioid peptide 阿片肽
optical coherence tomography, OCT 光学相干断层成像
overdrive suppression 超速驱动压抑
oxygen saturation 氧饱和度

P

paroxysmal supraventricular tachycardia, PSVT 阵发性室上性心动过速
patent ductus arteriosus, PDA 动脉导管未闭/动脉导管开放
percutaneous aortic valve replacement, PAVR 经皮主动脉瓣置换术
percutaneous balloon mitral valvuloplasty, PBMV 经皮二尖瓣球囊成形术
percutaneous coronary intervention, PCI 经皮冠状动脉介入治疗

percutaneous transluminal coronary angioplasty, PTCA 经皮腔内冠状动脉成形术
pericardial effusion 心包积液
pericardiocentesis 心包穿刺术
pericarditis 心包炎
peroxisome proliferator activated receptor α, PPARα 过氧化物酶增生体活化受体 α
peripheral vascular resistance, PR 外周血管阻力
peripheral venous pressure 外周静脉压
phospholipid 磷脂
Poiseuille law 泊肃叶定律
polyunstaturatedfatlyacids, PUFAs 多不饱和脂肪酸
positive chronotropic action 正性变时作用
positive dromotropic action 正性变导作用
positive expiratory end pressure, PEEP 呼气末正压
positive inotropic action 正性变力作用
post-capillary resistance vessel 毛细血管后阻力血管
postinfarction syndrome 心肌梗死后综合征
potential of hydrogen, pH 酸碱度
pre-capillary resistance vessel 毛细血管前阻力血管
pre-capillary sphincter 毛细血管括约肌
preexcitation syndrome 预激综合征
premature atrioventricular junctional beats 房室交界区期前收缩
premature ventricular beats 室性期前收缩
pressure support ventilation, PSV 压力支持通气
primary cardiomyopathy 原发性心肌病
primary hypertension 原发性高血压
prostacyclin, PGI$_2$ 前列环素
prostaglandin, PG 前列腺素
pulmonary artery pressure, PAP 肺动脉压
pulmonary artery wedge pressure, PAWP 肺动脉楔压
pulmonary capillary wedge pressure, PCWP 肺毛细血管楔压
pulse high volume hemofiltration, PHVHF 脉冲式高流量血液滤过
pulse pressure 脉压
Purkinje fiber, PF 普肯耶纤维

Q

QT dispersion, QTd QT 间期离散度
Q wave myocardial infarction, QWMI Q 波心梗

R

radio frequency catheter ablation, RFCA 射频消融术
rapid ejection phase 快速射血期
rapid filling phase 快速充盈期
reduced filling phase 减慢充盈期
regional myocardial infarction 区域性心肌梗死
relative refractory period, RRP 相对不应期
renal sympathetic denervation, RSD 去肾脏交感神经
renin angiotensin aldosterone system, RAAS 肾素-血管紧张素-醛固酮系统
repolarization 复极
respiratory rate, RR 呼吸频率
restrictive cardiomyopathy, RCM 限制型心肌病
rheumatic heart disease, RHD 风湿性心脏病
rheumatic valvular heart disease 风湿性心瓣膜病
right atrial pressure, RAP 右房压
right atrium, RA 右心房
right bundle branch block, RBBB 右束支阻滞
right ventricle, RV 右心室
right ventricular outflow tract obstruction, RVOTO 右室流出道梗阻
right ventricular pressure, RVP 右室压
rostral ventrolateral medulla, RVLM 延髓头端腹外侧区
rupture of the heart 心脏破裂

S

scavenger receptor 清道夫受体
secondary cardiomyopathy 继发性心肌病
secondary hypertension 继发性高血压
short time venous venous hemofiltration, SVVH 短时血液滤过
shunt vessel 短路血管
sick sinus syndrome, SSS 病态窦房结综合征
sinoatrial conduction time, SACT 窦房传导时间

sino-atrial node, SAN 窦房结
sinus arres 窦性静止
sinus bradycardia 窦性心动过缓
sinus node recovery time, SNRT 窦房结恢复时间
sinus pause 窦性停搏
sinus rhythm 窦性心律
sinus tachycardia 窦性心动过速
slow continuous ultrafiltration, SCUF 缓慢连续超滤
Slow inefficient hemodialysis, SLED 缓慢低效血液透析
slow response action potential 慢反应细胞动作电位
small dense LDL, sd-LDL 小而密 LDL
specific cardiomyopathies 特异性心肌病
specific heart disease 特异性心肌疾病
stable angina pectoris 稳定性心绞痛
stroke volume 每搏输出量
ST-segment elevation myocardial infarction, STEMI ST 段抬高的心肌梗死
subendocardial myocardial infarction 心内膜下心肌梗死
sudden cardiac death, SCD 心源性猝死
supranormal period, SNP 超常期
sympathetic vasoconstrictor fiber 交感缩血管神经
synchronized intermittent mandatory ventilation, SIMV 同步间歇指令通气
systolic anterior motion, SAM 收缩期向前方运动
systolic pressure, SBP 收缩压

T

TCFA 薄纤维脂质斑块
tetralogy of Fallot 法洛四联症
thrombolysis in myocardial infarction, TIMI 心梗后血流分级
tilt table test, TTT 倾斜试验
tissue inhibitor of metalloproteinase, TIMPs 基质金属蛋白酶抑制剂
torsade de pointes, TDP 扭转型室性心动过速
total carbon dioxide, TCO_2 二氧化碳总量
total cholesterol, TC 总胆固醇
total parenteral nutrition, TPN 完全胃肠外营养
transcatheter mitral valve repair, TMVR 经导管二尖瓣介入治疗
transesophageal echocardiography, TEE 经食管超声心动图
transmembrane potential 跨膜电位
transmural myocardial infarction 透壁性心肌梗死
Traube's sign 股动脉枪击音(Traube 征)
triglyceride, TG 三酰甘油
turbulence 湍流
thromboxane A2, TXA2 血栓烷 A2

U

unclassified cardiomyopathies, UCM 未分类心肌病
unstable angina, UA 不稳定心绞痛
unstable angina pectoris, UAP 不稳定型心绞痛

V

vagus nerve 迷走神经
valvular heart disease 心脏瓣膜病
valvular insufficiency 瓣膜关闭不全
valvular stenosis 瓣膜口狭窄
valvular vitium of the heart 心瓣膜病
variant angina pectoris 变异性心绞痛
vascular smooth muscle cell, VSMC 血管平滑肌细胞
vasopressin 血管加压素
ventricular aneurysm, VA 室壁瘤
ventricular fibrillation 心室颤动
ventricular flutter 心室扑动
ventricular function curve 心室舒张功能曲线
ventricular muscle, VM 心室肌
ventricular septal defect, VSD 室间隔缺损
ventricular tachycardia 室性心动过速
venturi effect 射流效应/漏斗效应
very low density lipoprotein, VLDL 极低密度脂蛋白
volume of tidal, VT 潮气量

W

windkessel vessel 弹性贮器血管
World Health Organization, WHO 世界卫生组织

主要参考文献

1. 柏树令.系统解剖学[M].第7版.北京:人民卫生出版社,2008.
2. 姜宗来.胸心外科临床解剖学[M].济南:山东科学技术出版社,2010.
3. 汪小华,惠杰.心血管护理学[M].北京:科学出版社,2004.
4. 陆再英,钟南山.内科学[M].第7版.北京:人民卫生出版社,2008.
5. 朱大年.生理学[M].第7版.北京:人民卫生出版社,2008.
6. 杨凌,周凤鸣.临床生理学[M].北京:科学出版社,2010.
7. 朱妙章.心血管生理学与临床[M].北京:高等教育出版社,2004.
8. 莫尔曼,海勒,王滨,等.心血管生理学[M].天津:天津科技翻译出版公司,2010.
9. 吴立玲,张幼怡.心血管病理生理学[M].第2版.北京:北京大学医学出版社,2009.
10. 李玉林.病理学[M].第7版.北京:人民卫生出版社,2008.
11. 陈文彬.诊断学[M].第7版.北京:人民卫生出版社,2008.
12. 吴恩惠.医学影像学[M].第4版.北京:人民卫生出版社,2001.
13. 周康荣,陈祖望.体部磁共振成像[M].上海:上海医科大学出版社,2000.
14. 王新房.超声心动图学[M].第4版.北京:人民卫生出版社,2009.
15. 刘延玲.临床超声心图学[M].第2版.北京:科学出版社,2007.
16. 许迪,陆凤翔.临床超声心动图速查手册[M].南京:江苏科学技术出版社,2004.
17. 张运.介入性超声心动图学[M].济南:山东科学技术出版社,2000.
18. 陈步星,张益京,赤阪隆史,等.冠状动脉内光学相干断层成像[M].北京:北京大学医学出版社,2009.
19. 中华医学会心血管病学分会,中华心血管病杂志编辑委员会.中国慢性心力衰竭诊断治疗指南[J].中华心血管病杂志,2007,35(12):1076-1095.
20. 中国成人血脂异常防治指南制订联合委员会.中国成人血脂异常防治指南[J].中华心血管病杂志,2007,35(5):390-419.
21. 中华医学会心血管病学分会,中国生物医学工程学会心律分会,胺碘酮抗心律失常药物治疗应用指南工作组.胺碘酮抗心律失常治疗应用指南[J].中华心血管病杂志,2008,36(9):769-777.
22. 中华医学会心血管病学分会,中华心血管病杂志编辑委员会.β肾上腺素能受体阻滞剂在心血管疾病应用专家共识[J].中华心血管病杂志,2009,37(3):195-209.
23. 中国高血压防治指南修订委员会.中国高血压防治指南2010[J].中国医学前沿杂志(电子版),2011,3(5):42-93.
24. 中华医学会心血管病学分会,中华心血管病杂志编辑委员会.硝酸酯在心血管疾病中规范化应用的专家共识[J].中华心血管病杂志,2010,38(9):770-774.
25. Garrido IP, Roy D, Calvino R, et al. Comparison of ischemia-modified albumin levels in patients undergoing percutaneous coronary intervention for unstable angina pectoris with versus without coronary collaterals[J]. Am J Cardiol, 2004, 93:88-90.

26. 朱伟,赵子彦,靳刚.急性心肌梗死诊断的生物化学标志物研究进展[J].国外医学:临床生物化学与检验分册,2005,26(2):86-88.

27. 李雪梅,邱佩绵.N端脑利钠肽前体对急性心肌梗死常规检查的可行性研究[J].国际检验医学杂志,2011,32(19):2194-2200.

28. 尤黎明,吴瑛.内科护理学[M].第5版.北京:人民卫生出版社,2012.

29. 徐桂华.内科护理学[M].北京:人民卫生出版社,2012.

30. 葛均波.现代心脏病学[M].上海:复旦大学出版社,2011.

31. 中华医学会心血管病学分会,中华心血管病杂志编辑委员会.不稳定性心绞痛和非ST段抬高心肌梗死诊断与治疗指南[J].中华心血管病杂志,2012,40:353-366.

32. 中华医学会心血管病学分会,中华心血管病杂志编辑委员会.急性ST段抬高型心肌梗死诊断与治疗指南[J].中华心血管病杂志,2010,38:675-690.

33. 中华医学会心血管病学分会,中华心血管病杂志编辑委员会.急性ST段抬高型心肌梗死诊断与治疗指南[J].中华心血管病杂志,2007,35:195-206.

34. Kai Ren,Jingbo Qiu,Xiaohua Wang,et al. The effect of a sweet potato, footbath, and acupressure intervention in preventing constipation in hospitalized patients with acute coronary syndromes[J]. gastroenterology nursing, 2012,35(4):271-279.

35. 陈鹏,杨成明,曾春雨,等.经皮肾交感神经射频消融术治疗难治性高血压:附2例报告[J].中华高血压杂志,2012,20(1):57-60.

36. Esler MD, Krum H, Sobotka PA, et al. Renal sympathetic denervation in patients with treatment-resistant hypertension (the symplicity htn-2 trial): A randomised controlled trial[J]. Lancet, 2010, 376(9756):1903-1909.

37. Schlaich MP,Sobotka PA,Krum H,et al. Renal sympathetic-nerve ablation for uncontrolled hypertension[J]. N Engl J Med, 2009, 361(9):932-934.

38. Rafiq K, Noma T, Fujisawa Y, et al. Renal sympathetic denervation suppresses de novo podocyte injury and albuminuria in rats with aortic regurgitation[J]. Circulation, 2012, 125(11):1402-1413.

39. 陈新.黄宛临床心电图学[M].第6版.北京:人民卫生出版社,2009.

40. 陈灏珠,林果为.实用内科学[M].第13版.北京:人民卫生出版社,2009

41. Mehra R. Global public health problem of sudden cardiac death. Journal of Electrocardiology[J]. Nov-Dec,2007,40(6 Suppl):S118-S122.

42. 陈灏珠.实用心脏病学[M].上海:科学技术出版社,2007.

43. 陈孝平.外科学[M].第2版.北京:人民卫生出版社,2010.

44. 张尔永.心血管外科学[M].北京:人民卫生出版社,2010.

45. 崔焱.儿科护理学[M].北京:人民卫生出版社,2012.

46. 中国医师协会心血管内科分会先心病工作委员会.常见先天性心脏病介入治疗中国专家共识[J].介入放射学杂志,2011,20(1):3-9.

47. 谢学刚,张玉顺,和旭梅.室间隔缺损介入治疗现状及展望[J].心血管病学进展,2008,29(3):346-349.

48. 蒋世良.动脉导管未闭介入治疗[J].中国介入心脏病学杂志,2009,17:352-355.

49. 郭继鸿.动脉导管未闭封堵术[J].中国心血管病杂志,2010,15:392-394.

50. 蒋世良.经皮左房室瓣球囊成形术指南[J].介入放射学杂志,2004,13(5):476-477.

51. 禹纪虹,黄连军.二尖瓣球囊扩张术并发症及预防[J].2008年全国结构性心脏病诊断及介入治疗研讨会.

52. 葛均波,周达新,潘文志,等.经导管主动脉瓣置换术的初步经验[J].中华心血管病杂志,2011,

39(11):989-992.

53. 李海燕,毛华娟,景在平,等.3例经皮主动脉瓣置换术治疗主动脉瓣狭窄的护理配合[J].中华护理杂志,2012,47(2):125-26.

54. 郭继鸿.经皮主动脉瓣置换术[J].中国心血管杂志,2010,15(3):238-240.

55. Gillinov AM, Liddicoat JR. Percutaneous mitral valve repair[J]. Semin Thorac Cardiovasc Surg, 2006, 18:115-121.

56. Cubeddu RJ, Palacios IF. Percutaneous techniques for mitral valve disease[J]. Cardiol Clin, 2010, 28(1):139-153.

57. 王毅峰.二尖瓣反流经导管微创治疗新进展[J].心血管病学进展,2010,31(1):72-74.

58. 中华医学会心血管病学分会,中华心血管病杂志编辑委员会,中国心肌病诊断与治疗建议工作组.心肌 59. 病诊断与治疗建议[J].中华心血管病杂志,2007,35(1):5-16.

59. Bernard J, Barry J, Robert O, et al. 2011ACCF/AHAGuideline for the Diagnosis and Treatment of Hypertrophic Cardiomyopathy[J]. Circulation, 2011, 124:e783-e831.

60. 曹林生,廖玉华.心脏病学[M]3版.北京:人民卫生出版社,2010.

61. 陈锐,佟艳丽,聂萍.中西医结合治疗病毒性心肌炎40例[J].中国老年学杂志,2011,31:4052-4053.

62. 李欣,杨作成.非病毒感染性心肌炎[J].实用儿科临床杂志,2012,27(13):1025-1028.

63. 胡宇翔,于丽根.3例心肌淀粉样变性心肌活检术的护理[J].中华现代护理杂志,2010,16(1):69-70.

64. 吴祥,蔡思宇.急性心包炎心电图表现的若干新概念[J].中华心血管病杂志,2003,31(7):542-544.

65. 郝云霞,高瑞雪.实用心血管内科护理及技术[M].北京:科学出版社,2008.

66. Suan L. Woods, Erika S. Sivarajan Froelicher, Sandra Underhill Moter, et al. Cardiac nursing[M]Sixth Edition. Philadelphia:Wolters Kluwer Health, 2009.

67. 杨丽娟.实用心血管疾病护理[M].北京:人民卫生出版社,2009.

68. 仇静波,汪小华,李伟.自我管理干预对慢性心衰病人预后影响的meta分析[J].中华护理杂志,2012,47(10):926-929.

69. 吴丽华,汪小华,卢珏.自我管理项目对慢性心力衰竭病人预后的影响[J].护士进修杂志,2012,27(3):255-257.

70. 吴丽华,汪小华,卢珏.30例慢性心力衰竭病人实施自我管理的效果[J].中华护理杂志,2012,47(2):176-178.

71. 刘淑媛,陈永强.危重症护理专业规范化培训教程[M].人民军医出版社,2006.

72. 曲孝章,刘全.左心室辅助装置的现状及展望[J].吉林医学,2008,29(7):608-610.

73. 中华医学会重症医学分会.ICU中血液净化的应用指南[C].//http:www.csccm.org/cn.2011.

74. 顾秋莹,王秋萍.短时血滤治疗重症急性胰腺炎的观察和护理[J].上海护理,2001,(4):7-8.

75. 龙村.ECMO-体外膜肺氧合[M].北京:人民卫生出版社,2010.

76. Lim MW. The history of extracorporeal oxygenators[J]. Anaesthesia, 2006, 61(10):984-995.

77. 郭加强,吴清玉.心脏外科护理学[M].人民卫生出版社,2003.

78. 顾恺时.顾恺时胸心外科手术学[M].上海科学技术出版社,2003.

79. 汪曾炜.心脏外科学[M].人民军医出版社,2003.

80. 郝云霞,高瑞雪.实用心血管内科护理及技术[M].科学出版社,2008.

81. 吴茵,汪小华,朱雅萍,等.急性主动脉夹层病人控制血压的护理[J].护士进修杂志,2009,24(8):704-705.

82. 汪小华,杨小芳,朱雅萍,等.1例马凡综合征DeBakey Ⅲb型主动脉夹层病人的护理[J].中华护理杂志,2009,44(1):43-44.

83. 臧瑞瑞,汪小华.DeBakay Ⅰ型主动脉夹层病人的护理[J].江苏医药,2010,36(19):2354－2355.
84. 姚尚龙.体外循环原理与实践[M].第3版.人民卫生出版社,2009.
85. 郭加强,吴清玉.心脏外科护理学[M].人民卫生出版社,2003.
86. 顾恺时.顾恺时胸心外科手术学[M].上海科学技术出版社,2003.
87. 汪曾炜.心脏外科学[M].人民军医出版社,2003.
88. 陈良万.主动脉夹层外科学[M].人民军医出版社,2000.
89. 陈实.移植学[M].人民卫生出版社,2011.
90. 陈英,邹旭.临床心电图掌中宝[M].广东科技出版社,2005.
91. 魏希进.临床实用心电图学[M].天津科学技术出版社,2010.
92. 卢喜烈,宋小武,李白玉.临床疾病心电图[M].天津科学技术出版社,2005.
93. 郭继鸿.新概念心电图[M].北京医科大学出版社,2000.
94. Joseph T Catalano 著,王红宇等译.心电图分析指南[M].山西科学技术出版社,2003.
95. 姜志荣.心电图学与临床实践[M].青岛出版社,2003.
96. 陈清启.心电图学[M].山东科学技术出版社,2012.
97. Mancia G,Backer GD,Dominiczak A. 2007 Guidelines for the management of artetial hypertension: the task force for the management of artetial hypertension of the European Society of Hypertention(ESH) and of the European Society of Cardiology(ESC)[J]. J Hypertens,2007,25:1105－1187.
98. 黄宛.L临床心电图学[M].第5版.人民卫生出版社,2005.
99. 卢喜烈.运动平板实验[M].天津科学技术出版社,2004.
100. 郭继鸿,张海澄.动态心电图最新进展[M].北京大学医学出版社,2005.
101. Yeragani VK,Pohl R,Balon R,et al. Twenty-four-hour QT interval variability:increased QT variability during sleep in patients with panic disorder[J]. Neuropsychobiology,2002,46(1):1－6.
102. 武文君.多参数监护仪质量控制检测技术[M].中国计量出版社,2010.
103. 王曙红,吴欣娟.重症监护[M].高等教育出版社,2010.
104. 侯桂华,辛小芳.心血管介入治疗围术期安全护理[M].人民军医出版社,2012.
105. 侯桂华,霍勇.心血管介入治疗护理实用技术[M].北京大学医学出版社,2010.
106. 毛燕君,许秀芳,杨继金.介入治疗护理学[M].人民军医出版社,2007.
107. 席淑华.实用急诊护理[M].上海科学技术出版社,2012.
108. 方芳.危重症监护[M].人民卫生出版社,2012.
109. 刘玉馥,张庆玲.临床护理应用指南[M].人民军医出版社,2012.
110. 王晓军,许翠萍.临床急危重症护理[M].中国医药科技出版社,2011.
111. 曾勉,谢灿茂.呼吸治疗与临床应用[M].科学出版社,2011.
112. 许虹.急危重症护理学[M].人民卫生出版社,2011.
113. 邱海波,黄英姿.ICU监测与治疗技术[M].上海科学技术出版社,2009.
114. 中华医学会重症医学分会.机械通气临床应用指南(2006).中国危重急救医学,2007,2:65－72.
115. 俞森洋.机械通气临床实践[M].人民军医出版社,2008.
116. 何洁蓝.胸心外科手术创新操作与并发症防范处理及图谱详解实用全书[M].人民军医出版社,2007.
117. 李乐之,路潜.外科护理学[M].第5版.人民卫生出版社,2012.
118. 中华医学会.临床技术操作规范(麻醉学分册)[M].人民军医出版社,2010.
119. 庄心良,曾因明,陈伯銮.现代麻醉学(上册)[M].人民卫生出版社,2008.
120. 中国疾病预防控制中心营养与食品安全所.中国食物成分表(第1册)[M].第2版.北京大学医学出版社,2009.